主要症候・内科一般	A
消化管	B
肝・胆・膵	C
循環器	D
内分泌・代謝・栄養	E
腎・泌尿器	F
アレルギー・膠原病	G
血液	H
感染症	I
呼吸器	J
神経	K
皮膚科	L
整形外科	M
眼科・耳鼻科	N
産婦人科	O

ジェネラリストのための
内科診断リファレンス

エビデンスに基づく
究極の診断学をめざして

監修　酒見英太　洛和会京都医学教育センター所長
著　　上田剛士　洛和会丸太町病院・救急総合診療科

Diagnostic reference for general internists
Toward the ultimate evidence-based diagnostics

医学書院

【監修】

酒見 英太 *Hideta Sakemi*

1982年3月　京都大学医学部卒業
2003年7月から国立病院機構京都医療センター（もと国立京都病院）総合内科科長および研修部長を併任
2006年7月より洛和会京都医学教育センター所長および臨床研修プログラム責任者
2009年9月より洛和会音羽病院副院長を兼任

　1989年より日本内科学会内科専門医．
　1990年から3年間，米国カリフォルニア州にて家庭医療学のレジデンシーを修め，現在も米国ワシントン州医師免許，米国家庭医療学専門医および老年医学認定医を保持．
　2003年より京都大学医学部臨床教授．

【著】

上田 剛士 *Takeshi Ueda*

2002年3月　名古屋大学医学部卒業
2002年4月より名古屋掖済会病院研修医
2004年4月より名古屋掖済会病院救急専属医
2005年5月より京都医療センター総合内科レジデント
2006年6月より洛和会音羽病院総合診療科
2010年4月より洛和会丸太町病院救急総合診療科

ジェネラリストのための内科診断リファレンス
──エビデンスに基づく究極の診断学をめざして

発　行　2014年2月1日　第1版第1刷Ⓒ
　　　　2014年5月1日　第1版第3刷

監修者　酒見英太
著　者　上田剛士
発行者　株式会社　医学書院
　　　　代表取締役　金原　優
　　　　〒113-8719　東京都文京区本郷1-28-23
　　　　電話　03-3817-5600（社内案内）

印刷・製本　アイワード

本書の複製権・翻訳権・上映権・譲渡権・公衆送信権（送信可能化権を含む）は㈱医学書院が保有します．

ISBN978-4-260-00963-8

本書を無断で複製する行為（複写，スキャン，デジタルデータ化など）は，「私的使用のための複製」など著作権法上の限られた例外を除き禁じられています．大学，病院，診療所，企業などにおいて，業務上使用する目的（診療，研究活動を含む）で上記の行為を行うことは，その使用範囲が内部的であっても，私的使用には該当せず，違法です．また私的使用に該当する場合であっても，代行業者等の第三者に依頼して上記の行為を行うことは違法となります．

JCOPY　〈㈳出版者著作権管理機構　委託出版物〉
本書の無断複写は著作権法上での例外を除き禁じられています．複写される場合は，そのつど事前に，㈳出版者著作権管理機構（電話 03-3513-6969，FAX 03-3513-6979，info@jcopy.or.jp）の許諾を得てください．

推薦の序

十数年前に以下のように考え，書いた．

〈日本の医療現場のEBM〉が臨床的問題解決の強力な武器として生き残れるかどうかは，臨床実践の中での輝きの如何にかかっている．もしも，EBMとは世代的に遠い'古典的'名医が，私達が遭遇しているさまざまな難問をEBMを一切使わず，合理的に，しかも素早く解決し続けたら，どの世代も〈医療現場のEBM〉を見限るに違いない．逆に，EBMの素養のある中堅内科医が，頭脳に蓄積された多くのエビデンスの妥当性を次々に現場で披露することで，'古典的'名医の回答に一層の科学的豊かさを付け加える展開をすれば，関係各位からの割れんばかりの内心の拍手は間違いがない．ということは，特にジェネラリストを目指す若手世代には，EBMの手法の修得と平行した一般内科や総合診療の臨床力の必死の獲得が不可欠になる．コンピュータが何台も並んで，瞬時の情報獲得ができるようになったとしても，それだけで良質の臨床とはいえない．そういう思案をすべき岐路に，〈日本の医療現場のEBM〉はそろそろさしかかっていると思われる．(『"大リーガー医"に学ぶ』282頁，医学書院，2002年)

本書の著者である上田剛士君こそ，その「EBMの素養のある中堅内科医」ぴったりである．およそ7年前に，本書を監修した酒見英太君の文字通り跡を追って洛和会音羽病院(当時698床)に入職してきた上田君だが，現在は急性期病院に特化した洛和会丸太町病院(137床)の救急・総合診療科の医長として，同科を率いている．弊会の大小2病院の臨床現場で汗をかき，それぞれの診療上の特性を踏まえたうえでEBMを駆使している．

本書は，上田君の単独著ではあるが，監修の枠をはるかに超えた酒見君の添削ぶりを身近に眺めると，両名の共著に近い観がある．正に師弟コンビの合作といえよう．エビデンスにあふれる文体はともすれば硬質で，無味乾燥に陥りやすいものだが，臨床的経験と学識に富んだ師の真摯な介在がクッションになっていると信じたい．

私自身といえば，すでに年余に及んでいた監修を少しでも介助しようとしたのだが，わずか1-2か月で早々に頓挫してしまった．ひとえに作業の知的程度が高いのである．今となっては懐かしく思い出される逸話である．

身内の作品とはいえ，飛び切り喜んで推薦する次第である．日本のあちこちの臨床現場でのさまざまな議論に資するものであってほしい．

2013年12月

洛和会ヘルスケアシステム総長　松村理司

監修にあたって

　私も監修者としてそれなりに手を入れさせてはもらったとはいえ，本書は卒後12年そこそこの新進気鋭の若手，上田剛士医師による単独著である．私と上田君とは，彼が卒後3年間を救急で知られた名古屋掖済会病院で過ごした後，2005年に当時私の勤務していた国立京都病院総合内科に後期研修医として赴任して以来の付き合いである．上田君は当時から卒後4年目とは思えない力量を発揮していたが，翌年，私と時期をほぼ同じくしてともに現在の洛和会音羽病院に移り，総合診療科の若きリーダーの1人として，診療にまた初期・後期研修医の臨床教育に遺憾なく力を発揮してくれた．彼の研修医向けレクチャーは，その内容の新しさと「数字＝定量的エビデンス」で常に好評を博していた．現在は系列の姉妹病院である洛和会丸太町病院で救急・総合診療科のリーダーとして多忙な診療の傍ら，若手医師の教育にいそしんでいる．

　本書は彼が研修医時代，もしかしたら医学生時代から収集してきた医学情報をEBM-Noteと称してまとめてきた膨大なファイルを基に書き起こしたものである．1990年代に幕を開けたIT時代の真っ只中で育ち，コンピューターリテラシーに長けた彼の世代の医師たちの中には，文献はすべてPDF化してコンピューターに入れ，簡単に検索して取り出せるようにしている人が多い．われわれ熟年世代であれば，紙コピーを取ってラインマーカーで線を引きながら読んだものをビニールファイルに入れ，ぎゅうぎゅうの本棚に押し込んでいたところを，である．上田君の偉いところは，ただコピーを保管するだけでなく，できるだけ定量的なエビデンスを重視しつつ，各トピックについて自分なりにコンパクトにまとめ直したファイルをこつこつと作成してきたことにある．それが集大成されて今回の書籍となったわけである．

　IT時代が幕を開けるまで，われわれ中年以上の世代は研修医時代，何か調べものをしたいと思えば，今思えば結構エビデンスレベルが低い内容が羅列されたマニュアル類（いわゆるアンチョコ）に手っ取り早くあたって済ませることが多かったように思う．『ハリソン内科学』など定評のある教科書にあたるのは比較的良心的なほうであった．少し本気で文献検索を試みようものなら，図書館へ行って分厚い『Index Medicus』を紐解くか，製薬会社のプロパーさんに頼んで提供してもらうなどという，今から考えれば悠長で，かつザルのような情報収集をしていたことを思い出す．そこへいくと，キーワードを上手に選べば世界中の文献を1つの窓から瞬時に検索し取り出すことができる現在は，まさに隔世の感がある．

　しかし情報が氾濫する現代だからこそ，疾患頻度，病歴と身体所見の「検査」特性を定量的に評価しつつ，効率の良い診断を手助けする本書は出版する価値があるのではないかと考え，私は本書の監修を引き受けた．

　本書は，内容的には，疫学的データは外国の文献を用いた場合にはわが国の実情とは齟齬が生じる場合があるし，そもそも疾患頻度は調査がなされた時点での医療レベル（診断能力や手段の利用しやすさ）に依存するため今後どんどん変化する可能性があること，また，尤度比LRの元となる感度Sn，特異度Spを割り出した研究に用いられた患者群の選択や診断のゴールド・スタンダードまでいちいち明らかにできていないことなどの誇りはあるかもし

れない．さらに，診断推論の初端の数字，すなわち，病歴をとった時点での身体診察前確率，病歴と身体所見をとった時点での検査前確率などは，症例経験の有無や豊富さに依存することも，実際の臨床では理解しておく必要がある．

しかし，数字を示しているものには必ず出所となる文献を示しているため，疑問に思った読者はその文献に直接あたっていただき，異議を感じられたり異説を発見された際はお手数でも著者・監修者にご連絡いただければ忝く思う．

若くして有能な臨床家かつIT時代の申し子である上田君の著書をサポートできたことは私の誇りであり，本書が総合臨床，総合内科をめざす読者の方々の臨床推論の実践に役立つことがあれば喜びに堪えない．

2013年12月吉日

酒見英太

序

　医療を大きく診断・治療の2つのカテゴリーに分けるならば，若手医師にとってより困るのは診断であろう．病名が分かれば治療を調べることはできるが，診断が付かない段階では教科書を調べるとしてもどこを調べてよいのか分からないからである．

　病態については過去の偉業の集積である『ハリソン内科学』や『朝倉内科学』などは優れた教科書である．また日進月歩の治療学については『UpToDate』が世界中でスタンダード化しつつある教科書といえる．

　一方，診断学については『Batesの診察法』『McGeeの身体診断学』『Wallachの検査値診断マニュアル』（これらはすべて和訳もされている）といった良書はあるが，いずれも確定診断に至るまでの一連の過程（病歴・身体所見・検査）をすべては網羅はしておらず，いわば診断学の断片を記したものに留まっている．

　そこで病歴，身体所見，検査という診断学の一連の流れのすべてを網羅し，かつエビデンスに基づく教科書がほしいというのが本書誕生のきっかけである．

　本書の特徴としてまずできる限り具体的な数字を記載することとした．多い・少ない，大きい・小さいなどの用語は抽象的で具体的なイメージはもてない．またその解釈も状況により大きく変わるからだ．

　また診断の9割近くは病歴と身体所見で決まるとされるが，これらは簡便で侵襲性がないだけでなく，医療コストを増大させない利点がある．そのため本書では診断の一連の流れである疫学・病歴・身体所見・検査所見のいずれについても言及しながら，病歴・身体所見については特に深く掘り下げて記載した．

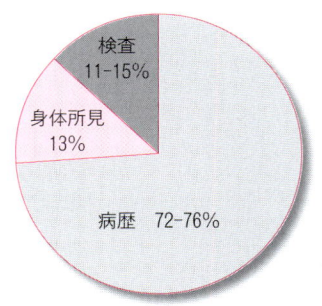

病歴・身体所見・検査の診断寄与率

Br Med J. 1975 May 31; 2(5969): 486-9
West J Med. 1992 Feb; 156(2): 163-5

　本書は若手医師の方々がエビデンスに基づいた診断学を実践するうえで，必ず役立つものと信じている．診断に悩む症例に遭遇したときは当然のことであるが，初期研修医で内科をローテーションする人，エビデンスに基づいた診断学を実践したい人，後輩研修医の指導にあたる人，病歴・身体所見を学び直したい人，総合診療科医を目指す人には本書を特にお勧めしたい．

最後となったが，内科医師としてはまだまだ未熟である私に出版の機会を与えて下さった松村理司先生，多忙にもかかわらず快く監修を引き受けていただいた酒見英太先生，そして医学書院の関係者の方々にこの場を借りて感謝を申し上げたい．

　2013年12月吉日

洛和会丸太町病院　救急総合診療科　上田剛士

本書の利用法

1. 該当する項目の網かけの中をまず読む．
2. 関連する裏付け論文がその次に記載されているので興味がある部分はそこを読み進み理解を深める．

なお，本書の決まりごととして，断りのない限り（　）内の数字は 95％信頼区間を示し，［　］内の数字は最小値と最大値の範囲を示すこととする．

EBM 用語解説

診断学を理解していただくためにはある程度の EBM 用語を知っておく必要がある．

論文の批判的吟味でよく論じられる点ではあるが，論文は内的妥当性，結果の定量的表現，外的妥当性（目の前の患者に当てはまるかどうか）の 3 つを評価しなければならない．

内的妥当性とは，①ブラインドで評価された信頼に足りうる診断根拠（ゴールド・スタンダード）に照らし合わされていること，②実際の患者群を反映していること（例えば心筋梗塞における心電図の報告であれば，心筋梗塞患者と健常な学生ボランティア群が比較されているよりは，救急外来を胸痛で受診し心電図が施行された患者全員で解析されているほうが，よりわれわれが診療を行う患者群に近いと考えられる），③再現性があることの 3 つが重要である．

再現性の指標〔κ（カッパ）〕

再現性を定量的に表現する方法としては κ という指標がある．コインの裏表は適当に言っても 50％で偶然に当てることができる．κ は偶然では一致しないものが異なる観察者間でどれだけ一致するかを示す数値で，1 が完全に一致，0 が全く一致せず偶然を示す．0.4-0.6 でかなりの一致をするという判断のおおよその目安とされる．

尤度比（likelihood ratio）

尤度比（LR）は本書を読むにあたってまず知っていただきたい用語である．

<u>検査特性のうち臨床的に役立つものは感度・特異度ではなく，むしろ検査結果が疾患の可能性（likelihood）をどう変えるかである</u>．例えば心筋梗塞疑いの患者が来たとする．胸痛自体は感度 90％だが，特異度は 10％と低かったと仮定した場合，胸痛がなければ心筋梗塞は可能性が低くなるかどうか，という問いに感度・特異度のままでは直接に答えられない．感覚的には感度が高い胸痛がなければ心筋梗塞の可能性は下がると考えたくなるが実は違う．次表は，胸痛患者 1,000 人のうち心筋梗塞の患者が 100 人いた場合の 2×2 の表である．これを見ると胸痛があってもなくても心筋梗塞の可能性は変わらないことが分かる．

	心筋梗塞	それ以外の疾患	合計
胸痛あり	90	810	900
胸痛なし	10	90	100
合計	100	900	1,000

　ここで尤度比 LR を用いると，このことは一目瞭然で理解できる．なぜなら，オッズ＝[疾患がある可能性]÷[疾患がない可能性]であるが，尤度比とは検査後オッズ＝尤度比×検査前オッズとなる数字である．つまり，尤度比とは疾患の可能性を上げるか下げるかを直接示す指標といえる．この例では胸痛ありの尤度比も胸痛なしの尤度比も 1.0 であり，胸痛の有無は検査後確率に影響を与えないことが分かる．本書では感度・特異度しか分からなかった論文に関してはできうる限り尤度比を計算して掲載した〔陽性尤度比＝感度/(100－特異度)，陰性尤度比＝(100－感度)/特異度で求めることができる〕．また 95％信頼区間についても可能な限り計算して掲載したが，正確なデータが必要な場合には原文献で確認をしてほしい．

　下表は，左目盛りに見積もられる検査前確率を，中目盛りに尤度比を定め直線を引くと，右目盛りが検査後の確率となるノモグラムである．独立した因子であれば数個の尤度比を掛け算することで総合した尤度比ができることも尤度比の優れた点である．

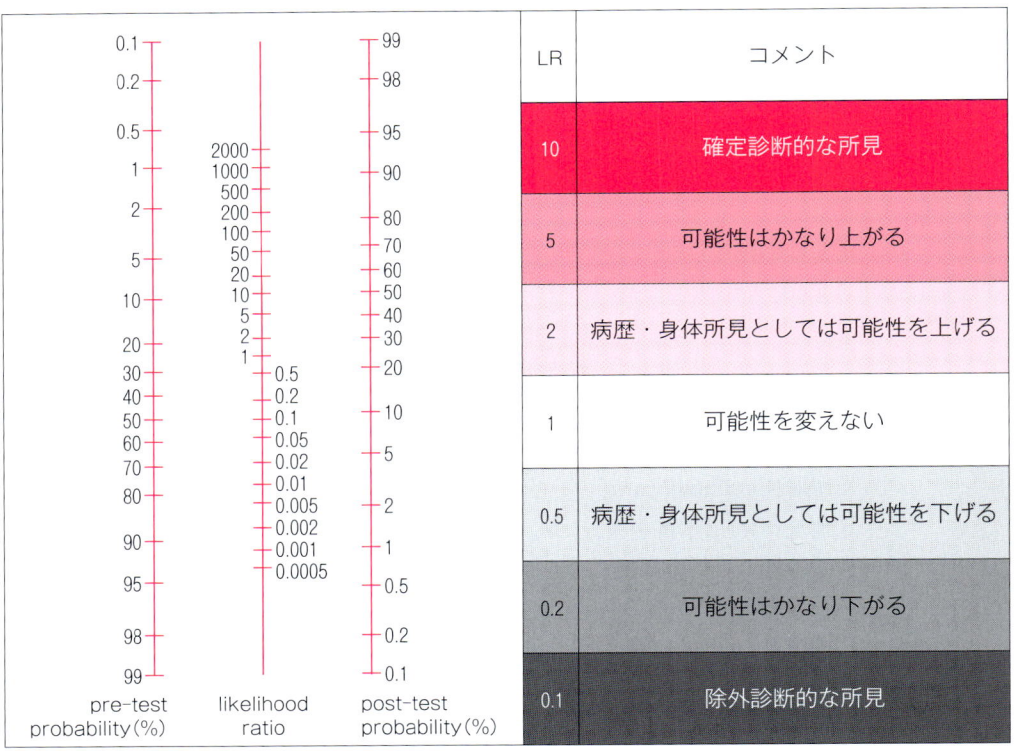

　本書では原則として問診や身体診察に関連する尤度比では 2 以上もしくは 0.5 以下の場合でかつ有意差がある場合には，強調するために表に網掛けをしている．
　同様に感度や特異度，後述する AUROC については 80％以上を薄い網掛けとし，90％，95％以上を濃い網掛けとしている．

陽性適中率(positive predictive value；PPV), 陰性適中率(negative predictive value；NPV)

検査が陽性であったときに疾患である可能性を陽性適中率(PPV)と呼ぶ．逆に検査が陰性であったときに疾患ではない可能性を陰性適中率(NPV)と呼ぶ．これらは検査前確率によって大きく変化するが，臨床的には実感が湧きやすい数字ではある．

NNT(number needed to treat), NNH(number needed to harm)

治療効果や副作用で実際に知りたいのは relative risk reduction(RRR)や relative risk increase ではない．何人を加療したら1人を治癒(悪化)させられるかという絶対的な評価(NNT：number needed to treat，NNH：number needed to harm)が重要である．

Syst-Eur Trial という研究では高血圧に対して Ca 拮抗薬が脳卒中を RR＝0.58 に減らすとしている．これは RRR＝42%つまり，42%の脳卒中を減らす夢の薬のように聞こえる．しかし，脳卒中罹患率は1年で1.37%と低いため，Ca 拮抗薬を処方しても年間0.58%しか減らせない．この逆数が NNT と呼ばれ173人/年となる．つまり173人を1年間治療すれば，そのうち1人だけ脳卒中を減らすことができることが分かる．

AUROC

検査における感度・特異度はカットオフ値によって異なる．適切なカットオフ値を推察したり，多種の検査方法の診断特性を比較する方法として ROC 解析(Receiver Operating Characteristic)が知られている．

ROC 曲線とは縦軸に感度，横軸に偽陽性率(1－特異度)としてプロットした曲線であるが，ROC 曲線下の面積の割合〔area under the (ROC) curve，AUC または AUROC〕が大きいほど診断特性が優れた検査方法であるといえる(1.0 が最も優れた検査を示す値)．

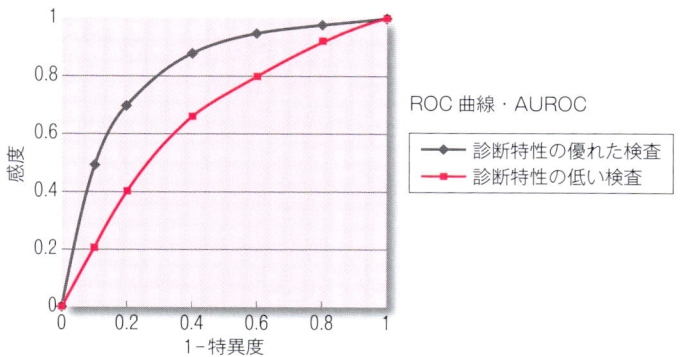

目 次

A 主要症候・内科一般 — 1

1. 体重減少 2
2. 浮腫 3
3. リンパ節腫脹 6
4. 動悸 12
5. めまい 14
6. 失神 20
7. ショック 29
8. 意識障害 34
9. 発熱 38
10. 脱水・出血 41
11. 心肺停止 44
12. 血液ガス 49
13. 維持輸液と栄養学 55
14. アルコール関連問題 57
15. 薬物副作用 63

B 消化管 — 69

1. 急性腹症総論 70
2. 虫垂炎 73
3. 腸閉塞総論 77
4. 腸閉塞各論・ヘルニア 80
5. 消化管穿孔 85
6. 特発性食道破裂 87
7. 急性下痢症 88
8. 院内発症下痢症 92
9. 慢性下痢症 95
10. アニサキス症 99
11. 炎症性腸疾患 100
12. 過敏性腸症候群 104
13. 上部消化管出血 106
14. 下血・下部消化管出血 111
15. 胃癌 114
16. 大腸癌 115
17. 便秘症 120
18. 嘔気・消化不良 122
19. 逆流性食道炎 125
20. 急性腸管虚血 127
21. 門脈血栓症・上腸間膜血栓症 131
22. 消化管壁ガス・門脈ガス 132

C 肝・胆・膵 — 135

1. 肝疾患の診察 136
2. 肝機能異常の解釈 139
3. ウイルス性肝炎 143
4. アルコール性肝障害 148
5. 薬剤性肝障害 149
6. 慢性肝障害 152
7. 肝細胞癌・転移性肝腫瘍 157
8. 肝膿瘍 160
9. 胆石・胆道感染 165
10. 腹水 173
11. 腹膜炎(消化管穿孔以外) 178
12. 脾腫 180
13. 急性膵炎 182
14. 慢性膵炎 188
15. 膵癌 190

D 循環器 — 193

1. 頸静脈圧 *194*
2. 心音・心雑音へのアプローチ *196*
3. 安定狭心症 *202*
4. 急性冠動脈症候群 *205*
5. 冠攣縮性狭心症 *216*
6. 心嚢水貯留・心外膜炎 *219*
7. 心タンポナーデ・収縮性心膜炎 *224*
8. 急性心筋炎 *229*
9. 心不全 *231*
10. たこつぼ心筋症 *241*
11. 心筋症 *243*
12. ブルガダ症候群 *247*
13. 感染性心内膜炎 *249*
14. 大動脈解離 *256*
15. 腹部大動脈瘤 *260*
16. 深部静脈血栓症 *264*
17. 肺塞栓症 *269*
18. 慢性下肢動脈閉塞症（特に ASO について） *278*
19. 二次性高血圧症 *280*

E 内分泌・代謝・栄養 — 285

1. 低ナトリウム血症 *286*
2. 低カリウム血症・高カリウム血症 *290*
3. 高カルシウム血症・低カルシウム血症 *294*
4. 糖尿病 *299*
5. 低血糖発作 *305*
6. 糖尿病性昏睡 *311*
7. 甲状腺結節・甲状腺癌 *314*
8. 甲状腺機能スクリーニング *315*
9. 甲状腺機能低下症 *318*
10. 甲状腺機能亢進症 *322*
11. 亜急性甲状腺炎 *327*
12. 副腎腫瘍 *329*
13. クッシング症候群 *331*
14. 褐色細胞腫 *335*
15. 副腎不全 *337*
16. 骨粗鬆症 *342*

F 腎・泌尿器 — 345

1. 血尿 *346*
2. 蛋白尿・ネフローゼ症候群 *349*
3. 急性腎不全 *352*
4. 急性糸球体腎炎・急速進行性糸球体腎炎 *357*
5. 慢性腎不全 *360*
6. 尿路感染症 *363*
7. 急性前立腺炎 *368*
8. 尿路結石症 *369*
9. 腎梗塞 *373*
10. 排尿障害 *374*
11. 前立腺癌 *377*
12. 急性精巣痛 *381*

G アレルギー・膠原病 — 385

1. 関節炎 386
2. 化膿性関節炎 389
3. 結晶性関節炎 391
4. 関節リウマチ 395
5. 脊椎関節炎 401
6. リウマチ熱 406
7. 全身性エリテマトーデス 410
8. 成人スティル病 417
9. リウマチ性多発筋痛症・側頭動脈炎 419
10. 血管炎 425
11. サルコイドーシス 429

H 血液 — 433

1. 貧血の診断 434
2. 貧血の鑑別 436
3. 小球性貧血 440
4. 大球性貧血 445
5. 血管内悪性リンパ腫 449
6. 多発性骨髄腫 451

I 感染症 — 457

1. 菌血症 458
2. 伝染性単核球症 462
3. 肺結核と粟粒結核 467
4. 麻疹・風疹 474
5. HIV感染症 476
6. 免疫抑制患者での感染症 478
7. 免疫抑制患者での肺感染症 479
8. 開発途上国からの帰国後熱発 486

J 呼吸器 — 491

1. 喀血 492
2. ばち指 493
3. 急性咽頭炎・扁桃炎 495
4. インフルエンザ 500
5. 慢性咳嗽 503
6. 百日咳 505
7. 市中肺炎 507
8. レジオネラ肺炎 515
9. 院内肺炎 518
10. 誤嚥性肺炎 519
11. 膿胸・肺炎随伴胸水 523
12. 気管支喘息 525
13. 慢性閉塞性肺疾患 530
14. 気胸 535
15. 特発性縦隔気腫 538
16. 胸水の存在診断 541
17. 胸水の原因検索 543
18. 悪性腫瘍による胸水 548
19. 結核性胸膜炎 552
20. 肺癌 556

K 神経 — 563

1. 頭痛 *564*
2. 認知症 *570*
3. パーキンソン症候群 *579*
4. 正常圧水頭症 *583*
5. 慢性硬膜下血腫 *585*
6. 脳卒中 *587*
7. くも膜下出血 *596*
8. 髄膜炎 *603*
9. 亜急性髄膜炎 *610*
10. ヘルペス脳炎 *614*
11. 蘇生後脳症 *618*
12. ウェルニッケ脳症, 他 *622*
13. 痙攣 *625*
14. 顔面神経麻痺 *633*
15. 末梢神経障害 *635*
16. 頸動脈狭窄 *642*
17. 心因性疾患 *643*

L 皮膚科 — 647

1. 特徴のある皮疹 *648*
2. 結節性紅斑 *648*
3. 多形滲出性紅斑 *650*
4. 薬疹 *651*
5. 帯状疱疹 *653*
6. 壊死性筋膜炎 *655*

M 整形外科 — 659

1. 腰痛症と脊椎圧迫骨折 *660*
2. 椎間板ヘルニアと脊柱管狭窄症 *661*
3. 悪性疾患に伴う腰痛 *666*
4. 感染性脊椎炎・椎間板炎 *667*
5. 骨腫瘍 *671*
6. 手根管症候群 *673*
7. 糖尿病性足部骨髄炎 *676*

N 眼科・耳鼻科 — 679

1. 眼科的疾患 *680*
2. 急性喉頭蓋炎 *683*
3. 急性副鼻腔炎 *685*
4. アレルギー性鼻炎 *687*

O 産婦人科 — 689

1. 産婦人科的急性腹症 *690*
2. クラミジア感染・淋菌感染 *693*

和文索引 — 699
欧文索引 — 714

A

主要症候・内科一般

1. 体重減少 2
2. 浮腫 3
3. リンパ節腫脹 6
4. 動悸 12
5. めまい 14
6. 失神 20
7. ショック 29
8. 意識障害 34
9. 発熱 38
10. 脱水・出血 41
11. 心肺停止 44
12. 血液ガス 49
13. 維持輸液と栄養学 55
14. アルコール関連問題 57
15. 薬物副作用 63

1 体重減少

体重減少

- 運動増加，ストレス・多忙による食生活変化でも体重減少は来すが，6か月で5％以上の体重が減少すれば原因を同定する必要がある．
- 体重経過は過去の最大体重，1年前，半年前，1か月前，現在と時系列で確認するが，直近の1か月で体重が減り続けているかどうかは最も重要で，体重が減り止まっている場合は病的でないことが多い．

- 意図しない体重減少は成人外来の1.3-8％で見られるが，高齢者では27％で見られるともされる．1年で4-5％，5-10年で10％以上の体重減少は死亡率増加に関連がある〔CMAJ. 2005 Mar 15; 172(6): 773-80〕．
- 高齢者で6か月以内に体重の7.5％以上の体重減少があれば99.55％で病的な原因がある〔J Am Geriatr Soc. 1991; 39(5): 497-500〕．
- 体重を測定していない場合は，やせを他人から指摘されるかどうかと，服のサイズ変化を確認し，客観的な評価に努める．
- 低栄養にはカロリー摂取が低下し脂肪組織が減少するmarasmusと，蛋白摂取が少ないために浮腫が顕著となりセロファン様の薄い皮膚が見られるkwashiorkorに分けられる．

食餌摂取量・食欲

- 意図的な食餌制限なのか，食欲がない，もしくは嗅覚・味覚障害，口腔内乾燥，嚥下障害，早期満腹感なのかを区別して鑑別を行う．
- 早期満腹感(early satiety)は胃の伸展性が低下している病態(胃癌など)を考える．
- 食餌摂取量の低下を伴わない体重減少では甲状腺機能亢進症，糖尿病，吸収不良症候群を考える．

- 機能性胃腸症における原因別の症状出現頻度

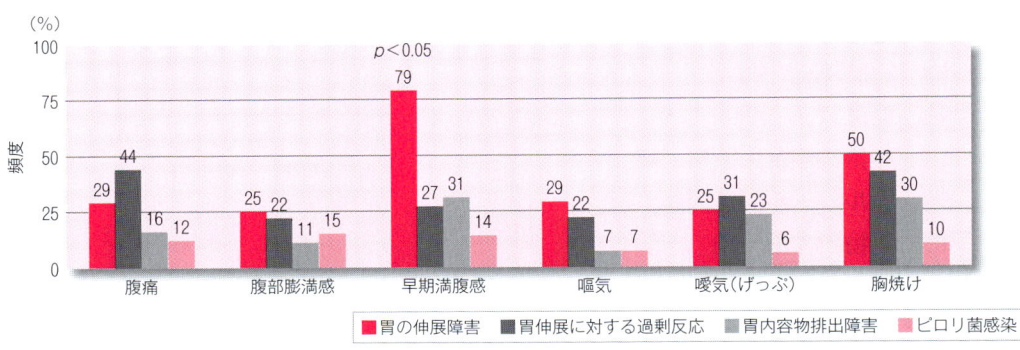

Gastroenterology. 2006 Feb; 130(2): 296-303

意図しない体重減少の原因

- 悪性腫瘍，消化管疾患，内分泌疾患，それ以外の慢性疾患(心肺疾患など)，薬物(アルコールを含む)，精神疾患が主な原因である．
- 悪性腫瘍では特に上部消化管癌や膵癌を除外する必要がある．
- 内分泌疾患では甲状腺機能亢進症，糖尿病，副腎不全が重要である．
- 精神疾患では神経性食思不振症とうつ病が2大疾患である．

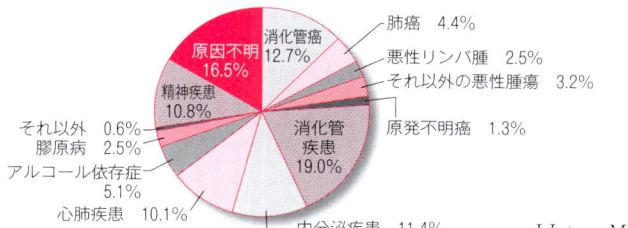

成人において，6か月以内に5%以上体重減少を来した原因（n=158）

- ▶体重減少以外に症状がない場合において悪性疾患が原因であれば，91%は採血（血算・生化学・赤沈）に異常を認め，腹部超音波検査，CT検査，上部消化管内視鏡検査を追加すると98%で悪性疾患を同定可能である〔Am J Med. 2003 Jun 1; 114(8): 631-7〕．
- ▶咳は1回あたり2 kcalの消費をするとされ，慢性咳嗽は体重減少の一因となりうる．
- ▶現代においてはHIV感染症も重要な原因である．

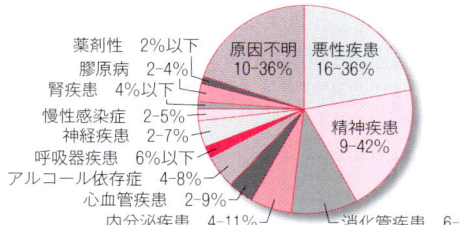

高齢者の体重減少の原因

- ●施設入所者では体重減少の原因の14%が薬剤という報告もある〔J Am Geriatr Soc. 1994 Jun; 42(6): 583-5〕．
- ●薬剤としてはNSAID，テオフィリン，ジギタリスなどが臨床的によく遭遇する原因であるが，あらゆる薬剤が食欲低下・体重減少の原因となりうる．

2 浮腫

圧痕性浮腫と非圧痕性浮腫

- ●前脛骨部の圧痕性浮腫が出現すれば3 kg（50 mL/kg）の体液量増加が推測される．
- ●数秒以内に圧痕が肉眼的に改善する fast edema は低アルブミン血症による浮腫を考える．
- ●非圧痕性浮腫の場合，限局性浮腫であればリンパ浮腫や血管性浮腫，全身性浮腫であれば粘液水腫を考える．

- ●発症後3か月以内の浮腫に対して，10秒圧迫して浮腫回復までに40秒以上ならば，低アルブミン血症以外の原因を考える．これは，指で1-2秒圧迫後に浮腫が2-3秒で回復するという臨床的な判断に相関がある〔Br Med J. 1978 Apr 8; 1(6117): 890-1〕．
  - ▶組織液の蛋白濃度は心不全では4-5 g/L，糸球体腎炎では10 g/Lであるが，低アルブミン血症では1 g/L以下である．このために低アルブミン血症による浮腫では圧痕を保つことができないが，経過が長い場合は線維化を来すことから低アルブミン血症による浮腫でも圧痕が長く残存する．
- ●肥満患者において下腿がむくむという訴えがあっても圧痕を認めない場合は，脂肪組織の沈着による「脂肪浮腫」を考える．この場合は足背の浮腫は認めない．

浮腫の機序	疾患
循環血漿量の増加	心不全 腎疾患(急性腎炎，腎不全) 薬剤(ミノキシジル，NSAID，ピオグリタゾン，フルドロコルチゾン，エストロゲン，甘草) refeeding edema(インスリンによるNa再吸収作用)
低アルブミン血症	ネフローゼ症候群，蛋白漏出性胃腸症，肝疾患，低栄養
血管透過性亢進	熱傷，外傷，炎症・敗血症，アレルギー反応(血管性浮腫を含む)，好酸球増多，糖尿病，IL-2治療，ビタミンB_1欠乏 血管内皮増殖因子(VEGF)(systemic capillary leak syndromeやPOEMS症候群，Castleman病などの血液疾患，卵巣過剰刺激症候群)
リンパ管閉塞	リンパ節切除，癌のリンパ管浸潤
間質膠質浸透圧増加	甲状腺機能低下症
静脈還流不全	深部静脈血栓症，IVC閉塞，SVC症候群，静脈弁不全
その他	Ca拮抗薬(細動脈抵抗の低下) 特発性浮腫(血管透過性亢進＋循環血漿量増加)

限局性浮腫

- 限局性浮腫ならば静脈還流不全(静脈弁不全・深部静脈血栓・悪性腫瘍による圧排)，リンパ浮腫，炎症疾患を考えるが，両側下肢浮腫の場合は全身性浮腫の原因も考える必要がある．
- 片側性下腿浮腫で72時間以内の急性発症ならば深部静脈血栓，慢性であれば静脈弁不全であることが多い．
- 静脈うっ滞性浮腫は朝方改善，皮膚の色素沈着，静脈瘤の存在が特徴である．
- リンパ浮腫は悪性腫瘍の術後に遅れて発症するものが多い．治療に抵抗性で慢性化すると皮膚は固く疣贅状・乳頭腫状となり圧痕を生じなくなり，第2趾の付け根の皮膚がつまめなくなる．
- 1肢に疼痛を伴う浮腫があれば感染症や深部静脈血栓，反射性交感神経性ジストロフィー(RSD)を考える．

- 静脈うっ滞性浮腫
  - 夜寝た後に改善[Clin Med. 2002 Jan-Feb; 2(1): 28-31]することや，褐色のヘモジデリン沈着があれば疑いが高くなる．
  - 静脈弁不全
    - 心不全の有病率は1％だが静脈弁不全は30％と高頻度である[J Am Board Fam Med. 2006 Mar-Apr; 19(2): 148-60]．
    - 静脈瘤を視認できない静脈弁不全もある[Med Clin North Am. 1995 Mar; 79(2): 435-47]．
  - May-Thurner症候群
    - 左総腸骨静脈が総腸骨動脈に圧迫されて起こる左下肢の浮腫であるが，物理的な圧迫だけではなく，動脈の拍動により静脈内膜の線維化が促進することで狭窄が起こる．
  - 一般的に両側下肢の浮腫では上記の機序で左下肢のほうがむくみやすいが，脳梗塞やParkinson病による下肢運動の左右差がある場合はこの限りではない．

- リンパ浮腫
  - 原発性リンパ浮腫は2歳未満で発症するcongenital lymphedemaと2歳以上で発症するlymphedema praecox，35歳以上で発症するlymphedema tardaに分けられるがいずれも稀である．
  - 続発性リンパ浮腫
    - 外科手術(リンパ節郭清)後
      - リンパ浮腫の最も多い原因である．
      - 末梢のリンパ管障害が徐々に進行してから発症するためか術後早期には少なく，乳癌術後20年間の解析ではリンパ浮腫を呈した77％は術後3年間で発症したが，残りは20年にわたり1％/年の頻度で発症しており[Cancer. 2001 Sep 15; 92(6): 1368-77]，発症から11-20年しても半数以上は増悪している[BMJ. 1991 Dec 7; 303(6815): 1462-5]．
    - 悪性腫瘍の浸潤
    - 細菌感染症，フィラリア症，ネコひっかき病

□ 放射線療法後，うっ滞性皮膚炎，脂肪織炎，後腹膜線維症
▶ 第2趾の付け根の皮膚がつまめなければ(Stemmer sign)，リンパ浮腫と考える〔Vasa. 1976; 5(3): 261-2〕．
▶ 繰り返す蜂窩織炎が重要な合併症である．

- 反射性交感神経性ジストロフィー(RSDまたはⅡ型CRPS：complex regional pain syndrome)は初期には熱感・圧痛に加え発汗を認めるが，後期には冷たく薄い皮膚となり，慢性期には萎縮・乾燥，屈曲位となる．

全身性浮腫

- 咳や労作時呼吸困難，頸静脈怒張があれば心不全の可能性が高くなる．
- 肥満患者やいびき，早朝の頭痛がある場合は睡眠時無呼吸症候群による右心不全の可能性も考える．
- 眼瞼のむくみがあれば腎疾患を疑う．
- 腹水や肝硬変の徴候を認めれば肝疾患の可能性が上がる．
- 甲状腺機能低下症も甲状腺機能亢進症も初発症状が浮腫であることがあり，これは圧痕があってもなくてもよい．
- 薬剤の中でもCa拮抗薬とNSAID，甘草は浮腫の原因として重要である．
- 低栄養による浮腫を疑う場合には脚気も考える．四肢末梢が温かい場合や感覚障害を伴う場合は尚更である．

- 両側下腿浮腫の42％で肺高血圧症があり，全例で浮腫の原因となっている訳ではないが，45歳以上の浮腫の鑑別に入れるべきである〔Am J Med. 1998 Sep; 105(3): 192-7〕．
- 浮腫を呈する血清アルブミン値は2.2 g/dLが目安だが，血清アルブミン値と浮腫の関連は一定していない(Lancet. 1980 Jan 19; 1(8160): 114-6)．
- 浮腫の分布
  ▶ 全身性浮腫は重力の影響で下肢に多いが，臥床している患者は背部〜殿部に強い．
  ▶ 眼瞼や手指，陰嚢，脛骨前面は組織圧が低いため浮腫が出現しやすく，特に静水圧上昇ではない疾患(低アルブミン血症など)では重力分布に反して眼瞼浮腫が顕著な傾向がある．

- 薬剤性浮腫
  ▶ NSAID内服者の5％〔Am J Cardiol. 2002 Mar 21; 89(6A): 18D-25D〕，Ca拮抗薬内服者の最大50％〔Clin Med. 2002 Jan-Feb; 2(1): 28-31〕が浮腫を呈し，特にジヒドロピリジン系に多い〔Am J Med. 2002 Nov; 113(7): 580-6〕．
  ▶ 他の降圧薬(β拮抗薬，クロニジン，ヒドララジン，ミノキシジル，メチルドパ)，ドパミン・アゴニスト〔Drugs Aging. 2010 Apr 1; 27(4): 295-310〕，ホルモン剤(プレドニゾロン，エストロゲン，プロゲステロン，テストステロン)，ピオグリタゾン，MAO阻害薬，ドセタキセルも浮腫を呈する．

- RS3PE(remitting seronegative symmetrical synovitis with pitting edema)というリウマチ性多発筋痛症の類縁疾患では四肢の浮腫は主訴となる．

好酸球増多を伴う血管浮腫

- 日本人では若年女性に起こるnon-episodic angioedema with eosinophiliaが多く，少量のステロイドに良好に反応する．

  - non-episodic angioedema with eosinophilia
    ▶ 35例全例が女性で，平均25.9〔21-37〕歳．
    ▶ 原因は不明だが69％が9-11月に発症している．
    ▶ 関節痛を45.7％で伴う他，蕁麻疹などの皮疹(34.2％)や四肢末梢以外の浮腫(5.7％)を伴いうる．

▶ 白血球数は 17,000[8,100-44,600]/μL，好酸球は 51[9-91]％で絶対数は 9,488[882-40,586]/μL．
Clin Rheumatol. 2006 May; 25(3): 422-5
▶ 関節炎・腱鞘滑膜炎も生じうる〔*Rheumatol Int. 2008 Aug; 28(10): 1065-6*〕．

- Gleich 症候群は再発性で発熱や蕁麻疹を伴うことがある．白血球増多や IgM・IgE 高値が見られる．
- 再発性で IgE が高値であれば NERDS(nodules, eosinophilia, rheumatism, dermatitis, and swelling) 症候群という概念もある．

非病的浮腫
- 生殖可能年齢の女性では月経や妊娠に関連する浮腫や特発性浮腫も考える．
- 特発性浮腫は血管透過性亢進による浮腫で，立位での浮腫増悪が顕著で体重の日内変動が 1.4 kg 以上認められる．
- 高齢者における非特異的な下腿浮腫は就下性浮腫(dependent edema)として知られ，生活指導でよい．

- 女性ホルモンの作用で月経前には浮腫を生じることが多い．妊婦の 3 割で浮腫が見られるが，高血圧や蛋白尿があれば妊娠高血圧症候群を考える．

- 特発性浮腫
  ▶ おもに生殖可能年齢女性(特に 20-30 歳代)に起こる．
  ▶ 血管透過性亢進(性ホルモンの関与が疑われる)により浮腫が生じ，循環血漿量が減少することで更に二次性高アルドステロン状態が重なることが病態と推測されている．
  ▶ 就寝前の体重は早朝と比較して少なくても 0.7 kg〔*Endocrinol Metab Clin North Am. 1995 Sep; 24(3): 531-47*〕，典型的には 1.4 kg 以上増加する〔*Postgrad Med. 1983 Jun; 73(6): 75-83*〕．
  ▶ ループ利尿剤や下剤，嘔吐(神経性食思不振症)は二次性高アルドステロン血症を増悪させる．
  ▶ 20 mL/kg の水分を 20 分かけて摂取した場合，4 時間で仰臥位では 65％以上排泄されるが，立位となると 55％以下の排泄しかされないことが診断に有用である．

- 就下性浮腫
  ▶ 心臓よりも低位置にある部位にできる浮腫で特に原因が特定されないものを指す．
  ▶ 塩分制限，弾性ストッキング着用，下肢挙上という生活指導が治療の中心となる．

3 リンパ節腫脹

リンパ節腫脹
- 頸部や腋窩のリンパ節は直径 1 cm，鼠径リンパ節は直径 1.5 cm までは健常者でも触知することがある．
- 鎖骨上リンパ節や滑車上リンパ節を触知すれば異常である．
- リンパ節腫脹の 1％が悪性疾患による．

- 鼠径リンパ節は特に素足で生活している人では健常者でも 1-2 cm のサイズとなりうる〔*Mayo Clin Proc. 2000 Jul; 75(7): 723-32*〕．

- 鎖骨上リンパ節腫脹

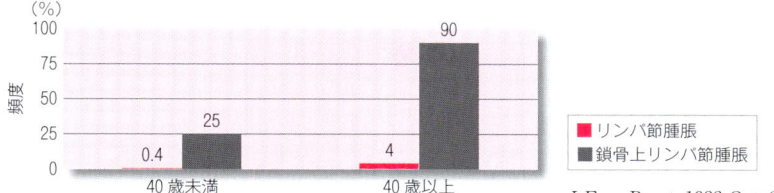

悪性疾患の可能性

J Fam Pract. 1988 Oct; 27(4): 373-6

▶ 右鎖骨上リンパ節は胸郭内(縦隔・肺・食道)からのリンパ流を受ける．左鎖骨上リンパ節は別名 Virchow リンパ節といわれ，胸郭内以外に，腹部(消化管以外に肝胆膵・腎臓・精巣・卵巣・前立腺)からのリンパ流を受ける．

▶ Valsalva 法にて肺尖を膨張させると触知しやすくなるかも知れない〔*N Engl J Med. 1969 May 1; 280(18): 1007-8*〕．

- 滑車上リンパ節腫脹
  ▶ HIV 感染症の診断においては，顎下や腋窩のリンパ節は 1 cm で有意だが，滑車上リンパ節では 0.5 cm で意義が高い．

HIV 感染症の診断	感度	特異度	LR+	LR−
腋窩 (≧1 cm)	43 (35-52)	95 (88-98)	8.1 (3.7-18.1)	0.6 (0.5-0.7)
腋窩 (≧0.5 cm)	75 (67-82)	69 (60-77)	2.4 (1.8-3.3)	0.4 (0.3-0.5)
顎下 (≧1 cm)	21 (15-29)	97 (91-99)	6.0 (2.2-16.5)	0.8 (0.8-0.9)
顎下 (≧0.5 cm)	75 (67-82)	74 (65-82)	2.9 (2.1-4.1)	0.3 (0.3-0.4)
滑車上 (≧1 cm)	36 (29-45)	90 (83-95)	3.7 (2.0-6.8)	0.7 (0.6-0.8)
滑車上 (≧0.5 cm)	84 (77-90)	81 (73-88)	4.5 (3.1-6.7)	0.2 (0.1-0.3)
滑車上 (≧0.5 cm) + 腋窩 (≧1 cm)	43 (35-52)	96 (90-98)	9.8 (4.1-23.4)	0.6 (0.5-0.7)
滑車上 (≧0.5 cm) + 顎下 (≧1 cm)	21 (15-29)	98 (93-100)	12 (2.9-49.1)	0.8 (0.7-0.9)
腋窩 (≧1 cm) + 顎下 (≧1 cm)	23 (17-31)	98 (93-100)	13.2 (3.2-53.6)	0.8 (0.7-0.9)
滑車上 (≧0.5 cm) + 腋窩 (≧1 cm) + 顎下 (≧1 cm)	18 (12-25)	99 (95-100)	20.1 (2.8-146.1)	0.8 (0.8-0.9)

BMJ. 1994 Dec 10; 309(6968): 1550-1 より改変

▶ 滑車上リンパ節は手や前腕に炎症を来す原因がなければ全身性リンパ節腫脹を反映していると判断される．
  □ 健常者(n=140)や非特異的頸部リンパ節腫脹患者(n=22)では滑車上リンパ節腫脹を認めることはないが，関節リウマチ患者の 21％で，全身性リンパ節腫脹を来す疾患(悪性リンパ腫やサルコイドーシス，伝染性単核球症，*Toxoplasma* 感染症，HIV 感染症)の 33％で滑車上リンパ節腫脹を認めたという報告がある〔*J R Coll Physicians Lond. 1992 Apr; 26(2): 159-61*〕．

- 原因不明のリンパ節腫脹のうち 10％が専門家にコンサルトされ，生検が 3.2％で施行されるが，悪性疾患は 1.1％のみである〔*J Fam Pract. 1988 Oct; 27(4): 373-6*〕．

- リンパ節腫脹の原因

感染症	局所感染症，結核，ネコひっかき病，風疹，伝染性単核球症(EBV・CMV)，トキソプラズマ症，梅毒，B型・C型肝炎，HIV 感染症，リケッチア症，野兎病，リンパ肉芽腫，ヒストプラズマ症，*Coccidioides* 症など．
悪性疾患	悪性腫瘍転移 悪性リンパ腫，白血病
膠原病	SLE，関節リウマチ，成人 Still 病
それ以外	亜急性壊死性リンパ節炎，GVHD，川崎病，甲状腺機能亢進症，薬物反応，サルコイドーシス，Langerhans 細胞組織球症，血管免疫芽球性リンパ節症，Castleman 病，珪肺・ベリリウム肺，蓄積病(Gaucher 病，Niemann-Pick 病，Fabry 病，Tangier 病)，アトピー性皮膚炎

全身性リンパ節腫脹

- 悪性リンパ腫，結核，HIV感染症，梅毒，B型肝炎，ネコひっかき病などを考える．
- 肝脾腫を認める場合は悪性リンパ腫/リンパ球性白血病，結核，伝染性単核球症が多い原因である．

- 固形癌のリンパ節転移が全身性リンパ節腫脹として見られることは稀である．
- HIV患者の全身性リンパ節腫脹の83％がプライマリケアでは見逃されている〔JAMA. 1995 Nov 1; 274(17): 1380-2〕．
- リンパ節腫脹を来しうる薬剤
  - ▶循環器系薬剤(アテノロール・カプトプリル・ヒドララジン・キニジン)
  - ▶抗痙攣薬(フェニトイン・カルバマゼピン・プリミドン)
  - ▶抗菌薬(ペニシリン・セファロスポリン・ST合剤・SP合剤)
  - ▶アロプリノール
  - ▶スリンダク
  - ▶金製剤

Am Fam Physician. 2002 Dec 1; 66(11): 2103-10

頸部リンパ節腫脹

- リンパ節腫脹の中で最も多い．
- 原因としては周囲組織(目・咽頭・歯・耳・皮膚)の炎症に伴う反応性リンパ節腫脹が最も多く，特に圧痛があり発症から2週間以内であればその可能性は高い．
- 前頸リンパ節，後頸リンパ節，耳介前リンパ節，耳介後～後頭リンパ節に分類することは診断を絞るうえで有用である．
- 除外すべき疾患としては癌の転移，悪性リンパ腫，結核性リンパ節炎の3つが重要である．
- 超音波検査にて反応性リンパ節腫脹ならば細長いリンパ節(長径/短径＞2)で，リンパ節門から広がるリンパ節中央から放射状の血流分布となる．

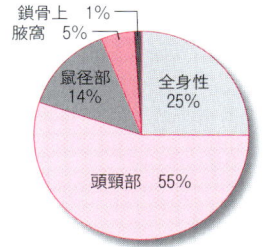

リンパ節腫脹の部位

Am Fam Physician. 1998 Oct 15; 58(6): 1313-20

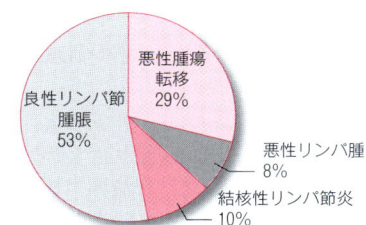

生検を受けた頸部リンパ節腫脹の内訳(n=289)

AJR Am J Roentgenol. 1998 Aug; 171(2): 503-9

- リンパ節腫脹の部位と鑑別診断
  - ▶顎下・前頸部リンパ節は口腔内～咽喉頭からの炎症を反映し，溶連菌感染の診断に有用である．後頸部リンパ節に腫脹が目立てば，伝染性単核球症を考える．
  - ▶耳介前リンパ節は眼瞼結膜の炎症を反映し，流行性角結膜炎の診断に有用である．
  - ▶後頭リンパ節や後耳介リンパ節腫脹は風疹の診断に有用である．
- 悪性腫瘍転移の診断

	感度	特異度	LR＋	LR－
最大径＞10 mm †	95	7	1.0	0.71
＞15 mm †	69	62	1.8	0.5
短径≧8 mm	47(34-60)	79(68-87)	2.2(1.4-3.7)	0.7(0.5-0.9)
†	87	89	7.9	0.15

(つづく)

	感度	特異度	LR＋	LR−
長径/短径≦2	75(62-85)	82(71-89)	4.1(2.5-6.5)	0.3(0.2-0.5)
†	97	97	32.3	0.03
微小石灰化	3(1-13)	100(94-100)	∞	1.0(0.9-1.0)
power Doppler にて周辺優位の血流	47(34-60)	99(92-100)	37.8(5.3-270.1)	0.5(0.4-0.7)
辺縁造影†	78	100	∞	0.22

エコーによる診断：*Radiology 2007; 243: 258-267*
† CT による診断：*Radiology. 1994 Jun; 191(3): 795-8*

● 超音波検査による頸部リンパ節腫脹の原因鑑別

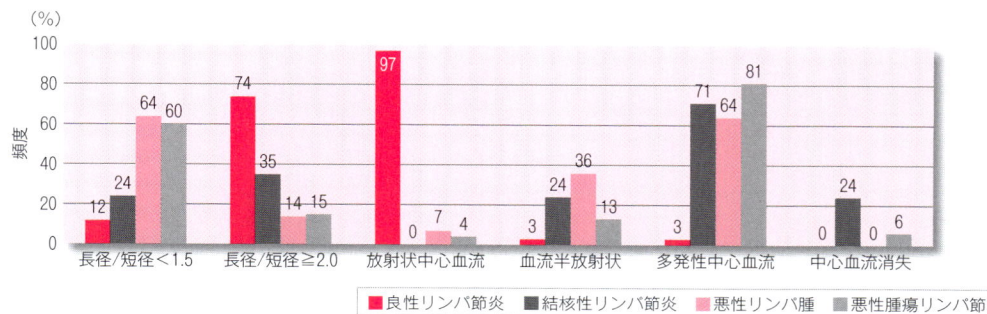

AJR Am J Roentgenol. 1997 May; 168(5): 1311-6

壊死性リンパ節炎（菊池病）

- 2-3 週間の経過で発症する後頸部リンパ節炎で，若年女性に多い．生検で診断される．
- 蝶形紅斑・関節炎・白血球減少・抗核抗体陽性を認めることがあり，その場合は SLE との鑑別もしくは SLE への移行が問題となる．

● 77％が女性で，平均 25[1-64]歳で 70％が 30 歳未満である［*Clin Rheumatol. 2007 Jan; 26(1): 50-4*］．
● 壊死性リンパ節炎の症候

亜急性壊死性リンパ節炎の症候（n＝244）

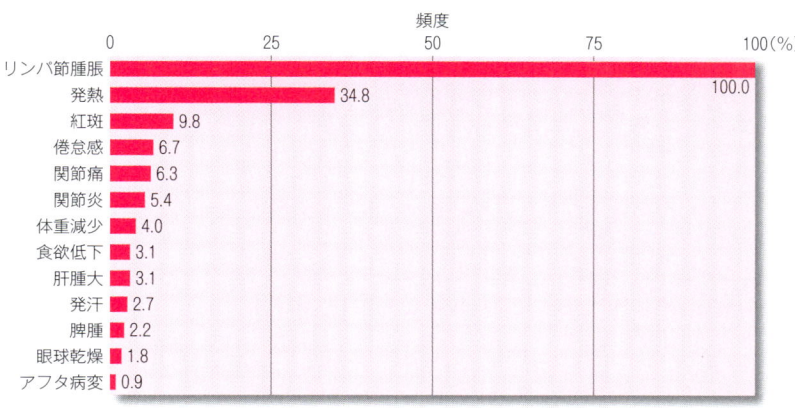

Clin Rheumatol. 2007 Jan; 26(1): 50-4

▶ 後頸部リンパ節腫脹は 88.5％で見られ，そのうち 88.5％が片側性である．また 93％の症例でリンパ節の大きさは 0.5-4.0 cm であり，59％で圧痛を伴う［*Am J Clin Pathol. 2004 Jul; 122(1): 141-52*］．

- 壊死性リンパ節炎の検査所見

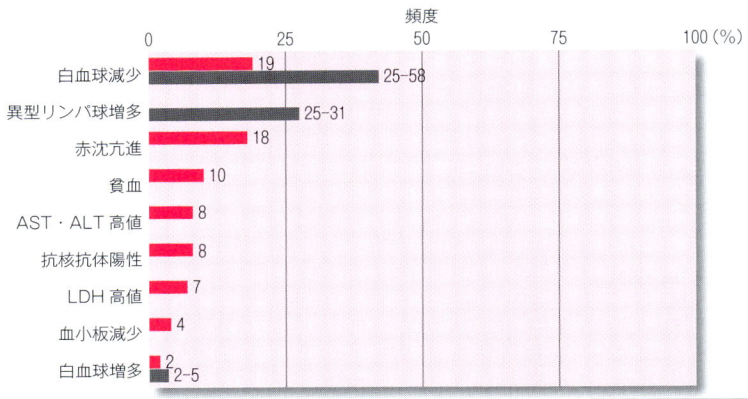

亜急性壊死性リンパ節炎の検査所見

■ Clin Rheumatol. 2007 Jan; 26(1): 50-4(n=244)
■ Am J Clin Pathol. 2004 Jul; 122(1): 141-52(review)

> ► CTでは周囲への浸潤(81.3%)や均一な造影効果(83.3%)を認めることが多いが，局在する低濃度領域(9.4%)やリング状の造影効果(7.3%)を認めることは少ない〔AJNR Am J Neuroradiol. 2004 Jun-Jul; 25(6): 1099-102〕．

- SLEとの関連
  > ► アジアでは壊死性リンパ節炎の28%(欧米では9%)がSLEであるともいわれる〔Clin Rheumatol. 2007 Jan; 26(1): 50-4〕．
  > ► 壊死性リンパ節炎は，SLEの診断に数年先行して発症することがある〔Rheumatology (Oxford). 2008 Apr; 47(4): 553-4〕．

- 1-6か月でリンパ節腫脹は自然軽快する．

それ以外の部位のリンパ節腫脹

- 腋窩リンパ節は4つの，鼠径リンパ節は2つのリンパ群に分類することは原因の推定に有用である．
- 縦隔リンパ節は短径が10mm以上あれば有意な腫大である．
- 腹腔内リンパ節は造影CTにて周囲が造影されれば結核，均一に造影されれば悪性リンパ腫を考える．
- 臍周囲の皮下結節を見たら腹腔～骨盤腔内悪性腫瘍を疑う．

- 腋窩リンパ節
  > ► 上腕側に沿ったリンパ節腫脹であれば上肢からの炎症を反映する．
  > ► 大胸筋に沿ったリンパ節腫脹であれば乳癌を示唆する．
  > ► それ以外には広背筋に沿うものと，腋窩中心に分布するリンパ節グループがある．
  > ► 女性では腋の剃毛処理に伴う皮膚病変の有無も確認すべきである．

- 縦隔リンパ節
  > ► 非小細胞癌における縦隔リンパ節転移の判断
  >   □ CTではリンパ節の短径が10mm以上であることが診断基準．

	感度	特異度	LR+	LR−
CT	61(58-64)	79(78-81)	2.9(2.7-3.2)	0.5(0.5-0.5)
PET	84(79-89)	95(93-97)	18.3(12.1-27.7)	0.2(0.1-0.2)

Radiology. 1999 Nov; 213(2): 530-6

▶上部心膜洞（superior pericardial recess）は縦隔リンパ節腫大に間違われやすいので注意を要する
〔AJR Am J Roentgenol. 2000 Oct; 175(4): 1025-8〕.

● 腹腔内リンパ節

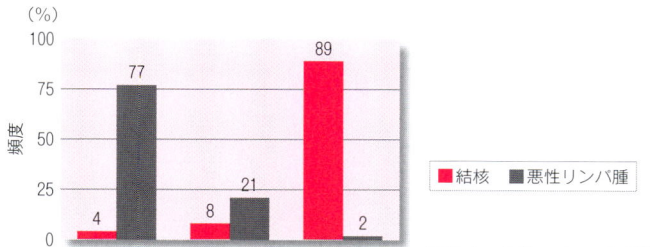

AJR Am J Roentgenol. 1999 Mar; 172(3): 619-23

● 鼠径リンパ節腫脹
▶鼠径靭帯に沿った水平群と，大腿内側に沿って走行する縦走群に分けられる．
▶鼠径靭帯に沿ったリンパ節は下腹壁皮膚，後腹膜，陰部，殿部，肛門管からのリンパ管流を受ける．
▶大腿内側に沿って走行するリンパ節は，下肢や陰部，殿部からのリンパ管流を受ける．

> **MEMO** 臍部の硬結（Sister Mary Joseph's node）
> ▶悪性新生物の1-9％で皮膚転移，そのうち10％がSister Mary Joseph's nodeである〔World J Surg Oncol. 2005; 3: 13〕．
> ▶14-33％では悪性疾患の診断に先行して見つかる．また悪性疾患の診断がついている場合は40％で再発が発見される契機となっている〔Ann Intern Med. 1998 Mar 1; 128(5): 410〕．
>
>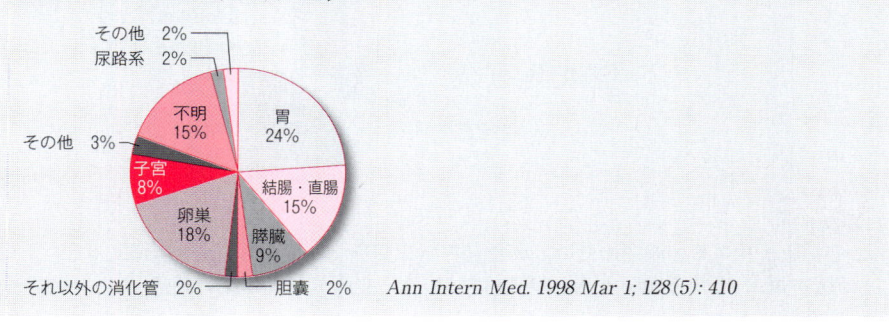
>
> Ann Intern Med. 1998 Mar 1; 128(5): 410

> **リンパ節生検**
> ● 鼠径部以外で3-4週間以上改善しないリンパ節腫脹はリンパ節生検を検討する必要がある．
> ● 年齢，全身瘙痒感，リンパ節腫脹の部位・大きさ・圧痛・硬さはリンパ節生検を必要とするかの判断に有用である．

● 1年以上の経過は非特異的な原因を示唆し，2週間以内に消退すれば通常感染性を考える．
　□悪性腫瘍は石の硬さで悪性リンパ腫はゴムの硬さと表現され，炎症性と比較すると硬い．
　□リンパ節同士が癒着しているmattingは，肉芽腫性疾患や悪性疾患で見られる．
● 生検の有用性

	点数
41歳以上	5点
最も大きいリンパ節	
1.0 cm² 以上	4点
4.0 cm² 以上	8点
9.0 cm² 以上	12点

	点数
圧痛なし	5点
全身瘙痒感	4点
鎖骨上リンパ節腫脹	3点
硬いリンパ節	2点

▶リンパ節生検により診断がつく可能性

	感度	特異度	LR＋	LR－
前記の表で12点以上	95-97	56-91	2.2-11	0.03-0.06

Medicine (Baltimore). 2000 Sep; 79(5): 338-47/Medicine (Baltimore). 2003 Nov; 82(6): 414-8 より改変

- 悪性リンパ腫を疑った場合は，穿刺吸引細胞診では診断がつかないこともあり〔*World J Surg Oncol. 2008 Feb 4; 6: 13*〕，組織型の判断をする必要性があるため，切除生検すべきである．

4 動悸

動悸の原因

- 不整脈・洞性頻脈・心因性の大きく3つに分けて考える．

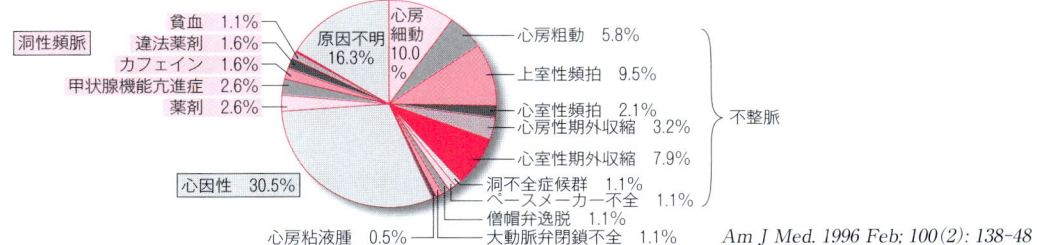

Am J Med. 1996 Feb; 100(2): 138-48

不整脈

- 心拍数とリズムの確認のため，動悸発作時に脈をとってもらうのが望ましい．
- 「脈が飛ぶ」という訴えであれば期外収縮を，「突然おさまる速い動悸」であれば発作性頻脈発作を，「不規則なリズム」であれば心房細動を考える．
- 規則正しい頻脈発作の場合，①小児期より動悸発作，②頸部で強く動悸を感じる，③深呼吸やいきむことで動悸停止，④動悸発作後の尿意があれば発作性上室性頻拍の可能性が高い．一方，随伴症状としてめまい，気が遠のく感じ・失神があれば心室性頻拍など重篤な不整脈を示唆する．
- Holter心電図で不整脈を認めても症状と一致しなければ動悸の原因と決めつけてはならない．

- 「突然始まる」動悸発作は心因性でもよく遭遇するが，突然おさまる動悸発作は通常不整脈を示唆する．
- 動悸患者における不整脈の予測

		不整脈の診断		臨床的に重要な不整脈の診断	
		LR＋	LR－	LR＋	LR－
患者背景	男性	1.6-1.7	0.69-0.76	1.2	0.90
	年齢＞60歳	1.7	0.83	1.9	0.77
	喫煙（＞11本/日）	0.78	1.0	0.77	1.0
既往	心疾患	2.0	0.71	0.42	1.1
	不安障害	0.98	1.0	0.92	1.0
	動悸の家族歴	0.86	1.0	1.1	0.98
	飲酒歴（＞10杯/週）	0.76	1.1	1.0	1.0

（つづく）

		不整脈の診断		臨床的に重要な不整脈の診断	
		LR+	LR−	LR+	LR−
動悸の性状	規則的	1.7		1.4	0.55
	不規則	1.7	0.62		
	持続>5分	1.5	0.38	0.79	1.2
	持続>60秒	1.2	0.69	1.0-1.2	0.63-0.95
誘発因子	睡眠	2.3	0.70	2.4	0.63
	仕事中	2.2	0.76	1.5	0.86
誘発因子	カフェイン	1.8	0.91	2.1	0.89
	休日	1.6	0.92	0.79	1.0
	平日	1.4	0.90	0.72	1.1
	アルコール	1.4	0.96	1.9	0.90
	臥床時	1.3	0.61	1.0	0.97
	運動	0.74	1.1	0.78	1.1
	呼吸	0.52	1.2	0.52	1.2
	休憩中			1.0	0.97
随伴症状	浮動性めまい(dizzy)	0.93	1.1	1.3	0.67
	胸痛	0.81	1.1	0.92	1.02
	呼吸困難	0.31		0.27	1.1
	蒼白か発汗			1.7	0.6
	失神感			1.0	0.95
身体所見	心拍数<60もしくは>100/分			3.0(1.3-7.1)	0.78(0.60-1.0)

JAMA. 2009 Nov 18; 302(19): 2135-43 より改変(網掛けは有意差のあるもの)

- 房室結節リエントリー頻拍の診断
    ▶ 心房収縮による頸静脈逆流波により頸部に拍動感を感じることが特徴であるとされる.

	LR+	LR−
規則的な頸部の速く拍動する感覚	177(25-1251)	0.07(0.03-0.19)
頸部の拍動視認(frog sign)‡	2.68(1.25-5.78)	0.87(0.76-1.00)

N Engl J Med. 1992 Sep 10; 327(11): 772-4／‡ Clin Cardiol. 2009 Aug; 32(8): E13-8

- Holter 心電図
    ▶ 器質的心疾患のない60-85歳において,上室性期外収縮≧30/時間(13%),上室性期外収縮≧100/24時間(12%),発作性心房性頻拍(14%),心室性期外収縮≧30/時間(14%),心室性期外収縮≧100/24時間(14%)は高頻度に認められる〔Am J Cardiol. 1992 Sep 15; 70(7): 748-51〕.
    ▶ 器質的心疾患のない55-75歳において,10.8%で3連発以上の心室性不整脈を認める〔Am J Cardiol. 2006 May 1; 97(9): 1351-7〕.
    ▶ 器質的心疾患がない患者で無症候性に心室性頻拍を認めても生命予後には影響を与えない〔N Engl J Med. 1985 Jan 24; 312(4): 193-7〕.
    ▶ 不整脈を疑う場合,48時間 Holter 心電図(不整脈の捕捉率35%)よりも長期間の観察が可能なイベントレコーダー(同67%)のほうが診断に有用である〔Ann Intern Med. 1996 Jan 1; 124: 16-20〕.

洞性頻脈

- 緩徐におさまる規則正しい強い動悸であることが多い.
- 労作時に動悸や息切れを感じる場合は,心肺の予備能低下や,貧血の存在を考える.
- 安静時も労作時も動悸を感じる場合は交感神経が刺激されている状態である.甲状腺機能亢進症,褐色細胞腫,薬物副作用(テオフィリン・β刺激薬・"やせ薬"・フェノチアジンやカフェイン),ベンゾジアゼピン・アルコール離脱を考える.
- 起立時に生じる動悸は起立性低血圧,食餌と関連した動悸では低血糖発作やダンピング症候群を考える.
- 交感神経が刺激されている状態では発汗や振戦,焦燥感を伴うことも多い.

心因性の動悸

● 「夜間就寝時に心臓の拍動が聞こえる」といった訴えや，情動変化に一致した動悸が典型的である．

- 不安の発現とともに動悸，めまい，呼吸困難，胸痛，手や口周囲のしびれなどあればパニック症候群，抑うつ気分や興味の減退があればうつ病を疑う．
- 動悸に対して Holter 心電図が施行された外来患者において，44.8％で不安障害や抑うつといった精神疾患の既往があり，18.6％は1か月内にパニック発作の既往があったという報告がある〔J Gen Intern Med. 1994 Jun; 9(6): 306-13〕．
- PSVT が確認されている患者の67％がDSM-IV のパニック発作の診断基準を満たす．86％の患者はアブレーションなどの治療で症状が消失し，20か月の不整脈治療にもかかわらず診断基準を満たし続けたのは4％のみであったとの報告がある〔Arch Intern Med. 1997 Mar 10; 157(5): 537-43〕．よって心因性の動悸は除外診断によってのみなされるべきである．

5 めまい

めまいの原因

- 良性発作性頭位めまい症（BPPV）を中心とする末梢性めまいが最も多い．
- 中枢神経疾患，心疾患，起立性低血圧の3つは見逃してはならない重大疾患である．

- 一般外来の2.2％／人年がめまいを訴え，外来受診の0.7％がめまい患者である（Br J Gen Pract. 1998 Dec; 48(437): 1828-32）．
  ▶ 内耳性めまいは一生のうち7.8％が経験し，1年発症率は1.5％である〔Neurology. 2005 Sep 27; 65(6): 898-904〕．

めまいの原因疾患

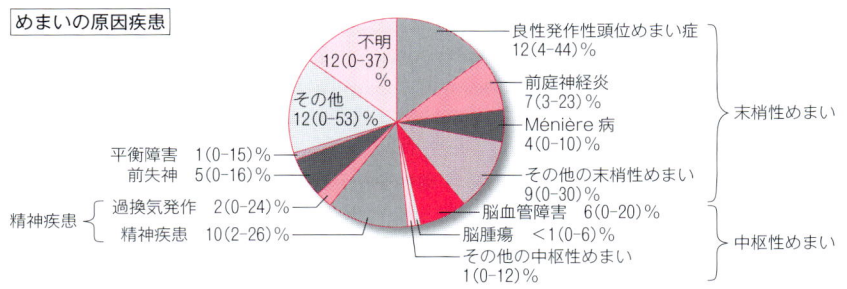

South Med J. 2000 Feb; 93(2): 160-7

患者背景別 めまいの原因

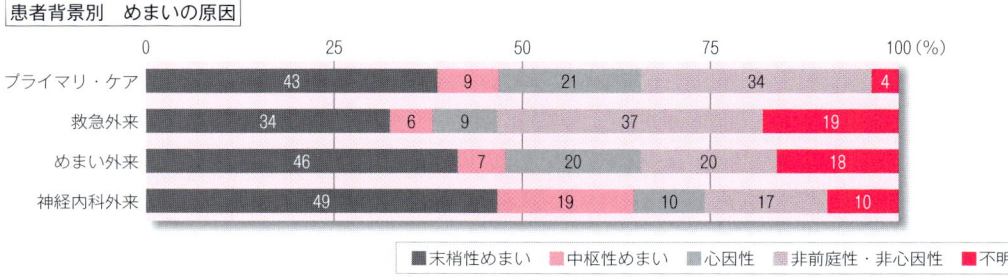

South Med J. 2000 Feb; 93(2): 160-7

▶心血管系疾患の内訳は救急外来では18％という報告〔Ann Emerg Med. 1989 Jun; 18(6): 664-72〕や，60歳以上の重度のめまいの18％が心血管系疾患という報告〔J Am Geriatr Soc. 1999 Jan; 47(1): 12-7〕がある．

めまいの性状による鑑別

- 頭位変換で誘発され安静後1分以内におさまる回転性めまいであれば良性発作性頭位めまい症を考える．
- 失神感（数秒以内の眼前暗黒感）は心疾患と起立性低血圧を考える．
- 持続的なめまいで眼振があれば前庭神経障害（主に前庭神経炎）と中枢神経疾患（主に脳幹梗塞・小脳梗塞）の2つを考える．
- 平衡感覚障害（筋力に問題はないが独歩が困難な場合）は小脳病変を考える．
- 浮動感は視覚・脊髄路・神経筋・前庭・小脳/脳幹のいずれの病変でも起こりうる他に，脱水などの急性疾患でも起こる．
- 慢性の浮動感は心因性であることが多い．

- "めまい"という曖昧な言葉を具体的な"天井が回る""意識が遠のく感じがする"などの言葉に置き換えることが重要である．
- しかしながら回転性めまい・失神感・平衡障害・めまい感の4つの分類において62％は1つの区分に分類ができず，52％は回答が変わるとの報告もある〔Mayo Clin Proc. 2007 Nov; 82(11): 1329-40〕．
  - ▶軽度の回転性めまいは浮動感として訴えることが多い．また，めまいが強いことを表現しようとするためか，回転性めまいではないと思われる病態でも「世界がぐるぐる回る」と訴えることもある．
  - ▶内耳性めまいの40％が自発的回転性めまいで，43％が体位誘発性回転性めまいだが，17％は非回転性めまいとして訴える〔Neurology. 2005 Sep 27; 65(6): 898-904〕．
  - ▶心疾患では63(57-69)％が回転性めまいであると訴えるという報告がある〔J Gen Intern Med. 2008 Dec; 23(12): 2087-94〕．
- よって，発作的なめまいであればその誘発因子と持続時間が重要であり，持続的なめまいでは眼振を伴うかどうかが重要と考えられる．

- 非特異的な浮動感
  - ▶回転性めまいは数週も持続していれば適応により消失するはずであり，何か月も続いていれば心因性か内耳性疾患の頻回の反復と考えられる．
  - ▶心因的要素はいかなるめまいにも関与しうるが，頸椎症や筋緊張型頭痛に伴う頸性めまいは筋緊張が関与する分，心因的な要素がかかわりやすいと考えられる．

- 過換気症候群によるめまい
  - ▶診断には過換気負荷試験が有用である（信頼区間が広いことに留意）．

	感度	特異度	LR＋	LR－
2分間の過呼吸で訴えと同様のめまい誘発	100(46-100)	79(70-86)	4.8(3.3-7.0)	0

Ann Emerg Med. 1989 Jun; 18(6): 664-7

眼振

- 検者の指を患者から30 cm以上離した位置で，視野30°以内の範囲を追視させて観察する．
- 水平方向の方向固定性眼振以外の注視性眼振（垂直方向性眼振や方向交代性眼振など）は中枢神経疾患によると考える．
- 回転性めまいであっても急性期に眼振を認めなければ急性前庭障害は否定的である．

  - 30°以上の側方視では正常でも眼振が出うる．
  - 検者の指が患者に近すぎると焦点が合いづらいのでめまい感や複視として訴えることがある．

- 末梢性めまいでは注視で抑制を受けるのでフレンツェル眼鏡で眼振を確認するほうが正確であるが，急性期にフレンツェル眼鏡を使用しなければ眼振が確認できないことは稀である．

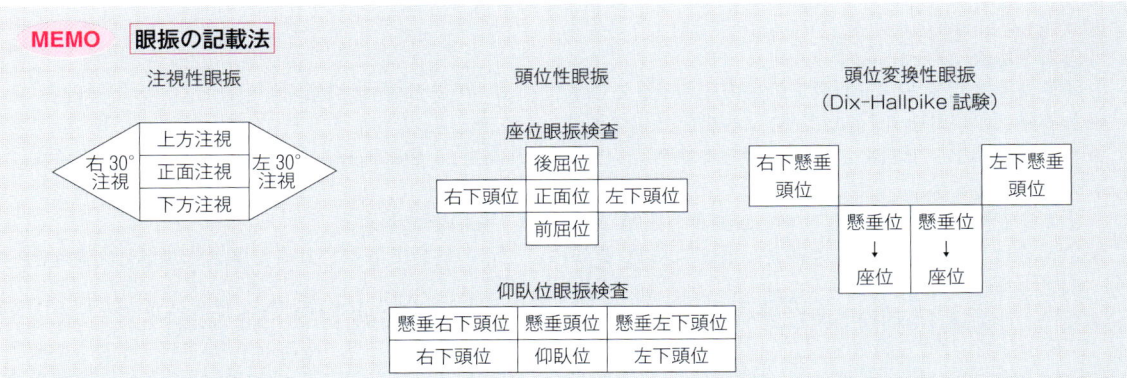

眼振がなければ○を記載し，眼振があれば眼振の向き（急速相の方向）に矢印を書き入れる．
Dix-Hallpike試験の方法については良性発作性頭位めまい症の項目参照．

- 前庭機能低下の診断
  ▶ 前庭障害の亜急性期・回復期で眼振がない場合でもhead thrust試験にて眼振を誘発することで前庭機能のスクリーニングが可能である．

	感度	特異度	LR+	LR−	
頭部揺さぶり試験	76	66	2.2(1.6–3.1)	0.4(0.2–0.6)	*Acta Otolaryngol. 2004 Sep; 124(7): 803-6*
head thrust試験	75	82	4.1(2.4–6.8)	0.3(0.2–0.4)	*Phys Ther. 2004; 84: 151*

  ▶ 頭部揺さぶり試験（head shaking nystagmus）とは30°前屈位で，15秒間で30回水平方向に±45°頭部を回旋させ眼振を誘発するが，めまい患者には苦痛を伴う．
  ▶ head thrust試験：30°頭部前屈位で1点を凝視してもらい，頭位を他動的に30°水平方向（左または右）に急に回旋させるが，患側側に回旋させたときに一瞬眼球がそちらに振れてから凝視点方向に戻る．

持続的な眼振を認めるめまい症

- 神経学的症候の中でも脳幹病変を示唆する4D（感覚障害dysesthesia，嚥下障害dysphagia，構音障害dysarthria，複視diplopia）や，小脳失調（指鼻試験や踵膝試験の異常，体幹失調）に注意して診察する．
- 軽微な眼徴候（head impulse試験，方向交代性眼振，斜偏倚）や蝸牛症状（難聴・耳鳴り）は脳梗塞と末梢性めまいとの鑑別に有用である．
- 繰り返すめまい発作で蝸牛症状を伴えばMénière病を考える．
- 神経学的異常症候がなく，軽微な眼徴候も蝸牛症状もなければ前庭神経炎の可能性が高い．
- 発症24–48時間のMRIが正常であっても脳幹梗塞や小脳梗塞を否定することはできない．

A．中枢性めまい

- 救急外来を受診した45歳以上のめまい患者において，眼振以外の神経学的異常所見がなければ脳血管障害の可能性は3.2%から0.7%に下がる〔*Stroke. 2006 Oct; 37(10): 2484-7*〕．

- めまいにおける脳血管障害の診断

	感度	特異度	LR+	LR−
何らかの神経学的徴候	83(70–92)	80(78–82)	4.1(3.5–4.8)	0.2(0.1–0.4)
運動神経障害	59(44–72)	97(96–97)	17.2(12.2–24.2)	0.4(0.3–0.6)

（つづく）

	感度	特異度	LR+	LR−
感覚障害	28(17-43)	97(96-98)	10.6(6.3-17.9)	0.7(0.6-0.9)
言語障害	19(10-32)	99(98-99)	15.2(7.5-30.9)	0.8(0.7-0.9)
視覚変化	23(13-37)	97(97-98)	8.7(4.9-15.5)	0.8(0.7-0.9)
端座位不能†	34(24-46)	100(83-100)	9-∞	0.7(0.6-0.8)
head impulse 試験陰性‡	85(79-91)	95(90-100)	18.4(6.1-56)	0.16(0.11-0.23)
PICA/SCA 梗塞	99(96-100)			0.01(0.00-0.10)
AICA 梗塞	62(35-88)			0.40(0.20-0.80)
方向交代性眼振‡	38(32-44)	92(86-98)	4.5(2.2-9.3)	0.68(0.60-0.76)
斜偏倚‡	30(22-39)	98(95-100)	19.7(2.8-140)	0.71(0.63-0.80)

Stroke. 2006 Oct; 37(10): 2484-7 より改変
† *Stroke. 2009 Nov; 40(11): 3504-10/* ‡ *CMAJ. 2011 Jun 14; 183(9): E571-92*

- ▶斜偏倚(skew deviation)：下方偏倚した側の脳幹障害を示唆する．片眼ずつカバーし診察すると偏倚が分かりやすい．
- ▶head impulse 試験：頸部を 10-20°回旋した状態から正中位に急激に戻した場合に眼振が誘発されれば陽性とし，末梢性と判定する．
- ▶これらはオンラインにて動画の閲覧が可能である〔*Stroke. 2009 Nov; 40(11): 3504-10*〕．

● 脳梗塞の原因血管による症候の違い

上小脳動脈(SCA)閉塞	・体幹失調が最も目立った徴候となることが多い(歩けないめまい患者を帰してはならないという格言がある)． ・回転性めまい(37%)や眼振(50%)よりも，四肢の運動失調(73%)や体幹失調(67%)が目立つ．また40%で見られる嘔吐の半数以上は回転性めまいを伴わない嘔吐である〔*Stroke. 1993 Jan; 24(1): 76-83*〕．
後下小脳動脈(PICA)閉塞	・眼振以外の神経学的異常所見が乏しい脳梗塞で最も多いが，体幹失調があることや head impulse 試験陰性で疑うことができる． ・Wallenberg 症候群として発症することもある． ・眼振以外の神経学的異常所見が乏しい小脳梗塞(25例中 24例が PICA 梗塞)の解析では体幹失調(100%)，独歩不能(71%)，方向交代性眼振(56%)が高頻度に認められ，84%の症例は独歩不能もしくは方向交代性眼振のいずかを認めた〔*Neurology. 2006 Oct 10; 67(7): 1178-83*〕．
前下小脳動脈(AICA)閉塞	・head impulse 試験は末梢パターンとなることがあるが，脳幹症状や蝸牛症状を呈することから疑うことが可能である． ・前庭神経核の虚血に伴い98%が回転性めまいを主症状とする．60%は前庭機能障害も蝸牛障害も呈するが，前庭機能障害のみで蝸牛症状を伴わないものは5%のみである．前庭機能障害以外に何らかの中枢病変を示唆する所見が99%で認められる〔*J Clin Neurol. 2009 Jun; 5(2): 65-73*〕．

- ● 脳梗塞において発症24時間以内のMRI(拡散強調画像)における偽陰性率は5.8%である．特に後方循環系では31%(前方循環器系では2%)と高頻度である〔*AJNR Am J Neuroradiol. 2000 Sep; 21(8): 1434-40*〕．
- ● 回転性めまい以外に，5-60分持続する頭痛，視覚障害，構音障害，運動失調を伴い，何度も再発していれば脳底型片頭痛を考える．また片頭痛に前庭症状のみを繰り返し伴う場合は，vestibular migraine と呼ばれる．
- ● 緩徐に発症する蝸牛症状があれば聴神経腫瘍を除外しなければならない．

B. 末梢性めまい症
- ▶前庭神経炎
  - □ウイルス感染(先行感染は57%であり〔*Br J Gen Pract. 2001 Aug; 51(469): 666-71*〕)や内耳循環障害などの関与が示唆されている．再発は稀(1.9%/9.8年)である〔*Neurology. 2006 Nov 28; 67(10): 1870-1*〕．
  - □順応のため症状は数日で改善傾向となるが，カロリック検査や頭部揺さぶり試験，head thrust 試験をすると1年後も異常を検出しうる〔*Laryngoscope. 2007 Jul; 117(7): 1307-12*〕．
- ▶蝸牛症状を伴う末梢性めまい
  - □AICA 閉塞を除外することが重要である．

□ 症状が初回であれば突発性難聴を考える．突発性難聴では末梢性前庭神経障害（30％）よりも難聴（100％），耳鳴（80％），耳閉感（80％）のほうが高頻度で見られる〔Lancet. 2010 Apr 3; 375(9721): 1203-11〕．
・鼻をかむなどのいきみ動作との一致，pop 音，再発，数時間以上の緩徐発症・変動性，水の流れるような感じ，外耳・中耳の加圧・減圧でめまい（瘻孔症状）は突発性難聴よりも外リンパ瘻を疑う．
□ 再発性であれば Ménière 病を疑う．Ménière 病は 0.1％で見られる中年に多い病気で，内耳のリンパ水腫により起こると考えられている．持続期間は 20 分～24 時間で 2 回以上の発作があり，感音性難聴と耳鳴りや耳閉感がなければ診断できない．
・内耳由来のめまいの総称として Ménière 症候群という用語が使われていた時期があり，現在でも"Ménière"と診断されている患者は非常に多い．しかしながらそのほとんどは Ménière 病ではない．

良性発作性頭位めまい症（BPPV）

- BPPV の有病率は高く，頭位変換時の回転性めまいで 1 分以内の持続ならば BPPV をまず疑う．
- 起立時のめまい発作では起立性低血圧を鑑別するため，横になったときや寝返りでも起こることを確認する．
- 最も多い後半規管型の BPPV の診断には Dix-Hallpike 試験，治療には Epley 法が有用である．
- Dix-Hallpike 試験は①横向いて，②倒れて，③眼振誘発で陽性と判定する．Epley 法は（Dix-Hallpike 試験に続いて）①逆向いて，②ぐるっと回って，③起き上がることで行う．

- 50-70 歳代に発症することが多いが，全年齢でありうる．
- BPPV の罹患率は少なくとも 10.7-17.3/10 万人年である〔Acta Otolaryngol Suppl. 1988; 447: 67-72〕．
- BPPV は 2.4％の人が一生のうちに経験する〔J Neurol Neurosurg Psychiatry. 2007 Jul; 78(7): 710-5〕．
- 1 週間以内に症状が消失するのが 59％，1 週間～1 か月で症状が消失するのが 27％であるが，4％は 6 か月～1 年，3％は 1 年以上症状が持続する〔Laryngoscope. 2005 Sep; 115(9): 1667-71〕．
- 外傷後に発症することがあるが，その場合は治癒しにくいとされる〔Arch Neurol. 2004 Oct; 61(10): 1590-3〕．

- BPPV の診断
  ▶ 再発性の回転性めまい（体位性めまいや，嘔気に加え眼振や不安定性を伴う場合も含む）で，常に 1 分未満（じっとしていれば消失する）の持続時間で，頭位変換時に再現性をもって誘発し，他の原因が明らかでない場合は，感度 88％，特異度 92％，陽性適中率 88％，陰性適中率 92％で BPPV と診断できる〔J Neurol Neurosurg Psychiatry. 2007 Jul; 78(7): 710-5〕．
  ▶ 強いめまいからの不安感と残存する嘔気や平衡障害からめまいの持続時間は数分と表現されることもある．

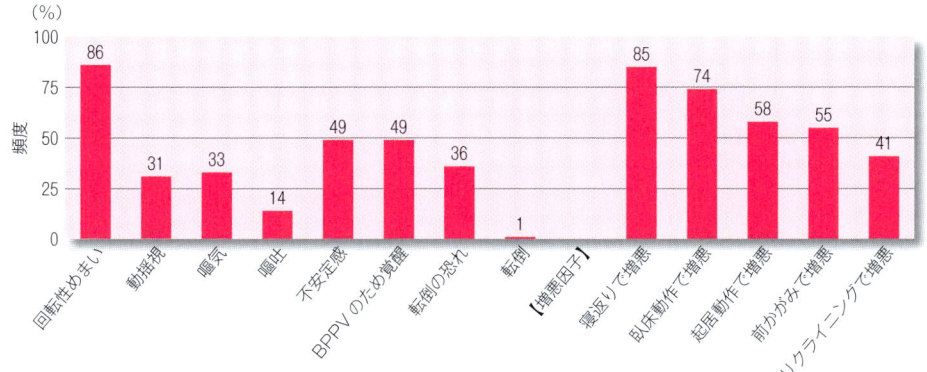

BPPV の症候

J Neurol Neurosurg Psychiatry. 2007 Jul; 78(7): 710-5

MEMO　Dix-Hallpike 試験

- Dix-Hallpike 試験や Epley 法は BPPV の中で最も頻度の高い後半規管型 BPPV に対する検査・治療である.

1. 【横向いて】座位で頸部を病変側へ45°回旋する.
2. 【倒れて】病変側を下にしながら後ろに倒しながら，顎が少し上を向くように首を伸ばす（ベッドの縁や肩まくらを利用）.
3. 【眼振誘発で陽性】1-2秒の潜伏時間の後に10-20秒の回転性めまいが出現すれば陽性.
   繰り返し検査を行うと眼振は減弱する衰退現象を呈することも特徴とされる.

右後半規管型 BPPV の場合

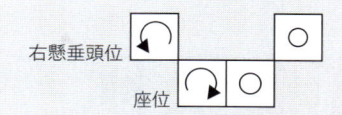

▶ BPPV の診断における有用性

	感度	特異度	LR+	LR−
Dix-Hallpike 試験	79-82	71-75	2.8-3.2	0.3

Neurologist. 2008 May; 14(3): 201-4/ Acta Otorrinolaringol Esp. 2000; 51(1): 25-30

上記の特徴のない非典型的な発作性頭位眼振（持続性，左右ともに眼振出現，方向が垂直性のみ，左右の眼で方向が異なる，頭と背中が真っすぐなときのみ眼振）を示す38名中11人（29％）は脳梗塞や他の中枢神経疾患であったとの報告があり，眼振の性状をしっかりと確認する必要がある〔*Ear Nose Throat J. 1995 Sep; 74(9): 649-56*〕.

MEMO　Epley 法（浮遊耳石置換法）

1. Dix-Hallpike 試験で眼振誘発したら，そこで30秒待つ.
2. 【逆向いて】頭だけを健側の耳が下になるように90°回旋し，そこでまた30秒待つ.
   なお，ここで眼振が Dix-Hallpike と同じ方向に誘発すれば95％で Epley 法（2回行えば100％）は成功するが，21％の症例では眼振が誘発されなかったり向きが変わる．この場合は Epley 法を繰り返しても有効なことはない〔*Neurology. 2007 Apr 10; 68(15): 1219-22*〕.
3. 【ぐるっと回って】頭頂部を下方に向けたまま頭と体をさらに90°回転させ半腹臥位となり30秒待つ.
4. 【起き上がる】端座位となり終了.

- 50-95％で効果を認める〔*Neurology. 2005 Oct 25; 65(8): 1299-300*〕.

- 外側半規管型 BPPV（水平半規管型 BPPV）
  ▶ BPPV の5-30％を占める.
  ▶ 仰臥位眼振検査が有用である〔右下頭位で右向き，左下頭位で左向きの，方向交代性眼振を下向性（向地性）眼振と呼ぶ〕.

下向性（向地性）眼振　　　　　　　　　上向性（背地性）眼振

眼振が強い側が患側　　　　　　　　　　眼振が強い側が健側
仰臥位から座位（頭部30°前屈）に体位変換し眼振が誘発　　仰臥位から座位（頭部30°前屈）に体位変換し眼振が誘発
される方向が患側　　　　　　　　　　　される方向が健側

  ▶ 治療法（浮遊耳石置換法）
    □ 向地性眼振の場合，Gufoni 法が89-93％で有効である〔*Audiol Neurootol. 2011; 16(3): 175-84/ Otol Neurotol. 2011 Oct; 32(8): 1302-8*〕.
      ・Gufoni 法：座位から健側横向きに倒れ2-3分待つ．その後45°下向きに顔を向け2-3分待ってから座位に戻る.
      ・Gufoni 法は速い体位変換も全身の回旋も不要でめまいが起きにくい体位であり患者に受け入れられやすい．Epley 法と同様に①（眼振誘発側の）逆向いて，②ぐるっと回って，③起き上がると記憶できる.
    □ 背地性眼振の場合は Gufoni 法（apogeotrophic）が73％で有効であるが，head-shaking 法も62％で有効である〔*Neurology. 2012 Jan 17; 78(3): 159-66*〕.

- Gufoni法（apogeotrophic）：座位から患側横向きに倒れ，その後45°上向きに顔を向けることが向地性眼振の場合と異なる．
- head-shaking法：座位で頭部を30°前屈し，3Hzの速度で15秒間，頭を左右に振る．

● http://www.neurology.org/content/70/22/2067 でこれらの手技の動画を観ることができる．

6 失神

意識消失発作
- 失神は年間0.6%で見られるコモンな病態で，特に高齢者に多い．
- 失神患者の診療では重篤な基礎疾患の鑑別と並行して，1/4で合併する外傷の診療と，1/4で見られる再発に対する対策をしていく．

● 救急外来受診の1-5%，緊急入院患者の1-6%は失神患者である〔Circulation. 2004 Dec 14; 110(24): 3636-45〕．

失神発作の頻度

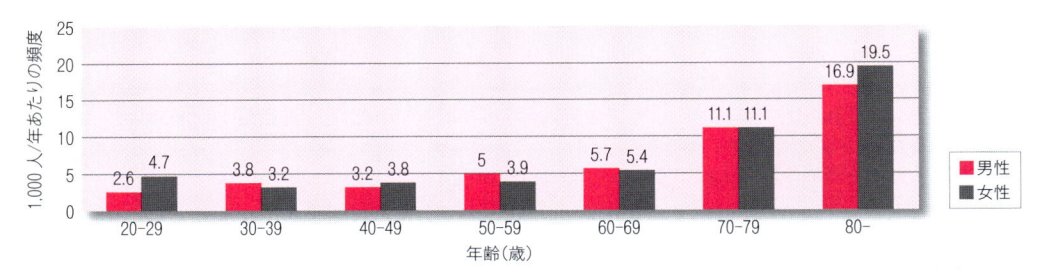

年齢(歳)	男性	女性
20-29	2.6	4.7
30-39	3.8	3.2
40-49	3.2	3.8
50-59	5	3.9
60-69	5.7	5.4
70-79	11.1	11.1
80-	16.9	19.5

（1,000人/年あたりの頻度）

N Engl J Med. 2002 Sep 19; 347(12): 878-85

● 失神患者では軽微な外傷は14-29%，骨折や事故などは6-11%で伴う〔Medicine (Baltimore). 1990 May; 69(3): 160-75/Eur Heart J. 2006 Jan; 27(1): 76-82〕．
● 再発は21-28%で見られる〔Stroke. 1985 Jul-Aug; 16(4): 626-9/N Engl J Med. 2002 Sep 19; 347(12): 878-85〕．

一過性意識消失発作の鑑別の手順
- 失神とは脳血流の低下によって起こる数分以内の意識消失発作のことで，てんかんなどと区別することから始まる．
- 予後から考え，心原性，脳血管疾患，起立性低血圧，薬剤性，神経介在性の順に鑑別を行うが，40%は精査にかかわらず原因不明である．
- 診断が確定した症例のうち7-8割は病歴と身体所見で診断が可能である．

● 失神とは脳への酸素供給が20%以上の減少か〔Am J Med. 1981 Jun; 70(6): 1247-54〕，6-8秒の血流途絶〔J Am Coll Cardiol. 1992 Mar 15; 19(4): 773-9〕で起こる一過性意識消失発作のことである．
● 意識消失時間は通常数分以内である．意識消失の時間が数分以上より長い場合や意識障害が遷延する場合，てんかんや代謝性失神（低血糖発作）を考えるべきであるが，大動脈弁狭窄症のような心原性疾患，くも膜下出血などの脳血管障害もありうる．また，起立性低血圧や神経介在性失神であっても，座位の状態で体位を保持された場合は意識障害が遷延しうる．

一過性意識消失発作の原因(%)(n=822)
- てんかん 4.9%
- 心原性失神 9.5%
- 脳血管疾患 4.1%
- 起立性低血圧 9.4%
- 薬剤性失神 6.8%
- 神経介在性失神 21.2%
- その他 7.5%
- 不明 36.6%

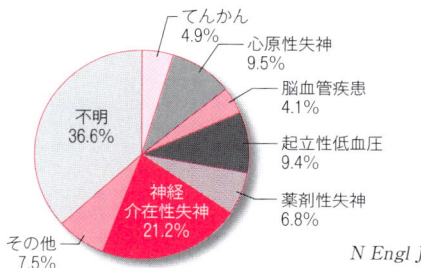

N Engl J Med. 2002 Sep 19; 347(12): 878-85

失神の原因による予後予測

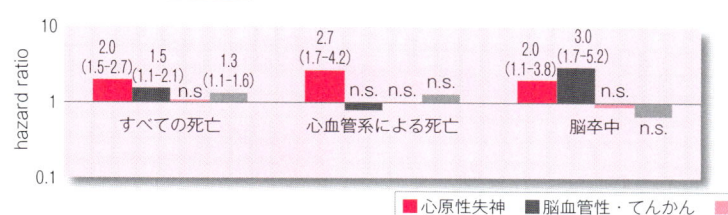

すべての死亡：2.0(1.5-2.7)、1.5(1.1-2.1)、n.s、1.3(1.1-1.6)
心血管系による死亡：2.7(1.7-4.2)、n.s、n.s、n.s
脳卒中：2.0(1.1-3.8)、3.0(1.7-5.2)、n.s、n.s

■心原性失神　■脳血管性・てんかん　■神経介在性・薬剤性など　■原因不明

N Engl J Med. 2002 Sep 19; 347(12): 878-85

- 失神患者では特に病歴と身体診察をおろそかにしないことこそが診断の近道であり，やみくもな検査は結果に翻弄される危険性が増すだけで推奨できない．
  - ▶ある review によると失神の原因は病歴と身体所見で45%が診断可能である〔Ann Intern Med. 1997 Jun 15; 126(12): 989-96〕．
  - ▶原因が判明している失神発作では，病歴と身体所見で65-85%の診断が確定している〔Am J Med. 1982 Jul; 73(1): 15-23/Arch Intern Med. 1999 Feb 22; 159(4): 375-80〕．

心原性失神の病歴

- 心疾患の既往がなければ95%で心原性失神を否定できるが，高齢者では心疾患の疑いは常に高くもつ必要がある．
- ミオクローヌス様の痙攣，労作時失神，臥位失神では心原性失神を積極的に疑う．
- 胸痛や呼吸困難があれば急性冠動脈症候群，大動脈解離，肺塞栓などを疑う．
- 動悸は必ずしも不整脈の診断に有用ではなく，むしろ前駆症状や遅発症状がない場合に心原性失神を積極的に疑う．

- 心疾患の既往
  - ▶心疾患既往がなければ心原性失神は男性で6.5%，女性で3.8%のみである〔N Engl J Med. 2002 Sep 19; 347(12): 878-85〕．

	感度	特異度	LR+	LR−
心疾患の既往による心原性失神の診断	95	45	1.7	0.11

J Am Coll Cardiol. 2001 Jun 1; 37(7): 1921-8

- 年齢による違い
  - ▶高齢者では心原性失神が多いことと，病歴では失神の原因の判断がつかないことが26%と65歳未満の5%と比較して高頻度であることから慎重に対応する必要がある〔Am J Cardiol. 2005 Nov 15; 96(10): 1431-5〕．

年齢による失神の原因の違い

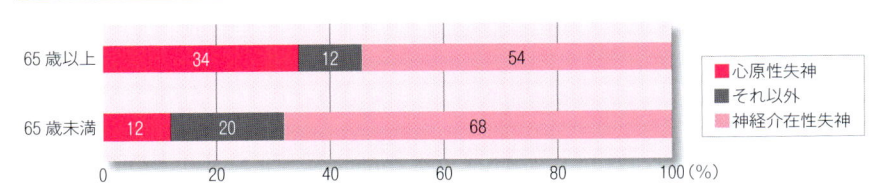

	心原性失神	それ以外	神経介在性失神
65歳以上	34	12	54
65歳未満	12	20	68

Am J Cardiol. 2005 Nov 15; 96(10): 1431-5

● 心原性失神の診断

		感度	特異度	LR+	LR−
65歳未満	心疾患の既往	85	83	5.0	0.2
	2回以下のエピソード	67	69	2.2	0.5
	前駆症状なし	37	84	2.3	0.8
65歳以上	心疾患の既往	94	64	2.6	0.1
	2回以下のエピソード	66	49	1.3	0.7
	ミオクローヌス様運動	18	97	6.0	0.8
	労作時発症	15	99	15	0.9
	臥位での発症	7	99	7.0	0.9

Am J Cardiol. 2005 Nov 15; 96(10): 1431-5 より改変

▶ 労作時の失神は大動脈弁狭窄症や閉塞性肥大型心筋症で有名だが，他にも肺高血圧症，肺塞栓症，冠動脈疾患（冠動脈起始異常を含む）を考える．
▶ 体位変換時の失神は心房粘液腫に，啼泣時の失神はFallot四徴症に特徴的とされる．
▶ 急性冠動脈症候群の8.4％が胸痛を伴わず，23.8％が初期に診断されていない．そのうち19.1％が失神で発症している〔Chest. 2004 Aug; 126(2): 461-9〕．
▶ 肺塞栓の10-15％，大動脈解離の9％で失神が見られる．肺塞栓では直接の心拍出量低下以外に心腔内圧上昇に伴うBezold-Jarisch反射が失神の発症に関与するとされる．

● 不整脈による失神の予測（神経介在性失神との比較）
▶ 房室ブロックや心室性頻拍は男性・55歳以上・2回以下のエピソード・5秒以内の前駆症状で疑うが，失神前後の随伴症状の存在は神経介在性失神を疑う．

	感度	特異度	LR+	LR−
男性	85(72-94)	69(50-83)	2.7(1.6-4.6)	0.2(0.1-0.4)
55歳以上	94(82-98)	81(63-92)	5.0(2.4-10.3)	0.1(0-0.2)
初めての失神から1か月以上	25(14-40)	22(10-40)	0.3(0.2-0.5)	3.4(2.6-4.5)
失神歴2回以下	77(62-88)	88(70-96)	6.2(2.4-15.6)	0.3(0.2-0.4)
5秒以内の前駆症状	81(67-91)	66(47-81)	2.4(1.4-3.9)	0.3(0.2-0.5)
前駆症状				
嘔気	4(1-15)	50(32-68)	0.1(0-0.3)	1.9(1.8-2.1)
熱感	17(8-31)	44(27-62)	0.3(0.2-0.6)	1.9(1.6-2.3)
発汗	15(7-28)	44(27-62)	0.3(0.1-0.6)	2.0(1.7-2.3)
失神感	56(41-70)	16(6-34)	0.7(0.5-0.9)	2.8(1.7-4.6)
動悸	2(0-13)	75(56-88)	0.1(0-0.6)	1.3(1.2-1.4)
視野のぼやけ	13(5-26)	63(44-78)	0.3(0.1-0.8)	1.4(1.2-1.6)
遅発症状				
倦怠感	23(13-38)	6(1-22)	0.2(0.1-0.4)	12.3(6.6-23)
嘔気	2(0-13)	78(60-90)	0.1(0-0.7)	1.3(1.2-1.3)
発汗	13(5-26)	50(32-68)	0.3(0.1-0.6)	1.8(1.5-2.0)
熱感	8(3-21)	53(35-71)	0.2(0.1-0.5)	1.7(1.5-1.9)

Am J Med. 1995 Apr; 98(4): 365-73 より改変

失神における12誘導心電図の読み

- 12誘導心電図は心筋虚血所見と，不整脈所見を中心に読む．
- 不整脈は徐脈性不整脈，頻脈性不整脈とその素因（WPW症候群，QT延長，Brugada症候群，不整脈原性右室異形成症）についてチェックする．
- 病歴，身体所見，心電図を合わせれば，ほぼ100％で心原性失神を検出することが可能である．

- 失神の原因が12誘導心電図で判明するのは5％の症例のみであるが〔Ann Intern Med. 1997 Jun 15; 126 (12): 989-96〕，検査の簡便性と疾患の重大性から心電図検査は失神症例全例で行ってもよいと思われる．

- 不整脈所見の例

	心原性失神として確定的な所見	心原性失神を疑う所見
徐脈性不整脈	覚醒時に心室収縮停止＞3秒 MobitzⅡ型房室ブロック・Ⅲ度房室ブロック	洞性徐脈＜50/分や洞房ブロック・洞停止＞3秒 2束ブロック，交代性脚ブロック
頻脈性不整脈	速い発作性心室性頻拍	速い発作性上室性頻拍
頻脈発作の素因		異常早期興奮（WPW症候群など） QT延長，QT短縮症候群 Brugada症候群（RBBB＋V_{1-3}でST上昇） 不整脈原性右室異形成症（右胸部誘導で陰性T，ε波）

- 心原性失神の検出

	基準
入院適応	・心不全の既往，心室性期外収縮（＞10回/時，2連続以上，multifocal）の既往 ・胸痛など急性冠動脈症候群に合致する症状 ・心不全・弁膜症を示唆する身体所見 ・虚血・不整脈・QT延長・脚ブロックといった心電図異常
入院考慮	・60歳以上 ・冠動脈疾患や先天性心疾患の既往 ・突然死の家族歴 ・若年で明らかな良性の原因がない場合の運動時失神

	感度	特異度	LR＋	LR−	入院率
入院適応症例	100(86-100)	81(75-87)	5.3	0	28.5(22-35)
入院考慮症例	100(86-100)	33(26-40)	1.5	0	71.0(64-77)

American College of Emergency Physicians Recommendation〔Am Heart J. 2005 May; 149(5): 826-31〕より改変

心原性失神の精査

- 症候性不整脈の検出においてHolter心電図は通常24時間の施行でよいが，心原性失神の疑いが高い場合は継続して心電図モニター監視を行うほうが無難である．
- 心エコー検査は大動脈弁狭窄症と心房粘液腫に関しては診断特性が優れることと，不整脈の素因となる心疾患のリスク評価に重要ではあるが，病歴・身体所見・12誘導心電図で心原性失神が疑われなければ必須な検査ではない．
- Holter心電図にても確定的ではないが不整脈が依然疑われる場合は，ペースメーカーや埋め込み型除細動器の適応判断のためloop recorderや電気生理学的検査を考慮する．

- 各検査のコストと診断効率

試験	コスト（＄）	診断寄与率（％）	診断当たりのコスト（＄）
external loop recorder	201	38	529
head-up tilt試験	594	58	1,024
Holter心電図	328	21	1,562

（つづく）

試験	コスト($)	診断寄与率(%)	診断当たりのコスト($)
internal loop recorder	4,916	88	5,586
電気生理学的検査(器質的心疾患あり)	3,663	52	7,044
心エコー検査	1,033	3	34,433
電気生理学的検査(器質的心疾患なし)	3,663	5	73,260

Am Heart J. 1999 May; 137(5): 870-7

- Holter 心電図
  - Holter 心電図で波形上の異常と症状があり不整脈と診断がつくのは 2% のみだが，15% の症例では失神・前失神時に不整脈が検出されず心原性ではないと証明できる〔Am J Cardiol. 1984, Apr 1; 53(8): 1013-7〕．
  - 施行時間を 24 時間から 72 時間としても症候性不整脈の検出率は変わらない〔JAMA. 1992 Nov 11; 268(18): 2553-60〕という報告がある一方，24 時間で 15(8.3-23)%，48 時間で 11(5.1-20)% 追加，72 時間で 4.2(0.8-12)% 追加して合計で 27(21-33)% で不整脈は検出されるという報告もある．特に 65 歳以上(RR=2.2)，男性(2.0)，心疾患の既往(2.2)，洞調律以外(3.5)であれば 72 時間に延長することで不整脈を検出する可能性が高い〔Arch Intern Med. 1990 May; 150(5): 1073-8〕．

> **MEMO　Holter 心電図で診断的意義があるとされる所見**
> - 3 秒≦洞停止，もしくは 2 秒≦洞停止<3 秒で症状がある場合
> - 洞性徐脈≦35/分，もしくは 35/分<洞性徐脈≦40/分で症状がある場合
> - RR 間隔≧3 秒の心房細動
> - Mobitz II 型房室ブロック，完全房室ブロック
> - 発作性上室性頻拍：心拍数≧180/分が 30 秒以上あるいは収縮期血圧≦90 mmHg
> - 心室性頻拍：30 秒以上の持続性心室性頻拍もしくは症状がある場合
>
> *Heart. 2002 Oct; 88(4): 363-7*

- external loop recorder(event recorder)は 2-4 週間の間に症状があった場合に心電図波形を記録する装置であり，Holter 心電図と比較して診断能力は 19% から 55% に改善，特に徐脈は 8% から 40% と検出率が高くなる〔Circulation. 2001 Jul 3; 104(1): 46-51〕が，症状出現時に操作を確実に行えるかどうかが問題である〔Am J Med. 2003 Jul; 115(1): 1-5〕．
- internal loop recorder は植え込み式の心電図持続記録装置で年余にわたり記録可能で診断能力は非常に高く，海外では積極的に行われる方法であるが侵襲性が高い．
- 重度の大動脈弁狭窄症，閉塞性肥大型心筋症，肺高血圧，心房粘液腫や血栓による閉塞は，病歴と身体所見および心電図で通常は異常が指摘できるので〔Heart. 2002 Oct; 88(4): 363-7〕，これらに異常がなければ心エコー検査は必須ではない．
- 採血の意義はあまりないが，心筋虚血が否定できない場合は心筋酵素のフォローは有用な可能性がある．
  - 65 歳以上では入院後 2.1% で心筋酵素の上昇を認めたが 0.7% は認知症にて症状不明であった〔J Gerontol A Biol Sci Med Sci. 2003 Nov; 58(11): 1055-8〕．

- 電気生理学的検査(EPS)
  - sinus node recovery time≧550 ms，HV interval≧100 ms，PSVT：心拍数≧180 もしくは低血圧の誘発，持続性心室性頻拍の誘発，His 束下ブロックの誘発が診断的な所見と考えられている〔Heart. 2002 Oct; 88(4): 363-7〕．
  - 器質的心疾患か Holter 心電図における非持続性心室性頻拍の存在のいずれかで，電気生理学的検査による重大な心室性頻拍の誘発を感度 100% で予測できる．洞性徐脈，I 度房室ブロック，脚ブロックは徐脈性不整脈の誘発に対して感度は 79% との報告がある〔Am J Cardiol. 1992 Apr 15; 69(12): 1044-9〕．
  - 器質的心疾患(OR=3.0)，頻発する期外性心室性頻拍(OR=6.7)は心室性頻拍誘発の予測に有用で，洞性徐脈(OR=3.5)，I 度房室ブロック(OR=7.9)，脚ブロック(OR=3.0)は徐脈性不整脈の誘

発の予測に有用である．これらの所見は EPS による有意な所見に対して感度 87％，特異度 95％で有用である〔*J Gen Intern Med. 1991 Mar-Apr; 6(2): 113-20*〕．
▶ QRS≧120 ms は持続性単形性心室性頻拍の誘発の RR が 3.3(2.2-5.0) である（*Am J Cardiol. 2003 Oct 1; 92(7): 804-9.*）．

● それ以外には運動負荷試験は労作時頻脈性不整脈の診断に，ATP 負荷試験は徐脈性不整脈誘発に有用ではあるが，その際には専門家にコンサルトが必要であろう．

脳血管疾患

● 神経学的所見を伴わない失神発作を一過性脳虚血発作と安易にいってはいけない．
● 頭部 CT も脳波も頸動脈エコーも疑いが低ければ行わなくてもよい．
● 一方，軽微な意識障害や軽微な頭痛を見落とすとくに膜下出血を見落とすことがあるので注意を要する．

● 失神に対する神経学的検査は 53％で行われるが，頭部 CT も，脳波も稀にしか診断に結びつかない〔*Arch Intern Med. 2001 Aug 13-27; 161(15): 1889-95*〕．
● 頸動脈エコー検査
▶ 神経学的徴候あるいは頸動脈雑音で脳底動脈・両側の椎骨動脈・両側内頸動脈の重度の血行動態的障害は予測可能である．頸動脈エコー検査を行うと予期せぬ病変を 1.4(0.4-5.1)％で検出したが，いずれも失神の原因ではなかったとの報告がある．

	感度	特異度	LR+	LR-
神経学的徴候あるいは頸動脈雑音による神経血管病変予測	95(73-100)	62(52-70)	2.5(1.9-3.2)	0.1(0.0-0.6)

Mayo Clin Proc. 2005 Apr; 80(4): 480-8

起立性低血圧

● 血圧と脈拍の起立による変化の測定は他の高額な検査よりも診断寄与率が高く，必ず行っておきたい検査である．
● 起立性低血圧の原因として消化管出血，子宮外（異所性）妊娠，薬剤性，自律神経障害を考える．
● 血圧が安定することを確認するまで仰臥位で 2 分程度待つことと，立位でも最低 2 分後の血圧までは測定することが必要である．
● 収縮期血圧が 20 mmHg 低下すれば陽性とするが，循環血漿量低下に対しては心拍数増加≧30/分のほうが感度は高い．
● 収縮期血圧低下に合わせて拡張期血圧の低下が 10 mmHg 以上認められれば血管拡張因子の関与を，心拍数の増加がなければ自律神経障害の関与を考える．

失神の原因確定に結びついた検査の割合

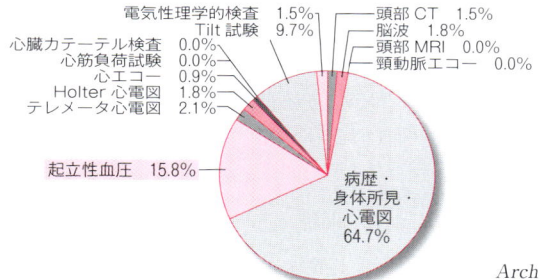

- 電気性理学的検査 1.5%
- Tilt 試験 9.7%
- 心臓カテーテル検査 0.0%
- 心筋負荷試験 0.0%
- 心エコー 0.9%
- Holter 心電図 1.8%
- テレメータ心電図 2.1%
- 起立性血圧 15.8%
- 頭部 CT 1.5%
- 脳波 1.8%
- 頭部 MRI 0.0%
- 頸動脈エコー 0.0%
- 病歴・身体所見・心電図 64.7%

Arch Intern Med. 2001 Aug 13-27; 161(15): 1889-95 より改変

- 一般的に仰臥位では血液の25-30%が胸腔内にあるが，立位となると300-800 mLが腹腔〜下肢に移動し，1回心拍出量は一時的に40%近く低下する．加えて立位では循環血漿量は間質に逃げるため30分以内に循環血漿量がさらに10%近く低下する〔Circulation. 2005 Jun 7; 111(22): 2997-3006〕．
- 起立性低血圧で5分以内に起こるもののうち，88%は1分で起こり，11%が2分で，1%が3分の時点で起こる〔Clin Auton Res. 2005 Apr; 15(2): 71-5〕ので，起立後の血圧は最低2分後までは測定しなければならない．
- 高齢者の入院患者では起立性低血圧は3回検査すれば67.9%で認められる所見で，特に朝方に多い〔Arch Intern Med. 2002 Nov 11; 162(20): 2369-74〕．そのため，実際に症状が出現するかどうかも重要である．
- 健常者では血圧が下がらないように交感神経が働き血管抵抗を増大させ心拍数を増加させる．その結果，拡張期血圧は上昇（<10 mmHg）し，心拍数は10-15/分増加し，心拍出量は30%増加することで収縮期血圧はほとんど変化が見られない．もしも拡張期血圧の低下が認められれば血管拡張因子があるかよほどの循環血漿量低下があるものと推定される．

	収縮期血圧	拡張期血圧	心拍数
循環血漿量減少	↓	→〜↓	↑
血管拡張因子	↓	↓	↑
自律神経障害	↓	↓	→

- 心拍数が増加しない起立性低血圧では自律神経障害やβブロッカー内服中などを考える．自律神経障害と考えられた場合，パーキンソニズムや小脳症状があればParkinson病，多系統萎縮症，Lewy小体型認知症を考える．また，糖尿病，アルコール依存症，アミロイドーシス，腎不全，肺小細胞癌（腫瘍随伴症候群）などの既往があれば二次性の自律神経障害と考える．高度の自律神経障害を認めるにもかかわらずこれらの疾患が否定的であれば原発性自律神経失調を考える．

薬剤性失神

- 血管拡張作用，QT延長，電解質異常などを介して多種の薬が失神を来す．
- これらは治療可能であることから見逃してはならない疾患群であり，飲酒歴や漢方薬を含めた服薬歴を聴取する必要がある．

- 降圧薬や$α_1$ブロッカー，抗精神病薬・三環系抗うつ薬・MAO阻害薬（α阻害作用），アルコールは血管拡張作用による起立性低血圧を起こしやすい．利尿剤も血管拡張ではないが起立性低血圧を起こしやすい．マクロライド系・キノロン系の抗菌薬や抗精神病薬などはQT延長を介して，漢方薬や利尿剤は低K血症を介して不整脈を来しうる．アルコールも電解質異常や直接の作用から不整脈を来しやすい．また抗不整脈薬により逆に不整脈を誘発する例もある．
- 失神ではないが非麦角系のドパミン受容体作動薬による突発性睡眠も知っておく必要がある．

神経調節性失神

- 発症状況（情動失神，咳嗽失神，嚥下失神，嘔吐失神，排便失神，排尿失神）が重要である．
- 首を回したときやネクタイをきつく閉めたときであれば頸動脈洞過敏を疑う．
- 起立後5分以上経過してからの失神では起立性低血圧よりは神経調節性失神を考える．
- 4年以上の罹患歴（有症状歴），意識消失前の腹部不快感，嘔気と回復期の発汗があれば可能性が高い．
- 高齢者の食後2時間以内の失神発作では食後低血圧の可能性も考える．
- 確固たる診断の必要性がある場合やペースメーカーの適応を考える場合にはhead-up tilt試験を行う．中年〜高齢者では加えて頸動脈洞マッサージの施行を検討する．

- 採血処置の0.8%程度に嘔気などを認めるが，失神を来すのは0.03%以下とされる．
- 起立後の神経調節性失神ではまず静脈還流量減少に対して交感神経緊張が起こり，それが左室機械受容器を刺激し，迷走神経過緊張を呈するのが機序であり，立位後ある程度時間を要する．

● 神経調節性失神の症候

		感度	特異度	LR+	LR−
65歳未満	3回以上のエピソード	31	33	0.5	2.1
	何らかの前駆症状	81	37	1.3	0.5
	失神感の既往	78	48	1.5	0.5
	発汗	43	77	1.9	0.7
	心疾患既往なし	83	85	5.5	0.2
	食後発症	15	100	∞	0.9
65歳以上	発汗(回復期)	25	86	1.8	0.9
	心疾患既往なし	36	94	6.0	0.7
	仰臥位から立位	5	95	1.0	1.0
	腹部不快感	7	99	7.0	0.9

Am J Cardiol. 2005 Nov 15; 96(10): 1431-5 より改変

▶ 特異度が高いのは，4年以上の罹患歴(有症状歴)，意識消失前の腹部不快感，嘔気と回復期の発汗である[*J Am Coll Cardiol. 2001 Jun 1; 37(7): 1921-8*]．
▶ しかし特に高齢者では完全健忘も40%であるため[*J Cardiovasc Electrophysiol. 2003 Sep; 14(9 Suppl): S74-7*]，前駆症状を伴わないこと多く，施設や院内発症では徐脈でリズムが整であったかどうかが重要な情報となることも多い．

MEMO head-up tilt 試験

- 仕事などでハイリスク，心疾患がある，心疾患がないが再発性のいずれかで原因不明の失神や，ペースメーカーなどの治療適応を判断する必要がある場合に行われることが多い．
- 検査方法としてはまず仰臥位で最低5分(ルート確保あれば20分)血行動態を安定させる．
- 傾斜角度は60-70°(筋肉によるポンプ効果抑制)で受動時間は20-45分が推奨されている．
- 薬物相は傾斜したままイソプロテレノール1-3 μg/分で心拍数が20-25%増加するまでか，硝酸薬スプレー舌下400 μg投与後15-20分で判定する．
- 失神誘発で陽性とする．

	感度	特異度	LR+	LR−
薬剤負荷なし	35	92	4.4	0.7
薬剤負荷あり	57	81	3.0	0.5

CMAJ. 2001; 164(3): 372-6

- 10秒以上心拍数が40/分未満になる(±3秒以上の心停止)心抑制型と，心拍数低下が10%未満で血圧のみ低下する血管抑制型，両者に属さない混合型に分けられる．血管抑制型はペースメーカーの効果は期待できない．

● 頸動脈洞過敏
  ▶ 失神の1%を占めるのみであるが，動脈硬化と関連があることから中高年男性に多く，高齢者の原因不明の失神の30%が頸動脈洞過敏ともされる[*J Am Coll Cardiol. 2001 Nov 1; 38(5): 1491-6*]．
  ▶ めまい，転倒，失神を呈した高齢者の48%で頸動脈洞マッサージが陽性となるという報告がある[*Am J Med. 1993 Aug; 95(2): 203-8*]．一方で，無症候の一般高齢者の39%でも頸動脈洞マッサージが陽性となるという報告もあり[*Arch Intern Med. 2006 Mar 13; 166(5): 515-20*]，高齢者では頸動脈洞マッサージの特異性に問題がある．
  ▶ 高齢者の頸動脈洞過敏の半数は頸部運動や頸部圧迫が誘因として確認されない[*J Vasc Surg. 1986 Oct; 4(4): 376-83*]ことは，頸動脈洞マッサージによる過剰診断を示唆している可能性があり，病歴が重要であることを強調しておきたい．

MEMO 頸動脈洞マッサージ

- 40-60歳以上の原因不明の失神では行うことが薦められていることが多い．
- 頸動脈の血管雑音，6か月以内の心筋梗塞，重度の心室性不整脈，頸動脈狭窄に起因する脳梗塞の既往がある場合は禁忌とされる．

(つづく)

- ▶一過性脳虚血発作など合併症を起こすのは，16,000人中11例のみである〔Am J Cardiol. 1998 May 15; 81(10): 1256-7〕．
- 心電図モニターと持続血圧モニター監視下で5-10秒間の頸動脈洞マッサージを行う．
- マッサージ中や直後に心収縮が3秒以上停止や収縮期血圧が50 mmHg以上低下し症状が出現すれば陽性とする．
- 仰臥位で誘発しなければ立位でも誘発する．

MEMO 食後低血圧

- 食後2時間以内に血圧が低下（20 mmHg以上を定義とすることが多い）することを食後低血圧と呼ぶ．
  - ▶血圧が最も低下するのは15分後（13%），30分後（20%），45分後（26%），60分後（30%），75分後（11%）との報告があり〔J Am Geriatr Soc. 1995 Jun; 43(6): 724-5〕，食直後から2時間ぐらいは要注意である．
- 内臓血流増加に見合うだけの交感神経の反応が見られないことが主原因とされている（反応性の頻脈は通常認めない）．圧受容体反射の機能低下，心拍出量増加や末梢血管収縮が不十分であること，インスリンや胃腸管ペプチドによる血管拡張が関与していると推定されている．
  - ▶αグルコシダーゼ阻害薬の投与で血圧低下が予防できることが報告されている〔Hypertension. 2007 Jul; 50(1): 54-61〕．
- アルコールは血管拡張があることからアルコールを飲みながら食事をした後に起立をすると失神を来しやすい．
- 起立性低血圧は朝に多く，食後低血圧も朝食後に最も起こりやすいので朝食後に注意が必要である．
- 高齢者，自律神経障害患者，高血圧患者で多く，原因不明の高齢者の失神発作では積極的に疑う必要性がある．
  - ▶施設入所の高齢者では36%で食後に20 mmHg以上血圧が下がり，11%は収縮期血圧が100 mmHg未満となり，2%で症状が出現する〔Ann Intern Med. 1991 Dec 1; 115(11): 865-70〕．
  - ▶高齢者では食後に平均7 mmHgの血圧低下が見られるが，高血圧症があれば平均15 mmHgの血圧低下を来す〔J Hypertens Suppl. 1988 Dec; 6(4): S669-72〕．
  - ▶失神や転倒の既往がある高齢者では食後低血圧は23%と高頻度（対照群：9%）であり〔J Gerontol A Biol Sci Med Sci. 2000 Sep; 55(9): M535-40〕，原因不明の失神を来した高齢者では16例中8例で食後低血圧を認める〔Arch Intern Med. 1995 May 8; 155(9): 945-52〕ともされる．

MEMO 起立性低血圧や神経調節性失神の治療

- 生活習慣の調整，塩分摂取（±フルドロコルチゾン），原因となりうる薬剤の中止あるいは減量，タイツ型の弾性ストッキングの着用が肝要である．
- 起立訓練や，寝起きの水分摂取は発作予防に有用である．
  - ▶起立訓練：10分ずつ50分まで起立時間を延長していき，退院後は40分の起立訓練を1日2回すると1か月間でhead-up tilt試験が陰性化するのが26%→96%となり，18か月後の失神は57%→0%となる〔Circulation. 1999 Oct 26; 100(17): 1798-801〕．
  - ▶寝起きの水：500 mLの水分摂取は5分以内に体血管抵抗を上げることで起立性低血圧を予防できる〔Circulation. 2002 Nov 26; 106(22): 2806-11〕．
    - □神経調節性失神の67.5%は6-12時に発症している〔J Cardiovasc Electrophysiol. 2000 Oct; 11(10): 1078-80〕．
- 前駆症状が起こればすぐにしゃがみ込むことが重要だが，さらに身体緊張法が効果ある．
  - ▶身体緊張法：四肢・腹部などに力を入れさせると再発率が51%から32%に減少する〔J Am Coll Cardiol. 2006 Oct 17; 48(8): 1652-7〕．
- 薬剤による治療の効果は微々たるものとされる．心抑制型の神経調節性失神ではペースメーカーが有用である．

それ以外の疾患

- 若年者の原因不明の再発性失神では精神的要素も考慮しなければならない．
- 過換気症候群でも脳血管収縮による失神がありうるが，ラーメンを食するなどの軽度の過換気で起こるようならばもやもや病を考える．
- 上肢の運動（特に挙上した状態）後の失神は鎖骨下動脈盗血症候群を考える．血圧の左右差がある場合は大動脈解離との鑑別が重要であるが，胸部症状がなく上肢跛行などの慢性症状があれば鎖骨下動脈盗血症候群の可能性が高い．

- 初期評価で原因不明な患者では head-up tilt 試験が 50-66% で陽性となり，残りの 10-20% は精神的要因と判明し，5% は後に発作性上室性頻拍やてんかんなどが見つかる〔N Engl J Med. 2000 Dec 21; 343 (25): 1856-62〕．
- 心因性の失神では精神的ストレスに一致して，めまい感（時には過換気発作）が先行することが多く，外傷を負うことは少ない．神経調節性失神もストレスで誘発することもあり，発汗などがあれば神経調節性失神の可能性が高いと考えられる．

年齢別の心因性失神の割合

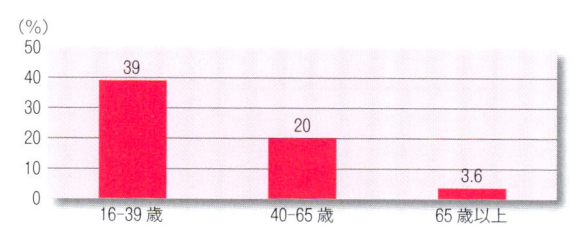

年齢	割合(%)
16-39歳	39
40-65歳	20
65歳以上	3.6

J Intern Med. 1992 Aug; 232(2): 169-76

- 稀ではあるが，思春期で 30 分以内の失神（睡眠発作）に情動脱力発作，金縛りや入眠時幻視があればナルコレプシーを考える．

MEMO　San Francisco prediction rule

- 失神の原因を考えるにあたって以下の 5 項目だけで，短期間に重篤な疾患（死亡，心筋梗塞，不整脈，肺塞栓，脳血管障害，重篤な出血，入院を要する病態）が判明する症例の検出に優れ，救急外来のスクリーニングに有用であるとされる．

既往	心不全
症状	呼吸困難
身体所見	収縮期血圧＜90 mmHg
心電図	心電図異常
採血	Ht＜30%

	感度	特異度	PPV	NPV
失神患者における 30 日以内の重篤な疾患の予測	85(76-92)	51(39-64)	19(13-26)%	96(93-98)%
救急外来で臨床診断できなかったものに対して	88(70-96)	54(44-63)	9(6-13)%	99(98-99)%

CMAJ. 2011 Oct 18; 183(15): E1116-26

- 高齢者においての有用性は乏しい〔Am J Emerg Med. 2008 Sep; 26(7): 773-8〕．

7　ショック

ショック

- 急激な全身の組織血液灌流低下により，臓器障害を来すことを示す．
- 低血圧（収縮期血圧≦90 mmHg）が簡便な指標であるが，普段より 30 mmHg 低い血圧も同様に扱う．
- ショック状態における動脈拍動触知や間接的な血圧測定の信頼性は高いものではないので，血圧に囚われ過ぎてはならない．

- ショックを疑う臨床所見としては 5P（①蒼白 pallor，②虚脱 prostration，③脈拍を触れない pulselessness，④冷汗 perspiration，⑤呼吸障害 pulmonary deficiency）が重要である．

- ショックと血圧
  - ▶ 平均血圧＜75 mmHg では糸球体濾過量が低下し，脳灌流圧を保つためには平均血圧＞60 mmHg が必要（頭蓋内圧＞10 mmHg ではその分上乗せ必要）とされている．
  - ▶ 収縮期血圧と比較して拡張期血圧は再現性が乏しい［Anesth Prog. 1990 Sep-Oct; 37(5): 244-7］こと，平均血圧は計算が面倒であることから収縮期血圧が指標として頻用される．
  - ▶ 動脈拍動触知による血圧の推定

	一般的な推定血圧	実測値（mmHg）
橈骨動脈拍動触知	80 mmHg	72.5［55.3-89.7］
大腿動脈拍動触知	70 mmHg	66.4［50.9-81.9］
頸動脈拍動触知	60 mmHg	4症例全例で 60 mmHg 未満

BMJ. 2000 Sep 16; 321(7262): 673-4

  - ▶ 聴診法や自動血圧計による血圧測定
    - □ ショックになると血流低下から Korotkoff 音が聴取しづらくなり，より血圧を低く見積もってしまう可能性がある．
    - □ 自動血圧計では平均血圧は 6.7±9.7 mmHg 低く見積もる．測定された血圧と実際の血圧とは 26.4％の症例で 10 mmHg 以上差があり，34.2％では 20 mmHg 以上差がある［Crit Care Med. 2000 Feb; 28(2): 371-6］．これは聴診法でも同様とされる．
    - □ 逆に高齢者では動脈硬化により血管がつぶれず血圧を高く見積もる可能性がある．
      - ・血圧測定中に橈骨動脈拍動が消失しても動脈を触知できるという Osler 徴候はこの偽性高血圧の診断方法として知られているが信頼性は低い［Arch Intern Med. 1991 Nov; 151(11): 2209-11］．

ショック指数

- 交感神経刺激症状である頻脈や末梢動脈収縮（冷感・脈圧低下）を見逃さないことがショックを早期に見つけるためには重要である．
- ショック指数（心拍数/収縮期血圧）＞1.0 はショックを疑う．

- ショック指数（心拍数/収縮期血圧）
  - ▶ 外傷ではショック指数が 0.77 で ICU 入室，0.85 で輸血の必要性が高くなり，1.10 で 24 時間以内に死亡する可能性が高くなる［Acad Emerg Med. 1996 Nov; 3(11): 1041-5］．
  - ▶ 非破裂子宮外（異所性）妊娠ではショック指数は 0.64（0.61-0.67）だが，破裂すると 0.84（0.77-0.90）となる［Acad Emerg Med. 2002 Feb; 9(2): 115-9］．
  - ▶ 血圧や心拍数単独と比較して，外傷［Acad Emerg Med. 1996 Nov; 3(11): 1041-5］，子宮外妊娠［Am J Obstet Gynecol. 2003 Nov; 189(5): 1293-6］や，致死的肺塞栓［Eur Respir J. 2007 Dec; 30(6): 1111-6］に対して感度が高い．

ショックの鑑別

- 頸静脈が虚脱していれば前負荷が低下している（循環血漿量減少か血液分布異常）と考え，細胞外液による補液を行う．
- 末梢が温かい場合は血液分布異常性ショックと考え，カテコラミンの投与を検討する．
- 頸静脈怒張があれば心原性ショックや閉塞性ショックが考えられ，原因を早急に解明する必要がある．
- 原因不明なカテコラミン不応性ショックでは副腎不全を考える．

指標	頸静脈虚脱	温かい末梢 紅斑，脈圧＞30 mmHg	頸静脈怒張
推定される機序	前負荷低下	後負荷低下	心拍出量低下
代表的疾患	循環血漿量減少 ①出血	血液分布異常 ①アナフィラキシーや薬物副作用	心原性ショック ①心筋障害

（つづく）

指標	頸静脈虚脱	温かい末梢 紅斑, 脈圧＞30 mmHg	頸静脈怒張
代表的疾患	②脱水 （糖尿病性ケトアシドーシス, 高 Ca 血症, 急性膵炎を含む）	②敗血症 ③神経原性ショック	②弁膜異常 ③心拍数異常 閉塞性ショック ①緊張性気胸 ②心タンポナーデ ③肺塞栓
治療	輸液・輸血	輸液±カテコラミン	特異的治療

- 皮膚温と頸静脈圧の2つを確認すれば心原性ショック, 敗血症性ショック, 循環血漿量減少性ショックの分類が 76(64-86)％で可能である〔J Hosp Med. 2010 Oct; 5(8): 471-4〕.
- ▶敗血症性ショックの診断（循環血漿量減少性ショックとの比較）

	感度	特異度	accuracy
皮膚温正常〜温かい	89	68	79
capillary refill が正常〜良好	89(75-97)	68(46-83)	79
capillary refill と皮膚温	89	68	79
反張脈（橈骨動脈）	65	74	69

　　□これらの項目は検者と比較して判断している. 　　　　　　　　　J Hosp Med. 2010 Oct; 5(8): 471-4

- ▶心原性ショックの診断（循環血漿量減少性ショックとの比較）

	感度	特異度	accuracy
頸静脈圧≧8 cmH$_2$O	82	79	80
肺野 1/3 以上で crackles 聴取	55	71	64
頸静脈圧と crackles	55	100	80

　　　　　　　　　　　　　　　　　　　　　　　　　　　J Hosp Med. 2010 Oct; 5(8): 471-4

- 循環血漿量減少性ショックを疑えば眼瞼結膜蒼白の有無, 細胞内脱水所見（口腔内乾燥・舌の皺の有無), 直腸診（便潜血）を確認し出血によるものか脱水によるものかを推測する.
- 神経原性ショックでは高位胸椎以上での脊髄損傷, 腰椎麻酔, 迷走神経反射の3つを考える.
- 速やかに心エコーをすることで15分以内に最終診断できる可能性を50％から80％にすることができる〔Crit Care Med. 2004 Aug; 32(8): 1703-8〕.

MEMO 　**徐脈を伴うショックの鑑別**

- 徐脈性不整脈
- 神経原性ショック
- 低酸素
- 低体温
- 甲状腺機能低下症
- 薬剤
- アシドーシス
- 高 K 血症

前負荷を増やすかどうか

- 人工呼吸器管理中の場合, 1回換気量が 8-10 mL/kg で動脈圧ラインの脈圧やパルスオキシメーターの呼吸性変動があれば前負荷を増やすことで心拍出量が増えると予測できる. 心エコーによる1回心拍出量や下大静脈径の変動も参考になる.
- 肺のコンプライアンスが低い場合や不整脈がある場合は, 呼気ホールドを行い, 心拍出量や脈圧が増加すれば前負荷を増やす.
- 自発呼吸がある場合は, 下肢挙上を行ったときに心拍出量が増加すれば前負荷を増やす.

- 血行動態が不安定な重症患者の56％が輸液に反応するため〔Crit Care Med. 2009 Sep; 37(9): 2642-7〕, ショックの初期対応として十分な輸液を行うことは必要不可欠である.
- しかし, 過剰な輸液は予後を悪くする可能性があり〔Crit Care Med. 2011 Feb; 39(2): 259-65〕, どの患者に輸液を行うべきであるかは非常に重要な問題である.

- 中心静脈圧による体液量の予測は困難〔相関係数＝0.16（0.03-0.28）〕である．また中心静脈圧によって輸液による心拍出量増加を予測することも難しい〔相関係数＝0.18（0.08-0.28），AUROC＝0.56（0.51-0.61）〕ことが分かっている〔Chest. 2008 Jul; 134(1): 172-8〕．
  - ▶肺エコーで A line（B モードで横線）が目立てば肺動脈楔入圧≦18 mmHg である可能性が97％，肺動脈楔入圧≦13 mmHg である可能性が91％であり，輸液を負荷することは比較的安全であると考えられる〔Chest. 2009 Oct; 136(4): 1014-20〕．

- 人工呼吸器装着患者における輸液に対する心拍出量増加の予測

		AUROC
pulse pressure variation	動脈波形	0.94（0.93-0.95）
systolic pressure variation	動脈波形	0.86（0.82-0.90）
stoke volume variation	動脈圧波形解析	0.84（0.78-0.88）
left ventricular end-diastolic area	心エコー	0.64（0.53-0.74）
global end-diastolic volume	経肺熱希釈法	0.56（0.37-0.67）
central venous pressure	中心静脈カテーテル	0.55（0.48-0.62）

Crit Care Med. 2009 Sep; 37(9): 2642-7

  - ▶1回換気量は 8-10 mL/kg で評価され，それ以下の換気量では信頼性が低いと考えられている〔Ann Intensive Care. 2011 Mar 21; 1(1): 1〕．
  - ▶動脈圧波形とパルスオキシメーター波形の解析は輸液の反応性の予測において同等の診断特性を有する〔Anesth Analg. 2006 Dec; 103(6): 1478-84〕．
  - ▶下大静脈径
    - □敗血症で人工呼吸器管理の患者において，下大静脈径の呼吸性変動〔(最大径－最小径)/最小径〕が18％以上であれば，輸液により 15％以上の心係数上昇が期待できる（感度90％，特異度90％）〔Intensive Care Med. 2004 Sep; 30(9): 1740-6〕．
    - □呼吸性変動が12％以上あれば93％で輸液に反応が見られ，12％未満であれば92％で輸液に反応しない〔Intensive Care Med. 2004 Sep; 30(9): 1834-7〕．

- 肺コンプライアンスが低い場合や心房細動や期外収縮がある場合は呼気ホールド（end-expiratory occlusion）や下肢挙上法（passive leg raising）が有用である．
  - ▶呼気終末で 15 秒間ホールドすることで前負荷を増やし，脈圧もしくは心拍出量が5％以上増加することは感度87-91％，特異度100％で輸液による心拍出量増加（＞15％）を予測できる．

	AUROC
呼気ホールド（心係数）	0.972（0.849-0.995）
呼気ホールド（脈圧）	0.957（0.825-0.994）
下肢挙上（心係数）	0.937（0.797-0.990）
下肢挙上（脈圧）	0.675（0.497-0.829）

Crit Care Med. 2009 Mar; 37(3): 951-6

  - ▶肺コンプライアンスが 30 mL/cmH$_2$O と低い場合，脈圧の呼吸性変動の有用性は乏しいが，呼気ホールドと下肢挙上による心係数の変化は適切に輸液による心拍出量増加を予測できる〔Crit Care Med. 2012 Jan; 40(1): 152-7〕．

- 自発呼吸がある場合は下肢挙上法（passive leg raising）における心拍出量の増加の確認が有用である．
  - ▶下肢を受動的に 45°挙上させる．その直後に心拍出量が増加（多くの症例は心拍出量もしくは1回心拍出量が 15％以上増加することを経胸壁心エコーにて確認）することは AUROC＝0.95（0.92-0.97），脈圧の変動は AUROC＝0.76（0.67-0.86）で輸液への反応性を予測できる．これは最初の体位が半座位でも仰臥位でも大きな差はなく，努力呼吸の有無や不整脈の有無にも左右されなかった〔Intensive Care Med. 2010 Sep; 36(9): 1475-83〕．
  - ▶下肢挙上法におけるパルスオキシメーター波形の解析は感度82％，特異度57％，AUROC は 0.734

であった〔Crit Care. 2008; 12(2): R37〕.
  ▶下肢挙上法は腹腔内圧上昇（＞16 mmHg）がある場合は信頼性が乏しい〔Crit Care Med. 2010 Sep; 38(9): 1824-9〕.

組織循環障害の評価

- 平均血圧＜65 mmHg や $ScvO_2$≦70％は組織循環障害の客観的指標として用いられる.
- capillary refill＞2 秒，膝の mottling（斑状皮疹），四肢が冷たいことは低心拍出量・組織循環障害を示唆する.
- 上大静脈に中心静脈カテーテルが留置されていない場合は，$ScvO_2$ を測定する代わりに乳酸値を確認してもよい.

- 敗血症の治療では 6 時間以内に①CVP が 8-12 mmHg となるように輸液を行い，②平均血圧＞65 mmHg となるように血管収縮薬を投与，③$ScvO_2$≧70％となるように輸血（Ht＜30％の場合）と強心薬の投与を行うこと（early goal-directed therapy）で生命予後が改善したとの報告がある〔N Engl J Med. 2001 Nov 8; 345(19): 1368-77〕.
- 敗血症性ショックの発症から 24 時間以内に輸液やカテコラミンの効果判定を $ScvO_2$ で行うことで死亡率が 57％から 39％に下がる〔OR＝0.50（0.37-0.69）〕〔Crit Care Med. 2008 Oct; 36(10): 2734-9〕.
- capillary refill＞2 秒，膝の mottling（斑状皮疹），四肢が冷たいことによる低心拍出量・組織循環障害の予測

	感度	特異度	LR＋	LR－
上記所見すべて				
CI＜2.5 の予測	12（4-29）	98（96-99）	7.5（2.2-25）	0.9（0.8-1.0）
$ScvO_2$＜60％の予測	8（3-19）	99（97-100）	6.9（1.9-25）	0.9（0.9-1.0）
上記所見のいずれか				
CI＜2.5 の予測	52（34-69）	78（73-82）	2.3（1.6-3.4）	0.6（0.4-0.9）
$ScvO_2$＜60％の予測	40（28-53）	77（72-81）	1.7（1.2-2.5）	0.8（0.6-1.0）

Crit Care Med. 2009 Oct; 37(10): 2720-6（急性肺障害の患者 405 例）

- 敗血症患者において $ScvO_2$＞70％を指標としても乳酸値クリアランス＞10％/時を指標としても死亡率や重症度スコアは同等である〔JAMA. 2010 Feb 24; 303(8): 739-46〕.
- 中心静脈カテーテルが大腿静脈に留置されている場合は，半数以上の症例で $ScvO_2$ と 5％以上異なる．乳酸値には有意差を認めなかった〔Chest. 2010 Jul; 138(1): 76-83〕.

MEMO　カテコラミンの投与

- 昇圧のためにはノルアドレナリンの投与が最も優れる.
  ▶少量ドパミンに腎保護作用はない〔Ann Intern Med. 2005 Apr 5; 142(7): 510-24〕.
  ▶高心拍出量性ショックにおいてドパミン単剤では 25 μg まで使用しても 69％で効果不十分であるが，ノルアドレナリンは単剤で 93％が治療可能である〔Chest. 1993 Jun; 103(6): 1826-31〕.
  ▶ノルアドレナリンはドパミンと比較して不整脈が少ない（24.1％ vs 12.4％；$p<0.001$）．28 日死亡率は同等であるが心原性ショック（うち 58％が心筋梗塞）ではノルアドレナリンのほうが低い〔N Engl J Med. 2010 Mar 4; 362(9): 779-89〕.
  ▶敗血症患者においてエピネフリンはノルアドレナリンと比較して死亡率は同等ではあるが〔Lancet. 2007 Aug 25; 370(9588): 676-84〕，内臓血流低下を起こしやすい〔Crit Care Med. 2003 Jun; 31(6): 1659-67〕．これは心原性ショックでも同様である〔Crit Care Med. 2011 Mar; 39(3): 450-5〕.
- 5 μg のドブタミンをノルアドレナリンに併用することで組織循環を改善する可能性がある〔Crit Care Med. 1999 May; 27(5): 893-900〕.
  ▶NYHA Ⅲ-Ⅳの心不全や心移植待ちの患者においてドブタミンの代わりに PDE Ⅲ阻害薬であるミルリノンを使用しても血行動態や合併症・死亡に差異はなかったが費用は 43 倍かかる〔Am J Cardiol. 1987 Jun 1; 59(15): 1345-50/Am Heart J. 2003 Feb; 145(2): 324-9〕.

| MEMO | 敗血症性ショックにおけるステロイド投与 |

- ステロイド大量療法は無効であるばかりでなく有害である.
- メタ解析によると少量長期のステロイド投与(200-300 mg/日のヒドロコルチゾン)は28日死亡率を改善しない[RR=0.92(0.92-1.07)]が,ショック離脱を促進する[RR=1.17(1.07-1.28)]とされている[J Emerg Med. 2012 Jul; 43(1): 7-12]. 相対的副腎不全を検出するための迅速ATCH試験は推奨されていない. 副作用としては高血糖(46.0 vs 51.6%;$p<0.001$)や高Na血症(19.2 vs 31.4%;$p<0.001$)は増えるが,消化管出血(7.3 vs 8.1%;$p=0.50$)や重複感染症(17.9% vs 18.4%;$p=0.92$),筋力低下(1.7% vs 1.0%;$p=0.58$)は有意には増加しない[JAMA. 2009 Jun 10; 301(22): 2362-75].

8 意識障害

意識障害の鑑別疾患

- 低酸素血症,低血糖,ビタミンB_1欠乏症は治療に速やかに反応するため,まず除外すべき疾患である.
- バイタルサインは重要であり,特に血圧が高い場合は頭蓋内病変を疑うが,血圧が低い場合には頭蓋内病変は稀である.
- 血液ガスは情報が多く迅速に結果も得られるため,原因が明らかでない場合は施行すべきである.

- 高齢者の意識障害
  ▶ 高齢者であっても脳血管障害より肺炎・尿路感染症や電解質異常による意識障害のほうが多い.

施設入所高齢者の急性意識障害(n=47)
- 感染症 44.5%
- 代謝性・中毒性 17.8%
- 脳血管障害 11.1%
- 原因不明 8.9%
- その他 6.7%
- 薬物副作用 4.5%
- 心血管系疾患 2.2%
- 外傷 0.0%
- 失神発作 2.2%
- 精神的疾患 2.2%

自宅居住の高齢者の急性意識障害(n=105)
- 脳血管障害 22.9%
- 代謝性・中毒性 19.0%
- 原因不明 17.8%
- 感染症 13.3%
- その他 7.6%
- 外傷 7.6%
- 心血管系疾患 4.8%
- 薬物副作用 3.8%
- 失神発作 2.9%
- 精神的疾患 0.1%

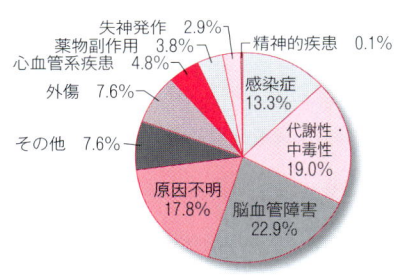

Am J Emerg Med. 1996 Nov; 14(7): 649-53

- 鑑別疾患
  ▶ 意識障害は頻度の高い徴候であり,手際よく鑑別ができるようになる必要がある. 筆者は診察手順に沿った以下の3×5記憶法を推奨する.

	鑑別疾患	コメント
まずはじめに	・低酸素(CO_2ナルコーシスやCO中毒も考慮) ・低血糖 ・ビタミンB_1欠乏(Wernicke脳症)	速やかに治療可能な疾患として海外では麻薬中毒が多いのでナロキソンを加えdextrose, oxygen, naloxone, thiamineの頭文字からDO "DON'T" と覚える.
バイタルの異常	・低血圧(心原性ショックなど) ・高血圧脳症 ・偶発性低体温症	心血管系疾患による低血圧を見落とさないように特に注意する. 高血圧脳症は他の頭蓋内病変,褐色細胞腫,薬物中毒・薬物離脱症状を,偶発性低体温症は敗血症,甲状腺機能低下症,副腎不全,薬物中毒を除外したうえで意識障害の原因と考える.

(つづく)

	鑑別疾患	コメント
血液検査	・電解質異常（低 Na・高 Na・高 Ca 血症が多い） ・尿毒症 ・肝性昏睡	採血では Ca を含む電解質のチェックを迅速に行うことと同時に $PaCO_2$ や CO-Hb のチェック，てんかんにおける一過性の乳酸アシドーシスを判断するために血液ガス施行が望ましい．
頭蓋内疾患	・頭蓋内病変（脳血管障害，頭部外傷，脳腫瘍） ・脳炎・髄膜炎 ・てんかん	画像診断，髄液検査，脳波の 3 つの検査が確定診断の柱となる． 片麻痺や瞳孔異常の存在だけで脳血管障害が意識障害の原因とは決めつけてはならない．
最後に	・薬剤（アルコールも含む） ・精神科疾患 ・稀な疾患（内分泌疾患，ポルフィリン症，血栓性血小板減少性紫斑病）	最後に頻度は低いが重篤な疾患である内分泌異常（甲状腺機能異常（橋本脳症を含む），副腎不全，下垂体卒中），ポルフィリン症，血栓性血小板減少性紫斑病を考えたうえで，除外診断として薬物中毒や精神疾患と考える．

▶ 体温が高い場合は感染症（髄膜炎・脳炎，敗血症）以外に，内分泌疾患（甲状腺機能亢進症，副腎不全），外因性（薬物中毒・薬物離脱症，熱中症），血栓性血小板減少性紫斑病を考える必要がある．

● 血圧と頭蓋内病変

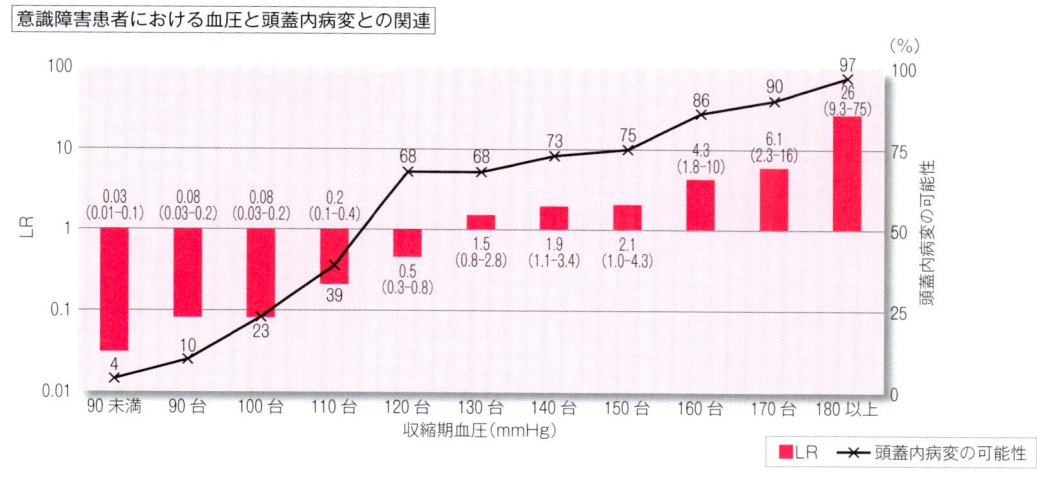

意識障害患者における血圧と頭蓋内病変との関連

（グラフ：収縮期血圧（mmHg）別の LR と頭蓋内病変の可能性）

収縮期血圧	LR (95%CI)	頭蓋内病変の可能性(%)
90 未満	0.03 (0.01-0.1)	4
90 台	0.08 (0.03-0.2)	10
100 台	0.08 (0.03-0.2)	23
110 台	0.2 (0.1-0.4)	39
120 台	0.5 (0.3-0.8)	68
130 台	1.5 (0.8-2.8)	68
140 台	1.9 (1.1-3.4)	73
150 台	2.1 (1.0-4.3)	75
160 台	4.3 (1.8-10)	86
170 台	6.1 (2.3-16)	90
180 以上	26 (9.3-75)	97

BMJ. 2002 Oct 12; 325(7368): 800 より改変

意識障害患者の診察

- まず眼の診察が重要であり，瞳孔径，対光反射，眼位，眼球運動障害（OCR），睫毛反射に注意して診察をする．
- 髄膜刺激徴候，四肢筋緊張，上肢落下試験，自発運動左右差，深部腱反射，病的反射は昏睡でも診察可能な神経学的所見として重要である．
- 外表面上，頭部外傷がないかも確認する．
- 失調性呼吸（Biot breathing）は延髄障害を示唆する．

● Glasgow Coma Scale（GCS）と Japan Coma Scale（JCS）
  ▶ GCS は満点であっても JCS の I-1 は"だいたい意識清明だが今一つはっきりしない"状態を表しており，何となく変だと感じることは非常に重要である．
  ・頭部外傷において GCS が 15 点であっても JCS が I-1 の場合，11.8％で頭部 CT に異常所見があり 1.2％で外科的処置を要したという報告がある〔*Neurol Med Chir（Tokyo）. 2007 Jul; 47(7): 291-7*〕．
  ▶ Glasgow Coma Scale（GCS）は Japan Coma Scale（JCS）よりも予後を反映する〔*No Shinkei Geka. 1998 Jun; 26(6): 509-15*〕．
  ▶ GCS≦8 点であれば気管挿管を検討する必要がある．

Glasgow Coma Scale(GCS)		
開眼(E)	最良言語反応(V)	最良運動反応(M)
4 自発的に開眼 3 呼びかけにより開眼 2 痛み刺激により開眼 1 開眼しない	5 見当識あり 4 混乱した会話 「おまぇ誰だ」など 3 不適当な言葉 「痛い」など 2 理解不明の音声 「うぉー」など 1 発声なし	6 命令に従う 5 疼痛部認識可能 4 四肢屈曲・逃避 3 四肢屈曲・異常屈曲(除皮質硬直) 2 四肢伸展(除脳硬直) 1 全くなし

▶ GCSの再現性はさほど高くはない．救急専門医による評価でもE，V，Mのすべてが一致するのは32％のみで，各指標の一致率はEが74％，Vが55％，Mが72％で，GCS合計点は44-65％で一致．6-17％では2点以上の開きがある〔Ann Emerg Med. 2004 Feb; 43(2): 215-23〕．

● 眼の診察
▶ 著明な縮瞳は有機リン中毒(コリン作動性薬)，麻薬中毒，橋出血を考える．
  □ 散瞳は抗コリン薬，交感神経刺激状態などを考えるが非特異的に出現しうる．
▶ 救急外来の昏睡患者(GCS≦7)における頭蓋内器質的疾患の予測

	感度	特異度	LR+	LR-
対光反射消失	83(68-92)	77(65-86)	3.6(2.3-5.6)	0.2(0.1-0.4)
瞳孔不同≧1mm	39(26-55)	96(87-99)	9.0(2.8-29)	0.6(0.5-0.8)

Postgrad Med J. 2003 Jan; 79(927): 49-51

▶ 対光反射消失は脳幹障害や抗コリン薬の影響を考える．
  □ 両側の対光反射消失では81％で予後不良〔Anaesth Intensive Care. 2007 Dec; 35(6): 984-7〕とされる．
▶ 共同偏視はテント上病変では片麻痺とは逆の病巣側をにらむが，てんかんは刺激性病変なので発作中は健側を向くことが多い．
▶ 昏睡患者ではないのに眼球運動ができなければWernicke脳症を考える．昏睡患者では頭位変換眼球反射(oculocephalic reflex)が起こらなければ橋下部以下の障害があると考えられる．睫毛反射や角膜反射消失も脳幹障害を考えなければならない．

● 失調性呼吸(Biot breathing)
▶ Cheyne-Stokes呼吸は呼吸の振幅が変わるが呼吸リズムは崩れない呼吸のことで，大脳皮質障害や心不全でよく見られ意識障害患者に見られても意義は高くない．
▶ 失調性呼吸は呼吸数・リズム・振幅が不規則な呼吸で，延髄中部の障害を示唆し，急に呼吸停止に至るリスクが高い．

非痙攣性てんかん重積状態(nonconvulsive status epilepticus)

● 高齢者や痙攣のリスクがある患者の原因不明の意識障害，脳梗塞患者で予測されるよりも意識障害が強い場合，強直間代痙攣発作後2時間以上のpostictal periodがある場合，変動する意識障害では特に疑うべきである．
● 眼球運動異常や四肢・顔面にぴくつきや筋強直を注意深く観察しなければならない．

● 意識障害患者における非痙攣性てんかん重積状態の診断
▶ 痙攣重積発作の1/4はnonconvulsive status epilepticusといって痙攣がはっきりと確認できないとされているため，意識障害の鑑別として痙攣重積発作は重要である．

	感度	特異度	LR+	LR-
最近のリスク	75(43-93)	28(15-45)	1.0(0.7-1.5)	0.9(0.3-2.6)
過去のリスク	75(43-93)	58(41-74)	1.8(1.1-3.0)	0.4(0.2-1.2)
痙攣の既往	17(3-49)	72(55-85)	0.6(0.2-2.4)	1.2(0.9-1.5)
眼球運動異常	50(22-78)	86(70-95)	3.6(1.3-9.7)	0.6(0.3-1.0)
運動活動	75(43-93)	44(28-62)	1.4(0.9-2.1)	0.6(0.2-1.6)

- ▶最近のリスク：急性頭蓋内病変，薬物中毒や薬物離脱，抗痙攣薬服用不足
- ▶過去のリスク：脳卒中・脳腫瘍・脳外科手術・認知症・髄膜炎の既往
- ▶眼球運動異常：眼振，瞳孔跳躍，共同偏視
- ▶運動活動：四肢や顔面の持続する筋収縮や自動症

J Neurol Neurosurg Psychiatry. 2003 Feb; 74(2): 189-91

肝性昏睡

- 肝硬変患者が脱水，便秘，感染症，ベンゾジアゼピン投与などを契機に意識障害を来すのが典型的である．
- 羽ばたき振戦は他の代謝性脳症でも見られ，高アンモニア血症の診断的価値も限られるため，肝性昏睡の診断は総合的に判断をせざるをえない．
- 高アンモニア血症が見られても肝機能正常ならば門脈-下大静脈シャント，バルプロ酸投与，尿素サイクル酵素異常症，腎不全患者における中心静脈栄養を考える．

- 窒素負荷（蛋白摂取増加，高BUN血症，便秘），電解質代謝異常（低K血症，アルカローシス，低酸素血症，低Na血症，循環血漿量減少），薬剤（麻薬，鎮静剤，利尿剤），感染，外傷，などが誘因となる．
- 高アンモニア血症は感度37.5％，特異度66.7％とも報告され，あくまで参考所見〔*CJEM. 2006 Nov; 8(6): 433-5*〕である．
  - ▶痙攣後〔*Klin Wochenschr. 1976 Feb 15; 54(4): 185-6*〕や，激しい運動後〔*Int J Sports Med. 1990 May; 11 Suppl 2: S129-42*〕ではアンモニアが高値となる．
- 赤血球からのアンモニアの遊離，蛋白や非アンモニア窒素化合物（グルタミンなど）からのアンモニアの生成によりアンモニア濃度は上昇するので，採血後は迅速に測定する必要がある．

肝性昏睡とアンモニア濃度

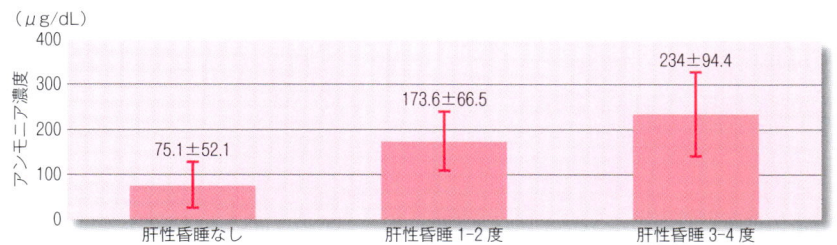

肝性昏睡なし：75.1±52.1
肝性昏睡1-2度：173.6±66.5
肝性昏睡3-4度：234±94.4
（μg/dL）

CJEM. 2006 Nov; 8(6): 433-5

- 淡蒼球がT1強調画像で高信号になることが参考所見となるが，Mnの蓄積が機序として推定されている〔*Alcohol Res Health. 2003; 27(3): 240-6*〕．

- 肝機能異常を伴わない高アンモニア血症や肝性昏睡
  - ▶門脈・下大静脈シャントでは脱水や透析による中心静脈圧低下でシャント量が増えて肝性昏睡が急性増悪しうる．診断には超音波検査や造影CTが有望視されている．
  - ▶尿素サイクル酵素異常症で成人発症しうるものは成人発症II型シトルリン血症であり，10-20万人に1人程度と稀だが20-50歳ごろより肝性昏睡を来す．炭水化物を嫌い豆類への強い偏食が特徴である．診断にはアミノ酸分析が有用である．
  - ▶腎不全患者でアルギニン不足のアミノ酸補充を行うと尿素サイクルが回らずに高アンモニア血症・脂肪肝を来しうるが，現在は腎不全用のアミノ酸製剤が使用されているために稀である．
  - ▶多発性骨髄腫でも高アンモニア血症を認めることがある〔*Clin Lymphoma Myeloma. 2008 Dec; 8(6): 363-9*〕．
  - ▶閉塞性尿路感染症では細菌が産生した尿路内のアンモニアが血中に吸収され高アンモニア血症を来しうる〔*Pediatrics. 1980 Feb; 65(2): 294-7*〕．
  - ▶バルプロ酸投与も肝性昏睡の原因となりうる〔*Ann Emerg Med. 1993 Mar; 22(3): 610-2*〕．

9 発熱

> **体温測定**
> - 腋窩温や鼓膜温の信頼性は劣るが簡便であり最も頻用される．
> - 直腸温＝口腔温＋0.4〜0.5℃＝腋窩温（あるいは鼓膜温）＋0.8〜1.0℃であるとされる．
> - 腋窩温で37℃台は微熱，39℃以上を高熱と定義することが多い．
> - 健常者では早朝に比べ夕方に体温は1.0℃高く，夕方に37.5℃（腋窩温）までは病的意義は乏しい．
> - 朝方に37.0℃（腋窩温）ある場合や1日の体温変動が1℃以上の場合は発熱の可能性がある．
> - 女性では黄体期や経口避妊薬内服中は0.5℃の体温上昇が見られる．
> - 高齢者では0.5℃ほど体温は低く日内変動も小さい．

- 腋窩温＞37.5℃の予測
  - 額よりも頸部や腹部の熱感のほうが信頼性が高い．

	感度	特異度	LR＋	LR−
熱っぽいという訴え	80(74-85)	55(49-61)	1.8(1.5-2.1)	0.36(0.27-0.49)
付添人が熱感を感じる	86(81-91)	57(51-63)	2.0(1.7-2.4)	0.24(0.14-0.28)
額	81(69-90)	43(31-55)	1.4(1.1-1.8)	0.43(0.23-0.81)
頸部	91(80-97)	58(45-70)	2.2(1.6-3.0)	0.15(0.06-0.40)
胸部	82(67-93)	61(43-76)	2.1(1.4-3.3)	0.29(0.13-0.63)
腹部	94(74-100)	57(36-75)	2.2(1.3-3.5)	0.10(0.02-0.72)
上肢	90(74-97)	66(50-79)	2.6(1.7-4.1)	0.16(0.05-0.47)
医師が熱感を感じる	85(80-90)	72(67-77)	3.1(2.5-3.7)	0.20(0.17-0.34)

Trop Med Int Health. 2003 May; 8(5): 408-14

- 腋窩温と鼓膜温，直腸温，口腔温

健常者体温の範囲（平均値と±2SDの値を示す）

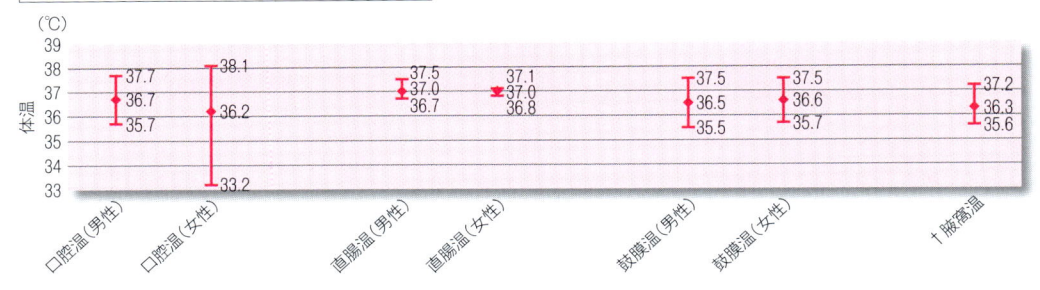

	口腔温(男性)	口腔温(女性)	直腸温(男性)	直腸温(女性)	鼓膜温(男性)	鼓膜温(女性)	†腋窩温
上限	37.7	38.1	37.5	37.1	37.5	37.5	37.2
平均	36.7	36.2	37.0	37.0	36.5	36.6	36.3
下限	35.7	33.2	36.7	36.8	35.5	35.7	35.6

Scand J Caring Sci. 2002 Jun; 16(2): 122-8
† *Nephron Clin Pract. 2010; 114(4): c303-8*

- 鼓膜温と腋窩温は0.06℃の違いのみであり，ほぼ同じと考えてよい〔*Crit Care Med. 2007 Jan; 35(1): 155-64*〕．
- 直腸温＝口腔温＋0.4±0.4℃，口腔温＝鼓膜温＋0.4±1.1℃との報告がある〔*Arch Intern Med. 1996 Apr 8; 156(7): 777-80*〕．
- 直腸温と腋窩温は小児においては電子体温計で0.85(−0.19〜1.90)℃異なる〔*BMJ. 2000 Apr 29; 320 (7243): 1174-8*〕．
- 腋窩温の信頼性
  - 外環境や発汗，皮膚との接触具合などの影響で低値になることがあるため，直腸温ついで口腔温の信頼性が高い．

□ 腋窩温は1時間以内に1.0-1.5℃の変動が見られるが，直腸温は0.1-0.3℃のみである［Chronobiol Int. 2002 May; 19(3): 579-97］．
□ 腋窩温は左右差が1.9℃までありうる［J Assoc Physicians India. 2000 Sep; 48(9): 898-900］．

- ホルモンによる体温の変化

健常者における直腸温（最高値-平均値-最低値）

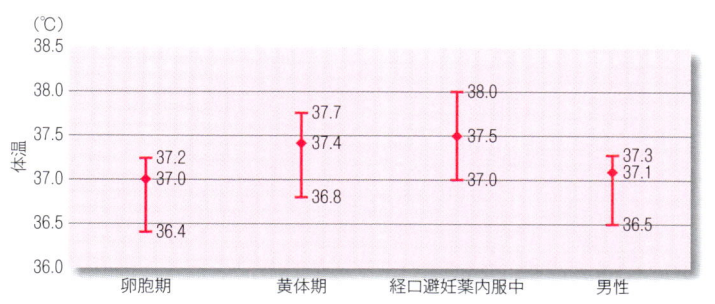

卵胞期	黄体期	経口避妊薬内服中	男性
37.2 / 37.0 / 36.4	37.7 / 37.4 / 36.8	38.0 / 37.5 / 37.0	37.3 / 37.1 / 36.5

J Physiol. 2001 Feb 1; 530: 565-74

- 日内変動
  ▶ 早朝3-6時に最も体温は低く，夕刻16-21時に最も高い．直腸温でも腋窩温でもおおよそ日内変動は1.0℃である［Biol Res Nurs. 2004 Jan; 5(3): 187-94］．
  ▶ 高齢者の腋窩温は36.2［35.7-36.6］℃で，日内変動は0.4℃と少ない［J Clin Nurs. 2010 Jan; 19(1-2): 4-16］．

不明熱の原因

- 3週間以上，38.3℃以上の発熱が続き，3日以上診療しても原因が分からなければ不明熱と定義される．
- 感染症・膠原病・悪性疾患が3大疾患である．
- 感染症では結核，腹腔内膿瘍，感染性心内膜炎，肛門周囲膿瘍，前立腺炎，マラリア，伝染性単核球症，腸チフスやブルセラ症が代表疾患である．
- 悪性疾患では悪性リンパ腫が一番多い．固形癌では腎細胞癌・肝細胞癌を考える．
- 膠原病ではSLE，成人Still病，血管炎，側頭動脈炎/リウマチ性多発筋痛症が多い．

- もともとは38.3℃以上の高熱が3週間以上続き，1週間の入院でも原因が不明である場合に不明熱と定義されていたが，近年では38.3℃以上の発熱が3週間以上持続し，3回以上の外来または，3日以上の入院精査でも診断がつかないときには不明熱と呼んでもよいとされる［Curr Clin Top Infect Dis. 1991; 11: 35-51］．

不明熱の原因

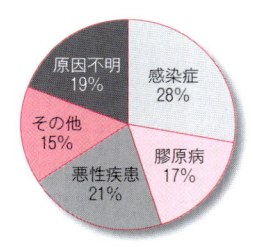

- 感染症 28%
- 膠原病 17%
- 悪性疾患 21%
- その他 15%
- 原因不明 19%

Arch Intern Med. 2003 Mar 10; 163(5): 545-51

- 発熱を来す固形癌は腎細胞癌・肝細胞癌が多い．転移性癌では胃癌・大腸癌・卵巣癌が腫瘍熱を来しうるが，それ以外では合併症なければ発熱は稀である［Arch Intern Med. 1989 Aug; 149(8): 1728-30］．ただしサイトカインを産出する肺大細胞癌と心房粘液腫は発熱してよい．
- それ以外には薬剤熱，甲状腺機能亢進，亜急性甲状腺炎，副腎不全，深部静脈血栓，急性膵炎などがあげられる．

MEMO　入院患者発熱の 6D

- 入院している高齢患者は発熱が多い．入院後の発症では膠原病や悪性疾患の可能性は高くないのでまずは感染症を考えるが，結核・髄膜炎・感染性心内膜炎（カテーテル関連血流感染を除く）といった感染は入院後に発症が多いわけではない．
- 入院後の発熱は以下の 9 つで 95％は説明が可能である（後半 6 つを 6D と呼ぶ）．
  1. よくある 3 つの感染症（肺炎・尿路感染・胆道感染）を考え，3 つの検査（採血・尿検査・胸部 X 線）と 3 つの培養（血液培養・尿培養・喀痰培養）を行う．
  2. 医原性疾患 3 つの D：drug（薬剤），C. difficile（偽膜性腸炎），device（血管内ライン，気管チューブ，経鼻胃管，Foley カテーテル，シャント，埋め込み人工物など）
  3. 寝たきりの 3 つの D：DVT（深部静脈血栓症），decubitus（褥瘡感染），cppD（結晶性関節炎）

不明熱の病歴・身体所見

- 病歴は全身状態（意識レベル，食欲，体重減少，日常生活への影響），局所症状（頭痛，気道症状，消化管症状，尿路症状，泌尿生殖器症状，関節症状，皮膚症状），リスク要因（既往歴，内服薬，旅行歴，病人との接触，動物や虫への曝露）を分けて聴取すると分かりやすい．
- 身体所見で十分に利用されていないものに眼底病変，甲状腺圧痛，肝叩打痛，感染性心内膜炎の塞栓徴候，血管雑音，直腸診による圧痛や便所見がある．

- 病歴聴取と身体診察はくまなく・繰り返し・しつこくが基本であり王道である．
- 熱型はあまり診断に寄与しない．
- 発熱時に脈拍数が上昇しない場合（1℃あたり 10 回/分未満）を比較的徐脈と呼ぶ．細胞内寄生菌感染症（レジオネラ症，オウム病，Q 熱，腸チフス，発疹チフス，ベベシア症，マラリア症，レプトスピラ症，ロッキー山紅斑熱，黄熱，デング熱，ウイルス性出血熱），βブロッカー投与中，中枢神経疾患，悪性リンパ腫，詐熱，薬剤熱が鑑別にあげられる〔Clin Microbiol Infect. 2000 Dec; 6(12): 633-4〕．

不明熱の検査

- 一般採血，尿検査，胸部 X 線写真，血液培養は必須検査である．
- 抗菌薬投与中であればいったん中止して血液培養などの培養をとりなおすことが望ましい．
- 腹部造影 CT は有用性の高い検査である．
- 局所炎症性病変，大動脈炎の検出のためには FDG-PET が有用だが，利便性・コストの問題がある．
- 疑わしい組織から検体を採取することが重要であり，腔水症やリンパ節腫大があれば検体を採取する．また血球減少があれば骨髄穿刺・生検を，肝脾腫や ALP 高値があれば肝生検を行う．

  - 採血検査
    ▶ 赤沈はリウマチ性多発動脈炎・側頭動脈炎を疑った場合に，フェリチンは成人 Still 病や血球貪食症候群を疑った場合に，自己免疫疾患を疑った場合に抗核抗体は有用である．
    ▶ 発症から日数が経っていても CRP が低価ならばウイルス感染，SLE，薬剤熱，髄膜炎・脳炎，うつ熱，詐病を考える．
    ▶ CRP，フェリチン，好酸球数で不明熱の原因が感染症か非感染性疾患かの推測が可能との報告がある．

不明熱患者における感染症の可能性

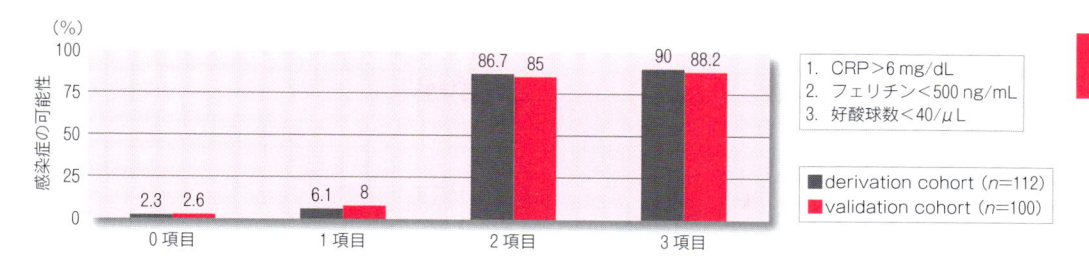

(%)
- 0項目: 2.3 / 2.6
- 1項目: 6.1 / 8
- 2項目: 86.7 / 85
- 3項目: 90 / 88.2

1. CRP＞6 mg/dL
2. フェリチン＜500 ng/mL
3. 好酸球数＜40/μL

derivation cohort (n=112)
validation cohort (n=100)

Eur J Intern Med. 2010 Apr; 21(2): 137-43

- 核医学検査
  - ▶炎症の部位が分からない場合にはガリウムシンチグラフィより In^{111}-WBC シンチグラフィが推奨されている〔*Arch Intern Med. 2003 Mar 10; 163(5): 545-51*〕が，In^{111}-WBC シンチグラフィは煩雑であり，わが国では実際に施行されることは稀である．
  - ▶FDG-PET
    - □ ガリウムシンチグラフィより有用で〔*Clin Infect Dis. 2001 Jan 15; 32(2): 191-6*〕，局所炎症性病変の否定が可能である〔*Eur J Nucl Med Mol Imaging. 2004 Jan; 31(1): 29-37/J Nucl Med. 2008 Dec; 49(12): 1980-5*〕．
    - □ 大動脈炎の評価にも優れる〔*Clin Exp Rheumatol. 2010 Jul-Aug; 28(4): 549-52*〕．
    - □ 偽陽性が多いため白血球シンチグラフィには劣る〔*Eur J Nucl Med Mol Imaging. 2004 May; 31(5): 622-6*〕．
    - □ 利便性やコスト（保険適用外で 10 万円）に問題がある．

- 骨髄穿刺・骨髄生検
  - ▶骨髄培養は診断に寄与するのは施行された症例の 0-2% のみであり〔*Arch Intern Med. 2003 Mar 10; 163(5): 545-51*〕，全例に行うべき検査ではない．
  - ▶貧血があれば骨髄生検が有用である可能性が高い．血小板減少や LDH 高値，脾腫がある場合もそうである〔*Arch Intern Med. 2009; 169(21): 2018-2023/ Mayo Clin Proc. 2012 Feb; 87(2): 136-42*〕．

- 肝生検
  - ▶不明熱に対して肝生検を行うと 14-17% で確定診断に結びつく．合併症は 0.06-0.32%，死亡は 0.009-0.12% のみと安全である〔*Arch Intern Med. 2003 Mar 10; 163(5): 545-51*〕．
  - ▶肝脾腫や ALP 高値がある場合に有用である可能性が高い〔*J Infect. 1999 Mar; 38(2): 94-8*〕．

10 脱水・出血

脱水の症候

- 成人においては口腔内の乾燥や舌の縦皺の感度が比較的高く，腋窩の乾燥や窪んだ眼窩は特異度が比較的高い．
- 小児では体重測定が最も良い．循環虚脱徴候（capillary refill＞2 秒，冷たい末梢），涙消失，ツルゴール低下があれば脱水を疑う．全身状態良好で粘膜乾燥がなければ脱水の可能性は低い．
  - 厳密には volume depletion，hypovolemia（細胞外液からの Na 喪失）と dehydration（細胞内外からの水分の喪失）は異なるが，あまり区別した論文はない．

- 成人における脱水の所見
  - ▶特に高齢者ではコラーゲンの減少によりツルゴール低下，口呼吸で口が乾燥し，眼窩脂肪の減少で眼窩が窪むため，経時変化が重要である．

		感度	特異度	LR+	LR−
バイタルサイン	脈拍数増加＞30/分	43	75	1.7(0.7-4.0)	0.8(0.5-1.3)
	起立性低血圧	29	81	1.5(0.5-4.6)	0.9(0.6-1.3)
皮膚・眼・粘膜	腋窩の乾燥	50	82	2.8(1.4-5.4)	0.6(0.4-1.0)
	口腔と鼻腔の粘膜乾燥	85	58	2.0(1.0-4.0)	0.3(0.1-0.6)
	舌の乾燥	59	73	2.1(0.8-5.8)	0.6(0.3-1.0)
	舌に縦の皺ができる	85	58	2.0(1.0-4.0)	0.3(0.1-0.6)
	窪んだ眼窩	62	82	3.4(1.0-12.2)	0.5(0.3-0.7)
	capillary refill time	34	95	6.9(3.2-14.9)	0.7(0.5-0.9)
神経症状	錯乱	57	73	2.1(0.8-5.7)	0.6(0.4-1.0)
	脱力	43	82	2.3(0.6-8.6)	0.7(0.5-1.0)
	会話障害	56	82	3.1(0.9-11.1)	0.5(0.4-0.8)

JAMA. 1999 Mar 17; 281(11): 1022-9

  - ▶capillary refill time は reference standard がバイタルサインで鵜呑みにできず，ツルゴール低下も成人では有用というデータはない．

- 小児における体重の5%以上の脱水の診断

	感度	特異度	LR+	LR−
capillary refill 延長	60(29-91)	85(72-98)	4.1(1.7-9.8)	0.57(0.39-0.82)
ツルゴール低下	58(40-75)	76(59-93)	2.5(1.5-4.2)	0.66(0.57-0.75)
呼吸パターンの異常	43(31-55)	79(72-86)	2.0(1.5-2.7)	0.76(0.62-0.88)
眼窩陥凹	75(62-88)	52(22-81)	1.7(1.1-2.5)	0.49(0.38-0.63)
粘膜乾燥	86(80-92)	44(13-74)	1.7(1.1-2.6)	0.41(0.21-0.79)
冷たい四肢	10-11	93-100	1.5-19	0.89-0.97
脈拍減弱	4-25	86-100	3.1-7.2	0.66-0.96
涙消失	63(42-84)	68(43-94)	2.3(0.9-5.8)	0.54(0.26-1.1)
心拍数増加	52(44-60)	58(33-82)	1.3(0.8-2.0)	0.82(0.64-1.0)
大泉門陥凹	49(37-60)	54(22-87)	0.9(0.6-1.3)	1.1(0.82-1.5)
全身状態不良	80(57-100)	45(0-100)	1.9(0.97-3.8)	0.46(0.34-0.61)

JAMA. 2004 Jun 9; 291(22): 2746-54

急性失血の身体所見

- ⊿起立性心拍数増加＞20/分が最も感度が高い．
- ⊿起立性低血圧＞20 mmHg やショック指数＞1.0 はショックの前兆であることを示し，細胞外液の補充を要する．
- 仰臥位での血圧低下は循環血漿量の30%以上の出血を示唆し，1〜2 L の輸液で血圧が安定しなければ(no responder もしくは transient responder)輸血を要する．

- 急性失血に対するバイタルサインの変化
  - ▶急性失血では交感神経系の刺激により血圧が低下する前に頻脈や末梢動脈収縮が見られる．もし交感神経系の刺激がなければ循環血液量が5%減少しただけで低血圧となる．
  - ▶ショック指数については「ショック」の項目参照．

推定出血量 (循環血漿量に対する割合)	＜15%	15-30%	30-40%	40%＜
起立性変化	心拍数増加 ≧30/分	収縮期血圧低下 ≧20 mmHg	拡張期血圧低下 ≧10 mmHg	拡張期血圧低下 ≧10 mmHg

(つづく)

推定出血量 (循環血漿量に対する割合)	<15%	15-30%	30-40%	40%<
脈(/分)	<100	>100	>120	>140
脈圧	正常	低下	低下	低下
収縮期血圧	正常	正常	<90 mmHg	<70 mmHg

- 急性失血に対するバイタルサインの診断特性

	感度		特異度
	失血量 450-630 mL	失血量 630-1,150 mL	
起立にて30/分以上の脈拍増加もしくは起立不能	22(6-48)	97(91-100)	98(97-99)
仰臥位頻脈>100/分	0(0-42)	12(5-24)	96(88-99)
仰臥位低血圧<95 mmHg	13(0-50)	33(21-47)	97(9-100)
立位での低血圧(⊿sBP>20 mmHg)			
65歳以下	9(6-12)		94(84-99)
65歳以上	27(14-40)		86(76-97)

JAMA. 1999 Mar 17; 281(11): 1022-9

検査所見

- Hbの低下が出現するのは半日以上経過してからで急性失血には感度が低い．
- 高Na血症，BUN/Cr比高値，尿比重>1.020はいずれも脱水を示唆する．
- 心エコーによるIVC径とその呼吸性変動は血管内ボリュームの評価に有用である．

- BUN/Cr比は脱水以外にも心不全，消化管出血，副腎皮質ステロイド剤使用時，高蛋白食で高値となる．
- 尿比重≧1.020は感度96％，特異度91％で脱水を示唆する〔*Med Sci Sports Exerc. 2004 Mar; 36(3): 510-7*〕が，他の要因も影響を与えるので正診率は65％との報告もある〔*Int J Sport Nutr Exerc Metab. 2005 Jun; 15(3): 236-51*〕．

- 心エコーによる血管内ボリュームの評価

参考：健常者と透析患者，肺水腫患者における下大静脈の呼吸性変動

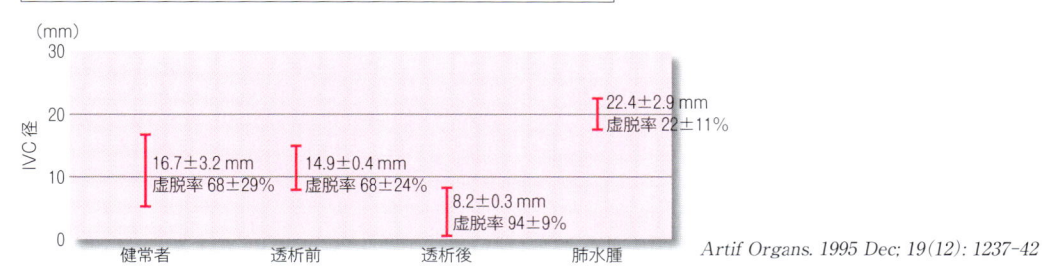

健常者：16.7±3.2 mm，虚脱率68±29%
透析前：14.9±0.4 mm，虚脱率68±24%
透析後：8.2±0.3 mm，虚脱率94±9%
肺水腫：22.4±2.9 mm，虚脱率22±11%

Artif Organs. 1995 Dec; 19(12): 1237-42

▶ 日本人においても透析後の下大静脈径はおおよそ7 mmが適切であるとされる（*人工透析研究会誌. 1985; 18: 173-9*）．

MEMO　血液製剤

- 輸血製剤
  ▶ 外傷では循環血漿量の30％（1,200 mL）以上の出血，輸液に反応しない低血圧，Hb 7 g/dL以下の貧血を認めた場合，輸血の適応ありとされる．手術後においてはHbが8.0 g/dL未満であっても10 g/dL以上に維持した群と比較して予後に差異はない〔*N Engl J Med. 2011 Dec 29; 365(26): 2453-62*〕．
  ▶ 多血は粘性効果で血流が減少し組織の酸素不足を悪化させるため，Hbを10 g/dL以上にする意義は少ない．

（つづく）

- ▶ 重症患者において Hb を 7-9 g/dL に保った群では Hb を 10-12 g/dL に保った群よりも肺水腫の合併率が低く，特に軽症者や若年者では予後が良い可能性がある〔N Engl J Med. 1999 Feb 11; 340(6): 409-17〕．心疾患があったとしても Hb が 7-9 g/dL に保った群のほうが死亡率は同等で臓器障害が少なかったという報告もある．ただ不安定狭心症がある場合は Hb を 10-12 g/dL に保ったほうが死亡率が低い傾向がある〔Crit Care Med. 2001 Feb; 29(2): 227-34〕．
- ▶ 慢性の経過で循環血漿量が正常な場合，Hb が 5 g/dL までは正常に酸素供給が可能との報告もある〔JAMA 1998 Jan 21; 279(3): 217-21〕．
- ▶ 2 単位の輸血で Hb は 1.5 g/dL 上昇する（体重 55 kg の場合）．
  - □ $\varDelta$Hb＝投与 Hb÷循環血液量＝29±2.7(g)×MAP 単位数÷〔体重(kg)×70 mL〕

- アルブミン製剤は急性循環不全で低アルブミン血症が顕著な場合，輸血が間に合わない場合，腹水のコントロールがつかない肝不全にのみ用いる．
  - ▶ アルブミン製剤 1 本あたり 12.5 g のアルブミンを含む．$\varDelta$血清アルブミン(g/dL)＝アルブミン投与量(g)÷体重(kg) が期待できる．
  - ▶ アルブミンの半減期は 17 日間であり慢性疾患に対する長期的効果は期待できない．肝臓では 0.2 g/kg/日のアルブミン合成がされておりアルブミン製剤によるアルブミン補充量はしれたものである．
  - ▶ 外傷・熱傷・術後患者においてアルブミン製剤やヘスパンダー®などの膠質液は晶質液と比較して予後改善効果はない〔Cochrane Database Syst Rev. 2012 Jun 13; 6: CD000567〕ので，まずは細胞外液で補液を行う．

- 新鮮凍結血漿(FFP)を必要とする凝固機能の目安は PT＜30％，APTT≧1.5 倍，Fib≦100 mg/dL，AT-Ⅲ活性≦70％である．
  - ▶ 止血に必要な凝固因子は 20-30％であり，循環血漿量を 40 mL/kg とすると 8-12 mL/kg の投与量で足りる．

- 血小板輸血は点状出血斑以外の出血傾向がなく慢性疾患ならば 0.5-1.0 万/μL までは待てるが，手術時には 5 万/μL の血小板が必要である．
  - ▶ 血小板製剤 10 単位で血小板数は 2-5 万/μL 上昇が期待される．
  - ▶ 半減期は 3-5 日間で，血小板の産生がなければ週に 2-3 回の投与が必要となる．

11 心肺停止

心肺停止の原因

- 低酸素血症，低体温症，循環血漿量減少，高 K 血症，アシドーシス，薬物中毒，緊張性気胸，心タンポナーデ，心筋梗塞，肺塞栓は可逆的な原因として重要であり，迅速に診断する必要がある．
  - 心肺停止患者における可逆的な原因の覚え方は種々あるが，低いもの（低酸素・低体温・循環血漿量減少），高いもの〔高 H 血症（アシドーシス）・高 K 血症・薬物中毒〕，詰まるもの（緊張性気胸・心タンポナーデ・心筋梗塞・肺塞栓）という覚え方などがある．

心原性心肺停止

- 突然死の原因は心原性（冠動脈疾患や不整脈）が最も多い．
- 心臓性突然死のリスクとして川崎病を含む心疾患の既往，心血管系リスク要因，突然死の家族歴，服薬内容，過去の心電図の確認が重要である．
- 初回心電図が心室細動・心室性頻拍の場合，蘇生後の心電図で ST 上昇があるか早期再分極がない場合は急性冠動脈症候群の可能性が高い．
- トロポニンは心臓性突然死の推測に有用であるが，心肺蘇生処置により高値となることもある．

日本における突然死の原因（n=18,189）

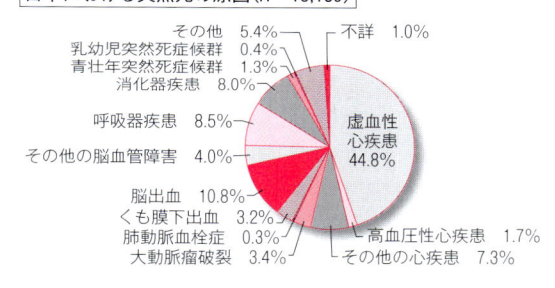

- 虚血性心疾患 44.8%
- その他 5.4%
- 不詳 1.0%
- 乳幼児突然死症候群 0.4%
- 青壮年突然死症候群 1.3%
- 消化器疾患 8.0%
- 呼吸器疾患 8.5%
- その他の脳血管障害 4.0%
- 脳出血 10.8%
- くも膜下出血 3.2%
- 肺動脈血栓症 0.3%
- 大動脈瘤破裂 3.4%
- 高血圧性心疾患 1.7%
- その他の心疾患 7.3%

Therapeutic Research 1996; 17(1): 241-83

- 心臓性突然死を疑う病歴
  - 心原性突然死症例のうち，冠動脈造影で有意狭窄が指摘されている症例は30%，典型的な狭心症状や亜硝酸薬などの内服歴のある症例が36%である．前駆症状は平均78[5-630]分先行する〔*Circulation. 2006 Sep 12; 114(11): 1134-6*〕．

発症から1時間以内に心肺停止に陥った心筋梗塞の症状（n=162）

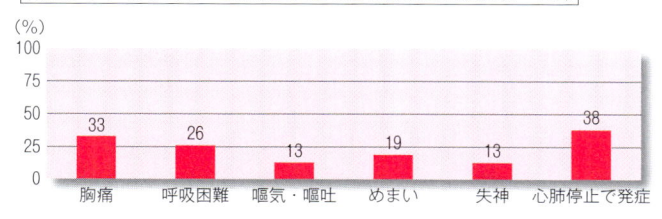

症状	%
胸痛	33
呼吸困難	26
嘔気・嘔吐	13
めまい	19
失神	13
心肺停止で発症	38

Am J Cardiol. 1986 Dec 1; 58(13): 1195-8

- 心室細動の原因

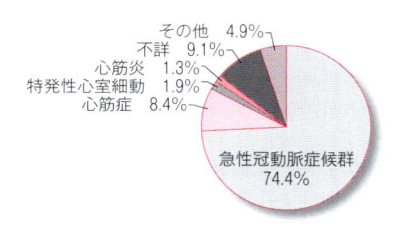

院外心室細動の原因

- 急性冠動脈症候群 74.4%
- 心筋症 8.4%
- 特発性心室細動 1.9%
- 心筋炎 1.3%
- 不詳 9.1%
- その他 4.9%

血管医学. 2005; 6(2): 139-45

  - エリスロマイシンは心原性突然死を2倍に，アゾール系抗真菌薬やベラパミル・ジルチアゼムのようなCYP3A阻害薬を併用すると5倍に増やす〔*N Engl J Med. 2004 Sep 9; 351(11): 1089-96*〕．
  - 抗精神病薬服用者は心原性突然死が3倍多い．ブチロフェノン系抗精神病薬を開始して90日以内が最も多い〔*Arch Intern Med. 2004 Jun 28; 164(12): 1293-7*〕．
  - WPW症候群やBrugada症候群などは過去の心電図が診断のカギとなる．

- 冠動脈造影で陽性所見が得られる可能性

	OR
糖尿病の既往	7.1(1.4-36)
冠動脈疾患の既往	5.3(1.4-20)
公共の場での発症	3.7(1.3-11)
初回心電図が心室細動/心室性頻拍	3.1(1.1-8.6)

Eur J Emerg Med. 2011 Apr; 18(2): 73-6

- 蘇生後の心電図による冠動脈の有意狭窄の予測
  - ST上昇は有意狭窄を強く示唆するが，ST低下や心室内伝導障害は非特異的所見であることが多い．

	感度	特異度	LR+	LR−
ST上昇	88(77-95)	84(75-90)	5.5(3.5-8.5)	0.1(0.1-0.3)
ST低下	7(2-17)	79(70-86)	0.3(0.1-0.9)	1.2(1.1-1.3)
ST上昇もしくは低下	95(85-99)	63(53-72)	2.6(2.0-3.3)	0.1(0.03-0.2)

（つづく）

	感度	特異度	LR+	LR−
左脚ブロック	3(1-13)	91(83-95)	0.4(0.1-1.5)	1.1(1.0-1.1)
右脚ブロック	0(0-8)	92(85-96)	0	1.1(1.1-1.1)
非特異的 QRS 延長	2(0-10)	93(86-97)	0.3(0-2.0)	1.1(1.0-1.1)
QRS 延長	5(1-15)	76(67-84)	0.2(0.1-0.7)	1.3(1.2-1.3)

Resuscitation. 2011 Sep; 82(9): 1148-53

▶心肺蘇生後の心電図で ST 上昇があれば有意狭窄病変を示唆するが，早期再分極があれば可能性は下がる．

	ST 上昇あり 早期再分極なし	ST 上昇あり 早期再分極あり	ST 上昇なし 早期再分極なし	ST 上昇なし 早期再分極あり
冠動脈造影にて原因病変あり	82%	39%	45%	15%

J Cardiovasc Electrophysiol. 2011 Feb; 22(2): 131-6

● トロポニン

▶突然死症例における心臓性突然死の診断

	感度	特異度	LR+	LR−
トロポニン T	85(61-96)	70(46-87)	2.8(1.4-5.7)	0.2(0.07-0.6)

Am J Forensic Med Pathol. 2001 Jun; 22(2): 173-6

▶トロポニンは除細動でも〔Am J Forensic Med Pathol. 2006 Jun; 27(2): 175-7〕，心肺蘇生でも高値となりうるため〔J Am Coll Cardiol. 1996 Nov 1; 28(5): 1220-5〕，トロポニンが陽性であっても特異的とはいえない．
▶また高体温や CO 中毒でも高値となるが，逆に低体温や溺水では低値となることが知られている〔Leg Med (Tokyo). 2006 Mar; 8(2): 86-93〕．

MEMO　腹上死と心筋梗塞

● 性交渉やそれに準じた性行為は 2 時間後まで心筋梗塞のリスクを高める．
▶性交渉後 2 時間は交感神経活性化と心筋酸素必要量増加により心筋梗塞のリスクが高い〔Am J Cardiol. 2005 Dec 26; 96(12B): 24M-28M〕．
▶腹上死は性交渉中(31%)や直後(16%)だけでなく性交渉後(52%)に起こるのが半数を占める〔Nihon Hoigaku Zasshi. 1963 Sep; 17: 330-40〕．
▶性交渉は 3.3[2.0-5.4]METS に相当する〔Herz. 2003 Jun; 28(4): 284-90〕
▶ジャズダンス，エアロビクスの指導，大工仕事といった 6 METS の運動負荷が可能ならば性交渉は安全とされる〔Am J Cardiol. 2000 Jul 20; 86(2A): 51F-56F〕．

性交渉とバイタルサイン

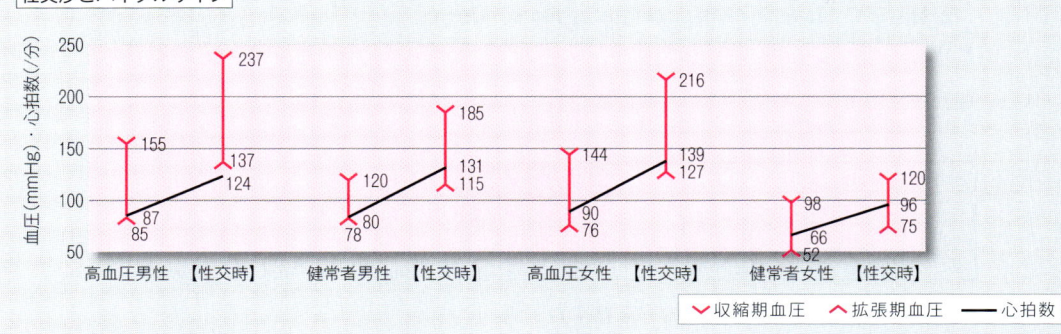

Br Heart J. 1982 Jan; 47(1): 84-9

● 中高年男性が圧倒的に多く，心筋梗塞が半数を占める．
▶21,000 例の法医解剖のうち 39 例(0.19%)が腹上死であり，95% が男性で，平均 61.3 歳，54% が心筋梗塞で，そのうち 57% で心筋梗塞の既往がある．男性の性交渉による心血管系疾患による突然死は 0.2 例/10 万人年の頻度と推

(つづく)

定される〔Z Kardiol. 1999 Jan; 88(1): 44-8〕.
▶日本では8,275例の法医解剖の0.8％が腹上死で，心原性が50.7％．97％が男性〔Nihon Hoigaku Zasshi. 1963 Sep; 17: 330-40〕.

心原性以外の心肺停止の原因

- 外傷，中毒，溺死といった外因死は多く，院外心肺停止患者では発見状況を詳細に確認する必要がある．
- 心停止が目撃されており初回心電図が無脈性電気活動(PEA)の場合，肺塞栓症の可能性が高い．
- 中年者で労作や精神的興奮に一致した突然死はくも膜下出血と大動脈解離を考える．
- てんかん発作がしばしば起こる患者における突然死ではてんかん関連突然死を考える．

心原性以外の心肺停止の原因(n=276)

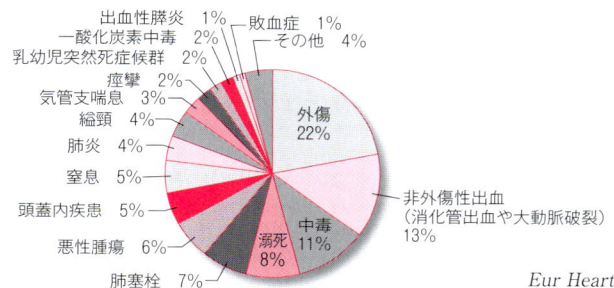

- 出血性膵炎 1%
- 敗血症 1%
- 一酸化炭素中毒 2%
- その他 4%
- 乳幼児突然死症候群 2%
- 痙攣 2%
- 気管支喘息 3%
- 縊頸 4%
- 肺炎 4%
- 窒息 5%
- 頭蓋内疾患 5%
- 悪性腫瘍 6%
- 肺塞栓 7%
- 溺死 8%
- 中毒 11%
- 非外傷性出血（消化管出血や大動脈破裂）13%
- 外傷 22%

Eur Heart J. 1997 Jul; 18(7): 1122-8

- 肺塞栓症
  ▶肺塞栓症は心肺停止患者の4.8％を占める．直前に呼吸困難(68％)，失神(48％)，胸痛(25％)，下肢腫脹(7％)が見られることがある〔Arch Intern Med. 2000 May 22; 160(10): 1529-35〕．
  ▶初回心電図と肺塞栓症(PEA)

	感度	特異度	LR+	LR-
心停止が目撃されており初回心電図がPEA	36-68	95-100	12.3-∞	0.34-0.64

Resuscitation. 2001 Jun; 49(3): 265-72／Arch Intern Med. 2000 May 22; 160(10): 1529-35

  ▶非外傷性心拍停止患者において心肺蘇生中のDダイマーは0.25 μg/mLと有意な上昇なく，心拍再開にて0.56 μg/mLと軽度増加する〔Circulation. 1995 Nov 1; 92(9): 2572-8〕とされている．Dダイマーが高値であれば肺塞栓の診断に有用と思われるがデータは乏しい．

- 頭蓋内疾患

頭蓋内疾患による成人突然死(n=215)

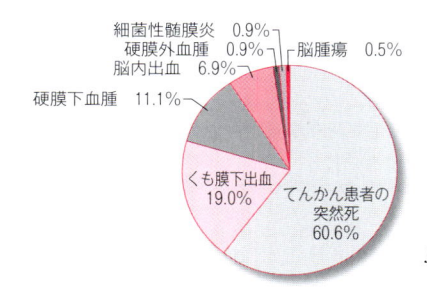

- 細菌性髄膜炎 0.9%
- 脳腫瘍 0.5%
- 硬膜外血腫 0.9%
- 脳内出血 6.9%
- 硬膜下血腫 11.1%
- くも膜下出血 19.0%
- てんかん患者の突然死 60.6%

J Clin Pathol. 2002 Jan; 55(1): 44-50

  ▶くも膜下出血の8-10％は病院にたどりつく前に死亡するとされているが，その平均年齢は46歳と若い〔J Clin Pathol. 2002 Jan; 55(1): 44-50〕．

- ▶くも膜下出血による心肺停止の初回心電図は63％がPEAで，心室細動は3％であったとの報告がある〔*Neurol Med Chir（Tokyo）. 2011; 51（9）: 619-23*〕．

● てんかん関連突然死
- ▶舌咬創は17％で見られる〔*J Clin Pathol. 2002 Jan; 55（1）: 44-50*〕．

てんかん関連突然死を来した症例の全般性痙攣発作頻度（n＝46）

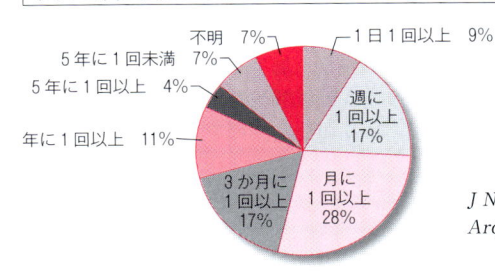

- 不明 7％
- 5年に1回未満 7％
- 5年に1回以上 4％
- 年に1回以上 11％
- 3か月に1回以上 17％
- 月に1回以上 28％
- 週に1回以上 17％
- 1日1回以上 9％

J Neurol Neurosurg Psychiatry. 1998 Mar; 64（3）: 349-52
Arq Neuropsiquiatr. 2001 Mar; 59（1）: 40-5

- ▶毛髪の薬物濃度測定を行うと突然死とコンプライアンスとは関連がある〔*J Neurol Neurosurg Psychiatry. 2006 Apr; 77（4）: 481-4*〕が，薬物の血中濃度とてんかんによる死亡は相関しないとされる〔*Epilepsia. 1999 Dec; 40（12）: 1795-8*〕．
- ▶痙攣発作の場合はプロラクチンが上昇するが，プロラクチンが上昇するまでには15-20分要するので，突然死症例では有用ではない〔*Epilepsia. 2000 Jan; 41（1）: 48-51*〕．

MEMO　病理解剖の意義

● 病理解剖を行うと1/3の症例で予期しない，あるいは臨床診断と異なる死因が発見される．
- ▶予期せぬ直接死因が34％で判明し，予期しない追加病名が79％で発見される〔*Arch Intern Med. 2000 Apr 10; 160（7）: 997-9*〕．
- ▶28％で死因が臨床診断と異なる結果となり，3％は外因死と判断される〔*Am J Forensic Med Pathol. 2003 Dec; 24（4）: 313-9*〕．
- ▶39.8％で臨床診断と異なる診断を得る．臨床診断が不明な場合53.8％で，臨床診断が確かと考えられていても2.8％で診断が変わる〔*Neth J Med. 2006 Jun; 64（6）: 186-90*〕．
● 全身のCTや主要臓器の針生検は死因の推定に有用であるが，両者を行っても1/4の症例は病理解剖と死因が乖離する．
- ▶死亡時画像病理診断（autopsy imaging；AI）

	病理解剖による死因との乖離	病理解剖不要の判断	病理解剖不要の判断時における死因の乖離	病理解剖必要の判断時における死因の乖離
CT	32（26-40）％	34（28-41）％	16（9-27）％	41（33-50）％
MRI	43（36-50）％	42（35-49）％	21（13-32）％	59（49-67）％
CT＋MRI	30（24-37）％	48（41-56）％	16（10-25）％	44（35-54）％

- □ 特に肺塞栓症（見落とし率100％），腸管虚血（67％），冠動脈疾患（14％）による死亡の場合は画像診断での診断が困難である． *Lancet. 2012 Jan 14; 379（9811）: 136-42*
- □ 全身のCTとMRIに加え，心臓・肺・肝臓・腎臓・脾臓の針生検を行えば病理解剖と比較して死因は77％で一致し，主要病変を感度94（87-97）％，特異度99（98-99）％で検出が可能である〔*Radiology. 2009 Mar; 250（3）: 897-904*〕．

● 菌血症や髄膜炎が疑われる場合は死後でも血液培養や髄液培養を行う．
- ▶手技でのコンタミネーションを除けば，死後変化として血液培養や髄液培養が陽性となることは多くない〔*J Clin Pathol 2006; 59: 1-9*〕．すなわち陽性結果は死亡前の感染を物語る．

若年アスリートの突然死

● 肥大型心筋症などの心筋症と心臓振盪（commotio cordis）が重要である．
● commotio cordisは前胸部を叩打することで心室細動が惹起される病態で，若年男性に多い．

若年者(<35歳)運動選手における突然死の原因

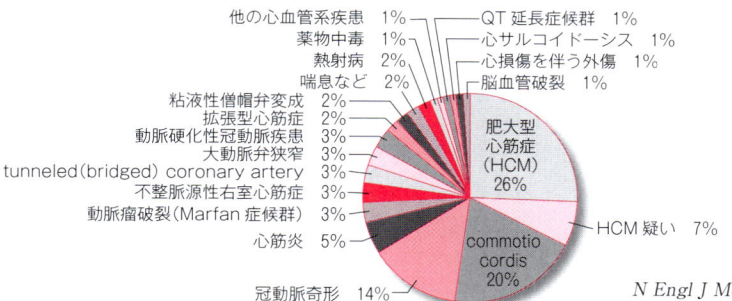

- 他の心血管系疾患 1%
- QT延長症候群 1%
- 薬物中毒 1%
- 心サルコイドーシス 1%
- 熱射病 2%
- 心損傷を伴う外傷 1%
- 喘息など 2%
- 脳血管破裂 1%
- 粘液性僧帽弁変成 2%
- 拡張型心筋症 2%
- 動脈硬化性冠動脈疾患 3%
- 大動脈弁狭窄 3%
- tunneled(bridged) coronary artery 3%
- 不整脈源性右室心筋症 3%
- 動脈瘤破裂(Marfan症候群) 3%
- 心筋炎 5%
- 冠動脈奇形 14%
- 肥大型心筋症(HCM) 26%
- HCM疑い 7%
- commotio cordis 20%

N Engl J Med. 2003 Sep 11; 349(11): 1064-75

- 心臓振盪（commotio cordis）
  - ▶ スポーツで起こることが多いが，38%は飛び込んできた犬の頭で胸を叩打したり，雪合戦，吃逆を止めるために友人が胸部を叩いたことなどで起きている〔JAMA. 2002 Mar 6; 287(9): 1142-6〕．
  - ▶ 前胸部への衝撃が心臓の受攻期（心収縮周期の1%を占めるとされる）にタイミングが一致していると心室細動が惹起される．60%はすぐに意識を失うが40%の症例では数秒間は意識がある〔N Engl J Med. 1995 Aug 10; 333(6): 337-42〕．
  - ▶ 95%が男性で，平均13.6歳で18歳以上は22%のみである．男性のほうが外傷の機会が多いことと，若年では胸壁コンプライアンスが高いことが関与していると考えられる〔JAMA. 2002 Mar 6; 287(9): 1142-6〕．
  - ▶ commotio cordisの28%がプロテクター（競技選手では44%）を装着しており〔N Engl J Med. 1995 Aug 10; 333(6): 337-42〕，プロテクターは動物実験では無効との報告例もあるが〔Pediatrics 2006; 117; e656-e662〕，84%が死亡する病態なので〔JAMA. 2002 Mar 6; 287(9): 1142-6〕，安易に効果がないとは結論付けがたい．

- AEDを高校に設置することで，突然の心肺停止症例において64%という高い蘇生率が報告されている〔Circulation. 2009 Aug 11; 120(6): 518-25〕．

12 血液ガス

血液ガス測定のタイミング

- 酸素投与量を変更してから定常状態になるまで健常者では5分，COPD患者では20分の時間が必要である．
- シリンジ内の空気は2分以内に押し出し，常温では20分以内に測定する必要がある．

  - PaO_2は4-22℃では10分は変化しないが20分で低下する．0℃では30分でも変化しない．
  - pH，$PaCO_2$，HCO_3^-は30分経っても変化しない．0℃ならば60分は安定している．
  - 空気混入2分でPaO_2が変化し，3分で$PaCO_2$が変化する．

Br Med J (Clin Res Ed). 1982 Mar 27; 284(6320): 923-7

低酸素血症・呼吸不全の判読

- PaO_2の40-50-60(mmHg)はSaO_2の70-80-90(%)に対応する．
- 健常者のPaO_2は20歳ではおおよそ100 mmHgで10歳ごとに3-4 mmHg下がる．

(つづく)

- 呼吸不全でA-aDO$_2$が正常ならば換気量低下があると考える.
- A-aDO$_2$が開大しているが少量の酸素に反応するならば拡散障害(肺気腫など)を疑う.血流・換気不均衡では酸素投与に対する反応は中程度だが,右→左シャントでは酸素投与にほとんど反応しない.
- CO中毒やメトヘモグロビン血症が疑われる場合はPaO$_2$が正常でも酸素運搬能が低下しているため,診断にはCO-HbやMet-Hbの測定が必要となる.

- SpO$_2$
  - ▶SpO$_2$が70-100%のときは±2%未満の精度でSpO$_2$は正確である.
  - ▶30 mmHgまでの低血圧(脈波を拾うことができていれば),3 g/dLまでの貧血,皮膚色素沈着があってもSpO$_2$の値を信頼してよい.
  - ▶CO中毒やMet-Hb血症(Met-Hb<35%ではSpO$_2$はPaO$_2$の割に高く表示されるが,Met-Hbが35%を超えると,SpO$_2$は85%に収束する)ではSpO$_2$は信頼できない.
  - ▶青や黒色のマニキュアや爪白癬でSpO$_2$は3-5%低く測定される.ICGなどの色素,極端な高ビリルビン血症も影響を与える.
  - ▶また静脈拍動が強いと静脈血の酸素飽和度を反映してSpO$_2$が異常に低く測定されることがある〔Anesth Analg. 2005 Mar; 100(3): 743-7〕.

- SaO$_2$とPaO$_2$
  - ▶PaO$_2$と比較してSaO$_2$が乖離して低ければアシデミア・体温上昇による酸素解離曲線右方偏移を考える.
    - □末梢組織は温かくアシデミアとなっておりHbはそこで酸素を解離するようにつくられている.そのため高体温やアシデミアがある場合はPaO$_2$と比較してSaO$_2$が低くなる.逆に低体温やアルカレミアでは酸素解離曲線左方偏移にてPaO$_2$と比較してSaO$_2$が高くなる.

- A-aDO$_2$ = 713 × FiO$_2$ − PaO$_2$ − PaCO$_2$/0.8 ≒ 150 − PaO$_2$ − PaCO$_2$/0.8 (R.A.)
  - ▶A-aDO$_2$は10-20 mmHgまでが正常とされるが,高齢者では40 mmHgまでは正常である.
    - □70歳以上の健常者における動脈血液ガス(括弧内は正常範囲を示す)

	男性	女性
PaO$_2$	77.0(62.0以上)	73.5(59.6以上)
A-aDO$_2$	25.2(40.4以下)	28.1(41.3以下)
SaO$_2$	95.3(93.0以上)	94.8(92.0以上)
PaCO$_2$	39.0(44.0以下)	39.8(45.7以下)

Chest. 2004 Jun; 125(6): 2053-60

  - ▶酸素投与に良好に反応した場合,PaO$_2$≒60 mmHgの肺胞が多く存在することが示唆される.
    - □酸素運搬能は(0.003×PaO$_2$+1.34×Hb×SaO$_2$)×心拍出量で示され,PaO$_2$よりもSaO$_2$が圧倒的に重要な因子である.
    - □SaO$_2$を効率よく改善させるためには酸素解離曲線から分かるように,PaO$_2$が60 mmHg付近にある血液の酸素分圧を上げることが最も効率がよい.
    - □例えば在宅酸素療法の適応となる肺気腫ではすべての肺胞でPaO$_2$が60 mmHg近辺なので酸素投与に反応しやすい.同じ動脈血のPaO$_2$が60 mmHgでもシャント疾患では例えば健常部位ではPaO$_2$が100 mmHgで,シャント部分でのPaO$_2$が30 mmHgであり,酸素投与には反応が乏しい.

酸塩基平衡の判読手順

1. まずはpHが7.40±0.05よりどちらにずれているかでアシデミア・アルカレミアを判断する.
2. CO$_2$は40±5 mmHgを基準に,HCO$_3^-$は24±2 mEq/Lを基準に呼吸か代謝のどちらがプライマリーの

(つづく)

原因か判断する.
3. 代償範囲を計算し，混在する酸塩基平衡異常を判断する.
4. アニオンギャップ＝Na－Cl－HCO_3^-（基準値：12±4）を計算する.

- 代償範囲
  ▶ "い〜よな，石風呂" と覚える．

代謝性アシドーシス	ΔHCO_3^- ↓ ×	1.4	＝$\Delta PaCO_2$ ↓
代謝性アルカローシス	ΔHCO_3^- ↑ ×	0.7	＝$\Delta PaCO_2$ ↑
急性呼吸性アシドーシス	$\Delta PaCO_2$ ↑ ×	0.1	＝ΔHCO_3^- ↑
慢性呼吸性アシドーシス	$\Delta PaCO_2$ ↑ ×	0.4	＝ΔHCO_3^- ↑
急性呼吸性アルカローシス	$\Delta PaCO_2$ ↓ ×	0.2	＝ΔHCO_3^- ↓
慢性呼吸性アルカローシス	$\Delta PaCO_2$ ↓ ×	0.6	＝ΔHCO_3^- ↓

- 呼吸性代償は数分以内に始まり，5-6時間かかる．
- 腎性代償は6-12時間後くらいからが目安で定状状態には5-7日かかる．
- 代償では HCO_3^- は12-45 mEq/L，$PaCO_2$ は15-60 mmHgの範囲におさまるとされる．

アニオンギャップと補正 HCO_3^-

- アニオンギャップが開大していればアニオンギャップ開大性代謝性アシドーシスを考えるが，脱水などでも30 mEq/Lまではアニオンギャップは開大しうる．
- アニオンギャップが低下・陰性の場合は検査上の異常や低Alb血症によることが多いが，リチウム中毒・臭化物中毒も考える必要がある．
- アニオンギャップが開大していれば，補正 HCO_3^- ＝HCO_3^- ＋ΔAG を求める．これが24±6でなければ代謝性アルカローシスやアニオンギャップ非開大性代謝性アシドーシスの合併を疑う．

- アニオンギャップ（AG）は Na－Cl－HCO_3^- で表され，［測定されない陰イオン］－［測定されない陽イオン］を示す．
- アニオンギャップ開大
  ▶ 原因は有機酸の増加＝アニオンギャップ開大性代謝性アシドーシスが67％と多いが，アルブミン増加やアルカレミア（Alb電荷変化と乳酸産生が関与），電解質異常（K・Ca・Mgの低下）が原因の13％で，20％は原因が不明である［N Engl J Med. 1980 Oct 9; 303(15): 854-8］．
  ▶ アニオンギャップが30 mEq/L以上ならば有機酸の産生と考えてよいが［N Engl J Med. 1980 Oct 9; 303(15): 854-8］，45 mEq/L以上では有機酸単独では説明できない［Am J Med Sci. 1999 Jan; 317(1): 38-49］．
- アニオンギャップ低下
  ▶ アニオンギャップが低値や陰性の場合，最も多い原因は検査上のエラーである［Clin J Am Soc Nephrol. 2007 Jan; 2(1): 162-74］．
  ▶ Alb低下（特に多発性骨髄腫），K・Ca・Mg・Li・Brの上昇で起こる．
    □ Albが1 g/dL低下するとアニオンギャップは2.5 mEq/L低下する．
    □ 臭素が1 mEq/L増加するとClが3 mEq/L高値で測定される．臭化物中毒は過去にはアニオンギャップが陰性となった場合の代表的な原因だったが，現在では稀である［Clin J Am Soc Nephrol. 2007 Jan; 2(1): 162-74］．
- 補正 HCO_3^-
  ▶ 正常よりも6以上高ければ代謝性アルカローシス，6以上低ければアニオンギャップ非開大性代謝性アシドーシスの存在を疑う［Ann Emerg Med. 1990 Nov; 19(11): 1310-3］．

呼吸性アルカローシス

- PaO_2 が正常でも $A-aDO_2$ が開大していれば過換気症候群と断言してはならない．
- 状態の悪い患者や代謝性アシドーシスの合併がある場合は，敗血症やサリチル酸中毒の可能性を考える．

- $A-aDO_2$ 開大している場合は，低酸素血症が過呼吸(呼吸性アルカローシス)を惹起している可能性が高い．
- エンドトキシンやサリチル酸は中枢性に呼吸を賦活する作用がある．
- また脳幹病変，肝硬変症，妊娠でも呼吸性アルカローシスは見られる．

アニオンギャップ正常代謝性アシドーシス

- 通常の生化学検査で $Na-Cl<36\ mEq/L$ であれば疑う(高 Cl 性代謝性アシドーシス)．
- 下痢と尿酸性化障害(尿細管性アシドーシス・腎不全初期)を考える．
- 尿中アニオンギャップ＝尿 Na ＋尿 K －尿 $Cl>0$ ならば尿酸性化障害と判断する．
- 尿酸性化障害があり尿浸透圧ギャップが $≧250\ mOsm/L$ であればトルエン中毒を考える．

- $Na-Cl=$ アニオンギャップ＋ $HCO_3^- <36±4\ mEq/L$ であれば，アニオンギャップ正常代謝性アシドーシスを疑う．
- 下痢，尿細管性アシドーシス，腎不全(軽度アニオンギャップ開大することが多い)，呼吸性アルカローシスの代償，アニオンギャップ開大性アシドーシスの回復過程で見られる．

- 尿酸性化障害の評価
  ▶ 尿酸性化障害は尿 NH_4^+ の排泄不全であるが，NH_4^+ は一般の検査室では測定できない．
  ▶ 尿 pH よりも尿中アニオンギャップ(尿中 AG)のほうが尿酸性化能を正確に反映する。

	尿中 AG(mEq/L)	尿 pH
酸負荷	$-27±9.8$	$4.9±0.03$
下痢	$-20±5.7$	$5.64±0.14$
尿細管アシドーシス	$23±4.1$	
Ⅳ型尿細管アシドーシス	$30±4.2$	
アルドステロン欠損症	$39±4.2$	

N Engl J Med. 1988 Mar 10; 318(10): 594-9

  □ 尿中アニオンギャップが正ならば尿酸性化障害と考え，$-20～-50$ 以下であれば尿酸性化は保たれていると考える．
  □ 尿酸性化障害がない場合，高 Cl 性アシドーシス(＝アニオンギャップ正常代謝性アシドーシス)では尿中への Cl 排泄は多く，尿中 AG は陰性になるはずと考えると分かりやすい．

- 尿浸透圧ギャップ
  ▶ 尿浸透圧ギャップは実測値(mOsm/L)$-\{2(Na+K)+$ 尿糖$/18+$ 尿素$/2.8\}$ で示される．
  ▶ 尿中 AG が正で，尿浸透圧ギャップが $100\ mOsm/L$ 以下ならば尿細管アシドーシスと考える．
  ▶ 尿中 AG が正で，尿浸透圧ギャップが $250\ mOsm/L$ 以上ならば有機酸(乳酸・ケトン・馬尿酸)の存在を考える．特にトルエン中毒で見られる馬尿酸は採血では分からないので尿浸透圧ギャップが診断に重要となる．

- 尿細管アシドーシスの分類

	Ⅰ型	Ⅱ型	Ⅳ型
機序	遠位尿細管酸性化障害	近位尿細管 HCO_3^- 吸収不良	アルドステロン分泌/効果不全
血中 HCO_3^-	$<10\ mEq/L$	$12-20\ mEq/L$	$>17\ mEq/L$

(つづく)

	I型	II型	IV型
尿pH	5.3以上	さまざま	5.3以下が多い
血中K	低下が多い アルカリ化で改善	低K アルカリ化で増悪	高K
$NaHCO_3$負荷試験	尿pH 低値 $FE-HCO_3^- \leq 3\%$	尿pH7.5 $FE-HCO_3^- = 15-20\%$	

- ▶ $NaHCO_3$負荷試験：$NaHCO_3$を0.5-1.0 mEq/kg/時で負荷し，HCO_3^-を18-20 mEq/Lとする．
- ▶ I型は体内からのNa喪失により二次性アルドステロン症が引き起こされ低K血症を来す．尿酸性化障害からCa再吸収障害を来し，高Ca尿症，尿路結石，低Ca血症，骨軟化症，二次性副甲状腺機能亢進症を合併しやすい．
  - □ Sjögren症候群や関節リウマチ，SLE，高Ca尿症，トルエン中毒，リチウム，アムホテリシンB，閉塞性腎障害などが原因となる．
  - □ トルエン中毒では代謝性アシドーシスは87％で認め，うち78％はアニオンギャップが正常であるが，腎機能が悪いと馬尿酸の排泄が悪くなりアニオンギャップが増大する．K値は3.0-4.0 mEq/Lであることが多いが，時には著明な低K血症を来しうる〔*J Am Soc Nephrol. 1991 Feb; 1 (8): 1019-27*〕．
- ▶ II型は近位尿細管でのNa再吸収障害のために遠位尿細管に大量のNaが到達するとK分泌が増大し，低K血症を来す．HCO_3^-が閾値を超えると吸収不全で大量に漏れ出すため，アシドーシスを補正するには大量のHCO_3^-を要する．
  - □ 二次性の原因としては多発性骨髄腫，アミロイドーシス，アセタゾラミド使用，ビタミンD欠乏症など．
  - □ 尿糖，尿中アミノ酸の排泄も認めればFanconi症候群と呼ぶ．

アニオンギャップ開大性代謝性アシドーシス

- ケトアシドーシス（糖尿病性，アルコール性），乳酸アシドーシス，尿毒症が3大原因である．
- 乳酸アシドーシスの原因は種々あるが臓器虚血，痙攣発作後，ビタミンB_1欠乏症が特に重要である．
- ケトン体は1 mEq/L＝1,000 μmol/L，乳酸は1 mEq/L＝9.1 mg/dLであり，⊿アニオンギャップから乳酸やケトンの値は推定できるが，アニオンギャップ正常でもこれらが正常であるとは限らない．

- アニオンギャップ開大性代謝性アシドーシスでは有機酸の産生亢進（ケトアシドーシス，乳酸アシドーシス），尿毒症（尿毒症では純粋なアニオンギャップ開大性代謝性アシドーシスではないことが多い），外因性物質（メタノール，エチレングリコール，サリチル酸，シアン化合物，イソニアジド，鉄剤）を考える．
  - ▶ シアン中毒では動脈と静脈の酸素含有量の差が小さくなることが特徴である．

- 乳酸アシドーシス
  - ▶ 高乳酸血症（＞2.5 mmol/L）でも57％はアニオンギャップ≦16である〔*Crit Care Med. 1990 Mar; 18(3): 275-7*〕．
  - ▶ 過換気発作でも乳酸アシドーシスは見られる〔*J Neuropsychiatry Clin Neurosci. 2001 Winter; 13(1): 22-34*〕．
  - ▶ 急性アルコール中毒でも乳酸は高値となりうる〔*Am J Emerg Med. 1994 Jan; 12(1): 32-5 / Clin Toxicol (Phila). 2005; 43(3): 161-6*〕．

- ⊿アニオンギャップ：⊿HCO_3^-
  - ▶ ⊿AG/⊿$HCO_3^- \leq 0.8$はアニオンギャップ正常性アシドーシス，⊿AG/⊿$HCO_3^- \geq 2$は代謝性アルカローシス併存を示唆する．

	$\Delta AG/\Delta HCO_3^-$
乳酸アシドーシス	1.5±0.1
糖尿病性ケトアシドーシス	1.0±0.1
馬尿酸アシドーシス	0.3±0.1

Clin Nephrol. 2001 Jun; 55(6): 448-52

- ▶乳酸は細胞外液に留まるが，H^+は半分以上が細胞内に移行するために，AGのほうが変動は大きい．
  - □ただし，H^+が細胞内に移行するには数時間以上かかるので，乳酸アシドーシスで$\Delta AG/\Delta HCO_3^-$が1ならば急性であることを示す．
  - □実際には乳酸アシドーシスの33%は$\Delta AG/\Delta HCO_3^- \leq 0.8$であり，アニオンギャップ正常性アシドーシスの合併と区分される〔*Clin J Am Soc Nephrol. 2007 Jan; 2(1): 162-74*〕．
- ▶糖尿病ケトアシドーシスでは尿中にケトンが排泄されるため，$\Delta AG/\Delta HCO_3^-$は1となる．
- ▶乳酸は尿排泄されない(FE-乳酸=4.5%)が，FE-ケトンは45%と尿排泄が多い．FE-馬尿酸は100%なので，腎機能障害がなければトルエン中毒でアニオンギャップは開大しない．

代謝性アルカローシス

- 有効循環血漿量の減少が原因であることが多い．尿中Cl<20 mEq/Lとなる．
- 尿Cl>20 mEq/Lの場合は，高血圧があればアルドステロンの影響（原発性アルドステロン症・Cushing症候群）を考え，高血圧がなければBartter症候群・Mg欠乏症や高度のK欠乏症を考える．

- ● 尿Clによる鑑別
  - ▶代謝性アルカローシスの鑑別には尿Naよりも尿Clのほうが重要である．30%の患者では尿Na濃度と尿Cl濃度は15 mEq/L以上異なる〔*JAMA. 1982 Jun 11; 247(22): 3121-4*〕．
  - ▶利尿剤の投与がない限り尿Clは信頼性のある指標である．

- ● 嘔吐によって低K血症や代謝性アルカローシスが起こる機序
  - ▶嘔吐が始まった最初の3日間は，HCO_3^-を排泄（尿pH>6.5）するために，NaやKも排泄するため低K血症が進行する．
    - □胃液は5-10 mEq/LのKしか含まないので胃液の喪失だけでは高度の低K血症は来しがたい．
  - ▶その後Na欠乏が進行することによりNaと共にK・HCO_3^-の再吸収が促進される．
    - □この機序により，代謝性アルカローシスにもかかわらず，尿pH<5.5と酸性に傾く．

静脈血液ガス

- pH，$PaCO_2$，HCO_3^-の評価は静脈血液ガスでも代用が可能である．

	動脈での基準値	差	静脈での基準値
pH	7.40±0.05	−0.05	7.35±0.05
$PaCO_2$	40±5	+5	45±5
HCO_3^-	24±2	+2	26±2

- ● 静脈血液ガスのpHとHCO_3^-

	患者層	動脈血	静脈血	差	関連係数
pH	尿毒症	7.17±0.14	7.13±0.14	0.04±0.02	0.979
	糖尿病性ケトアシドーシス	7.15±0.15	7.10±0.15	0.05±0.01	0.990
	健常者	7.39±0.02	7.34±0.02	0.05±0.01	0.595
HCO_3^-	尿毒症	10.13±4.26	11.86±4.23	1.72±0.42	0.989
	糖尿病性ケトアシドーシス	8.57±5.71	10.46±5.73	1.88±0.41	0.995
	健常者	24.91±0.82	26.57±0.83	1.66±0.58	0.552

Am J Nephrol. 2000 Jul-Aug; 20(4): 319-23

- 静脈血液ガスの CO_2 による高炭酸ガス血症($PaCO_2$)の予測
  ▶ PCO_2 は 5.8(−8.8〜20.5)mmHg だけ静脈のほうが高い.

静脈血の $PvCO_2$	感度	特異度	LR+	LR−
45 mmHg	100(92-100)	57(49-65)	2.3(1.9-2.8)	0
50 mmHg	95(84-99)	76(68-83)	4.0(3.0-5.5)	0.07(0.02-0.2)
55 mmHg	80(67-89)	89(82-93)	7.0(4.4-11.4)	0.2(0.1-0.4)

J Emerg Med. 2002 Jan; 22(1): 15-9

13 維持輸液と栄養学

簡便な輸液・栄養計算

- 成書には難解な記載がされるためか,点滴や経管栄養の量や組成の計算が苦手な若手医師は多い.
- 実際には精密な計算も患者の個人差の前には無意味であり,大切なのは患者の評価と再評価である.
- しかし栄養障害・脱水・電解質異常の原因推定のために最低限の知識は必要である.
- ここでは独自の簡便な輸液や栄養の計算法を紹介する.

水分量

- 安静時の水分投与は 30 mL/kg/日 が基本である(不感蒸泄と最低尿量維持のため 20 mL/kg/日は必須で,発汗があれば 40 mL/kg/日が望ましい).
- 食事は 1 食で 500 mL の水分を含む(透析食は 500 mL/日だけ水分は少なく,全粥では 500 mL/日だけ水分に多い).

	1 日水分必要量	コメント
不感蒸泄	10 mL/kg/日	正確には不感蒸泄 15 mL/kg−代謝水 5 mL/kg である.
最低尿量維持	+10 mL/kg/日	1 日あたり 10 mOsm/kg の老廃物が出され,尿の最大濃縮濃度は 1,500 mOsm/L である. つまり,60 kg の人では最低 400 mL/日(6.7 mL/kg)の尿が必要である(これが乏尿の基準). 高齢者では 900 mOsm 程度の濃縮力であり 10 mL/kg 程度が必要となる.
尿量に余裕	+10 mL/kg/日	腎臓に負担の少ない等張尿(300 mOsm/L)では老廃物を排泄するのに 2,000 mL/日(33 mL/kg)の尿が必要である. 尿量としては最低 10 mL/kg/日,通常 20 mL/kg/日を維持すべきであるが,これは集中治療領域における必要最低尿量 0.5 mL/kg/時,できれば 1 mL/kg/時というルールに概ね一致する.
発熱や仕事	+10 mL/kg/日	体温が 1℃ 上昇すると 200 mL/日,発汗は 300-1,000 mL/日程度の水分喪失と見積もられる. 発熱している場合は点滴を 1 本増やすという臨床的なルールに合致する.

ナトリウム,カリウム

- 塩化ナトリウムを 3 g/日摂取しなければ低 Na 血症を来しうる.6 g/日は高血圧患者の推奨量であり,9 g/日が薄味な病院食,12 g/日が一般的な食事に相当する.
- 3 号輸液 500 mL は 1-1.5 g,細胞外液 500 mL は 4 g,生理食塩水 500 mL は 4.5 g の塩化ナトリウムを含有する.

(つづく)

- Kは20 mEq/日が最低必要量．40 mEq/日が基本摂取量であり80 mEq/日までは腎不全がなければ安全な摂取量である．

  - 分子量はNaが23，Clが35.5が，Kは39であることを使ってmgとmEqの単位で相互変換可能（塩化ナトリウム1gはNa 17 mEqに相当）だが，Na摂取量は塩化ナトリウム換算(g)をすると日常の生活に結びつきやすいことと，点滴の計算が簡便である．
  - 塩化ナトリウム
    ▶ ラーメンや，丼・寿司などは1食で塩化ナトリウムは5g含まれる．ハム2枚・かまぼこ2切れは1gの塩化ナトリウム，味噌汁は1.5gと塩化ナトリウム含有量が多い．

	塩化ナトリウム(g)	K(mEq)
3号液 500 mL	1～1.5	10
細胞外液 500 mL	4.0	2
生理食塩水 500 mL	4.5	0

    ▶ 病院食は塩化ナトリウムを9-10 g含有しているので3割摂取であれば塩化ナトリウムは3g摂取していると概算できる．
    ▶ 3号液500 mLと生理食塩水100 mLのNa負荷量はほぼ同じである．抗菌薬投与などで生理食塩水を複数回投与する場合はNa負荷に注意を要する．

  - カリウム(K)
    ▶ 1日あたり20 mEqは尿中排泄されるため必須摂取量である．高血圧患者では3,500 mg(90 mEq)のK経口摂取が望ましいとされる．
    ▶ スローケー®は1錠で8 mEq，アスパラK®は1錠で1.8 mEqのKを含む．
    ▶ ペニシリンGは2,400万単位で40 mEqのKを含む．

  - 体重65 kgと仮定すると，1日に必要な水分は65 kg×30 mL/kg≒2,000 mL，塩化ナトリウムは6g (100 mEq)，Kは40 mEqとなる．これを輸液に換算すると，Na 50 mEq/L，K 20 mEq/Lの製剤を2,000 mL投与することになるが，これはまさに一般的な3号液の組成に他ならない．

必要カロリーと三大栄養素

- 必要カロリー量は30 kcal/kg標準体重/日が基本である（全介助でも20 kcal/kg/日は必須で，肉体労働があれば40 kcal/kg/日）．
- 優先順位として糖質を100 g/日以上補充し，次に蛋白質を0.6-0.8 g/kg/日以上補充する．
- 肝不全では脂質を減らし，腎不全では蛋白摂取量を0.6-0.8 g/kgに減らすが，総カロリーは多めに補充する．

  - 必要カロリー量
    ▶ Harris-Benedictの公式
      □ ♂＝66＋〔13.7×体重(kg)〕＋〔5×身長(cm)〕－〔6.8×年齢(歳)〕
      □ ♀＝665＋〔9.6×体重(kg)〕＋〔1.8×身長(cm)〕－〔4.7×年齢(歳)〕
      □ 上記の式で安静時エネルギー消費量を求め，それにストレス係数を掛けるが，式の煩雑さと，ストレス係数決定の曖昧さで，実際に入院患者に当てはめると信頼性は乏しいとされる〔*J Am Diet Assoc. 2007 Mar; 107(3): 393-401*〕．
    ▶ 経管栄養投与中の寝たきり高齢者は800-1,200 kcal/日のカロリー投与でよい〔*Nippon Rinsho. 2001 May; 59 Suppl 5: 430-3*〕．

  - 3大栄養素の投与
    ▶ 糖質・蛋白質は1gあたり4 kcal，脂質は9 kcal，エタノールは7 kcalである．

	絶対必要量	通常摂取量	最大摂取量
糖質	100-125 g/日	総エネルギーの60%	
蛋白質	0.6-0.8 g/kg	1.0-1.2 g/kg	2.0 g/kg
脂質	総エネルギーの3-4%	総エネルギーの20-25%	総エネルギーの50%

- ▶脳細胞では通常ブドウ糖のみがエネルギー源として利用可能である（飢餓時には一部ケトン体を利用）．飢餓状態では1日でグリコーゲンは枯渇するので糖新生の促進により1日あたり250 gのアミノ酸を喪失してしまう．2 g/kg/日の糖質を補充すると5 g/kg/日の糖質と同程度（87%と88%）の糖新生抑制効果が見られる〔Z Ernahrungswiss. 1981 Jun; 20(2): 81-95〕．
- ●3大栄養素の単独もしくは2者の組み合わせのうち，アミノ酸（84 g/日）を糖質（150-740 g/日）に加えることが投与カロリー量あたりの蛋白異化抑制効果が最も優れる〔Ann Surg. 1977 Oct; 186(4): 518-40〕．
  - ▶蛋白質は0.6-0.8 g/kg/日が必須量と考えられているが，腎不全患者では場合により0.5 g/kg/日に制限することもある．
  - ▶糖質150 g/日，アミノ酸60 g/日を2,000 mLの輸液で補充すると，輸液500 mLあたりの糖質は37.5 g，アミノ酸は15 gとなる．この量の糖質を含む製剤がソリタT3G®，糖質とアミノ酸を含む製剤がアミノフリード®などである．
  - ▶浸透圧比が2-3以上では静脈炎を来すために末梢静脈からのカロリー投与量は限られるが，脂肪製剤を併用すれば高カロリーの末梢静脈栄養が可能となる．しかし脂肪製剤は肺障害の可能性からARDS患者では避けたほうが無難とされる〔Intensive Care Med. 2002 Feb; 28(2): 122-9〕．

- ●肝障害や腎障害での栄養投与
  - ▶慢性肝不全ではBCAAを多く含むアミノ酸製剤を使用するが，急性肝不全では蛋白摂取を減らす必要がある．BCAA製剤は肝性昏睡の予防に有用であり〔J Nutr. 2005 Jun; 135(6 Suppl): 1596S-601S〕，夜食にアミノレバンEN®を食すれば栄養状態の改善につながる可能性も示唆されている〔Nutrition. 2007 Feb; 23(2): 113-20〕．
  - ▶腎不全では必須アミノ酸を多く含み，尿素サイクルを活性化するアルギニン（不足にて高アンモニア血症と脂肪肝を来す）や腎不全時には合成されにくいヒスチジン・チロジン・セリンを含有し，異化亢進時に必要性が高いBCAAも高濃度で含む腎不全患者用の製剤（キドミン®など）を使用する．

- ●葉酸は数か月で欠乏，ビタミンB_{12}は2-10年で欠乏するが，ビタミンB_1は1週間程度で枯渇し重篤な合併症を来しうるので，経静脈栄養ではビタミンB_1の補充を必ず行う．

14 アルコール関連問題

飲酒量について
- ●「百薬の長」と「万の病は酒よりこそ起れ」の境は1日1合（もしくはビール中瓶1本）が目安である．
- ●1日3合以上の飲酒は半日ほど影響が残り，常習飲酒家と称される．
- ●1日5合を10年以上飲酒する場合は大酒家と呼ばれ，日本で200万人以上と推定される．

- ●日本人ではアルコール摂取量<23 g/日（日本酒1日1合に相当）の場合，死亡率が男性でRR＝0.80（0.72-0.88），女性でRR＝0.88（0.77-1.00）と，最も低い〔Ann Epidemiol. 2005 Sep; 15(8): 590-7〕．
- ●ビール（アルコール濃度5%）中瓶1本（500 mL），日本酒（15%）1合，ウイスキーダブル1杯（43%，60 mL）がほぼ同じ量のアルコールを含む．ワインは12%，焼酎は35%程度のアルコール濃度である．
- ●アルコール代謝は90%以上が肝代謝で，1時間あたり104-120 mg/kgしか代謝できない〔Alcohol Clin Exp Res. 1993 Feb; 17(1): 48-53〕．

飲酒により起こる症状

- 肝障害以外にもアルコールの害はありとあらゆる症状を呈しうる．
- ワルファリンや鎮静系薬剤，メトロニダゾール投与中は飲酒に注意する必要がある．

- 飲酒は高血圧，心不全，不整脈，失神発作，食道癌，胃潰瘍，食道静脈瘤，下痢，糖尿病，膵炎，電解質異常（低K血症，低P血症，低Mg血症，ビール大量摂取で低Na血症），造血機能障害，痛風，骨粗鬆症，精神症状（不眠・不安障害・うつ状態），末梢神経障害，小脳失調，大脳障害（認知症・精神病），喘息発作，蕁麻疹，アレルギー性鼻炎，脂漏性皮膚炎に関連がある．
  - ▶ つまみには塩分含有量が多いこと，アルコールは交感神経の緊張を来すために60 g/日のアルコール摂取で高血圧を来しうる．さらにこれが継続するとアルコール自体の毒性も加わり心不全に至る（90 g/日のアルコール摂取を5年間が1つの発症リスク）．典型的には4心腔すべてが拡張した拡張型心筋症様となる．
  - ▶ 急性のアルコール飲用でも有意にPR延長やQTc延長は見られる〔*Neth J Med. 2005 Feb; 63(2): 59-63*〕．
  - ▶ 日本の中年男性の肝硬変・肝癌・食道癌・頭頸部癌による死亡の80%がアルコールによると推測されている〔*Alcohol Clin Exp Res. 2000 Mar; 24(3): 382-5*〕．
  - ▶ アルコール依存症では脂漏性皮膚炎が11.5%と対照群の2.5%より多い〔*Indian J Dermatol Venereol Leprol. 2004 Mar-Apr; 70(2): 79-81*〕．

外来患者でのアルコール性神経障害の内訳

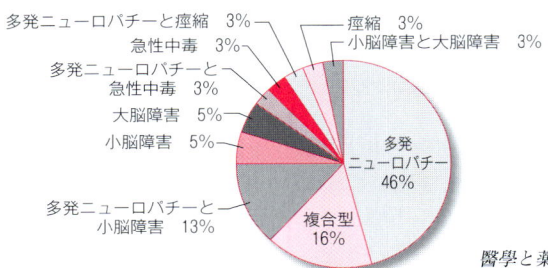

- 多発ニューロパチー 46%
- 複合型 16%
- 多発ニューロパチーと小脳障害 13%
- 小脳障害 5%
- 大脳障害 5%
- 多発ニューロパチーと急性中毒 3%
- 急性中毒 3%
- 多発ニューロパチーと痙縮 3%
- 痙縮 3%
- 小脳障害と大脳障害 3%

医學と薬学. 1995; 33: 587-92

- 薬剤相互作用（ワルファリンの効果不定，抗ヒスタミン薬・抗精神病薬・三環系抗うつ薬・麻薬の鎮静作用増強，ベンゾジアゼピンとの相乗効果）も注意が必要である．アンタビューズ効果のあるメトロニダゾールや一部のセフェム系抗菌薬の投与時は禁酒する必要がある．

アルコール依存症の診断

- アルコール依存者は日本で80万人存在すると推測されているが，平均寿命は50歳と予後は非常に悪い．
- CAGE質問が2点以上あればアルコール依存症を疑う．
- 女性，特に妊婦ではCAGE質問の感度は低く，罪悪感よりは飲酒耐容能を確認するほうが有用である．
- アルコール依存症では節酒をすることは不可能であり，断酒をさせる必要がある．

- アルコール専門病棟を退院した患者は一般人口と比較して死亡率は10倍以上で平均死亡年齢は48.4歳である〔*Br J Addict. 1989 Mar; 84(3): 287-91*〕．

- アルコール依存症の診断：血液検査結果よりも病歴のほうが重要である．

	感度	特異度	LR+	LR−
CAGE質問≧2項目	37-48	92-97	6.2-12	0.6-0.7
AUDIT≧8点	50-61	90-99	6.3-38	0.4-0.5

（つづく）

	感度	特異度	LR+	LR−
MCV 高値	39-41	75-79	1.6-2.0	0.5-0.8
γGTP 上昇	7	92-96	0.8-1.4	1.0
AST 上昇	7-11	93-98	2.4-3.2	0.9-1.0
尿酸高値	7-11	96-97	1.8-2.8	0.9-1.0

Br J Gen Pract. 2001 March; 51(464): 206-17

● CAGE 質問

	質問例	感度	特異度	LR+	LR−
cut down	飲酒量を減らさなくてはいけないと感じたことがありますか	83(75-91)	85(79-91)	5.5(3.7-8.4)	0.2(0.1-0.3)
annoyed by criticism	お酒の飲み方を人から注意されたことがありますか	63(52-74)	88(83-94)	5.3(3.2-8.6)	0.2(0.1-0.3)
guilty about drinking	飲酒を後悔したことはありますか	68(58-78)	93(89-97)	9.7(5.1-18)	0.1(0.1-0.1)
eye-openers	朝から飲酒をすることがありますか	41(30-52)	98(96-100)	21(6.1-69)	0.1(0.0-0.1)

CAGE	感度	特異度	LR	PPV(%)
0			0.1(0.1-0.2)	6(1-10)
1	92(86-98)	74(66-81)	0.6(0.3-1.3)	26(12-41)
2	80(71-89)	93(88-97)	4.8(2.1-10.9)	73(56-90)
3	55(44-66)	98(95-100)	18.5(4.5-77.0)	91(80-100)
4	28(18-38)	99(98-100)	36.8(5.1-267.2)	95(87-100)

Arch Intern Med. 1999 Apr 12; 159(7): 718-24

▶ アルコール依存者に飲酒量を聴取しても半分未満の量を自己申告することが多いため，アルコール依存症の診断に飲酒量はあてにならない．

● 産科外来でのアルコール依存症の診断

	感度	特異度	LR+	LR−
CAGE≧1	66-68	81-82	3.5	0.4
CAGE≧2	46-49	93	6.7	0.6
T-ACE≧1	83-91	70-75	3.1	0.2
T-ACE≧2	70-88	79-85	4.4	0.3
TWEAK(high)≧1	78	71	3.0	0.2
TWEAK(high)≧2	79	83	4.6	0.3
TWEAK(high)≧3	59	94	9.8	0.4
TWEAK(hold)≧1	92	67	2.8	0.1
TWEAK(hold)≧2	91	77	4.0	0.1
TWEAK(hold)≧3	67	92	8.4	0.4

JAMA. 1998 Jul 8; 280(2): 166-71

▶ T-ACE は guilt 感の代わりに 2 杯以上飲まないと気分良くならないという tolerance を評価する．
▶ TWEAK は guilt 感の代わりに，tolerance として 6 杯以上飲むことができるか(hold)や，酔うまでに 3 杯以上の飲酒量を要するか(high)を確認する．また健忘(amnesia)を項目に含める(tolerance, worried, eye openers, amnesia, cut down)．

● 高齢者のアルコール依存症
▶ 米国では 65 歳以上の 33％が最近 1 か月で飲酒歴あり，彼らの 25％(男性 31％，女性 19％)は毎日飲酒し，10％では一度に 5 杯以上の飲酒を 1 年に 12 回以上行っている〔Geriatrics. 2006 Oct; 61(10): 23-7〕．
▶ 日本でもアルコール依存者の高齢化が問題となっており 2008-2010 年ではアルコール依存症の 2 割が 65 歳以上と報告されている〔日本アルコール関連問題学会雑誌. 2011; 13: 93-100〕．
▶ 高齢者のアルコール依存症に対して CAGE≧2 は感度 58％，特異度 99％との報告がある〔J Gen Intern Med. 1993 Dec; 8(12): 674-8〕．

- アルコール依存症でなくてもアルコールに関連する問題を来している場合は，問題飲酒者として禁酒や節酒をさせる必要がある．節酒させる場合は1回飲酒量を減らさせることは失敗することが多いため，飲酒回数を減らさせるほうが良いとされる．

急性アルコール中毒

- 病歴に加えアルコール臭で疑うことができるが，頭部外傷痕がないかどうかも確認すべきである．
- 血中アルコール濃度が100 mg/dLまでは多幸感，200 mg/dLで興奮～嘔吐，300 mg/dLで意識障害，400 mg/dLで昏睡となるが，大酒家ではこの限りではない．
- 血中アルコール濃度(mg/dL)は2.5×エタノール摂取量(g)もしくは，4.6×浸透圧ギャップで推測可能である．
- 中瓶5本か日本酒5合(アルコール110 g相当)を一度に飲むことは危険な飲酒と考える．
- 血中濃度が100 mg/dL下がるのに5時間かかる．

- 浸透圧ギャップによるアルコール血中濃度推定
  - アルコール推定濃度(mg/dL)は $4.6 \times$ (実測浸透圧 − 浸透圧計算値) = $4.6 \times$ (実測浸透圧 − ($2 \times Na$ + 血糖/18 + BUN/2.8))で推測される．
  - 上記の式の定数は理論値としては4.6であるが，実際は3.7-3.8であるともいわれる〔*Schweiz Med Wochenschr. 1988 Jun 4; 118(22): 845-8 / Ann Emerg Med. 2001 Dec; 38(6): 653-9 / J Toxicol Clin Toxicol. 1986; 24(1): 77-84*〕．

- アルコール血中濃度
  - 空腹時に経口的に摂取したアルコールの95%以上は1時間以内に吸収される．
  - $Vd = 0.689$ L/kgであり〔*Forensic Sci Int. 1994 Dec 1; 69(2): 119-30*〕，アルコール最高血中濃度はエタノール摂取量(g)×145÷体重(kg)で推測可能である．
  - 代謝の90%以上は肝代謝であり強制利尿は無効である．また代謝速度は19.6(16.9-22.3) mg/dL/時で一定である〔*Am J Emerg Med. 1995 May; 13(3): 276-80*〕．

- AUDIT (The Alcohol Use Disorders Identification Test)とCAGE質問
  - AUDITは危険飲酒の，CAGE質問はアルコール依存症の診断に有用性が高い．

		感度	特異度	LR+	LR−
危険な飲酒	AUDIT≧8	74(57-97)	88(78-96)	7.6(4.4-14.3)	0.3(0.0-0.5)
	CAGE≧2	54(14-84)	91(75-97)	9.3(2.0-16.8)	0.5(0.2-0.9)
アルコール依存	AUDIT≧8	74(61-96)	89(85-96)	9.9(4.7-24)	0.3(0.0-0.4)
	CAGE≧2	84(77-94)	90(79-97)	16.2(3.7-31.3)	0.2(0.1-0.3)

Arch Intern Med. 2000 Jul 10; 160(13): 1977-89

  - AUDITは10項目からなる質問でやや煩雑だが，その項目の1つである大量飲酒(1度にビール2.5Lもしくは日本酒5合の飲酒)の頻度の聴取だけでも有用である．

危険な飲酒者の同定	感度	特異度	LR	LR−
AUDIT≧8	76.3	92.0	9.5	0.3
大量飲酒が1か月に1回	73.3	89.6	7.1	0.3
大量飲酒が週に1回	53.1	96.8	17	0.5

J Fam Pract. 2001 Apr; 50(4): 313-20

  - 日本では久里浜式アルコール症スクリーニングテスト(KAST)が問題飲酒者数の推定などに比較的多く使用されている．KASTはAUDITと比較してアルコール関連障害が比較的重症な段階，あるいはアルコール依存のスクリーニングに適したものであるとされる．

アルコール性ケトアシドーシス

- 救急外来を受診するアルコール関連患者の8人に1人はアルコール性ケトアシドーシスである.
- アニオンギャップ開大性代謝性アシドーシスあれば,尿ケトンが陰性であっても血中のケトン体測定が必要である.

  - 救急外来を受診するアルコール関連患者の13%はアルコール性ケトアシドーシスで,アルコール性ケトーシスを含めると43%に及ぶ〔日本救急医学会会誌. 2002; 13: 711-7〕.
  - 尿ケトン陽性率
    - ▶ アルコールの作用により肝臓のミトコンドリアのNAD/NADH比が低下する.するとアセト酢酸がβヒドロキシ酪酸となり,ケトン体比(アセト酢酸/βヒドロキシ酪酸)≦1となる.
    - ▶ βヒドロキシ酪酸は尿試験紙では検出が困難で,アルコール性ケトアシドーシスでは尿ケトン陽性率はおおよそ半数(13-89%)である.
    - ▶ 重症者よりも軽症者や回復過程のほうがケトン体比は良好であり,尿ケトンの陽性率は逆説的に高い.

大酒家突然死症候群

- アルコール関連の突然死は平均52歳で起こる.また中年男性の突然死の1/3が飲酒関連である.
- 原因としては肝不全,消化管出血,不整脈,ビタミンB_1欠乏症,アルコール性ケトアシドーシス,交通事故・外傷が多い.

  - アルコール関連の突然死は平均52±11歳で起こる.また45-54歳男性の突然死の34%が飲酒関連とされる〔Arukoru Kenkyuto Yakubutsu Ison. 1993 Jun; 28(3): 95-119〕.

  飲酒関連の突然死の原因(n=889)

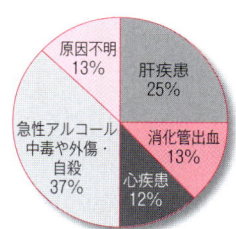

  - 原因不明 13%
  - 肝疾患 25%
  - 消化管出血 13%
  - 心疾患 12%
  - 急性アルコール中毒や外傷・自殺 37%

  Arukoru Kenkyuto Yakubutsu Ison. 1993 Jun; 28(3): 95-119

- 大酒家の原因不明な突然死ではビタミンB_1欠乏症とアルコール性ケトアシドーシスの関与が示唆されている.
  - ▶ 突然死は大量飲酒からの離脱期に見られ,意識障害・低体温・低血糖・肝機能障害・腎機能障害・ショック状態から急死する.
  - ▶ 病理では脂肪肝〜脂肪性肝硬変のみが主要な所見である.
  - ▶ アルコール依存症の原因不明の急死でケトン体≧531 μmol/Lならばアルコール性ケトアシドーシスが原因と考える〔Forensic Sci Int. 1995 Oct 30; 75(2-3): 163-71〕.

アルコール離脱症状

- 早期アルコール離脱は断酒から12-48時間に起こることが多く,交感神経症状(振戦・発汗・不安感・不穏・頻脈・嘔気),小動物や虫などの幻視,離脱関連痙攣(rum fit)を認めうるが,比較的軽症である.
- 断酒後7時間以降ならば早期アルコール離脱症状は起こりうるため,急性アルコール中毒の回復途中から発症しうる.
- 振戦せん妄は比較的稀であるが重篤である.断酒から48-96時間後に生じやすいが1-2週間後までは発症しうる.数日をピークとして1週間で収束するせん妄,小動物幻視,粗大振戦,自律神経症状が見られる.

アルコール離脱症状の症候(%)

アルコール離脱症状の症候

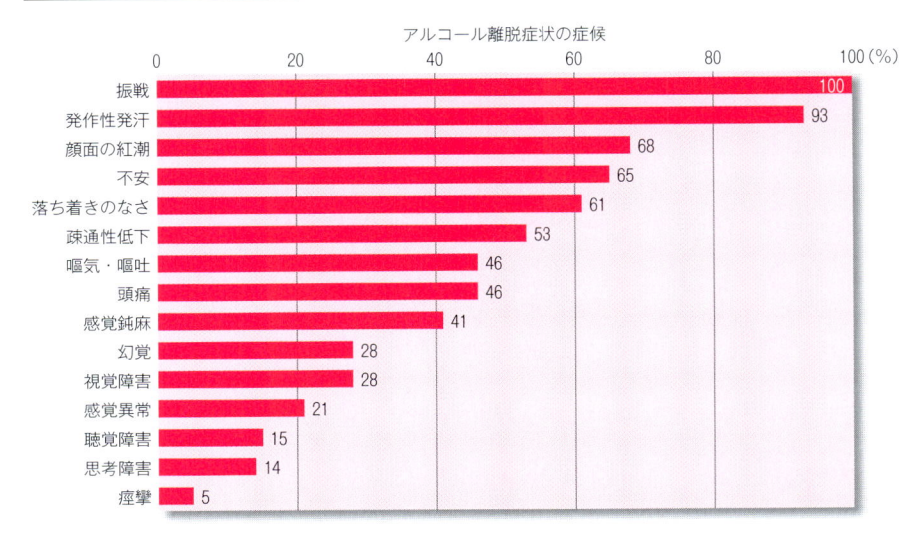

症候	%
振戦	100
発作性発汗	93
顔面の紅潮	68
不安	65
落ち着きのなさ	61
疎通性低下	53
嘔気・嘔吐	46
頭痛	46
感覚鈍麻	41
幻覚	28
視覚障害	28
感覚異常	21
聴覚障害	15
思考障害	14
痙攣	5

(Alcohol Alcohol. 1997 Nov-Dec; 32(6): 753-60)

- 大酒家においては160-280 mg/dLのエタノール濃度でも離脱症状は起こる〔J Fam Pract 1991; 33: 161-7〕．
- 離脱関連痙攣(rum fit)は断酒から6-48時間で起こり，6回未満の強直間代性痙攣で6時間以内に収まり，90%以上で脳波は正常である〔Can Fam Physician. 1996 Dec; 42: 2423-31〕．いずれかが一致しない場合は離脱関連痙攣以外の可能性を考えなければならない．
  ▶ 痙攣の既往・向精神薬の使用・頭部外傷の既往・低Na血症＜138 mEq/L，頻脈＞93/分が離脱関連痙攣を来すリスク要因でMgの投与にて痙攣を減らすことができる可能性がある〔Am J Drug Alcohol Abuse. 1994; 20(1): 75-86〕．
  ▶ 深部腱反射亢進，足クローヌスは中枢神経の被刺激性亢進を反映しており，これらを認めれば痙攣に注意が必要である．

MEMO　アルコール離脱症候群の治療

- 輸液や電解質補正(K以外にMgやPも忘れない)がまず重要である．振戦せん妄では交感神経の作用で低K血症が進行することもある．ビタミンB_1以外にも葉酸を含む他のビタミンB群も欠乏しうる．
  ▶ MgはビタミンB_1と共に糖代謝の補助因子であり振戦せん妄のリスクからも積極的に補充が推奨される〔Can Fam Physician. 1996 Nov; 42: 2186-90〕．
- 特異的治療はベンゾジアゼピンが中心となり，効果不十分な場合にのみ抗精神病薬を追加で投与する．効果があれば数日で半減を目安に減量する．
- ベンゾジアゼピンの投与量に決まりはないが，以下の表が投与量の目安となる．早期離脱症状では下表の半量程度で効果がある．

	半減期	等価換算	振戦せん妄での投与量
ロラゼパム(ワイパックス®)	12時間	1.2 mg	初期投与2-4 mg．維持3-12 mg/日
ジアゼパム(セルシン®)	20-70時間	5 mg	10-40 mg/日
ミダゾラム(ドルミカム®)	1-4時間	2.5 mg	1-20 mg/時

▶ ロラゼパムは代謝系が単純なことからよく使用されるが，経口投与が不可能な場合はジアゼパムを使用する．重篤な場合は投与量の調節が容易(代謝産物に活性なく，半減期が短い)であることからミダゾラムが使用される．
▶ 固定量よりも症状に応じて投与量を調節したほうが全投与量は少量で済む〔Arch Intern Med. 2002 May 27; 162(10): 1117-21〕し，過鎮静が避けられる．

15 薬物副作用

医原性疾患の頻度
- 一般外来では処方された単一薬剤の3-5％で副作用が出現し，1/4の患者において薬剤副作用が発生する．
- 入院患者の5-10％は医原性疾患が原因で入院となっており，入院患者のうち5-10％で問題となる医原性疾患が発生している．
- 集中治療室においても1％は医原性疾患が原因で入室し，また集中治療室入室者の10％に医原性疾患が起こる．

- 一般外来患者
  - 処方された薬剤の3-5％で副作用が出現する可能性がある．副作用のうち28％は避けることが可能であると考えられた〔BMJ. 2002 Mar 9; 324(7337): 584-7〕．
  - 一般外来患者の25％で薬剤の副作用を認める〔N Engl J Med. 2003 Apr 17; 348(16): 1556-64〕．

- 入院患者
  - 入院となる原因の5.4-13.8％が医原性疾患である〔Arch Intern Med. 1986 Oct; 146(10): 1931-4/JAMA. 1991 Jun 5; 265(21): 2815-20〕．
  - 入院患者のうち，入院を必要とするか永久的な合併症を残した薬物の副作用は6.7(5.2-8.2)％で，致死的な薬物副作用は入院した患者の0.32(0.23-0.41)％で生じている〔JAMA. 1998 Apr 15; 279(15): 1200-5〕．

- 集中治療室
  - 集中治療室入室の原因の1.2％は医原性疾患で，45％が手技の問題で33％が薬剤の問題であった．これらのうち34％の症例で予防が可能と考えられた〔Am J Med. 2005 Apr; 118(4): 409-13〕．
  - 集中治療室において医原性疾患は10.9％で認められ，60％が薬剤で40％が手技の問題であった．これらのうち51％の症例で予防が可能と考えられた〔Arch Intern Med. 1999 Jan 11; 159(1): 71-8〕．

MEMO　入院の弊害
- 特に高齢者の入院はADL低下，褥瘡，転倒，せん妄，院内感染のリスクを伴う．
  - 若年者のベッド上安静は骨量減少を50倍早めるが，10日間で失われた骨量回復には4か月間かかる〔Ann Intern Med. 1993 Feb 1; 118(3): 219-23〕．
  - 高齢者では若年者よりも診断ミス(RR=1.7)，治療ミス(RR=4.1)，薬剤副作用(RR=2.4)，手術合併症(RR=2.3)が多いが，特に転倒や院内感染は10倍のリスクとなる．褥瘡は入院中に5％の患者で発症するが，高リスク群では30％となる．院内感染は5.9-16.9例/1,000人/日で起こる．高齢者は入院時に14-24％のせん妄をもっており，さらに入院を契機に9-31％の患者がせん妄を発症する〔Arch Intern Med. 2000 Oct 9; 160(18): 2717-28〕．
- 若年者の入院は社会的な損失が問題である．

薬物副作用の症状
- 薬剤の副作用は様々な症状を呈しうるため，いかなる患者でも薬剤歴は必ず確認しなければならない．

薬物副作用の内訳（n＝410）

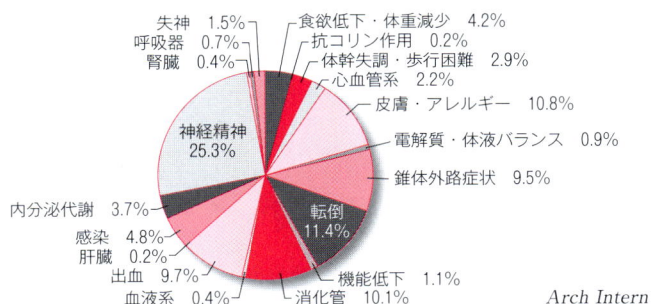

- 失神　1.5%
- 呼吸器　0.7%
- 腎臓　0.4%
- 神経精神　25.3%
- 内分泌代謝　3.7%
- 感染　4.8%
- 肝臓　0.2%
- 出血　9.7%
- 血液系　0.4%
- 消化管　10.1%
- 機能低下　1.1%
- 転倒　11.4%
- 錐体外路症状　9.5%
- 電解質・体液バランス　0.9%
- 皮膚・アレルギー　10.8%
- 心血管系　2.2%
- 体幹失調・歩行困難　2.9%
- 抗コリン作用　0.2%
- 食欲低下・体重減少　4.2%

Arch Intern Med. 2001 Jul 9; 161(13): 1629-34

MEMO　推奨されない薬剤投与と副作用の例

- 変形性関節症や慢性筋緊張型頭痛に漫然とNSAIDを処方し，消化管出血，Na貯留（浮腫・心不全増悪），腎不全を来す．
  - ▶NSAIDを6か月以上使用すると，胃潰瘍や十二指腸潰瘍が24%で生じる〔*J Rheumatol Suppl. 1991 Mar; 28: 11-4*〕．
  - ▶炎症を伴わない変形性関節症の鎮痛にはアセトアミノフェン，筋緊張型頭痛は非薬物療法が有用である．
- 高齢男性の咳・咽頭痛・微熱に抗ヒスタミン薬を含む総合感冒薬を処方し，傾眠や尿閉を来す．
  - ▶鼻水を伴わない感冒に抗ヒスタミン薬を処方する理由はない．
- 高齢者の不眠にベンゾジアゼピンを投与し，転倒による大腿骨頸部骨折を来し寝たきりとなる．
  - ▶高齢者に睡眠薬は効果よりも副作用のほうが高頻度に起こる〔*BMJ. 2005 Nov 19; 331(7526): 1169*〕．
- 慢性心不全だからといってジギタリス，気管支喘息だからといってテオフィリンをむやみに処方し食欲低下を来す．
  - ▶ジギタリスは慢性心不全患者の生命予後を改善せず，むしろ女性では生命予後を悪くする可能性がある〔*N Engl J Med. 2002 Oct 31; 347(18): 1403-11*〕．
  - ▶喘息の急性期治療・慢性期治療の両者おいてテオフィリンは副作用との兼ね合いから積極的には推奨されない〔*Thorax. 1994 Mar; 49(3): 267-9/Cochrane Database Syst Rev. 2007 Jul 18; (3): CD001281*〕．
- 有効性のエビデンスに乏しい薬は"クスリ"ではなくて"リスク"の可能性がある．投与するか迷った薬剤は投与しないほうがよいことが多い．

薬物副作用のリスク

- 高齢者や服薬数が多い患者は薬物副作用のハイリスクである．
- 無症状の慢性疾患に対する服薬順守率は低く，服薬数や服薬回数，服薬時間に工夫が必要である．

- 高齢者

高齢者における薬物副作用

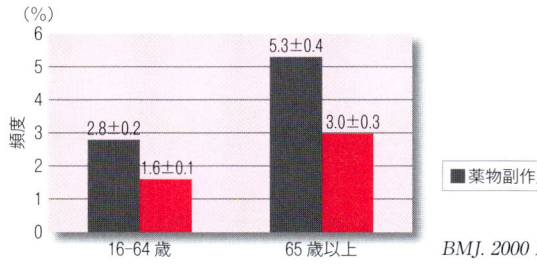

年齢	薬物副作用の頻度	予防可能な薬物副作用
16-64歳	2.8±0.2	1.6±0.1
65歳以上	5.3±0.4	3.0±0.3

BMJ. 2000 Mar 18; 320(7237): 741-4

▶高齢者で薬物副作用が多い理由として多数の薬剤を内服していることと，代謝が低下していることがあげられる．
　□65歳以上の高齢者は人口の13%だが内服薬の30%を消費している〔*Am Fam Physician. 2002 Nov 15; 66(10): 1917-24*〕．

□ 米国のデータではあるが，90％以上の高齢者は内服薬があり，平均で4剤の内服をしている．また2/3の高齢者では市販薬の常用がある〔Cancer. 1997 Oct 1; 80(7): 1302-10〕．
▶ 65歳以上の患者が15日以上入院すると58％で医原性疾患の発症がある〔Arch Intern Med. 1992 Oct; 152(10): 2074-80〕．

- 服薬数
  ▶ 薬剤数が5-6種類では薬物副作用のOR＝2.0(1.2-3.2)，薬剤数が7-8種類ではOR＝2.8(1.7-4.7)，薬剤数が9種類以上ではOR＝3.3(1.9-5.6)となる〔Arch Intern Med. 2001 Jul 9; 161(13): 1629-34〕．
  ▶ 特にCYP450が関係するワルファリンや抗痙攣薬内服中は薬剤相互作用に注意が必要である．
  ▶ 市販薬も漢方薬もサプリメントも副作用を来しうる．

- 服薬遵守率

  日本人における降圧薬の服薬遵守率

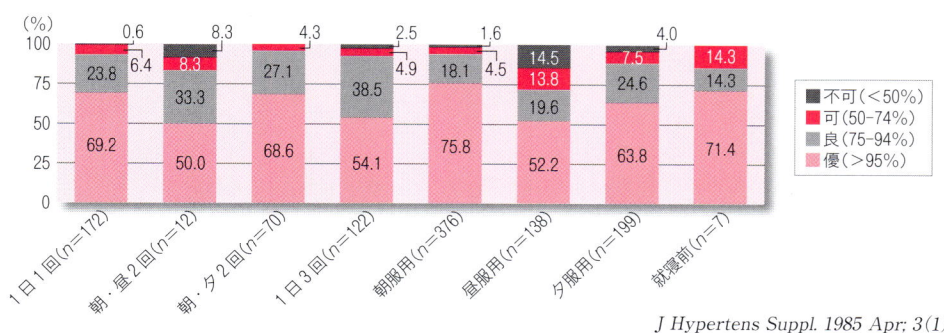

  ■ 不可(＜50％)
  ■ 可(50-74％)
  ■ 良(75-94％)
  ■ 優(＞95％)

  J Hypertens Suppl. 1985 Apr; 3(1): S19-22

薬剤熱

- 薬剤熱は高頻度に見られるが，熱型や血液検査所見による診断は難しい．
- 診断には被疑薬を中止するのが一番で，48-72時間で解熱しなければ薬剤熱は否定的と考える．
- 特に抗菌薬や抗痙攣薬は薬剤熱の原因となりやすい．

- 入院患者の10％に薬剤熱が見られる〔Infect Dis Clin North Am. 1996 Mar; 10(1): 85-91〕．
- 熱型・比較的徐脈はあてにならない．また，皮疹や好酸球増多が見られる頻度は高くない〔Ann Intern Med. 1987 May; 106(5): 728-33〕．

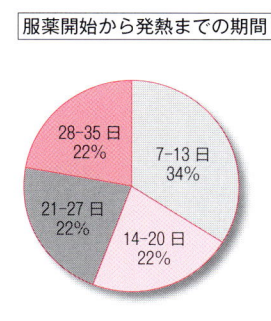

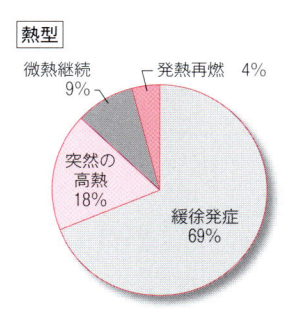

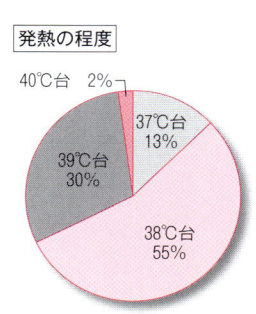

服薬開始から発熱までの期間
- 7-13日 34％
- 14-20日 22％
- 21-27日 22％
- 28-35日 22％

熱型
- 緩徐発症 69％
- 突然の高熱 18％
- 微熱継続 9％
- 発熱再燃 4％

発熱の程度
- 37℃台 13％
- 38℃台 55％
- 39℃台 30％
- 40℃台 2％

Tohoku J Exp Med. 1989 Sep; 159(1): 45-56

- 薬剤を中止し72時間で解熱しなければ否定的であるが〔Arch Intern Med. 2003 Mar 10; 163(5): 545-51〕，半減期の長い薬剤では発熱は遷延しうる．

- 薬剤熱を来しやすい薬剤，来しにくい薬剤
    - ▶抗菌薬(ペニシリン，セファロスポリン，ST合剤，アムホテリシンB)，抗痙攣薬(フェニトイン，バルビツレート)，サルファ剤，IFN，ブレオマイシン，メチルドパ，アトロピン，抗不整脈薬(プロカインアミド，キニジン)は薬剤熱を来しやすい．
    - ▶治療量のサリチル酸，ステロイド，アミノグリコシド，マクロライド，テトラサイクリン，クリンダマイシン，ビタミン剤では薬剤熱を来すことは少ない．

- 好中球減少やCRP陰性を認めれば細菌感染よりはウイルス感染や薬剤熱であることが多い．一方，薬剤熱でも好中球増加やCRP高値はよく見られる所見である．好酸球増加や肝障害も薬剤熱に矛盾しない所見であるが，薬剤熱に対する採血の診断寄与率は限られたものである．

薬剤性血球減少

- 薬剤性顆粒球減少の原因は抗癌剤，抗菌薬，抗甲状腺薬が多い．
- 血小板減少症はST合剤などの抗菌薬，NSAID，H_2ブロッカーで起こることが多い．
- ヘパリン開始後5-14日に血小板数減少(2-5万/μL)が見られれば，ヘパリン誘発性血小板減少症(HIT)Ⅱ型を疑う．

- 抗癌剤以外の薬剤性顆粒球減少
    - ▶βラクタム剤による顆粒球減少症は平均19-25日後に発症し，薬剤中止後4-12日で回復する．
    - ▶抗甲状腺薬投与の0.3%の症例で36-45日後に顆粒球減少が発症し，中止後10-11日で回復する．

顆粒球減少の原因薬剤

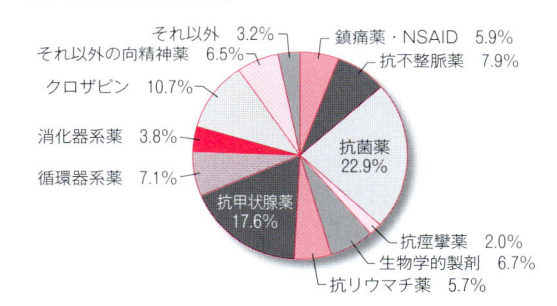

原因薬剤	割合
抗菌薬	22.9%
抗甲状腺薬	17.6%
クロザピン	10.7%
抗不整脈薬	7.9%
循環器系薬	7.1%
生物学的製剤	6.7%
それ以外の向精神薬	6.5%
鎮痛薬・NSAID	5.9%
抗リウマチ薬	5.7%
消化器系薬	3.8%
それ以外	3.2%
抗痙攣薬	2.0%

Ann Intern Med. 2007 May 1; 146(9): 657-65

- ▶特に抗甲状腺薬(RR=115)，スルファサラジン(RR=75)，ST合剤(RR=25)，クロミプラミン(RR=20)が顆粒球減少を起こしやすい薬剤である〔Arch Intern Med. 1999 Feb 22; 159(4): 369-74〕．

- 血小板減少症
    - ▶薬剤投与後14日[1日～3年]で血小板減少を来し，薬剤中止後7[1-30]日間で回復する．

薬剤性血小板減少症の原因

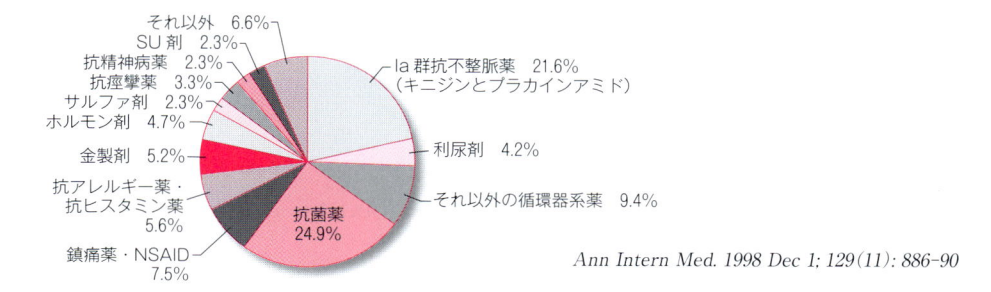

原因	割合
抗菌薬	24.9%
Ia群抗不整脈薬(キニジンとプロカインアミド)	21.6%
それ以外の循環器系薬	9.4%
鎮痛薬・NSAID	7.5%
それ以外	6.6%
抗アレルギー薬・抗ヒスタミン薬	5.6%
金製剤	5.2%
ホルモン剤	4.7%
利尿剤	4.2%
抗痙攣薬	3.3%
SU剤	2.3%
抗精神病薬	2.3%
サルファ剤	2.3%

Ann Intern Med. 1998 Dec 1; 129(11): 886-90

- ヘパリン誘発性血小板減少症(HIT)
  - ヘパリン開始後2-3日以内に見られるⅠ型は非免疫学的血小板凝集作用で起こる軽度の血小板減少(>10万/μL)で,ヘパリン治療の約10％で見られる.ヘパリンを継続しても5日以内に自然改善する.
  - ヘパリン開始5-14日後に血小板数が減少するⅡ型はHIT抗体産生によるものでヘパリン治療の0.5-5％に見られる.
    - 血小板数5万/μLもしくは前値の50％以下まで低下するが,2万/μL以下となるのは稀である.
    - 52.8％で血栓症を来すので〔Am J Med. 1996 Nov; 101(5): 502-7〕,ヘパリンを中止するのみではなくアルガトロバンなどの抗トロンビン薬やアピキサバンなどの抗Xa薬での治療を要する.
    - 4Ts scoring system

	2点	1点	0点
血小板減少	血小板減少>50％で血小板数≧2.0万/μL	血小板数が30-50％となるか血小板数が1.0-1.9万/μL	血小板減少<30％か血小板数<1.0万/μL
タイミング	5-10日目の発症が明らか 30日以内のヘパリン使用歴がある場合は1日以内での発症	5-10日目の発症と思われるが明らかではない 10日以上経過して発症 30-100日前にヘパリン使用歴がある場合は1日以内での発症	最近のヘパリン使用歴がなく4日以内の発症
血栓症など	新たな血栓症,皮膚壊死,ヘパリン静注後の急性全身性反応	進行性・再発性血栓症,皮膚紅斑,血栓症の疑い	なし
血小板減少の原因	他に明らかな原因なし	他の原因の併存	他に原因が明らか

- 3点以下であれば99.8(97-100)％でHITは否定できる.6点以上ならば64(40-82)％でHITである〔Blood. 2012 Nov 15; 120(20): 4160-7〕.

B

消化管

1 急性腹症総論　70
2 虫垂炎　73
3 腸閉塞総論　77
4 腸閉塞各論・ヘルニア　80
5 消化管穿孔　85
6 特発性食道破裂　87
7 急性下痢症　88
8 院内発症下痢症　92
9 慢性下痢症　95
10 アニサキス症　99
11 炎症性腸疾患　100
12 過敏性腸症候群　104
13 上部消化管出血　106
14 下血・下部消化管出血　111
15 胃癌　114
16 大腸癌　115
17 便秘症　120
18 嘔気・消化不良　122
19 逆流性食道炎　125
20 急性腸管虚血　127
21 門脈血栓症・上腸間膜血栓症　131
22 消化管壁ガス・門脈ガス　132

1 急性腹症総論

急性腹症総論

- 40%は診断がつかないが，虫垂炎・胆石/胆嚢炎・イレウス・尿管結石の4大疾患はおさえる．
- 帰宅させる前に特に否定しなければならないものは血管系疾患（心筋梗塞・腹部大動脈瘤破裂・SMA塞栓症）と，急性膵炎・消化管穿孔・子宮外（異所性）妊娠である．

- 急性腹症は救急外来の4-10%を占めるとされ，非常に多い症候である．

急性腹症の原因疾患

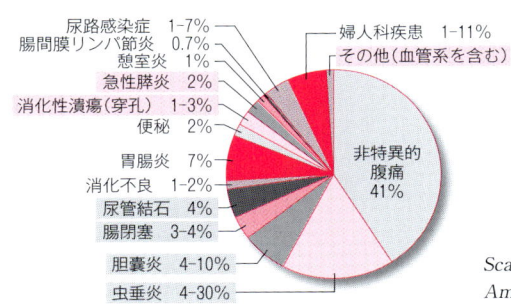

- 尿路感染症 1-7%
- 腸間膜リンパ節炎 0.7%
- 憩室炎 1%
- 急性膵炎 2%
- 消化性潰瘍（穿孔） 1-3%
- 便秘 2%
- 胃腸炎 7%
- 消化不良 1-2%
- 尿管結石 4%
- 腸閉塞 3-4%
- 胆嚢炎 4-10%
- 虫垂炎 4-30%
- 婦人科疾患 1-11%
- その他（血管系を含む）
- 非特異的腹痛 41%

Scand J Gastroenterol. 1994; 29: 715-721 (n=1,333)
Am J Surg. 1976; 131: 219-23 (n=1,000)

- 腹部疾患以外でも腹痛を呈しうる．
  - ▶ 心筋梗塞を代表とする胸部疾患も鑑別にあがる．
  - ▶ 全身性疾患としては糖尿病ケトアシドーシス，尿毒症，急性間欠性ポルフィリン症，重金属中毒（鉛疝痛），麻薬禁断症状，毒グモ咬創，家族性地中海熱，Addison病も鑑別にあがる．
- アルコール性肝炎や帯状疱疹，Fitz-Hugh-Curtis症候群，Henoch-Schönlein症候群も鑑別としてもれやすいので注意する．

急性腹症の病歴

- これまで健康だった患者が6時間以上続く腹痛を訴えれば危険徴候と考える．
- 突然の激しい腹痛は破れる・裂ける・詰まる・捻れる疾患で重篤と考える．

破れる	腹部大動脈瘤破裂 肝細胞癌破裂 子宮外妊娠 消化管穿孔	詰まる	心筋梗塞 腸間膜動脈閉塞 腎梗塞/脾梗塞
裂ける	大動脈解離・上腸間膜動脈解離	捻れる	絞扼性イレウス（ヘルニア/腸捻転） 卵巣腫瘍茎捻転/精巣捻転

- 便意が強いのは，便秘や直腸炎以外に骨盤腔内の腹膜刺激症状（例：腹部大動脈瘤破裂）の可能性も考える．

疼痛部位による鑑別

- 心窩部痛は上部消化管疾患の可能性が高いが，肝胆道系疾患を忘れてはいけない．
- 右季肋部痛は胆道系疾患の可能性が高い．
- 下腹部痛は尿路疾患，小腸疾患，産婦人科疾患の可能性が高い．特に右下腹部痛の場合は虫垂炎を考える．
- 臍周囲の疼痛は小腸疾患の可能性が高い．

● 腹痛部位による原因疾患の推測

		感度	特異度	LR+	LR−
心窩部痛	食道・胃・十二指腸疾患	84	75	3.3(2.1-5.3)	0.21(0.13-0.34)
	肝胆道系疾患	41	52	0.84(0.42-1.7)	1.1(0.58-2.3)
右季肋部痛	肝胆道系疾患	51	94	8.9(4.2-19)	0.52(0.24-1.1)
	†	86	97	26(6.5-106)	0.14(0.02-0.90)
	食道・胃・十二指腸疾患	2	87	0.16(0.06-0.45)	1.13(0.40-3.21)
右/左下腹部痛	小腸疾患	13	96	3.1(1.5-6.6)	0.91(0.43-1.9)
		10	95	2.2(1.0-4.7)	0.94(0.44-2.0)
	尿路疾患	45	89	4.2(1.7-11)	0.62(0.24-1.6)
右下腹部痛	虫垂炎†	69	88	6.0(2.0-18)	0.34(0.21-0.56)
下腹部正中痛	小腸疾患	16	89	1.4(0.78-2.5)	0.95(0.53-1.7)
	尿路疾患	20	90	2.1(0.67-6.5)	0.88(0.28-2.8)
	産婦人科疾患	68	92	8.9(3.2-25)	0.34(0.12-0.95)
臍周囲痛	小腸疾患	5	99	19(2.2-157)	0.95(0.11-8.0)
腹部全体痛	食道・胃・十二指腸疾患	10	86	0.76(0.43-1.4)	1.0(0.58-1.9)

J Epidemiol. 1997 Mar; 7(1): 27-32/ † Rev Esp Enferm Dig. 2009 Sep; 101(9): 610-8

● 腹部圧痛部位

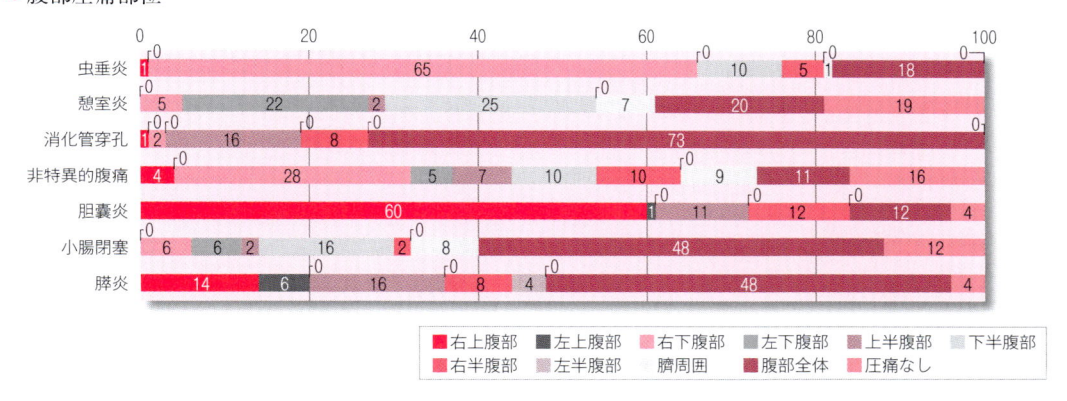

(積み上げ横棒グラフ: 虫垂炎, 憩室炎, 消化管穿孔, 非特異的腹痛, 胆嚢炎, 小腸閉塞, 膵炎)

凡例: 右上腹部／左上腹部／右下腹部／左下腹部／上半腹部／下半腹部／右半腹部／左半腹部／臍周囲／腹部全体／圧痛なし

Br Med J. 1972 Aug 12; 3(5823): 393-8

急性腹症の身体所見

- 疼痛部位の診察(肝叩打痛・Murphy 徴候・McBurney 圧痛など)は，左右差を必ず比較する．
- 診察では鼠径部や精巣，直腸を省かない．
- 腹膜刺激症状があれば外科的な疾患が多い．腹膜刺激症状をチェックするには反跳痛(rebound)や筋性防御(defence)よりも，heel-drop 試験のほうが有用である(虫垂炎の項参照)．
- 激しい腹痛でのたうち回っていれば血管系疾患(腹部大動脈瘤破裂やSMA塞栓症)や卵巣嚢腫茎捻転，尿管結石を考える．
- 腹壁疾患の可能性があれば一定の体動での誘発や，abdominal wall tenderness test(Carnett 徴候)が有用である．

- 疼痛部位の診察(肝叩打痛・Murphy 徴候・McBurney 圧痛など)は，左右差も大切である．左右差なくして有意所見とはいえない．
- general-appearance や血圧の起立性変化，黄疸，鎖骨上リンパ節腫，ラ音・心雑音・摩擦音の有無，ヘルニア門・大腿脈拍・生殖器や直腸診・便潜血の所見はカルテ上で言及すべきである．
- 腹腔内器質的疾患の診断
    ▶ closed eyes sign：腹部触診時に目を閉じている場合は心因的要素を疑う．

▶ abdominal wall tenderness test（Carnett 徴候）：仰臥位の姿勢から頭部・肩を挙上させて，腹部圧痛が軽減すれば腹腔内臓器，増強すれば腹壁疾患を疑う．

	感度	特異度	LR＋	LR－
closed eyes sign（器質的疾患の診断）	7（3-14）	67（54-78）	0.20（0.09-0.47）	1.4（1.3-1.5）
Carnett 徴候†（虫垂炎などの重篤な疾患の診断）	5（2-13）	72（59-82）	0.19（0.08-0.49）	1.3（1.2-1.4）

BMJ. 1988 Oct 1; 297(6652): 837/† Ann R Coll Surg Engl. 1988 Jul; 70(4): 233-4

急性腹症の検査

- 単純 X 線写真が診断に有用なのは腸閉塞，消化管穿孔といったところだが，それ以外の多くの疾患では超音波検査のほうが診断能が高い．
- 重篤と考えても診断がはっきりしなければ CT 検査が有用である．
- 激しい腹痛が器質的疾患によると考えられれば除痛を躊躇する必要はない．

- 急性腹症に対する麻薬系鎮痛剤使用は身体所見を変化させるが，有意なマネジメント・エラーを引き起こすことはないというメタ解析がある〔JAMA. 2006 Oct 11; 296(14): 1764-74〕．
- 早期 CT 検査は入院期間を 1.1 日短縮し，重症患者の見落とし・死亡率も低下させる〔BMJ. 2002 Dec 14: 325(7377): 1387〕．
  ▶ 原因疾患の特定において非造影ヘリカル CT は感度 96％，特異度 95％で，腹部 X 線の感度 30％，特異度 88％と比較して有用である〔Radiology. 2005 Oct; 237(1): 114-22〕．
- 超音波検査をまず行い診断がつかない場合（おおよそ半数）に腹部 CT を追加する方針が，全例 CT 検査もしくは腹部エコー検査を行うだけよりも確定診断に至る可能性が高い〔BMJ. 2009 Jun 26; 338: b2431〕．

高齢者の急性腹症

- 胆道疾患とイレウスが高齢者では多いが，緊急性のある血管系疾患（腹部大動脈瘤破裂や SMA 塞栓症）からまず除外する．
- 悪性腫瘍も多い．

- 高齢者の急性腹症で救急外来受診の 50％が入院，20-33％が緊急手術となっており，外科的処置は若年者の 2 倍必要としている．死亡率は 2-13％で，緊急腹部手術となると死亡率は 15-34％と非常に高い〔Am Fam Physician. 2006; 74: 1537-44〕．

年齢による腹痛の原因疾患の違い

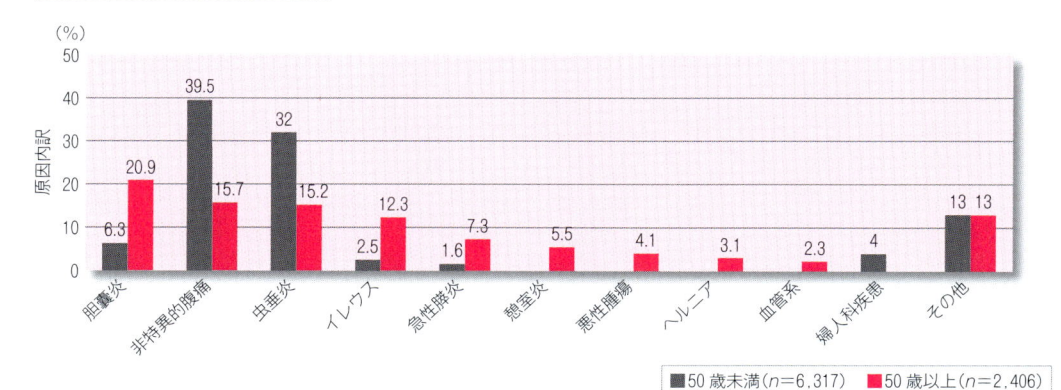

疾患	50歳未満(n=6,317)	50歳以上(n=2,406)
胆嚢炎	6.3	20.9
非特異的腹痛	39.5	15.7
虫垂炎	32	15.2
イレウス	2.5	12.3
急性膵炎	1.6	7.3
憩室炎		5.5
悪性腫瘍		4.1
ヘルニア		3.1
血管系		2.3
婦人科疾患	4	
その他	13	13

Scand J Gastroenterol. 1988; 144: S47-S50

2 虫垂炎

虫垂炎

- 頻度の高い疾患だが，初診時に1/3は見落とすとされ，小児・妊婦・高齢者・免疫不全者では特に注意を要する．

  - リンパ組織の発達の著しい10-20歳代に発症しやすいとされるが，すべての年齢層で発症はありうる．1.4：1で男性に多い〔Am J Epidemiol. 1990 Nov; 132(5): 910-25〕．
  - 正診率は画像検査が発達した現在でもあまり改善していない〔JAMA. 2001 Oct 10; 286(14): 1748-53〕．

虫垂炎の病歴

- 嘔吐が痛みに先行してあれば，かなり否定的である．
- 心窩部から右下腹部への痛みの移動(migration)，以前にない痛みも診断に有用である．
- 消化管症状（食欲低下，嘔気・嘔吐，下痢・便秘）の有無は診断にあまり貢献しない．特に骨盤腔内の炎症により生じた軽度の下痢で虫垂炎を否定してはいけない．

  - 疼痛→嘔気・嘔吐→圧痛→発熱→白血球増加の順で起こるとされる．
  - 虫垂炎の手術歴があれば可能性は非常に下がるが，断端の虫垂炎(stump appendicitis)の報告例あり〔Am J Surg. 2012 Apr; 203(4): 503-7〕．

	感度	特異度	LR+	LR−
移動痛	64	82	3.2(2.4-4.2)	0.50(0.42-0.59)
嘔吐に先行する痛み	100	64	2.8(1.9-3.9)	0
以前に同様な痛みなし	86	40	1.5(1.5-1.7)	0.32(0.25-0.42)
食欲低下	68	36	1.3(1.2-1.4)	0.64(0.54-0.75)
嘔気	58	37	0.69-1.2	0.70-0.84
嘔吐	51	45	0.92(0.82-1.0)	1.1(0.95-1.3)

JAMA, Nov 1996; 276(19): 1589-94

虫垂炎の身体所見

- 右下腹部の圧痛が最も重要であるが，微熱と腹膜刺激症状も確認する．
- 腹膜刺激症状では，heel-drop jarring test が最も有用である．
- 腸腰筋への炎症波及を示唆する psoas 徴候も忘れずにチェックするようにしたい．また閉鎖筋・骨盤腔内への炎症波及を示唆する obturator 徴候/直腸診圧痛の感度や，虫垂に間接的に負荷をかける Rovsing 徴候/Rosenstein 徴候の特異度は一般的に低いとされており，またエビデンスも限られている．しかし，腹膜刺激症状の出にくい後面・骨盤腔内への炎症波及に対して，時に貴重な情報が得られる．

	感度	特異度	LR+	LR−
発熱	67	79	1.9(1.6-2.3)	0.58(0.51-0.67)
右下腹部痛	84	90	7.3-8.5	0-0.28
腹膜刺激症状				
反跳痛	63	69	1.1-6.3	0-0.86
筋性防御	73	52	1.7-1.8	0-0.54
筋硬直	20	89	3.8(3.0-4.8)	0.82(0.79-0.85)
1分間触診試験†	93(82-98)	89(71-97)	8.7(3.0-25)	0.1(0-0.2)

(つづく)

	感度	特異度	LR+	LR−
psoas 徴候	16	95	2.4(1.2-4.7)	0.90(0.83-0.98)
直腸診圧痛	41	77	0.83-5.3	0.36-1.1

JAMA, Nov 1996; 276(19): 1589-94 / † Ann R Coll Surg Engl. 1997 Mar; 79(2): 128-9

- 虫垂穿孔前の高体温は稀で，急性胃腸炎のほうが初期から高熱が出るとされる．
- 腹膜刺激症状の取り方
  - ▶ 筋性防御（guarding）が進行すると，触る前より腹壁が緊張し筋硬直（rigidity）と呼ばれる．
  - ▶ heel-drop jarring test（踵落とし試験）はつま先立ちから，踵を落として響くかどうかだけで，虫垂炎の診断のみならず，それ以外の疾患にも腹壁・腹膜・腹腔内の炎症の局在をより客観的に判断できる．

反跳痛と踵落とし試験との比較

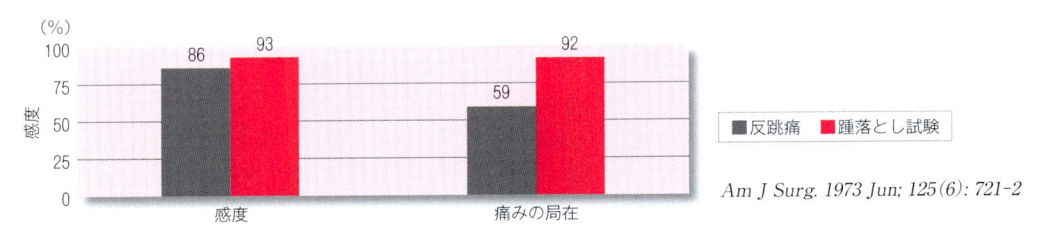

Am J Surg. 1973 Jun; 125(6): 721-2

  - ▶ 立位がとれない場合は，咳をさせたり（cough test），tapping をしたりすることで腹膜全体を均等に揺らすことで反跳痛よりも非侵襲的で有用な診察ができると考えられている．
  - ▶ 1分間触診試験とは McBurney の圧痛点を指先で軽く1分間押さえ続け，圧痛が継続すれば陽性とするものであるが，患者への負担と時間を考えると実用的ではないかも知れない．

- 腹壁に接した炎症波及がなければ腹膜刺激症状は陽性とはならない（回盲後部虫垂炎の20%に腹膜刺激症状は認めない）ため，診断特性が低い下記の徴候も駆使して虫垂炎を見つけるように努める．
  - ▶ psoas 徴候：抵抗にあらがって股関節屈曲にて疼痛を誘発する．
  - ▶ obturator 徴候：右股関節内旋にて疼痛を誘発する．
  - ▶ 直腸診
  - ▶ Rovsing 徴候：下行結腸のガスを押しやると右下腹部痛が誘発する．
  - ▶ Rosenstein 徴候：左側臥位で McBurney 圧痛が増強する．

虫垂炎の検査

- WBC 増加や CRP 上昇の診断特性は発熱や腹膜刺激症状と比較してさほど高いものではない．
- 糞石は重症化とも関連があるため糞石を認めれば慎重に対応する．
- 腹部エコーは確定診断が可能な場合もあるが，検者や機器の能力に大きく左右され，陰性であるからといって否定はできない．
- 画像検査では造影 CT が最も優れる．CT は造影剤が使用できなければ 5 mm スライスで撮影が必要である．虫垂腫脹（≧6 mm）と，その周囲の炎症波及に注意して読影する．

- 右尿管への炎症波及で尿潜血もしくは膿尿は 24-36% で見られるが，特に穿孔・膿瘍形成例に多い〔J Urol. 1983; 129: 1015〕．
- 単純 X 線写真では，盲腸に糞便像が見えることが多いが，特異的な所見ではない．
  - ▶ 盲腸の糞便像は盲腸への炎症波及で部分的麻痺性イレウスとなっていることを反映する．
- 糞石は重症化とも関連があるため糞石を認めれば慎重に対応する．
  - ▶ 病理では正常虫垂には 2%，虫垂炎で 10%，穿孔例で 18%，膿瘍形成で 42% に糞石があり，重症化と関連がある〔Surg Gynecol Obstet. 1990; 171: 185-8〕．

	感度	特異度	LR+	LR−
単純X線写真で盲腸に糞便像あり §	97(91-99)	85(81-89)	6.6(5.0-8.7)	0.04(0.01-0.1)
腹部エコー検査	83(78-87)	93(90-96)	12	0.18
腹部CT検査	94(92-95)	94(94-96)	16	0.06
単純CT 5 mm スライス †	99	98	50	0.01
単純CT 10 mm スライス †	82	95	16	0.2

§ *World J Gastroenterol. 2005 Jul 21; 11(27): 4230-2*
メタ解析：*Radiology. 2006; 241: 83-94*
† *Radiology. 2000 Jul; 216(1): 172-7*

- 虫垂炎の診断において MRI は感度 97(92-99)％，特異度 95(94-99)％，LR＋16.3(9.1-29.1)，LR− 0.09(0.04-0.20)と報告されており，妊娠している女性においては有用な選択肢と考えられる〔*Acad Radiol. 2010 Oct; 17(10): 1211-6*〕．

虫垂炎の総合評価

- 有用なツール MANTRELS では RLQ 痛と WBC 増加は重要視され2点を与えられており，7点以上で虫垂炎の可能性が高いと考える．

- MANTRELS score（Alvarado score）

migration　移動痛	1	rebound pain　反跳痛	1
anorexia　食欲不振	1	elevated temperature　発熱	1
nausea　吐き気・嘔吐	1	leukocytosis WBC≧10,000/μL	2
tender RLQ　右下腹部に圧痛	2	shift of WBC to the left　好中球≧75％	1

	感度	特異度	LR+	LR−
7点以上	81	74	3.1(1.9-5.0)	0.26(0.19-0.35)

Ann Emerg Med. 1986 May; 15(5): 557-64

虫垂炎と他の鑑別疾患

- 憩室炎は中年以降に多く，亜急性経過，今までに同様な痛みの既往，結腸の走行に沿ってやや広範な圧痛であれば典型的．
- 回腸末端炎は食餌摂取歴と，下痢や高熱，広範な圧痛と軽度の腹膜刺激症状，便潜血陽性で疑う．
- 骨盤内腹膜炎との鑑別については *Chlamydia* 感染・淋菌感染の項参照．

  - 大腸憩室
    ▶ 40歳代より徐々に増加する．
    ▶ 日本人では大腸憩室の 70％が盲腸〜上行結腸に，16％が下行結腸〜S状結腸，14％が右半結腸と左半結腸両方に存在する．右半結腸の憩室は若年男性に多く，左半結腸の憩室は高齢者に多く性差はない．12.5％で憩室炎を来す〔*Dis Colon Rectum. 1984 Aug; 27(8): 531-7*〕．

- 回腸末端炎は一般細菌では *Yersinia* が有名だが，日本では *Campylobacter*，*Salmonella* によるものによく遭遇する．それ以外に回盲部病変を呈する疾患として結核・Behçet 病・Crohn 病・悪性リンパ腫なども鑑別にあがるが，経過が亜急性であることが多い．

虫垂炎穿孔

- 発症後 36 時間程度経つと穿孔は増える．小児と高齢者に多い．

(つづく)

- 腹部症状は激しくなることが通常であるが，稀に穿孔にて緊満した虫垂が除圧されるため一時的に疼痛が改善することがあり注意を要する．
- エコーでは虫垂が同定困難となる．CTでも同定が困難になるため，注意深く読影する．

小児の虫垂炎

- 小児の虫垂炎は頻度が高いが診断は難しい．
- 消化管症状は成人よりも多い傾向があるので，下痢や便秘があっても積極的に疑う必要性がある．
- 小児でもMANTRELSは有用なツールである．

虫垂炎と誤診された小児の内訳（n＝146）

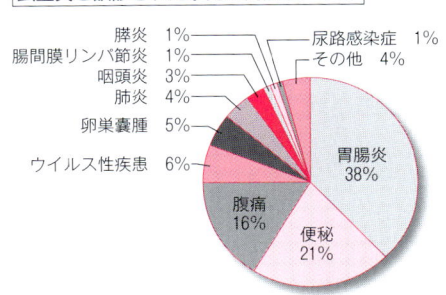

- 膵炎 1%
- 腸間膜リンパ節炎 1%
- 尿路感染症 1%
- 咽頭炎 3%
- その他 4%
- 肺炎 4%
- 卵巣囊腫 5%
- ウイルス性疾患 6%
- 胃腸炎 38%
- 腹痛 16%
- 便秘 21%

胃腸炎の2%は虫垂炎に発展するともされ，胃腸炎の診断は虫垂炎の診断を否定するものではないことに注意．

Pediatrics. 2004; 113: 29-34

- 小児でも成人と病歴・身体所見は基本的には同じであるが，食欲低下・嘔気・嘔吐は成人よりも多い．

		感度	特異度	LR＋	LR－
疼痛の性状	発症から24時間以内	44-50	40-46	0.83-0.83	1.2-1.3
	右下腹部痛	62-96	5-63	1.2(1.0-1.5)	0.56(0.43-0.73)
	移動痛	45-68	76-78	1.9-3.1	0.41-0.72
	突然発症	44	57	1.0(0.82-1.3)	0.98(0.82-1.2)
	間欠痛	20-40	48-58	0.48-0.75	1.3-1.4
	正常歩行不能	80	53	1.7(1.4-2.0)	0.38(0.27-0.54)
症状	発熱	26-93	29-75	1.2(1.1-1.4)	0.53(0.29-0.97)
	食欲低下	68-88	40-50	1.4(1.2-1.6)	0.57(0.44-0.73)
	嘔気	60-82	41-61	1.0(0.50-2.0)	0.50(0.38-0.66)
	嘔吐	63-86	34-69	1.4(1.3-1.6)	0.57(0.47-0.69)
	下痢	10-20	78-90	0.83(0.59-1.1)	1.0(0.97-1.1)
	便秘	19	84	1.2(0.53-2.7)	1.0(0.81-1.1)
身体所見	右下腹部圧痛	80-97	5-52	1.3(1.1-1.4)	0.45(0.35-0.59)
	反跳痛	53-88	76-86	3.0(2.3-3.9)	0.28(0.14-0.55)
	筋性防御	62-86	63-67	1.6-2.6	0.21-0.61
	打診や咳で疼痛	78	62	2.0(1.7-2.4)	0.36(0.26-0.50)
	びまん性腹膜刺激症状	24	100	25(1.5-414)	0.76(0.63-0.90)
	腸管蠕動運動低下	33	87	2.5(1.6-3.7)	0.77(0.68-0.88)
	直腸診圧痛	27-55	60-90	2.3(1.3-4.1)	0.70(0.56-0.87)
	psoas徴候	26-36	86-87	2.0-2.5	0.75-0.86
	obturator徴候	28	87	2.2(1.4-3.4)	0.82(0.73-0.93)
	Rovsing徴候	30	84	1.9(1.3-2.8)	0.83(0.74-0.93)
	CVA叩打痛	9	90	0.87(0.45-1.7)	1.0(0.95-1.1)
採血	白血球数＞15,000/μL程度	19-60	44-85	1.7(0.83-3.4)	0.77(0.52-1.1)
	白血球数＞10,000/μL程度	80-92	29-76	2.0(1.3-2.9)	0.22(0.17-0.30)
	CRP＞1.0 mg/dL	64-85	33-82	1.3-3.6	0.44-0.45

JAMA. 2007 Jul 25; 298(4): 438-51 より改変

- MANTREL score (Alvarado score)

	感度	特異度	LR+	LR-	NPV	PPV
Alvarado≧7点	72（66-78）	81（76-84）	3.8	0.4	85（81-89）	65（59-72）
10歳以下	73（62-84）	80（73-86）	3.7	0.3	89（83-94）	58（45-69）
Samuel*≧6点	82（77-87）	65（60-70）	2.3	0.3	88（84-91）	54（48-60）
10歳以下	77（66-87）	65（56-72）	2.2	0.4	89（83-94）	45（35-55）

*Samuelは左方移動を省いたscoreである．
Ann Emerg Med. 2007 Jun; 49(6): 778-84

高齢者の虫垂炎

- 高齢者の虫垂炎は多くはないが，非典型的で初診時に診断がつくのは半数のみである．
- 穿孔症例が多く死亡率が高いため，高齢者の腹痛では虫垂炎は積極的に鑑別に加える．

- 60歳以上の虫垂炎
  - 全虫垂炎の5-10%だが，死亡例の60%以上（死亡率は3-15%）を占める．
  - 右下腹部痛，嘔気，体温≧38.5℃，白血球数＞1万/μLが揃っているのは20%のみである．
  - 1/3が48時間以上経過してから来院し，51%のみ初期診断されるが，72%に穿孔を認める．

Am J Surg. 1991; 160: 569-70

3 腸閉塞総論

腸閉塞の原因

- 腸閉塞は機械的（さらに単純性と血行障害を伴う複雑性がある）と，機能的（麻痺性）に分けられる．
- 機械的腸閉塞の60-80%を占める小腸閉塞では癒着が多いが，ヘルニアによるものから鑑別を始める．一方，大腸閉塞では悪性新生物が多い．
- 麻痺性イレウスでは腹膜炎を否定してから全身疾患を考えていく．

小腸閉塞の原因
- 悪性新生物 5-10%
- ヘルニア 15%
- 術後癒着性 75%

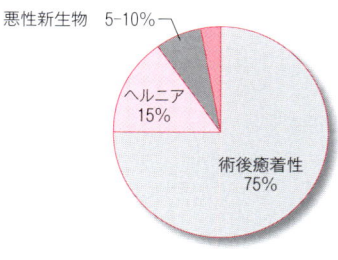

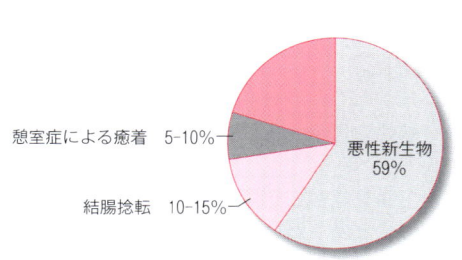

大腸閉塞の原因
- 憩室症による癒着 5-10%
- 結腸捻転 10-15%
- 悪性新生物 59%

Med Clin North Am. 2008 May; 92(3): 575-9

- 癒着性腸閉塞は術後数年以内の発症が多いが，30年経過して発症することもある．

腸閉塞の病歴

- 腹部手術歴がある中高年者はリスクが高い．腹部手術歴なく，飲酒者の腹痛発作は腸閉塞の可能性が下がる．
- 腹痛の性状としては，腹部全体が痛み，食事で増悪/嘔吐で軽減，明らかな間欠痛であれば腸閉塞の可能

（つづく）

性が高いが，これらがなくても可能性はさほど下がらない．
- 随伴症状として便秘や嘔吐があれば腸閉塞の可能性が上がるが，排ガス停止や，嘔気・食欲低下がなければ可能性は下がる．

- 急性腹症における腸閉塞の診断

		感度	特異度	LR+	LR−
リスク要因	腹部手術の既往†	69-85	74-78	2.6-3.9	0.19-0.42
	50歳以上†	60.4	73.1	2.2	0.54
	腹部疾患の既往	35	83	2.1	0.78
	胃もたれの既往	33	80	1.7	0.84
	飲酒なし	98	5	1.0	0.40
腹痛性状	腹部全体の痛みにて発症†	22.9	93.1	3.3	0.83
	食事で腹痛増強†	17	94	2.8	0.89
	嘔吐で腹痛軽減†	19-27	93-94	2.7-4.3	0.78-0.87
	間欠痛・疝痛	31-69	56-89	1.6-2.9	0.55-0.77
	腹痛に対する服薬歴	8	96	2.0	0.96
	発症から6時間以内	48	66	1.4	0.79
	疼痛増悪因子なし	37	74	1.4	0.85
	中等度以上の痛み	80	35	1.2	0.57
	改善傾向なし	78	34	1.2	0.65
	過去に同様の痛み	40	66	1.2	0.91
随伴症状	便秘†	37-44	90-95	3.7-8.8	0.59-0.70
	嘔吐†	69-75	58-65	1.6-2.2	0.38-0.53
	嘔気	80	43	1.4	0.35
	食欲低下	93	28	1.3	0.25
	黄疸なし	98	2	1.0	1.0
	排尿障害なし	96	7	1.0	0.57

Scand J Gastroenterol. 1994; 29: 715-21/† Eur J Surg. 1998; 164: 777-84

- 消化管の疝痛は2/10まで改善するが，尿路結石では5/10まで，胆石では8/10までしか改善しないといわれる．
- 腸閉塞で放屁がないのは90％で，排便がない（81％），嘔気・嘔吐（79％）よりも高頻度に見られる症状〔World J Gastroenterol. 2007; 13: 432-7〕であり，排便だけでなく放屁の有無も必ず確認したい．
- 大量の水様性下痢は不完全閉塞において見られうるが，排ガスを伴わない下痢が特徴的である．

腸閉塞の身体所見

- 発熱があれば少なくとも単純性腸閉塞ではない．
- 腹部膨隆・蠕動音異常・腹部びまん性圧痛が身体所見で比較的感度が高いが，いずれも約3割の症例では見られない．
- 腹部が膨隆し腸管蠕動が視診上認められれば腸閉塞は確定的といえる．
- 聴診では蠕動音亢進・減弱の両者と音の高さなどに留意して，十分な時間をかけて所見をとる．
- 腹膜刺激徴候は腸閉塞の診断自体には有用ではないが，他の疾患検索や絞扼性腸閉塞の判断に有用である．

		感度	特異度	LR+	LR−
バイタルサイン	体温≧37.1℃	20	56	0.45	1.4
視診	腹部手術痕	85	77	3.7	0.19
	腸蠕動視診可能†	6.3	99.7	21	0.94
	膨隆†	63-67	89-96	5.8-16.8	0.34-0.42
聴診	腹部蠕動音異常	76	88	6.3	0.27

（つづく）

		感度	特異度	LR＋	LR－
聴診	腸管蠕動音亢進†	39.6	88.6	3.5	0.68
	腸管蠕動音低下†	22.9	92.8	3.2	0.83
触診	圧痛	69	73	2.6	0.42
	腹部全体の圧痛†	35.4	93.1	5.1	0.69
	腹部腫瘤†	18.8	91.4	2.2	0.89
	反跳痛	41	52	0.85	1.1
	筋性防御あり	63	47	1.2	0.79
	板状硬†	15-17	78-95	0.77-2.7	0.90-1.1
他の疾患徴候	Murphy 徴候	2	90	0.20	1.1
	腎叩打痛	19	73	0.70	1.1
	直腸診圧痛	20	72	0.71	1.1

Scand J Gastroenterol. 1994; 29: 715-721/ † *Eur J Surg. 1998; 164: 777-84*

- 診察は視→聴→打→触の順で行う．
- 聴診箇所は 1 か所でよいので，最低 30 秒は聴く．蠕動音を聴取しない場合は 5-20 分は聴診を行うべきとの記載も見られるが，現実的ではない．
  - ▶聴診での聴き分けは困難だが，高調であるほど手術率・緊急性は高い〔*Dis Colon Rectum. 1990 Sep; 33 (9): 753-7*〕．
  - ▶5 秒ごとに 3-10 回規則的に群発し，前後 1 分間は蠕動音が聞こえないことは機械的腸閉塞を示唆する可能性がある〔*Ann Chir Gynaecol. 1986; 75(6): 314-8*〕．
- 直腸診で糞便が直腸にあるかどうかも重要な所見である．

腸閉塞の検査

- 単純 X 線写真が簡便で感度が高く，まず薦められる検査である．
- 腹部 X 線"3×3"のルール（air-fluid＜3 つ，腸管拡張＜3 cm（2.5 cm），腸管壁厚＜3 mm）．
- air-fluid level を欠く腸閉塞（絞扼性腸閉塞初期など）には超音波検査が有用なことがあるが，感度は劣る．
- CT 検査は確定的検査で小腸閉塞なら小腸拡張に加え上行結腸が空虚になるのが古典的であるが，上行結腸に液状内容物がある場合は麻痺性イレウスを考える．

- 腹部単純写真
  - ▶air-fluid level だけではなく，液体貯留した腸管により透過性が低下する pseudo-tumor sign も重要である．
  - ▶腹部 X 線 3 のルール
    - □ 小腸"3×3"のルール
      - ・小腸の径が 3 cm あれば拡張（正確には 2.5 cm）
      - ・小腸ニボーが 3 つあれば確実に異常（2 つで陽性とすることも多い）
        - ▷特に同一ループ内の air-fluid level の高さが 5 mm 以上異なれば，特異度は高い．
      - ・小腸壁が 3 mm あれば肥厚
    - □ 腸管拡張"3 の倍数"のルール

	小腸	結腸	盲腸
腸管拡張の目安	3 cm（正確には 2.5 cm）	6 cm	9 cm
穿孔のリスクあり		9 cm	12 cm

- 立位で撮影ができない場合は側臥位でもよいが，腸管拡張は分かりにくい．

		感度	特異度	LR＋	LR－
air-fluid level≥2 つ	立位	93(66-100)	55(36-72)	2.1(1.4-3.1)	0.12(0.02-0.8)
	側臥位	100(56-100)	64(36-86)	2.8(1.4-5.7)	0

（つづく）

		感度	特異度	LR+	LR−
air-fluid の幅≧25 mm	立位	93(66-100)	77(59-90)	4.1(2.1-8.0)	0.09(0.01-0.6)
	側臥位	57(20-88)	93(64-100)	8.0(1.1-58)	0.5(0.2-1.1)
air-fluid の⊿高さ≧5 mm	立位	67(39-87)	94(77-99)	10(2.6-41)	0.4(0.2-0.7)
	側臥位	57(20-88)	100(73-100)	∞	0.4(0.2-1.0)

AJR Am J Roentgenol. 2007 Mar; 188(3): W233-8

- 超音波検査の感度は劣るが,特異度は高い.
  ▶ 超音波検査では小腸拡張像に加え,腸管内容物浮動(to and fro movement)が認められる.

	感度	特異度	LR+	LR−
腹部エコー	88(67-97)	96(78-100)	22.8(3.3-156.4)	0.1(0.1-0.4)
単純 X 線写真	96(77-100)	65(44-82)	2.8(1.6-4.7)	0.1(0.0-0.4)

Ann Surg. 1996 Mar; 223(3): 237-41

- 小腸閉塞患者の CT 検査では閉塞部位に小腸内糞便像(small-bowel feces)を 56% で認め,閉塞部位の推測に有用である〔AJR Am J Roentgenol. 2004 Nov; 183(5): 1361-6〕.

> **MEMO** 単純性腸閉塞の薬剤治療
>
> - 絶食・経鼻胃管/イレウス管,輸液が一般的治療だが,不完全機械的腸閉塞には以下の治療が有効という報告もある.
>   ▶ 癒着性小腸閉塞患者にガストログラフィン 100 mL を経胃管注入し,24 時間以内に大腸まで到達していることがX線で確認されれば感度 96%,特異度 98% で手術の必要性がないと予測できる.またガストログラフィンは口側腸管拡張＋潤滑作用＋浸透圧による浮腫軽減で腸管通過時間を短縮し,手術を減らし(OR＝0.62；p＝0.007),入院日数を短縮する(WMD−1.87 日；p＜0.001)ことが示されている〔メタ解析：Br J Surg. 2010 Apr; 97(4): 470-8〕.
>   ▶ 酸化マグネシウム 0.5 g＋ガスコン®類似物 40 mg＋ラクトバチルス製剤 0.3 g を 1 日 3 回投与すると小腸部分閉塞は手術必要が 24%→9% となり,入院日数 4 日→1 日と短縮されたという報告もある〔CMAJ. 2005 Nov 8; 173(10): 1165-9〕.
> - イレウス管は経鼻胃管と比較して手術となる率が低い傾向があるが,有意な差は証明されていない〔Am J Surg. 1995 Oct; 170(4): 366-70〕.

4 腸閉塞各論・ヘルニア

外ヘルニア

- (特に腹部手術歴のない)腸閉塞や下腹部違和感の原因としてヘルニアは必ず鑑別にあげ,腹壁・鼠径・大腿部の診察を怠ってはならない.
- 立位で咳をさせるなど腹圧をかけさせることで所見が現れやすくなる.
- 男性では鼠径ヘルニアが圧倒的に多いが,女性では大腿ヘルニア,臍ヘルニア,腹壁瘢痕ヘルニアなど種々のヘルニアが見られる.
- 大腿ヘルニアは多産の高齢女性に多く,嵌頓が多い.
- 閉鎖孔ヘルニアはやせた高齢女性に多い.Richter 型ヘルニアのため慢性の経過をとることも多い.Howship-Romberg 徴候は有名だが感度は低い.疑ったら CT が必要である.

- 大腿ヘルニアは多産の高齢女性に多く,ヘルニア門が狭く周囲の壁が強靱なことから,手術例の 86% が嵌頓で,うち 36% に壊死あり〔Postgrad Med J. 1992 Jan; 68(795): 26-8〕.
  ▶ 大腿ヘルニアの鼠径ヘルニアとの鑑別点は,前者は鼠径靱帯の皺より下に腫瘤を認めることだが,CT 上の大腿静脈の外側への圧排像は鼠径ヘルニアとの鑑別に感度 100(68-100)%,特異度 90(82-

95）%と有用である〔AJR Am J Roentgenol. 2007 Aug; 189(2): W78-83〕.

- 閉鎖孔ヘルニアはヘルニア手術の0.073%のみの稀な疾患ではあるが〔Surg Gynecol Obstet. 1988 Sep; 167(3): 217-22〕，9割が女性で高齢者に多い〔Am Surg. 1976 Apr; 42(4): 273-7〕.
  ▶ Howship-Romberg徴候（大腿内側の痛みが大腿屈曲で軽減，伸展・外転・内旋で増強）は23.5%でしか認められない〔Ann Chir. 2003 Apr; 128(3): 159-62〕.
  ▶ CT検査で内外閉鎖筋間に認められる腸管を描出する．

内ヘルニア

- 腸間膜裂孔ヘルニア・左傍十二指腸ヘルニアなどがあり，手術歴のない若年者の絞扼性腸閉塞では積極的に疑う．
- CTでは袋に収まったような一塊をなす小腸係蹄が鍵となる所見だが，疑わないと見落とす．

  - CTでは袋に収まったような一塊をなす小腸係蹄が見られるが，一部が胃と膵臓の間または，膵の下方に位置し，腸腰筋に接していることが多い．

胆石による腸閉塞・胃石/食餌による腸閉塞

- 異物による腸閉塞では胆石と食餌性を考える．
- 小腸閉塞＋異所性胆石描出＋pneumobilia＝胆石による腸閉塞
- 胃切除後±柿を常食＋糞便状異物による小腸閉塞＝胃石/食餌による腸閉塞

- 胆石による腸閉塞は2.5 cm以上の胆石が詰まることで起こるため，数日前に胆石発作が見られることが50-60%である．
  ▶ 男女比1：2，平均年齢67.6歳で，70歳代に最も多い．閉塞部位は回腸46.1%，空腸35.9%，十二指腸9%，大腸3%，胃0.6%〔胆と膵. 1995; 16: 799-805〕.
  ▶ CTで，小腸閉塞＋異所性胆石＋pneumobiliaの3項目で，感度93%，特異度100%〔World J Gastroenterol. 2005 Apr 14; 11(14): 2142-7〕.
- CTでは小腸閉塞部位の腸管内容物が卵形に明瞭に描出される場合（well-defined shape），周囲が高信号域で被包化されている場合（encapsulating wall），胃内に同様な物質が描出されている場合，閉塞部位より近位の拡張した腸管内に脂肪濃度のdebrisが浮遊している場合（floating fat-density debris）は小腸内糞便像よりも異物を考える．

小腸内異物と小腸内糞便像の鑑別

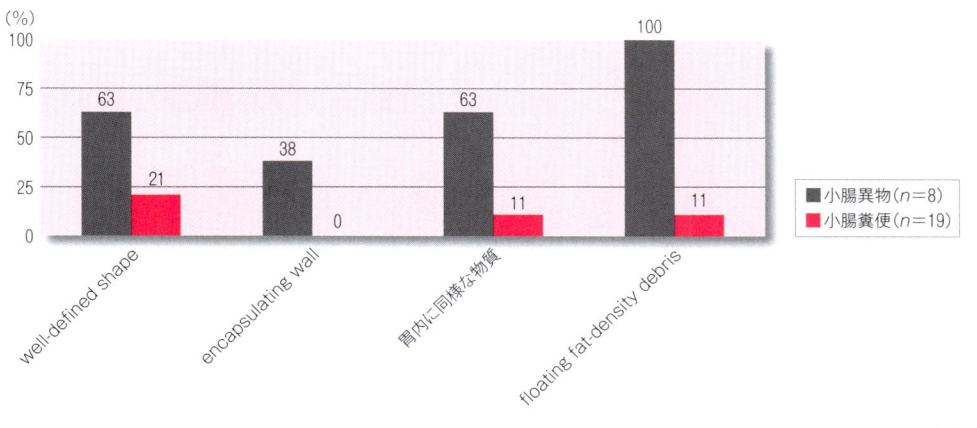

	well-defined shape	encapsulating wall	胃内に同様な物質	floating fat-density debris
小腸異物（n=8）	63	38	63	100
小腸糞便（n=19）	21	0	11	11

AJR Am J Roentgenol. 2008 Nov; 191(5): 1465-8

S状結腸捻転症

- 左下腹部が空虚であればS状結腸捻転症の可能性が高い.
- 腹部単純X線写真では coffee bean sign だけではなく, S状結腸ループが横行結腸より頭側に存在するか左横隔膜下に存在すればS状結腸捻転症と考える.

S状結腸捻転の症候

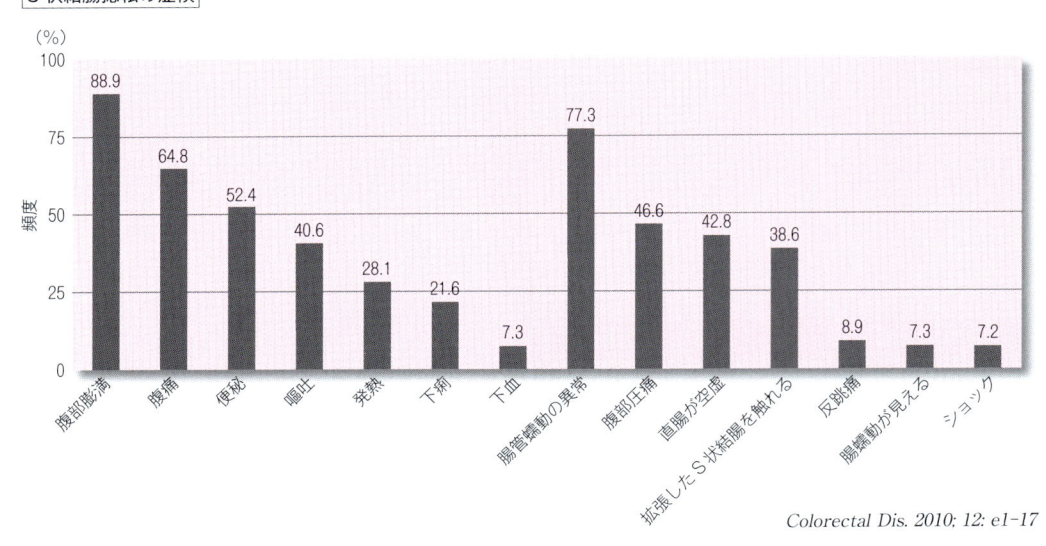

症候	頻度(%)
腹部膨満	88.9
腹痛	64.8
便秘	52.4
嘔吐	40.6
発熱	28.1
下痢	21.6
下血	7.3
腸管蠕動の異常	77.3
腹部圧痛	46.6
直腸が空虚	42.8
拡張したS状結腸を触れる	38.6
反跳痛	8.9
腸蠕動が見える	7.3
ショック	7.2

Colorectal Dis. 2010; 12: e1-17

- S状結腸捻転の身体所見

	感度	特異度	LR+	LR−
視診にて左下腹部が空虚	28(19-39)	100(98-100)	>100	0.7(0.6-0.8)

Postgrad Med J. 2000 Oct; 76(900): 638-41(対照群は腸閉塞50例を含む急性腹症患者397例)

- S状結腸捻転の腹部単純X線写真
  - ▶ coffee bean sign は感度が60%未満と報告されている〔*Colorectal Dis. 2010; 12: e1-17*〕.
  - ▶ S状結腸ループが左横隔膜下に位置することは感度が高く, 特異度が100%であるという報告がある〔*Clin Radiol. 1994 May; 49(5): 317-9*〕.
  - ▶ northern exposure sign
    - □ S状結腸ループが横行結腸よりも頭側に位置する場合, 陽性とする.

	感度	特異度	LR+	LR−
northern exposure sign	87(68-96)	100(80-100)	>24	0.1(0.1-0.3)

AJR Am J Roentgenol. 1999 Sep; 173(3): 571-4

成人の腸重積

- 特に大腸の腸重積では悪性腫瘍の検索が重要である.
- 慢性・間欠的な腹痛での発症が多く, 嘔吐・下血などが続くが, 腫瘤を触れることは少ない.
- 診断はCTにて腸管腫瘤が腸間膜を巻き込んでいるのを確認する.

- 2-3例/100万人年〔*Postgrad Med J. 2005; 81: 174-7*〕で, 成人の腸閉塞の1%程度〔*Br J Radiol. 2002 Feb; 75(890): 185-90*〕と稀.

成人の腸重積の原因疾患

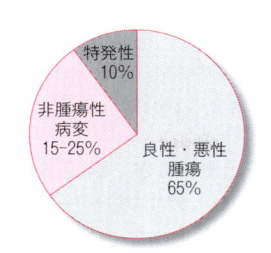

- 特発性 10%
- 非腫瘍性病変 15-25%
- 良性・悪性腫瘍 65%

Br J Radiol. 2002 Feb; 75(890): 185-90

▶ 成人腸重積の2/3が小腸-小腸の腸重積で，この場合は悪性腫瘍が15%で発見されるが，大腸の腸重積では50-60%が悪性腫瘍による〔Br J Radiol. 2002 Feb; 75(890): 185-90〕．

成人腸重積の症候

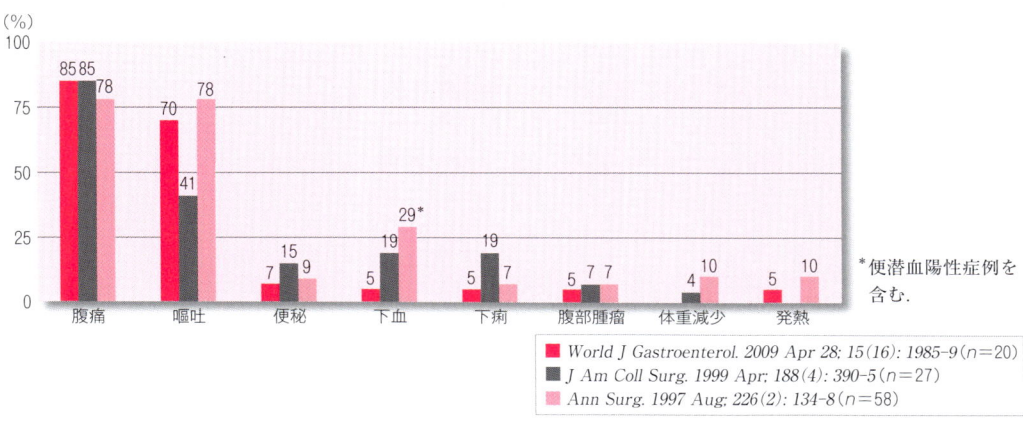

症候	World J Gastroenterol. 2009 Apr 28; 15(16): 1985-9 (n=20)	J Am Coll Surg. 1999 Apr; 188(4): 390-5 (n=27)	Ann Surg. 1997 Aug; 226(2): 134-8 (n=58)
腹痛	85	85	78
嘔吐	70	41	78
便秘	7	15	9
下血	5	19	29*
下痢	5	19	7
腹部腫瘤	5	7	7
体重減少		4	10
発熱	5		10

*便潜血陽性症例を含む．

- 腹痛は周期的・間欠的であることが特徴で，受診するまでに平均37.4日と経過が長いことが多い〔Ann Surg. 1997 Aug; 226(2): 134-8〕．

Ogilvie 症候群（acute colonic pseudoobstruction）

- 急性の大腸拡張を伴う麻痺性イレウスのことで，腸管運動を抑制しうる種々の病態で生じる．ほとんどの症例で同定可能な原因があるため，原因検索が重要となる．
- 腹部膨満・嘔吐は多いが，腹痛・圧痛は軽度なことが多い．発熱・炎症反応高値や腹痛が強い場合は膵炎・虚血や穿孔に伴う麻痺性イレウスを考える．
- 特に右半結腸のガスが著明であることが特徴である．

- 平均60歳に発症し，95%で背景に疾患あり．

Ogilvie 症候群の原因（原因複数の症例あり合計100%とはならないことに注意）

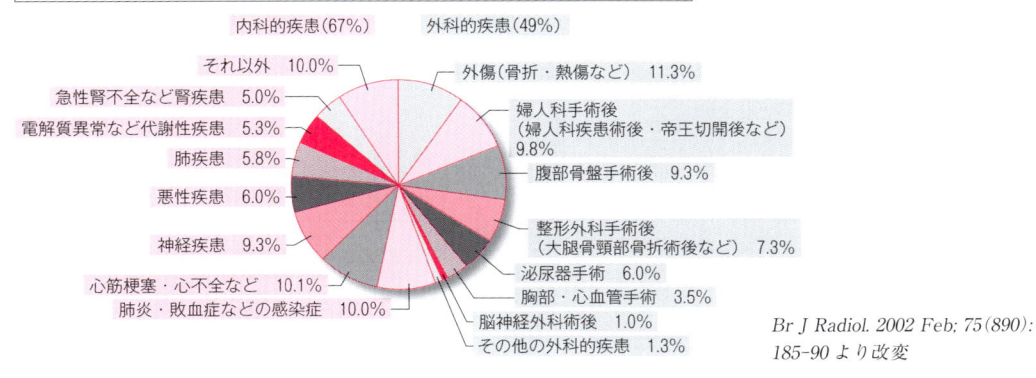

内科的疾患（67%）
- それ以外 10.0%
- 急性腎不全など腎疾患 5.0%
- 電解質異常など代謝性疾患 5.3%
- 肺疾患 5.8%
- 悪性疾患 6.0%
- 神経疾患 9.3%
- 心筋梗塞・心不全など 10.1%
- 肺炎・敗血症などの感染症 10.0%

外科的疾患（49%）
- 外傷（骨折・熱傷など） 11.3%
- 婦人科手術後（婦人科疾患術後・帝王切開後など） 9.8%
- 腹部骨盤手術後 9.3%
- 整形外科手術後（大腿骨頸部骨折後など） 7.3%
- 泌尿器手術 6.0%
- 胸部・心血管手術 3.5%
- 脳神経外科術後 1.0%
- その他の外科的疾患 1.3%

Br J Radiol. 2002 Feb; 75(890): 185-90 より改変

- ▶それ以外の疾患にはアルコール依存症・肝疾患・消化管疾患・膵炎・薬剤などがあげられる.
  - □薬剤としては抗コリン薬,抗うつ薬・抗精神病薬,モルヒネ,Caチャネル拮抗薬などが重要である.
  - □腎盂腎炎やL2以上のレベルでの帯状疱疹(交感神経の関与が疑われる)でも報告例が多い.

- 急性疾患に伴い,腹部膨満は平均5日間で出現するが,24時間以内の急激な発症のこともある.
- 腹痛(80％),嘔気・嘔吐(60％),排便・排ガス停止(60％)が見られるが〔Aliment Pharmacol Ther. 2005; 22: 917-25〕,麻痺性イレウスなので腹部膨満・嘔吐に比べて腹痛・圧痛は軽度なことが多い.
  - ▶発熱が見られれば発熱を呈しうる基礎疾患を同定しなければならない.

- 特に右半結腸のガスが著明であることが特徴.
  - ▶腸管のガスは嚥下された空気が70％で,血液からの拡散が20％,腸管内で生じるのは10％のみとされる.逆に腸管内ガスの90％は小腸壁より血中へ拡散・吸収され,残りの10％のみがゲップとおならとなる→小腸からはガス吸収されるので,さほど小腸ガスは目立たないことが多い.
  - ▶結腸は盲腸から肛門側に行くにつれ,腸管壁が厚くなるため,結腸ガスは伸展しやすい右半分に溜まりやすい.

絞扼性腸閉塞

- 機械的腸閉塞のうち10％程度を占めるが,手術を必要とし予後不良である.
- 癒着性腸閉塞の経過観察は48-72時間までを目安とする.
- 激しい腹痛や腹膜炎徴候が重要な所見で,採血異常(CK高値・代謝性アシドーシス)は初期には見られない.
- 絞扼性腸閉塞を疑えば,必ずCTを施行し,閉塞機転と血行障害の有無を確認する.
- 閉塞機転検索では以下の3つをチェックする.
  1. 詰まる(beak sign,腫瘍・腸重積)
  2. 嵌まる〔鼠径部や閉鎖孔のヘルニア,内ヘルニア(腸管が袋に入ったように一塊となる)〕
  3. 捻れる(closed loop)
     - □C字型に広がった拡張した小腸
     - □近接する虚脱した2つの腸管
     - □whirl sign
- 血行障害は腸管壁(造影欠損・target sign・壁内血腫・壁内気腫)だけでなく,腸間膜(出血/うっ血),門脈/上腸間膜静脈(ガス),腹水に注意して読影し,これらがあれば絞扼性腸閉塞と判断する.

- 機械的腸閉塞のうち複雑性腸閉塞は20.4％で,ヘルニア嵌頓や大腸捻転など除く狭義の絞扼性腸閉塞は10.4％.絞扼性腸閉塞の19.2％は開腹手術の既往がなかった〔日腹救医会誌. 1995; 15: 535-41〕.

- 癒着性腸閉塞の経過観察は48時間までを目安とする.
  - ▶小腸閉塞のうち自然軽快するのは20-60％で,自然回復する88％が保存的治療を開始してから48時間以内であり,残りの12％は72時間以内に回復する.48時間以内に回復しないのであれば3/4で手術が必要となる〔Aust N Z J Surg. 1993 May; 63(5): 367-71〕.
  - ▶一方で12日後に自然軽快したという報告もあるので〔World J Gastroenterol. 2003; 9(3): 603-5〕,絶対的な基準とはいえない.

- 癒着性腸閉塞において,単純性腸閉塞よりも絞扼性腸閉塞を示唆する所見

	感度	特異度	LR+	LR−
体温＞38.0℃	67	100	∞	0.33
頻拍	74	67	2.2	0.39
腹膜刺激症状†	78	98	43	0.22

(つづく)

	感度	特異度	LR+	LR−
反跳痛	93	37	1.5	0.19
ペンタゾシン無効†	66	98	32	0.35
WBC＞15,000/μL	74	100	∞	0.26
WBC≧11,000/μL†	66	68	2.0	0.51
CRP≧3 mg/dL†	28	91	3.1	0.79
アミラーゼ高値	37	96	8.6	0.66
ALP 高値	26	94	4.0	0.79
CK≧200 U/L†	19	94	2.9	0.87
代謝性アシドーシス	15	100	∞	0.85
BE≦−2 mEq/L†	37	80	1.9	0.79
CT 特異所見†	40	100	∞	0.60
安全に穿刺可能な腹水†	71	94	11	0.31

World J Gastroenterol. 2003; 9(3): 603-5/ †日本臨床外科学会雑誌. 2007; 68: 273-8

- 絞扼性腸閉塞の CT 所見

	徴候	コメント
closed loop	beak sign	癒着・バンドなどで閉塞している部分の腸管が鳥のクチバシ状に見える
	triangular loop	beak sign が腸管を長軸方向に見ているのに対して，横断面で見た場合に三角形に見える.
	U-shaped/C-shaped dilated bowel loop radial distribution	U 字型（あるいは C 字型）で放射状に広がる液体で満たされた小腸ループと，閉塞部に向けて収斂する腸間膜血管
	閉塞部の whirl sign	捻転に伴って腸間膜の血管が渦巻き状に見える
	two collapsed adjacent loop	近接する虚脱した 2 つの腸管
血行障害	腸管壁の異常	閉塞腸管造影欠損(50 秒程度の早期相で造影されず，10-15 分後の晩期相で造影されることも多い) 腸管壁内血腫：単純 CT で high となる target sign：造影に伴い壁肥厚した腸管が 2 重(double halo)～3 重(target)に見える 壁内気腫(pneumatosis)(SMV や門脈内ガスも探す)
	腸間膜の異常	腸間膜限局性出血(濃染し血管同定不能)・うっ血(haziness)
血行障害	それ以外	腹水：絞扼性腸閉塞では静脈が先に閉塞するので壁肥厚・腹水・腸間膜うっ血は腸間膜動脈閉塞所見より早期に出現する. 胃拡張：絞扼部の口側の腸管拡張がないのに胃拡張を伴う場合，絞扼性腸閉塞を示唆する(Gastrointest Radiol. 1990; 15: 193-6).

5 消化管穿孔

上部消化管穿孔

- 上部消化管穿孔の原因としては十二指腸潰瘍，胃潰瘍が多い.
- 腹痛は穿孔を起こした後 2 時間以内に一過性に改善することがあり，その場合バイタルサインも正常化しうるが，その場合でも腹膜刺激症状の有無は診断に有用である.
- 腹膜刺激症状のためわずかな体動も嫌がるが，若年男性の場合は著明な腹壁硬直のため反跳痛がはっきりしないこともある.

  - 手術を受けた胃潰瘍における穿孔の頻度は 5％であるのに対し，十二指腸潰瘍では 25％と十二指腸潰瘍で穿孔しやすい.
  - 右季肋部中腋窩線上で明瞭な鼓音があれば，同部位に free air がある可能性が非常に高いとされる.

下部消化管穿孔の原因

- 小腸穿孔の原因は潰瘍よりも外傷や絞扼性イレウスが多い．大腸穿孔の原因は悪性腫瘍と特発性が多い．
- 便秘症の高齢者の突然の下腹部痛＋腹膜炎症状では大腸穿孔を考える．
- 悪性腫瘍による大腸穿孔は経過が急性でないことも多く，骨盤内炎症による頻便も診断を困難にすることがある．

  - 特発性大腸穿孔は平均 73 [50-86] 歳に起こり，69％で慢性便秘症の既往があり S 状結腸に穿孔することが多い (56％)〔J Clin Gastroenterol. 2011 Oct; 45(9): e82-6〕．
  - 特発性 S 状結腸穿孔は平均 63 [16-87] 歳で 60 歳以上が 68％．54％で慢性便秘症の既往がある．下腹部を中心とした突然の激しい腹痛 (100％) を呈するが，排便を契機に発症 (30％) することもある〔World J Surg. 1981 Jan; 5(1): 125-30〕．
  - 便塊による腸管穿孔は便秘の既往が 81％，画像上は 100％で便塊貯留〔Dis Colon Rectum. 2000; 43: 991-8〕を認める．死亡率は 35％〔Br J Surg. 1990; 77: 1325-9〕である．
  - 悪性腫瘍による大腸穿孔は平均 7.6 週間の経過があり，症状も腹痛 (60％)，便通変化 (35％)，嘔吐 (20％)，下血 (12％)，体重減少 (14％)，腹部腫瘤 (10％) と特異的徴候が乏しいことから，疑わないと初診で診断することは難しい〔Ann Surg. 1974 Nov; 180(5): 734-40〕．

悪性腫瘍による大腸穿孔の年齢分布
- 20 歳代 1％
- 30 歳代 1％
- 40 歳代 4％
- 50 歳代 18％
- 60 歳代 23％
- 70 歳代 29％
- 80 歳代 21％
- 90 歳代 3％

悪性腫瘍による大腸穿孔部位
- 盲腸 19％
- 上行結腸 3％
- 肝彎曲 7％
- 横行結腸 11％
- 脾彎曲 3％
- 下行結腸 7％
- S 状結腸 31％
- 直腸 S 状結腸 13％
- 直腸 6％

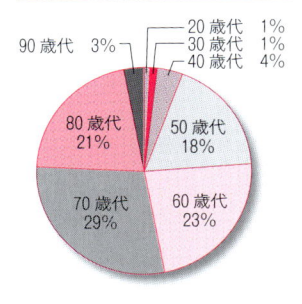

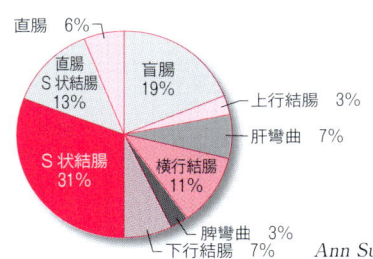

Ann Surg. 1974 Nov; 180(5): 734-40 (n=118)

消化管穿孔の画像検査

- 単純 X 線写真の感度は胸部立位＞腹部立位＞腹部左側臥位である．同一体位で 10 分以上経過してから撮影する．
- 特に下部消化管穿孔では単純 X 線写真での free air の検出率は低く，CT を必要とする．
- 上部内視鏡検査後，胸腔疾患 (陽圧換気など)，婦人科疾患 (性交渉を含む)，腸管壁内気腫では，消化管穿孔がなくても free air は出現しうる．

  - free air の検出能力について

胸部単純 X 線写真	・胸部立位写真は管球の位置が相対的に高く (横隔膜と放射線が平行になり)，free air の検出能が腹部立位写真より高い． ・胸部立位写真は 1-2 mL の free air を検出しうるが，10-20 分間の時間をおいてからとるべきである〔Radiol Clin North Am. 1993 Nov; 31(6): 1219-34〕． ・胸部立位正面像で分からず，胸部側面像で分かるものが 21 例中 3 例であったという報告がある〔Ann Emerg Med. 1986 Apr; 15(4): 425-7〕．
腹部単純 X 線写真	・仰臥位では右上腹部ガス (感度 41％) や腸管壁外ガス (Ringler's sign：感度 32％) などの所見すべてを合わせても，感度 59％程度とされる〔AJR Am J Roentgenol. 1991 Apr; 156(4): 731-5〕．
腹部エコー	・上部消化管穿孔は単純 X 線写真で 75％の症例で free air を検出し，16％の症例では腹部エコーで腹水や麻痺性イレウスといった間接所見のみが得られる．これらの所見が全く得られないことが 8％であり，発症時期から 6 時間以上経過した時点での CT が有用とされる〔Eur J Radiol. 2004 Apr; 50(1): 30-6〕．

(つづく)

CT	・CTと比較して，胸部単純X線写真の感度は38%〔J Comput Assist Tomogr. 1992 Sep-Oct; 16 (5): 713-6〕，左側臥位腹部単純X線写真の感度は47%〔AJR Am J Roentgenol. 1993 Oct; 161 (4): 781-5〕と低い． ・free airの分布だけでも上部消化管穿孔か下部消化管穿孔か推定はつくが，穿孔部位の同定には腸管外air bubble，腸管壁欠損描出，限局性腸管壁肥厚の3つが重要である〔AJR Am J Roentgenol. 2006 Nov; 187(5): 1179-83〕．

- free air ≠ 消化管穿孔であり，手術が不要な場合もある．
  - ▶ 消化管穿孔の85%でfree airがあり，一方，free airが見られても5-14%では穿孔を認めない〔West J Med. 1999 Jan; 170(1): 41-6〕．
  - ▶ 消化管疾患〔腸管壁内気腫，上部内視鏡検査，内視鏡的胃瘻造設術(free airは30-40%で見られ，数か月継続しうる)，開腹術後を含む〕以外は胸腔疾患(陽圧換気，気胸・縦隔気腫，肺感染症，胸部外傷，心肺蘇生処置，圧挫傷)と婦人科疾患(子宮内注入，産後運動，性交渉)が2大原因で，気胸や縦隔気腫があれば胸腔疾患が原因である可能性が高い．
    - □ 開腹術後3日では単純X線写真で53%，CTでは87%でfree airを認める．6日後でも単純X線写真で8%，CTでは50%にfree airを認める〔AJR Am J Roentgenol. 1993 Oct; 161(4): 781-5〕．長い場合では1か月近くfree airは残存しうる．
  - ▶ それ以外にはスキューバダイビング(潜函病)，呑気症，扁桃腺摘出，抜歯(縦隔気腫を介すると考えられている)などでも気腹は発生しうる〔Postgrad Med J. 1997 Sep; 73(863): 531-7〕．

6 特発性食道破裂

特発性食道破裂（Boerhaave症候群）

- 致死的3大胸痛は心筋梗塞，大動脈解離，肺塞栓だが，他に加えるならば緊張性気胸と特発性食道破裂があげられる．
- ①中年男性に，②飲酒後嘔吐で発症し，③縦隔気腫や皮下気腫を伴えば典型的だが，24時間以内に診断されているのは半数程度である．
- 膿胸(左＞右)でも疑うべきで，胸水検査では食物残渣や扁平上皮の存在，pH低値の割に糖高値，アミラーゼ(S-AMY)高値に注目する．
- 胸部X線写真で診断をつけるのは難しいので，疑われればCTにて食道周囲の気腫と炎症像などを確認する．

- 死亡率は早期の診断で9%だが，診断が遅れると29%と高い〔Am J Surg. 1995 Jun; 169(6): 615-7〕．
- 横隔膜直上の下部食道左側壁が穿孔部位であるのが75-90%とされる．

特発性食道破裂の所見

所見	頻度(%)
痛み	83
呼吸困難	39
嘔吐	79
アルコール依存症	40
消化性潰瘍の既往	41
ショック	32
皮下気腫	28-66
X線写真異常	88
(胸水)	91
(気胸)	80
(皮下気腫・縦隔気腫)	66
(Naclerio's V sign)	20
【食道造影検査】	75

■ Dis Esophagus. 1997 Jan; 10(1): 64-8
■ Postgrad Med J. 1997; 73: 265-70

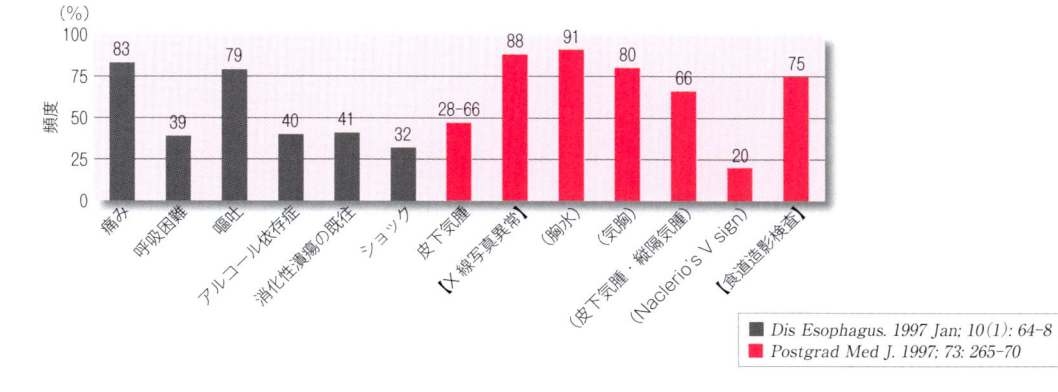

▶ Naclerio's V sign とは縦隔気腫のサインで，縦隔陰影と左横隔膜との角で V 字型に空気の透亮像が見られることで，感度は低いが早期に見られうる徴候として重要である．

7 急性下痢症

急性下痢症

- 明確な基準はないが，2 週間以内を急性，2-4 週間を遷延性，4 週間以上を慢性と考えるのが 1 つの目安である．
- ほとんどの急性下痢は急性胃腸炎であり対症療法のみでよいが，消化管出血と，アナフィラキシー・ショックやトキシックショック症候群，甲状腺クリーゼ・副腎不全を見落とすと死につながる．

- 200 g/日以上の便重量を下痢とするが，臨床的には便の性状変化や 1 日 3 回以上の排便を目安に下痢とみなされることが多い．
- 多くの場合急性下痢＝急性胃腸炎で，急性下痢の 95％以上は特別な検査や治療を必要としないが，他にも多種原因はある．
  ▶ 感染症では腸管感染症以外にレジオネラ症，HIV 感染症，新型インフルエンザ，マラリアも状況に応じて考える．
  ▶ 骨盤内炎症疾患(虫垂炎・腸腰筋膿瘍)でも軟便・頻便はありうる．
  ▶ 全身疾患としては甲状腺機能亢進，副腎不全，心不全，糖尿病，膠原病，尿毒症が下痢を来しうる．
  ▶ 過食・過飲，乳糖不耐症，薬物性(下剤，ジギタリス，抗菌薬，制酸剤，テオフィリン，PPI，NSAIDs)，薬物中毒，物理的要因(寒冷・放射線)，心因性も下痢の多い原因である．

急性胃腸炎の診断

- 発熱・血便・しぶり腹(少量頻便・残便感)・激しい腹痛→大腸型で，嘔吐や大量水様便を伴う小腸型と異なり，常に細菌性腸炎を示唆する．
- 食中毒は食餌摂取歴・随伴症状でほとんどの症例では推定可能だが，食餌歴を 1 週間前まで遡ることが重要である．
  ▶ 食後 6 時間以内に無熱・嘔吐中心・速やかに改善→ブドウ球菌毒素型(おにぎり・弁当)．
  ▶ 食後 6-48 時間は鑑別が多い→ノロウイルス(冬の生牡蠣)，腸管ビブリオ(夏の海産物)，*Salmonella*(鶏肉・生卵)，ウェルシュ菌(給食のシチュー)．
  ▶ 食後 48 時間〜1 週間は *Campylobacter*(鶏肉・生卵)，腸管出血性大腸炎(EHEC)(牛肉)の 2 つ．
  ▶ 冬季に流行する小腸型の胃腸炎はノロウイルス感染症を疑う．
- 潜伏期が長いほど発熱・血便傾向があるが，腸管出血性大腸炎だけは発熱が少なく無熱性血便が典型的である．

東京における散発性の急性胃腸炎における病原体検出(n=1,564)

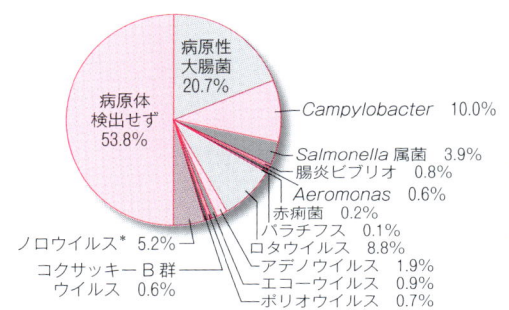

- 病原体検出せず 53.8%
- 病原性大腸菌 20.7%
- *Campylobacter* 10.0%
- *Salmonella* 属菌 3.9%
- 腸炎ビブリオ 0.8%
- *Aeromonas* 0.6%
- 赤痢菌 0.2%
- パラチフス 0.1%
- ノロウイルス* 5.2%
- ロタウイルス 8.8%
- コクサッキー B 群ウイルス 0.6%
- アデノウイルス 1.9%
- エコーウイルス 0.9%
- ポリオウイルス 0.7%

115 例で複数の病原体が検出されているため，合計は 100％とならないことに留意．

*ノロウイルスの検査が行われた期間は 1/3 のみであり，実際は 13.2％と推測される．

Kansenshogaku Zasshi. 1998 Jun; 72(6): 599-608

7 急性下痢症

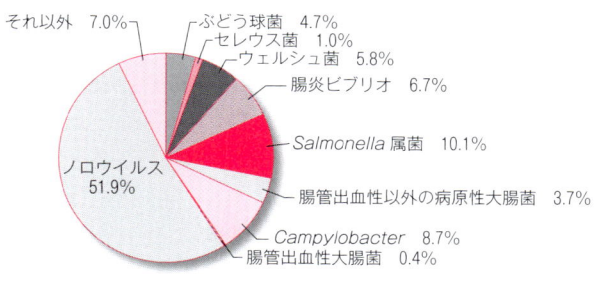

食中毒の原因
- それ以外 7.0%
- ぶどう球菌 4.7%
- セレウス菌 1.0%
- ウェルシュ菌 5.8%
- 腸炎ビブリオ 6.7%
- *Salmonella* 属菌 10.1%
- 腸管出血性以外の病原性大腸菌 3.7%
- *Campylobacter* 8.7%
- 腸管出血性大腸菌 0.4%
- ノロウイルス 51.9%

厚生労働省発表の平成16年～18年の食中毒患者報告数より作成

- 小児ではロタウイルス・アデノウイルスなどが多いことが成人と異なる
- 頻度の高い菌の特徴
  ▶ 食品内毒素型のブドウ球菌＜生体内毒素型のウェルシュ菌＜感染毒素型の毒素原性大腸菌＜それ以外の病原体，の順で潜伏期は長くなる
  ▶ 毒素型で潜伏期が長いのはボツリヌス菌（潜伏期12-36時間）と腸管出血性大腸菌である．

	潜伏期	感染源	各種菌ごとの特徴
ブドウ球菌	1-5時間	おにぎり・弁当	・急激な腹痛，嘔吐で発症し，発熱・下痢は軽度．1日以内に回復する． ・セレウス（毒素型）も同様だが，焼き飯・焼きそば・スパゲティが原因となることが多く，下痢が多い．
ウェルシュ菌	6-18時間	給食病（4時間の煮沸に耐え，50℃以下で増殖できるためカレー・シチューなどで集団発生）	・水様性下痢・軽度の腹痛で1-2日で回復
毒素原性大腸菌（ETEC）	4-48時間		・重症例ではコレラ様だが，発熱はなく2-3日で回復．
腸炎ビブリオ	10-24時間	夏季の貝などの海産物摂取（寿司）	・激しい上腹部痛と嘔吐（30%）に続いて水様性下痢が出現する．
ノロウイルス	24-48時間	生牡蠣 院内感染	・12-3月をピークとして流行する． ・嘔吐・下痢が主訴で，38.3-38.9℃の熱発は半数．48-72時間で改善する．症状消失後3-7日間は便中に排泄される． ・塩基系殺菌剤やアルコールに抵抗性あり，数百個でも感染することから院内感染に注意．
Salmonella（非チフス）	6-72時間	鶏肉・生卵 家畜・カメ・イグアナなどのペット	・*Campylobacter*と同じく酸感受性あり，制酸薬の使用はリスク高める． ・高熱（悪寒戦慄30%）・頻回下痢など症状が強く5%で菌血症を起こし，血管内腔に炎症巣や遠隔臓器に塞栓性病変を形成しやすいためリスク高ければ抗菌薬投与が勧められるが，抗菌薬投与は保菌率高める可能性あり． ・2-5日で改善するが，下痢・微熱は10-14日間継続することもある． ・平均4-5週間排菌（50%は2-4週間排菌継続，10-20%は数か月の排菌，1年以上の排菌は0.2-0.6%）．特に胆石保有者でキャリアとなることが多い．
Campylobacter	2-7日	鶏肉などの生肉 動物からも感染	・罹患部位は小腸ないし大腸で症状はさまざま． ・下痢の前に倦怠感・発熱・筋肉痛などの症状が先行することあり（下痢なしのこともある）． ・重症例が多く1%で菌血症を起こし高熱が出るが，*Salmonella*よりは軽症なこと多い．解熱までに平均3日程度． ・0.1%以下で1～3週間後にGuillain-Barré症候群を発症する．
腸管出血性大腸菌（EHEC）	2-9日	牛肉摂取 肥料から農作物や水	・5-10日で寛解することが多い． ・O157：H7が70-90%と多い． ・腹痛は初期から激しく，1-2日後に出血性大腸炎を起こし肉眼的血便となるがほとんど無症状なこともある． ・100-1,000個でも感染→二次感染に注意．（⇔毒素原性大腸菌の場合は10^6-10^{10}個必要） ・遅発性に溶血性尿毒症症候群を来しうることに注意． ・ベロ毒素検査は感度79%，特異度100%と有用． ・培養は発症後2日間の感度は90%以上だが，発症7日後では30%程度に低下する．

- 肉眼的血便が見られたら主に腸管出血性大腸炎，赤痢，アメーバ赤痢，腸チフスなどを考えるが，意外と多いのは内痔核からの出血である．他に状況に応じて，腸結核，虚血性腸炎，潰瘍性大腸炎なども考える．血便が顕著で発熱が見られない場合は，非炎症性疾患か腸管出血性大腸炎を考える．

起因菌別各所見の頻度(%)

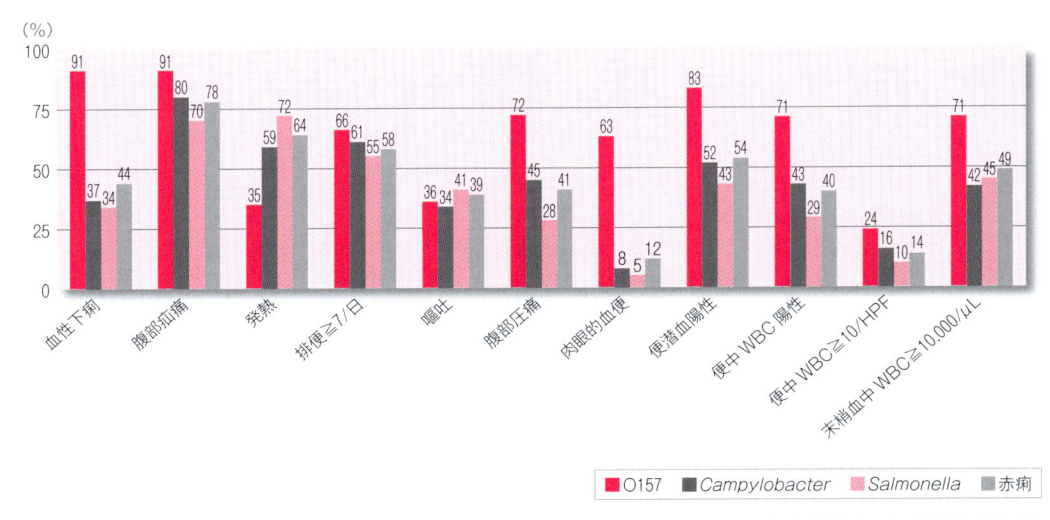

	O157	Campylobacter	Salmonella	赤痢
血性下痢	91	37	34	44
腹部疝痛	91	80	70	78
発熱	35	59	72	64
排便≧7/日	66	61	55	58
嘔吐	36	34	41	39
腹部圧痛	72	45	28	41
肉眼的血便	63	8	5	12
便潜血陽性	83	52	43	54
便中WBC陽性	71	43	29	40
便中WBC≧10/HPF	24	16	10	14
末梢血中WBC≧10,000/μL	71	42	45	49

Ann Intern Med. 1997 Apr 1; 126(7): 505-13

急性胃腸炎の検査

- 迅速検査として便潜血・顕微鏡での便中白血球は，感度は低いが陽性ならば細菌性腸炎と考える．
- *Campylobacter* を疑ったらグラム染色(カモメ様のグラム陰性らせん桿菌を探す)を行う価値は非常に高い．
- 急性胃腸炎は検査結果が得られるまでに改善していることが多いので，便培養はほとんどの場合必要としない．
- (急性胃腸炎に抗菌薬投与を行う必要性があることは少ないが)抗菌薬投与を決めた場合，二次感染予防が必要な場合，炎症性腸疾患やHIVなどの基礎疾患があり菌同定が必要と考えられる場合には，便培養を単回施行する．
- 回盲部炎を認めた場合は *Campylobacter* や *Salmonella*, *Yersinia* 感染症を考える．

- 細菌感染性腸炎の迅速診断

	感度	特異度	LR+	LR−	PPV	NPV
便中白血球定性(ラクトフェリン)	84.6	78.7	4.0	0.2	11.3	99.4
鏡検で便中白血球	30.8	96.0	7.7	0.7	20.0	97.7
便潜血	30.8	94.0	5.1	0.7	14.3	97.7
鏡検で便中白血球あるいは便潜血陽性	38.5	91.8	4.7	0.7	13.2	97.9
鏡検で便中白血球かつ便潜血陽性	23.1	98.3	13.6	0.8	30.0	97.5
グラム染色でカンピロバクター†	89	99.7	297	0.11	97	99

J Clin Microbiol. 1996 May; 34(5): 1161-5 / † Pathology. 2004 Aug; 36(4): 343-4

▶便中白血球定性(ラクトフェリン)は日本では測定できない．
▶*Campylobacter* のグラム染色では，カモメ様(らせん状)のグラム陰性桿菌を描出できるが，感度は30%程度との記載もあり，検者の腕によるところが大きい．

- 便培養をスワブで直腸内より検体採取する場合，培地の中に一度スワブをつけてから使用すると付着した培地が潤滑油代わりとなり，不快感が軽減できる．
- 回盲部炎を認めた場合は，*Yersinia*, *Campylobacter*, *Salmonella* を考える〔Lancet. 1989 Jul 8; 2(8654):

84-6]が，亜急性や再発性である場合は，Behçet 病，Crohn 病，悪性リンパ腫，結核なども鑑別に入れなければならない．

▶それ以外の結腸炎のパターンには以下があり，画像所見で原因の推定ができる．

上行結腸炎	感染性腸炎（腸炎ビブリオ，Salmonella，Campylobacter，腸管出血性大腸菌），薬剤性大腸炎
左半結腸炎	偽膜性腸炎，虚血性大腸炎，潰瘍性大腸炎
全結腸炎	Campylobacter 腸炎，腸管出血性大腸菌，偽膜性腸炎，潰瘍性大腸炎（Salmonella 腸炎や虚血性腸炎では直腸炎は来さない）

旅行者下痢症・旅行後の下痢

- 多くは毒素原性大腸菌（ETEC）によるもので，自然軽快する．
- 鑑別としては一般の急性胃腸炎以外に赤痢，アメーバ，ランブル鞭毛虫などの腸管感染症と，発熱があれば下痢をしていてもマラリアを鑑別疾患に入れる．
- 数年前までの海外渡航歴があったり，HIV 患者に血便があれば腸アメーバ症を疑う．

- 熱帯地区に到着後1週間以内に発症し，1-5日で自然軽快する下痢症

旅行者下痢症の起因菌内訳

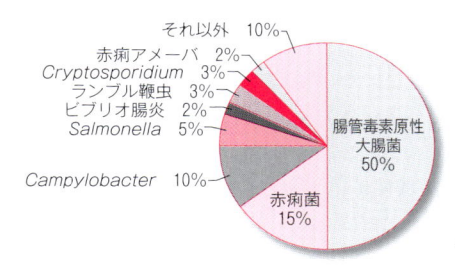

- それ以外 10%
- 赤痢アメーバ 2%
- Cryptosporidium 3%
- ランブル鞭虫 3%
- ビブリオ腸炎 2%
- Salmonella 5%
- Campylobacter 10%
- 赤痢菌 15%
- 腸管毒素原性大腸菌 50%

Aust Fam Physician. 2007 May; 36(5): 328-32

- 腸アメーバ症
  ▶一般的には 2-3 週間の潜伏期だが，旅行後数年経ってからの発症もある．
  ▶E. histolytica の 10% が症状を来す．E. dispar が Entamoeba の 90% を占めるがこれは症状を呈さない．
  ▶アメーバは好中球を貪食するので，血便の割に便中白血球は少ないとされる．
  ▶大腸炎では発症 7 日目でアメーバ抗体の感度は 90% 以上，肝膿瘍では 7-10 日目に感度は 99% となる．

溶血性尿毒症症候群（HUS）

- 腸管出血性大腸菌感染症（EHEC）の下痢出現1週間程度で続発する溶血性貧血・血小板減少・急性腎不全をいう．
- 年齢（小児・高齢者）と抗菌薬投与は発症のリスクを高める．
- 過去の O157 感染を証明するには大腸菌 O157LPS 抗体が有用である．

- 下痢発症後 6-9（2-14）日目，腸炎症状が鎮静化して 2-3 日後に発症する．
- 腸管出血性大腸菌感染症に対して抗菌薬投与で 56%，非投与で 8% に生じる〔N Engl J Med. 2000 Jun 29; 342(26): 1930-6〕．
- 腸管出血性大腸菌感染症の合併症として溶血性尿毒症症候群が有名だが，特発性血小板減少症（ITP），脳症，腸重積の合併も来しうる．
- 過去の O157 感染を証明するには大腸菌 O157LPS 抗体が有用で，感染 5 日目から検出可能で感度90% 程度とされ，1 か月程度は高値を示す．

溶血性尿毒症症候群の症状

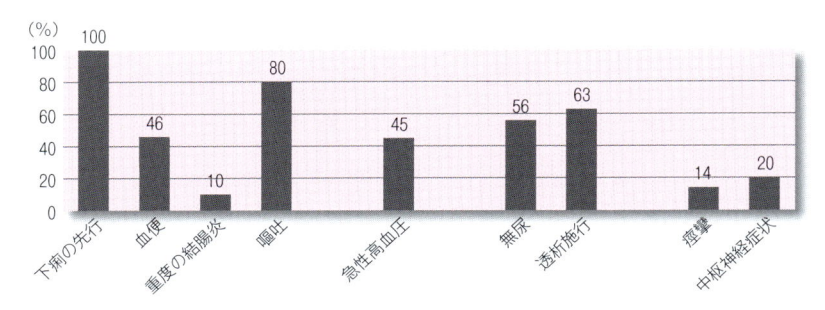

(グラフ: 下痢の先行 100%, 血便 46%, 重度の結腸炎 10%, 嘔吐 80%, 急性高血圧 45%, 無尿 56%, 透析施行 63%, 痙攣 14%, 中枢神経症状 20%)

Arch Dis Child. 2001; 85: 125-31

8 院内発症下痢症

院内発症下痢

- 院内発症(入院>3日)の下痢は通常の病原性細菌や寄生虫によるものは稀であり,まず医原性を疑う.例外は基礎疾患のある高齢者や好中球減少者・HIV感染症者である.

  - 内科病棟で33%に院内発症の下痢症あり.29%が感染性だが,45%が医原性である〔*Am J Infect Control. 1995 Oct; 23(5): 295-305*〕.
    - ▶ 薬剤性大腸炎は上行結腸・横行結腸を中心に区域性に出現することが多い.NSAIDや抗菌薬が多い原因である.
    - ▶ 出血性大腸炎は経口ペニシリン服用後5-7日後に発症するのが典型的である.*Klebsiella oxitoca* が原因とされる.右側結腸に病変があることが多い.

便細菌培養陽性率

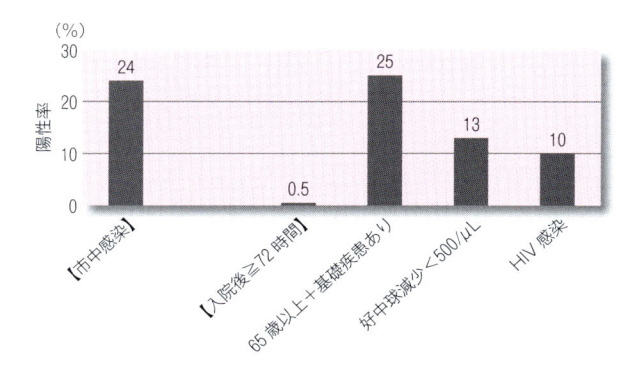

(グラフ: 【市中感染】24%, 【入院後≧72時間】0.5%, 65歳以上+基礎疾患あり 25%, 好中球減少<500/μL 13%, HIV感染 10%)

JAMA. 2001 Jan 17; 285(3): 313-9

C. difficile 関連下痢(偽膜性腸炎を含む)

- 入院患者では非常に多く,(特に嫌気性菌を含んだ広域をカバーする)抗菌薬投与後1週間〜2か月以内の発症が多い.
- 芽胞によりアルコール消毒に耐性があるので,下痢患者診察時には手袋・手洗いが重要である.
- 再発が多い.

- 古典的にはクリンダマイシンで有名だが，使用頻度の問題から第3世代セフェムでの発生が現在では多いと考えられている．今後はニューキノロンによる症例が増えると思われる．
  - ▶キノロン系が最もリスクが高く HR=3.44(2.65-4.47) で，第3世代セフェムやマクロライド・CLDM・βラクタマーゼ阻害薬合剤は HR=1.56-1.89〔Clin Infect Dis. 2005 Nov 1; 41(9): 1254-60〕．
  - ▶PPI は OR=1.74(1.47-2.85) で発症リスクである〔Am J Gastroenterol. 2012 Jul; 107(7): 1011-9〕．

	感度	特異度	LR+	LR−
入院 15 日以上	72(56-84)	46(39-53)	1.3(1.1-1.7)	0.6(0.4-1.0)
抗菌薬から下痢発症≧6 日	67(51-81)	51(44-58)	1.4(1.1-1.8)	0.6(0.4-1.0)
発熱≧38.0℃	51(36-66)	61(54-67)	1.3(0.9-1.8)	0.8(0.6-1.1)
腹痛	21(11-37)	83(77-87)	1.2(0.6-2.3)	1.0(0.8-1.1)
水様便	47(32-62)	40(34-47)	0.8(0.6-1.1)	1.3(1.0-1.8)
泥状便	67(51-81)	50(43-57)	1.3(1.1-1.7)	0.7(0.4-1.0)
肉眼的血便	7(2-20)	92(88-95)	0.9(0.3-3.0)	1.0(0.9-1.1)

Ann Intern Med. 1995; 123: 835-40

- メトロニダゾール治療後の再発率は 0-17 歳，18-64 歳，65 歳以上でそれぞれ 25.0%，27.1%，58.4% と高率〔Clin Infect Dis. 2005; 40: 1591-7〕で，26 回も再発したとの報告もある〔Eur J Gastroenterol Hepatol. 1996; 8: 1054-61〕．

C. difficile 関連下痢の検査

- 便中白血球は参考となるが，トキシン A（可能ならばトキシン B も）検出が重要である．
- トキシン検査も感度は十分ではないため，臨床所見を併せて判断する必要がある．
- 左半結腸に病変があることが多い．

- C. difficile 関連下痢の検査

	感度	特異度	LR+	LR−
末梢血白血球≧12,000/μL	51(36-66)	63(56-69)	1.4(1.0-2.0)	0.8(0.6-1.1)
便潜血	30(18-46)	76(69-81)	1.2(0.7-2.1)	0.9(0.8-1.1)
便中白血球定性	63(47-77)	63(56-69)	1.7(1.3-2.3)	0.6(0.4-0.9)
‡	30(15-50)	75(69-80)	1.2(0.7-2.1)	0.9(0.7-1.2)
グラム染色にて白血球	30(18-46)	88(82-91)	2.4(1.4-4.3)	0.8(0.7-1.0)
入院患者で白血球≧1/HPF †	16(5-37)	90(87-92)	1.6(0.6-4.1)	0.9(0.8-1.1)
入院患者で白血球≧5/HPF †	8(1-28)	96(93-97)	1.8(0.5-7.2)	1.0(0.9-1.1)
外来患者で白血球≧1/HPF †	45(28-64)	88(83-92)	3.8(2.2-6.3)	0.6(0.5-0.9)
外来患者で白血球≧5/HPF †	26(13-45)	94(90-96)	4.1(1.9-9.0)	0.8(0.6-1.0)

Ann Intern Med. 1995; 123: 835-40/ † J Clin Microbiol. 2001; 39: 266-9/ ‡ Ann Clin Microbiol Antimicrob. 2006; 5: 9

  - ▶C. difficile 腸炎では症状が軽微であっても著明な白血球増多を認めることがある〔Am J Med. 2003 Nov; 115(7): 543-6〕．
- ゴールド・スタンダードとされるのは cytotoxin tissue-culture assay だが，日本では通常行うことができない．
  - ▶また C. difficile の無症候性保菌は健常者 5%，1 週間入院で 10%，4 週間入院で 50% と多い〔Postgraduate Med. 2005; 81: 367-9〕ため，C. difficile 検出＝病原体検出ではない．
  - ▶偏性嫌気性菌であるため，嫌気培養をしないと分離できず培養はその名の通り "difficult" であることも考えると，培養は行う機会は多くない．

- トキシン A が最も重要ではあるが，トキシン A 陰性のタイプも多くトキシン B 検出も重要
  - ▶アジアでは 310 例中 65 例がトキシン A 陰性でトキシン B 検出が必要である〔J Clin Microbiol. 2003 Mar; 41(3): 1118-25〕．

- ▶日本でも77例中30例はトキシンA陰性である〔Eur J Clin Microbiol Infect Dis. 2003 Sep; 22(9): 525-9〕．
- ▶D1抗原ラテックス凝集法は培養法と比較して感度56％，特異度99％〔日本消化器病学会雑誌.2005; 102: 1004-9〕とされているが，トキシンA以外の抗原も含み特異度には疑問が残る．

● トキシン検出は感度を上げるため2回行うことが奨められていたが，2回行っても感度は不十分でありむしろ検査前確率が重要である．
- ▶トキシン検査や培養検査は繰り返し行ってもさほど感度は上がらないので2回行う意義は少ない〔Am J Med. 2006; 119: 356. e7-8/Arch Pathol Lab Med. 1996; 120: 49-52〕．

C. difficile関連下痢症の各検査の感度（％）

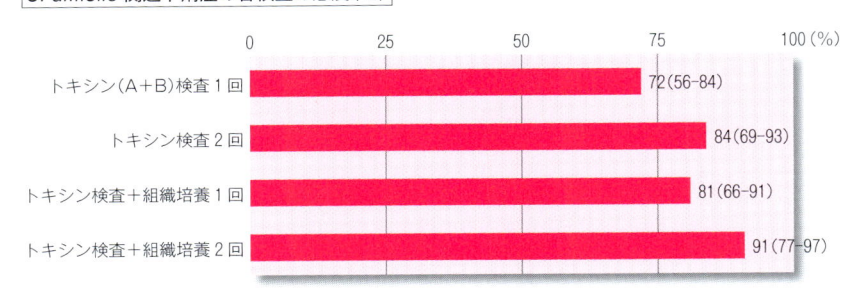

検査	感度（％）
トキシン（A＋B）検査1回	72（56-84）
トキシン検査2回	84（69-93）
トキシン検査＋組織培養1回	81（66-91）
トキシン検査＋組織培養2回	91（77-97）

Ann Intern Med. 1995; 123: 835-40

● 画像検査では左半結腸に壁肥厚を認めたり，腹水が検出される．大腸内視鏡検査は偽膜性腸炎の診断には必要だが，C. difficile関連下痢の診断に必須ではない．
- ▶エコーでは結腸壁は6-17 mmと肥厚．85％は左半結腸に限局しているが，15％では全結腸に及ぶ．腹水は38％に認める．結腸内容物は85％で見えるが77％の症例では内腔が狭小化している〔Dtsch Med Wochenschr. 2000 Jun 16; 125(24): 750-4〕．
- ▶C. difficile関連下痢の10％のみが偽膜性腸炎で，内視鏡検査で偽膜がないからといってC. difficileの関与は否定できない．一方，C. difficile関連下痢の3％は重症型で巨大結腸症などを呈しうる．
  □ 抗菌薬関連下痢症の20％，抗菌薬関連大腸炎の2/3，偽膜性大腸炎の90-100％にC. difficileが関係している．
  □ なお，急性細菌性腸炎の診断において，内視鏡検査では便汁を検査すればよく，生検は付加的価値が少ない〔Clin Infect Dis. 1999 Aug; 29(2): 356-60〕．

MEMO　偽膜性腸炎の治療

- メトロニダゾールはバンコマイシンとほぼ同等の効果だが，重症例ではバンコマイシンのほうが効果に優れる．一方，メトロニダゾールは安価で耐性菌（VRE）誘発のリスクは低い．
- バンコマイシンは125 mgを1日4回と500 mg 1日4回とが同等の効果であり，1回125 mgとすべきである〔Am J Med. 1989 Jan; 86(1): 15-9〕．静注しても効果はない．
- 治療期間は10-14日とされるが，抗菌薬中止2-3日で20％程度は自然治癒するとされる．
- 治療すれば翌日には解熱し，4-5日以内に下痢が寛解するとされる．
- 再発して困る場合はバンコマイシンを減量していく方法や〔Am J Gastroenterol. 1985 Nov; 80(11): 867-8〕，リファンピシンを追加する方法などがあるが，奥の手で便移植〔Clin Infect Dis. 2003 Mar 1; 36(5): 580-5〕という方法もある．わが国では未認可（2013年8月現在）ではあるがfidaxomicinは再発が少ない〔N Engl J Med. 2011 Feb 3; 364(5): 422-31〕．
- 内服できない患者の場合はメトロニダゾールの腟錠を直腸内投与すればbioavailabilityは53-87％で吸収される〔Antimicrob Agents Chemother. 1983 May; 23(5): 721-5/J Antimicrob Chemother. 1999 Feb; 43(2): 177-85〕．
- 乳酸菌製剤は抗菌薬関連下痢を34％→12％，C. difficile毒素は17％→0％と予防効果がある〔BMJ. 2007 Jul 14; 335(7610): 80〕．しかし治療効果は証明されていない．

9 慢性下痢症

慢性下痢

- 4週間以上の下痢を慢性下痢とする．
- 過敏性腸症候群が最も多いが，夜中に下痢は見られないことが特徴で，体重減少・血便・貧血・脂ぎった便であれば精査が必要である．
- 浸透圧性，炎症性，分泌性に分けると考えやすい．

浸透圧性	食餌性（薬剤，経管栄養，乳糖） 消化不良（胃切除後，慢性膵炎，胆汁分泌障害） 腸管吸収障害（短腸症候群，腸管運動亢進，小腸細菌叢の異常増殖）
炎症性	炎症性腸疾患 好酸球性腸炎 薬剤性顕微鏡的大腸炎 感染症（寄生虫）
分泌性	薬剤性（刺激性下剤，ジギタリス，テオフィリンなど） 内分泌疾患（甲状腺機能亢進，副腎不全，糖尿病） 悪性腫瘍〔大腸絨毛腺腫，大腸癌，内分泌腫瘍（ガストリノーマ，VIPoma，カルチノイド）〕

- 肛門括約筋に問題がある場合は，便失禁であり区別する．また脊損患者ではfecal impactionの合併症として溢流性便失禁がありうる．

浸透圧性下痢

- 夜間に下痢が軽減し，絶食（24-72時間）・被疑薬中止で軽快するなら，浸透圧を上げる薬剤・食餌が問題か，それらを消化吸収できない腸管の問題（浸透圧性下痢）と考える．
- 急性下痢後に乳製品摂取を続けていると相対的乳糖不耐性のため慢性下痢となりうる．

- 浸透圧性下痢は酸化マグネシウムなど浸透圧製剤，炭水化物吸収不良（典型的には炭水化物摂取後90分で下痢を来す），吸収不良症候群（乳糖不耐症・盲管症候群などの細菌増殖），蛋白漏出性胃腸炎，短腸症候群などが鑑別としてあげられる．

- 乳糖不耐症は乳糖接取を避けるかラクターゼ投与にて下痢が改善することで臨床的に診断可能である．どうしても診断をつける必要があれば乳糖20 gを経口投与し，下痢をして血糖が20 mg/dL以上上昇しなければ乳糖不耐症と診断する．

- 短腸症候群
  - ▶回腸切除>100 cmで水分・電解質・脂肪・脂溶性ビタミンなどの喪失が起こる．
  - ▶半結腸切除は50 cmの小腸切除に相当する．結腸＋残100 cm未満の空腸の場合では経腸栄養単独は困難だが，十二指腸＋空腸200 cm＋結腸があれば経腸栄養単独の適応であることが多い．

- 便中浸透圧ギャップ>100 mOsm/L（浸透圧性下痢）の予測
  - ▶浸透圧ギャップ＝290－[2(Na＋K)]が50-125 mOsm/L以上であると浸透圧性下痢とされるが，検査できる病院はほとんどない．
  - ▶尿定性用紙を用いて糖陽性や酸性であることが浸透圧性下痢を示唆する参考になる．

	感度	特異度	LR＋	LR－
glucose strip>＋	57(43-70)	59(37-79)	1.4(0.80-2.4)	0.73(0.53-1.0)

（つづく）

	感度	特異度	LR+	LR−
glucose strip＞＋＋	31(20-45)	91(69-98)	3.4(0.86-14)	0.76(0.64-0.91)
便 pH＜5.5	50(37-63)	62(39-81)	1.3(0.72-2.4)	0.81(0.61-1.1)
便 pH＜6.0	79(66-88)	43(23-66)	1.4(0.94-2.1)	0.48(0.27-0.85)

Arch Dis Child. 1997 Sep; 77(3): 201-5 より改変（有意差のあるものを網かけ表示）

脂肪便・吸収不良症候群

- 吸収不良症候群で最も吸収が障害されるのが脂肪であり，吸収不良症候群を疑えば脂肪便検査を行うが，乳糖不耐症だけは例外で脂肪便が見られない．
- ズダンⅢ染色の診断能は限られるが，簡便で有用な検査である．
- 栄養障害と脂肪便が見られれば吸収不良症候群と考える．ビタミン B_{12} 欠乏症や脂溶性ビタミン欠乏症の併発に注意する．
- 腸管吸収障害・腸管運動亢進，小腸細菌叢の異常増殖では糖質の吸収障害も見られうるが，胃切除後（胃排泄促進）や慢性膵炎，胆汁分泌障害といった消化障害では糖質の吸収は保たれることが多い．

- 常食（脂肪50g前後/日）摂取下で，1日の糞便中脂肪排泄量が6g以上（小児では3g以上）を吸収不良と定義することが多い．
- 脂肪を100g/日以上摂取して72時間定量し，便中脂肪が10倍程度まで増加していれば脂肪便と判断するが，蓄便検査は大変である．
- 肉眼的には水に浮いたり，脂ぎって酸性臭がすることなどで分かり，200g/日以上の高度の脂肪便なら簡便検査の感度は89.3％，特異度は91.1％である〔*Int J Pancreatol. 1997 Oct; 22(2): 121-5*〕．
- 便中脂肪増加は糞便のスダンⅢ染色（100倍率で検鏡し，10個/視野以上の脂肪滴が見られるとき陽性）で判定する．
  ▶ ズダンⅢは脂肪便の診断に感度73％，特異度69％との報告がある〔*Arq Gastroenterol. 1995 Jul-Sep; 32(3): 140-5*〕．
  ▶ oil red O 染色では感度72.2％，特異度95.4％だが，脂肪負荷による血中脂肪酸増加は感度33％，特異度45.4％と有用性は低い〔*J Clin Pathol. 1983; 36: 1362-6*〕．
  ▶ なお，鏡検する場合，消化不十分な筋線維やヨード染色でのデンプン粒の有無も参考となる．
- 低蛋白血症・低アルブミン血症・低コレステロール血症に加え，吸収不良の個所によりビタミン B_{12} 欠乏を示唆する大球性貧血や脂溶ビタミン欠乏による低Ca血症（テタニー），PT-INR 延長（出血傾向），夜盲などを呈しうる．
- 原発性吸収不良症候群（セリアックスプルーやβリポ蛋白欠損症）については遭遇することは稀であることから詳細は成書に譲る．
- 吸収不良症候群では通常腹痛を伴わないが，腹痛がある場合は慢性膵炎・Crohn病・強皮症などによる偽性腸管閉塞を考える．
- 吸収不良が脂肪だけに留まらず糖質にまで及ぶと D-キシロース吸収試験で異常が見られる．D-キシロース経口投与後5時間の蓄尿を行い5g投与では30％未満，25g投与では20％未満の尿中排泄率で糖吸収不良と判定する．
- 回腸病変や blind-loop 症候群では ^{57}Co-ビタミン B_{12} 吸収試験が，回盲部病変では胆汁酸負荷試験が，膵外分泌機能不全では膵外分泌機能検査 PFD が有用である可能性があるが，実際に施行されることは多くはない．

炎症性下痢

- 炎症性腸疾患は15-40歳で，家族歴，眼症状，皮疹，口内炎，痔瘻，発熱，便潜血陽性があれば積極的に疑う．

(つづく)

- 薬剤性顕微鏡的大腸炎や寄生虫は採血上の炎症所見や便潜血を認めないことが多い.
- 薬剤性顕微鏡的大腸炎は中高年女性において，PPI，H_2ブロッカー，SSRI，チクロピジン，アカルボース内服後に平均1週間以内に発症するが，中には数か月遅れて発症することもあり，特にNSAIDは半年以上の長期投与で下痢を来すことがある．薬の中止が診断的加療となりうるが，確定診断は一見正常に見える大腸粘膜の生検による．
- 感染症では細菌性(偽膜性腸炎)，原虫(アメーバ)，結核，ウイルス(HIV)，寄生虫を考え，抗菌薬曝露歴，海外渡航歴，性行為歴を確認する．
- 寄生虫を疑えば虫卵検査を3回行う．沖縄出身の患者では糞線虫症も鑑別にあげ，便の生スメアと寒天平板培地にて確認する．
- 好酸球が増えていれば好酸球性腸炎も疑うが，糞線虫などの寄生虫感染を除外することが必須である．

- 薬剤性顕微鏡的大腸炎
  ▶ NSAIDを6か月以上内服はリスク〔*Gut. 1992 May; 33(5): 683-6*〕．
  ▶ アスピリン，PPI，H_2ブロッカー，SSRI，チクロピジン，アカルボース内服後4[1-112]日で発症し，内服中止後5[2-30]日で下痢は改善する．再投与では2[0.3-7]日で再発する〔*Aliment Pharmacol Ther. 2005 Aug 15; 22(4): 277-84*〕．

薬剤性顕微鏡的大腸炎の徴候

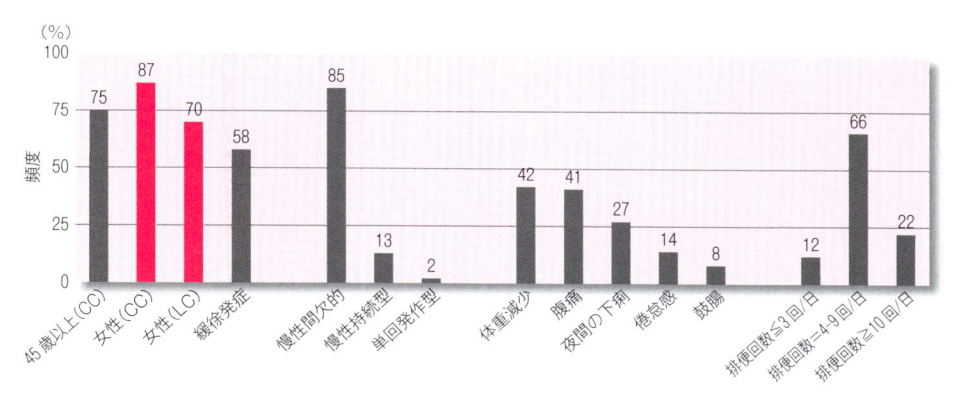

CC: collagenous colitis, LC: lymphocytic colitis
Gut. 1996 Dec; 39(96): 846-51
Gut. 2007 Apr; 56(4): 504-8

- 寄生虫は海外渡航歴とHIV感染症が2大リスクである．寄生虫ではランブル鞭毛虫*Giardia*が最も多いが，1回の虫卵検査では感度50-70％，3回で感度90％，特異度80-90％とされる．赤痢アメーバも忘れてはいけない．HIV患者では*Cryptosporidium*や*Isospora*も重篤な下痢を来しうる．

- 糞線虫症
  ▶ 好酸球増多>400/μLは82.6%で見られる〔*Am J Trop Med Hyg. 2002 Jun; 66(6): 749-52*〕．
  ▶ 寄生虫スクリーニング検査でIgG抗体を検出可能である．
    □ 抗寄生虫IgG抗体スクリーニング検査は肺吸虫症の診断には優れるが，他の寄生虫(イヌ糸状虫，イヌ回虫，ブタ回虫，アニサキス，顎口虫，糞線虫，肝蛭，肝吸虫，マンソン孤虫)に対する診断寄与率はさほど高くなく，全体として寄生虫種まで臨床診断と一致するのが52%，別の寄生虫症であることが22%，別の疾患であることが26%と報告されている〔ホルモンと臨床. 2005; 50(9):901-9〕．
  ▶ 寒天平板培養は生スメアや濾紙培養よりも感度が高いと期待されるが，それでも感度60%であり3回行えば感度85%程度である．

- ▶上部消化管造影で十二指腸と上部空腸の粘膜襞の腫大・消失，壁硬化像や鉛管状変化が見られることがある．
- ▶HTLV-1抗体陽性者は糞線虫感染が3倍(6.7%→17.5%)となる〔Intern Med. 2000 Sep; 39(9): 695-700〕．

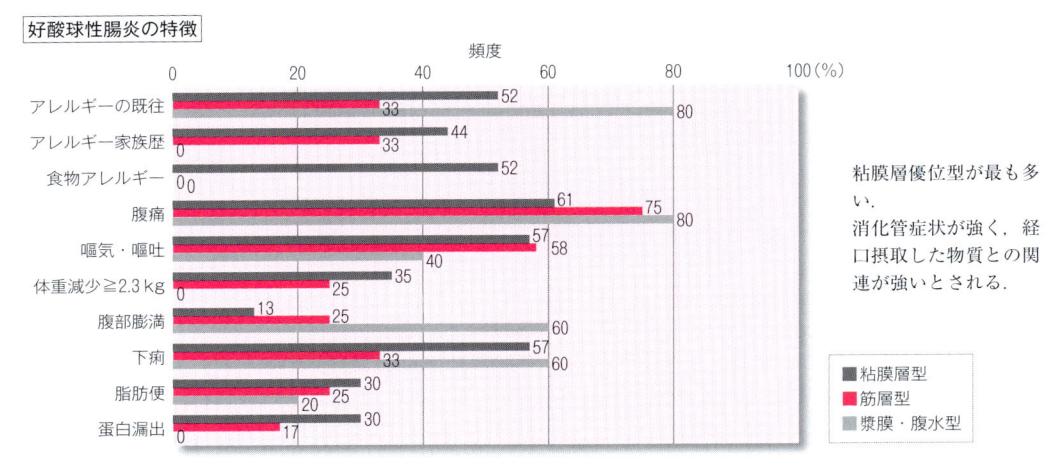

好酸球性腸炎の特徴

項目	粘膜層型	筋層型	漿膜・腹水型
アレルギーの既往	52	33	80
アレルギー家族歴	44	33	—
食物アレルギー	52	0	0
腹痛	61	75	80
嘔気・嘔吐	57	58	40
体重減少≧2.3 kg	35	25	0
腹部膨満	13	25	60
下痢	57	33	60
脂肪便	30	25	20
蛋白漏出	30	17	0

粘膜層優位型が最も多い．
消化管症状が強く，経口摂取した物質との関連が強いとされる．

Gut. 1990 Jan; 31(1): 54-8 より改変

分泌性下痢

- 慢性下痢に加えて消化性潰瘍の既往があればガストリノーマを疑う．
- 慢性下痢に加えて皮膚紅潮発作，副甲状腺機能亢進症があればVIPomaを疑う．
- 慢性下痢に加えて気管支喘息様発作，肺動脈弁閉鎖不全や三尖弁閉鎖不全などがあればカルチノイド症候群を疑う．

- 糖尿病での慢性下痢は自律神経障害，膵機能異常，細菌過増殖，便失禁といった多因子を介する．

- 腫瘍性疾患としてはガストリノーマ(Zollinger-Ellison症候群)，VIPoma(WDHA症候群)，somatostatinoma，肥満細胞腫，カルチノイド症候群，甲状腺髄様癌(家族歴が重要)，リンパ腫，大腸癌・絨毛腺腫があげられる．
  - ▶大腸癌・絨毛腺腫では粘血便が見られることが多いため，直腸診，便潜血にて異常に気づき，大腸内視鏡検査にて診断がつくことが多い．
  - ▶ガストリノーマは消化性潰瘍の既往があり，便潜血陽性の場合などは可能性が高くなる．孤発例も多いが家族歴がある場合はMEN-I型を疑う．上部消化管内視鏡検査にて多発性消化性潰瘍や難治性消化性潰瘍が見られれば典型的である．スクリーニングとしては空腹時の血清ガストリン濃度が高値(感度97-99%)であることが最も簡便な検査であるが，PPI投与中や慢性萎縮性胃炎では偽陽性となりうることから胃酸分泌過多であることを証明する．胃酸分泌過多があり，ガストリンの値が1,000 pg/mL以上であれば特異的と考えられるが，ガストリンが正常上限の10倍(≒1,000 pg/mL)以上となるのは34-36%の症例のみである〔Medicine(Baltimore). 2006 Nov; 85(6): 295-330〕．はっきりしない場合は負荷試験追加が存在診断に必要となり，セクレチン負荷試験が試薬入手の問題で施行困難な場合，Ca負荷試験が行われる．
  - ▶VIPomaは大量の水様便が見られる場合に考える．watery diarrhea-hypokalemia-achlorhydria syndrome(WDHA症候群)と呼ばれるように低K血症や無胃酸症を伴うが，これらはさほど特異的な所見とはいえない．むしろ皮膚紅潮やMEN-I型の他の徴候としての高Ca血症(副甲状腺機能亢進症)がある場合には強く疑うべきであろう．保険適用外であるがVIPの測定が診断に有用である．
  - ▶カルチノイド症候群ではセロトニンやヒスタミンなどの分泌による皮膚紅潮発作や気管支喘息様発作の他に，肺動脈閉鎖不全や三尖弁閉鎖不全による右心不全徴候を来すことが特徴である．カルチ

ノイドは消化管に多いが，消化管から放出されたセロトニンやヒスタミンは門脈を介して肝臓で代謝されるために無症状であることが多い．結果としてカルチノイド症候群は肝転移や広範なリンパ節転移を介した消化管由来のカルチノイドか，気管支領域や卵巣原発のカルチノイドによることが多い．血清セロトニン高値や，尿中5-HIAA排泄増加にて診断する．

10 アニサキス症

胃アニサキス症

- アニサキス症はイカやサバなどが原因として有名だが，いかなる海産物も原因となりうる．
- 日本では上部消化管内視鏡検査が進んでいるために胃アニサキス症が有名で，典型的には食後2-8時間後に腹部激痛で発症する．
- 数週間で消失する胃偽性腫瘍を呈することもある．
- アニサキスは低温を好むため冷蔵はむしろアニサキスにとって好都合である．また酒や調味料ではなかなか死なない．

- アニサキス症は日本人に特に多く見られ1965年以来3万例を超す報告があるが，近年その発生頻度は低下している（年間2,000-3,000例で12-3月に多い）．

日本におけるアニサキス症の内訳
消化管外アニサキス 0.4%　胃 pseudoterranovosis 2.7%
小腸アニサキス 4.5%
胃アニサキス 92.5%

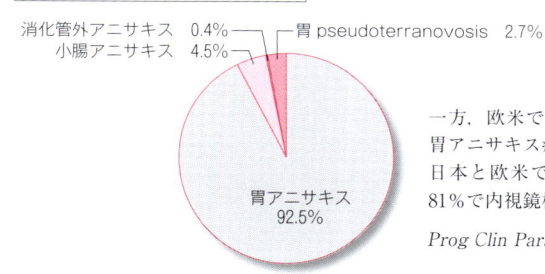

一方，欧米では77.5%が小腸アニサキス症で，胃アニサキス症は7.5%のみである．日本と欧米での差は日本では疑われた症例の81%で内視鏡検査を受けていることによる．

Prog Clin Parasitol. 1993; 3: 43-102

- 激症型と軽症型に分けられている．前者は過敏反応による消化管の攣縮を伴うもので，予めアニサキス抗原で感作されているか，再感染の場合であるといわれ，Ⅲ型アレルギーが主体であるとされる．

- 冷蔵や調味料との関係
  ▶ 最も多い *A. simplex* は13-18℃では3-4週間，5-7℃では6-7週間生存．60℃1分あるいは－20℃24時間程度で不活化するが，0-2℃では50日間も組織侵入力を保つ．
  ▶ *Pseudoterranova decipiens* は20℃で8日間，5℃で52日間は育ち，17℃で6日間，5℃で140日生存するが，25℃以上では生存できないため，夏場の海産物では発生しにくく，日本では北海道での報告例が多い．
  ▶ 日本酒に浸されると50分で大半が死滅するが，胃液では20%は4時間生存し，胃液を日本酒で3倍希釈した場合も10%は240分生存する〔*Hokkaido J Surg. 1969; 14: 167-71*〕．
  ▶ 醤油と粉わさびに10分浸されると組織侵入能力を喪失するが，魚体内でのcystの状態では2時間浸した後でも組織侵入能力を温存している．またお酢に5時間浸されると組織侵入能力を喪失するが，1%の食酢では100日間生存可能であり〔*J Osaka City Med. 1971; 20: 131-50*〕，酢でしめるぐらいではアニサキス症を予防することはできない．

- 経内視鏡的に鉗子で虫体を摘出することが治療となる．

腸管アニサキス症

- 生鮮魚介類摂取後 6-48 時間後より生じる腹痛発作で疑う．
- 限局した腸管壁肥厚と腸管腔内狭小化で腸閉塞も来しうる．
- 症状よりも相対的に派手な腹水が特徴で，好酸球優位の腹水を証明すれば絞扼性イレウスなどとの鑑別は容易である．
- 多くの症例では保存的に経過をみることができる．

小腸アニサキス症の徴候

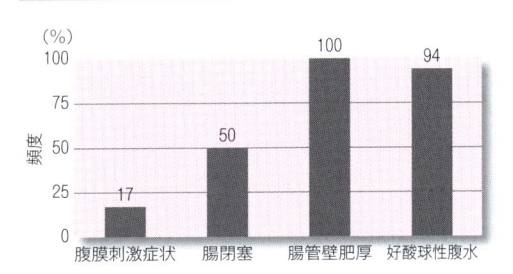

徴候	頻度(%)
腹膜刺激症状	17
腸閉塞	50
腸管壁肥厚	100
好酸球性腹水	94

腸管壁肥厚は限局性（平均 19 cm）で内腔狭小化が強いため，腸閉塞を来しうる．
61％は遠位回腸に起こる．

Radiology. 1992 Dec; 185(3): 789-93

アニサキス症の採血検査

- 多くの場合白血球の増加を認めるが，発症早期より好酸球が増加する例は少ない．
- 特異的 IgE 抗体は発症早期より検出され特異度が高いメリットがあり，特異的 IgG・IgA 抗体は 4-8 週間後に遅れて陽性となるが感度は高いメリットがある．そのため両者を併せて測定することが望ましい．

- 血清中アニサキス抗体 ELISA

	感度	特異度	LR+	LR−
特異的 IgG・A≧1.50　ID	70(50-86)	87(77-94)	5.5(2.8-11)	0.3(0.2-0.6)
特異的 IgE≧0.100　OD	33(17-54)	99(91-100)	23(3.1-175)	0.7(0.5-0.9)
上記いずれか	70(50-86)	87(77-94)	5.5(2.8-11)	0.3(0.2-0.6)

医学と薬学, 1992; 27: 971-7

- 特異的 IgG・IgA 抗体は 4-8 週間後に診断能が非常に高い．一方特異的 IgE 抗体は 2 週間以内に 92％で陽性となる〔*Prog Clin Parasitol. 1993; 3: 43-102*〕．

11 炎症性腸疾患

炎症性腸疾患

- 長引く大腸炎，若年者の原因不明の腹痛・下痢・発熱・体重減少・肛門部病変では積極的に疑う．
- 感染性腸炎と比較して，慢性経過で，発熱は遅れ，排便回数は少なく，肉眼的血便がある割に腹痛・嘔吐は軽度である．
- 慢性感染症との鑑別のために海外旅行歴や HIV 感染のリスクは確認しておく必要がある．
- 抗菌薬曝露歴があれば腸管出血性大腸炎と *C. difficile* 関連性下痢を除外する必要がある．

(つづく)

- スクリーニングには便潜血と貧血，低栄養，赤沈を含めた炎症の評価が有用だが，診断には内視鏡検査が優れる．

  - 感染性腸炎との鑑別

	感度	特異度	LR＋	LR－
潜行発症	56(41-69)	97(82-100)	18(2.6-125)	0.46(0.34-0.62)
急性増悪	17(9-30)	97(82-100)	5.5(0.74-41.7)	0.85(0.75-0.97)
発熱なし	52(38-65)	88(70-96)	4.2(1.6-10.8)	0.55(0.41-0.73)
発症後1週間してからの熱発＞38℃	31(19-45)	91(74-98)	3.3(1.0-10.4)	0.76(0.64-0.92)
発症時排便＜4回/日	48(34-62)	97(82-100)	15(2.2-108)	0.54(0.41-0.7)
発症時排便 4-6回/日	37(24-51)	91(74-98)	3.9(1.2-12.1)	0.7(0.57-0.86)
肉眼的血便	89(76-95)	50(32-68)	1.8(1.2-2.5)	0.23(0.11-0.51)
24時間以内の急性発症	8(3-19)	19(8-37)	0.09(0.04-0.25)	4.9(4.0-6.1)
1週間以内の熱発＞38℃	6(2-17)	25(12-44)	0.08(0.03-0.23)	3.8(3.2-4.4)
発症時排便＞12回/日	0(0-9)	63(44-78)	0	1.6(1.6-1.6)
発症時排便 10-12回/日	10(4-22)	63(44-78)	0.26(0.1-0.66)	1.5(1.3-1.6)
重度な腹痛	6(2-17)	78(60-90)	0.26(0.07-0.95)	1.2(1.1-1.3)
嘔吐	12(5-24)	66(47-81)	0.34(0.14-0.82)	1.4(1.2-1.5)
海外旅行	21(12-35)	53(35-71)	0.45(0.24-0.86)	1.5(1.3-1.8)

Scand J Gastroenterol. 1994 Mar; 29(3): 265-74

- 小児においてであるが，貧血・赤沈・血便の3項目で86(76-92)％が検出可能との報告がある〔Inflamm Bowel Dis. 2002 Sep; 8(5): 325-9〕．

潰瘍性大腸炎

- 若年発症が多いが，高齢での発症もありうる
- 現在の喫煙と虫垂切除歴は可能性を下げるが，炎症性腸疾患の家族歴・動物性脂肪摂取・NSAID使用はリスク要因と考えられている．
- 直腸に始まる大腸炎なので，Crohn病に比較して血便・粘血便が顕著で，巨大結腸症も多い．
- Crohn病との鑑別にp-ANCAが有用である．
- 10年以上経過した全大腸型潰瘍性大腸炎では大腸癌の発生が問題となる．

  - 2005年度の日本では10万人あたり63.6人の罹患率であり，Crohn病の21.2人よりも多い〔J Gastroenterol. 2009; 44(7): 659-65〕．

日本における発症年齢の度数分布

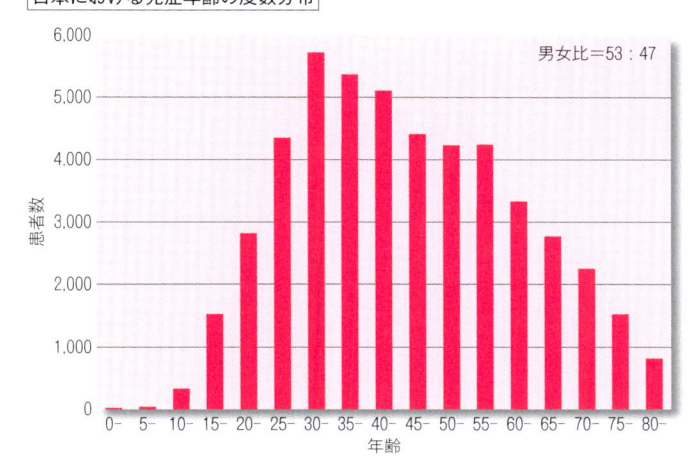

男女比＝53：47

J Gastroenterol. 2009; 44(7): 659-65

- 人生初期の環境因子の要因が大きいと考えられている.
  - ▶喫煙は罹患を40%減らすが,never smokerと比較するとformer smokerは発症頻度が1.7%増加する〔N Engl J Med. 1987 Mar 19; 316(12): 707-10〕.
  - ▶虫垂切除群のほうが発症は少ない〔Inflamm Bowel Dis. 2002 Jul; 8(4): 277-86〕.
  - ▶NSAIDは潰瘍性大腸炎の発症・再燃に関連する〔Gut. 1997 May; 40(5): 619-22/Am J Gastroenterol. 2000 Aug; 95(8): 1949-54〕.
  - ▶動物性脂肪(バター)摂取と関連する〔J Gastroenterol. 1995 Nov; 30 Suppl 8: 9-12/J Clin Gastroenterol. 1994 Sep; 19(2): 166-71〕.
  - ▶家族内に炎症性腸疾患(潰瘍性大腸炎もしくはCrohn病)が10-20%で見られる〔BMJ. 2006 Aug 12; 333(7563): 340-3〕.

- p-ANCAが陽性であればCrohn病との鑑別に有用である.

	感度	特異度	LR+	LR-
p-ANCA陽性による潰瘍性大腸炎の診断	65(55-74)	85(76-91)	4.4(2.7-7.1)	0.4(0.3-0.5)
ASCA陽性によるCrohn病の診断*	61(51-70)	88(80-93)	5.1(3.0-8.9)	0.4(0.3-0.6)

*ASCA(anti-Saccharomyces cerevisiae antibody)は日本では測定不可能
Gut. 1998 Jun; 42(6): 788-91 より改変

Crohn病

- 若年者に多い.喫煙や家族歴はリスク要因である.
- 回盲部〜小腸病変が多いため,慢性下痢が中心で,栄養障害も前面に立ちやすい.
- 口内炎〜食道潰瘍〜痔瘻と消化管を全長にわたって侵し,病巣が深部に及ぶため瘻孔や狭窄を来しやすい.
- 上部・下部消化管内視鏡検査で病変を認めなくても小腸病変が疑われる場合には,腹部エコーやCT,小腸造影,ダブルバルーン内視鏡,カプセル内視鏡検査が有用である.

発症年齢の度数分布

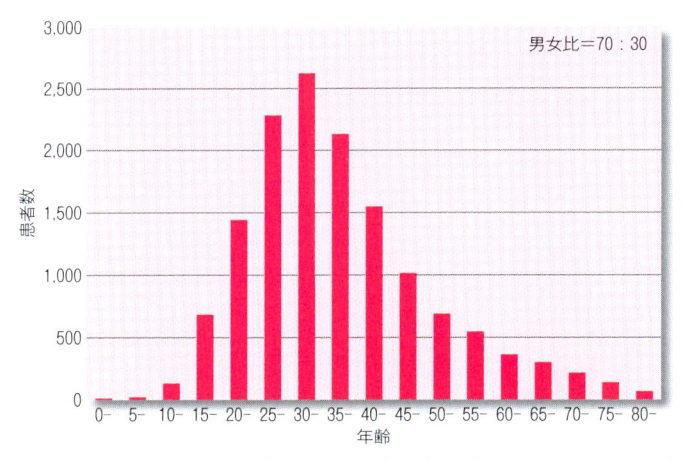

男女比=70:30

J Gastroenterol. 2009; 44(7): 659-65

- 回盲部病変が40-50%と多いため栄養障害の中でもビタミンB_{12}欠乏性貧血を来したり,胆汁酸吸収障害から胆石が増加するなどの特徴が見られる.

- 超音波検査はダブルバルーン内視鏡など専門的な検査を必要とするかの判断に有用.

▶超音波検査による Crohn 病の診断

	感度	特異度	LR+	LR−
腸管壁肥厚>3 mm	88	93	13	0.1
腸管壁肥厚>4 mm	75	97	25	0.2

メタ解析：*Radiology. 2005 Jul; 236(1): 95-101* より改変

炎症性腸疾患の消化管外症状

- 関節炎（仙腸関節炎・四肢の関節炎），肝臓（原発性硬化性胆管炎），皮膚（結節性紅斑・壊死性膿皮症），眼症状（ぶどう膜炎）が4大消化管外症状だが，それ以外にも多彩な症状を呈しうる．
- ばち指は感度が高いわけではないが，あれば活動性も反映しうる．
- 結腸癌以外に，Crohn 病では小腸癌，潰瘍性大腸炎では直腸癌に注意する．また，胆道癌のリスクも高くなる．

- 潰瘍性大腸炎の15％，Crohn 病の36.6％で消化管外症状を認める〔*World J Gastroenterol. 2003 Oct; 9(10): 2300-7*〕．
  ▶下記の表以外に種々の皮膚病変や腎障害・尿路結石，心膜炎，多発性硬化症などの報告例がある．
  ▶消化管外症状の頻度（％）

	炎症性腸疾患	潰瘍性大腸炎	Crohn 病
関節炎	20-30		
関節炎		5-10	10-20
脊椎炎	1-26		
強直性脊椎炎	1-6	1-2	
孤立性仙腸関節炎	18-52	12-15	
原発性硬化性胆管炎		3	
壊死性膿皮症	0.5-2	1-2	
結節性紅斑		2-4	15
ぶどう膜炎	0.5-3		
口腔潰瘍		10*	20-30
骨粗鬆症	15		
胆石症			25
急性膵炎	1-1.5		
深部静脈血栓		0.3	
肺塞栓		0.2	
喘息		50-70	30-40
BAL で肺胞炎			50

*潰瘍性大腸炎の口腔病変は薬剤性粘膜障害も含んで表記しているため，原疾患によるものは多くはない．

World J Gastroenterol. 2006 Aug 14; 12(30): 4819-31 より改変

- ばち指（hyponychial angle＞180°）による活動性炎症性腸疾患の診断

	感度	特異度	LR+	LR−
Crohn 病	58	79	2.8(1.8-4.1)	0.53
潰瘍性大腸炎	30	92	3.7(1.9-9.4)	0.76

JAMA. 2001; 286(3): 341-7

- 悪性腫瘍の発生

RR	Crohn 病	潰瘍性大腸炎
結腸癌	2.64(1.69-4.12)	2.75(1.91-3.97)
直腸癌	n.s.	1.90(1.05-3.43)
小腸癌	17.4(4.16-72.9)	n.s.
肝臓・胆道癌	5.22(0.96-28.5)	3.96(1.05-14.9)

▶ それ以外には男性の Crohn 病ではリンパ腫が RR = 3.63（1.53-8.62）と増える．

Cancer. 2001 Feb 15; 91(4): 854-62

12 過敏性腸症候群

過敏性腸症候群
- 日本人における過敏性腸症候群の有病率は 10% を超えると推定される．
- 機序はストレス→脳腸相関→腸管過敏性・消化管運動異常で，若年者・女性に多い．

日本のおける過敏性腸症候群の頻度（%）

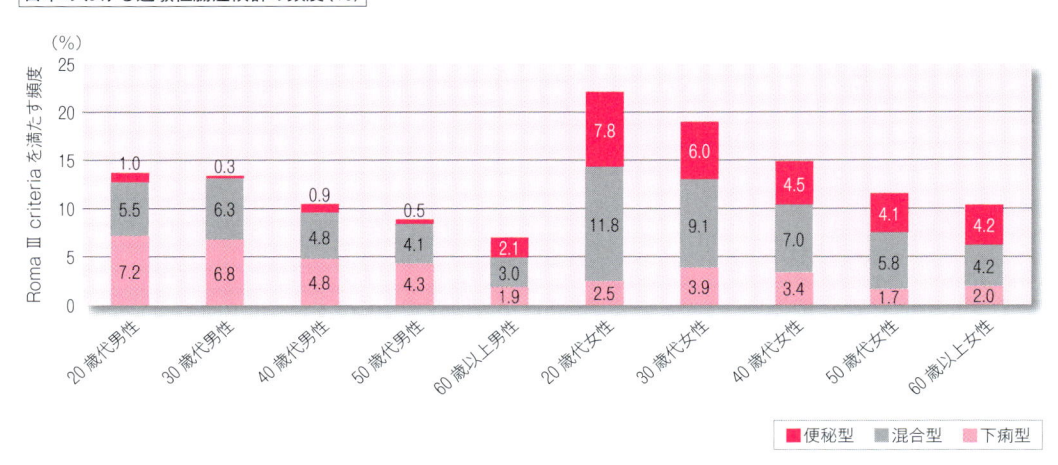

	20歳代男性	30歳代男性	40歳代男性	50歳代男性	60歳以上男性	20歳代女性	30歳代女性	40歳代女性	50歳代女性	60歳以上女性
便秘型	1.0	0.3	0.9	0.5	2.1	7.8	6.0	4.5	4.1	4.2
混合型	5.5	6.3	4.8	4.1	3.0	11.8	9.1	7.0	5.8	4.2
下痢型	7.2	6.8	4.8	4.3	1.9	2.5	3.9	3.4	1.7	2.0

Patient Prefer Adherence. 2008 Feb 2; 2: 143-7

- このインターネットを介した質問表による調査では過敏性腸症候群の有病率は全体で 13.1% であった．

Manning の基準
- ①粘液排出，②残便感，③腹痛と一致した軟便，④腹痛と一致した頻便，⑤排便で腹痛改善，⑥腹部膨満感のうち 3 つを満たせば Manning の基準を満たすが，診断能はそれほど高いわけではなく除外診断が重要である．

- 過敏性腸症候群の診断（大腸内視鏡検査や注腸検査が正常であることの予測）

	感度	特異度	LR+	LR−
下腹部痛	90(79-97)	32(21-44)	1.3(1.1-1.7)	0.29(0.12-0.72)
粘液排出	45(22-69)	65(47-81)	1.2(0.93-1.6)	0.88(0.72-1.1)
残便感	74(66-82)	45(31-60)	1.3(1.1-1.5)	0.62(0.48-0.80)
腹痛と一致した軟便	58(46-69)	73(64-81)	2.1(1.4-3.0)	0.59(0.45-0.79)
腹痛と一致した頻便	53(41-66)	72(58-84)	1.9(1.2-2.9)	0.67(0.54-0.84)
排便で腹痛改善	60(54-67)	66(57-73)	1.8(1.4-2.2)	0.62(0.52-0.75)
腹部膨満感	39(20-60)	77(64-88)	1.7(0.90-3.2)	0.79(0.56-1.1)
Manning の基準≧3 項目	78(62-90)	72(55-87)	2.9(1.3-6.4)	0.29(0.12-0.71)

JAMA. 2008 Oct 15; 300(15): 1793-805

Roma Ⅲ criteria

1. 6か月以上前から症状があり，
2. 過去3か月は毎月3日以上の再発性の腹痛もしくは腹部違和感があり，
3. ①排便で症状改善，②症状に一致して頻便，③症状に一致して便の性状変化のうち2項目以上が見られるときに過敏性腸症候群と診断する．

- Roma criteria を1992年に International Working Team が提唱してからは，2006年に発表された Roma Ⅲ に至るまで Roma criteria が広く用いられている．
- 機能性下痢症は Roma Ⅲ では過敏性腸症候群とは分けられ，腹痛や腹部膨満を伴わないものと分離された．
- Roma criteria では症状が継続することで診断能を上げている．つまり，長期間状態が継続かつ安定していることで，他の疾患を除外している．

検査・鑑別診断

- 新規発症者では炎症性腸疾患や消化管悪性腫瘍などの消化管疾患を除外するために，便潜血や採血（貧血や炎症所見），さらに必要に応じて内視鏡検査を行う．
- 下痢型では消化管疾患以外に下剤乱用と甲状腺機能亢進症を見落とさないようにする．

臨床的な危険信号（下部消化管器質的疾患のリスク）

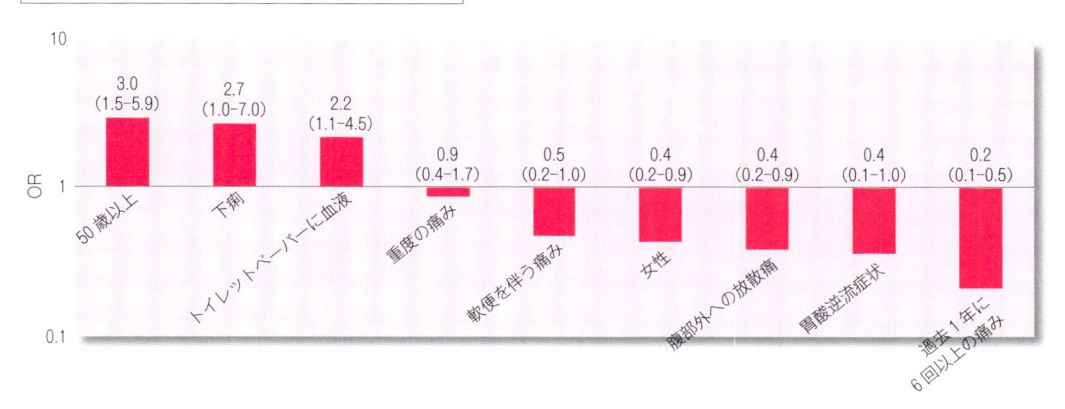

項目	OR (95%CI)
50歳以上	3.0 (1.5–5.9)
下痢	2.7 (1.0–7.0)
トイレットペーパーに血液	2.2 (1.1–4.5)
重度の痛み	0.9 (0.4–1.7)
軟便を伴う痛み	0.5 (0.2–1.0)
女性	0.4 (0.2–0.9)
腹部外への放散痛	0.4 (0.2–0.9)
胃酸逆流症状	0.4 (0.1–1.0)
過去1年に6回以上の痛み	0.2 (0.1–0.5)

Gut. 2004 May; 53(5): 666-72

- X線写真：肝彎曲部・脾彎曲部にガスが多量貯留し，同部に疼痛を訴えている場合は，hepatic flexure syndrome, splenic flexure syndrome と呼ばれる．

MEMO　過敏性腸症候群の治療

- まずは生活習慣改善・リラクセーション指導に尽きる．
- 対症療法としては，便秘型に対して刺激性下剤を用いると症状を増悪させるので，酸化マグネシウムなどの塩類下剤や膨張性下剤を用いる．
- 腸管だけの病気ではないことから分かるように，三環系抗うつ薬（NNT＝3.2）は，抗鎮痙薬（NNT＝4.5），ガスモチン®などの5-HT$_4$刺激薬（NNR＝10.7），イリボー®のような5-HT$_3$拮抗薬（†男性でNNT＝5.9）よりも有効性が高いとされている〔N Engl J Med. 2003 Nov 27; 349(22): 2136-46/† Digestion. 2008; 77(3-4): 225-35〕．

13 上部消化管出血

上部消化管出血のリスク

- 消化性潰瘍，胃・食道静脈瘤，胃炎が3大疾患である．嘔吐に伴うMallory-Weiss症候群，高齢者の逆流性食道炎，忘れてならない悪性疾患が続く．
- 病歴上，消化性潰瘍の既往，アルコール多飲，肝疾患の3つが重要である．
- 消化性潰瘍の可逆性リスク要因として薬剤，ピロリ菌感染，ストレス（特に人工呼吸器），凝固障害がある．

上部消化管出血の内訳（n=1,400）

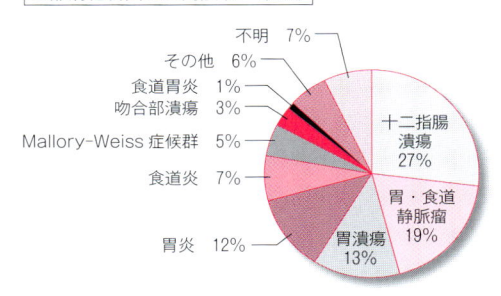

- 不明 7%
- その他 6%
- 食道胃炎 1%
- 吻合部潰瘍 3%
- Mallory-Weiss症候群 5%
- 食道炎 7%
- 胃炎 12%
- 胃潰瘍 13%
- 胃・食道静脈瘤 19%
- 十二指腸潰瘍 27%

悪性腫瘍の頻度は3.6%程度とされる
〔Ann Surg. 1977 Mar; 185(3): 367-74〕．

West J Med. 1977 Nov; 127(5): 371-7

▶ 多発性の潰瘍では，Zollinger-Ellison症候群も考える（慢性下痢症の項参照）．

- 上部消化管出血のリスク

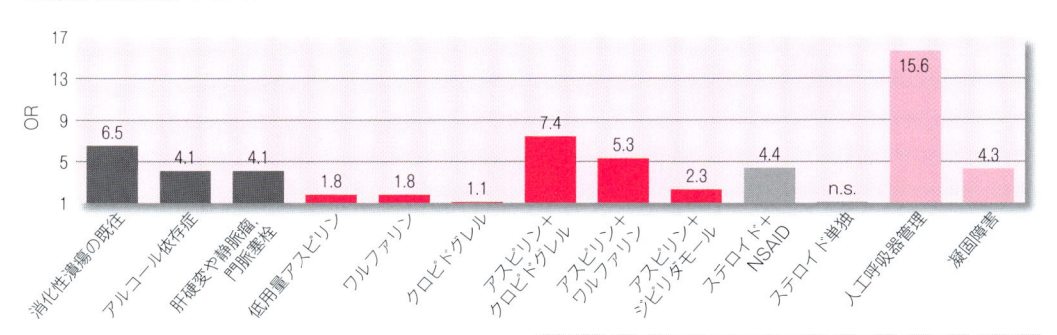

項目	OR
消化性潰瘍の既往	6.5
アルコール依存症	4.1
肝硬変や静脈瘤，門脈塞栓	4.1
低用量アスピリン	1.8
ワルファリン	1.8
クロピドグレル	1.1
アスピリン＋クロピドグレル	7.4
アスピリン＋ワルファリン	5.3
アスピリン＋ジピリダモール	2.3
ステロイド＋NSAID	4.4
ステロイド単独	n.s.
人工呼吸器管理	15.6
凝固障害	4.3

- 基礎疾患：Scand J Gastroenterol. 1995 May; 30(5): 438-44
- 内服薬：BMJ. 2006 Oct 7; 333(7571): 712-3
- 内服薬：Ann Intern Med. 1991; 114(9): 735-40 (relative risk)
- ストレス潰瘍：N Engl J Med. 1994 Feb 10; 330(6): 377-81

MEMO 消化性潰瘍予防投与

- NSAID潰瘍に対してはPPIやプロスタグランジン製剤の予防効果が認められる〔Dig Dis Sci. 2001 Sep; 46(9): 1924-36〕他，高用量H_2ブロッカー（ファモチジン40 mg 1日2回）も効果あるが〔N Engl J Med. 1996 May 30; 334(22): 1435-9〕，常用量のH_2ブロッカーでは効果乏しいとされる．レバミピド（ムコスタ®）も有用という報告がある〔Dig Dis Sci. 1998 Sep; 43 (9 Suppl): 83S-89S〕．
- ストレス潰瘍に対してH_2ブロッカーもスクラルファートも有意には出血率や死亡率を下げることはできず，H_2ブロッカーでは肺炎のリスクを高くする可能性もあるが〔BMJ. 2000 Nov 4; 321(7269): 1103-6〕，実際には呼吸障害や凝固障害の有無を参考に予防投与を行うことが多い．PPIは副作用のプロファイルから好まれる傾向があるが意外にデータは乏しい．

便潜血

- 免疫法では胃液で変性したヘモグロビンは検出できない．一方，試験紙法は 10 mL 程度の出血でも検出しうるので上部消化管出血を疑う場合には試験紙法（グアヤック法）を用いる．
- 試験紙法は肉の摂取などで偽陽性が多いので，下部消化管出血検出には特異度の高い免疫法を用いる．
- 直腸診での便潜血は簡便であるが，粘膜を傷つければ偽陽性の増える可能性があるため，診察はゼリーを十分に使用して愛護的に行う必要がある．

便潜血の方法と疾患別の感度比較

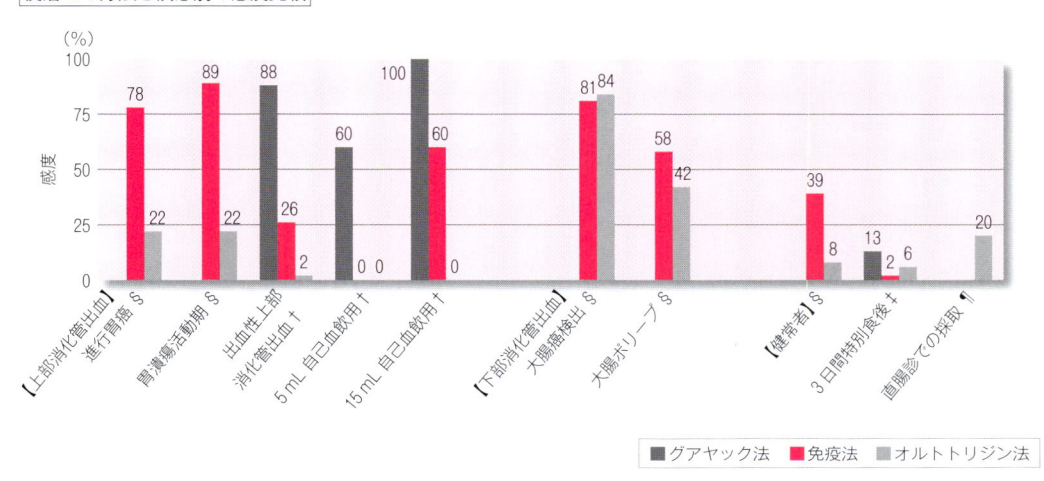

	感度		
	グアヤック法	免疫法	オルトトリジン法
【上部消化管出血】進行胃癌§		78	22
胃潰瘍活動期§		89	22
出血性上部消化管出血†	88	26	2
5 mL 自己血飲用†	60	0	0
15 mL 自己血飲用†	100	60	0
【下部消化管出血】大腸癌検出§		81	84
大腸ポリープ§		58	42
【健常者】§		39	8
3 日間特別食後‡	13	2	6
直腸診での採取¶			20

§ Gan No Rinsho. 1990 Jan; 36(1): 71-4／† Mayo Clin Proc. 2002 Jan; 77(1): 23-8／‡ N Engl J Med. 1996 Jan 18; 334: 155-9／¶ Hepatogastroenterology. 2002 Jan-Feb; 49(43): 165-7

出血源の推定

- 黒色便があれば上部消化管出血の中でも消化性潰瘍の可能性が上がり，黒色便がなければ可能性は下がる．Mallory-Weiss 症候群は赤色吐血のみで黒色便は認めない．静脈瘤は赤色吐血が多いが，黒色便もありうる．
- 肝硬変があれば静脈瘤の可能性が上がるが，血小板数（万/μL）≧脾臓縦径（cm）ならば否定的である．また，食道静脈瘤を欠く胃静脈瘤であれば慢性膵炎による脾静脈血栓症を考える．
- 便中に凝血塊を認める場合，大量の下血でも血行動態が安定しており短時間に貧血の進行がない場合は，下部消化管出血を強く示唆する．

- 上部消化管出血を示唆する所見（下部消化管出血と比較して）

	感度	特異度	LR＋	LR－
上部消化管出血の既往	22(18-25)	96(94-98)	6.2(2.8-14)	0.81(0.74-0.89)
50 歳未満	27(22-31)	92(89-95)	3.5(2.0-6.1)	0.80(0.71-0.89)
肝硬変	5(3-6)	99(97-99.4)	3.1(0.78-12.0)	0.97(0.93-1.0)
ワルファリン服用	12(8-15)	95(93-97)	2.3(1.1-5.0)	0.93(0.87-1.0)
鉄剤服用	6(3-8)	98(96-99)	2.2(0.7-6.6)	0.97(0.93-1.0)
下部消化管出血の既往	6(3-11)	64(62-67)	0.17(0.09-0.35)	1.5(1.3-1.6)
心窩部痛	17(12-21)	93(90-95)	2.3(1.2-4.4)	0.90(0.82-0.98)
黒色便（病歴）	77-95	81-87	5.1-5.9	0.06-0.27
黒色便（身体所見）	49(45-50)	98(91-99.6)	25(4-174)	0.52(0.42-0.64)

（つづく）

	感度	特異度	LR+	LR−
経鼻胃管より黒色〜コーヒー残渣様液体	44(39-48)	95(90-98)	9.6(4.0-23)	0.58(0.49-0.70)
便中に凝血塊	15(14-15)	99.2(96.0-99.9)	0.05(0.01-0.38)	1.2(1.1-1.2)
BUN/Cr 比＞30	51(26-75)	93(87-99)	7.5(2.8-12)	0.53(0.28-0.78)
Ht≦20%			2.6(1.4-4.6)	
Ht=21-29%			1.9(1.4-2.5)	
Ht=30-39%			0.46(0.32-0.65)	
Ht≧40%			0.26(0.10-0.67)	

JAMA. 2012 Mar 14; 307(10): 1072-9

- 吐下血による出血源疾患の診断（有意差のあるものを網かけして表示）

		LR
消化性潰瘍	黒色吐血と黒色便	2.4(1.5-3.9)
	赤色吐血と黒色便	1.5(1.1-2.0)
	黒色便のみ	1.3(0.88-1.8)
	赤色吐血のみ	0.66(0.48-0.91)
	黒色吐血のみ	0.43(0.30-0.62)
静脈瘤	赤色吐血	1.7(1.4-2.0)
	黒色吐血あるいは黒色便	0.43(0.27-0.69)
Mallory-Weiss 症候群	赤色吐血	2.1(2.0-2.3)
	黒色吐血あるいは黒色便	0.0(0.0-0.29)

Scand J Gastroenterol. 1985 Jan; 20(1): 72-8

- 肝硬変患者における静脈瘤の予測

	感度	特異度	LR+	LR−
血小板数(/μL)/脾臓縦径(mm)＜909	89(87-92)	74(70-78)	3.5(1.9-6.3)	0.12(0.05-0.32)

Eur J Gastroenterol Hepatol. 2012 Apr; 24(4): 431-6

▶ 血小板数(/μL)/脾臓縦径(mm)＜1,000 とすると血小板数(万/μL)＜脾臓縦径(cm)に一致する．
▶ 胃静脈瘤のみであれば，脾静脈血栓症を疑う．left-sided portal hypertension とも呼ばれ，肝疾患は認めずに脾腫があることが多く，基礎疾患としては膵炎が多い〔*Am J Gastroenterol. 1984 Apr; 79(4): 304-7/Dig Dis Sci. 2007 May; 52(5): 1141-9*〕．

上部消化管出血に対する検査

- 胃洗浄は出血源特定と，活動性出血の同定に有用である．
- ヘモグロビン低下は鋭敏でも俊敏でもないが，血行動態と組み合わせて判断すれば有用である．
- バイタルが不安定であるか，活動性出血があるか，食道静脈瘤破裂が疑われる場合，高齢者あるいは基礎疾患のために余力がない場合は，緊急内視鏡検査を行う必要がある．

- 緊急上部消化管内視鏡検査を必要とする予測

	感度	特異度	LR+	LR−
悪性腫瘍や肝硬変の既往	22(14-28)	94(92-96)	3.7(1.6-8.8)	0.83(0.72-0.97)
肝硬変	15(12-18)	95(94-97)	3.2(2.1-4.9)	0.89(0.85-0.94)
失神	8(6-10)	98(97-98)	3.0(1.7-5.4)	0.95(0.91-0.98)
鎮痛薬の使用	13(8-19)	95(94-96)	2.6(1.3-5.2)	0.92(0.84-0.99)
コーヒー残渣様吐物嘔吐	7(4-10)	83(82-84)	0.41(0.26-0.64)	1.1(1.1-1.2)
鮮血下血	2(1-4)	92(91-93)	0.22(0.09-0.53)	1.1(1.0-1.1)
脈拍数≧100/分	71(60-79)	86(82-89)	4.9(3.2-7.6)	0.34(0.22-0.53)
経鼻胃管から赤色血液	77(57-90)	76(32-95)	3.1(1.2-14)	0.32(0.17-0.57)
ショック	78(56-90)	71(46-88)	2.8(1.1-7.2)	0.32(0.10-0.96)

（つづく）

	感度	特異度	LR＋	LR−
経鼻胃管から赤色かコーヒー残渣様液体	81(67-89)	55(19-87)	2.0(1.0-4.0)	0.40(0.20-0.81)
低血圧	55-59	53-89	1.2-4.8	0.51-0.78
Hb＜8 g/dL	65-68	86-89	4.5-6.2	0.36-0.41
BUN＞90 mg/dL	63(52-72)	83(79-86)	3.6(2.4-5.5)	0.45(0.31-0.65)
WBC＞12,000/μL	61(50-71)	82(78-86)	3.4(2.2-5.1)	0.48(0.34-0.68)
Blatchford score 0 点	99.6(99.0-100)	15(5-25)	1.2(1.0-1.3)	0.02(0-0.05)
Blatchford score 2 点以下	98(92-99)	27(11-53)	1.4(1.1-1.8)	0.08(0.01-0.41)

JAMA. 2012 Mar 14; 307(10): 1072-9

Blatchford score		点数
BUN(mg/dL)	～18.2	0
	18.2～22.3	2
	22.4～27.9	3
	28.0～69.9	4
	70.0～	6
Hb(男性)(g/dL)	13.0～	0
	12.0～12.9	1
	10.0～11.9	3
	～9.9	6
Hb(女性)(g/dL)	12.0～	0
	10.0～11.9	1
	～9.9	6

Blatchford score		点数
収縮期血圧(mmHg)	110～	0
	100～109	1
	90～99	2
	～89	3
脈拍数(/分)	100～	1
黒色便		1
失神		2
肝疾患		2
心不全		2

- 活動性出血におけるヘモグロビン低下と血行動態
  - ▶ 急激な失血では循環血漿量が低下し血行動態に影響が出やすい．ある程度時間が経過したり輸液を行うことで，循環血漿量は補われ血行動態は落ち着くが，一方で血液は希釈されヘモグロビン低下が顕著となる．そのため両者を組み合わせて判断する．
  - ▶ 真性多血症では血小板機能異常で血栓と出血傾向あり，好塩基球増加によるヒスタミンで瘙痒感と消化管潰瘍のリスクが上がるので，ヘモグロビンが予想よりも高値の消化管出血では真性多血症を考える．
- 胃潰瘍が判明した場合は数％で合併する胃癌チェックのため 8-12 週間後に内視鏡検査再検を行うことが推奨されるが，十二指腸潰瘍では再検は必須ではなく，むしろピロリ菌チェックが必要である．

MEMO　食道静脈瘤の非内視鏡的治療

- 予防的に非選択性βブロッカーを使用すると門脈圧を低下させ，食動静脈瘤出血のリスクを下げるが，死亡率までは変えない．硝酸薬単独や硝酸薬とβブロッカーとの併用がβブロッカー単独にまさるという結果は出ていない〔Gastroenterology. 1997 Nov; 113(5): 1632-9/Gastroenterology. 2001 Oct; 121(4): 908-14〕．
- バソプレシンは 20 単位/30 分で投与し，その後 0.3 単位/分で 12-24 時間ごとに 0.1 単位/分ずつ減量する．冠動脈疾患があればニトログリセリンを併用する．
- 保険適用はないがソマトスタチンも有用である〔静脈瘤でなくても消化管出血持続のリスクを RR＝0.53(0.43-0.63)に減少させる〕〔Ann Intern Med. 1997 Dec 15; 127(12): 1062-71〕．
- Sengstaken-Blakemore チューブは一時止血率 90％だが，再出血 60-70％とされる．胃バルーンを 250-300 mL 膨らませ 500 g で牽引し，その後食道バルーンを 40 mmHg まで膨らませる．6 時間ごとに 5-10 分の食道バルーンの減圧をし，24 時間で胃バルーンも一度虚脱させる．48 時間以内に抜去しなければならない．
- 肝硬変による腹水がある上部消化管出血には，抗菌薬投与が特発性細菌性腹膜炎の予防に有用である．

MEMO　消化性潰瘍の非内視鏡的治療

- 緊急で内視鏡検査を行う場合，20 分前にエリスロマイシン 250 mg を点滴しておくと良好な視野確保が増える(33％

(つづく)

→82％）〔Gastroenterology. 2002 Jul; 123(1): 17-23〕．
- 出血性胃潰瘍の絶食期間は1-3日が目安．
- H_2ブロッカーは効果発現が早くピロリ菌検査の偽陰性を起こさないことがメリットだが，PPI静注が最も効果が高い．
  ▶PPIは効果発現までに6時間，ピークは24-48時間とされるが，高用量投与（オメプラゾン 40 mg×2/日）では早期効果あり〔N Engl J Med. 1997 Apr 10; 336(15): 1091-3〕．
  ▶PPI単独と防御因子増強薬との併用は有意差なく，スクラルファートなどはPPI吸収抑制の可能性もありうる．
- スクラルファート（アルサルミン®），ミソプロストール（サイトテック®），エンプロスチル（カムリード®），ムスカリン受容体拮抗薬（ガストロゼピン®）はH_2ブロッカーと同等の効果．それ以外の薬はエビデンスに乏しい．
- トラネキサム酸（トランサミン®）は再出血を20-30％減らし，死亡率を30-40(10-60)％減少させる〔BMJ. 1989; 298 (6681): 1142-6〕．
- 維持療法はPPI，H_2ブロッカー，スクラルファートが有効とされる．

Helicobacter pylori 菌

- 消化性潰瘍の半数でピロリ菌感染があるが，他に消化性潰瘍のリスクがない場合や，十二指腸潰瘍がある場合は特に高頻度に見つかる．
- 検査は迅速ウレアーゼ試験，尿素呼気試験，便中抗原測定のいずれでもよいが，血清抗体検査は既感染でも陽性となり治療効果判定には使用できない．
- 除菌後の効果判定はPPI中止後4週間あけてから行うほうがよい．

- 消化性潰瘍患者におけるピロリ菌感染の診断

	感度	特異度	LR＋	LR−
迅速ウレアーゼ試験	67(64-70)	93(90-96)	9.6(5.1-18.1)	0.31(0.22-0.44)
病理組織検査	70(66-74)	90(85-94)	6.7(2.5-18.4)	0.23(0.12-0.46)
培養検査	45(39-51)	98(92-100)	19.6(4.0-96)	0.31(0.05-1.9)
尿素呼気試験	93(90-95)	92(87-96)	9.5(3.9-23.3)	0.11(0.07-0.16)
便中抗原検査	87(82-91)	70(62-78)	2.3(1.4-4.0)	0.20(0.13-0.30)
血清抗体検査	88(85-90)	69(62-75)	2.5(1.6-4.1)	0.25(0.19-0.33)

Am J Gastroenterol. 2006 Apr; 101(4): 848-63

  ▶迅速ウレアーゼ検査は迅速性に優れているが内視鏡検査による検体採取が必要で侵襲的である．
  ▶尿素呼気試験は非侵襲的検査でありながら診断特性に優れるが，やや煩雑な検査である．
  ▶血清抗体検査は制酸薬の投与による偽陰性がなく簡便性に優れるが，血清抗体値が下がるのには6か月ほどかかるため治療効果判定には使用できない．
  ▶便中抗原検査は消化管出血時には偽陽性となりうることに注意が必要である〔Am J Gastroenterol. 2003 Apr; 98(4): 798-801〕．
  ▶尿中ピロリ抗体の感度は79.5％，特異度90.7％，accuracy 84.5％との報告があり〔Dig Dis Sci. 2010 Jan; 55(1): 89-93〕，他の検査より信頼性は劣る．

MEMO H. pylori の除菌

- 日本ヘリコバクター学会ガイドライン作成委員会「H. pylori 感染の診断と治療のガイドライン」(2009年度改訂版)によると，適応は以下の通り．
  ▶胃潰瘍・十二指腸潰瘍，胃MALTリンパ腫，早期胃癌に対するEMR後，萎縮性胃炎に対しては除菌が推奨される．
  ▶胃過形成性ポリープや機能性ディスペプシア，それ以外の疾患（鉄欠乏性貧血，慢性蕁麻疹，虚血性心疾患，Guillain-Barré症候群，蛋白漏出性胃腸症）に対する有効性の報告はあるが，推奨は現時点では未定である．
- またピロリ菌の除菌により胃癌発生率が下がるため〔Ann Intern Med. 2009 Jul 21; 151(2): 121-8〕，慢性胃炎（ヘリコバクター・ピロリ感染胃炎）に対してもピロリ菌除菌の健康保険が適用となった．
- 除菌方法
  ▶PPI（ランソラール 30 mg かオメプラゾール 20 mg）＋AMPC 750 mg＋CAM 200-400 mg を1日2回×7日間で除

(つづく)

菌する．
▶ 二次除菌は AMPC の代わりにメトロニダゾールを使用することが多い（二次除菌成功率は 52.9% のみであるが，メトロニダゾールにすれば 81.3% と改善する）．
- 除菌の副作用
▶ 14.8-66.4% で生じる．下痢・軟便は 10-30%，口内炎 5-15%，皮疹 2-5% などが多く，2-5% では副作用で内服中止となる．
▶ probiotics を追加すると除菌率は上がり，副作用（下痢，心窩部痛，嘔気，味覚異常）の頻度も減る

	probiotics あり	probiotics なし	NNT
除菌率	85%	75%	11 (8-20)
すべての副作用	22%	38%	6 (5-11)

メタ解析：*Aliment Pharmacol Ther. 2007 Jan 15; 25(2): 155-68*

▶ 除菌により胃酸が中和されなくなり，GERD の増悪や Barrett 食道からの下部食道腺癌増加が危惧されているが，可能性は低いと考えられている．

14　下血・下部消化管出血

血便の頻度

- 血便は人口の 15% と高頻度で見られ，特に若年者に多いが，多くは医療機関を受診しない．

  - 人口の 15.5(13.6-17.4)% で直腸出血の報告あり．20-40 歳では 18.9% で，40 歳以上の 11.3% よりも多い．便秘〔OR＝3.03(2.09-4.41)〕・下痢〔OR＝1.90(1.25-2.84)〕は直腸出血に関連があり，1 年間に診察を受けるのはこれらの患者のうち，13.9(9.6-19.1)% のみであった〔*Am J Gastroenterol. 1998 Nov; 93(11): 2179-83*〕との報告もある．

下血の出血部位の推定

- 吐血や黒色便・タール便は上部消化管出血を考える．黒色便は鉄剤でも起こるが，便潜血陽性となるのは稀である．
- 鮮血付着便は直腸〜肛門からの出血と考える．便器に血が散れば肛門からの出血の可能性が高い．粘血便は結腸炎症性疾患・腫瘍を示唆する．
- 大量鮮血便は下部消化管からの出血が多いが，10% 以上は上部消化管からの出血で，特にバイタル不安定や BUN/Cr≧30 あれば上部消化管出血と考える．
- 上部・下部消化管内視鏡検査陰性の場合，小腸や胆道・膵管からの出血も考える．

  - 黒色便は鉄剤でも起こるが，鉄剤内服（合計 184 例）では便潜血陽性の偽陽性はない〔*Gastroenterology. 1989 Jan; 96(1): 74-8/Am J Gastroenterol. 1990 May; 85(5): 558-61/Am J Gastroenterol. 1991 Oct; 86(10): 1442-4*〕．
  - 鮮血便であっても経鼻胃管にて 9.6(4.9-16.6)% で上部消化管出血が判明する〔*Am J Emerg Med. 2007 Mar; 25(3): 340-4*〕．

重度の下血を来した出血部位

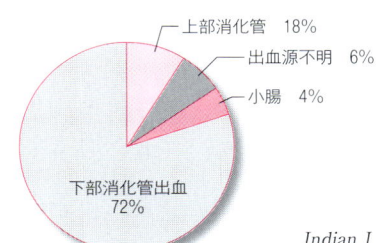

- 上部消化管 18%
- 出血源不明 6%
- 小腸 4%
- 下部消化管出血 72%

Indian J Gastroenterol. 2006 Nov; 25 Suppl 1: S43-51

- 上部・下部消化管内視鏡検査で出血源が不明な消化管出血
  - 消化管出血の10-20%が上部・下部消化管内視鏡検査で出血源が不明であるが，5%の症例は再発性もしくは持続的な出血である．その多くは小腸病変でありアジアでは潰瘍病変が多いとされる．一方で上部消化管内視鏡検査の35-75%，下部消化管内視鏡検査の6%では再検査を行うことで見落とされていた病変が明らかになる〔*Gastroenterol Hepatol(N Y). 2009 Dec; 5(12): 839-50*〕．
  - 上部・下部内視鏡検査で陰性の場合，68%で小腸病変がある（血管異形成47%，局所的新鮮出血24%，Crohn病の疑い9%，腫瘍6%，Meckel憩室6%など）〔*Gut. 2003 Aug; 52(8): 1122-6*〕．
  - カプセル内視鏡は出血源がはっきりしない症例に対して61(57-64)%で病変を同定可能である．検査完遂率は84%，カプセル滞留率は1.4(1.2-1.6)%であった〔*Gastrointest Endosc. 2010 Feb; 71(2): 280-6*〕．

下部消化管出血の鑑別

- 血便の原因で最も多いのは痔核・裂肛で，ポリープや憩室といった良性の疾患が続く．
- 憩室出血は急に大量の鮮血便を生じるが無痛性である場合に可能性が高い．
- 若年者では炎症性腸疾患，40-50歳以上では大腸癌を否定することが重要である．
- 潰瘍性大腸炎や大腸癌は便通変化がある（便秘よりも頻便・軟便が重要）か，肛門周囲症状がない場合に積極的に考える．
- それ以外に感染性腸炎ではアメーバ赤痢，腸チフス，腸管出血性大腸菌（O157：H7などによる）感染症，Campylobacter腸炎，出血性大腸炎（K. oxytocaなどによる）などを考える．

下部消化管出血の原因

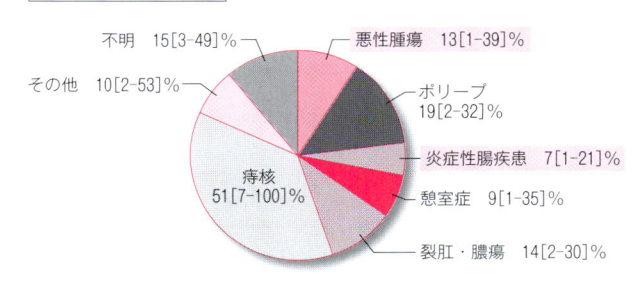

- 不明 15[3-49]%
- その他 10[2-53]%
- 痔核 51[7-100]%
- 悪性腫瘍 13[1-39]%
- ポリープ 19[2-32]%
- 炎症性腸疾患 7[1-21]%
- 憩室症 9[1-35]%
- 裂肛・膿瘍 14[2-30]%

医療機関受診のバイアスを考えると，血便があった場合の大腸癌の可能性は実際には，男性で2.4(2.1-2.8)%，女性で2.0(1.7-2.3)%のみとされる〔*BMJ. 2007 May 19; 334(7602): 1040*〕．

Br J Gen Pract. 1994 Jul; 44(384): 320-5

- 下部消化管出血の年齢別原因
  - 50歳未満の場合，悪性腫瘍は0-1.8%のみ〔*Rev Esp Enferm Dig. 2005 Dec; 97(12): 870-6/J Fam Pract 2004; 53(11): 879-84*〕だが炎症性腸疾患は8%で見られる〔*Rev Esp Enferm Dig. 2005 Dec; 97(12): 870-6*〕．
  - 50歳以上では4-19%が悪性腫瘍〔*Surg Clin North Am. 1982 Oct; 62(5): 897-903/Am J Gastroenterol. 1998 Feb; 93(2): 179-82*〕．

- 大腸癌の予測

	感度	特異度	LR+	LR−
便通変化	100(68-100)	58(51-64)	2.4(2.1-2.7)	0
軟便・頻便	91(57-100)	72(65-77)	3.2(2.4-4.2)	0.13(0.02-0.83)

（つづく）

	感度	特異度	LR＋	LR－
硬便・便秘	9(0.5-43)	86(81-90)	0.66(0.1-4.4)	1.1(0.87-1.3)
肛門周囲症状なし	64(32-88)	78(72-83)	2.9(1.8-4.8)	0.47(0.21-1.0)
便通変化に加え，腹痛	55(25-82)	44(34-53)	1.0(0.55-1.7)	1.0(0.54-2.0)
濃赤便(潜血便と比較して)	27(7.3-61)	87(82-91)	2.1(0.77-6.0)	0.83(0.58-1.2)
60歳以上	73(39-93)	52(47-58)	1.5(1.0-2.2)	0.52(0.2-1.4)
ちり紙にのみ出血で便器に血液なし	18(3.2-52)	69(63-74)	0.58(0.16-2.1)	1.2(0.9-1.6)
大量の血液	9(0.5-43)	69(63-75)	0.3(0.05-1.9)	1.3(1.1-1.6)
初めての血便	46(18-75)	60(54-66)	1.2(0.59-2.2)	0.9(0.53-1.6)
便と混じった血便	9(0.5-43)	88(83-91)	0.72(0.11-4.8)	1.0(0.86-1.3)

Br J Gen Pract. 2005; 55: 949-55 より改変

● 大腸炎の予測

	感度	特異度	LR＋	LR－
便通変化	83(37-99)	56(50-62)	1.9(1.3-2.8)	0.3(0.05-1.8)
軟便・頻便	71(30-95)	70(64-75)	2.4(1.4-3.9)	0.41(0.13-1.3)
硬便・便秘	14(0.8-58)	87(82-90)	1.1(0.17-6.7)	1.0(0.7-1.3)
肛門周囲症状なし	100(52-100)	78(73-83)	4.6(3.6-5.7)	0
便通変化に加え，腹痛	20(1.1-70)	41(33-52)	0.35(0.06-2.0)	1.9(1.2-3.0)
濃赤便(潜血便と比較して)	20(1.1-70)	87(81-91)	1.5(0.25-8.9)	0.92(0.6-1.4)

Br J Gen Pract. 2005; 55: 949-55 より改変

小児・高齢者の下血

- 新生児では新生児メレナ，乳児期では腸重積，幼児期〜学童期ではMeckel憩室・若年性ポリープを考える．
- Meckel憩室は男児に多く反復性鮮血便・腹痛，腸閉塞・腸重積などでは鑑別にあげるが，成人でも見られる．診断にはH₂ブロッカー投与下での$^{99m}TcO_4^-$(pertechnetate)シンチグラフィが有用である．
- 高齢者では癌を否定する必要があるが，憩室出血と血管異形成も多い．腹痛あれば虚血性腸炎が鑑別の上位にあがる．

- Meckel憩室
  ▶ Meckel憩室2の法則
    □ 人口の2%がMeckel憩室を有するが，そのうち2%のみが臨床症候を呈する．
    □ 平均発症年齢は2歳．男女比は2：1で男児に多い．
    □ Meckel憩室はBauhin弁から2フィート(60 cm)以内の距離にあることが多く，2インチ(5 cm)程度の長さ．
    □ 異所性組織は胃粘膜と膵組織の2種類がある．

成人(≧11歳)でのMeckel憩室の症状
- 穿孔性憩室炎 10%
- 憩室炎 18%
- 出血 38%
- 捻転・腸重積以外の閉塞 23%
- 捻転 6%
- 腸重積 5%

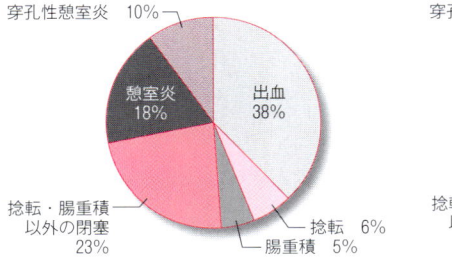

小児でのMeckel憩室の症状
- 穿孔性憩室炎 12%
- 憩室炎 17%
- 出血 31%
- 腸重積 14%
- 捻転 7%
- 捻転・腸重積以外の閉塞 23%

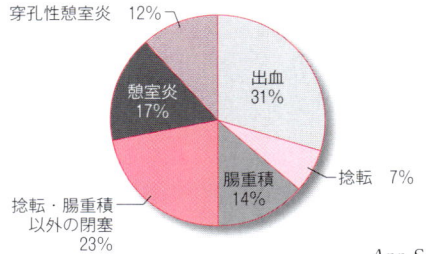

Ann Surg. 2005; 241: 529-33

  ▶ $^{99m}TcO_4^-$(pertechnetate)シンチグラフィ
    □ 核種が胃酸分泌細胞に取り込まれることで異所性胃粘膜を検出する．
    □ Meckel憩室に対して感度は81-85%，特異度は95-97%〔*J Nucl Med. 1981 Jul; 22(7): 647-54/J Formos Med Assoc. 1993 Aug; 92(8): 717-20*〕．

□ 24 時間前に H₂ ブロッカーを内服すると，感度が 62.5％ から 87.5％ に上昇する〔Pediatr Surg Int. 2004 May; 20(5): 323-5〕．

下部消化管出血を来した高齢者の大腸内視鏡所見(n=165)

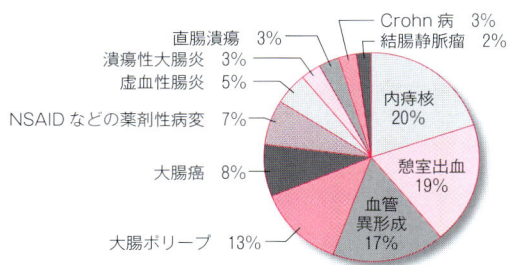

- Crohn 病 3%
- 結腸静脈瘤 2%
- 直腸潰瘍 3%
- 潰瘍性大腸炎 3%
- 虚血性腸炎 5%
- NSAID などの薬剤性病変 7%
- 大腸癌 8%
- 大腸ポリープ 13%
- 血管異形成 17%
- 憩室出血 19%
- 内痔核 20%

Ethn Dis. 2002 Summer; 12(3): 379-82

15 胃癌

胃癌の統計

- 高塩分食品などとの関連が示唆されており，日本では罹患数が 10 万人と最も多い悪性腫瘍で，年間死亡数は 5 万人と肺癌に次いで 2 番目に多い．
- 喫煙者・大酒家・男性高齢者で特に多い他に，40 歳未満では女性のほうが男性より多いことに注意する．
- 検診ではバリウム検査のみが推奨される．

- バリウム検査はメタ解析にて検診における胃癌の死亡率の減少効果〔男性 OR＝0.39(0.29-0.52)，女性 OR＝0.50(0.34-0.72)〕を認めている〔日消集検誌. 1999; 37(2): 182-5〕唯一の検査である．
- 胃癌の素因である萎縮性胃炎を検出するため検診にてペプシノゲンを測定することもあるが，有用性は高いものではない．
  ▶ ペプシノゲン II は感度 83-85％，特異度 75-77％ 程度であり〔Cancer. 1994 Jun 1; 73(11): 2695-702〕，胃癌を疑うときに施行する価値は乏しい．検診における有用性も証明はされていない．

胃癌の症状・検査

- 体重減少，腹痛，消化管症状（悪心・食欲低下・嚥下障害・黒色便）が見られる．
- 固形物が前胸部で詰まるような嚥下障害は食道癌を，早期満腹感は胃癌を積極的に疑う症状として重要である．
- 疑われれば内視鏡検査を行う（便潜血や腫瘍マーカーは感度に乏しい）．

胃癌診断時の症状

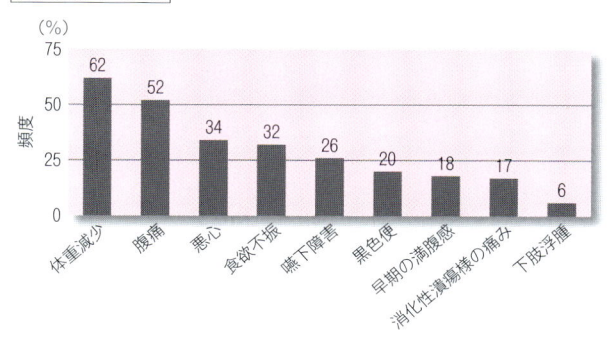

症状	頻度(%)
体重減少	62
腹痛	52
悪心	34
食欲不振	32
嚥下障害	26
黒色便	20
早期の満腹感	18
消化性潰瘍様の痛み	17
下肢浮腫	6

早期の満腹感(early satiety)は胃壁伸展が悪いことを示唆する所見と考えられている．

N Engl J Med. 1995 Jul 6; 333(1): 32-41

● 上部消化管悪性腫瘍の診断

	感度	特異度	LR+	LR−	PPV	NPV
嚥下障害	25(17-34)	94(93-94)	3.8(2.7-5.4)	0.8(0.7-0.9)	6.6	98.5
体重減少	24(19-31)	93(92-93)	3.3(2.6-4.3)	0.8(0.8-0.9)	7.9	97.9
消化管出血か貧血	17(13-24)	90(89-90)	1.7(1.2-2.3)	0.9(0.9-1.0)	4.6	97.5
嘔気・嘔吐	27(19-37)	78(76-80)	1.2(0.9-1.7)	0.9(0.8-1.0)	7.5	94.3
上記いずれか	75(67-82)	79(78-80)	3.6(3.2-4.0)	0.3(0.2-0.4)	6.0	99.4
45歳以上，男性，消化管出血か貧血	91(82-96)	23(22-25)	1.2(1.1-1.3)	0.4(0.2-0.8)	2.5	99.2

メタ解析：*Aliment Pharmacol Ther. 2004 Nov 15; 20(10): 1045-52*

● 便潜血による消化管悪性腫瘍の検出

		感度	特異度	LR
オルトトリジン法	食道癌	20.0		1.4
	胃癌	11.8	86	0.8
	大腸癌	62.5		14.5
グアヤック法	食道癌	20.0		3.3
	胃癌	5.9	94	1.0
	大腸癌	43.8		7.5

J Cancer Res. 1992 Feb; 83(2): 141-5

16 大腸癌

大腸癌の疫学

- 日本での大きな死因として重要で罹患数は10万人近く，悪性疾患で第2位，死亡数は4万人近く第3位と増加傾向にある．好発部位は直腸～S状結腸で7割を占める．
- 50歳以上の男性に特に多く，高齢者では頻度が高いうえに症状を呈しにくい右半結腸癌が増えるため，検査閾値を低くする必要がある．

  - 直腸～左側結腸の大腸癌は便秘・便狭小化・血便・直腸診で発見されることが多いが，右半結腸癌では腹痛や貧血などで発見される．

大腸癌のリスク

- 生活習慣（喫煙，運動不足，便秘，肥満，糖尿病，野菜摂取不足，肉摂取）と家族歴，潰瘍性大腸炎がリスク要因である．

大腸癌のリスク

要因	RR
現在の喫煙	1.9 (1.3-2.6)
大腸癌の家族歴（第一度近親者）	1.7 (1.2-2.4)
現在の中等度以上の飲酒	1.0 (1.0-1.0)
BMI増加（5ごとに）	1.1 (0.94-1.2)
主菜が肉	1.1 (0.98-1.2)
身体活動（5単位ごと）	0.94 (0.86-1.0)
食物繊維1gごと	0.95 (0.91-0.99)
VitD（100 IUごと）	0.94 (0.90-0.99)
毎日のNSAID	0.66 (0.48-0.91)

JAMA. 2003 Dec 10; 290(22): 2959-67

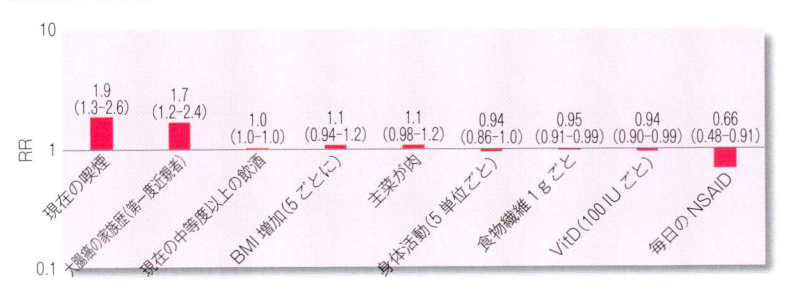

- 日本での大腸癌の増加には，生活習慣の欧米化が関与しているが，糖尿病も結腸癌に対して RR＝1.30（1.20-1.40）とリスク要因であることが知られている〔*J Natl Cancer Inst. 2005 Nov 16; 97(22): 1679-87*〕．

- 慢性潰瘍性大腸炎
    - 全結腸型では 5-15 倍，左半結腸型では 3 倍の大腸癌発生リスクだが，直腸炎のみでは大腸癌のリスクとはならない〔*N Engl J Med. 1990 Nov 1; 323(18): 1228-33*〕．
    - 原発性硬化性胆管炎を合併していると大腸癌のリスクが高い〔*Gastroenterology. 1996 Feb; 110(2): 331-8*〕．
    - 全結腸型では 10 年，左半結腸型では 15-20 年後に大腸癌を発症する．Crohn 病でも大腸癌発症の報告あるがデータは少ない．

推奨されるスクリーニング法

- 平均的なリスク患者は 50 歳から毎年便潜血（特に免疫法で 2 日間）を行うことで死亡率低下が期待できるが，感度が高いわけではない．
- 5 年ごとの S 状結腸鏡単独もしくは便潜血との組み合わせ，5 年ごとの注腸検査，10 年ごとの全大腸内視鏡検査は代替方法となりうる．
- 便潜血，S 状結腸鏡，注腸検査のいずれかに陽性所見あれば全大腸内視鏡検査を行う．

- 毎年あるいは 2 年に 1 回の便潜血（化学法）は結腸癌による死亡率を 16（7-23）％下げる〔*BMJ. 1998 Aug 29; 317(7158): 559-65*〕．
- 便潜血（免疫法）による大腸癌検診を過去 1 年以内に受けていれば大腸癌による死亡は 60（8-43）％減少する．同様に過去 2 年以内の場合は 59（18-80）％，過去 3 年以内の場合は 52（8-75）％の死亡率減少効果がある〔*Int J Cancer. 1995 May 16; 61(4): 465-9*〕．
- 毎年施行したほうが 2 年に 1 回よりも前癌病変切除による結腸癌発生の抑制効果は高い〔*N Engl J Med. 2000 Nov 30; 343: 1603-7*〕．
- 進行癌/早期癌，1 日法/2 日法，感度/特異度，すべての点で免疫法のほうが化学法より診断能は高い．

			感度	特異度	LR＋	LR－
化学法	進行癌	1 日法	70.2	62.5	1.9	0.48
		2 日法	81.1	54.8	1.8	0.34
	早期癌(Sm)	1 日法	46.8	62.5	1.2	0.85
		2 日法	57.9	54.8	1.3	0.77
免疫法	進行癌	1 日法	73.3	97.6	31	0.27
		2 日法	85.6	96.6	25	0.15
	早期癌(Sm)	1 日法	41.4	97.6	17	0.6
		2 日法	61.3	96.6	18	0.4

Cancer Detect Prev. 1991; 15(5): 351-6

- 免疫法は 1 日法（感度 55.6％）より 2 日法（83.3％）のほうが感度が高いが，3 日法（88.9％）としても感度はあまり変わらない〔*Hepatogastroenterology. 1999; 46: 228-31*〕．

大腸癌の家族歴と大腸癌スクリーニングの推奨

- 大腸癌発症の 1/3 は遺伝で既定されており，家族歴は非常に重要である．
- 第二度近親者に 1 人までの大腸癌家族歴であれば家族歴のない者と同様に 50 歳からスクリーニング開始でよい．
- 第一度近親者の大腸癌/腺腫の家族歴，もしくは第二度近親者に複数の大腸癌の家族歴があれば，遅くとも 40 歳から全大腸内視鏡を行う．

- 遺伝性疾患（家族性ポリポーシス，遺伝性非ポリポーシス）を含め大腸癌の家族歴は重要で，大腸癌の 35％が遺伝的要因と考えられている〔*N Engl J Med. 2000 Jul 13; 343(2): 78-85*〕．

- 家族歴による大腸癌の診断

	感度	特異度	LR+	LR−
第一度近親者の家族歴	53-86	92-99	23.0(6.4-81.0)	0.25(0.10-0.63)

JAMA. 2004 Sep 22; 292(12): 1480-9

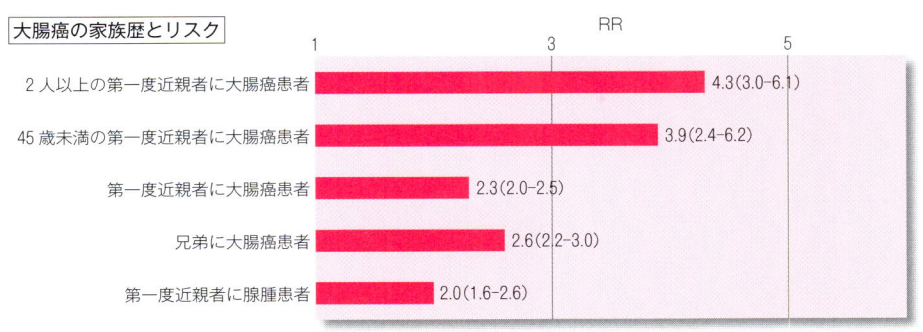

大腸癌の家族歴とリスク

	RR
2人以上の第一度近親者に大腸癌患者	4.3(3.0-6.1)
45歳未満の第一度近親者に大腸癌患者	3.9(2.4-6.2)
第一度近親者に大腸癌患者	2.3(2.0-2.5)
兄弟に大腸癌患者	2.6(2.2-3.0)
第一度近親者に腺腫患者	2.0(1.6-2.6)

Am J Gastroenterol. 2001 Oct; 96(10): 2992-3003

- 家族歴がある場合に推奨されるスクリーニング方法

第一度近親者に2人以上あるいは60歳未満の第一度近親者に大腸癌/腺腫	MIN(40歳 or 家系内で最若年発症−10歳)から5年ごとの全大腸内視鏡
60歳以上の第一度近親者の大腸癌/腺腫もしくは第二度近親者の2人以上に大腸癌	40歳からスクリーニング．全大腸内視鏡が望ましい．
第二度近親者1人や，第三度近親者のみの家族歴	50歳からスクリーニング(家族歴ない者と同様)
家族性大腸ポリポーシス遺伝子保有リスクあり	10-12歳から毎年S状結腸鏡
hereditary nonpolyposis colorectal cancer (HNPCC)の遺伝子保有リスクあり	MIN(20-25歳 or 家系内で最若年発症−10歳)から1-2年ごとの全大腸内視鏡検査

Gastroenterology. 1997 Feb; 112(2): 594-642

大腸ポリープ

- 中年以降ではポリープは約25％で見られる．
- 10 mm以上のポリープは明らかに癌の可能性が高くなるのでポリペクトミーを行う．5-10 mmはボーダーラインである．
- 過去にポリープを指摘されていても1 cm未満の腺管腺腫であれば大腸癌のリスクとはならない．

- 過去のポリープで，1 cm以上のサイズ，絨毛腺腫・腺管絨毛腺腫，多発性はRR＝3.5-6.5と大腸癌の可能性を上げるが，1 cm未満の腺管腺腫はリスクとならない〔*N Engl J Med. 1992 Mar 5; 326(10): 658-62*〕．
- ポリペクトミー後のフォローアップ検査の推奨

小さな過形成ポリープ	10年ごとの全腸検査
1 cm以下，2個以内，軽度異形成腺管腺腫	5-10年ごとの全腸検査
3-10個，1 cm以上，絨毛腺腫，高度異形成管状腺腫	3年後に全腸検査．2個以内のlow grade dysplasiaであれば5年ごとでよい
1回の検査で10個以上の腺管腺腫	3年以内の間隔で全腸検査
分割切除になった無茎性腺腫	内視鏡医と病理医により根治確認されるまで2-6か月ごと

Gastroenterology. 2006 May; 130(6): 1872-85

大腸癌の症状

- 便通異常(特に新たな便秘・粘液性下痢・便柱狭小)・下血(便潜血陽性)・鉄欠乏性貧血が3大症候である．単独であれば可能性は数％に過ぎないが，いずれも有意に大腸癌の可能性を上げる因子であり，精査すべきである．

大腸癌発見契機

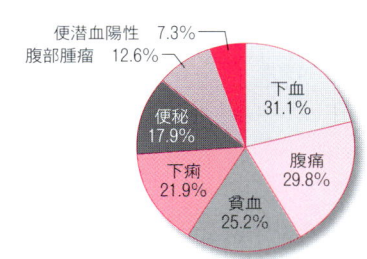

便潜血陽性 7.3%
腹部腫瘤 12.6%
下血 31.1%
腹痛 29.8%
貧血 25.2%
下痢 21.9%
便秘 17.9%

Fam Pract. 2006 Feb; 23(1): 15-9

● 大腸癌の臨床症状

	感度	特異度	LR+	LR−	PPV
下血	42(37-48)	96(95-97)	10(7.9-13)	0.6(0.6-0.7)	2.4(1.9-3.2)
体重減少	27(22-32)	95(94-96)	5.1(3.9-6.6)	0.8(0.7-0.8)	1.2(0.91-1.6)
腹痛	42(37-48)	91(89-92)	4.6(3.8-5.5)	0.6(0.6-0.7)	1.1(0.86-1.3)
下痢	38(33-43)	90(89-92)	3.9(3.2-4.7)	0.7(0.6-0.8)	0.94(0.73-1.1)
粘液付着便†	6-29	95-97			
便秘	26(22-31)	85(83-87)	1.8(1.4-2.2)	0.9(0.8-0.9)	0.42(0.34-0.52)
直腸診異常	15(11-19)	99(99-100)	18(10-33)	0.9(0.8-0.9)	4.0(2.4-7.4)
腹部圧痛	18(14-22)	96(95-97)	4.6(3.3-6.4)	0.9(0.8-0.9)	1.1(0.77-1.5)
便潜血陽性	39(29-51)	89(76-96)	3.7(1.5-8.8)	0.7(0.6-0.8)	7.1(5.1-10)
Hb が 12-12.9 g/dL	5(3-8)	99(98-99)	4.3(2.3-8.0)		
Hb が 10-11.9 g/dL	11(8-15)	97(96-98)	3.9(2.6-5.8)		
Hb < 10 g/dL	12(8-15)	99(98-99)	9.5(5.7-16)		2.3(1.6-3.1)
血糖 > 180 mg/dL	7(5-11)	98(97-98)	3.2(2.0-5.2)	1.0(0.9-1.0)	0.78(0.51-1.1)
糖尿病の既往	11(8-14)	93(92-94)	1.6(1.1-2.2)	1.0(0.9-1.0)	

Br J Cancer. 2005 Aug 22; 93(4): 399-405 / † Fam Pract. 2004 Feb; 21(1): 99-106 より改変

S状結腸鏡検査・大腸内視鏡・注腸検査

- 全大腸内視鏡検査は最も診断特性に優れ下部消化管病変を疑ったときには推奨される検査だが，それでも 10 mm 以上の病変を 5% 程度では見落とすことと，生検をすれば150人に1人で合併症が起こることが問題である．
- S状結腸鏡による遠位大腸ポリープの検出でもって近位大腸の重大病変を予測した場合，2/3は見落とされる．また便潜血を追加しても診断能は完全ではない．
- 注腸検査は便潜血よりは感度が高いが，若干の合併症と放射線被曝があり，撮像および読影技能に診断が左右されやすい．

● 各検査の合併症
▶ 前処置での死亡例は全大腸内視鏡検査で 4/1,772 万人，注腸検査では 1/5,362 万人．注腸検査での偶発症は 0.0051%〔*Am J Gastroenterol. 2000; 95(12): 3418-22*〕．

	重篤な合併症	出血(輸血/手術必要)	穿孔
全大腸内視鏡検査	0.5%		
生検なし	0.08%		0.06%
生検あり	0.7%	0.48%(0.14%)	0.11%

Ann Intern Med. 2006 Dec 19; 145: 880-6

- 大腸内視鏡検査でも見落としが 24% であり，特に小病変では見落としが多い．不十分な前処置による見落としが多いとされるが，大腸ヒダの裏側で観察不十分なこともある．

腺腫の大きさ	5 mm 以下	6-9 mm	10 mm 以上
見落とし率	27%	13%	6%

Gastroenterology. 1997 Jan; 112(1): 24-8

- S状結腸鏡
  - ▶ 遠位大腸で10 mm以上の腺腫があれば、近位大腸病変(10 mm以上の腺腫、villous adenoma、高度異形成、癌)のOR＝3.4(1.8-6.5)、10 mm未満の腺腫でもOR＝2.6(1.7-4.1)と予測可能〔Hepatogastroenterology. 2002; 49(45): 668-71〕.
  - ▶ 観察範囲内の癌に対する感度は96.5％だが〔Endoscopy. 1995 Feb; 27(2): 159-63〕、近位部の重大病変予測に対する感度は37.9％のみ〔N Engl J Med. 2000 Jul 20; 343(3): 162-8〕.
  - ▶ S状結腸鏡と便潜血の組み合わせは、感度は増加するが、診断効率は上がらない.

	感度	特異度	LR＋	LR－
便潜血化学法単独	14.3	79.2	0.69	1.1
S状結腸鏡単独	77.8	83.9	4.8	0.26
両者組み合わせ	81.0	66.7	2.4	0.28

Gastroenterology. 2003 Mar; 124(3): 608-14

- 注腸検査の見逃し原因は15％が描出不可能、45％は描出と読影の問題、25％が良性病変との誤診による〔Radiology. 1994 Aug; 192(2): 373-8〕.

腫瘍マーカー

- **CEAは早期診断には感度が低くスクリーニングには推奨されないが、病期進行・再発予測に有用である.**

- CEAは感度が低くスクリーニングには推奨されないが、10 ng/mL以上あれば比較的癌に特異的である.

病期と腫瘍マーカー陽性率

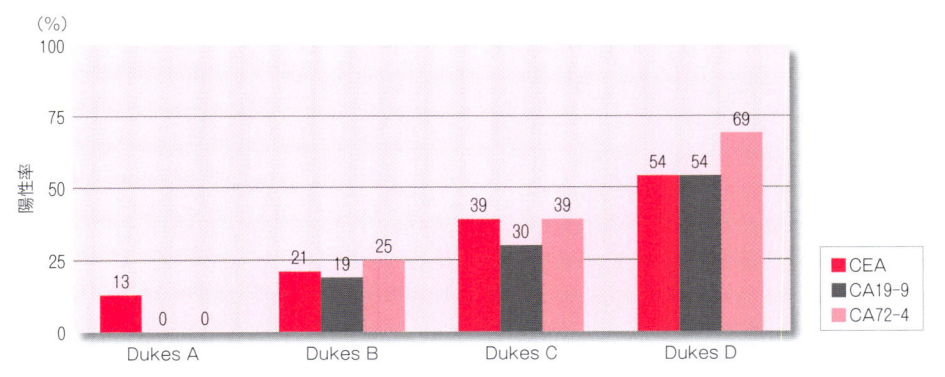

	Dukes A	Dukes B	Dukes C	Dukes D
CEA	13	21	39	54
CA19-9	0	19	30	54
CA72-4	0	25	39	69

World J Gastroenterol. 2001; 7(3): 431-4

  - ▶ CEA＞2.5 ng/mLとするとDukes A、Bに対するスクリーニングの感度36％、特異度87％〔Ann Intern Med. 1986 Jan; 104(1): 66-73〕と、診断能が高いわけではない.
  - ▶ CEAは左半結腸癌、腫瘍による腸管閉塞では高値になりやすい他に、肝疾患や喫煙で高値となる.
    - □ 喫煙ではほぼ2倍の値となる〔Anticancer Res. 1999 Jul-Aug; 19(4A): 2749-52〕.
  - ▶ CEAは未分化癌では感度低い.
    - □ well-differentiatedでは平均18.0 ng/mLだが、moderate-differentiatedでは5.5 ng/mL、poorly-differentiatedでは2.2 ng/mLと上昇は認めがたい〔Am J Med. 1981 Aug; 71(2): 246-53〕.

- CEAは病期進行・再発予測(Dukes Bや、リンパ節転移がない場合に化学療法を加えるかどうかの指標の1つになる他、肝転移予測、肝転移切除後の再発予防予測)に有用.
  - ▶ これらの観点からはCA19-9やCA72-4をCEAに追加する付加的価値はない〔Anticancer Res. 2000 Nov-Dec; 20(6D): 5237-44/Tumour Biol. 2004 Sep-Dec; 25(5-6): 228-34〕とする報告が多いが、CEAとCA19-9の両者が高値のときのみ予後不良という報告もある〔J Surg Oncol. 2006 Aug 1; 94(2): 132-7〕.

17 便秘症

便秘の疫学
- 便秘の定義は主観的なものであるが，3日に1回の排便までは正常とすることが多い．
- 人口の5%で見られ，女性に2-3倍多い．

- 便秘の明確な定義は実はないが，便の回数が少なくなったり硬くなったりすることで，"快便"ではない状態を指す．自称便秘の60%は毎日排便があるともされる〔Dig Dis Sci. 1987 Aug: 32(8): 841-5〕．
- 重度の便秘症の70%が女性ともされるが，腹筋が弱いこと，羞恥心のため排便習慣が乱れやすいこと，胆汁酸分泌が少ないこと，黄体ホルモンは腸管蠕動運動を抑制することから月経周期に一致して排便習慣の変化しうることが原因として考えられている．

器質性便秘
- まず除外すべき器質的疾患は大腸癌と腸閉塞である．50歳以上の便秘患者では2年未満の発症・進行性増悪・体重減少・貧血・便狭小化・便潜血陽性・腹部所見に特に注意する．
- 全身疾患として薬剤，代謝性疾患，神経疾患の3つを考える．
  - ▶薬剤としては抗コリン薬，抗うつ薬，精神病薬，モルヒネ，ビンカアルカロイド，Ca拮抗薬が重要．
  - ▶代謝性疾患としては低K血症，高Ca血症，甲状腺機能低下症が重要．
  - ▶神経疾患としてはParkinson病や自律神経障害，馬尾症候群が重要．

機能性便秘
- 便秘の多くは機能性便秘である．
- 3大機能性便秘
  - ▶ストレスで腸管が動きすぎる若年者に多い痙攣性便秘では，腹痛・兎糞・間欠的な下痢が見られる．
  - ▶女性や高齢者に多い腸管運動の停滞した弛緩性便秘は，便意弱く，硬便で下剤乱用の傾向がある．
  - ▶直腸内で便が停滞する直腸性便秘は，弛緩性便秘と似ており合併も多い．排便を我慢する習慣で発症し，直腸内に大量に糞便が存在するが便意を認めない．
- 入院患者や旅行中では環境変化・生活変化による一過性単純性便秘がよく見られる．

- 便秘の生理学
  - ▶口から肛門までは合計9m，30-120時間の経路
    - □胃で2-3時間(長くて6時間)，小腸で3-10時間，大腸で24-72時間程度滞在．
  - ▶この通過時間が長くなる(腸管に5日間で80%残存)のが便秘である．
    - □腸管運動が抑制されている→弛緩性便秘
    - □腸管運動が過剰で有効な蠕動運動でない→痙攣性便秘
    - □前者は全結腸で，後者は右結腸でのみ通過時間が延長する．
  - ▶便塊はS状結腸に蓄えられ，直腸に送り込まれる．
    - □誘因となる胃・結腸反射は特に朝食後に起こりやすく，普段の結腸の蠕動(0.1 cm/分)と比較して21-24 cm/分と著明な蠕動運動が起こる．
  - ▶直腸内容150 mLで内圧30-50 mmHgとなり便意が起こる．
    - □直腸内にまで便が来ているのに便意が起きない→直腸性便秘
    - □液状便は肛門上部の受容器を刺激し，内括約筋が弛緩するため，外括約筋を収縮させて我慢するが，通常40-60秒程度しかもたない．

▶排便
- 直腸-肛門角は仰臥位では 90±10° であるが，上体を前屈すると 130±15° となり排便を助ける．このため仰臥位での排便は難しい．
- 恥骨直腸筋は普段直腸を前方に縛りあげて，便の流出を防いでいる．排便時はこの筋肉を弛め直腸-肛門角を直線に近づけることで排便を容易にしているが，dyssynergy defecation ではこの協調運動が障害される．

● 3 大機能性便秘

	痙攣性便秘	弛緩性便秘	直腸性便秘
便性状	兎糞状または軟便 間欠的な便秘と下痢 粘液あり	固く太い 持続的に便秘 粘液なし	固い 一部，分割便
他の特徴	便意強い 腹痛あり 胃・結腸反射強い	便意弱い 腹痛なし 胃・結腸反射弱い	便意なし 弛緩性便秘と合併 直腸内腔が異常拡大，糞便残留
患者背景	若年者に多い 心理的要因強い	高齢者・女性 浣腸・下剤乱用 腹壁筋力低下	度重なる便意の抑制 下剤・浣腸乱用
治療	浸透圧性下剤 →他の非刺激性薬剤 →ガスモチン®	（浸透圧性下剤） →大腸刺激性薬剤 →腸管運動促進薬	新レシカルボン坐剤® 浣腸・摘便

MEMO　便秘薬

- まずは排便習慣と食餌の指導をしたうえで，下記の薬剤を選択する．
- 浸透圧性薬剤：酸化マグネシウム®は腎不全患者以外では，副作用・耐性の問題から最も使用しやすい薬剤で，腸管運動にかかわらず第 1 選択薬である．同様な薬剤でもマグコロール®は即効性があり，薬物中毒や前処置に使用する．腎不全患者や単剤でコントロール不良な場合は，ベンコール®の他，保険適用外だが D-ソルビトール®やラクツロース®などが選べる．
- 大腸刺激性薬剤：腸管運動が弱い弛緩性便秘に対しては第 1・2 選択となるが，痙攣性便秘では避ける．ラキソベロン®が適度に調節しやすく刺激も少ない（妊婦にも使用可能）が，錠剤を好む患者もいる．
- 腸管運動促進薬：大腸刺激性薬剤に効果は劣るため使用することは少ない．痙攣性便秘（IBS）に対して，ガスモチン®は効果が期待できる．

区分	代表商品名	効果発現	コメント
浸透圧性	酸化マグネシウム®	8-10 時間	腎不全で高 Mg 血症を来しうる．
	マグコロール®	0.5-3 時間	腎不全で高 Mg 血症を来しうる．
	D-ソルビトール®	24-48 時間	腹部膨満を来しうる．
浸軟性	ベンコール®	8-12 時間	
大腸刺激性	ラキソベロン®	7-12 時間	腸管刺激薬の中では比較的緩徐に効いてくる．
	コーラック®		
	センナル®	8-10 時間	作用強いが，耐性生じやすい．赤～燈色の尿が出る．
	大黄甘草湯®	6-10 時間	大黄＝センナで，長期使用で両者とも大腸 melanosis を来す．甘草の作用で低 K 血症を来しうる．
腸管運動促進	ワゴスチグミン®		コリン作動薬で，コリン性クリーゼに注意．
	ベサコリン®		コリン作動薬．
	パントシン®		効果は不明．
	サイトテック®		プロスタグランジンの作用を利用．
	ガスモチン®	1-3 日	5-HT$_4$ 受容体アゴニスト．
直腸刺激	新レシカルボン坐剤®	5-30 分	
	グリセリン浣腸®	15-60 分	頻回の使用は避ける．

> **便秘における直腸診の役割**
> - 視診で痔核・裂孔，anal wink をチェックする．
> - 触診で疼痛，直腸内便残留，腫瘤，肛門括約筋トーヌスを確認する．
> - 怒責をさせて腫瘤，肛門括約筋の弛緩，恥骨直腸筋の後方移動を確認し，最後に付着便の性状と便潜血をチェックする．

- 痔核，裂肛は疼痛による便貯留・二次性便秘を来しうる．
- 肛門周囲をひっかいたときの肛門閉口(anal wink)は，括約筋〜末梢神経と脊髄との反射弓の間での障害を疑う重要な所見である．wink 消失や非対称性 wink は病的である．
- 大腸癌の 40%程度が直腸癌ともいわれ直接触診できる可能性がある．またやや高位であると怒責した状態でのみ触れることもある．
- 直腸内便残留があれば直腸性便秘を示唆する．
- 肛門括約筋トーヌスは不随意時(内括約筋)と随意時(外括約筋)のいずれもチェックする．
- 通常では怒責して恥骨直腸筋が後ろへ動く(骨盤底筋群の協調運動で，直腸肛門角を直線に近づけることで排便を容易にしている)が，dyssynergy defecation ではこれが障害される．稀な病態だが非常に高度の便秘を呈しうる．直腸内 50 mL のバルーン排泄や直腸内圧測定，排泄造影検査や筋電図測定などが診断に有用とされるが，直腸診1つで疑うことができることは興味深い．

18 嘔気・消化不良

> **嘔気・嘔吐**
> - 嘔気・嘔吐は消化管疾患とは限らない．頭蓋内病変・前庭神経疾患・心筋梗塞・消化管以外の腹部疾患・薬剤性・妊娠・高 Ca 血症や糖尿病ケトアシドーシスも鑑別にあげる．

- 3×3 の嘔吐疾患記憶法

		キーワード	特に嘔吐が主訴となる疾患
頭頸部疾患	頭蓋内病変	頭痛	脳血管障害(特に SAH，小脳病変)や脳腫瘍，髄膜炎，緑内障，悪性高血圧，片頭痛
	前庭神経障害	回転性めまい	良性発作性頭位めまい症，Ménière 病 小脳・脳幹部病変
	口腔内刺激	咽頭刺激	生理的範囲内
胸腹部疾患	胸部疾患	胸痛	急性冠動脈症候群
	消化管疾患	下痢，便秘 嚥下困難	アカラシア・急性胃腸炎，胃癌，腸閉塞など
	腹部疾患	腹痛	虫垂炎などの消化管疾患の他に，肝胆膵疾患，泌尿器・産婦人科系疾患，大動脈疾患など 腹痛を伴わないものに腎盂腎炎
その他	薬物	薬物摂取歴	NSAID，ジギタリス，テオフィリン，アルコール，鉄剤，モルヒネ，抗癌剤など
	代謝性疾患	口渇・多飲・多尿 若年女性	高 Ca 血症，糖尿病性ケトアシドーシス 妊娠
	心因性	習慣性	ストレス反応

MEMO　嘔気・嘔吐の対症療法

- 嘔気を止める効果は5-HT$_3$拮抗薬やドロペリドール（ドロレプタン®）が強いが，5-HT$_3$拮抗薬は化学療法時，ドロレプタン®は麻酔時のみで保険適用がある．
- そのため，メトクロプラミド（プリンペラン®）・ドンペリドン（ナウゼリン®）がよく使用されるが，効果は強くない．
  - ▶嘔気に対してドロペリドール（ドロレプタン®）1.25 mg は有効だが，プリンペラン® 10 mg やプロクロルペラジン（ノバミン®）10 mg はプラセボと同等〔Am J Emerg Med. 2006 Mar; 24(2): 177-82〕である．
  - ▶プリンペラン® 30 mg とナウゼリン® 30-60 mg は有効性・副作用とも有意差ないが〔Br J Clin Pract. 1991 Winter; 45(4): 247-51〕，プリンペラン®は錐体外路徴候を来しやすく，ナウゼリン®は（動物実験で）不整脈誘発のリスクが高いとされる．
  - ▶プリンペラン®は授乳婦，ナウゼリン®は妊婦には避けたほうがよく，両者とも褐色細胞腫ではクリーゼ誘発のリスクあり．
- 一時的な胃排泄/消化管運動促進の目的ならエリスロマイシンが優れる．
  - ▶プリンペラン® 40 mg/日静注よりエリスロマイシン 400 mg/日静注のほうが経管栄養のための胃排泄は良好で優れる〔Crit Care Med. 2007 Feb; 35(2): 483-9〕．これはエリスロマイシンがモチリン受容体に結合することによる．
- 長期のマイルドな効果としてはクエン酸モサプリド（ガスモチン®）が期待される．
  - ▶胃排泄促進〔Eur J Clin Pharmacol. 1991; 41(4): 335-7〕，GERD〔Aliment Pharmacol Ther. 1998 Jan; 12(1): 35-40〕，機能性消化不良〔Zhonghua Liu Xing Bing Xue Za Zhi. 2004 Feb; 25(2): 165-8〕に対してRCTにて有効性が報告されている．
- 術中・術後の嘔吐予防にはドロレプタン®・デキサメタゾン（デカドロン®）が有効．
  - ▶ドロペリドール（ドロレプタン®）1.25 mg，デカドロン® 4 mg はオンダンセトロン（5-HT$_3$拮抗薬）とほぼ同等でNNT＝10程度〔N Engl J Med. 2004 Jun 10; 350(24): 2441-51〕で，併用すると併用個数に依存してさらに効果あり．
- 生姜（5HT$_3$拮抗作用がある）がつわり，産婦人科手術と，乗り物酔いには有効である．
  - ▶つわりにはプラセボよりは効果あり．6日で嘔吐停止が 20%→67%に〔Obstet Gynecol. 2001 Apr; 97(4): 577-82. 他〕．
  - ▶産婦人科領域の手術後の嘔気を 66.7%→48.3%とする〔Anaesthesia. 1993 Aug; 48(8): 715-7. 他〕．
  - ▶乗り物酔い・船酔いに有効〔Am J Physiol Gastrointest Liver Physiol. 2003 Mar; 284(3): G481-9/Acta Otolaryngol. 1988 Jan-Feb; 105(1-2): 45-9〕．

消化管疾患による"消化不良"の鑑別疾患

- 機能性"消化不良"が多いが，消化性潰瘍，逆流性食道炎，胃癌/食道癌を鑑別する．

消化不良（dyspepsia）の原因疾患
- 逆流性食道炎 0-10%
- 胃潰瘍 4-6%
- 胃癌・食道癌 1-2%
- 十二指腸潰瘍 9-10%
- 機能性"消化不良" 70-80%

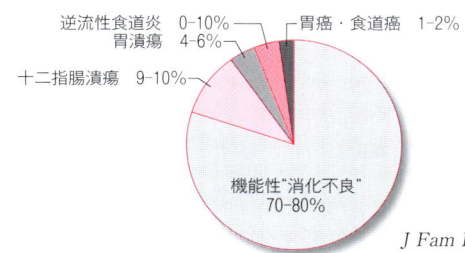

J Fam Pract. 2001 Jun; 50(6): 538-43 より改変

消化管疾患による"消化不良"の鑑別点

- 強い疼痛・持続痛・背部に放散痛・嘔吐が見られるにもかかわらず，心窩部圧痛がない場合や経口摂取での疼痛変化が見られない場合は胆石発作も考える．
- 消化管の器質的疾患と機能性疾患の鑑別に，嘔気や軽度の心窩部圧痛自体は非特異的所見で役立たない．経口摂取（食餌・牛乳・アルコール）による疼痛変化，制酸薬への反応，睡眠時の疼痛発作は上部消化管器質的疾患を示唆する．
- 胸やけ，嚥下障害，刺激物摂取でしみる感じがある場合は食道器質的病変を疑う．
- 早期満腹感や体重減少が見られる場合は胃癌をまず第一に考える．

● 胆石発作と消化性潰瘍の鑑別

疾患別徴候の頻度

(%)　機能性疾患／消化性潰瘍／胆石

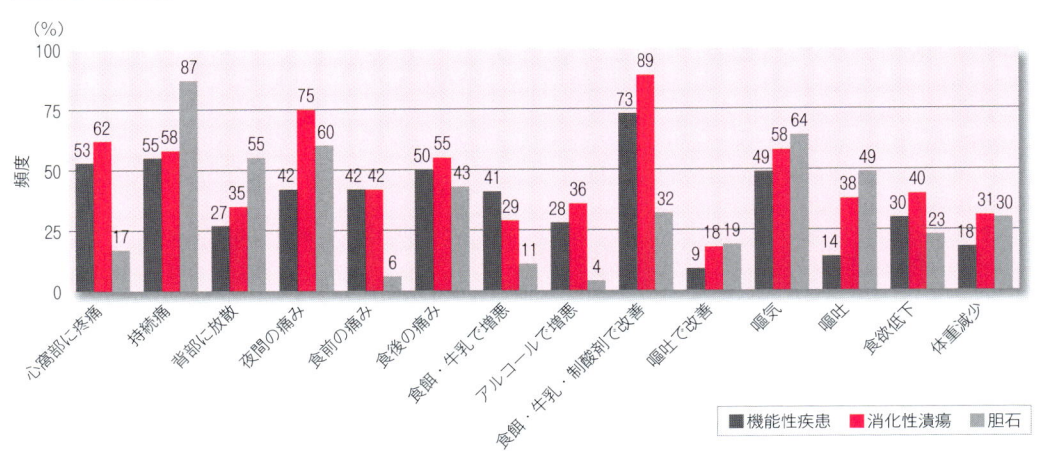

徴候	機能性疾患	消化性潰瘍	胆石
心窩部に疼痛	53	62	17
持続痛	55	58	87
背部に放散	27	35	55
夜間の痛み	42	75	60
食前の痛み	42	42	6
食後の痛み	50	55	43
食餌・牛乳で増悪	41	29	11
アルコールで増悪	28	36	4
食餌・牛乳・制酸剤で改善	73	89	32
嘔吐で改善	9	18	19
嘔気	49	58	64
嘔吐	14	38	49
食欲低下	30	40	23
体重減少	18	31	30

Gut. 1987; 28: 40-6

● 消化管疾患の鑑別

疾患別徴候の頻度

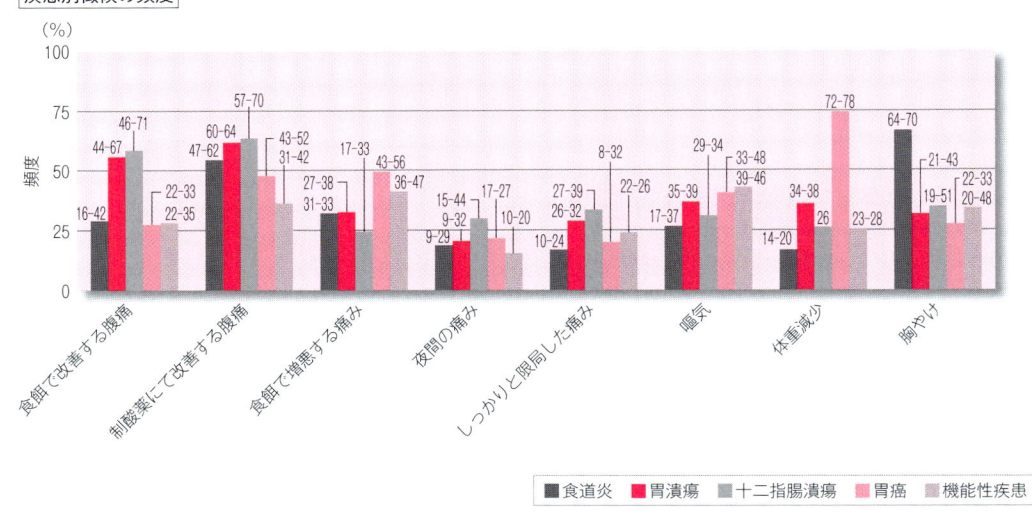

(%)　食道炎／胃潰瘍／十二指腸潰瘍／胃癌／機能性疾患

徴候	食道炎	胃潰瘍	十二指腸潰瘍	胃癌	機能性疾患
食餌で改善する腹痛	16-42	44-67	46-71	22-33	22-35
制酸薬にて改善する腹痛	47-62	60-64	57-70	31-42	43-52
食餌で増悪する痛み	27-38	31-33	17-33	43-56	36-47
夜間の痛み	9-29	15-44	9-32	17-27	10-20
しっかりと限局した痛み	10-24	27-39	26-32	22-26	8-32
嘔気	17-37	35-39	29-34	33-48	39-46
体重減少	14-20	34-38	26	72-78	23-28
胸やけ	64-70	21-43	19-51	20-48	22-33

J Fam Pract. 2001 Jun; 50(6): 538-43 より平均値概算

▶嘔気・軽度の心窩部圧痛のみでは器質的疾患の可能性は高くない．
　□嘔気は嘔吐と異なり器質的疾患を必ずしも示唆しない．また，心窩部には器質的疾患はなくても軽度違和感・圧痛は生じることがある．心理的要因が多い場合は，こういった正常範囲内の不快感が増強するため，嘔気や軽度の心窩部圧痛は器質的疾患の可能性はむしろ下げるとの報告もある〔心窩部の軽度圧痛は器質的疾患の OR = 0.29 (0.13-0.65)〕〔*Gut. 2004 May; 53(5): 666-72*〕．

19 逆流性食道炎

逆流性食道炎のリスク

- 高齢・食道裂孔ヘルニアなどとの関連も強いが，臨床的には肥満，食餌内容，食後体位，喫煙，アルコール，薬剤（Ca拮抗薬，亜硝酸薬，テオフィリン）が生活指導上重要である．

  - 人口の1.5〜7％で見られるとされ，50歳以上では加齢と共に漸増する高頻度の疾患である．
  - 胃切除後や強皮症（食道蠕動運動低下），妊娠（腹腔内圧＋エストロゲン・プロゲステロンによるLES圧低下），経口避妊薬もリスク要因となる．
  - 食餌は過食や高カロリー食（チョコレート，和菓子，高脂肪食，餅）・刺激物を避けさせて，食後は3時間の仰臥位禁止が望ましい．

逆流性食道炎の症状

- 胸やけと胃酸逆流感が最も重要な症状．胸骨後痛やゲップも頻度の高い症状．
- 高齢者では胸やけ・疼痛という典型的症状が少なく，食欲不振や嘔吐を呈することも多い．また，鉄欠乏性貧血が進行して見つかることもある．
- 胸やけが乏しく嗄声・慢性咳嗽・誤嚥などの咽頭喉頭逆流症状が目立てば，潰瘍瘢痕による狭窄や食道癌による狭窄を否定する必要あり．

- 食道pH測定にての異常予測

	感度	特異度	LR＋	LR−
胸やけ	28(17-41)	97(94-99)	10.4(4-27.2)	0.7(0.6-0.9)
†	38-68	52-89	1.4-3.5	0.6-0.7
胃酸逆流感†	6-60	52-95	1.2-1.3	0.8-1.0
心窩部痛	69(55-80)	52(45-59)	1.4(1.1-1.8)	0.6(0.4-0.9)
鼓腸	81(68-90)	31(25-38)	1.2(1.0-1.4)	0.6(0.4-1.1)
早期満腹感	36(24-50)	51(44-58)	0.7(0.5-1.1)	1.3(1.0-1.5)

Gut. 2005 Oct; 54(10): 1370-6/ † Lancet. 1990 Jan 27; 335(8683): 205-8

- 高齢者と逆流性食道炎

年齢による逆流性食道炎の症状の差異

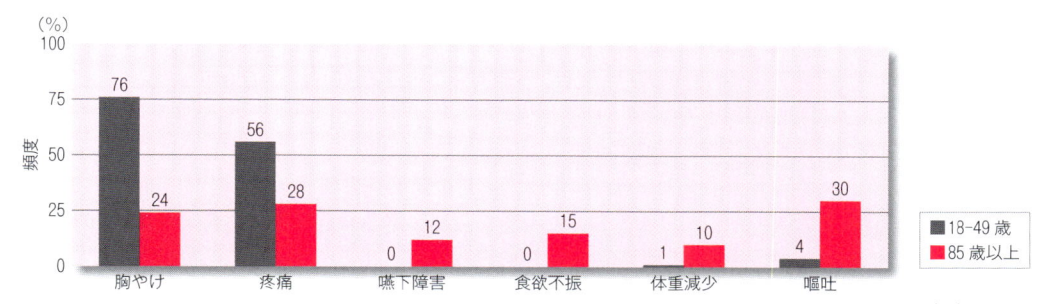

症状	18-49歳	85歳以上
胸やけ	76	24
疼痛	56	28
嚥下障害	0	12
食欲不振	0	15
体重減少	1	10
嘔吐	4	30

J Am Geriatr Soc. 2006 Oct; 54(10): 1537-42

▶ 鉄欠乏性貧血の9.2％は食道裂孔ヘルニアによる食道炎や食道潰瘍が原因〔*Aliment Pharmacol Ther. 2004 Mar 15; 19(6): 663-70*〕であり，平均70歳の食道裂孔ヘルニアの報告では胃酸逆流症状よりも貧血が前面に立つことが多い〔*Acta Clin Belg. 2005 Sep-Oct; 60(4): 166-72*〕としている．

▶高齢女性では圧迫骨折による脊柱後彎により食道裂孔ヘルニアが高頻度であり〔Osteoporos Int. 2002; 13(4): 331-6/J Clin Gastroenterol. 2008 Apr; 42(4): 345-50〕, 逆流性食道炎の素因として重要である.

● 逆流性食道炎と食道癌の鑑別

食道癌・逆流性食道炎の症状の差異

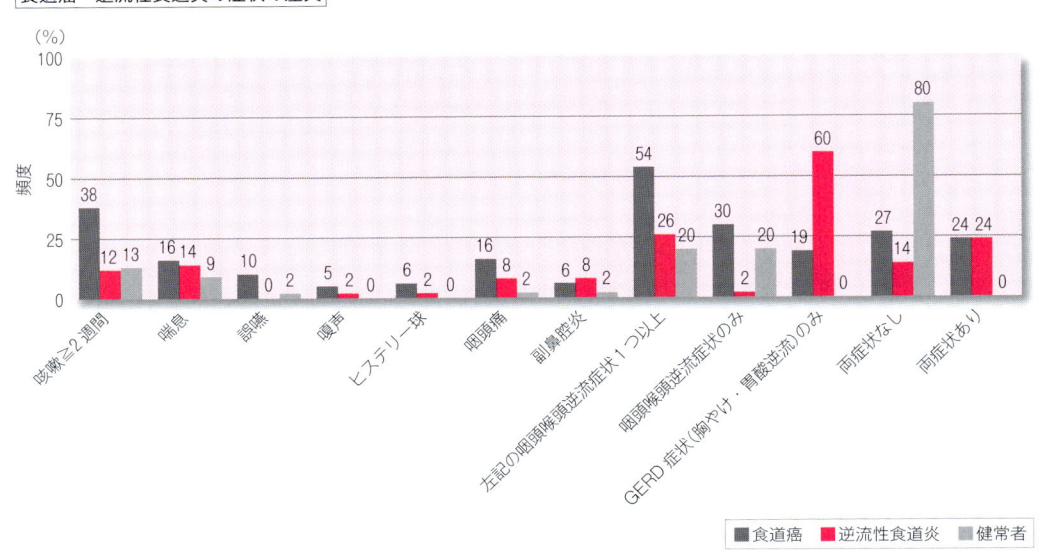

(グラフ: 食道癌, 逆流性食道炎, 健常者の症状別頻度(%))
- 咳嗽≧2週間: 38, 12, 13
- 喘息: 16, 14, 9
- 誤嚥: 10, 0, 2
- 嗄声: 5, 2, 0
- ヒステリー球: 6, 2, 0
- 咽頭痛: 16, 8, 2
- 副鼻腔炎: 6, 8, 2
- 左記の咽頭喉頭逆流症状1つ以上: 54, 26, 20
- 咽頭喉頭逆流症状のみ: 30, 2, 20
- GERD症状(胸やけ・胃酸逆流)のみ: 19, 60, 0
- 両症状なし: 27, 14, 80
- 両症状あり: 24, 24, 0

Ann Surg. 2004 Jun; 239(6): 849-56

逆流性食道炎に対する検査

- PPIによる治療的診断は簡便な方法だが, 診断能力は高くはない.
- 上部消化管内視鏡検査は非びらん性逆流性食道炎(NERD)を考慮すると感度は低いが, 重症度・合併症評価が行えることと, 何よりも他の疾患除外に有用である.
- 食道内24時間pHモニタリングは簡便性・侵襲性の問題から日常診療では行われることは少ないが, 現時点では信頼性が最も高い検査(ゴールド・スタンダード)である.

● 1-4週間のPPIによる診断的治療

	感度	特異度	LR+	LR−
PPI投与	78(60-86)	54(44-66)	1.7	0.41
†	80(71-87)	74(64-83)	3.1	0.27
プラセボ投与†	19(12-29)	77(62-87)	0.82	1.1

Ann Intern Med. 2004 Apr 6; 140(7): 518-27(メタ解析)/† Arch Intern Med. 2005 Jun 13; 165(11): 1222-8

● 上部消化管内視鏡検査と逆流性食道炎
▶非びらん性逆流性食道炎(NERD): 臨床症状は逆流性食道炎(GERD)と同様だが内視鏡検査にて粘膜びらんを認めない場合に考えられる疾患で, GERDの軽症例と理解すると分かりやすい.

日本人の健康診断における食道炎の頻度（症状と内視鏡所見による分類）(n=2,760)

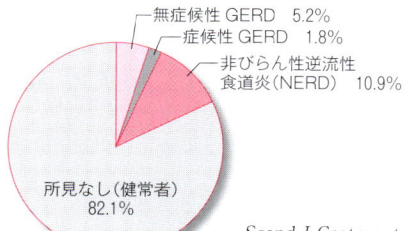

- 無症候性 GERD　5.2%
- 症候性 GERD　1.8%
- 非びらん性逆流性食道炎（NERD）　10.9%
- 所見なし（健常者）　82.1%

Scand J Gastroenterol. 2005 Sep; 40(9): 1005-9

▶ 逆流性食道炎の重症度評価

Grade	ロサンゼルス分類
N	内視鏡的に変化を認めないもの
M	色調変化型（minimal change）
A	粘膜障害長径＜5 mm
B	粘膜障害の長径≧5 mm だが粘膜ヒダを越えない．
C	粘膜ヒダを越える粘膜障害だが，粘膜障害＜全周の 3/4
D	粘膜障害≧全周の 3/4

薬剤性食道潰瘍

- 就寝直前に水分摂取不十分で薬剤内服後，突然の胸痛・嚥下痛が生じれば典型的．
- 頻度の高い薬剤は NSAID，テトラサイクリン，ビスホスホネート，KCl などの K 製剤とされる．

- 鑑別診断は感染症〔HSV-1, サイトメガロウイルス（特に HIV 患者で多い），*Candida*〕，食道癌，逆流性食道炎があげられる．

20 急性腸管虚血

急性腸管虚血

- 突然始まる激しい腹痛であるにもかかわらず腹部診察所見が軽微であれば急性腸管虚血を考える．
- 50 歳以上で動脈硬化のリスク要因があり，激しい腹痛が 2 時間以上続けば造影 CT の適応がある．
- 急性腸管虚血の 1/3 を占める非閉塞性腸管虚血や静脈血栓症は亜急性の経過をとりうる．

- 急性腹症の 0.4% を占めるが，死亡率 60-80% と非常に重篤な病態である．

急性腸管虚血の内訳

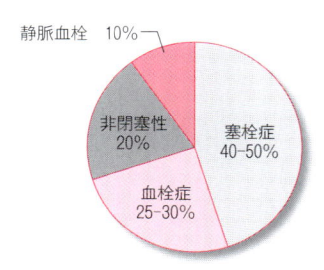

- 静脈血栓　10%
- 非閉塞性　20%
- 血栓症　25-30%
- 塞栓症　40-50%

Arch Intern Med. 2004; 164: 1054-62

上腸間膜動脈塞栓症（SMA 塞栓症）・上腸間膜動脈血栓症（SMA 血栓症）

- 突然発症する激しい腹痛を特徴とする SMA 塞栓症は心房細動などの心疾患がリスク要因である．
- SMA 塞栓症では他部位における同時塞栓症が 2/3 で見られ，中大脳動脈領域の脳梗塞，腎梗塞，脾梗塞，下肢動脈塞栓が多い．
- SMA 血栓症では 1/3 の症例で食後に腹痛の既往（腹部アンギナ）がある．動脈硬化や低血圧，凝固能亢進がリスク要因である．

- 塞栓症・血栓症は上腸間膜動脈（SMA）に起こることが多い．
  - SMA は血管分岐角度と血流量の問題から塞栓症を起こしやすい．塞栓症全体の 5％ が SMA 塞栓症とされる．
  - 急性腸管虚血（血栓性・塞栓症）は SMA を侵すのが 92.8％ で，4.5％ で SMA と下腸間膜動脈（IMA）の双方を侵す〔Zhonghua Wei Chang Wai Ke Za Zhi. 2007 Nov; 10(6): 524-7〕．

- SMA 塞栓症のリスク要因
  - SMA 塞栓症では心疾患（91％），心筋梗塞（27％），心房細動（82％），心不全（45％）などを認めることが多い〔Ann Surg. 2001 Jun; 233(6): 801-8〕．
  - 急性心筋梗塞の経過中は SMA 塞栓症を起こすことがある．心筋梗塞・脳梗塞などの既往は SMA 塞栓症・血栓症双方のリスク要因で，両者の鑑別には有用ではない〔Ann Surg. 2005 Mar; 241(3): 516-22〕．

SMA 塞栓症における多部位同時塞栓症の合併数
- 0 か所 32％
- 1 か所 24％
- 2 か所 16％
- 3-4 か所 14％
- 5-9 か所 11％
- 10 か所以上 3％

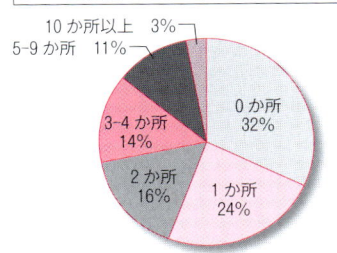

Ann Surg. 2005 Mar; 241(3): 516-22

83 人 273 か所の同時塞栓部位
- 総頸動脈 2
- 内頸動脈 2
- 前大脳動脈 2
- 中大脳動脈 25
- 後大脳動脈 12
- 小脳 5
- 上肢 13
- 冠動脈 4
- 腹腔動脈 12
- 腎動脈 60
- 脾動脈 34
- 総肝動脈 14
- それ以外の腹腔内動脈 16
- 大動脈分岐部 5
- 腸骨動脈 33
- 大腿動脈 73
- 膝窩動脈 16

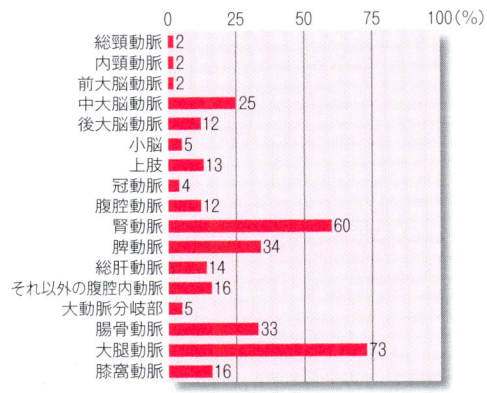

Ann Surg. 2005 Mar; 241(3): 516-22

非閉塞性腸間膜動脈虚血（NOMI）

- 低血圧・脱水・心不全などの循環不全と，ジギタリス製剤・α 刺激薬・β ブロッカーによる腸間膜動脈攣縮により起こる．
- 発症時期がはっきりせず，緩徐に進行することも多く，症状もはっきりせず 1/4 の症例では腹痛も認めない．

  - 23％ で腹痛なし〔Am J Surg. 1996 Apr; 171(4): 405-8〕との報告がある．
  - ジギタリスは血管平滑筋収縮を来し，腸管血流量を減少させ，虚血を来たしうる〔J Am Coll Cardiol. 1985 May; 5: 99A-105A〕．

虚血性結腸炎（ischemic colitis）

- NOMI の軽症型との考えもあるが，臨床的には全く異なる病像を呈する．

（つづく）

- 左半結腸が虚血に陥り，左腹痛〜下腹部痛に続き24時間以内に下血する．
- 細菌性腸炎との鑑別には高齢・透析・高血圧・低栄養・糖尿病・便秘といったリスク要因が重要である．
- 大腸癌による腸管狭窄が口側の腸管拡張・壁伸展を介して虚血性腸炎を惹起することもある．
- 白血球増多・LDH高値・乳酸アシドーシスは予後不良因子である．
- 超音波による血流確認が予後予測に有用である．

虚血性結腸炎のリスク要因

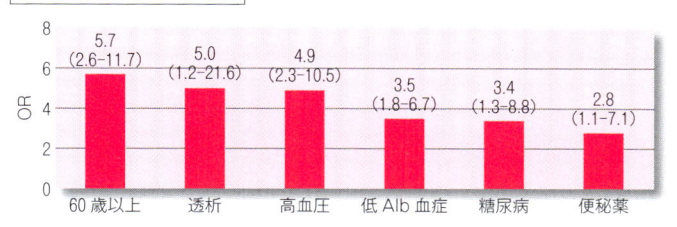

因子	OR (95%CI)
60歳以上	5.7 (2.6-11.7)
透析	5.0 (1.2-21.6)
高血圧	4.9 (2.3-10.5)
低Alb血症	3.5 (1.8-6.7)
糖尿病	3.4 (1.3-8.8)
便秘薬	2.8 (1.1-7.1)

Dis Colon Rectum. 2007 Feb; 50(2): 232-8

- 白血球増多・LDH高値・乳酸アシドーシスは予後不良因子．超音波にて血流確認が予測に有用な可能性あり．

	一過性虚血性結腸炎	手術を要する虚血性結腸炎
平均年齢	67(55-76)歳	78(76-88)歳
白血球数	7,980(6,085-11,695)/μL	12,800(11,740-16,600)/μL
LDH	342(278-396)U/L	420(380-522)U/L
乳酸	1.05(0.82-1.15)mmol/L	1.80(1.20-4.28)mmol/L
エコーにて腸管壁血流	92%	18%

AJR Am J Roentgenol. 2000 Oct; 175(4): 1151-4

- 虚血性腸炎と大腸癌
  - 虚血性腸炎の5%は遠位大腸に閉塞性病変があり，半数が大腸癌である〔J Gastroenterol Hepatol. 2005 Sep; 20(9): 1458〕．
  - 大腸癌の1-7%で虚血性腸炎を合併する〔AJR Am J Roentgenol. 1997 Apr; 168(4): 951-6〕．
  - 腸管壁厚が1.5 cmを超える場合は悪性腫瘍を強く疑う〔AJR Am J Roentgenol. 1997 Apr; 168(4): 951-6〕．

急性腸管虚血の血液検査

- 腸管壊死が進行すればCKが上昇するが，早期鑑別に有用とはいえない．
- 乳酸アシドーシスは腸管壊死に至る前の虚血を捉えることができ，感度はある程度高いが特異的ではない．
- SMA血栓症・塞栓症であればDダイマーは高頻度に高値となるが特異性に欠ける．

- 腸管壊死進行とCK
  - 3-6時間で上昇し，12時間以内にピークに達する〔Ann Surg. 1981 Dec; 194(6): 708-15〕．
  - 心筋梗塞と異なりCK-BBも上昇するのが特徴である〔Chest. 1990 Mar; 97(3): 521-7〕．総CK値の診断特性は低く，CK-BBのみ有用である〔Dig Dis Sci. 1991 Nov; 36(11): 1589-93〕．
  - アミラーゼ上昇は感度52%との報告がある〔Br J Surg. 1986 Mar; 73(3): 219-21〕．

- 乳酸アシドーシスは感度100%，特異度40%との報告や〔Eur J Surg. 1994 Jun-Jul; 160(6-7): 381-4〕，感度77%との報告がある〔Radiology. 1995 Oct; 197(1): 79-82〕．

- Dダイマーによる急性腸管虚血の診断

	感度	特異度	LR+	LR−
Dダイマー>1.0 μg/mL	96(76-100)	18(9-33)	1.2(0.99-1.4)	0.24(0.03-1.8)

Am J Emerg Med. 2009 Oct; 27(8): 975-9

腸管虚血に対する画像検査

- 単純 X 線写真は診断にあまり寄与しない．
- 造影 CT では SMA/SMV 血栓，smaller SMV sign，腸管壁/門脈内ガス，腸管壁/実質臓器造影欠損の所見が診断に有用である．
- 塞栓部位が SMA 起始部であれば血栓症，起始部から 3-8 cm であれば塞栓症，起始部から 8 cm まで閉塞起点が同定できなければ NOMI を考える．

- 25-50％で腹部 X 線は正常〔Surg Clin North Am. 1997 Apr; 77(2): 307-18/Bildgebung. 1991; 58(4): 192-8〕．

- 造影 CT による急性腸管虚血の診断
  ▶ SMV が SMA より細くなること（smaller SMV sign）も特徴的所見

	感度	特異度	LR＋	LR－
SMA 血栓	18(8-34)	100(83-100)	∞	0.8(0.7-1.0)
†	12(3-31)	100(88-100)	∞	0.9(0.8-1.0)
SMV 血栓	15(6-31)	100(83-100)	∞	0.9(0.7-1.0)
SMV 血栓・門脈血栓 †	15(5-36)	94(80-99)	2.8(0.6-14)	0.9(0.8-1.0)
腸管壁内ガス	28(16-45)	96(77-100)	6.8(0.9-49.2)	0.8(0.6-0.9)
†	42(24-63)	100(88-100)	∞	0.6(0.4-0.8)
門脈内ガス	5(1-19)	100(83-100)	∞	1.0(0.9-1.0)
SMA もしくは門脈内ガス †	12(3-31)	100(88-100)	∞	0.9(0.8-1.0)
腸管壁造影欠損	18(8-34)	96(77-100)	4.3(0.6-32.9)	0.9(0.7-1.0)
†	42(24-63)	97(84-100)	15.2(2.1-110.8)	0.6(0.4-0.8)
腸管拡張	67(50-80)	29(13-51)	0.9(0.7-1.3)	1.1(0.7-2.0)
†	65(44-82)	83(67-93)	3.9(1.8-8.6)	0.4(0.2-0.7)
腸管閉塞	10(3-25)	33(16-55)	0.2(0.1-0.4)	2.7(2.2-3.3)
†	12(3-31)	94(80-99)	2.1(0.4-11.6)	0.9(0.8-1.1)
腸管壁肥厚	39(24-55)	67(45-84)	1.2(0.6-2.3)	0.9(0.7-1.2)
†	85(64-95)	72(55-85)	3.1(1.8-5.3)	0.2(0.1-0.5)
腸間膜浮腫	69(52-83)	38(20-59)	1.1(0.8-1.6)	0.8(0.5-1.4)
†	89(69-97)	61(44-76)	2.3(1.5-3.5)	0.2(0.1-0.6)
実質臓器梗塞	18(8-34)	100(83-100)	∞	0.8(0.7-1.0)
†	15(5-36)	94(80-99)	2.8(0.6-14)	0.9(0.8-1.1)
腹水	49(33-65)	71(49-87)	1.7(0.8-3.4)	0.7(0.5-1.0)
†	73(52-88)	33(19-51)	1.1(0.8-1.5)	0.8(0.4-1.6)
SMA/SMV 血栓，腸管壁/門脈内ガス，腸管壁/実質臓器造影欠損	64(47-78)	92(72-99)	7.7(2.0-29.6)	0.4(0.3-0.6)

Radiology. 1996 Jun; 199(3): 632-6/† Radiology. 2003; 229: 91-8

- 閉塞部位と原因

SMA 塞栓症と SMA 血栓症の閉塞部位の内訳

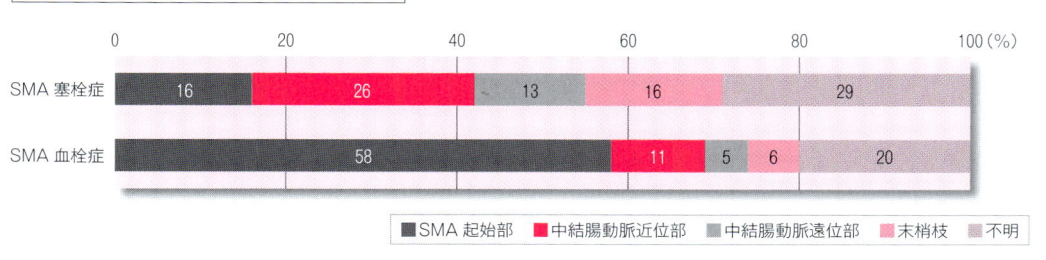

	SMA 起始部	中結腸動脈近位部	中結腸動脈遠位部	末梢枝	不明
SMA 塞栓症	16	26	13	16	29
SMA 血栓症	58		11	5	6	20

Ann Surg. 2005 Mar; 241(3): 516-22

腹部エコー

- SMA の狭窄病変にはドップラーエコーは有用で，特に慢性腸間膜動脈虚血において CT-angiography の代用として期待できる．

- ドップラーエコーによる上腸間膜動脈（SMA）・腹腔動脈狭窄症の診断

	狭窄率	感度	特異度	LR+	LR−
SMA ピーク流速≧275 cm/秒 § ‡	70%	89-92	92-96	11-23	0.08-0.12
SMA ピーク流速≧300 cm/秒 †	50%	60	100	∞	0.4
SMA 拡張終期流速≧45 cm/秒もしくは流速なし †	50%	90	91	10	0.1
腹腔動脈ピーク流速≧200 cm/秒 § ‡	70%	75-87	80-89	4.4-6.8	0.16-0.28
腹腔動脈ピーク流速≧200 cm/秒 †	50%	93	94	16	0.07
腹腔動脈拡張終期流速≧55 cm/秒もしくは流速なし †	50%	93	100	∞	0.07

‡ J Vasc Surg. 1991 Oct; 14(4): 511-8／§ Semin Vasc Surg. 2001 Sep; 14(3): 186-92
† J Vasc Surg. 1998 Jun; 27(6): 1078-87

21　門脈血栓症・上腸間膜静脈血栓症

門脈血栓症，上腸間膜静脈血栓症の原因

- 80％で凝固能亢進状態もしくは局所的な原因が同定される．
- 局所的な原因として胆道感染，膵炎，虫垂炎などの消化管の炎症性疾患が重要である．
- 肝硬変もリスク要因であるが，他に原因がない場合には肝細胞癌を否定する必要がある．

- 80％で原因が見つかり，うち 60％が血栓形成傾向で 40％が局所因子とされる〔Hepatology. 2000 Mar; 31(3): 587-91〕．

肝外門脈血栓症のリスク（過去の報告の review）

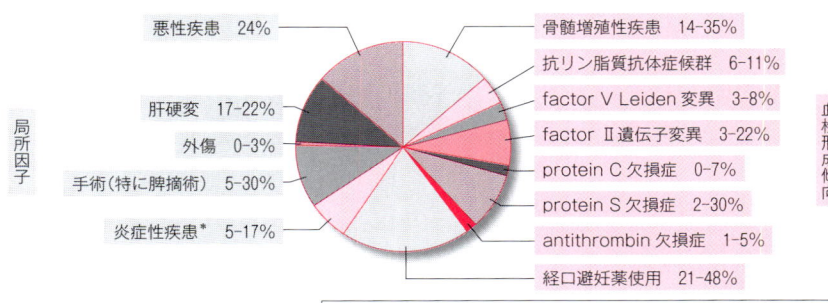

局所因子
- 悪性疾患　24%
- 肝硬変　17-22%
- 外傷　0-3%
- 手術（特に脾摘術）　5-30%
- 炎症性疾患*　5-17%

血栓形成傾向
- 骨髄増殖性疾患　14-35%
- 抗リン脂質抗体症候群　6-11%
- factor V Leiden 変異　3-8%
- factor II 遺伝子変異　3-22%
- protein C 欠損症　0-7%
- protein S 欠損症　2-30%
- antithrombin 欠損症　1-5%
- 経口避妊薬使用　21-48%

わが国では factor V Leiden 変異や factor II 遺伝子変異の頻度は非常に低いことに注意

*膵炎，虫垂炎，憩室炎，胆嚢炎，胆管炎，炎症性腸疾患などリスクの存在頻度で，合計は 100％とはならないことに注意．
Aliment Pharmacol Ther. 2007 Dec; 26 Suppl 2: 203-9

- 代償性肝硬変では門脈流うっ滞により 0.6-16％の頻度で門脈血栓症が起こるが，非代償性肝硬変ではリスクは増大し，特に肝細胞癌合併症例では 35％と高頻度となる〔Aliment Pharmacol Ther. 2005 Jan 1; 21(1): 1-9〕．

急性門脈血栓症，急性上腸間膜静脈血栓症

- 腹痛や嘔気，下痢，下血で発症するが，腸管虚血に陥ることは少ない．
- *Bacteroides fragilis* 菌血症との関連性が示唆されている．

急性腸間膜静脈血栓症の徴候

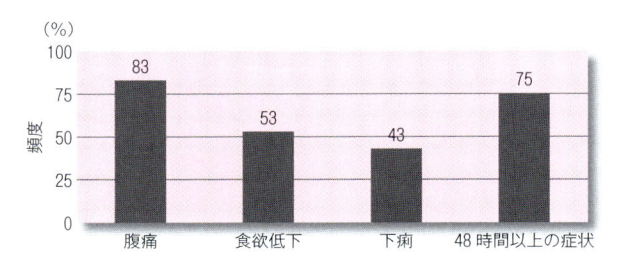

(%) 頻度
- 腹痛：83
- 食欲低下：53
- 下痢：43
- 48時間以上の症状：75

[J Vasc Surg. 1994 Nov; 20(5): 688-97]

- 5％未満に生じる腸管虚血が重大な問題である．脾腫はありうるが，腹水を伴うことは少ない．また肝障害は乏しいことが多い．
- *Bacteroides sp.* は一過性の抗カルジオリピン抗体産生に関与する〔Am J Med Sci. 2003 Jun; 325(6): 365-8〕ためか，原因不明の *B. fragilis* 菌血症と門脈血栓症は関連性が報告されており〔J Microbiol Immunol Infect. 2002 Dec; 35(4): 255-8/J Hepatol. 2000 May; 32(5): 865-71〕，急性の門脈血栓症では *B. fragilis* 菌血症を念頭におく必要がある．

慢性門脈血栓症

- 慢性門脈血栓症は静脈瘤からの出血が最も問題であるが，静脈瘤の形態に比して出血の頻度は少ない．

- 慢性門脈血栓症の場合，食道静脈瘤が85-90％以上であり，30-40％は胃静脈瘤も併存する〔Aliment Pharmacol Ther. 2007 Dec; 26 Suppl 2: 203-9〕．
- 腹水は通常認めない．静脈瘤は大きく，red color sign を伴うこともあるが，出血率は2年で0.25％と，肝硬変による同様な静脈瘤の出血率(2年で20-30％)と比較して非常に低いとの報告がある〔Aliment Pharmacol Ther. 2005 Jan 1; 21(1): 1-9〕．
- 炎症や虚血により肝外胆道系の形態的変化が高頻度に見られるが，臨床所見を呈することは少ない．

22 消化管壁ガス・門脈ガス

腸管壁内気腫(pneumatosis intestinalis)

- 仰臥位腹部CTで背側腸管壁内にも空気がある場合に診断する．特に直線状の空気は予後不良の可能性が高いとされる．
- まずは壊死性腸管疾患を否定する必要があるが，ステロイド・α-グルコシダーゼ阻害薬投与下，強皮症，良性腸管炎症，COPDなどでも見られる．

- 鑑別診断は多岐にわたり，腸管の微小な外傷(胃潰瘍や経管栄養を含む)，腸管の炎症，胸腔内圧上昇，薬剤副作用(ステロイド・免疫抑制剤・α-グルコシダーゼ阻害薬，ラクツロース)があげられる〔Arch Surg. 2003 Jan; 138(1): 68-75〕．

胆管気腫(pneumobilia)

- 胆管気腫は肝門部にガスが溜まりやすく，胆嚢内部にもガスが存在しうる．
- 胆管気腫は糖尿病での胆道感染や胆石排泄後・胆道腸管瘻を示唆する所見となりうるが，内視鏡的乳頭括約筋切開術後など良性の病態であることのほうが多い．

門脈内ガス(hepatic portal venous gas)

- 門脈内ガスは血流にのって末梢側(肝臓表面から2cm未満)に溜まりやすい．
- まずは腸管虚血・壊死を否定する．特に腸管壁内気腫があれば疑わしい．

門脈内ガスの原因疾患(n=162)

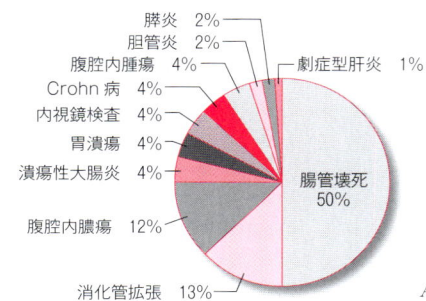

- 腸管壊死 50%
- 消化管拡張 13%
- 腹腔内膿瘍 12%
- 潰瘍性大腸炎 4%
- 胃潰瘍 4%
- 内視鏡検査 4%
- Crohn病 4%
- 腹腔内腫瘍 4%
- 胆管炎 2%
- 膵炎 2%
- 劇症型肝炎 1%

Arch Surg. 2001 Dec; 136(12): 1410-4

- 腸管壁内気腫があれば腸管の虚血によることが多い[*Arch Surg. 2003 Dec; 138(12): 1367-70*]．

C 肝・胆・膵

1. 肝疾患の診察　136
2. 肝機能異常の解釈　139
3. ウイルス性肝炎　143
4. アルコール性肝障害　148
5. 薬剤性肝障害　149
6. 慢性肝障害　152
7. 肝細胞癌・転移性肝腫瘍　157
8. 肝膿瘍　160
9. 胆石・胆道感染　165
10. 腹水　173
11. 腹膜炎（消化管穿孔以外）　178
12. 脾腫　180
13. 急性膵炎　182
14. 慢性膵炎　188
15. 膵癌　190

1 肝疾患の診察

肝臓の身体所見

- 肝疾患のスクリーニングとして肝臓自体の診察は価値が限られるが，触診で心窩部に肝臓が触れなければ肝硬変の可能性は低い．
- 肝臓を触れた場合は肝臓の性状（硬さ・辺縁が整か不整か・エッジが鋭や鈍か）を確認し，打診にて肝縦径が鎖骨中線上で12 cm以上あるかどうかチェックする．

- 肝臓の触診
  - 解剖学的には鎖骨中線で肋骨下5 cmまで肝臓があり，2横指程度は触れることはよくあるので，肝臓を触れた場合には打診で本当に肝腫大があるかどうかを確認する．特にCOPD患者では肝臓が尾側に偏位するため触知されやすいが，右心不全がなければ肝腫大は見られない．

	感度	特異度	LR＋	LR－
肝が触れる場合の肝腫大診断	67(62-72)	73(70-76)	2.5(2.2-2.8)	0.45(0.38-0.52)
心窩部で肝が触れた場合の肝硬変診断†	86	67	2.6	0.21
触診による肝硬変の診断‡				
硬い肝臓∫	73	81	3.3(2.3-4.7)	0.37(0.31-0.43)
不整な肝辺縁	52(46-58)	93(87-97)	7.4	0.52
鈍角な辺縁	51(40-63)	79(64-89)	2.4	0.62
肝臓圧痛	33(18-53)	65(45-80)	0.9	1.03

JAMA. 1994; 271(23): 1859-65 / † Eur J Gastroenterol Hepatol. 2004 Nov; 16(12): 1331-4
‡ BMC Med Inform Decis Mak. 2001; 1: 6 / ∫ JAMA. 2012 Feb 22; 307(8): 832-42

健常者の鎖骨中線上の肝縦径

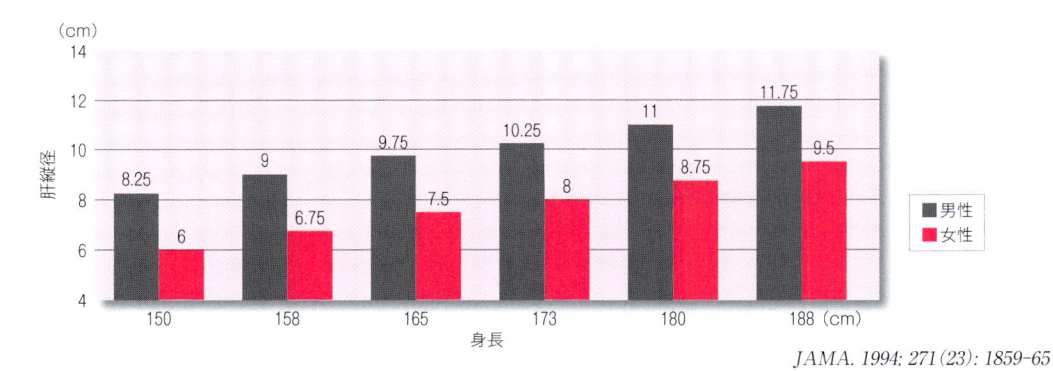

身長 (cm)	男性	女性
150	8.25	6
158	9	6.75
165	9.75	7.5
173	10.25	8
180	11	8.75
188	11.75	9.5

JAMA. 1994; 271(23): 1859-65

肝硬変における肝臓以外の身体所見

- 門脈圧亢進とエストロゲン高値を示唆する所見を見つけることが重要である．
- 門脈圧亢進に伴う脾腫・腹水・下腿浮腫・腹壁皮静脈怒張があれば肝硬変を疑う．側副血行路としての内痔核は実は肝硬変と関連は乏しく，メデューサの頭は稀である．
- エストロゲン高値により，毛細血管拡張（手掌紅斑・クモ状血管腫・顔面毛細血管拡張）やTerry's nail，女性化乳房・精巣萎縮が起こり，これらもあれば肝硬変を疑う．毛細血管拡張がなければ肝硬変の可能性は下がる．
- それ以外にも黄疸，肝性昏睡，ばち指や耳下腺腫脹が見られることがある．

● 肝硬変の病歴

		感度	特異度	LR＋	LR－
既往	糖尿病	34	88	2.8(1.5-4.0)	0.75(0.58-0.91)
	鼻出血や歯肉出血	25	84	1.6(0.99-2.6)	0.89(0.79-1.0)
	飲酒歴	47	66	1.5(1.0-2.0)	0.76(0.52-1.0)
	上部消化管出血	22-65	7-84	0.70-1.4	0.92-4.9
症状	倦怠感	63	51	1.3(1.1-1.6)	0.80(0.53-1.2)
	脱力	40-80	31-64	1.1-1.2	0.64-0.94
	瘙痒感	14-23	65-93	0.69-2.0	0.92-1.2
	食欲低下	37-43	23-68	0.56-1.2	0.93-2.5

JAMA. 2012 Feb 22; 307(8): 832-42

● 肝硬変の身体所見

		感度	特異度	LR＋	LR－
門脈圧亢進	腹壁皮静脈怒張	31	98	11(2.7-44)	0.72(0.57-0.91)
	腹水	35	95	7.2(2.9-12)	0.69(0.59-0.78)
	脾腫	34	90	3.5(1.8-5.2)	0.74(0.61-0.86)
	下腿浮腫	37	90	3.0(1.9-4.8)	0.71(0.56-0.91)
	内痔核†‡	36-79	17-60	0.9-1.0	1.1-1.2
エストロゲン分解低下	Terry's nail	43-44	97-98	16-22	0.57-0.58
	女性化乳房	18-58	97-98	5.8-35	0.43-0.84
	体毛の減少	36	97	9.0(6.4-13)	0.65(0.51-0.84)
	顔面毛細血管拡張	73-82	88-92	5.9-10	0.20-0.31
	精巣萎縮	18	97	5.8(2.4-14)	0.84(0.74-0.96)
	手掌紅斑	46	91	5.0(0.80-9.1)	0.59(0.39-0.79)
	クモ状血管腫	46	89	4.3(2.4-6.2)	0.61(0.54-0.68)
それ以外の代謝障害	脳症	16	98	10(1.5-77)	0.86(0.76-0.95)
	黄疸	28	93	3.8(2.0-7.2)	0.82(0.77-0.88)
	肥満	64	52	1.3(1.1-1.6)	0.76(0.49-1.2)

JAMA. 2012 Feb 22; 307(8): 832-42/ ‡ Endoscopy. 1996 May; 28(4): 340-5/ † J Hepatol. 1992 May; 15(1-2): 170-3

▶肝疾患によりテストステロン低下，そしてエストロゲン高値が起こるため，精巣のみならず前立腺も萎縮する〔Prostate. 1998 Jul 1; 36(2): 80-4〕ことが知られている．

● 皮膚所見と肝生検の結果との関連

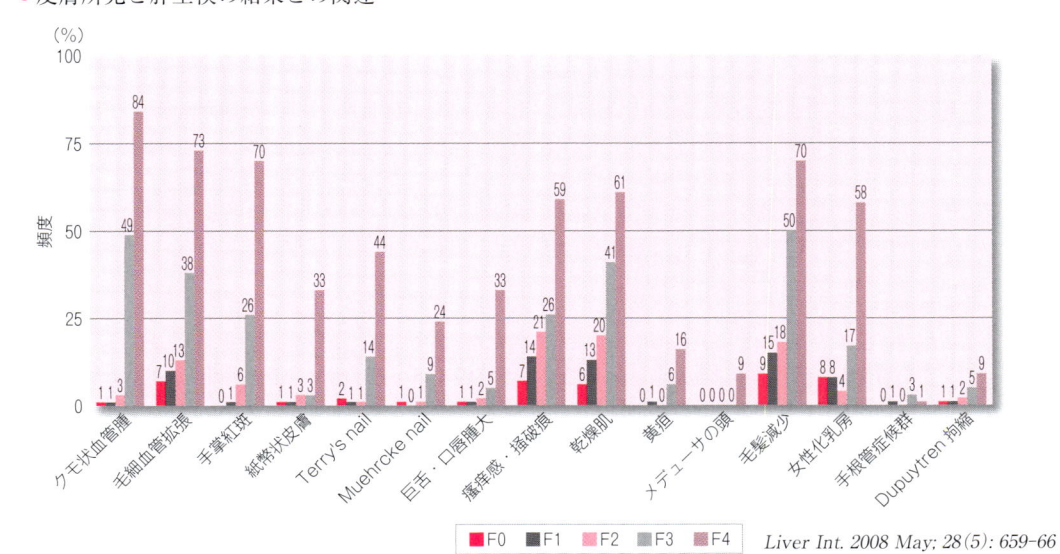

Liver Int. 2008 May; 28(5): 659-66

- ▶紙幣状皮膚とは拡張した毛細血管と褐色調の色素沈着が多発するものを指す．
- ▶Terry's nail(white nail)は近位側の白い爪床・遠位側のピンク色の横断帯で，ピンク色の部分を生検すると血管拡張を認めるとされる．肝硬変の82％に認めるというのが元々の報告(Lancet. 1954: i: 757-9)だが，肝硬変だけでなく，心不全・糖尿病・加齢に関連があり，入院患者の25.2％に認める(Lancet. 1984: 1: 896-9).
- ▶Muehrcke nailは爪半月に平行に横方向の白い2本のバンドで低Alb血症との関連が強い．

	感度	特異度	LR+	LR−
Muehrcke nailによるAlb≦2.0 g/dLの予測	96(78-100)	93(79-98)	13(4.3-38)	0.04(0.01-0.3)

Br Med J. 1956 Jun 9; 1(4979): 1327-8

肝肺症候群

- 肺下部の血管が拡張し肺内シャントが増大するために，チアノーゼ・ばち指以外に，起座位で酸素化が増悪する特徴的な所見(platypnea-orthodeoxia)を呈する．
- 造影心エコーでシャントを証明するのが簡便であるが，肺血流シンチグラフィと比較して偽陽性が多い．

- 肝肺症候群は肝硬変の17.5％，肝硬変を伴わない門脈線維症で13.3％，肝外門脈閉塞の10％で見られる[Indian J Gastroenterol. 2001 Jan-Feb; 20(1): 24-7].

- 肝肺症候群の診断

	感度	特異度	LR+	LR−
チアノーゼ	90	80.1	4.5	0.12
ばち指	80	90.9	8.8	0.22
呼吸困難	100	75	4.0	0
手掌紅斑	80	70.5	2.7	0.28
クモ状血管腫	80	70.5	2.7	0.28
Child C	80	72.7	2.9	0.28
$PaO_2<70$ mmHg	100	95	20	0
<60	30	92	3.8	0.76
$A-aDO_2>15$	100	25	1.3	0
>20	100	36	1.6	0
>30	100	70	3.3	0
>40	90	88	7.5	0.11
起座位でPaO_2 10 mmHg低下	60	100	∞	0.4

World J Gastroenterol. 2006 Mar 28; 12(12): 1954-6

- 肺下部に血管拡張が強い肝肺症候群では起座位でV/Q比増悪により低酸素血症を来す．肺動静脈瘻様になるよりは肺血管がびまん性拡張することが多いため，通常のシャント疾患と異なり80-90％の症例では酸素投与に反応するとされる．
- 起座位で呼吸状態が増悪する病態(platypnea-orthodeoxia)としては肝肺症候群以外に，下肺野優位の肺疾患(下肺野肺炎など)，心房中隔欠損症，肺動静脈瘻が知られている．

- 造影心エコー
  - ▶泡立てた生食[60-150 μmのバブルは肝肺症候群で拡張した肺血管床(150-500 μm)は通過するが，正常の肺血管床(8-15 μm)は通過できない]にて3-6拍遅れて左心系が造影されれば陽性と判定する(心臓内シャントでは3心拍以内に左心系が造影される).
  - ▶肝疾患があれば40％で造影心エコー検査は陽性となる．肺血流シンチグラフィと比較して感度は100％だが特異度は43％と低い[Gastroenterology. 1995 Oct; 109(4): 1283-8].
  - ▶造影心エコー検査で陽性となっても$A-aDO_2$乖離は28％，PaO_2低下は15％でしか認められない[Gastroenterology. 2003 Oct; 125(4): 1042-52].

肝腫大の画像診断

- 右鎖骨中線上で頭尾に 16 cm，大動脈上で頭尾に 11 cm か腹背に 7 cm あれば肝腫大があることの目安となる．
- 尾状葉腫大（尾状葉/肝右葉比≧0.5）は肝硬変を疑う．
- 門脈本幹が 15 mm，脾静脈が 10 mm あれば門脈圧亢進を疑う．

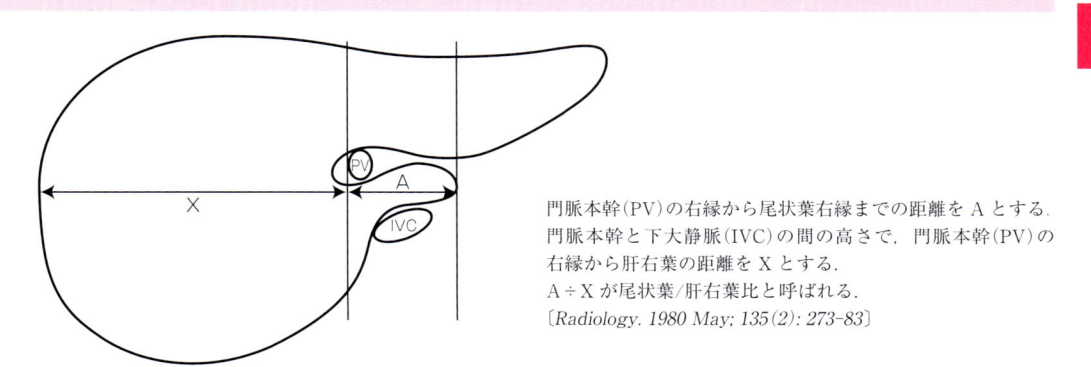

門脈本幹（PV）の右縁から尾状葉右縁までの距離を A とする．
門脈本幹と下大静脈（IVC）の間の高さで，門脈本幹（PV）の右縁から肝右葉の距離を X とする．
A÷X が尾状葉/肝右葉比と呼ばれる．
〔Radiology. 1980 May; 135(2): 273-83〕

肝疾患と尾状葉/肝右葉比

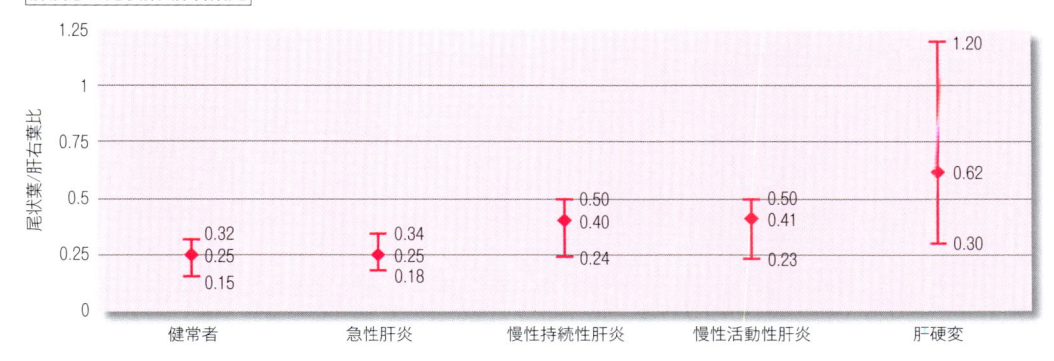

	健常者	急性肝炎	慢性持続性肝炎	慢性活動性肝炎	肝硬変
上限	0.32	0.34	0.50	0.50	1.20
中央	0.25	0.25	0.40	0.41	0.62
下限	0.15	0.18	0.24	0.23	0.30

Radiology. 1986 Nov 161(2): 443-5

2 肝機能異常の解釈

肝細胞障害か胆道系酵素上昇パターンかの鑑別

- "肝障害"は，肝細胞障害，胆道系酵素上昇，肝合成能低下の3つに分けて考えるとよい．
- トランスアミナーゼ＜500 IU/L で ALP＞正常上限の3倍であれば胆道閉塞，トランスアミナーゼ＞500 IU/L で ALP＜正常上限の3倍ならば肝細胞障害パターンと考える．
- ただし胆道閉塞の場合，胆道系酵素（ALP・γGTP）はトランスアミナーゼ（AST・ALT）より遅れて上昇するため，1回の採血で胆道閉塞なしとはいえない．

肝逸脱酵素（AST・ALT・LDH）上昇

- ALT 優位なら肝疾患だが，AST 優位なら LDH との比率で肝疾患か否か判断する．
- LDH/AST 比は肝炎ならば 5 未満となる．20 までは種々の疾患でありうるが，20 以上ならば血液疾患と悪性腫瘍を考える．
- 肝細胞内には ALT より AST が 3 倍以上存在するため，一気に肝臓が崩壊すると AST/ALT は 3 倍となるが，半減期は ALT のほうが 3 倍長いため，慢性肝疾患やピークアウトした急性肝障害は ALT 優位となる．
- AST＜ALT なら慢性肝炎・脂肪肝・ピークアウトした急性肝炎と予後良好だが，肝炎において AST＞ALT ならば先細りで予後不良である（肝硬変・アルコール性肝障害・進行中の急性肝炎あるいは劇症肝炎）．
- 肝逸脱酵素の中では LDH が最も半減期が短いため，急性肝炎回復期には LDH が最も早く改善する．

- LDH のアイソザイム
  - 血球・心筋は LDH_1・LDH_2，腎臓は LDH_{1-3}，精巣は LDH_2，肺は LDH_3，筋肉と肝臓は LDH_{3-5} がメイン．
  - LDH_1 から LDH_5 になるにつれ，半減期は短くなる．障害組織における含有量と半減期で血中濃度が決まる（慢性筋疾患では LDH_2 が高値でよい）．

各酵素の血中半減期

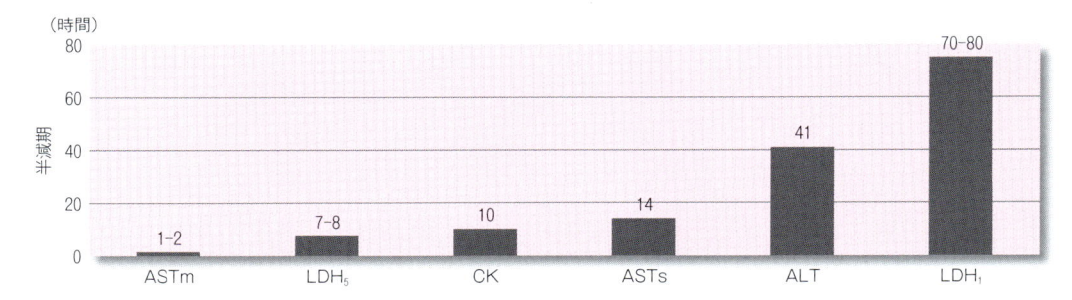

酵素	半減期（時間）
ASTm	1-2
LDH_5	7-8
CK	10
ASTs	14
ALT	41
LDH_1	70-80

- 心臓・筋肉由来は CK 高値，肝臓由来は ALT 高値で判断できるため，LDH の単独上昇では血液疾患，悪性腫瘍，腎臓由来を考える．
- 運動時の肝逸脱酵素上昇
  - 運動後遅れて上昇し，回復期には ALT 優位となりうる．

	CK	LDH	AST	ALT
異常上昇までの時間	2 時間	26 時間	28 時間	59 時間
ピークまでの時間	96 時間	78 時間	96 時間	120 時間

Br J Clin Pharmacol. 2008 Feb; 65(2): 253-9

トランスアミナーゼ（AST・ALT）上昇の程度・経過

- 閉塞性黄疸やアルコール性肝炎ではトランスアミナーゼが 500 IU/L を超えることは少ない．
- トランスアミナーゼが 1,000 IU/L を超えれば，ショック肝・ウイルス性肝炎・薬剤性肝炎の 3 つを考える．LDH 優位ならばショック肝，ALT/LDH 比が 1.5 倍以上ならばウイルス性肝炎の可能性が高い．
- 高度のトランスアミナーゼ高値が急激に改善すれば，ショック肝あるいは一過性胆道閉塞を考える．

トランスアミナーゼ(IU/L)	
-50	特別な肝疾患ではない場合が多い
-100	甲状腺疾患や副腎不全でもよく見られる．
-300	肝疾患であれば何でもよい
-500	閉塞性黄疸，肝硬変，AIDS での肝炎，アルコール性
1,000-	ショック肝・ウイルス性肝炎・薬剤性肝炎の 3 つが多い

- ALT＞55 IU/L は人口の 0.5％に見られ，非特異的な疾患が 87.9％を占める〔*Dig Dis Sci. 1993 Dec; 38(12): 2145-50*〕．
- ALT/LDH＞1.5 であれば感度 94％，特異度 84％で急性ウイルス性肝炎である．
  - ▶ 半減期の短い LDH はショック肝のように急激に肝障害が出現する場合に上がりやすい．またショック肝では種々の臓器から LDH が放出することも LDH 高値に関与していると考えられる．

	急性ウイルス性肝炎	アセトアミノフェンによる肝障害	ショック肝
ALT/LDH（各々正常上限値との比）	4.65±4.46	1.46±1.40	0.87±3.53

J Clin Gastroenterol. 1994; 19(2): 118-21 より改変

- 肝逸脱酵素の異常低値は透析患者，ビタミン B_6 欠乏状態（大酒家やイソニアジド，D-ペニシラミン服用者）で見られる．

	AST(IU/L)	ALT(IU/L)
透析患者	9.2±2.4	7.4±1.7
健常者	22.7±5.4	18.0±4.0

Gastroenterology. 1995 Oct; 109(4): 1295-300

溶血性変化・時間変化

- スピッツ内溶血では肉眼的に溶血がなければ LDH は ＋150 IU/L まで，K は ＋0.35 mEq/L までしか上昇しない．
- 放置生化学検体では偽性の K・LDH・AST 高値と，血糖低値に注意する．

  - 溶血は細い針や強い陰圧での採血に関連するが，検体スピッツを長期留置した場合（特に検体量が不足しておりスピッツ内が陰圧となっている場合）にも認められる．

胆道系酵素（ALP・γGTP・LAP）上昇

- ALP が正常高値の 1.5 倍以下ならば経過観察でもよい．
- ALP が正常高値の 1.5 倍以上ならば腹部エコーと抗ミトコンドリア抗体はチェックする．
- ALP 高値に γGTP 高値を伴えば肝疾患と考えるが，伴わなければ骨疾患（甲状腺機能亢進症・副甲状腺機能亢進症を含む）を第一に考える．それ以外には妊娠後期・食後・潰瘍性大腸炎・悪性疾患も忘れてはいけない．
- ALP が正常高値の 3 倍以上ならば胆道閉塞機転，肝占拠性病変，薬剤の 3 つを考える．
- γGTP はアルコールだけではなく抗てんかん薬，抗精神病薬，ステロイド剤にて誘導されやすい．

  - ALP
    - ▶ ALP_1，ALP_2 は肝臓由来であるが，ALP_3（骨性），ALP_4（胎盤性），ALP_5（小腸性），ALP_6（免疫グロブリン結合 ALP）はさまざまな病態で上昇するため，ALP は肝臓に特異性は低い．
    - ▶ ALP の正常高値の 1.5 倍までの単独上昇症例の 59％は自然軽快する〔*J Clin Gastroenterol. 1990 Aug; 12(4): 415-9*〕．
    - ▶ 男性のほうが 10-20％高値だが，更年期以降は骨代謝亢進のため更年期前の 1.5 倍ほどの値となり，女性のほうが同年男性よりも高値となる．
    - ▶ 肝占拠性病変では微小胆管閉塞による ALP 高値がトランスアミナーゼ高値よりも目立つことが多い．超音波検査で粗大な病変が見当たらない場合でも浸潤性病変である腫瘍（リンパ腫など）・肉芽腫（粟粒結核・サルコイドーシス・血管炎）・アミロイドーシスは鑑別にあげなければならない．
    - ▶ ALP 異常低値は亜鉛欠乏，キレート作用のある抗凝固剤混入を考える．
- γGTP は個体差が大きい検査ではあるが肝臓に特異性は高いとされる．しかしながら急性膵炎や急性心筋梗塞，腎不全，糖尿病，慢性閉塞性肺疾患で高値の報告がある．
- LAP も γGTP と同様にアルコールなどで誘導される特徴があるが，妊娠でも高値となる．骨疾患では高値とはならない．

ビリルビン（Bil）

- Bilは胆汁の流れと同時に，肝機能（抱合能）も評価している．
- Bilが3 mg/dLとなると眼球結膜に黄疸が認められるが，角膜周囲のみの強い黄染は結膜下の脂肪による偽陽性であることが多い．
- 尿検査で尿中ビリルビンが陽性なら直接型ビリルビン，ウロビリノゲン（Uro）が高値なら間接型ビリルビンの上昇を疑う．
- 間接型優位のBil上昇では溶血，血腫吸収，Gilbert症候群を考える．
- Gilbert症候群は人口の5％程度に見られ，絶食で増悪する高Bil血症を認めるが，他の肝酵素異常はない．
- 間接型優位でも直接型の増加を伴えば抱合能が低下している肝実質障害を考え，直接型優位であれば胆道閉塞を考える．

- 尿検査による簡単な肝障害の推測

	尿Bil（−）	尿Bil（＋）
尿Uro（＋） 腸肝循環↑	間接型Bil高値（溶血性貧血・血腫） 便秘症	肝細胞障害，急性肝炎の黄疸回復期 抱合型Bilの胆道への排泄障害（肝炎，肝硬変， Dubin-Johnson症候群，Roter症候群の一部）
尿Uro（−） 腸肝循環×	腸内細菌減少（下痢・抗菌薬）	肝炎極期 完全閉塞性黄疸

- 直接型優位で胆道閉塞がない場合は，体質性黄疸（Dubin-Johnson症候群やRoter症候群）や，Bilの細胆管排泄障害を来す薬剤（エストロゲン，アンドロゲン，リファンピシン）を考える．

肝合成能低下・肝硬変

- 肝合成能の評価は半減期の違いからPT-INRとコリンエステラーゼ（ChE），Albを使い分ける．
- 肝硬変の簡便な指標としては，AST優位のトランスアミナーゼ上昇，A/G比＜1，血小板＜10万/μLがある．

- 肝合成される蛋白質の半減期

	VII因子	プレアルブミン	X因子	プロトロンビン	フィブリノゲン	トランスフェリン	ChE	Alb
半減期	5時間	1日	1-2日	3-4日	4-6日	8日	10日	20日

- 肝硬変の予測

	感度	特異度	LR＋	LR−
白血球数＜4,000/μL	25	90	2.5（0.72-8.7）	0.90（0.83-0.98）
Hb＜13 g/dL	45	80	1.9（1.3-2.7）	0.80（0.62-1.0）
血小板数＜11万/μL	50	95	9.8（2.6-17）	0.53（0.35-0.71）
血小板数＜16万/μL	74	88	6.3（4.3-8.3）	0.29（0.20-0.39）
血小板数＜20万/μL	80	72	2.9（1.7-4.1）	0.28（0.07-0.48）
アルブミン＜3.5 g/dL	45	90	4.4（1.5-7.3）	0.61（0.41-0.81）
Bil＞1.2 mg/dL	43	84	2.7（0.85-7.9）	0.69（0.35-1.1）
AST＞正常上限2倍	65	80	3.2（2.1-5.0）	0.44（0.24-0.80）
AST＞正常上限	78	62	2.1（1.2-3.6）	0.38（0.21-0.67）
ALT＞正常上限2倍	53	35	0.82（0.65-1.0）	1.3（0.96-1.9）
ALT＞正常上限	88	23	1.1（0.99-1.3）	0.54（0.17-0.91）
AST：ALT＞1	48	90	4.6（2.6-6.5）	0.58（0.49-0.68）
γGTP＞300 U/L	49	82	2.8（1.4-5.5）	0.62（0.46-0.83）
PT-INR延長	48	90	5.0（3.2-6.9）	0.57（0.39-0.75）

JAMA. 2012 Feb 22; 307(8): 832-42

- 肝線維化と肝硬変の予測

		感度	特異度	LR+	LR−	PPV	NPV
線維化(S2*以上)	ヒアルロン酸>90 mg/L	80.4	70.2	2.7	0.28	86.7%	59.8%
	プロコラーゲンⅢ>90 mg/L	82.0	60.8	2.1	0.30	83.5%	58.4%
	コラーゲンⅣ>75 mg/L	63.1	83.8	3.9	0.44	90.4%	48.4%
肝硬変	ヒアルロン酸>210 mg/L	96.2	85.3	6.5	0.04	65.4%	98.8%
	プロコラーゲンⅢ>150 mg/L	76.4	68.7	2.4	0.34	40.4%	91.3%
	コラーゲンⅣ>90 mg/L	80.0	75.8	3.3	0.26	47.8%	93.2%

*S2とは多くの門脈域に線維性拡大を認めるものを指す.
Hepatobiliary Pancreat Dis Int. 2003; 2: 69-72

3 ウイルス性肝炎

肝炎ウイルス総論

- ウイルス性の急性肝炎では高熱を伴うA型肝炎・E型肝炎と, 発熱が軽度のB型肝炎(やC型肝炎)を考える.
- 現在では輸血後肝炎の多くは非A-E型肝炎ウイルスとされる.
- ヘルペス科ウイルス(EBV・CMV・HSV)や, HIVも急性肝炎を来す.

日本における新規発症ウイルス性肝炎の内訳

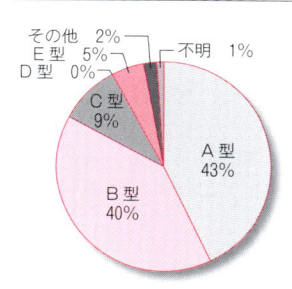

- その他 2%
- E型 5%
- D型 0%
- C型 9%
- B型 40%
- A型 43%
- 不明 1%

感染症発生動向調査事業年報(平成14-17年度)より改変

劇症肝炎

- 肝炎のうち初発症状発現8週以内に昏睡Ⅱ度以上の肝性脳症を来し, プロトロンビン時間40%以下を示すものを劇症肝炎と定義する.
- 肝性昏睡まで11日以上の経過がある亜急性型で特に死亡率が高い.
- B型肝炎からの劇症肝炎が最も多いが, 妊娠後期でのE型肝炎も劇症化しやすい.
- 非A非B型肝炎, Bil高値, 間接型Bil優位, PT延長, ChE低値などは劇症化の予測因子である.

- 日本の劇症肝炎の原因としてはB型肝炎が40%, A型肝炎が10%, 薬剤が10%, それ以外のウイルスや原因不明が40%を占める〔Hepatol Res. 2008 Nov; 38: S14-8〕.
- 急性ウイルス性肝炎における劇症化予測〔J Gastroenterol. 2002; 37(11): 916-21〕
  ▶ $Z = -0.89 + 1.74 \times$ (A型・B型では1点, 他は2点) $+ 0.056 \times$ T-Bil(mg/dL) $- 0.014 \times$ ChE(U/mL) > 0 で陽性

感度	特異度	LR+	LR−
98.3	83.3	5.9	0.02

- 急性肝不全研究会による劇症肝炎肝移植適応ガイドライン(1996)より改変
    - 脳症発現時に次の5項目のうち2項目を満たす場合は死亡を予測して肝移植の登録を行う．
        - 年齢：≧45歳
        - 初期症状から脳症発現までの日数：≧11日(亜急性)
        - プロトロンビン時間：＜10%
        - 血清総Bil濃度：≧18.0 mg/dL
        - 直接型/総Bil比：≦0.67
    - 治療開始(脳症発現)から5日後に，以下の2項目を満たせば生存が予測されるので登録を取り消す．
        - 脳症がⅠ度以内に覚醒あるいは昏睡度でⅡ度以上の改善
        - プロトロンビン時間が50%以上に改善

- 劇症B型肝炎による肝移植の予測〔Hepatology. 1994 May; 19(5): 1065-71〕
    - 急性B型肝炎の0.1-0.5%が劇症化する．
    - $2.75×(T\text{-}Bil>20\ mg/dL)+2.75×(T\text{-}Bil/D\text{-}Bil>2.2)+2.7×(40歳以上)+2.3×(WBC\ 4,000/\mu L以下もしくは18,000/\mu L以上)+1.67×(併存疾患)+1.56×(ALT正常上限の100倍以上)-0.098×PT(\%)-0.88>0$

感度	特異度	LR+	LR−
94	77	4.1	0.08

急性A型肝炎

- A型肝炎は20-50歳代での発症が多いが，高齢者での発症もありうる．
- 1-5月までで年間発生の約90%が集中している．
- 1か月ほど前の生牡蠣などの食餌摂取歴が重要である．
- A型肝炎は急性肝炎の中で，最も全身症状が強く，トランスアミナーゼも最も高値(通常500 IU/L以上)となるが，改善までの過程は最も早い．
- 前駆症状から黄疸出現までは1週間ほど遅れるので黄疸は早期診断には必ずしも役立たない．また黄疸のみ遷延する症例もある．
- 85%で発熱・咽頭痛・関節痛などが出現(前駆期)し，その後消化管症状(嘔吐・下痢)や倦怠感を呈する(黄疸前期)ため，倦怠感が強いが局所症状が乏しい"かぜ"を訴える患者では，肝腫大・肝叩打痛をチェックすべきである．
- HA-IgM抗体は発症後1-2週間の偽陰性がありうることを除けば優れた診断特性をもつ．

- A型肝炎の疫学
    - 過去は若年者に多い病気であったが，衛生状態が改善したため，特に都市部では高齢になるまで曝露の機会がなく，高齢になって初めて発症することが増えている．
    - 日本における抗体保有率は50歳以上でも50.3%のみ〔Microbiol Immunol. 2007; 51: 185-91〕．

年齢別のA型肝炎報告数(2005年度)

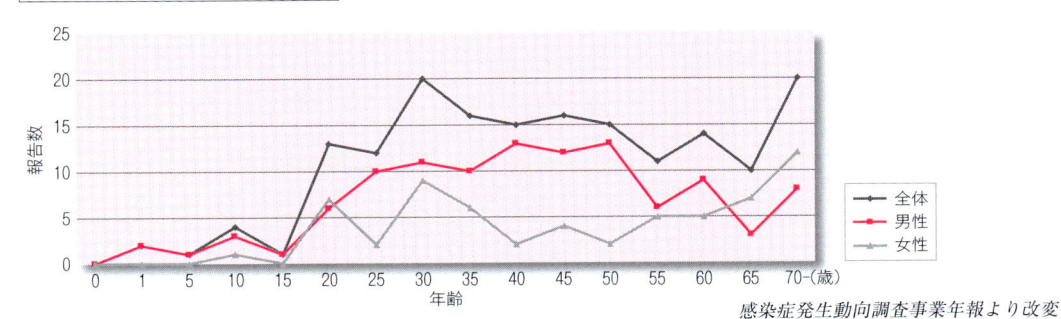

感染症発生動向調査事業年報より改変

- A型肝炎の感染源
  ▶ 潜伏期は 30（15-50）日

[日本における感染源の内訳]

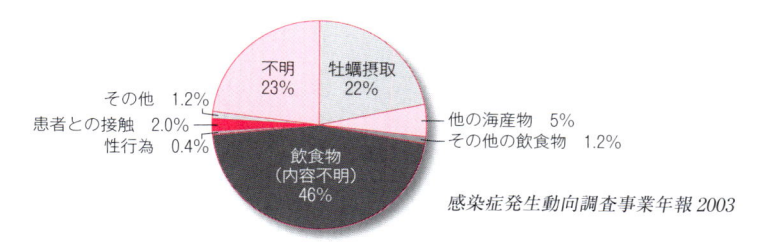

不明 23%
牡蠣摂取 22%
その他 1.2%
患者との接触 2.0%
性行為 0.4%
飲食物（内容不明）46%
他の海産物 5%
その他の飲食物 1.2%

感染症発生動向調査事業年報 2003

- A型肝炎の臨床症候

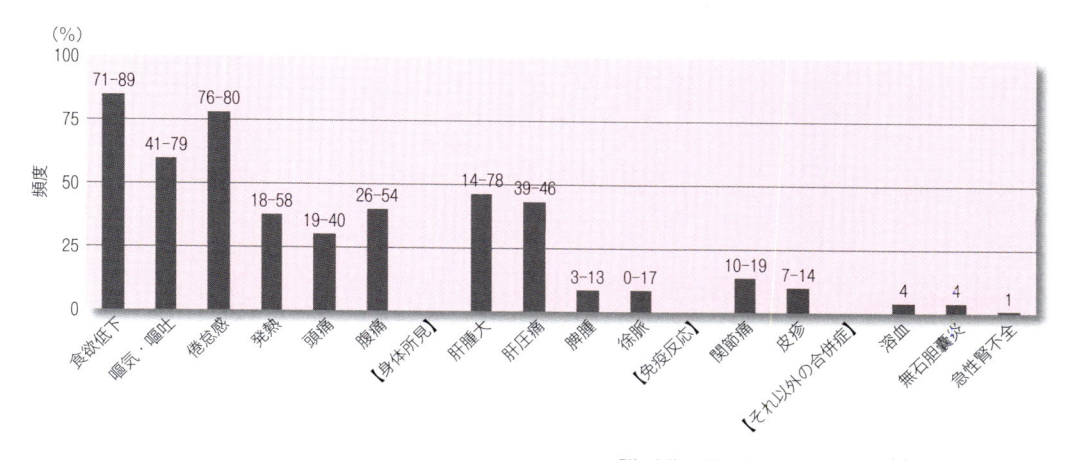

食欲低下 71-89
嘔気・嘔吐 41-79
倦怠感 76-80
発熱 18-58
頭痛 19-40
腹痛 26-54
【身体所見】
肝腫大 14-78
肝圧痛 39-46
脾腫 3-13
徐脈 0-17
【免疫反応】
関節痛 10-19
皮疹 7-14
【それ以外の合併症】
溶血 4
無石胆嚢炎 4
急性腎不全 1

Clin Microbiol Rev. 2001 Jan; 14(1): 38-58 より改変

- HA-IgM 抗体
  ▶ IgM 抗体は感度ほぼ 100%, 特異度 99%とされる. 一方 HA-IgG 抗体の感度は 99%で特異度 84% 程度であり, 推奨されない.
  ▶ IgM 抗体は発症初期には陰性なこともありうるが, 1-2 週間後に再検すれば陽性となる〔Am J Gastroenterol. 1995; 90: 1168-9〕.
  ▶ ワクチン接種者では回復期まで抗体陽性化が遅れる可能性がある〔JAMA. 1994 May 4; 271(17): 1328-34〕.
  ▶ 70%は黄疸出現後 4 か月で, 86%は黄疸出現後 7 か月で IgM 抗体は陰性化する. 96%はトランスアミナーゼ正常化後に抗体が陰性化する〔Hepatology. 1984 Sep-Oct; 4(5): 933-6〕.

急性 E 型肝炎

- アジアなどの流行地域での感染以外にも, 日本での散発例（6 週間前の豚や猪の生レバ摂取が重要）が報告されてきている.
- 臨床所見は A 型肝炎に極めて類似し, 若年者に激しい症状で発症するが, 慢性化はしない.
- 予後は一般的によいが, 1-2%は激症型ともされ, 特に妊娠第 3 期に発症すると劇症肝炎になりやすく致死率は 20%との報告がある.

- 日本における献血で ALT≧201 IU/L である検体の 3%が E 型肝炎感染による〔J Med Virol. 2007 Jun; 79 (6): 734-42〕.
- 発症後 3 か月以内の HEV-IgA 抗体は感度・特異度が優れる検査である.

急性E型肝炎における検査値の推移

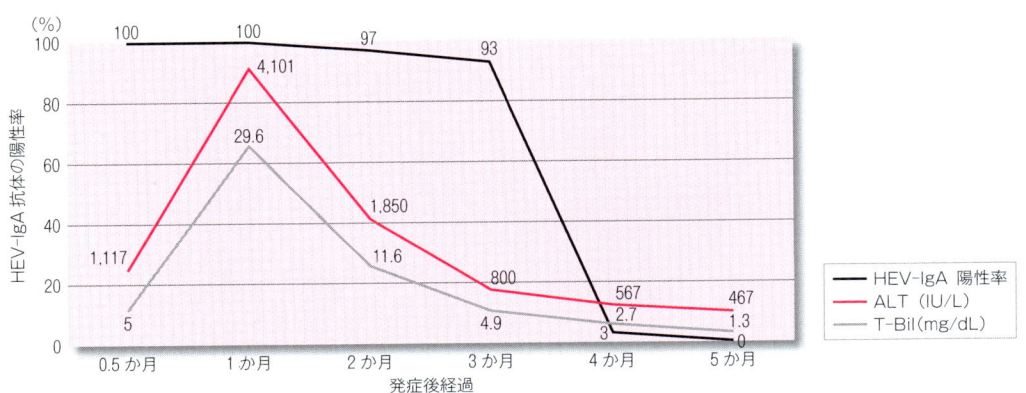

World J Gastroenterol. 2006 Jun 28; 12(24): 3919-23

▶ HEV-IgA 抗体の特異度

	対照群	
	非 HEV 肝炎患者全体	急性 A 型，B 型，C 型肝炎患者
HEV-IgA 抗体	99.9%	98.4%

J Clin Microbiol. 2005 Jan; 43(1): 49-56

急性 B 型肝炎

- 感染経路は現在ではほとんどが性交渉で潜伏期は 1-6 か月と考えられている．
- A 型肝炎より発熱・消化管症状は軽度で，黄疸は 30% のみだが，皮疹（Gianotti 病）・関節痛などは多い．
- 検査としては HBs 抗原と HBc-IgM 抗体をチェックする．
- 6 か月間 ALT 上昇が継続すれば慢性肝炎と判断される．

- 輸血に関しては 1972 年に HBs 抗原検査が導入，1986 年には母子感染防止事業が開始され，感染原因として輸血・母子感染は激減しており，新規感染経路はほとんど性交渉と考えられている．
- 慢性化しやすい遺伝子型 A は 1991-1996 年には 6% だったが，外国株の流入で 2000 年から急増し 2008 年には 52% となっている〔*Intervirology. 2010; 53(1): 70-5*〕．またこの傾向は都市部で顕著である．
- HBs 抗原は感染後 1 週間の潜伏期から感染後 3 か月まで陽性であるが，回復期に HBs 抗原が消失し，その後数週〜数か月して HBs 抗体が出現する．この間は HBs 抗原や HBs 抗体では感染を検出できない．稀に HBs 抗原決定領域変異がある場合も HBs 抗原は偽陰性となるため，HBs 抗原単独での感度は 80% 程度とされる．
- HBc 抗体は潜伏期末期から出現し始め，HBc-IgM 抗体は発症 1 か月でピークとなるが感度は 90% 程度にとどまる．3-6 か月で陰性化するとされている．

B 型慢性肝炎

- まず HBs 抗原か HBc 抗体のいずれかが陽性であれば B 型肝炎を考える．
- B 型肝炎の 90% の症例では HBe 抗原が陰性化し HBe 抗体が陽性化（セロコンバージョン）し肝炎は鎮静化するが，35 歳以降でキャリアからの発症であれば自然経過での肝炎の鎮静化は稀である．
- ALT>100 IU/L と HBV-DNA≧10^5copies/mL は肝炎の状態を反映する指標だが，血液検査のみで肝病変の進展度を知りえないため肝生検の必要性が高い．
- 10-20% で免疫複合体による症状が見られ，多発結節性血管炎と膜性腎症（時に膜性増殖性糸球体腎炎）が特に重要である．

- HBs抗原は肝硬変が進行し，増殖が衰えると低値となることあり，HBc抗体と組み合わせる．HBc抗体は肝炎の活動性があると高値となるが，肝炎の既往のないキャリアでは陰性のこともある．
- HBs抗体は中和抗体と考えられている．
- B型肝炎の15%を占めるHBe抗原陽性患者で肝細胞癌発症の半数を占める．

| HBe抗原陰性でALT正常かつ肝硬変がなくてもHBV-DNA高値であれば肝細胞癌のリスクあり |

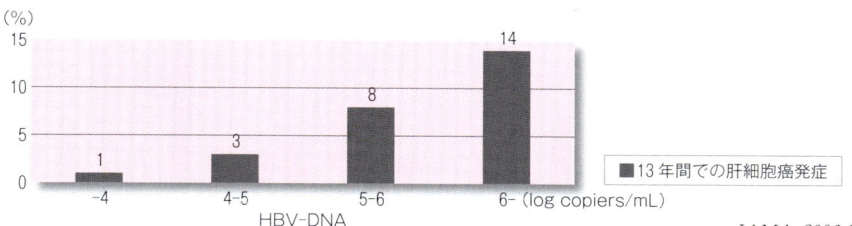

JAMA. 2006 Jan 4; 295(1): 65-73

急性C型肝炎

- 日本では輸血によるものが最も重要であったが，刺青・違法静脈注射・鍼治療なども重要なリスクである．
- 無症候性の急性肝細胞障害を見たときにはC型肝炎をチェックする必要がある．
- HCV抗体は急性期には感度が低く，必要に応じてPCRにて確認する．
- 20-40%で治癒するが，多くは慢性肝炎に移行する．

- 急性期にHCV抗体が検出されるのは50%以下で，発症後1か月で70-80%，発症後3か月で90%，6か月でほぼ100%陽性となる．

慢性C型肝炎

- 慢性C型肝炎の症状は乏しいが，自然治癒は稀で肝硬変・肝癌の発生が問題である．
- クモ状血管腫の有無・血小板数・AST値で，肝硬変の可能性が推測できる．
- HCV-RNA定量とセロタイプ測定が治療効果の予測に有用である．HCV-RNA≧5.0 logIU/mL（あるいは300 fmol/Lもしくは1 Meq/mL）ではインターフェロン単独の効果はあまり期待できず抗ウイルス薬を併用する．さらにジェノタイプ1であればプロテアーゼ阻害薬の併用を行う〔厚生労働省研究班によるガイドライン2011より改変〕．
- C型肝炎の肝外症候・合併症は多彩であるが，皮膚・関節・末梢神経障害や口腔内乾燥，クリオグロブリン血症，抗核抗体陽性などが有名である．

- 40歳のHCVキャリアの人々を70歳まで適切な治療を行わずに放置した場合，20-25%が肝細胞癌に進展すると推測されている．

| クモ状血管腫，AST，血小板数によるC型肝炎ウイルス性肝硬変の予測 |

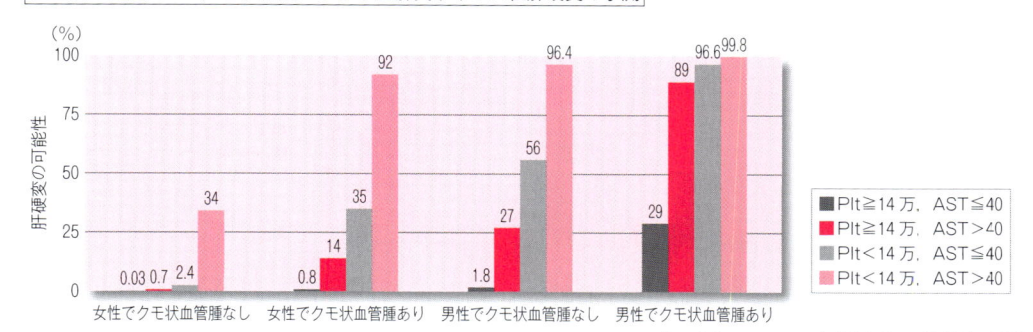

Am J Gastroenterol. 2002 Oct; 97(10): 2623-8

慢性C型肝炎の臨床徴候

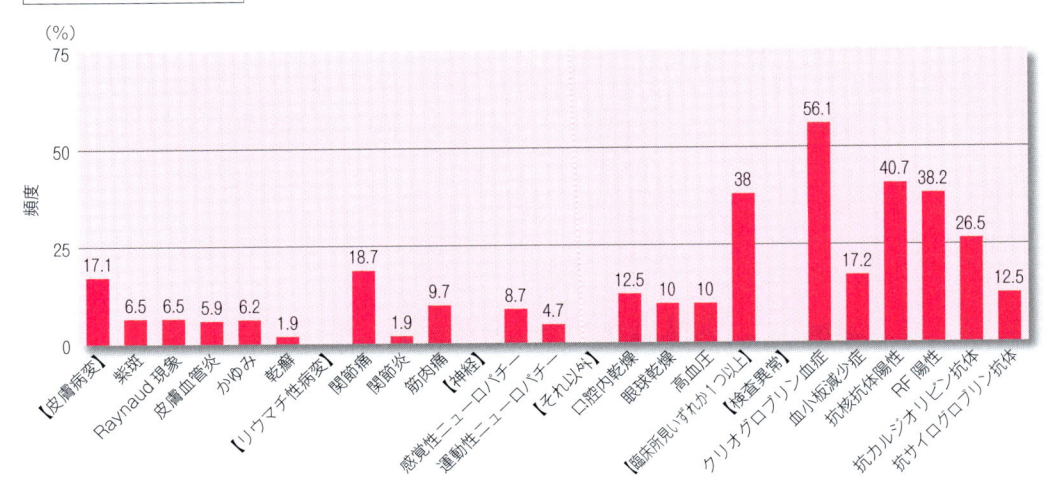

頻度(%): 皮膚病変 17.1、紫斑 6.5、Raynaud現象 6.5、皮膚血管炎 5.9、かゆみ 6.2、乾癬 1.9、【リウマチ性病変】関節痛 18.7、関節炎 1.9、筋肉痛 9.7、【神経】感覚性ニューロパチー 8.7、運動性ニューロパチー 4.7、【それ以外】口腔内乾燥 12.5、眼球乾燥 10、高血圧 10、【臨床所見いずれか1つ以上】38、【検査異常】クリオグロブリン血症 56.1、血小板減少症 17.2、抗核抗体陽性 40.7、RF陽性 38.2、抗カルジオリピン抗体 26.5、抗サイログロブリン抗体 12.5

Medicine (Baltimore). 2000 Jan; 79(1): 47-56

4 アルコール性肝障害

アルコール性肝障害

- 日本では日本酒3合かビール2L/日×5年が指標となるが，女性や高齢者はより少量でもアルコール性肝障害を来す．
- 日本酒5合/日×10年がアルコール性肝硬変を来す1つの目安である．
- アルコール性肝障害はまず脂肪肝となるが，その後肝炎や肝硬変に移行し予後不良となる．
- 治療は断酒が一番重要で，飲酒はアルコール性肝炎だけでなく，ウイルス性肝炎の予後も悪化させる．
- アルコール性急性肝炎は大酒家に発熱，右季肋部痛，黄疸で発症し，胆嚢炎と誤診されることもある．

アルコールを1日160g以上摂取した場合の肝障害の頻度

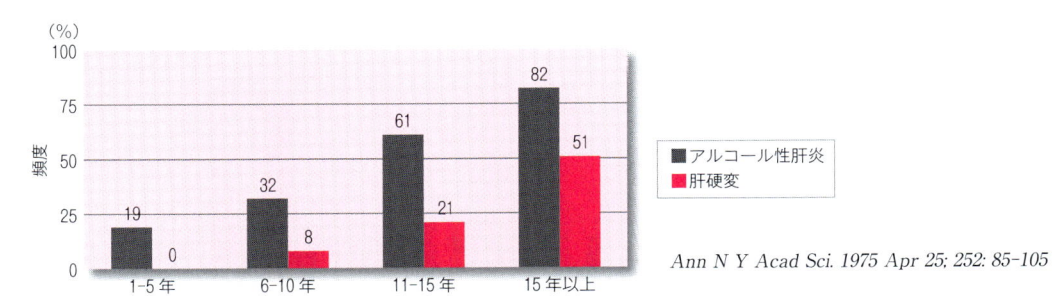

期間	アルコール性肝炎(%)	肝硬変(%)
1-5年	19	0
6-10年	32	8
11-15年	61	21
15年以上	82	51

Ann N Y Acad Sci. 1975 Apr 25; 252: 85-105

- C型肝炎においては，アルコール摂取は20g/日であっても肝硬変を進行させる〔*Aliment Pharmacol Ther. 2003; 17: 1031-7*〕．

アルコール性肝障害の血液検査

- 肝逸脱酵素は AST/ALT＞2 で，中等度（AST＜500，ALT＜300）までしか上昇しないのが典型的である．
- 胆道系酵素は γGTP が高値となるのが特徴だが，ALP は正常上限の 3 倍以上は稀である．
- 血算では MCV 高値（100 fl≦MCV≦110 fl）が見られる．
- アルコール性肝炎の予後予測因子は劇症肝炎と同じく PT 時間と Bil が重要である．

● アルコール性肝障害の診断

	感度	特異度	LR+	LR-
AST＞40	69	68	2.2	0.5
ALT＞35	58	57	1.3	0.7
mAST/AST＞6%	92	70	3.1	0.11
γGTP＞50	69	59	1.7	0.5
MCV 上昇	73	76	3.0	0.4
AST/ALT＞1＋MCV＞90 †	97.3	88.9	8.8	0.03

Clinical Chemistry. 1990; 36: 641-5（エタノール 80 g/日以上の摂取を陽性とする）
† *N Z Med J. 1990 Apr 11; 103(887): 145-8*

▶ アルコール性肝障害ではミトコンドリアにある AST（mAST）も遊離することと，ビタミン B_6 欠乏の影響は ALT のほうに強いために AST 優位になるとされる（ビタミン B_6 は AST や ALT の補酵素として働くため，欠乏すると AST や ALT は低値となる）．

飲酒量と採血データ異常出現率

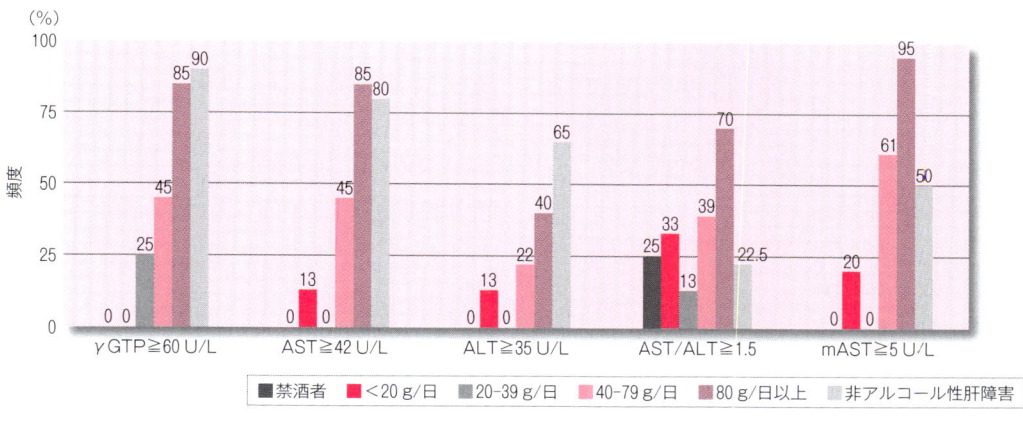

（グラフ：γGTP≧60 U/L、AST≧42 U/L、ALT≧35 U/L、AST/ALT≧1.5、mAST≧5 U/L の各項目について、禁酒者、＜20 g/日、20-39 g/日、40-79 g/日、80 g/日以上、非アルコール性肝障害の頻度を示す棒グラフ）

QJM. 1996 Feb; 89(2): 137-44

5 薬剤性肝障害

薬剤性肝障害

- 薬剤は急性肝障害の中で最も多い原因である．
- 3 か月以内に新たな薬剤を使用していることが多いが，健康食品や漢方薬は遅発性に肝障害を来しうる．
- 抗痙攣薬やステロイドの投与では酵素誘導で γGTP 高値となるが，この場合は必ずしも薬剤を中止する必要性はない．

- 米国では急性肝炎で入院した症例の39％はアセトアミノフェンが原因で，それ以外の薬剤が13％，A型肝炎やB型肝炎が12％で，17％が原因不明であった〔Ann Intern Med. 2002 Dec 17; 137(12): 947-54〕．

- 原因薬剤

単一薬剤による肝障害を来した879例の内訳

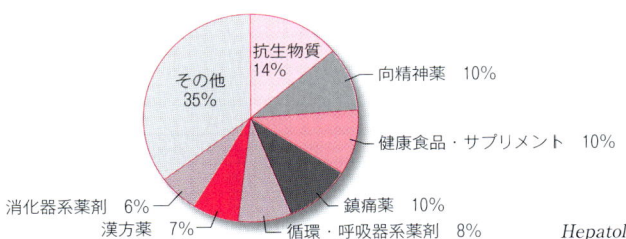

抗生物質 14％
向精神薬 10％
健康食品・サプリメント 10％
鎮痛薬 10％
循環・呼吸器系薬剤 8％
漢方薬 7％
消化器系薬剤 6％
その他 35％

Hepatol Res. 2009 May; 39(5): 427-31

▶ イソニアジド，ミノサイクリン，バルプロ酸，SSRIは肝細胞障害型，抗精神病薬，エストロゲン，マクロライドは胆汁うっ滞型，ペニシリン，カルバマゼピン，漢方薬，シクロスポリン，メルカゾールは混合型となることが多い〔Dig Dis Sci. 2007 Oct; 52(10): 2463-71〕．

- 発症までの日数

薬剤による肝障害を来した1,676例の内訳

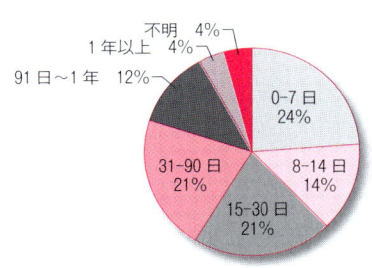

不明 4％
1年以上 4％
91日〜1年 12％
31-90日 21％
15-30日 21％
8-14日 14％
0-7日 24％

Hepatol Res. 2009 May; 39(5): 427-31

▶ 健康食品・サプリメント（260±510日）や漢方薬（124±460日）はその他の薬剤（64±194日）より発症までの日数が長い〔Hepatol Res. 2009 May; 39(5): 427-31〕．

- 随伴症状

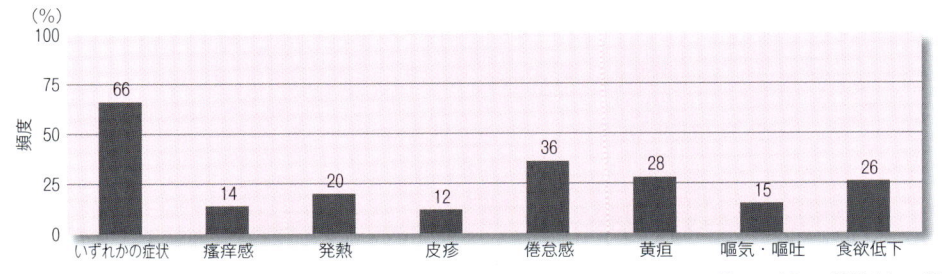

症状	頻度(％)
いずれかの症状	66
瘙痒感	14
発熱	20
皮疹	12
倦怠感	36
黄疸	28
嘔気・嘔吐	15
食欲低下	26

Hepatol Res. 2009 May; 39(5): 427-31

- DDW-J（Digestive Disease Week-Japan）2004 薬物性肝障害ワークショップのスコアリング

	肝細胞障害型		胆汁うっ滞型または混合型		スコア
①発症までの期間 　a．投与中の発症の場合	投与開始からの日数				
	初回投与 5-90日	再投与 1-15日	初回投与 5-90日	再投与 1-90日	2
	<5日，>90日	>15日	<5日，>90日	>90日	1

（つづく）

	肝細胞障害型		胆汁うっ滞型または混合型		スコア
①発症までの期間 　b. 投与中止後の発症の場合	投与中止後の日数				
	初回投与 15日以内 >15日	再投与 15日以内 >15日	初回投与 30日以内 >30日	再投与 30日以内 >30日	1 0
②経過 　投与中止後のデータ	ALTのピーク値と正常上限との差 8日以内に50％以上の減少 30日以内に50％以上の減少 （該当なし） 不明または30日以内に50％未満の減少 30日後も50％未満の減少か再上昇		ALP(T-Bil)のピーク値と正常上限との差 （該当なし） 180日以内に50％以上の減少 180日以内に50％未満の減少 不変，上昇，不明 （該当なし）		3 2 1 0 -2
投与続行および不明					0
③危険因子	飲酒あり 飲酒なし		飲酒または妊娠あり 飲酒，妊娠なし		0 1
④薬物以外の原因の有無*	カテゴリー1，2がすべて除外 カテゴリー1で6項目すべて除外 カテゴリー1で4つか5つが除外 カテゴリー1の除外が3つ以下 薬物以外の原因が濃厚				2 1 0 -2 -3
⑤過去の肝障害の報告	過去の報告あり，もしくは添付文書に記載あり なし				1 0
⑥好酸球増多（6％以上）	あり なし				1 0
⑦DLST	陽性 偽陽性 陰性および未施行				2 1 0
⑧偶然の再投与が行われたときの反応 　単独再投与 　初回肝障害時の併用薬と共に再投与 　初回肝障害時と同じ条件で再投与 　偶然の再投与なし，または判断不能	ALT倍増 ALT倍増 ALT増加するも正常域		ALP(T-Bil)倍増 ALP(T-Bil)倍増 ALP(T-Bil)増加するも正常域		3 1 -2

*カテゴリー1：HAV，HBV，HCV，胆道疾患(US)，アルコール，ショック肝．カテゴリー2：CMV，EBV．ウイルスはIgM-HA抗体，HBs抗原，HCV抗体，IgM-CMV抗体，IgM-EB-VCA抗体で判断する．
判定基準＝総スコア　2点以下＝可能性が低い（感度98.7％），3-4点：可能性あり，5点以上：可能性が高い（特異度97.0％）．

Hepatol Res. 2009 May; 39(5): 427-31

薬剤性肝障害患者（臨床診断例）におけるDDW-J 2004スコアの点数（n＝1,674）

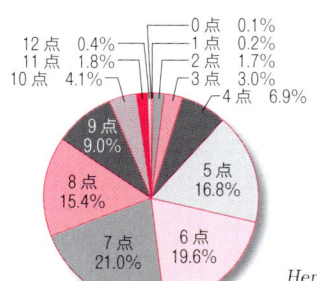

- 0点 0.1%
- 1点 0.2%
- 2点 1.7%
- 3点 3.0%
- 4点 6.9%
- 5点 16.8%
- 6点 19.6%
- 7点 21.0%
- 8点 15.4%
- 9点 9.0%
- 10点 4.1%
- 11点 1.8%
- 12点 0.4%

Hepatol Res. 2009 May; 39(5): 427-31

6 慢性肝障害

慢性肝疾患の鑑別

- 無症状で多いものは脂肪肝，比較的頻度も病的意義も高いのはアルコールやB型/C型肝炎であるが，ABCDEFGHIJ と覚えると漏れが少ない．
    - A. AIH（自己免疫性肝炎），Amyloidosis（アミロイドーシス）
    - B. B型肝炎
    - C. C型肝炎
    - D. Drug（薬剤性肝障害）
    - E. Ethanol（アルコール性肝障害）
    - F. Fatty liver〔脂肪肝，NASH（非アルコール性脂肪性肝炎）〕
    - G. Growth（腫瘍），Granulomas（肉芽腫性疾患）
    - H. Hemodynamic（うっ血肝）
    - I. Inherited（遺伝性：ヘモクロマトーシス・Wilson病・a_1-AT欠損症）
    - J. Juice（胆汁うっ滞：閉塞性黄疸，原発性胆汁性肝硬変，原発性硬化性胆管炎）
- IgG＞2,000 mg となるのは自己免疫性肝炎，IgA が高いのはアルコール性肝炎，IgM が高いのは原発性胆汁性肝硬変である．
- コレステロールが高いのは原発性胆汁性肝硬変，コリンエステラーゼが高いのは脂肪肝と甲状腺機能亢進症（後者はコレステロール低値）である．

日本における肝硬変の原因疾患　2008年度（n＝33,379）

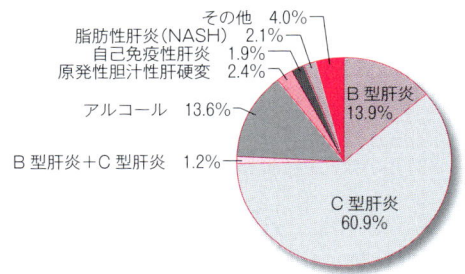

- その他　4.0%
- 脂肪性肝炎（NASH）　2.1%
- 自己免疫性肝炎　1.9%
- 原発性胆汁性肝硬変　2.4%
- アルコール　13.6%
- B型肝炎＋C型肝炎　1.2%
- B型肝炎　13.9%
- C型肝炎　60.9%

J Gastroenterol. 2010; 45(1): 86-94

自己免疫性肝炎

- 中年女性の肝障害で高γグロブリン血症（特に IgG＞2 g/dL）ならば疑う．
- 診断基準に照らし合わせながら診断するが，基本は除外診断である．特に日本人では抗核抗体が診断に有用である．

    - 日本では80%以上が40歳以降で50歳代にピークがある．
    - 抗体により3種類に分類されるが，抗核抗体をまず測定する．抗核抗体陰性ならば抗LKM抗体を測定する．抗平滑筋抗体や抗SLA抗体は保険適用外検査である．

Type 1	抗核抗体（ANA）または抗平滑筋抗体陽性
Type 2	抗LKM-1（肝腎ミクロゾーム）抗体陽性
Type 3	抗SLA（soluble liver antigen）抗体陽性

▶ 日本では圧倒的に Type 1 が多いとされる．また Type 2 で抗HCV抗体同時陽性者を Type 2b と別に分けることが多い．HCV陰性の Type 2a は小児に多い．

- 診断基準(International Autoimmune Hepatitis Group)

項目/特徴		点数	
女性		2	日本では男女比1:6-10
ALP/AST (各々正常上限との比)	<1.5 1.5-3.0 3.0<	2 0 −2	ALPは正常上限の2倍までしか上昇しない
血清グロブリン あるいはIgG (正常上限値との比)	2.0< 1.5-2.0 1.0-1.5 <1.0	3 2 1 0	90%以上はIgGは2.0 g/dL以上
ANA，SMAあるいはLKM-1	1:80< 1:80 1:40 <1:40	3 2 1 0	日本では抗核抗体陽性症例が95%
抗ミトコンドリア抗体陽性		−4	
肝炎ウイルスマーカー	陽性 陰性	−3 3	
服薬歴	陽性 陰性	−4 1	
平均飲酒量	<25 g/日 >60 g/日	2 −2	
肝組織所見	interface肝炎 リンパ球形質細胞優位な浸潤 肝細胞ロゼット形成 上記をすべて欠く 胆管病変 他の病変	3 1 1 −5 −3 −3	
第一度近親者以内に他の自己免疫疾患		2	1/3で関節リウマチ，慢性甲状腺炎，Sjögren症候群
付加的項目	他の限定された自己抗体陽性 HLA-DR3あるいはDR4	2 1	測定可能なのはp-ANCA抗体のみ 日本では80-90%がHLA-DR4陽性で高齢者に比較的多い
治療に対する反応	著効 再燃	2 3	

▶総合点数の評価

		点数
治療前	AIH確診	>15
	AIH疑診	10-15

		点数
治療後	AIH確診	>17
	AIH疑診	12-17

- 上記の診断基準は感度が高くスコア<10点ならば否定的と考えるが，他の肝疾患との合併の場合は感度が低下するので注意する．

	感度	特異度	
自己免疫性肝炎の診断	98.0		Can J Gastroenterol. 2001 Feb; 15(2): 107-13
確診例		98-100	
疑診例		60-80	
他の肝疾患との合併例	50-78.6		J Autoimmune Dis. 2007 Jun 29; 4: 3
確診例		100	
疑診例		98.1	

脂肪肝・脂肪性肝炎(NASH)

- 通常は肥満・高カロリー輸液・アルコール摂取と関連するが，著明な低栄養でも肝臓からのリポ蛋白の血中分泌障害のために脂肪肝が生じる．他に，急性妊娠性脂肪肝やReye症候群は特殊型として記憶に値する．

(つづく)

- 脂肪肝は ALT 優位のトランスアミナーゼ上昇が典型的で，超音波検査が診断に優れる．
- いわゆるメタボリック症候群では予後の悪い NASH を否定すべきで，採血では AST＞2/3×ALT，フェリチン＞200 ng/mL や肝線維化の指標となるヒアルロン酸，Ⅳ型コラーゲン 7S が参考となるが，最終的には生検しなければ分からない．

- 脂肪肝の診断
  - AST・ALT は正常の 4 倍程度まで，ALP は正常の 2 倍までの上昇とされる〔Gastroenterology. 2002 Nov; 123(5): 1705-25〕．

	感度	特異度	LR+	LR−
超音波検査における脂肪肝の診断	82-89	93	12	0.16

Am Fam Physician. 2006 Jun 1; 73(11): 1961-8

  - 腹部 CT にて肝 CT 値/脾 CT 値＜0.9 も脂肪肝を示唆する．
- 脂肪性肝炎(non-alcoholic steatohepatitis；NASH)
  - 脂肪肝は一般的には予後良好と考えられていたが，米国では 100 人に 1 人が NASH ともされ，NASH であれば 10 年間で 20％が肝硬変となる．

AST/ALT 比と脂肪肝・NASH の鑑別

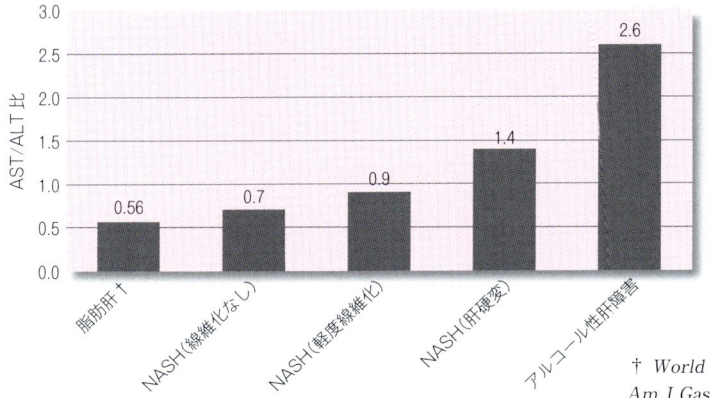

脂肪肝†	NASH(線維化なし)	NASH(軽度線維化)	NASH(肝硬変)	アルコール性肝障害
0.56	0.7	0.9	1.4	2.6

† World J Gastroenterol. 2005; 11(2): 255-9
Am J Gastroenterol. 1999 Apr; 94(4): 1018-22

  - Ⅳ型コラーゲン 7S やヒアルロン酸は NASH の予測に有用である．

	感度	特異度	LR+	LR−
Ⅳ型コラーゲン 7S≧5.0 ng/mL	70.0	81.0	3.7	0.37
ヒアルロン酸≧43 ng/mL	65.7	90.5	6.9	0.38
上記いずれか	87.1	73.8	3.3	0.17
上記いずれも	48.6	97.6	20.3	0.53

World J Gastroenterol. 2005; 11(2): 255-9

  □ フェリチンは脂肪肝の 151.7±107.0 ng/mL よりも NASH の 351.5±455.7 ng/mL のほうが高い．

  - 脂肪肝との鑑別はエコー・CT・MRI でも不可能である〔Gastroenterology. 2002 Sep; 123(3): 745-50〕．

Wilson 病など

- 40 歳未満の慢性肝炎では Wilson 病も鑑別に必ず入れる．振戦などの錐体外路徴候，学業成績の急激な低下，Kayser-Fleischer ring，溶血性貧血を認めれば典型的であるが，これらがなくても否定はできない．

(つづく)

- Wilson 病では肝細胞障害パターンの肝障害で AST＞ALT であることが多い．スクリーニング検査には血清セルロプラスミンの測定が有用である．
- 遺伝性ヘモクロマトーシスは日本では稀であるが，輸血歴や経静脈的鉄剤投与の既往がある場合や極小球性貧血からサラセミアを疑う場合に，フェリチン＞500-1,000 ng/mL であれば二次性ヘモクロマトーシスを疑う．

- Wilson 病
  - 4-7 万人に 1 人の頻度とされる．常染色体劣性遺伝であり，家族歴と血族結婚を確認する必要がある．
  - 肝障害発症は平均 10-15 歳である．Wilson 病の 96％は 40 歳以下で発症する〔Gastroenterology. 2007 Apr; 132(4): 1294-8〕．
  - Wilson 病による劇症肝炎では Bil 上昇に比べてトランスアミナーゼの上昇は軽微であり，ALP の上昇は見られない〔Gastroenterology. 1991 Apr; 100(4): 1129-34〕のが特徴である．

	Wilson 病による急性肝不全	それ以外の急性肝不全
ALT(U/L)	53±43	1,982±938
AST(U/L)	87±44	2,756±2,941
AST/ALT	2.3±1.5	1.5±1.2
ALP(U/L)	128±89	142±66
Bil(mg/dL)	23±19	15±13
Hb(g/L)	7.0±2.2	12.6±1.8
尿中 Cu(μmol/日)	93.4±144.0	3.5±1.8

World J Gastroenterol. 2007 Mar 21; 13(11): 1711-4

  - 特異的検査
    - Kayser-Fleischer ring は角膜の上縁と下縁から始まる．肝障害のみの症例の 50-60％，神経症状があれば 99％で認める．肉眼的には分からず，スリットランプが必要なことも多い．
    - Wilson 病の診断

	感度	特異度	LR＋	LR－
Kayser-Fleischer ring	68(46-84)	100(93-100)	∞	0.3(0.2-0.6)
セルロプラスミン＜20 mg/dL	68(45-85)	89(76-96)	6.3(2.6-15.1)	0.4(0.2-0.7)
尿中銅＞100 μg/日	92(72-99)	78(66-88)	4.2(2.6-7)	0.11(0.03-0.4)
ペニシラミン負荷後尿中銅＞1,600 μg/日	92(73-99)	93(83-98)	14(5.3-36)	0.09(0.02-0.3)
肝生検にて銅含有量＞250 μg/g	100(66-100)	92(73-99)	13(3.3-47)	0

J Hepatol. 2007 Aug; 47(2): 270-6（症候性 Wilson 病 25 例とその他の肝疾患患者 60 例との比較）

    - 無作為に検査するとセルロプラスミン≦20 mg/dL（正常下限は 18 mg/dL）の陽性適中率 PPV は 5.9％〔J Hepatol. 1997 Aug; 27(2): 358-62〕である．
    - 血清銅
      - 血清銅の 90％がセルロプラスミンと結合しているため，血清銅濃度はむしろ低値となることが多いが，血清銅濃度自体は診断には役立たない．遊離 Cu 濃度＝血清 Cu 濃度－3.15×セルロプラスミン濃度は 10-15 μg/dL 以下が正常で，Wilson 病では多くは 25 μg/dL 以上となる．
      - 正常では 2.0724×銅(μg/dL)÷Cp(mg/dL)＝6.81(5.08-8.55)であり，Wilson 病であればこの値は 9.0-44.0 となる．健常者で 9.0 以上となるのは 0.3％のみ．8.09-8.55 をカットオフとすると PPV＝46.7-63.6％，NPV＝100％との報告がある〔J Clin Pathol. 2007 Apr; 60(4): 441-2〕．
  - 頭部 MRI では被殻・尾状核が T2 強調画像で低信号となる．中脳は黒質や中脳被蓋が高信号，上丘は低信号となるため，ジャイアントパンダの顔と呼ばれる所見を認める．
- 他に肝機能異常を呈するものにヘモクロマトーシス，セリアック病やa_1-アンチトリプシン欠損症があるが，日本では少ない．
  - ヘモクロマトーシス
    - 肝障害と皮膚色素沈着，糖尿病が 3 大徴候とされるが，心不全，性腺機能不全もよく見られる．

- 欧米ではトランスフェリン飽和率>55%＋フェリチン≧200 ng/mL であれば86%で遺伝性ヘモクロマトーシスであるという報告〔Ann Intern Med. 1998 Dec 1; 129(11): 954-61〕や，トランスフェリン飽和率>50%（女性は60%）＋フェリチン≧250 ng/mL（女性では350）が持続的にあれば78%で遺伝性ヘモクロマトーシスという報告〔Ann Intern Med. 1998 Mar 1; 128(5): 337-45〕がある．
- 一方でフェリチンが1,000 ng/mL 以上でもヘモクロマトーシスは半数のみ（遺伝性ヘモクロマトーシス42%，二次性鉄過剰状態9%）で，NASHやアルコール性肝障害も考えなければならない〔Can J Gastroenterol. 2006 Jul; 20(7): 467-70〕．
- 20単位以上の輸血歴がありフェリチンが500 ng/mL以上であれば輸血後鉄過剰症を疑い，40単位以上の輸血歴がありフェリチンが1,000 ng/mL以上であれば鉄キレート療法の開始を検討すべきであるとされる．
- サラセミアでは輸血歴なくヘモクロマトーシスを来しうる〔N Engl J Med. 2000 Aug 24; 343(8): 544-50〕．

原発性胆汁性肝硬変（PBC）

- 50-70歳代の女性に多い．
- 皮膚瘙痒があり，肝逸脱酵素に比べ胆道系酵素の上昇が優位であれば，原発性胆汁性肝硬変を考える．
- 診断には抗ミトコンドリア M_2 抗体の測定が非常に優れる．

- 原発性胆汁性肝硬変の患者層
  ▶ 女性が87%

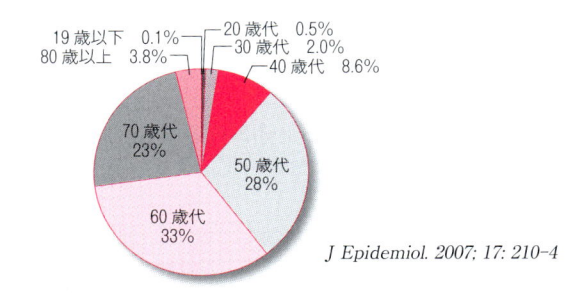

19歳以下 0.1%　20歳代 0.5%
80歳以上 3.8%　30歳代 2.0%
70歳代 23%　40歳代 8.6%
60歳代 33%　50歳代 28%

J Epidemiol. 2007; 17: 210-4

原発性胆汁性肝硬変の特徴

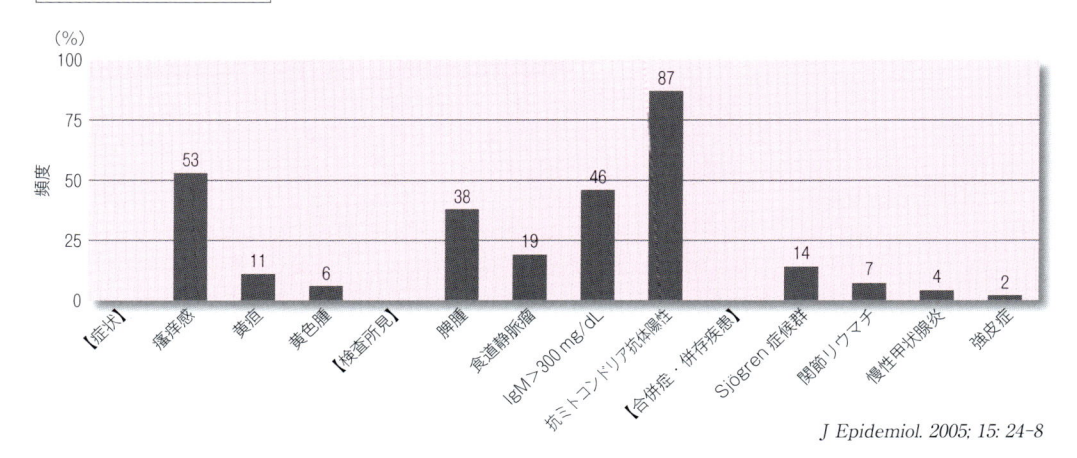

【症状】瘙痒感 53，黄疸 11，黄色腫 6
【検査所見】脾腫 38，食道静脈瘤 19，IgM>300 mg/dL 46，抗ミトコンドリア抗体陽性 87
【合併症・併存疾患】Sjögren症候群 14，関節リウマチ 7，慢性甲状腺炎 4，強皮症 2

J Epidemiol. 2005; 15: 24-8

- 抗ミトコンドリア抗体（AMA）
  ▶ AMAは感度・特異度ともに90-95%以上であるが，AMAが陰性の場合でも抗ミトコンドリア M_2 抗体はほぼ100%で陽性となり〔Intern Med. 1995 Jun; 34(6): 496-501〕，特異度も100%〔Hepatobiliary Pancreat Dis Int. 2003 May; 2(2): 290-4〕という報告がある．

原発性硬化性胆管炎（PSC）

- 潰瘍性大腸炎患者に胆道系酵素上昇を認めた場合や，腹部エコーと血清ミトコンドリア抗体が正常にもかかわらず胆道系酵素の上昇を認めた場合に PSC を疑う．
- MRCP による壁不整を伴う胆管のびまん性ないし限局性の広狭不整像の確認が診断に有用である．

- 20 歳代と 50-60 歳に多い．男女比 3：2．
- 倦怠感（50-75％），瘙痒感（40-70％）で発症することが多い．他に黄疸（9-69％），腹痛（16-60％），体重減少（10-34％），発熱（5-28％），色素沈着（25％）を認めることもあるが，15-55％は診断時に無症候である〔Can J Gastroenterol. 2008 Aug; 22(8): 689-98〕．
- 好酸球増多を 27％で認める〔J Gastroenterol. 1997 Feb; 32(1): 134-7〕．
- 抗核抗体（8-77％），抗平滑筋抗体（0-83％），p-ANCA（26-94％），抗カルジオリピン抗体（4-63％），リウマトイド因子（15％），抗 TPO 抗体（16％），抗 GBM 抗体（17％）が陽性となることがあるが，抗ミトコンドリア抗体（0-9％）や抗肝腎ミクロソーム抗体（0％）は陽性となりがたく〔World J Gastroenterol. 2008 Jun 28; 14(24): 3781-91〕，特に抗ミトコンドリア抗体が陰性であることは原発性胆汁性肝硬変との鑑別に重要である．
- MRCP による診断〔内視鏡的逆行性胆管膵管造影（ERCP）もしくは経皮経肝胆管造影（PTC）を含む精査による最終診断との比較〕

	感度	特異度	LR＋	LR−
MRCP による診断	86(80-90)	94(86-98)	15(6.2-38)	0.15(0.11-0.21)

メタ解析：Radiology. 2010 Aug; 256(2): 387-96

- 肝生検では胆管を中心として胆管周囲の同心円状の線維化を来した onion-skin appearance が特徴的な所見である．

- 合併疾患
  - 炎症性腸疾患の合併は欧米（63-81％）と比較すると日本（37％）では少ない．p-ANCA 陽性率は潰瘍性大腸炎に関連があり，やはり欧米（69％）より日本（13％）では少ない〔World J Gastroenterol. 2008 Jul 7; 14(25): 3974-81〕．
  - 日本における PSC の 192 症例において，炎症性腸疾患（21％）以外に慢性膵炎（15％），胆石（12％），胆嚢癌・胆道癌（4％）の合併が報告されている〔J Gastroenterol. 1997 Feb; 32(1): 134-7〕．

7 肝細胞癌・転移性肝腫瘍

肝細胞癌

- 肝細胞癌の 80-90％は肝硬変を合併する．
- 肝細胞癌の 90％が肝炎ウイルスの感染による．
- ウイルス性肝硬変からの発癌率は B 型肝炎・C 型肝炎でそれぞれ 3％/年，6％/年（再発の場合はその倍の頻度）と C 型肝炎で肝細胞癌の発生率は高いが，B 型肝炎では肝硬変を介さず肝癌を発症しうることが特徴である．
- 肝硬変で肝性昏睡が増悪した場合，腹水が急激に増加した場合（門脈腫瘍塞栓），多血症が見られた場合（エリスロポエチン産生肝細胞癌）には肝細胞癌合併を疑う．

- 日本では肝細胞癌の15%でHBs抗原陽性，75-80%でHCV抗体陽性と推測されている．

肝細胞癌の腫瘍マーカー

- 採血検査ではαフェトプロテイン(AFP)とPIVKA-Ⅱが相補的に有用である．
- AFP＞20 μg/Lで肝細胞癌を疑い，200 μg/L以上で強く疑うが，500 μg/Lまでは良性疾患でもありうる．
- AFPの値が軽度上昇の場合はAFP-L_3測定追加が有用である．
- PIVKA-Ⅱはワルファリン内服・ビタミンK欠乏・抗菌薬の影響を受けるが，AFPよりも感度が高い．

	感度	特異度	LR+	LR-	
AFP＞20 μg/L	41-65	80-94	3.1-6.8	0.4-0.6	Ann Intern Med. 2003 Jul 1; 139(1): 46-50
＞200 μg/L	22-45	99＜	29＜	0.6-0.8	
AFP-L_3≧15%	75	90	7.5	0.28	Acta Med Okayama. 2002; 56(6): 317-20
PIVKA-Ⅱ≧40 mAU/mL	77	86.4	5.7	0.27	World J Gastroenterol. 2005 Oct 21; 11(39): 6115-9
AFP≧20 ng/mL	59	77.3	2.6	0.53	
PIVKAあるいはAFP	83.6	68.2	2.6	0.24	
KL-6≧500 U/L	34	80	1.7	0.83	World J Gastroenterol. 2005 Nov 14; 11(42): 6607-12

AFPはヨークサック腫瘍や未熟奇形腫でも異常高値となる．

肝細胞癌の画像診断

- 画像検査ではエコー検査が簡便で有用だが見落としも多いため，肝細胞癌のリスクを有する肝硬変患者では採血やCTと併用し2-6か月ごとに行う．
- 2-3 cm以上の腫瘍であれば，超音波で鮮明かつ平滑な境界，薄い辺縁低エコー帯，モザイクパターン，内部エコーの星形無エコー域，後方エコー増強，外側陰影の6項目で確定診断が可能である．
- ドップラーエコーも有用である．
- dynamic-CTやMRIはエコー検査より感度が高く，肝細胞癌を積極的に疑う場合には追加で施行する．
- CTやMRIでも肝細胞癌かどうかがはっきりしない2 cm未満の腫瘤は，3か月後に再検査を行う．

肝細胞癌のサイズと，腹部エコーでの肝細胞癌検出率

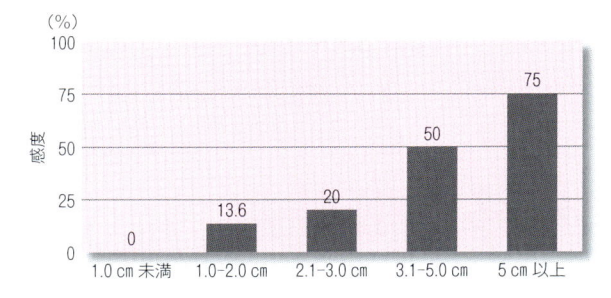

サイズ	感度(%)
1.0 cm未満	0
1.0-2.0 cm	13.6
2.1-3.0 cm	20
3.1-5.0 cm	50
5 cm以上	75

腹部エコーでは見落としの85%が2 cm未満の結節影である〔Liver Transpl Surg. 1998; 4(6): 477-82〕．

部位的はS8(横隔膜ドーム下)病変がエコーでは検出が難しい．

AJR Am J Roentgenol. 2002 Jul; 179(1): 75-80

- 3 cm以上の肝腫瘍における，超音波検査での肝細胞癌診断

	感度	特異度	LR+	LR-	accuracy
円形腫瘤	78.7	54.8	1.7	0.39	61.6
鮮明かつ平滑な境界	83.6	92.3	10.9	0.18	89.8
辺縁低エコー帯	96.7	43.9	1.7	0.08	58.8
薄い辺縁低エコー帯	73.8	80	3.7	0.33	78.2
内腔が鮮明	80.3	78.7	3.8	0.25	79.2
モザイクパターン	80.3	88.3	6.9	0.22	86.1
内部エコーの星形無エコー域	68.9	96.1	17.7	0.32	88.4

(つづく)

	感度	特異度	LR+	LR−	accuracy
後方エコー増強	82	80	4.1	0.23	80.6
外側陰影	80.3	88.4	6.9	0.22	86.1

J Clin Ultrasound. 1987; 15(7): 7431-7

▶ 一方，2 cm 以下の肝細胞癌が68%を占める研究では，後壁増強は42.4%，薄い halo は28.2%，外側陰影が24.7%に認めるものの，モザイクパターンは7.1%のみであり〔*Eur Radiol. 1996; 6(4): 443-7*〕，腫瘍サイズが小さい場合のパターンによる診断は難しい．

● ドップラーエコーによる肝腫瘤鑑別

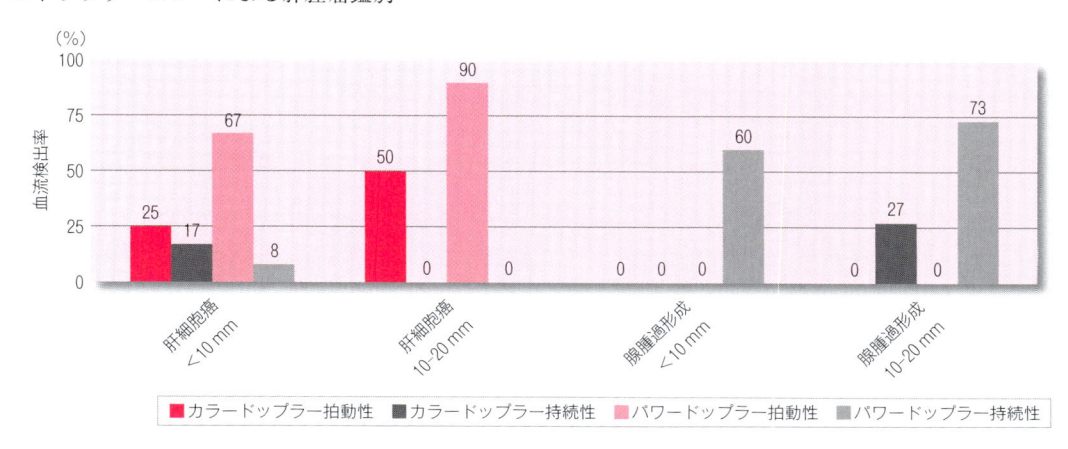

(%)
血流検出率

肝細胞癌 <10 mm: 25, 17, 67, 8
肝細胞癌 10-20 mm: 50, 0, 90, 0
腺腫過形成 <10 mm: 0, 0, 0, 60
腺腫過形成 10-20 mm: 0, 0, 27, 73

■ カラードップラー拍動性　■ カラードップラー持続性　■ パワードップラー拍動性　■ パワードップラー持続性

パワードプラーで腫瘍内拍動性血流を認めれば肝細胞癌の可能性が高い．
AJR Am J Roentgenol. 1998 Jan; 170(1): 157-61

● 肝細胞癌における超音波検査以外の画像診断

	感度	特異度	LR+	LR−
超音波検査	61(44-76)	97(95-98)	18(8.5-37)	0.5(0.4-0.6)
dynamic CT	68(55-80)	93(89-96)	6.1(3.1-12)	0.4(0.4-0.6)
造影 MRI	81(70-91)	85(77-93)	3.9(2.4-6.5)	0.3(0.2-0.5)

Am J Gastroenterol. 2006 Mar; 101(3): 513-23

▶ MRI に関しては肝細胞癌検出だけ見れば Gd 造影が優れる〔*AJR Am J Roentgenol. 1999; 172(6): 1547-54*〕が，SPIO(super paramagnetic iron oxide)は肝細胞癌の分化度を反映する〔*Hepatology. 2000; 32(2): 205-12*〕．
▶ 肝細胞癌の腫瘍容積の倍加時間は，肝動脈の血流が豊富ならば70日，乏血流結節は370日〔*肝臓. 1992; 33(10): 758-65*〕であることが，フォローの際には参考になる．
▶ CT や MRI の代わりに造影超音波検査や CO_2 動注造影超音波検査を行うべき理由はあまりない．

転移性肝癌

● 腹部エコーは簡便性に勝るが，感度は高くない．所見としては hypoechoic halo sign が重要である．
● dynamic 造影 CT(特に門脈相)もしくは造影 MRI の検出感度が比較的高い．
● PET は簡便性に劣るが，肝外病変の評価には優れる．

● 消化管腫瘍の転移性肝癌検出において，いかなる画像検査でも1 cm 以下の転移は半分程度でしか検出できない〔*Br J Radiol. 2000 Mar; 73(867): 234-41*〕．

転移性肝癌の検出率

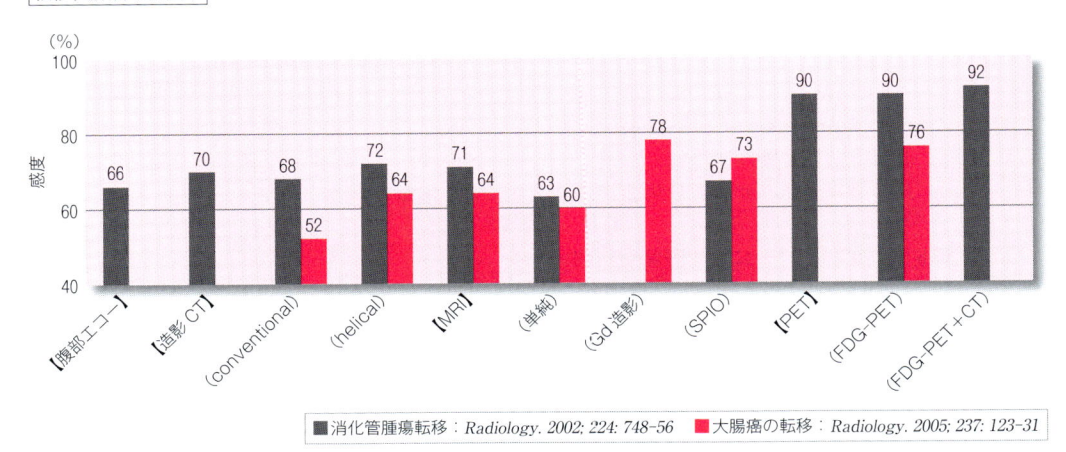

（グラフ）
- 腹部エコー: 66
- 造影CT: 70
- (conventional): 68 / 52
- (helical): 72 / 64
- 【MRI】 (単純): 71 / 64
- (Gd造影): 63 / 60
- (SPIO): 78 / 67 ... 73
- 【PET】: 90
- FDG-PET: 90 / 76
- FDG-PET+CT: 92

■ 消化管腫瘍転移：Radiology. 2002; 224: 748-56　■ 大腸癌の転移：Radiology. 2005; 237: 123-31

- 超音波検査においては hypoechoic halo sign は悪性腫瘍（おもに転移性肝癌）に対して感度は 88％，特異度は 86％ との報告がある〔AJR Am J Roentgenol. 1992 Nov; 159(5): 1005-9〕．

CTと乏血性転移性肝癌の検出

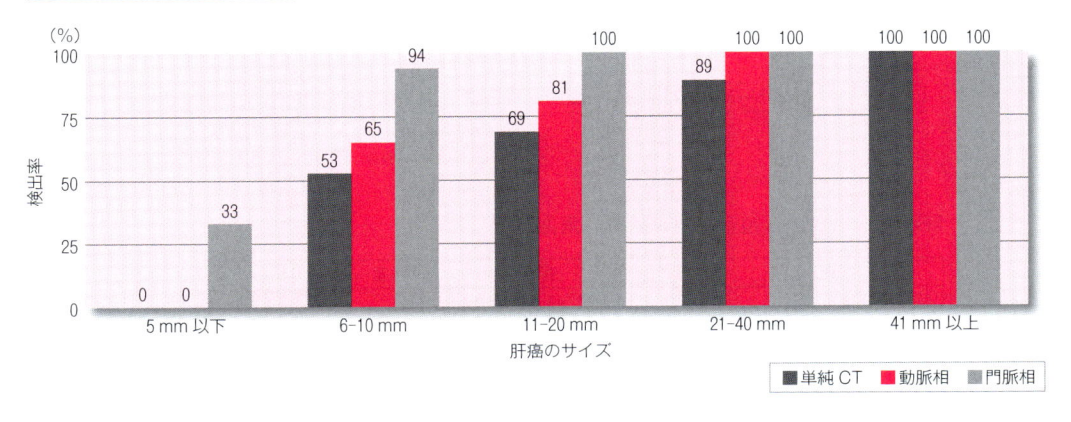

（グラフ：肝癌のサイズ別 検出率）
- 5 mm以下: 0 / 0 / 33
- 6-10 mm: 53 / 65 / 94
- 11-20 mm: 69 / 81 / 100
- 21-40 mm: 89 / 100 / 100
- 41 mm以上: 100 / 100 / 100

■ 単純CT　■ 動脈相　□ 門脈相

Radiology 2004; 231: 413-20

- PET/CT は肝外病変の評価にも感度 83％，特異度 96％ と CT の感度 58％，特異度 87％ よりも優れる〔Acta Radiol. 2007 May; 48(4): 369-78〕．

8 肝膿瘍

化膿性肝膿瘍の原因・起因菌

- 胆道系の基礎疾患を有する患者での経胆道性感染が半数以上を占め，起因菌も胆道感染と類似する．
- 胆道疾患や悪性疾患の既往や，Murphy 徴候があれば経胆道感染の可能性が高い．

（つづく）

- それ以外では消化管などからの経門脈性と，肝細胞癌に対する塞栓術による経肝動脈性が多く，後者ではグラム陽性球菌が多いことに注意する．免疫抑制状態では *Candida* も考える．
- *K. pneumoniae* は糖尿病患者に多く血行性散布するため，眼内炎などを高頻度に起こす．充実性病変であることが多く，エコーなどにて腫瘍と間違われやすく注意を要する．
- ガス産生性肝膿瘍は糖尿病との関連が強い．この場合も *K. pneumoniae* が起因菌であることが多い．

化膿性肝膿瘍の原因（n=230）

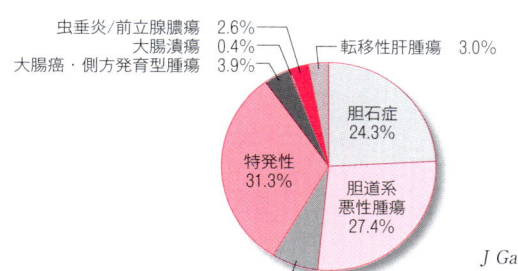

- 虫垂炎/前立腺膿瘍 2.6%
- 大腸潰瘍 0.4%
- 大腸癌・側方発育型腫瘍 3.9%
- 転移性肝腫瘍 3.0%
- 胆石症 24.3%
- 特発性 31.3%
- 胆道系悪性腫瘍 27.4%
- それ以外の胆道系異常 7.0%

J Gastroenterol Hepatol. 2012 Feb; 27(2): 248-55

- 経胆道感染の予測

	感度	特異度	LR+	LR−
胆石症の既往	41 (25-59)	90 (78-96)	4.3 (1.7-10.8)	0.7 (0.5-0.9)
悪性疾患の既往	18 (7-35)	98 (88-100)	9.2 (1.2-72.9)	0.8 (0.7-1.0)
Murphy 徴候	32 (18-51)	89 (76-95)	2.8 (1.1-6.9)	0.8 (0.6-1.0)

Swiss Med Wkly. 2005 Jun 11; 135(23-24): 344-51 より改変

- 分離菌頻度は腸内細菌群・腸球菌が多く，嫌気性菌・緑膿菌・連鎖球菌・ブドウ球菌などが続く．ただし処置歴のない経胆道感染では嫌気性菌関与は少ないとされる．

- *K. pneumoniae* による肝膿瘍
  - *K. pneumoniae* による肝膿瘍は特にアジアでは 50％ を占め，他地域の 27％ よりも多い〔*Clin Infect Dis. 2004 Dec 1; 39(11): 1654-9*〕．
  - 経胆道感染では大腸菌や嫌気性菌などの混合感染も多いが，*K. pneumoniae* 単独の場合，原発性（おそらく血行性）もありうる．

感染経路と起因菌

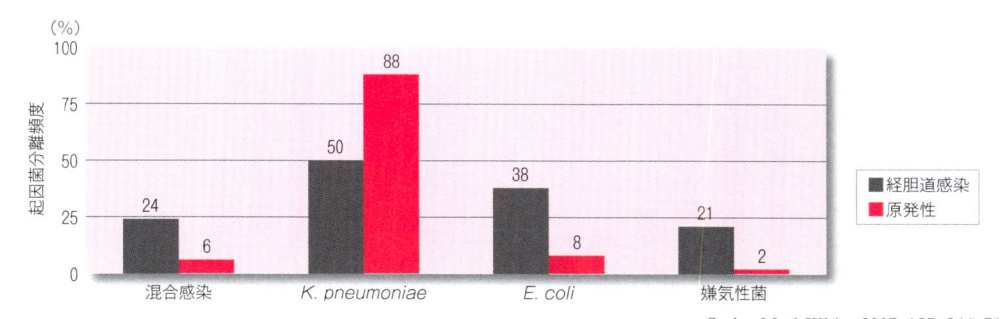

	経胆道感染	原発性
混合感染	24	6
K. pneumoniae	50	88
E. coli	38	8
嫌気性菌	21	2

Swiss Med Wkly. 2005; 135: 344-51

K. pneumoniae による肝膿瘍の特徴

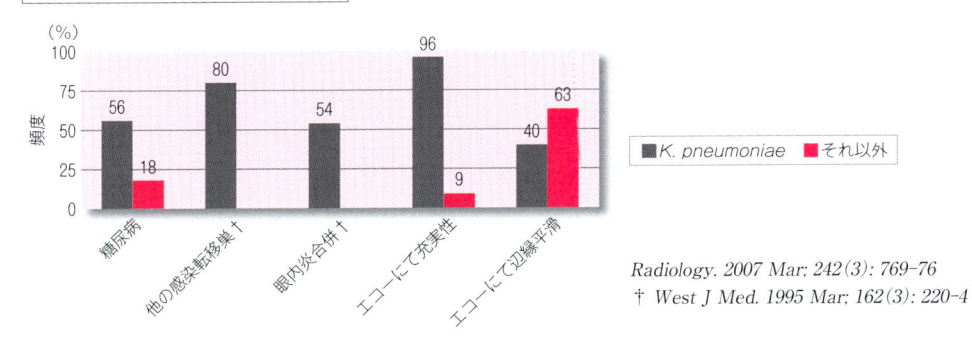

項目	K. pneumoniae (%)	それ以外 (%)
糖尿病	56	18
他の感染転移巣†	80	—
肝内炎合併†	54	—
眼内炎合併†	—	—
エコーにて充実性	96	9
エコーにて辺縁平滑	40	63

Radiology. 2007 Mar; 242(3): 769-76
† *West J Med. 1995 Mar; 162(3): 220-4*

ガス産生性肝膿瘍の特徴(台湾)

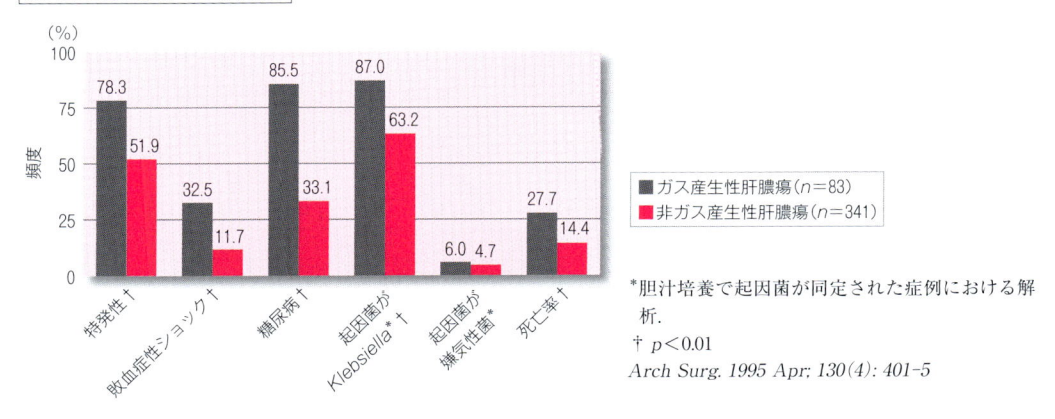

項目	ガス産生性肝膿瘍 (n=83) (%)	非ガス産生性肝膿瘍 (n=341) (%)
特発性†	78.3	51.9
敗血症性ショック†	32.5	11.7
糖尿病†	85.5	33.1
起因菌がKlebsiella*†	87.0	63.2
起因菌が嫌気性菌*	6.0	4.7
死亡率†	27.7	14.4

*胆汁培養で起因菌が同定された症例における解析.
† $p<0.01$
Arch Surg. 1995 Apr; 130(4): 401-5

化膿性肝膿瘍の症候

- 発熱・右季肋部痛(肝叩打痛)を高頻度に認める.
- 嘔気・下痢の他に呼吸器症状も見られうるが黄疸はあまり見られない.

化膿性肝膿瘍の臨床症候(n=377)

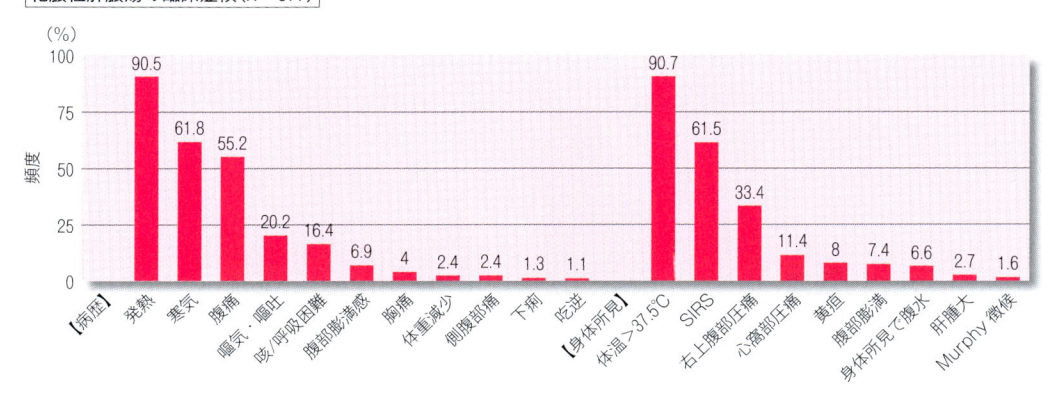

症候	頻度(%)
【病歴】	
発熱	90.5
寒気	61.8
腹痛	55.2
嘔気・嘔吐	20.2
咳/呼吸困難	16.4
腹部膨満感	6.9
胸痛	4
体重減少	2.4
側腹部痛	2.4
下痢	1.3
吃逆	1.1
【身体所見】	
体温>37.5℃	90.7
SIRS	61.5
右上腹部圧痛	33.4
心窩部圧痛	11.4
黄疸	8
腹部膨満	7.4
身体所見で腹水	6.6
肝腫大	2.7
Murphy徴候	1.6

Am J Gastroenterol. 2010 Feb; 105(2): 328-35

化膿性肝膿瘍の検査

- 血液検査では炎症所見とALP上昇が高頻度に見られるが，肝細胞障害を認めない症例もある．
- 血液培養は半数以上で陽性となる．
- 画像検査では腹部エコーもしくは造影腹部CTの検出感度が高い．

化膿性肝膿瘍の検査

項目	Clin Infect Dis. 2004 Dec 1; 39(11): 1654-9 (n=79)	QJM. 2002 Dec; 95(12): 797-802 (n=65)	Am J Gastroenterol. 2010 Feb; 105(2): 328-35 (n=377)
白血球増多	68	88	73
好中球増多		90	90
AST上昇		49	58
ALT上昇	54	67	61
ALP上昇	67	64	
Bil上昇	36	42	57
血液培養			67
胸部X線		33	22
腹部エコー		90	95.7
腹部CT		100	99.5

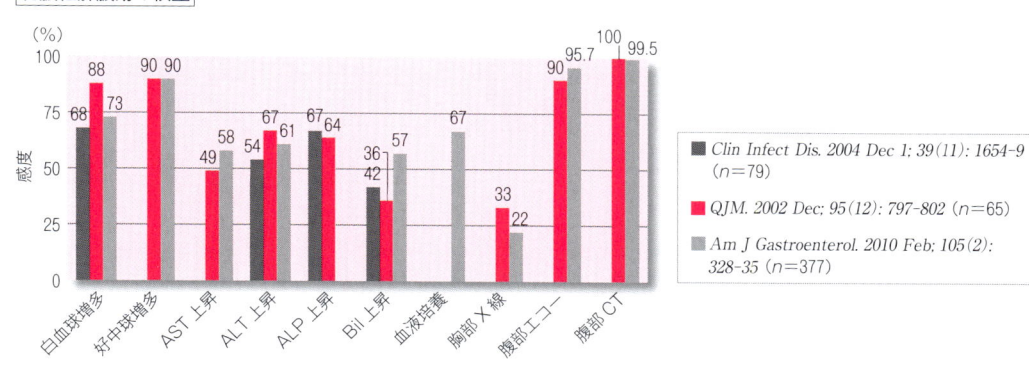

化膿性肝膿瘍における造影CT所見

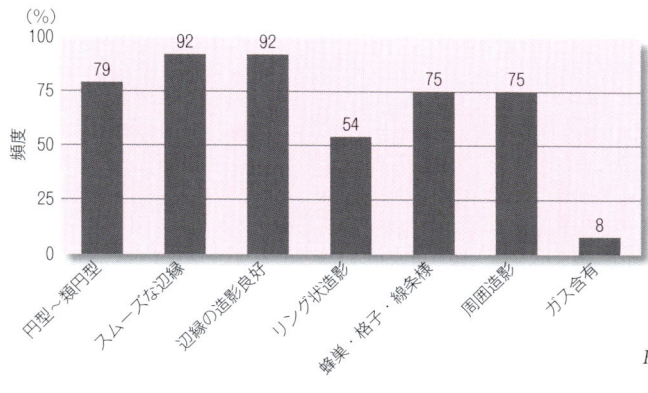

所見	頻度(%)
円型～類円型	79
スムーズな辺縁	92
辺縁の造影良好	92
リング状造影	54
蜂巣・格子・線条様	75
周囲造影	75
ガス含有	8

Hepatobiliary Pancreat Dis Int. 2007; 6: 271-5

アメーバ性肝膿瘍

- 壮年男性に多く，半年以内の海外渡航歴と，性交渉歴(HIV感染症)がリスクとして重要である．
- 症候は化膿性肝膿瘍とあまり変わらないが，下痢が多い可能性はある．
- 画像検査では細菌性肝膿瘍と比較して右葉に単発性で直径が5-10 cm以上と大きい傾向がある．
- アメーバ抗体は感度・特異度が高いので疑えば必ず検査を行う．

アメーバ性肝膿瘍 臨床所見・検査所見

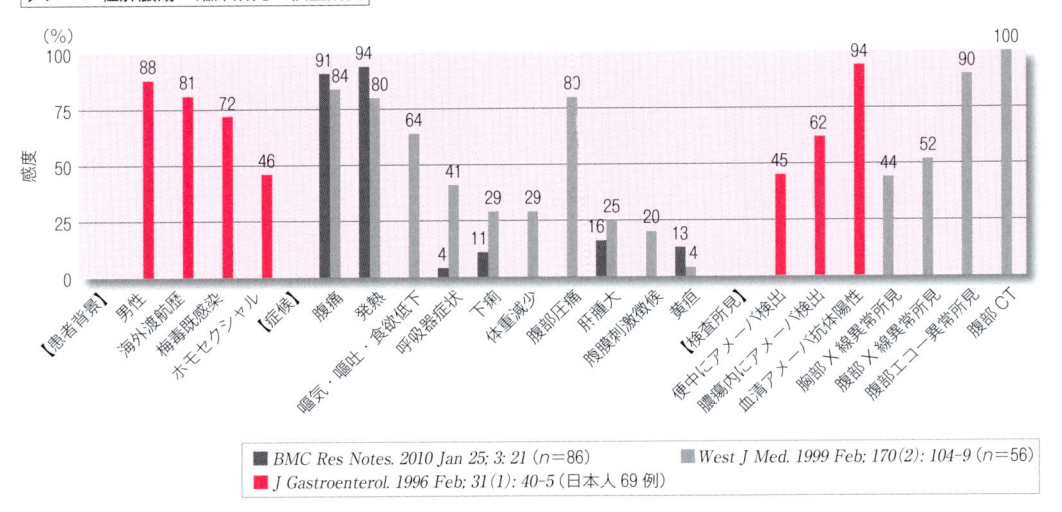

(%)
- 【患者背景】
  - 男性: 88, 84
  - 海外渡航歴: 81
  - 梅毒既感染: 72
  - ホモセクシャル: 46
- 【症候】
  - 腹痛: 91, 84
  - 発熱: 94, 80
  - 嘔気・嘔吐・食欲低下: 64
  - 呼吸器症状: 4, 41
  - 下痢: 11, 29
  - 体重減少: 29
  - 腹部圧痛: 80
  - 肝腫大: 16, 25
  - 腹膜刺激徴候: 20
  - 黄疸: 13, 4
- 【検査所見】
  - 便中にアメーバ検出: 45
  - 膿瘍内にアメーバ検出: 62
  - 血清アメーバ抗体陽性: 94
  - 胸部X線異常所見: 44
  - 腹部X線異常所見: 52
  - 腹部エコー異常所見: 90
  - 腹部CT: 100

■ BMC Res Notes. 2010 Jan 25; 3: 21 (n=86)　■ West J Med. 1999 Feb; 170(2): 104-9 (n=56)
■ J Gastroenterol. 1996 Feb; 31(1): 40-5 (日本人 69例)

Trends Parasitol. 2004 Jan; 20(1): 23-6

化膿性肝膿瘍とアメーバ性肝膿瘍との画像上の違い

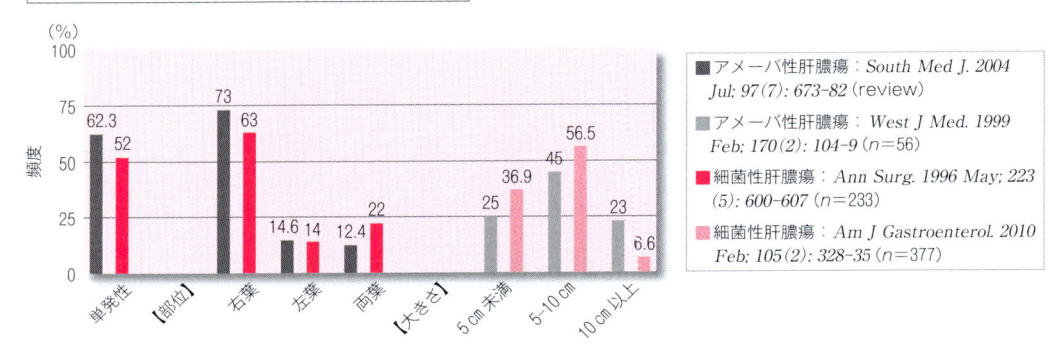

(%)
- 単発性: 62.3, 52
- 【部位】
  - 右葉: 73, 63
  - 左葉: 14.6, 14
  - 両葉: 12.4, 22
- 【大きさ】
  - 5cm未満: 25, 36.9
  - 5-10cm: 45, 56.5
  - 10cm以上: 23, 6.6

■ アメーバ性肝膿瘍: South Med J. 2004 Jul; 97(7): 673-82 (review)
■ アメーバ性肝膿瘍: West J Med. 1999 Feb; 170(2): 104-9 (n=56)
■ 細菌性肝膿瘍: Ann Surg. 1996 May; 223(5): 600-607 (n=233)
■ 細菌性肝膿瘍: Am J Gastroenterol. 2010 Feb; 105(2): 328-35 (n=377)

- 血清アメーバ抗体の診断能
  - ▶ IHA法では64倍以下では否定，512倍以上では確定と考えてよい．

	感度	特異度	LR+	LR−
indirect hemagglutination 法≧64倍	99.1 (94-100)	99.8 (99-100)	598 (150-2389)	0.01 (0-0.06)
ImmunoTab 法≧128倍	98 (89-100)	96 (94-97)	24 (16-37)	0.02 (0-0.13)
ELISA 法≧128倍	98 (92-100)	95 (93-96)	19 (15-24)	0.02 (0.01-0.08)

Am J Trop Med Hyg. 2001; 65(4): 341-5

- 穿刺液の塗抹検査から原虫が検出されるのは1/3のみであるが，細菌性肝膿瘍の否定には有用である．

9 胆石・胆道感染

胆石の頻度・リスク

- 胆石は検診のおおよそ1割で見つかる．
- 4F(female, forty, fertile, fat)がリスクだが，これにとらわれすぎてはならない．特に肥満だけでなく減量も胆石症のリスクである．

  - 日本人での無症候性胆石の頻度は2.6-18.9%〔外科治療. 1991; 64: 818-23〕という報告がある．
  - 日本人での男女比は1：1.2程度で性差は大きくはない．胆囊胆石症は20歳代から見られ始め，40-60歳代に多い(胆囊胆石症の平均年齢は56.3±13.6歳，総胆管結石症の平均年齢は66.9±14.4歳)ことが報告されている〔胆道. 1998; 12: 276-93〕．
  - fat(肥満)は胆石症や胆囊炎のリスクを3-4倍にするが〔Am J Gastroenterol. 2003 May; 98(5): 1032-41〕，逆に急激な体重減少も胆囊結石のリスク〔Am J Med. 1995 Feb; 98(2): 115-7〕とされるのは興味深い．
  - 小児〜若年者の胆石症では薬剤性(セフトリアキソン)や，遺伝性球状赤血球症などの溶血性貧血も考える必要がある．
    - ▶ 日本では先天性溶血性貧血の70%が遺伝性球状赤血球症で，罹患率は5-20例/100万人と推定されている〔日本臨牀. 1996：54(9)：2478-83〕．
    - ▶ 遺伝性球状赤血球症の39%が13歳までに胆囊結石を有するようになる〔J Pediatr Hematol Oncol. 2003 Dec; 25(12): 952-4〕．

胆石発作・合併症

- 無症候性胆石患者の1/4の症例では10年以内に胆石発作を経験する．胆石発作の既往がある場合はさらに高率となる．
- 胆石発作は右季肋部の疝痛ではなく，心窩部持続痛のことも多い．
- 背部への放散痛は消化管疾患との鑑別に有用である．

無症候性胆石保有患者における胆石発作の頻度．合併症(胆囊炎・胆管炎・膵炎など)の頻度

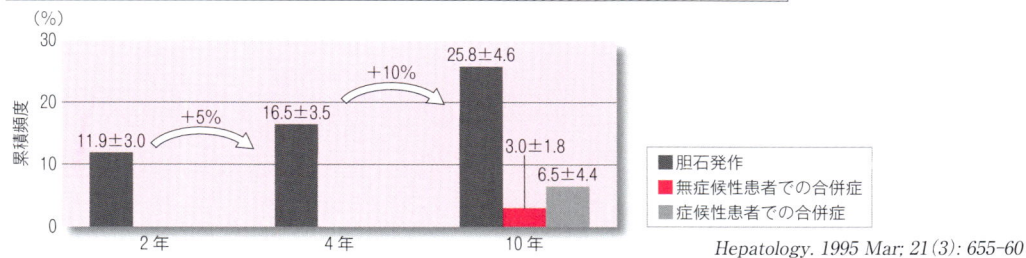

	2年	4年	10年
胆石発作	11.9±3.0	16.5±3.5	25.8±4.6
無症候性患者での合併症			3.0±1.8
症候性患者での合併症			6.5±4.4

+5%（2年→4年）、+10%（4年→10年）

Hepatology. 1995 Mar; 21(3): 655-60

- 無症候性の胆石保有患者が，重篤な症状を呈するのは年間1-2%程度の頻度であるが，最初に中程度の症状を有する患者では，その後重篤な症状を呈して手術を受ける確率は年間6-8%と高率である〔Am J Surg. 1993 Apr; 165(4): 399-404〕．

- 胆石発作は比較的急速にピークに達する持続痛(波があってもおおよそ8/10までしか軽減しない)で心窩部痛から始まる．4-6時間以内に痛みは軽快するが，数時間の寛解期の後に胆囊炎を惹起し右季肋部痛になることもある．
  - ▶ 誘発因子は聴取できないことのほうが多い．仰臥位での胆石の移動で嵌頓するためか，就寝中にも多い．

- 放散痛
  - ▶ Collins' sign（背部への放散痛）による胆石症の診断（上部消化管疾患との比較）

感度	特異度	LR＋	LR−
51(44-59)	93(88-96)	6.9(4.1-11.4)	0.5(0.5-0.6)

Ir J Med Sci. 2009 Dec; 178(4): 397-400

  - ▶ 胆道系疾患の放散痛は肩甲骨レベルまでで，肩までの放散痛があれば横隔膜レベルの炎症を考えるべきである．

> **MEMO　胆石発作には NSAID を**
> - 胆石発作の対症療法としては古典的には抗コリン薬が最も使用されていたが，NSAID が鎮痛効果だけではなく，胆嚢炎発作抑制効果があることが RCT にて証明されており〔Gastroenterology. 1997 Jul; 113(1): 225-31〕推奨される．しかし発熱という胆嚢炎の指標をマスクしてしまうかも知れない．

胆道感染の起因菌

- 起因菌は腸内細菌群，腸球菌，嫌気性菌を考える．

胆道感染の起因菌

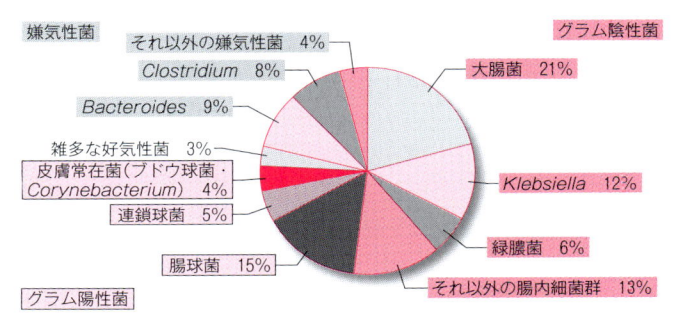

嫌気性菌
- それ以外の嫌気性菌　4%
- Clostridium　8%
- Bacteroides　9%

グラム陽性菌
- 雑多な好気性菌　3%
- 皮膚常在菌（ブドウ球菌・Corynebacterium）　4%
- 連鎖球菌　5%
- 腸球菌　15%

グラム陰性菌
- 大腸菌　21%
- Klebsiella　12%
- 緑膿菌　6%
- それ以外の腸内細菌群　13%

J Clin Microbiol. 1977 Nov; 6(5): 494-8
J Clin Microbiol. 1989 Oct; 27(10): 2373-5 より改変

急性胆囊炎の病歴・身体所見

- 病歴では右上腹部痛・嘔吐・発熱の3つが重要である．
- 身体所見では右上腹部圧痛・Murphy 徴候・肝叩打痛の3つが重要である．腹膜刺激症状はあってもなくてもよい．

- 急性胆囊炎の診断

		感度	特異度	LR＋	LR−
病歴	右上腹部痛	81(78-85)	67(65-69)	1.5(0.9-2.5)	0.7(0.3-1.6)
	食欲不振	65(57-73)	50(49-51)	1.1-1.7	0.5-0.9
	嘔気	77(69-83)	36(34-38)	1.0-1.2	0.6-1.0
	嘔吐	71(65-76)	53(52-55)	1.5(1.1-2.1)	0.6(0.3-0.9)
	発熱>38℃	35(31-38)	80(78-82)	1.5(1.0-2.3)	0.9(0.8-1.0)
身体所見	Murphy 徴候	65(58-71)	87(85-89)	2.8(0.8-8.6)	0.5(0.2-1.0)
	右上腹部圧痛	77(73-81)	54(52-56)	1.6(1.0-2.5)	0.4(0.2-1.1)
	右上腹部腫瘤	21(18-23)	80(75-85)	0.8(0.5-1.2)	1.0(0.9-1.1)
	筋性防御	45(37-54)	70(69-71)	1.1-2.8	0.5-1.0

（つづく）

身体所見		感度	特異度	LR+	LR−
	rigidity	11(6-18)	87(86-87)	0.50-2.32	1.0-1.2
	反跳痛	30(23-37)	68(67-69)	1.0(0.6-1.7)	1.0(0.8-1.4)
	直腸診にて圧痛	8(4-14)	82(81-83)	0.3-0.7	1.0-1.3

JAMA. 2003 Jan 1; 289(1): 80-6

- 肝叩打痛の診断特性に対する論文は見当たらないが，感度はMurphy徴候よりも高いという印象があり，腹痛患者や原因不明の発熱患者の身体診察時には省いてはならない診察であると思われる．
- 漢方では胸脇苦満という言葉があることから分かるように，器質的疾患がなくても季肋部の圧痛を訴えることはありうる．そのため，Murphy徴候も肝叩打痛も左右差を比べることが重要である．

急性胆嚢炎の血液検査

- 発熱だけでなく白血球増加の感度もさほど高くないので1回の診察・血液検査のみで胆嚢炎の否定はできない．
- 肝逸脱酵素や胆道系酵素の上昇が見られうるが，胆嚢炎に至っていない胆石発作との鑑別はできない．
- Bil高値はMirrizi症候群を来した胆嚢炎でも見られるので，必ずしも総胆管結石・胆管炎を示唆はしない．

- 急性胆嚢炎の診断
  ▶ 急性胆嚢炎において，高Bil血症を認めたときに総胆管結石を合併する頻度は4-73％である〔*Acad Emerg Med. 1997 Jan; 4(1): 51-5*〕．

	感度	特異度	LR+	LR−
ALP>120 U/L	45(41-49)	52(47-57)	0.8(0.4-1.6)	1.1(0.6-2.0)
ALT あるいは AST 上昇	38(35-42)	62(57-67)	1.0(0.5-2.0)	1.0(0.8-1.4)
T-bil>2 mg/dL	45(41-49)	63(59-66)	1.3(0.7-2.3)	0.9(0.7-1.2)
T-bil・AST・ALP すべて上昇	34(30-36)	80(69-88)	1.6(1.0-2.8)	0.8(0.8-0.9)
T-bil・AST・ALP いずれか上昇	70(67-73)	42(31-53)	1.2(1.0-1.5)	0.7(0.6-0.9)
白血球>1万/μL	63(60-67)	57(54-59)	1.5(1.2-1.9)	0.6(0.5-1.8)
＋発熱あり	24(21-26)	85(76-91)	1.6(0.9-2.8)	0.9(0.8-1.0)
＋発熱なし	30(27-33)	44(34-54)	0.5(0.4-0.7)	1.6(1.4-1.8)

JAMA. 2003 Jan 1; 289(1): 80-6

胆嚢炎の診断

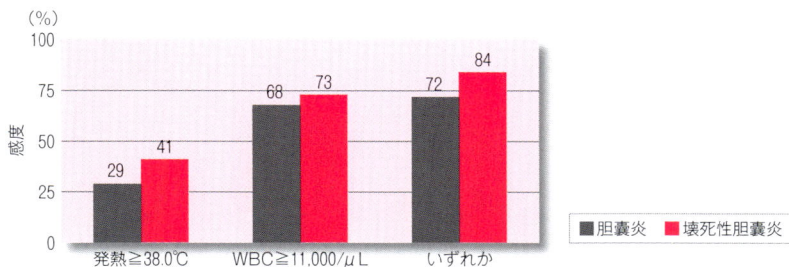

	胆嚢炎	壊死性胆嚢炎
発熱≧38.0℃	29	41
WBC≧11,000/μL	68	73
いずれか	72	84

Ann Emerg Med. 1996 Sep; 28(3): 273-7

急性胆嚢炎の画像検査

- 超音波検査が最も有用な検査である．胆嚢腫大≧8 cm×4 cm・胆嚢壁肥厚≧4 mm・胆泥・胆石の有無も重要ではあるがプローブによるMurphy徴候（や胆嚢壁血流増加）が最も診断に有用である．
- CTは超音波検査に比べれば診断特性に劣るためルーチンでの施行は不要だが，診断困難例や穿孔・膿瘍形成といった合併症が疑われる場合に施行する．

- 急性胆嚢炎の画像検査

	感度	特異度	LR+	LR−
腹部 CT	39	93	5.6	0.66
腹部超音波検査 ‡	82(75-87)	81(73-87)	4.3	0.22
壁肥厚>3 mm †	82	78	3.7	0.23
胆嚢周囲液体貯留 †	32	99	32	0.69
3層構造 †	36	93	18	0.65
胆石 †	82	76	3.4	0.24
Murphy 徴候 †	86	93	12	0.15
血流確認(カラードップラー) †	95	100	∞	0.05
血流確認(パワードップラー) †	95	100	∞	0.05
MRI ‡	86(66-95)	82(69-90)	4.8	0.17
胆道シンチグラフィ ‡	94(92-96)	90(85-93)	9.4	0.07

Radiology. 1999 Dec; 213(3): 831-6／† AJR Am J Roentgenol. 1998 Jul; 171(1): 183-8
‡ Radiology. 2012 Sep; 264(3): 708-20

- 超音波検査所見の解釈における注意点：胆嚢壁肥厚は絶食により最大7 mmまではありうる．肝疾患・腹水でも胆嚢壁肥厚は起こる．胆泥は正常でも1-2%に見られる所見である．
- CTは超音波検査と比較して感度が低い〔Radiology. 1999 Dec; 213(3): 831-6〕ため，初期評価の第1選択とはならない．陽性所見としては壁肥厚・胆嚢周囲のけば立ち・胆嚢腫大・胆嚢周囲液体貯留・漿膜下浮腫・高濃度胆汁などを確認する．
- MRIは超音波検査とほぼ同じ診断特性であり，胆道シンチグラフィは診断特性が最も良い検査だがあえて施行する理由は乏しい．

高齢者の急性胆嚢炎

- 典型的な右季肋部痛・嘔気・発熱の3徴候は揃わないことも多く，Murphy徴候や白血球増多も認めないことがあるため，注意を要する．
- 化膿性合併症や胆嚢癌の合併が多い．

高齢者の胆嚢炎

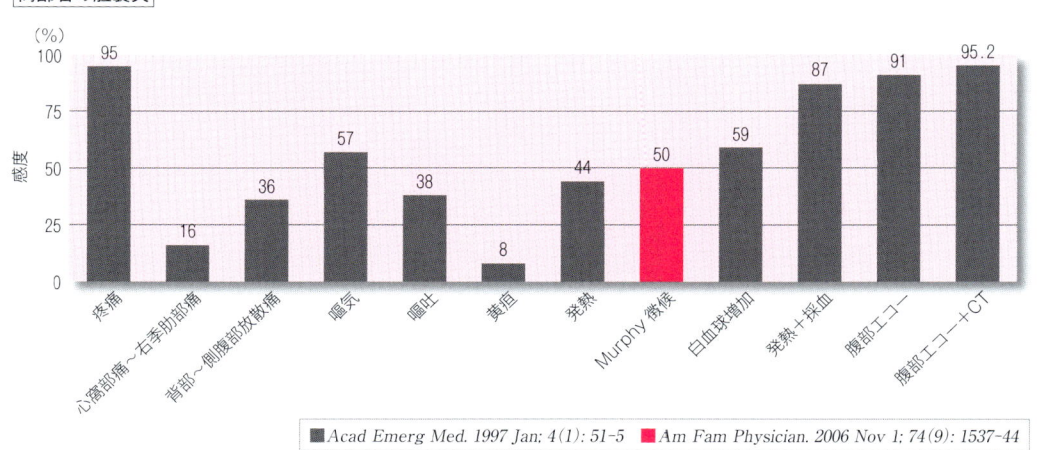

所見	感度(%)
疼痛	95
心窩部痛〜右季肋部痛	16
背部〜側腹部放散痛	36
嘔気	57
嘔吐	38
黄疸	8
発熱	44
Murphy徴候	50
白血球増加	59
発熱＋採血	87
腹部エコー	91
腹部エコー＋CT	95.2

■ Acad Emerg Med. 1997 Jan; 4(1): 51-5　■ Am Fam Physician. 2006 Nov 1; 74(9): 1537-44

- 急性胆嚢炎の1-1.5%で胆嚢癌が合併〔Am J Surg. 1966 Jan; 111(1): 47-55／Nippon Rinsho. 2002 Jan; 60 Suppl 1: 284-8〕するが，60歳以上では8.8%で合併するとの報告がある〔Surgery. 1997 Oct; 122(4): 748-54〕．

無石胆嚢炎

- 胆嚢炎の5-10%を占めるとされ，胆汁うっ滞を来す絶食・重症患者では高頻度に見られる．
- 診断は難しく，疑われれば腹部超音波検査を繰り返すことが必要である．
- 特殊な原因として，セフトリアキソンなどの薬剤性，血管炎，好酸球増多があれば寄生虫による胆嚢炎も考える．

- 全体的な術後急性胆嚢炎の発生率は0.06%で，そのうち90%は無石性胆嚢炎とされる．平均年齢は60歳で男女比は2.8：1と男性に多い〔Jpn J Surg. 1988 Jan; 18(1): 35-42〕．
- 高カロリー輸液中の胆泥形成は1週間で6%，4週間で50%，6週間で100%であり，最終的には40%以上に胆石の形成が見られる〔J Am Coll Surg. 1995 Feb; 180(2): 232-44〕．
- 無石胆嚢炎に対する検査

	感度	特異度	LR＋	LR－
超音波検査	30-50	93-94	4.2-8.0	0.5-0.8
胆道シンチグラフィ	67-100	88-100	8.0-∞	0-0.3

Am Surg. 2002 Jan; 68(1): 65-9/Intensive Care Med. 2000 Nov; 26(11): 1658-63

- 正常胆嚢壁厚（3mm以下）が24時間以内に壁肥厚≧4mmとなれば4例中4例で無石胆嚢炎だが，異常壁肥厚あっても再検査で変化がないか壁厚が改善した場合は6例中1例のみ無石胆嚢炎と最終判断されたという報告〔J Ultrasound Med. 1993 Apr; 12(4): 183-7〕があり，繰り返しての超音波検査検査が有用である．

- 薬剤で明らかに胆嚢炎を惹起すると判明しているものは閉経後ホルモン補充療法であり，それ以外にも肝動注療法，フィブラート，サイアザイド，セフトリアキソン，オクトレオチド，エリスロマイシン，アンピシリンで報告がある．

胆嚢炎合併症

- 急性胆嚢炎では壊疽性胆嚢炎，胆嚢周囲膿瘍，気腫性胆嚢炎，胆嚢穿孔，胆嚢捻転症は緊急手術適応であり，常に念頭におき診療する．
- 画像検査にて胆嚢壁内や胆嚢内の気腫，胆嚢壁の不整肥厚・断裂像（穿孔）や，胆嚢内腔の膜様構造があれば壊疽性胆嚢炎と考える．
- 気腫性胆嚢炎は糖尿病・高齢男性・心血管系既往歴がリスク要因である．
- 胆嚢穿孔は周囲に炎症波及が高度な割に胆嚢が萎縮していれば疑う．
- 胆嚢捻転症は高齢女性・無石胆嚢炎・発熱がない場合には積極的に疑う．胆嚢頸部で捻れて胆嚢が正中側〜下方偏位し，胆嚢床から離れ，虚血のため造影不良を来す．

高齢者における急性胆嚢炎の合併症

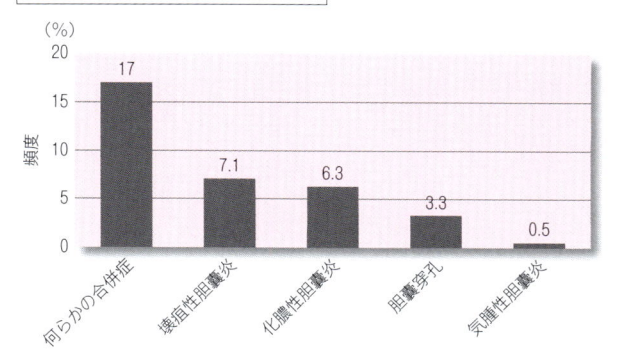

何らかの合併症	壊疽性胆嚢炎	化膿性胆嚢炎	胆嚢穿孔	気腫性胆嚢炎
17	7.1	6.3	3.3	0.5

Hepatogastroenterology. 1997; 44(15): 671-6

- CT による壊疽性胆嚢炎の診断

	感度	特異度	LR+	LR−
壁内・胆嚢内気腫	7.6	100	∞	0.92
胆嚢内腔の膜様構造	9.8	99.5	19.6	0.91
壁不整・壁欠損	28.3	97.6	11.8	0.73
胆嚢周囲膿瘍	15.2	96.6	4.5	0.88
胆嚢壁けば立ち	37	89.9	3.7	0.7
隣接肝臓造影	27.2	89.3	2.5	0.82
胆嚢周囲液体貯留	53.3	87	4.1	0.54
胆石	47.8	83.2	2.8	0.63
胆嚢周囲炎症	78.3	72.1	2.8	0.3
胆嚢腫大	88	59.1	2.2	0.2
胆嚢壁肥厚	88	57.7	2.1	0.21

AJR Am J Roentgenol. 2002 Feb; 178(2): 275-81

- 胆嚢捻転症
  - ▶ 85％は 60-80 歳で, 女性が 75％を占める〔*Am J Gastroenterol. 1983 Feb; 78(2): 96-8*〕.
  - ▶ 70-80％は胆石を伴わない〔*Turk J Gastroenterol. 2006 Sep; 17(3): 209-11*〕.

総胆管結石

- 高齢者では特に総胆管結石が多く, 化膿性胆管炎を高率に合併するため注意が必要である.

胆石症と化膿性合併症の頻度

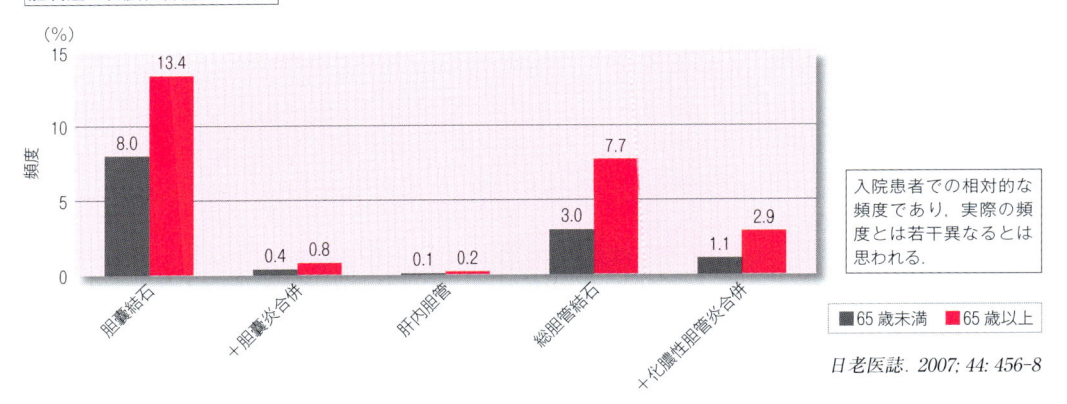

	65歳未満	65歳以上
胆嚢結石	8.0	13.4
＋胆嚢炎合併	0.4	0.8
肝内胆管	0.1	0.2
総胆管結石	3.0	7.7
＋化膿性胆管炎合併	1.1	2.9

入院患者での相対的な頻度であり, 実際の頻度とは若干異なるとは思われる.

日老医誌. 2007; 44: 456-8

急性閉塞性化膿性胆管炎

- Charcot 3 徴（発熱・黄疸・右上腹部痛）や, Reynolds 5 徴（Charcot 3 徴＋意識障害＋ショック）は重要な徴候ではあるが, これらの徴候が揃うのは晩期である.
- 胆嚢胆石症と比較して黄疸や肝機能障害は見られやすいが, 右上腹部痛や Murphy 徴候は見られなくてもよい.
- 総胆管径は通常 7 mm 未満だが, 明らかな拡張とみなしてよいのは 11 mm 以上である（7-11 ルール）.

閉塞性化膿性胆管炎の徴候・検査

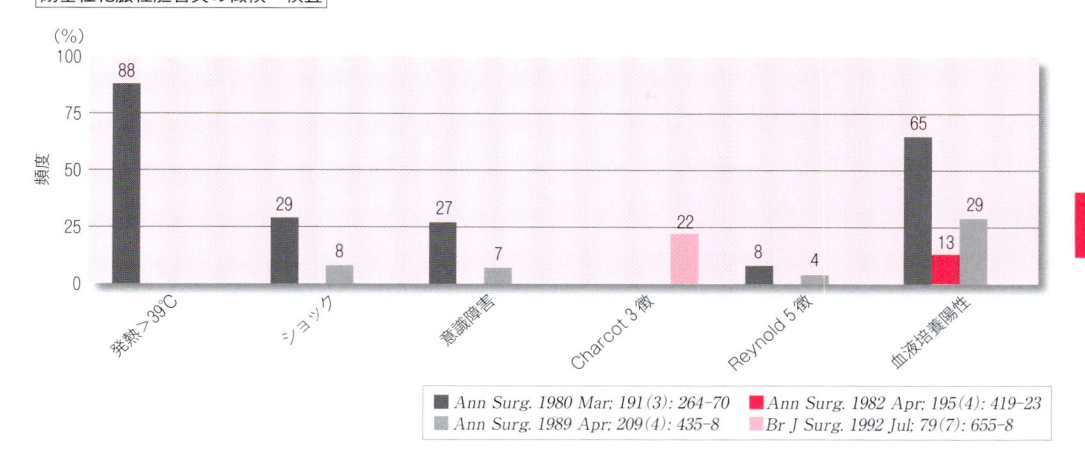

(%) 頻度

発熱>39℃	88 / 29 / 27
ショック	29 / 8
意識障害	27 / 7
Charcot 3徴	22
Reynold 5徴	8 / 4
血液培養陽性	65 / 13 / 29

- ■ *Ann Surg. 1980 Mar; 191(3): 264-70*
- ■ *Ann Surg. 1982 Apr; 195(4): 419-23*
- ■ *Ann Surg. 1989 Apr; 209(4): 435-8*
- ■ *Br J Surg. 1992 Jul; 79(7): 655-8*

● 総胆管結石症の診断（胆嚢胆石症との鑑別）

	感度	特異度	LR＋	LR－
黄疸	39(29-49)	92(88-97)	3.9(3.3-4.5)	0.82(0.78-0.86)
ビリルビン上昇	69(48-90)	88(84-92)	4.8(4.4-5.3)	0.54(0.49-0.60)
直接Bil≧正常上限2倍§	50	83	2.9	0.60
AST≧正常上限2倍§	59	89	5.4	0.46
ALP上昇	57(46-69)	86(78-94)	2.6(2.4-2.9)	0.65(0.59-0.71)
≧正常上限2倍§	42	83	2.5	0.70
γGTP≧90 U/L †	86(66-95)	75(68-80)	3.4(2.5-4.5)	0.19(0.08-0.48)
アミラーゼ上昇	11(2-20)	95(93-98)	1.5(1.1-2.1)	0.99(0.96-1.01)
胆嚢炎	50(11-89)	76(45-100)	1.6(1.4-1.9)	0.94(0.87-1.01)
超音波にて総胆管結石	38(27-49)	100(99-100)	14(7.5-25)	0.70(0.63-0.77)
超音波にて総胆管拡張	42(28-56)	96(94-98)	6.9(5.6-8.6)	0.77(0.72-0.82)
総胆管≧10 mm §	95	85	6.3	0.06

メタ解析：*Gastrointest Endosc. 1996 Oct; 44(4): 450-5*
§ *World J Gastroenterol. 2005 Jun 7; 11(21): 3267-72*
† *Br J Surg. 2005 Oct; 92(10): 1241-7*

各疾患と総胆管径（平均±標準偏差で示す）

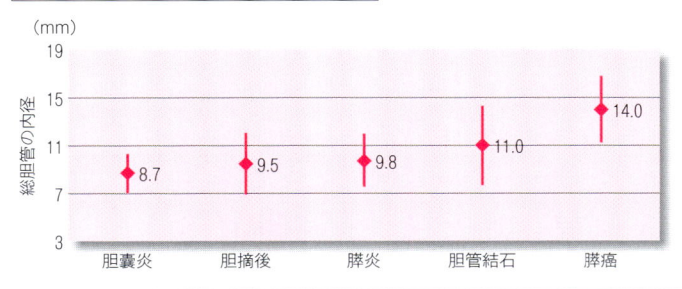

(mm) 総胆管の内径

疾患	径 (mm)
胆嚢炎	8.7
胆摘後	9.5
膵炎	9.8
胆管結石	11.0
膵癌	14.0

Radiogr Today. 1991 Jan; 57(644): 22-7

急性閉塞性化膿性胆管炎の原因

- 急性閉塞性化膿性胆管炎の原因は総胆管結石が半数を占めるが，悪性腫瘍を否定する必要がある．
- Bilが10 mg/dL以上あれば悪性腫瘍を積極的に考える必要性がある．
- 超音波検査では総胆管結石は半数未満でしか描出できないので，閉塞起点が不明ならばCTやMRCPの追加を検討する．

（つづく）

- CT では胆管壁肥厚＞1.5 mm であったり，壁の造影が良好であれば悪性腫瘍を疑う．
- 悪性腫瘍の検索に CA19-9 は役立たないが，胆汁中の CA125 が高値ならば胆道癌を考える．

閉塞性化膿性胆管炎の原因

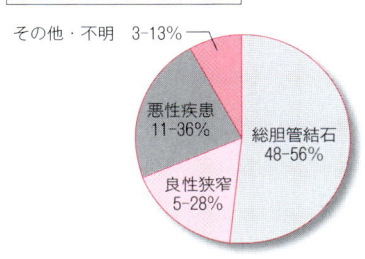

- その他・不明 3-13%
- 悪性疾患 11-36%
- 良性狭窄 5-28%
- 総胆管結石 48-56%

Ann Surg. 1989 Apr; 209(4): 435-8
日消外会誌. 1980; 13: 445-9

- 画像による総胆管結石の描出

	感度	特異度	LR+	LR−
腹部超音波検査	45[25-68]	96[79-100]	12[10-∞]	0.57[0.39-0.75]
単純 CT †	88(62-98)	97(83-100)	30(4.3-208)	0.12(0.03-0.45)
MRCP ¶	95(75-99)	97(86-99)	32(13-84)	0.04
閉塞の存在	97(91-99)	98(91-99)	49(25-62)	0.03
結石検出	92(80-97)	97(90-99)	29(23-49)	0.08
6 mm 以下の結石の場合 §	33.3	100		0.67
悪性腫瘍検出	88(70-96)	95(82-99)	16(10-30)	0.13

Eur J Ultrasound. 2003; 16: 141-59/ † Radiology. 1997; 203: 753-7
¶ Ann Intern Med. 2003; 139: 547-57/ § Gut. 1999; 44: 118-22

- CT による悪性腫瘍の検出

	感度	特異度	LR+	LR−
胆管壁肥厚＞1.5 mm	81(63-92)	83(58-96)	4.9(1.7-13)	0.23(0.11-0.47)
動脈相で造影効果	84(67-94)	89(64-98)	7.6(2.0-28)	0.18(0.08-0.40)
門脈相で造影効果	94(78-99)	83(58-96)	5.6(2.0-5.9)	0.08(0.02-0.29)

Radiology. 2005 Jul; 236(1): 178-83

- 血液検査
  ▶悪性腫瘍の予測

	感度	特異度	LR+	LR−
T-Bil≧8.5 g/dL	66	90.8	7.2	0.37

Clin Chem Lab Med. 2006; 44(12): 1453-6

腫瘍マーカー陽性率

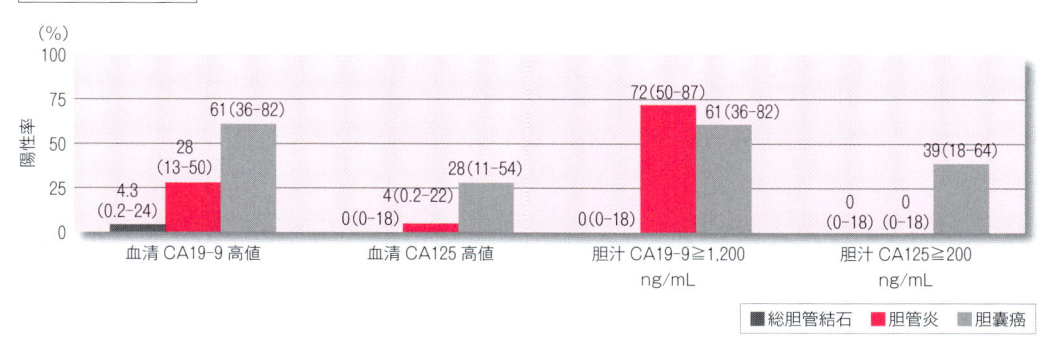

	血清 CA19-9 高値	血清 CA125 高値	胆汁 CA19-9≧1,200 ng/mL	胆汁 CA125≧200 ng/mL
総胆管結石	4.3(0.2-24)	0(0-18)	0(0-18)	0(0-18)
胆管炎	28(13-50)	4(0.2-22)	72(50-87)	0(0-18)
胆嚢癌	61(36-82)	28(11-54)	61(36-82)	39(18-64)

J Gastroenterol Hepatol. 1991; 6: 505-8

▶血清 CA125 は炎症性の腹水や胸水がある状態では高値となる．

10 腹水

腹水の原因

- 臨床的には肝硬変が多いが，静水圧を上げる収縮性心外膜炎や下大静脈閉塞，他の低 Alb 血症などを鑑別する必要がある．
- 感染（化膿性・結核性）・癌性腹膜炎・膠原病の3大炎症疾患は見逃してはいけない．
- 消化管穿孔による細菌性腹膜炎や，急性膵炎，絞扼性イレウスなど急性腹症を呈する疾患では腹水は危険なサインである．

血管内静水圧の上昇	肝硬変（腎でのNa，水の再吸収が盛んなことも重要な役割を果たしている），特発性門脈圧亢進症うっ血性心不全，収縮性心外膜炎，下大静脈閉塞/Budd-Chiari症候群
血管内浸透圧低下	ネフローゼ症候群，蛋白喪失性腸症，低栄養，肝硬変，肝不全
腹水産生亢進	感染症，悪性腫瘍，膠原病（漿膜炎）
腹腔内液体流入	腹腔内出血，尿漏出，胆汁漏出

腹水の原因疾患（n=901）

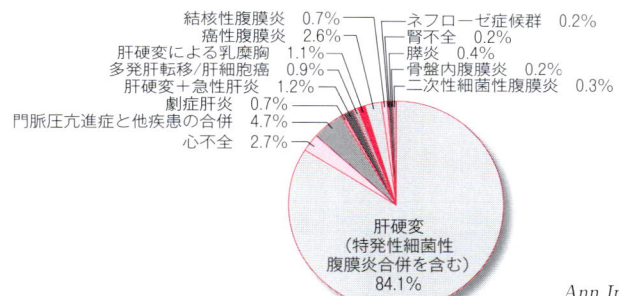

- 結核性腹膜炎 0.7%
- 癌性腹膜炎 2.6%
- 肝硬変による乳糜胸 1.1%
- 多発肝転移/肝細胞癌 0.9%
- 肝硬変＋急性肝炎 1.2%
- 劇症肝炎 0.7%
- 門脈圧亢進症と他疾患の合併 4.7%
- 心不全 2.7%
- ネフローゼ症候群 0.2%
- 腎不全 0.2%
- 膵炎 0.4%
- 骨盤内腹膜炎 0.2%
- 二次性細菌性腹膜炎 0.3%
- 肝硬変（特発性細菌性腹膜炎合併を含む） 84.1%

Ann Intern Med. 1992 Aug 1; 117(3): 215-20

腹水貯留患者の病歴

- 肝疾患の既往があれば腹水を有する可能性が高くなる．
- 腹囲増大，体重増加，下腿浮腫があれば腹水を有する可能性が高くなる．下腿浮腫の既往がなければ肝硬変による腹水の存在は否定的となる．

		感度	特異度	LR＋	LR－
既往歴	肝炎の既往	27(9-55)	92(79-97)	3.2(0.91-11)	0.80(0.59-1.1)
	心不全	47(22-73)	73(58-84)	1.7(0.84-3.5)	0.73(0.45-1.2)
	アルコール依存症	60(33-83)	58(43-72)	1.4(0.85-2.5)	0.69(0.36-1.3)
	癌の既往	13(2-42)	85(72-93)	0.91(0.21-3.9)	1.0(0.83-1.2)
症状	腹囲増大	87(58-98)	77(62-87)	3.8(2.2-6.6)	0.17(0.05-0.63)
	最近の体重増加	67(39-87)	79(65-89)	3.2(1.7-6.2)	0.42(0.20-0.87)
	下腿浮腫の既往	93(66-100)	67(51-79)	2.8(1.8-4.3)	0.10(0.01-0.67)

JAMA. 1992 May 20; 267(19): 2645-8（男性の入院患者）

腹水貯留患者の身体所見

- 視診上腹部膨隆がなく，側腹部に打診上濁音なければ腹水は否定的である．

（つづく）

- 側腹部濁音あれば，濁音境界が体位で移動することを確認すれば可能性はさらに上がる．さらに波動を触知すればほぼ確定的となる．
- 身体診察では少量の腹水検出は不可能であるため，腹水を否定するためには超音波に譲らねばならない．

	感度	特異度	LR+	LR−
腹部膨隆 bulging flank	81(69-93)	59(50-68)	2.0(1.5-2.6)	0.3(0.2-0.6)
側腹部濁音 flank dullness	84(68-100)	59(47-71)	2.0(1.5-2.9)	0.3(0.1-0.7)
濁音移動 shifting dullness	77(64-90)	72(63-81)	2.7(1.9-3.9)	0.3(0.2-0.6)
波動触知 fluid wave	62(47-77)	90(84-96)	6.0(3.3-11)	0.4(0.3-0.6)
四つ這いで臍周囲に濁音 puddle sign	45(20-70)	73(61-85)	1.6(0.8-3.4)	0.8(0.5-1.2)

JAMA. 1992 May 20; 267(19): 2645-8

- 座位や立位での恥骨上での ausculatory percussion は身体所見で最も感度が高い可能性があるが限られたデータしかない〔*Indian J Med Sci. 1998 Nov; 52(11): 514-20*〕．
- 50-200 mL までの腹水は正常でもありうる〔*Ann Intern Med. 1992 Aug 1; 117(3): 215-20*〕．100-200 mL 貯留すれば腹部エコーにて検出が可能となる．一方，身体所見による濁音境界移動や波動は腹水が 1000-1500 mL 程度貯留しないと出現しがたい．

腹水検査

- まず albumin gradient≧1.1 g/dL ならば門脈圧亢進と考える．
- Alb gradient＜1.1 g/dL ならばネフローゼ症候群と，透過性が亢進する炎症性疾患（腹水中蛋白＞2.5 g/dL で腹水中白血球＞1,000/μL が典型的）を考える．炎症性疾患では化膿性・結核性・悪性腫瘍の3つが特に重要である．

	Alb gradient	腹水中蛋白	RBC≧1万/μL	白血球(/μL)	それ以外の検査
肝硬変	1.1 g/dL 以上 (84-97%)	2.5 g/dL 未満 (73-95%)	1%	250 以下(90%)	中皮細胞優位
利尿剤投与後		2.5 g/dL 未満 (33-58%)			
心不全	1.1 g/dL 以上 (80-100%)	2.5 g/dL 以上	10%	1,000 以下(90%)	通常は中皮細胞，単核球
ネフローゼ	1.1 g/dL 未満	2.5 g/dL 未満 (100%)	稀	250 以下	中皮細胞，単核球
新生物	1.1 g/dL 未満 (93-100%)	2.5 g/dL 以上 (58%)	20%	1,000 以上 (50%)	種々の細胞
結核性	1.1 g/dL 未満	2.5 g/dL 以上 (53-75%)	7%	1,000 以上 (70%)	通常はリンパ球≧70%
化膿性	1.1 g/dL 未満	2.5 g/dL 以上	稀	1,000 以上	多核球優位
特発性細菌性腹膜炎	1.1 g/dL 以上 (96%)	2.5 g/dL 未満 (94-100%)		500 以上	多核球優位
膵性腹水	1.1 g/dL 未満	さまざま	さまざま	さまざま	腹水アミラーゼ≧1,000 IU/L

Ann Intern Med. 1992 Aug 1; 117(3): 215-20/Singapore Med J. 2007 May; 48(5): 434-9. 他

- Alb gradient（血清 Alb−腹水 Alb）
  - 門脈圧亢進による腹水かどうかは Alb gradient により 96.7％で判定可能であるが，腹水中蛋白濃度により滲出性疾患の判定が可能なのは 55.6％のみである．後者の診断特性が低く留まるのは特発性細菌性腹膜炎では腹水中の蛋白は低く，心不全では腹水中の蛋白は高値であることが多いことによる．また Alb gradient は利尿剤の影響が少ないメリットがある〔*Ann Intern Med. 1992 Aug 1; 117(3): 215-20*〕．
  - 滲出性腹水の診断において TP や LDH の腹水/血清比よりも Alb gradient のほうが優れる〔*Am J Gastroenterol 1998 Mar; 93(3): 401-3*〕．

▶ Alb gradient が大きい場合は通常は門脈圧亢進だが，甲状腺機能低下症〔*Ned Tijdschr Geneeskd. 1997 Sep 6; 141(36): 1741-3*〕や，尿腹水(通常尿中 Alb は非常に低値)でもありうる．

MEMO　肝硬変の腹水治療

1. 塩分制限(低 Na 血症あれば水分制限も必要)
    - ▶ 重症例では 250-500 mg 程度の塩分しか腎排泄されないこともある．
2. スピロノラクトンを投与する(25-100 mg から開始するが効果発現まで 1 週間かかる)
    - ▶ 肝硬変がなければ Ccr＝10 mL/分までは K 排泄は問題ないが，肝硬変では腎血流低下のため Ccr＜30 mL/分では避ける．
3. ループ利尿剤，サイアザイド系類似薬を加える
    - ▶ 腹腔から血管内への漏出液の移行は 500 mL/日のみなので，浮腫がなければ 500 mL/日，浮腫があっても 1,000 mL/日の除水が目安である．
4. 腹水穿刺を行う
    - ▶ 1 日 2-3 L 程度抜くことが可能だが，1 L 当たり 6-8 g の Alb 投与の併用が安全である．
    - ▶ 腹腔穿刺は利尿剤よりも副作用(低 Na 血症などの電解質異常，脳症，腎機能低下)が少ない．

結核性腹膜炎

- 軽度の炎症所見を伴うリンパ球優位な腹水で疑う．腹水糖＞100 mg/dL であれば否定的である．
- 抗酸菌染色・培養は感度が低いが，ADA≧30-40 U/L は感度・特異度ともに非常に高い．
- 腹水 PCR は ADA より理論的で特異性が高いが，感度が低いため付加的価値は少ない．

結核性腹膜炎の所見出現頻度

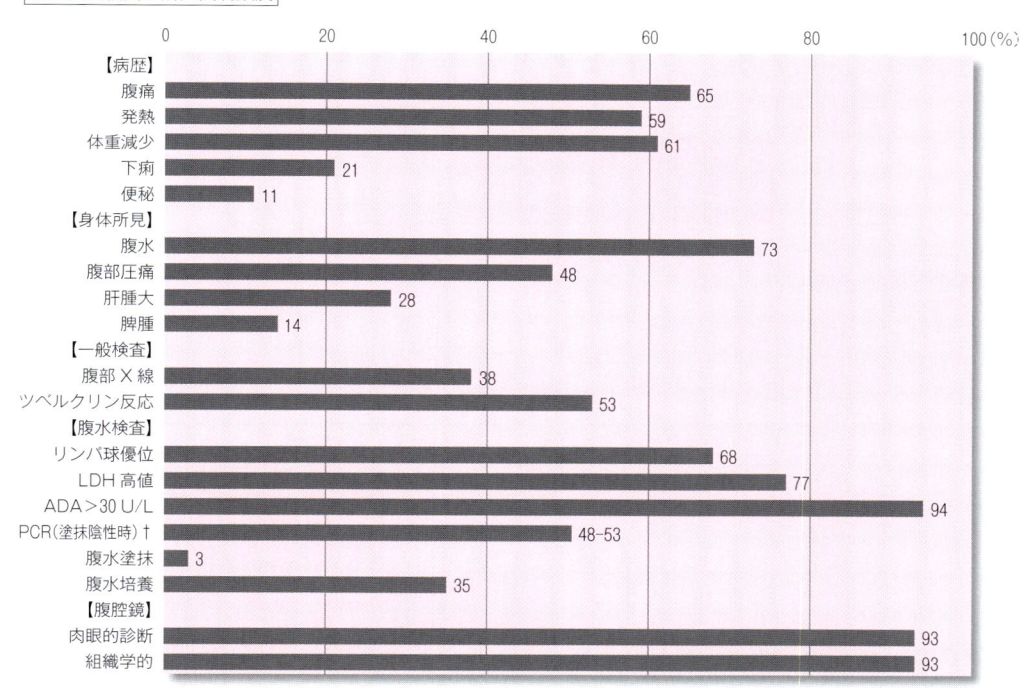

【病歴】
- 腹痛　65
- 発熱　59
- 体重減少　61
- 下痢　21
- 便秘　11

【身体所見】
- 腹水　73
- 腹部圧痛　48
- 肝腫大　28
- 脾腫　14

【一般検査】
- 腹部 X 線　38
- ツベルクリン反応　53

【腹水検査】
- リンパ球優位　68
- LDH 高値　77
- ADA＞30 U/L　94
- PCR(塗抹陰性時)†　48-53
- 腹水塗抹　3
- 腹水培養　35

【腹腔鏡】
- 肉眼的診断　93
- 組織学的　93

Aliment Pharmacol Ther. 2005; 22: 685-700
† *Am J Respir Crit Care Med. 1997 May; 155(5): 1804-14*

リンパ球優位な炎症性腹水（結核性腹水と悪性疾患腹膜転移）の腹水糖の比較

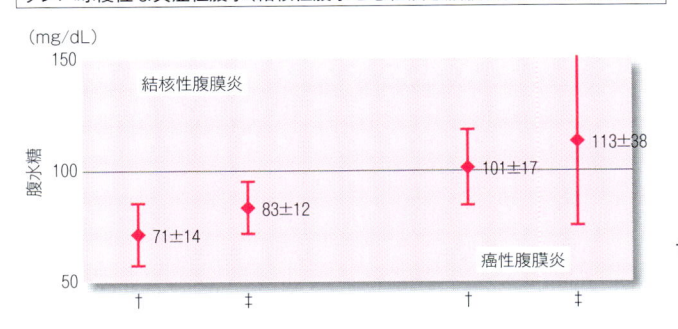

(mg/dL)

結核性腹膜炎: 71±14 †, 83±12 ‡
癌性腹膜炎: 101±17 †, 113±38 ‡

† World J Gastroenterol. 2005; 11: 2337-9
‡ Singapore Med J. 2007; 48: 434-9

疾患群ごとの腹水中 ADA 値

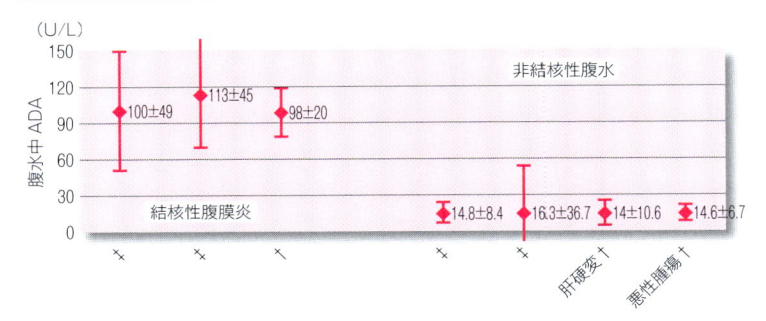

(U/L)

結核性腹膜炎: 100±49 ‡, 113±45 ‡, 98±20 †
非結核性腹水: 14.8±8.4 ‡, 16.3±36.7 ‡, 肝硬変† 14±10.6, 悪性腫瘍† 14.6±6.7

‡ Lancet. 1989 Apr 8; 1(8641): 751-4
† Am J Gastroenterol. 1990; 85(9): 1123-5

- 結核性腹膜炎の診断

腹水中 ADA	感度	特異度	LR＋	LR－	文献
≧32.3 U/L	95	98	47.5	0.05	Lancet. 1989 Apr 8; 1(8641): 751-4
	100	96	25	0	
≧33 U/L	100	96.6	29.4	0	Am J Gastroenterol. 1990 Sep; 85(9): 1123-5

癌性腹膜炎

- 癌性腹膜炎を疑えば，細胞診は感度 70％程度のため補助検査が必要である．
- コレステロール≧50 mg/dL，CEA≧5.0 ng/mL の 2 項目が有用である．

	感度	特異度	LR＋	LR－
細胞診	70	100	∞	0.3
細胞診 §	77(64-87)	100(94-100)	∞	0.23(0.14-0.37)
CEA≧2.5 ng/mL	45	100	∞	0.55
CEA≧5.0 ng/mL §	51(37.4-64)	97(90-100)	18(4.6-75)	0.51(0.39-0.66)
TC＞45 mg/dL で細胞診・CEA 陽性予測	91(79-97)	83(71-91)	5.4(3.1-9.3)	0.11(0.05-0.26)
TC≧47 mg/dL §	93(82-98)	96(88-99)	23(7.5-69)	0.07(0.03-0.19)
細胞診陽性あるいは CEA≧2.5 ng/mL	80	100	∞	0.2
CEA≧5 ng/mL かつ TC≧47 mg/dL §	49(36-63)	100(94-100)	∞	0.51(0.39-0.66)
細胞診もしくは CEA≧5 ng/mL かつ TC≧47 mg/dL §	88(76-95)	100(94-100)	∞	0.12(0.06-0.25)

Cancer. 1991 Oct 15, 68(8): 1808-14 / § J Clin Pathol. 2001 Nov; 54(11): 831-5

- CEA は胃癌・大腸癌の担癌状態では癌性腹膜炎でなくても腹水中高値がありうる〔J Clin Pathol. 2001 Nov; 54(11): 831-5〕．

- 腹水/血清比は正常な中皮細胞から分泌される CA125 や CYFRA は良性疾患でも高値となりうるが，CEA や CA15-3，CA19-9 の腹水/血清比は良性疾患では高値とはならない．CEA≧5 ng/mL で腹水/血清 CEA 比≧1.2 であれば特異度は 100％ との報告がある〔*Tumour Biol. 2004 Sep-Dec; 25(5-6): 276-81*〕．
- 癌性腹膜炎では腹水中のコレステロールは細胞崩壊・リンパからの漏出を介して高値となるとされるが，炎症性疾患・心不全による腹水でも高値となる報告がある．

結核性腹膜炎と癌性腹膜炎の画像上の鑑別点

- 腸間膜に 5 mm 以上の結節影(特に囊胞性や均一性)があれば結核性腹膜炎を考えるが，腸間膜に全く変化がなければ癌性腹膜炎を考える．
- 大網は辺縁がきれいに造影される omental line では結核性腹膜炎を考えるが，不整な肥厚であれば癌性腹膜炎を考える．
- 脾腫や脾臓内石灰化は結核性を示唆する．

- 結核性腹膜炎の CT 画像診断(癌性腹膜炎との鑑別)

	感度	特異度	LR+	LR−
腸間膜変化	98(86-100)	30(21-41)	1.4(1.2-1.6)	0.08(0.01-0.56)
腸間膜肥厚	43(28-59)	86(77-92)	3.1(1.7-5.7)	0.66(0.51-0.86)
腸間膜に 5 mm 以上の結節影	52(37-68)	88(79-94)	4.4(2.4-8.3)	0.54(0.39-0.74)
囊胞性	36(22-52)	98(92-100)	17(4.0-69)	0.66(0.52-0.82)
均一性	31(18-47)	98(92-100)	14(3.4-61)	0.71(0.58-0.86)
大網変化	62(46-76)	14(8-23.1)	0.72(0.56-0.92)	2.7(1.7-4.3)
平滑な肥厚	50(34-66)	83(73-90)	2.9(1.7-5.0)	0.6(0.45-0.82)
不整な肥厚	12(5-26)	33(24-44)	0.18(0.08-0.41)	2.6(2.3-3.0)
大網のライン造影(omental line)	31(18-47)	96(89-99)	7.2(2.5-21)	0.72(0.59-0.88)
大動脈リンパ節腫大	60(43-74)	62(52-72)	1.6(1.1-2.3)	0.65(0.45-0.94)
脾腫	29(16-45)	94(86-97)	4.4(1.8-11)	0.76(0.63-0.93)
脾石灰化	17(8-32)	100(95-100)	∞	0.83(0.73-0.95)

AJR Am J Roentgenol. 1996 Sep; 167(3): 743-8

特殊な腹水

- CT 値が 20 HU 以上であれば血性腹水が疑わしく，腹腔内出血を考える．
- 乳び腹水では腹水中の中性脂肪＞200 mg/dL となるが腹水中のコレステロールは血清より低値となる．乳び腹水では悪性リンパ腫をはじめとする悪性腫瘍を除外する必要がある．

成人の非外傷性乳び腹水の原因(n=129)

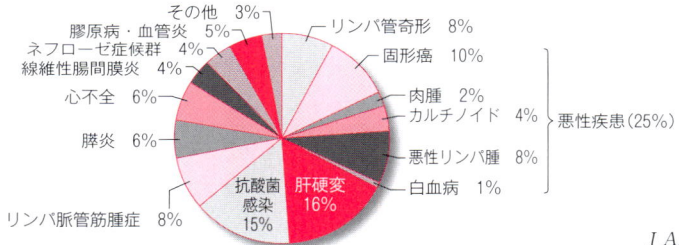

- その他 3％
- 膠原病・血管炎 5％
- ネフローゼ症候群 4％
- 線維性腸間膜炎 4％
- 心不全 6％
- 膵炎 6％
- リンパ脈管筋腫症 8％
- 抗酸菌感染 15％
- 肝硬変 16％
- 白血病 1％
- 悪性リンパ腫 8％
- カルチノイド 4％
- 肉腫 2％
- 固形癌 10％
- リンパ管奇形 8％
- 悪性疾患(25％)

J Am Coll Surg. 2011 May; 212(5): 899-905

- 胆汁性腹水・尿腹水では血中よりもそれぞれ腹水中の Bil・Cr が高いことが特徴である．
- 通常は腹水アミラーゼ値は血清アミラーゼの正常上限値の半分までであるが，膵炎や消化管穿孔では高値となり，膵炎では血清の正常上限値の 5 倍以上の腹水アミラーゼ値となる．

11 腹膜炎（消化管穿孔以外）

特発性細菌性腹膜炎（SBP）

- 腹水の蛋白濃度が低い肝硬変患者やネフローゼ症候群では，SBP が高頻度に起こるが，それ以外の腹水患者では稀である．
- 腸管からの細菌移行が重要な機序であり，起因菌としては腸内細菌群が多いが，グラム陽性連鎖球菌も重要である．

- 高蛋白濃度の腹水を来す心不全や悪性疾患では SBP 発症は稀であるが，肝硬変やネフローゼ症候群といった腹水中の蛋白濃度が低い疾患で SBP は起こりやすい．補体低下・オプソニン活性低下がその主因とされる．

SBP の起因菌

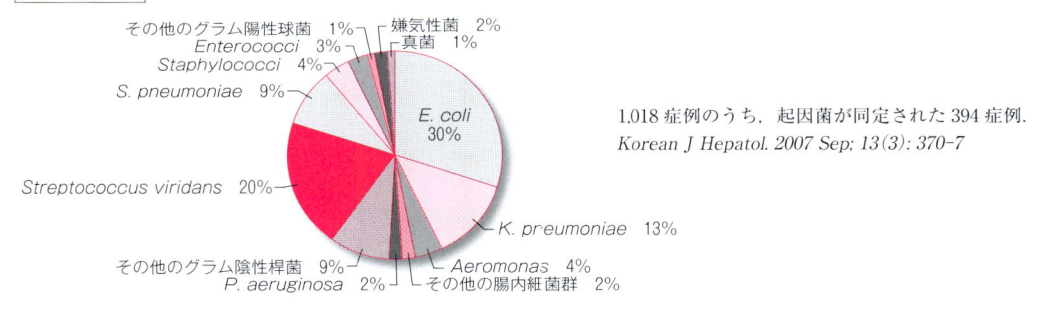

- その他のグラム陽性球菌 1%
- 嫌気性菌 2%
- Enterococci 3%
- 真菌 1%
- Staphylococci 4%
- S. pneumoniae 9%
- E. coli 30%
- Streptococcus viridans 20%
- K. pneumoniae 13%
- その他のグラム陰性桿菌 9%
- Aeromonas 4%
- P. aeruginosa 2%
- その他の腸内細菌群 2%

1,018 症例のうち，起因菌が同定された 394 症例．
Korean J Hepatol. 2007 Sep; 13(3): 370-7

▶小児では 19% が肺炎球菌ともされる〔*World J Gastroenterol. 2006 Sep 28; 12(36): 5890-2*〕．

SBP の症候

- 腹水貯留を伴う肝硬変患者において発熱や腹部症状を訴えた場合は SBP を疑うが，高熱や激しい腹部症状を呈することはむしろ少ない．
- 新しい腹水や原因不明の腹水増加，脳症の増悪，肝機能障害や腎機能障害の進行，消化管出血の合併あるいは既往があれば，特に SBP を強く疑う．

	感度	特異度	LR+	LR−
発熱の既往	35 (15–61)	81 (73–87)	1.9 (0.9–3.9)	0.8 (0.6–1.1)
高体温＞38℃	18 (5–44)	90 (83–95)	1.8 (0.6–5.7)	0.9 (0.7–1.1)
低体温＜36℃	6 (0–31)	93 (87–97)	0.9 (0.1–6.7)	1.0 (0.9–1.1)
嘔気・嘔吐	29 (11–56)	74 (66–81)	1.1 (0.5–2.5)	1.0 (0.7–1.3)
消化管出血	18 (5–44)	90 (83–94)	1.7 (0.5–5.4)	0.9 (0.7–1.2)
頻脈≧100/分	56 (31–79)	48 (39–57)	1.1 (0.7–1.7)	0.9 (0.5–1.6)
低血圧＜90 mmHg	6 (0–31)	93 (87–97)	0.9 (0.1–6.7)	1.0 (0.9–1.1)
意識障害	12 (2–38)	95 (90–98)	2.5 (0.6–11.4)	0.9 (0.8–1.1)
腹痛	94 (69–100)	15 (10–23)	1.1 (1.0–1.3)	0.4 (0.1–2.7)
軽度の腹痛・圧痛	53 (29–76)	38 (30–47)	0.9 (0.5–1.4)	1.2 (0.7–2.1)
重度の腹痛・圧痛	41 (19–67)	77 (69–84)	1.8 (0.9–3.4)	0.8 (0.5–1.1)

Ann Emerg Med. 2008 Sep; 52(3): 268-73

SBPの検査

- 凝固障害が軽度であれば腹腔穿刺の安全性は高いので，臨床的にSBPが疑われた場合は必ず腹腔穿刺を行う．
- 腹水検査は好中球数≧250-500/μLが一番信頼性のある指標である．
- 腹水培養は感度を高めるために血液培養容器に10mL以上の腹水を入れる．血液培養は半数で陽性となる．

- DICや出血傾向がなければ腹腔穿刺による出血合併症は1/1,000の頻度で，輸血を必要とするのはさらに1/100〔Arch Intern Med. 1986 Nov; 146(11): 2259-61/Transfusion. 1991 Feb; 31(2): 164-71〕のみであり，PT-INR＝8.7や，血小板が19,000/μLでも腹腔穿刺は安全であったという報告もある〔Hepatology. 2004 Aug; 40(2): 484-8〕．
- SBPの診断に対する腹水検査
  - 腹水のグラム染色は遠心しても感度はさほど変わらずそのまま鏡検するが〔Gastroenterology. 1988 Nov; 95(5): 1351-5〕，グラム染色の感度は低く病原体が分かることはむしろ稀である．
  - 腹水の肉眼的混濁は感度が98.1(95.3-99.5)％，特異度が22.7(19.4-26.3)％であり〔Am J Emerg Med. 2007 Oct; 25(8): 934-7〕，肉眼的に全くきれいな腹水であればSBPはほぼ否定できるかも知れないが，客観的評価とはいえない．
  - 腹水のpH測定を行ったり腹水に尿白血球定性用紙を利用するとSBPの可能性について迅速な推測が可能である．

	感度	特異度	LR＋	LR－
腹水白血球＞1,000/μL	73	92	9.1(5.5-15.1)	0.25(0.13-0.48)
＞500/μL	83	86	5.9(2.3-15.5)	0.21(0.12-0.38)
＞250/μL	45	50	0.9(0.3-2.7)	1.1(0.52-2.4)
腹水多核球＞500/μL	85	92	10.6(6.1-18.3)	0.16(0.08-0.33)
＞250/μL	83	87	6.4(4.6-8.8)	0.20(0.11-0.37)
腹水pH＜7.35	72	92	9.0(2.0-40.6)	0.31(0.11-0.84)
＜7.40	85	66	2.5(1.0-6.5)	0.23(0.06-0.86)
血中-腹水pH差≧0.10	90	92	11.3(4.3-30)	0.12(0.02-0.77)
尿白血球定性スティックを利用し1＋以上 §	88(74-96)	81(74-87)	4.6(3.3-6.5)	0.15(0.06-0.3)
腹水培養‡	43			
ベッドサイドで血培容器に直接入れる‡	93			

JAMA. 2008 Mar 12; 299(10): 1166-78/‡ Gastroenterology. 1988 Nov; 95(5): 1351-5
§ World J Gastroenterol. 2006; 12(44): 7183-7（腹水多核球＞250/μLの予測）

続発性腹膜炎の鑑別

- 消化管穿孔に伴う続発性腹膜炎は治療方針・予後が全く異なるため鑑別が重要である．
- 複数菌・嫌気性菌検出，腹水LDH＞血清正常上限，腹水TP＞1.0 g/dL，腹水糖＜50 mg/dLのいずれかがあれば続発性を疑う．
- CTにてfree airを確認すれば消化管穿孔と判断するが，はっきりしない場合は，48時間後に再度腹水検査が望ましい．

- 消化管穿孔による続発性腹膜炎を抗菌薬加療のみで治療すると死亡率はほぼ100％〔Gastroenterology. 1990 Jan; 98(1): 127-33〕となる一方，SBPに不要な腹腔鏡を行うと死亡は80％〔Ann Surg. 1984 Jun; 199(6): 648-55〕であり，鑑別は非常に重要である．
- 腹水LDH＞血清正常上限，腹水TP＞1.0 g/dL，腹水糖＜50 mg/dLでは消化管穿孔による二次性腹膜炎に対して感度100％，特異度47％．2項目以上ならば感度67％，特異度96％〔Gastroenterology. 1990 Jan; 98(1): 127-33〕と報告されている．

CAPD 腹膜炎

- 起因菌は皮膚から侵入するグラム陽性球菌が多い．
- 透析液で希釈されているので腹水白血球>100/μL が腹膜炎診断の基準である．
- 腹水アミラーゼ>100 U/L ならば膵炎や消化管穿孔を考える．

CAPD における腹膜炎の起因菌

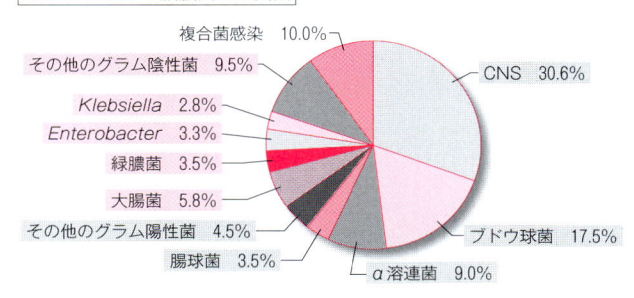

- 複合菌感染 10.0%
- その他のグラム陰性菌 9.5%
- Klebsiella 2.8%
- Enterobacter 3.3%
- 緑膿菌 3.5%
- 大腸菌 5.8%
- その他のグラム陽性菌 4.5%
- 腸球菌 3.5%
- α溶連菌 9.0%
- ブドウ球菌 17.5%
- CNS 30.6%

Perit Dial Int. 2002 Sep-Oct; 22(5): 573-81

▶ 真菌が起因菌となることもある〔Ann Intern Med. 1983 Sep; 99(3): 334-6〕．
- CAPD（連続携行式腹膜透析）患者における腹水の正常な白血球数は 8/μL 以下であるが，腹膜炎が起こると 94% で 100/μL 以上となる〔Perit Dial Int. 1996; 16 Suppl 1: S362-7〕．
- 腹水中アミラーゼは CAPD 腹膜炎では 11.1［0-90］U/L だが，膵炎では 550［100-1,140］U/L，消化管穿孔や腸管壊死であれば 816［142-1,746］U/L〔J Am Soc Nephrol. 1991 Apr; 1(10): 1186-90〕との報告がある．

12 脾腫

脾腫

- 脾腫の鑑別は血液疾患，感染症，肝疾患，炎症性疾患を念頭におく．
- リンパ節腫大・巨脾または進行する脾腫・血球増多があれば血液疾患から考える．血液疾患では悪性リンパ腫・白血病がまず見逃してはならない疾患だが，溶血性貧血，真性多血症，骨髄線維症でも巨脾は見られる．
- 発熱があればまず感染症を考え，次に血液疾患を考える．感染症の中では鑑別は多岐にわたるが，マラリア・感染性心内膜炎・結核・伝染性単核球症・HIV 感染症は押さえておく．
- 肝機能障害あれば慢性肝障害や肝硬変を考えるが，肝機能障害がなくても門脈圧亢進を来すような門脈閉塞や脾静脈塞栓症は鑑別にあげる必要がある．

大学病院における 449 例の脾腫の原因内訳

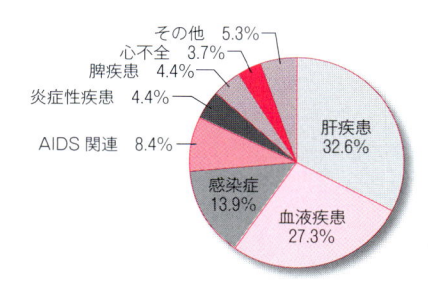

- その他 5.3%
- 心不全 3.7%
- 脾疾患 4.4%
- 炎症性疾患 4.4%
- AIDS 関連 8.4%
- 感染症 13.9%
- 血液疾患 27.3%
- 肝疾患 32.6%

West J Med. 1998 Aug; 169(2): 88-97

- 炎症性疾患には Felty 症候群（関節リウマチで脾腫と白血球減少を伴うもの）などの膠原病やアミロイドーシス，膵炎，Basedow 病を含む．
- 脾疾患には脾静脈血栓症・脾臓内出血・膿瘍などがあげられるが，原発・転移を問わず固形癌は稀である．
  ▶ 悪性腫瘍に罹患していた 1,898 例の病理解剖所見では脾臓に 3.0％で転移を認めたが脾臓のみに転移を来していた症例はなかった．絶対数では肺非小細胞癌が最も多いが，脾臓転移を来しやすいのは悪性黒色腫・精巣胚細胞腫・肺小細胞癌・乳癌である〔*Pathol Res Pract.* 2006; 202(5): 351-6〕．
- その他には Gaucher 病・Niemann-Pick 病などの蓄積病があげられる．

脾腫の原因別の症候・検査異常の頻度

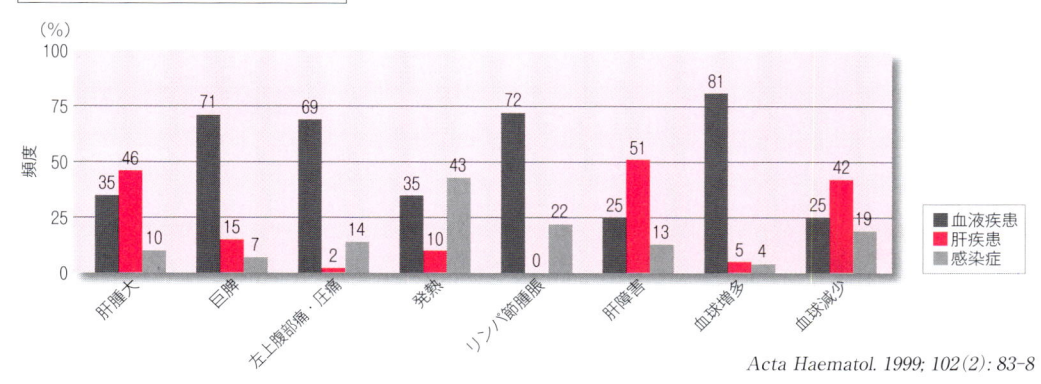

症候	血液疾患	肝疾患	感染症
肝腫大	35	46	10
巨脾	71	15	7
左上腹部痛・圧痛	69	2	14
発熱	35	10	43
リンパ節腫脹	72	0	22
肝障害	25	51	13
血球増多	81	5	4
血球減少	25	42	19

Acta Haematol. 1999; 102(2): 83-8

脾腫の身体所見

- 打診は感度の高い Castell 法で行うが，深呼吸できない患者では Traube の三角を打診する．
- 打診で陰性ならば脾腫はないと判断するが，打診が陽性な場合は触診で確認する必要がある（特に食後は偽陽性が多い）．
- 触診では Middleton 法の感度が高く，やせている患者であれば打診を省くことができるとされる．
- 肥満患者では打診も触診も感度が低くなる．

- 打診

Castell 法	・仰臥位にて行う．打診は左前腋窩線上の最下肋間にて，呼気時と最大吸気時の両方で行う．正常であれば手技の間中，鼓音である． ・dull あるいは，最大吸気時に dull に変化すれば脾腫ありとする．
Traube の三角打診	・仰臥位にて左腕をわずかに外転させる．普通に呼吸してもらい，Traube の三角（第 6 肋骨，中腋窩線，left costal margin に囲まれた部位）を，内側から外側に向かって 1 つかいくつかのレベルで打診する．dull であれば脾腫ありとする． ・κ は 0.19-0.41 と検者により判定は異なる．
Nixson 法	・右側臥位にて行う．打診は left costal margin 上の中点から始め，costal margin に垂直に上方へと進む． ・8 cm 以上進んでも dull ならば脾腫とする．

- 触診
  ▶ 触診を施行するのは打診で陽性な場合のみでよく，肥満患者では診断特性が低い〔*Am J Med.* 1991 Nov; 91(5): 512-8〕．
    □ 打診上 dull ならば触診の識別能は 87±4％だが，dull でないときは 55±8％とよくない．
    □ 触診はまた，やせた人は 83±4％の診断能だが，肥満の人では 65±8％でしか診断できない．
  ▶ 右側臥位における触診に付加的価値はないため施行は不要〔*Am J Med.* 1991 Nov; 91(5): 512-8〕である．
  ▶ hooking maneuver (Middleton 法)
    □ 左のこぶしを左の costovertebral angle の下に入れてまっすぐ寝てもらう．検者は患者の左側に位置を取り，患者の足のほうを向く．両手の指を左の costal margin の下へ巻き込み，長く大きな息をしてもらう．

		感度	特異度	LR＋	LR−
打診	Castell 法	82(56-95)	83(69-92)	4.9(2.5-9.7)	0.21(0.08-0.59)
	¢	85.7	31.6	1.3	0.45
	Traube 打診	62(51-71)	72(64-79)	2.2(1.6-3.0)	0.53(0.41-0.69)
	¢	76.2	63.2	2.1	0.38
	2時間絶食後の非肥満患者の場合	78(61-90)	82(70-90)	4.3(2.5-7.4)	0.26(0.14-0.49)
	Nixon 法	59(33-81)	94(82-98)	9.4(2.9-30.2)	0.44(0.25-0.78)
	¢	66.7	81.6	3.6	0.41
触診	触診	27(19-37)	98(94-100)	14.2(4.4-45.4)	0.74(0.66-0.83)
	仰臥位と右側臥位での触診	71(44-89)	90(77-96)	6.8(2.8-16.4)	0.33(0.16-0.69)
	Middleton 法での触診 ¢	85.7	86.8	6.5	0.16
	仰臥位での触診 ¢	78.6	92.1	9.9	0.23
打診と触診	Traube 打診 ＋ 触診陽性 †	46	97	15	0.56
	Traube 打診 or 触診陽性 †	72	68	2.3	0.41

JAMA. 1993 Nov 10; 270(18): 2218-21/† Am J Med. 1991 Nov; 91(5): 512-8/¢ Indian J Med Sci. 1997 Nov; 51(11): 409-16

画像での脾腫判定

- エコーでは脾臓の長径×厚さが 40 cm² あれば脾腫と考える．
- CT では厚さ 4 cm，腹背長 8 cm，頭尾長 12 cm あれば脾腫と考える（4 の倍数ルール）．

13 急性膵炎

急性膵炎の原因

- 男性ではアルコールが最多原因のため中年に多く，急性膵炎自体も男性で女性の 2 倍多い．女性では胆石性・特発性が多いため，高齢者で多い．
- 他の原因としては解剖学的な要因の他に，内因性 3 つ（高中性脂肪血症＞1,000 mg/dL，副甲状腺機能亢進症（高 Ca 血症），自己免疫性膵炎），外因性 3 つ（薬剤，感染症，医療処置）が原因としてあげられるが頻度は低い．
- 薬剤では抗癌剤・免疫抑制薬・エストロゲン・解熱鎮痛薬・利尿剤・抗菌薬が，感染症ではムンプスウイルスが原因としてよく知られている．

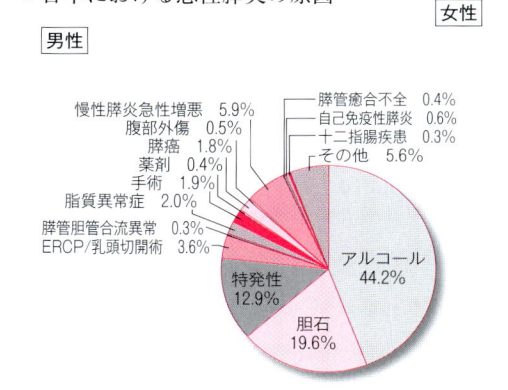

- 日本における急性膵炎の原因

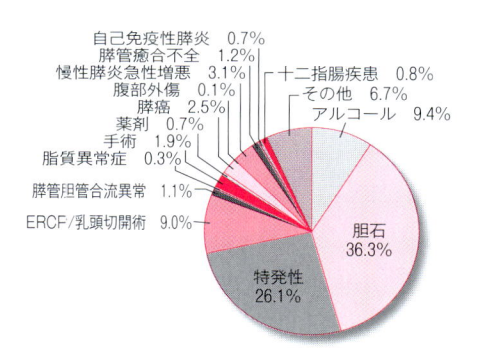

男性
- 慢性膵炎急性増悪 5.9%
- 腹部外傷 0.5%
- 膵癌 1.8%
- 薬剤 0.4%
- 手術 1.9%
- 脂質異常症 2.0%
- 膵管胆管合流異常 0.3%
- ERCP/乳頭切開術 3.6%
- 膵管癒合不全 0.4%
- 自己免疫性膵炎 0.6%
- 十二指腸疾患 0.3%
- その他 5.6%
- アルコール 44.2%
- 胆石 19.6%
- 特発性 12.9%

女性
- 自己免疫性膵炎 0.7%
- 膵管癒合不全 1.2%
- 慢性膵炎急性増悪 3.1%
- 腹部外傷 0.1%
- 膵癌 2.5%
- 薬剤 0.7%
- 手術 1.9%
- 脂質異常症 0.3%
- 膵管胆管合流異常 1.1%
- ERCP/乳頭切開術 9.0%
- 十二指腸疾患 0.8%
- その他 6.7%
- アルコール 9.4%
- 胆石 36.3%
- 特発性 26.1%

Pancreas. 2011 May; 40(4): 503-7 より改変

- アルコール性膵炎は大量飲酒後 12-48 時間後に発症し，3-7 日間持続する．年に 2-4 回繰り返し，頻度は増加するが疼痛は軽減し，4-5 年で非代償期となるのが典型的である．
- 高齢者では胆石が原因の 65-75%を占める〔Gastroenterol Clin North Am. 2001 Jun; 30(2): 531-45〕．
  ▶ 胆石保有者の急性膵炎発症率は男性 8.4-20.6/1,000 人年（RR＝14-35），女性 4.0-8.4/1,000 人年（RR＝12-25）であり，胆嚢摘出術によって急性膵炎の発症率は男性で 1/7-1/19，女性で 1/6-1/12 へ減少する〔Mayo Clin Proc. 1988 May; 63(5): 466-73〕．
- それ以外にはウイルス（ムンプス，コクサッキー，B 型肝炎，CMV，VZV，HSV-2，HIV），細菌（*Mycoplasma*，*Legionella*，*Leptospira*，*Salmonella*），真菌（*Aspergillus*），寄生虫（*Toxoplasma*，*Cryptosporidium*，回虫），低体温〔J Clin Pathol. 1982 Nov; 35(11): 1244-8〕，虚血（循環不全）の報告例がある．
- 薬剤としては抗癌剤（アスパラギナーゼ，ビンクリスチン，ビンブラスチン，6-メルカプトプリン）・免疫抑制剤（アザチオプリン）・エストロゲン・解熱鎮痛薬（サリチル酸・スリンダク）・利尿剤（フロセミド）・抗微生物薬（ペンタミジン，スチボグルコン酸ナトリウム，サルファ剤，ジダノシン）などが急性膵炎との関連が明らかとされる．
- 再発性の特発性急性膵炎の 25.6%で膵管癒合不全が見られるともされる〔Gut. 1980 Feb; 21(2): 105-14〕．

急性膵炎の症候

- 急性発症の上腹部痛で発症する．背部痛を伴うこともある．痛みは数日続くことが多い．
- 炎症が広がると発熱や腹膜刺激症状が出現するが，後腹膜に炎症が限局している場合は前かがみで改善する痛みが特徴的である．
- 腹痛発作の初期から嘔吐が見られることは多くはないが，消化管に炎症波及が強いと腸閉塞となるため，炎症所見を伴う腸閉塞では急性膵炎を鑑別にあげる必要がある．
- さらに状態が進行すると ARDS，ショックや意識障害を呈する．

急性膵炎の症候（全経過中）

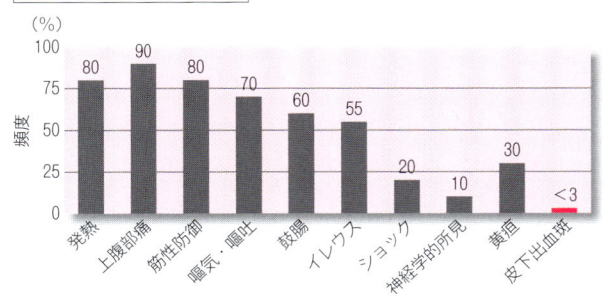

症候	頻度(%)
発熱	80
上腹部痛	90
筋性防御	80
嘔気・嘔吐	70
鼓腸	60
イレウス	55
ショック	20
神経学的所見	10
黄疸	30
皮下出血斑	<3

■ *Hepatogastroenterology. 1991 Apr; 38(2): 97-100*
■ *Pancreas. 1998 May; 16(4): 551-5*

- 初発症状としては腹痛（88.6%）以外の症状は乏しいことが多いが，嘔気・嘔吐（18.7%），背部痛（11.1%），高熱（5.0%）を認めることもある〔Pancreas. 2011 May; 40(4): 503-7〕．
- 皮下出血斑には Grey-Turner 徴候（側腹壁），Cullen 徴候（臍周囲），Fox 徴候（鼠径靱帯下部）などがあるが，出現頻度は 3%未満しかなく〔Pancreas. 1998 May; 16(4): 551-5〕，膵炎発症後 48-72 時間，多くは数日以上してから出現するため，早期診断にも有用ではない．特異性に関しても子宮外（異所性）妊娠の 1%未満に見られる他，肝癌・経皮的肝生検・十二指腸潰瘍穿孔・腹部大動脈破裂・腸腰筋血腫などの後腹膜出血でも報告例があり十分ではない．重症度判定に有用かも不明〔Int J Pancreatol. 1999 Jun; 25(3): 195-210〕である．

急性膵炎の検体検査

- 採血項目ではリパーゼが最も診断特性が優れるとされる．
- アミラーゼは特異度が低い．また，アルコールや中性脂肪高値による膵炎もしくは発症から 2 日以上経過

（つづく）

した膵炎では感度が低い．
- P-アミラーゼは高アミラーゼ血症の鑑別に有用であると思われるが，まだ明確には結論づいていない．
- アミラーゼ高値が7-10日間継続すれば仮性膵嚢胞などの合併症を疑う．
- アミラーゼ，リパーゼ，P-アミラーゼは正常上限2倍がカットオフの目安であるが，特異的というためには正常上限の3-5倍が目安である．
- 尿中アミラーゼやACCR，その他の膵酵素測定の付加的価値は乏しい．

- 急性膵炎の診断

	感度	特異度	LR+	LR−	
アミラーゼ	91.7-100	71.6-97.6	3.5-40	0-0.11	Am J Gastroenterol. 1985 Nov; 80(11): 898-901
					Ann Intern Med. 1985 May; 102(5): 576-80
					Pancreas. 1986; 1(4): 320-3
					Scand J Gastroenterol. 1987 Aug; 22(6): 719-24
正常上限1.8倍	92.3	100	∞	0.08	Ann Intern Med. 1985 May; 102(5): 576-80
正常上限3.1倍	60.9	100	∞	0.39	Scand J Gastroenterol. 1987 Aug; 22(6): 719-24
正常上限5倍	74	99	74	0.26	Arq Gastroenterol. 2003 Oct-Dec; 40(4): 233-8
P-アミラーゼ	84-100	38.8-85.1	1.4-6.4	0-0.41	Ann Intern Med. 1985 May; 102(5): 576-80
					Pancreas. 1986; 1(4): 320-3
					Gastroenterology. 1982 May; 82(5 Pt 1): 887-90
正常上限1.9倍	100	48.9	2	0	Am J Gastroenterol. 1985 Nov; 80(11): 898-901
正常上限2.1倍	84	96.5	24	0.17	Ann Intern Med. 1985 May; 102(5): 576-80
リパーゼ	86.5-100	84.7-99	6-87	0-0.14	Ann Intern Med. 1985 May; 102(5): 576-80
					Pancreas. 1986; 1(4): 320-3
					Scand J Gastroenterol. 1987 Aug; 22(6): 719-24
正常上限3倍	55	99	55	0.45	Hepatogastroenterology. 2002; 49(46): 1130-4

- リパーゼは血清アミラーゼと感度は同等であるが特異度が高い．リパーゼにアミラーゼを追加しても付加的価値はないとの報告がある〔J Emerg Med. 1999 Nov-Dec; 17(6): 1027-37〕．
- アミラーゼ
  ▶ アミラーゼ偽性高値は，膵嚢胞，膵癌，総胆管結石，Vater乳頭癌，ERCP後，急性耳下腺炎，唾石症，消化管穿孔，腸閉塞，腹膜炎，子宮外（異所性）妊娠，アミラーゼ産生腫瘍（肺癌，卵巣癌，卵管癌），マクロアミラーゼ血症，慢性腎不全，ショック，急性アルコール中毒などで報告がある．
  ▶ アミラーゼもリパーゼも発症後3-6時間で上昇し，24時間でピークとなる．アミラーゼは48-72時間以内に正常化するが，リパーゼは正常化に1-2週間かかる．
  ▶ アルコール性膵炎では32%で，血清中性脂肪高値の膵炎患者では50%でアミラーゼ値が正常〔Gastroenterol Clin North Am. 1990 Dec; 19(4): 783-91〕との報告がある．

- 膵酵素とカットオフ値
  ▶ リパーゼは正常上限の2.06倍，P-アミラーゼは正常上限の2.20をカットオフとすると最も診断特性に優れる〔Hepatobiliary Pancreat Dis Int. 2005 Nov; 4(4): 600-3〕とされる．
  ▶ アミラーゼ・リパーゼ・P-アミラーゼは正常上限3-4倍で特異的と考える〔J Clin Gastroenterol. 1989 Feb; 11(1): 47-52〕．
  ▶ 急性膵炎ではリパーゼは平均正常上限の5.6倍となる〔Eur J Clin Chem Clin Biochem. 1992 Jul; 30(7): 439-44〕．

- 尿中アミラーゼ，ACCR（アミラーゼ/クレアチニンクリアランス比）
  ▶ 尿中アミラーゼは6-10時間のタイムラグがあるが血中アミラーゼより異常値が持続するとされる．しかしながら血中濃度測定に付加的価値はないとの報告がある〔Lancet. 1986 May 17; 1(8490): 1161〕．
  ▶ ACCRは急性膵炎と脱水，腎不全，マクロアミラーゼ血症の鑑別に理論上は有用であるが，実際の有用性は低いとの報告が多い〔Gastroenterology. 1976 Oct; 71(4): 594-8/Gastroenterology. 1978 Jul; 75(1): 118-9./Br J Surg. 1982 Jan; 69(1): 29-32〕．

急性膵炎の画像診断

- 胸腹部単純X線の診断特性は低く，sentinel loop や colon "cut off" sign，左腸腰筋陰影消失などの典型的所見はあまり見られないが，非特異的な麻痺性イレウス所見はよく見られる．
- 胸部X線での左胸水は重症度に関連する．
- 腹部エコーは，まず最初に行うべき画像検査の1つだが，膵の描出が困難なことも多く，感度はCTに劣る．
- 膵の前後径（厚さ）が膵頭部で25 mm，それ以外の部位で20 mm以上あれば膵腫大と判断する．膵管拡張 ≧3 mmや，膵周囲の炎症もチェックする．

急性膵炎における単純X線での所見

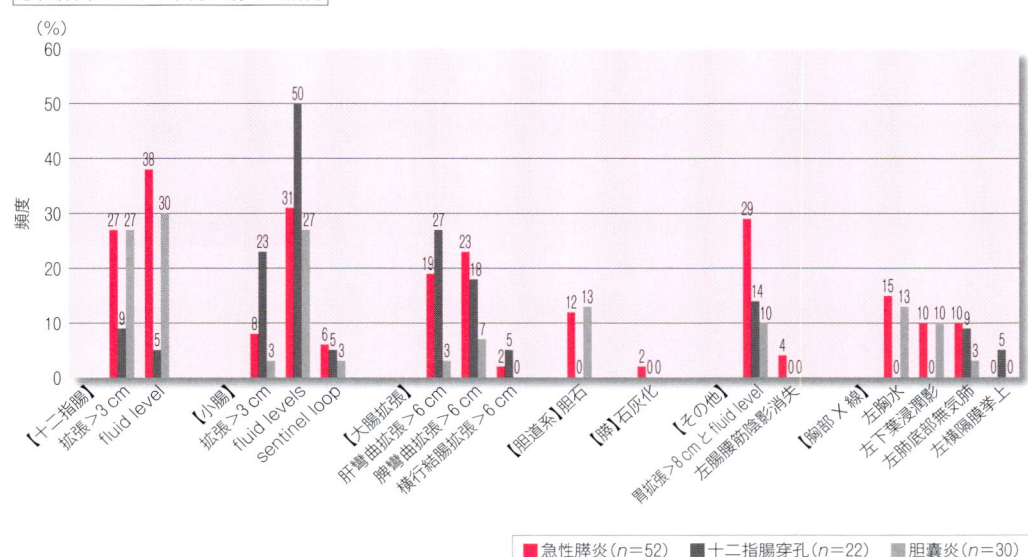

■ 急性膵炎（n=52）　■ 十二指腸穿孔（n=22）　■ 胆嚢炎（n=30）

Clin Radiol. 1983 Mar; 34(2): 133-7

▶ colon "cut off" sign は急性膵炎 100 例中 1 例も認めなかったという報告もある〔*Clin Radiol. 1980 Jan; 31(1): 87-93*〕．
- 腹部エコーでは膵の描出が良好なのは20%のみで，膵が描出されないことが38%もある〔*AJR Am J Roentgenol. 1981 Sep; 137(3): 497-502*〕．腹部エコーで膵尾部や膵頭部が描出できていない場合は膵炎を否定してはならない．
- 左胸水は重症度と関連があり，20%の症例では腹部CTでの重症膵炎を示唆する所見よりも先行して出現する〔*Pancreas. 1997 Oct; 15(3): 222-5*〕．
- 急性膵炎と脾静脈血栓症
  ▶ 急性膵炎では脾静脈狭窄（25%），脾静脈血栓症（19%），脾梗塞（7%）は比較的高頻度に見られるCT異常所見である〔*J Comput Assist Tomogr. 2001 Jan-Feb; 25(1): 50-4*〕．
  ▶ 膵炎（急性・慢性を問わず）による脾静脈血栓症では77%で胃静脈瘤を認め，4%で静脈瘤からの出血を呈する〔*Ann Surg. 2004 Jun; 239(6): 876-80*〕他，脾腫も呈する〔*Br J Radiol. 1999 Jul; 72(859): 637-43*〕．上腸間膜静脈や門脈にも血栓を認めると非特異的な腹部症状を呈することがある．

膵炎の原因の推測

- ALT>150 IU/L ならば胆石性膵炎を考え，リパーゼ/アミラーゼ比>3 ならばそれ以外（アルコール性）を疑う．
- CTで胆石や胆管拡張あれば胆石性膵炎と考えるが，これらがないからといって否定はできない．

（つづく）

- 造影 CT で capsule-like rim を伴うソーセージ様の膵腫大を認めれば自己免疫性膵炎を強く疑う．
- 急性膵炎では血清 Ca は低値となるが，高 Ca 血症があれば副甲状腺機能亢進症を疑う．

- 胆石性膵炎（閉塞性膵炎）の診断

		感度	特異度	LR＋	LR－
ALT	初診時＞70 IU/L	85	86	6.1(2.6-15)	0.2(0.1-0.5)
	ピーク≦50 IU/L	0		0	
	51-150	79		0.8(0.4-1.6)	
	＞150	21		21(4.3-102)	
AST	初診時＞79 IU/L	92	73	3.4(1.9-6.1)	0.1(0.0-0.4)
	ピーク＞100 IU/L	94	76	3.9(2.1-7.4)	0.1(0.0-0.4)
アミラーゼ	初診時＞250 IU/L	88	56	2.0(1.3-3.1)	0.2(0.1-0.6)
	ピーク＞500 IU/L	59	67	1.8(1.0-3.1)	0.6(0.3-1.0)
リパーゼ/アミラーゼ比	初診時＜4.0	80	68	2.5(1.5-4.2)	0.3(0.1-0.6)
	ピーク＜3.0	59	86	4.2(1.7-11)	0.5(0.3-0.8)
腹部 CT †	胆石	69(50-83)	93(80-98)	9.9(3.2-30)	0.3(0.2-0.6)
	膵管拡張	31(17-50)	91(77-97)	3.4(1.2-10)	0.8(0.6-1.0)
	胆管拡張	59(41-76)	95(83-99)	13(3.2-51)	0.4(0.3-0.7)

Clin Chem. 1995 Apr; 41(4): 523-31/ † World J Gastroenterol. 2006 Jul 28; 12(28): 4524-8

- 自己免疫性膵炎は高齢男性（平均63歳，男女比3.7）に多く，γグロブリン≧2 g/dL，IgG≧1.8 g/dL，抗核抗体陽性で疑う．IgG$_4$≧135 mg/dL が特徴的である．画像では膵腫大・1/3以上の主膵管のびまん性狭細像が特徴的で，造影 CT にて後期相で十分造影されることが膵癌との鑑別に有用である．エコーでは低エコーの膵腫大で，ソーセージ様と比喩される．

自己免疫性膵炎の検査所見

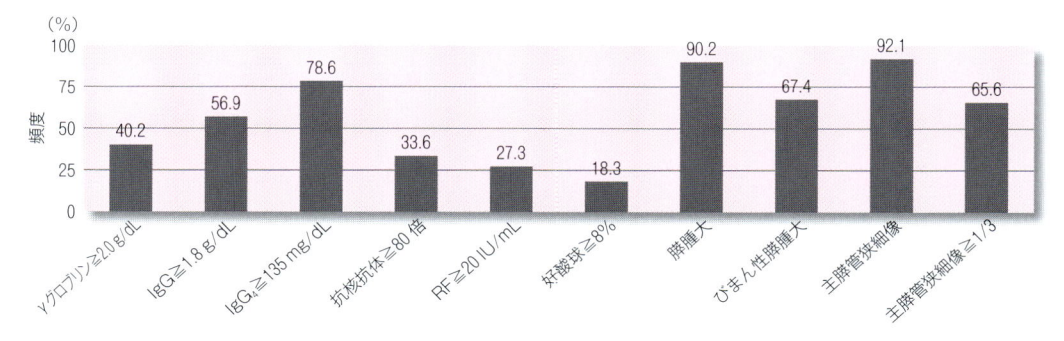

項目	頻度(%)
γグロブリン≧2.0 g/dL	40.2
IgG≧1.8 g/dL	56.9
IgG$_4$≧135 mg/dL	78.6
抗核抗体≧80倍	33.6
RF≧20 IU/mL	27.3
好酸球≧8%	18.3
膵腫大	90.2
びまん性膵腫大	67.4
主膵管狭細像	92.1
主膵管狭細像≧1/3	65.6

Pancreas. 2012 Aug; 41(6): 835-9

重症度判定

- 循環呼吸状態に加え，BUN・LDH・Ca・血小板・CRP を含む採血，そして48時間以内の造影 CT にて初期評価を行うが，さらに経時的にも評価する．

- 厚生労働省研究班による急性膵炎の重症度判定基準(2008)

予後因子	1. BE≦−3 mEq/L または収縮期血圧≦80 mmHg 2. PaO₂≦60 mmHg(室内気)または人工呼吸器管理 3. BUN≧40 mg/dL か Cr≧2.0 mg/dL または乏尿≦400 mL/日 4. LDH≧正常値上限の2倍 5. 血小板数≦10万/μL 6. Ca値≦7.5 mg/dL 7. CRP≧15 mg/dL 8. SIRS≧3項目 　①体温>38℃あるいは<36℃ 　②脈拍数>90回/分 　③呼吸数>20回/分あるいはPaCO₂<32 mmHg 　④白血球数>12,000/μL か<4,000/μL または幼若球>10% 9. 年齢≧70歳
造影 CT 0-1点： Grade 1 　2点： Grade 2 3点以上： Grade 3	炎症の膵外進展度 1. 前腎傍腔　　　　0点 2. 結腸間膜根部　　1点 3. 腎下極以遠　　　2点 膵造影不良域(膵頭部・膵体部・膵尾部の3区域に分ける) 1. 各区域に限局か，膵の周囲のみ　　0点 2. 2区域にまたがる　　　　　　　　1点 3. 2区域全体以上　　　　　　　　　2点
重症度判定	予後因子3点以上または造影Grade 2以上を重症とする.

膵炎による死亡予測(厚生労働省難治性膵疾患に関する調査研究)

	症例数
軽症	109
CT所見のみ重症	14
予後因子のみ重症	6
予後因子もCT所見も重症	9　4

■生存数　■死亡数

- アミラーゼやリパーゼは重症度や予後を反映しない[Int J Pancreatol. 1999 Jun; 25(3): 195-210].

MEMO　急性膵炎の治療

- すべきとされる治療
  - ▶大量輸液：重症例において第1病日に 7,787±4,211 mL/日，第2病日以後 4,000-5,000 mL/日，中等症においても第1病日に 4,837±2,280 mL/日，第2病日以後 2,000-2,500 mL/日の輸液を要する[日外会誌. 1993; 94: 824-31].
  - ▶除痛にレペタン®使用(2.4 mg/日)は Oddi 括約筋をしめることなく使用可能[Scand J Gastroenterol. 2000 Dec; 35(12): 1319-23].
  - ▶経腸栄養は経静脈栄養よりも合併症が少なく，入院期間が短いとされる.
  - ▶感染性膵壊死の診断に穿刺を行うことや，膵膿瘍にドレナージを行うことは重要である．一方，偽性膵嚢胞は高頻度に見られるが，無症状で6cmまでなら経過観察でよい.
- オプション治療
  - ▶軽症～中等症膵炎には経鼻胃管も H₂ ブロッカーも有用性は RCT で否定されている．
  - ▶抗コリン薬・サンドスタチン®・フサン®や FOY®(ERCP 後膵炎予防には有効)は RCT で急性膵炎に対して有用性は認められていない．
  - ▶重症膵炎に対する抗菌薬の予防投与は意義が乏しいと考えられている[World J Gastroenterol. 2012 Jan 21; 18(3): 279-84].
  - ▶腹腔洗浄・腹膜灌流，血液浄化法，蛋白分解酵素阻害薬・抗菌薬持続動注療法についての効果もはっきりと分かっていない(限局したエビデンスであり，施設により結果も異なる可能性がある).

14 慢性膵炎

慢性膵炎の原因

- 大酒家で急性膵炎の既往が複数回ある男性喫煙者に多い．

  - 日本での患者数は 7,000-10,000 人と推定され，80％が男性と考えられている．
  - アルコール性が慢性膵炎の原因の 70％を占め，特発性が 25％，稀な原因が 5％とされる〔Swiss Med Wkly. 2006 Mar 18; 136(11-12): 166-74〕．
  - アルコール性急性膵炎の再発率は年に 5.3％と胆石性(1.5％)や特発性(0.6％)よりも高い．この 532 例を解析した報告では慢性膵炎となったのはアルコール性のみであり，10 年で 13％，20 年で 16％の発症率であった．2 回の急性膵炎発作があれば 2 年で 38％が慢性膵炎となる〔Am J Gastroenterol. 2009 Nov; 104(11): 2797-805〕．
  - 喫煙は慢性膵炎のリスク〔Gut. 2005 Apr; 54(4): 510-4〕である．

慢性膵炎の徴候

- 慢性の腹痛・背部痛を年に数回繰り返し，10 年前後の経過で徐々に疼痛は軽減し，非代償性となるのが典型的である．
- 発症から 5-10 年ほどで膵外分泌機能不全として吸収不良・脂肪便が見られるようになる．
- さらに進行すると，糖尿病が発症する．
- 頻度は高くないが，脾静脈や門脈の血栓症による胃静脈瘤や，脾動脈などの仮性動脈瘤からの出血は消化管出血・腹腔内出血から致死的となることがある．

慢性膵炎の徴候・合併症

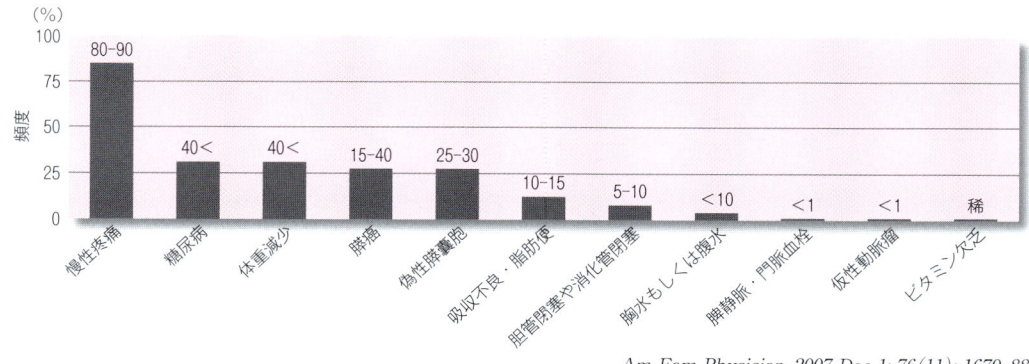

徴候・合併症	頻度(%)
慢性疼痛	80-90
糖尿病	40<
体重減少	40<
膵癌	15-40
偽性膵嚢胞	25-30
吸収不良・脂肪便	10-15
胆管閉塞や消化管閉塞	5-10
胸水もしくは腹水	<10
脾静脈・門脈血栓	<1
仮性動脈瘤	<1
ビタミン欠乏	稀

Am Fam Physician. 2007 Dec 1; 76(11): 1679-88

- 慢性膵炎ではグルカゴンの分泌能も低下するためにインスリン分泌能低下の割には糖尿病を発症しにくいが，発症すると低血糖発作も起こしやすい．

慢性膵炎の検査

- 他の疾患を除外できることから造影 CT が初期検査として有用であるが，画像検査では ERCP が診断特性に最も優れる検査である．侵襲性の低さから MRCP が ERCP の代用として期待されている．
- 外分泌能検査では BT-PABA 試験が簡便であるが診断特性は高いものではない．
- 感度は低いものの血清膵酵素（特にトリプシン）の低値があれば慢性膵炎の可能性は高い．

- ●慢性膵炎の形態評価
  - ▶①膵管内の結石，②膵全体に分布する複数ないしびまん性の石灰化，③膵全体に見られる主膵管の不整な拡張と不均等に分布する不均一かつ不規則な分枝膵管の拡張，④主膵管が膵石，蛋白栓などで閉塞または狭窄しているときは，乳頭側の主膵管と分枝膵管の不規則な拡張が特徴的な画像所見とされる．
  - ▶膵石の検出には単純X線写真や腹部エコーでは感度が低いためCTにての確認が望ましい．

	感度	特異度
造影CT	75-90	85
ERCP	75-95	90
MRCP	85	100
内視鏡超音波	97	60

Am Fam Physician. 2007 Dec 1; 76(11): 1679-88

- ●膵外分泌能検査
  - ▶セクレチン試験はHCO_3^-低下＋膵酵素分泌量もしくは膵液減少を診断基準とするが，明らかな慢性膵炎に対しても感度は90％に満たないともされる．現在はセクレチン試薬やキモトリプシン測定試薬が入手不可能である．
  - ▶セクレチン試験でmoderate以上の外分泌機能異常患者と正常〜borderline患者との比較

	感度	特異度	LR+	LR−
BT-PABA試験（PFD試験）<70%	63(52-74)	72(55-85)	2.2(1.3-3.8)	0.5(0.4-0.7)
便中キモトリプシン試験<23 U/g	61(50-71)	72(59-83)	2.2(1.4-3.5)	0.5(0.4-0.7)
P-アミラーゼ<30 U/L	44(36-54)	90(80-96)	4.4(2.1-9.1)	0.6(0.5-0.7)

Pancreas. 1997 Nov; 15(4): 402-8

- ●慢性膵炎の診断における膵酵素

Cambridge criteriaで軽度〜中等度の変化を伴うもの（Ⅰ-Ⅱ）と高度の変化を伴うもの（Ⅲ）の比較

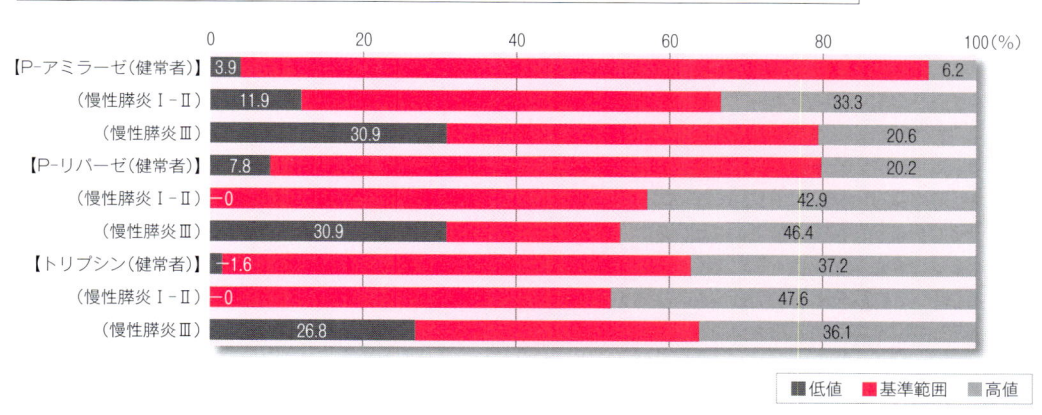

	低値	基準範囲	高値
【P-アミラーゼ（健常者）】	3.9		6.2
（慢性膵炎Ⅰ-Ⅱ）	11.9		33.3
（慢性膵炎Ⅲ）	30.9		20.6
【P-リパーゼ（健常者）】	7.8		20.2
（慢性膵炎Ⅰ-Ⅱ）	0		42.9
（慢性膵炎Ⅲ）	30.9		46.4
【トリプシン（健常者）】	1.6		37.2
（慢性膵炎Ⅰ-Ⅱ）	0		47.6
（慢性膵炎Ⅲ）	26.8		36.1

膵酵素は初期には高値となるが，非代償期には低値傾向となる．

Digestion. 1993; 54(4): 231-6

  - ▶慢性膵炎の診断

	感度	特異度	LR+	LR−
P-アミラーゼ<40 U/L	26.9	96.1	6.9	0.8
P-リパーゼ<8 ng/mL	32.3	92.2	4.1	0.7
トリプシン<80 ng/mL	20.4	98.4	12.8	0.8
P-アミラーゼ>240 U/L	22.2	93.8	3.6	0.8
P-リパーゼ>54 ng/mL	39.5	79.8	2.0	0.8
トリプシン>420 ng/mL	35.3	62.8	0.9	1.0

Digestion. 1993; 54(4): 231-6 より改変

15 膵癌

> **膵癌の症候**
> - 膵頭部癌の場合は黄疸が比較的早期に出現するが，膵体尾部癌では疼痛・体重減少での受診が多い．
> - 他には瘙痒感や，膵機能障害を示唆する下痢（脂肪便），新たな耐糖能異常があれば膵癌を疑う．
> - 膵内分泌腫瘍ではさまざまな特徴的な症候を呈しうる．
> - 身体所見では無痛性胆囊腫大（Courvoisier 徴候），Virchow リンパ節，再発性の表在静脈炎（Trousseau 徴候）や脂肪織炎があれば有用だが，感度は低い．

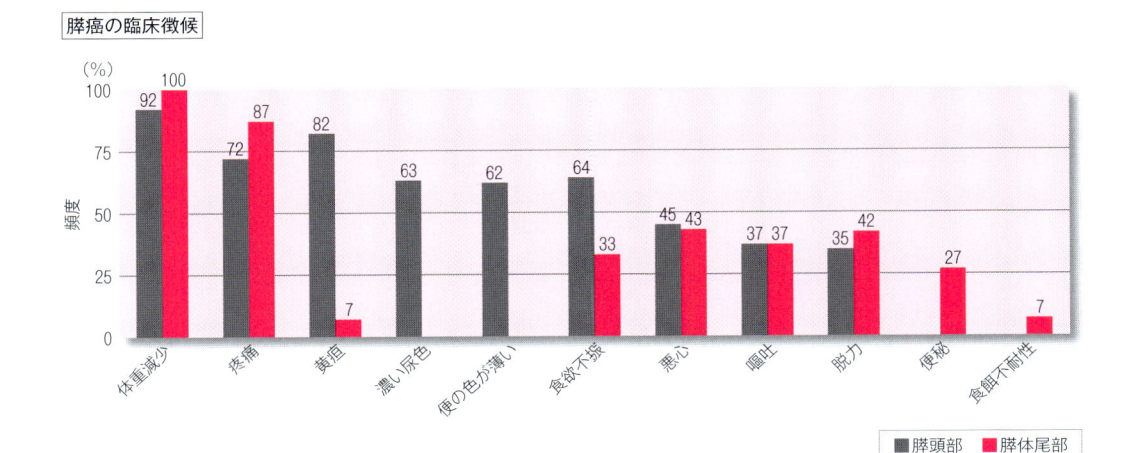

膵癌の臨床徴候

症状	膵頭部(%)	膵体尾部(%)
体重減少	92	100
疼痛	72	87
黄疸	82	7
濃い尿色	63	
便の色が薄い	62	
食欲不振	64	33
悪心	45	43
嘔吐	37	37
脱力	35	42
便秘		27
食餌不耐性		7

Am Fam Physician. 2006 Feb 1; 73(3): 485-92

● 膵癌・胆道癌の胆石との鑑別

	感度	特異度	LR+	LR−
腹痛	27	76	1.1	0.96
黄疸	18	96	4.5	0.86
下痢	13	100	∞	0.88
食欲低下	13	84	0.8	1.04
倦怠感	7	84	0.4	1.11
嘔気・嘔吐	5	96	1.3	0.99
瘙痒感	2	100	∞	0.98

Br Med J. 1973 Mar 3; 1(5852): 533-4

● 膵内分泌腫瘍

	内訳†	MEN-Iとの関連†	悪性の可能性(%)	臨床的な特徴	5年生存率(%)
インスリノーマ	31.7%	7%	10	低血糖	97
ガストリノーマ	8.6%	27%	60-90	多発消化性潰瘍，下痢	60-70
グルカゴノーマ	4.9%	4%	50-90	移動性壊死性紅斑，糖尿病，深部静脈血栓症，うつ	50-60
VIPoma	1.2%	0%	40-70	分泌性下痢，低K血症，無酸症	50
ソマトスタチノーマ	2.3%	0%	70-80	糖尿病，胆石，脂肪便	40
非機能性腫瘍	47.7%	5%	60-80	腹痛，体重減少，黄疸	50

World J Gastroenterol. 2006; 12(20): 3180-5/ † J Gastroenterol. 2007 Jun; 42(6): 497-500

- 無痛性胆嚢腫大（Courvoisier 徴候）は感度 26-55％，特異度 83-90％〔Am Fam Physician. 2006 Feb 1; 73(3): 485-92〕とされる．
- 3 年以内に糖尿病を発症した群（13.9％）では 3 年以上前に糖尿病を発症した群（2.0％）よりも膵癌が多い〔Cancer. 2002 May 1; 94(9): 2344-9〕．

膵癌の画像検査

- 腹部エコーが初期検査として推奨される．描出が不良であればダイナミック造影 CT を行う．
- これらの検査にて膵癌が疑われれば，MRCP も行う．
- 小病変に関しては PET の感度が高い．
- 後期相で均一な造影を受ける腫瘤や遠位主膵管の拡張を認めない膵腫瘤は腫瘤形成性膵炎を考える．低濃度な被膜様辺縁や duct penetrating sign（主膵管が腫瘤内を貫通する）があれば特徴的である．

- 膵癌の検出における各検査の役割
  - 腹部エコーは腸管ガスのため描出不良なことも多いが，膵全体の描出が良好であれば診断特性は良い．

	解釈不能	感度	特異度	LR＋	LR－
CA19-9	0％	82(68-90)	82(61-93)	4.4(2.0-9.8)	0.23(0.13-0.40)
腹部エコー	25％	98(86-100)	90(67-98)	9.7(2.6-36)	0.03(0-0.19)
造影 CT	18％	94(81-98)	95(72-100)	18(2.6-120)	0.07(0.02-0.20)

Radiology. 1991 Jan; 178(1): 95-9

- 膵癌の画像検査

	感度	特異度	LR＋	LR－
経腹超音波検査	83	99	83	0.17
EUS での穿刺	92	100	∞	0.08
ERCP	70	94	11.7	0.32
MRCP	84	97	28	0.16
dual phase 造影 CT	98	54	2.1	0.04
4 cm 以下†	18-76			
PET	96	65	2.7	0.06
4 cm 以下†	90-100			

Am Fam Physician. 2006 Feb 1; 73(3): 485-92 / † Ann Surg. 1999 May; 229(5): 729-37

- 膵腫瘤形成性膵炎の診断（膵癌との鑑別）
  - 自己免疫性膵炎の一部は腫瘤を形成し膵癌との鑑別が重要となる．

	感度	特異度	LR＋	LR－
IgG＞135 mg/dL ‡	71(44-89)	94(78-99)	12(2.9-46)	0.3(0.2-0.7)
CA19-9≦100 U/mL ‡	67(31-91)	77(56-90)	2.9(1.3-6.7)	0.4(0.2-1.1)
腹部造影 CT				
早期相で均一な造影 §	46(18-75)	96(87-99)	11(2.9-38)	0.6(0.3-1.0)
後期相で均一な造影 §†	100(85-100)	86-94	6.9-18	0
低濃度な被膜様辺縁 §†	35-64	97-99	22-25	0.4-0.7
遠位膵臓の萎縮なし §†	75-100	61-75	2.3-3.0	0-0.3
MRCP				
遠位主膵管の拡張≦4 mm §	100(60-100)	76(64-86)	4.2(2.7-6.5)	0
duct penetrating sign §	73(39-93)	96(87-99)	17(5.3-54)	0.3(0.1-0.8)
FDG-PET ¶ §	78-88	75-97	3.5-24	0.2

§ J Magn Reson Imaging. 2012 Apr; 35(4): 827-36 / † Pancreas. 2008 Oct; 37(3): e62-7
‡ Am J Gastroenterol. 2003 Dec; 98(12): 2679-87
¶ J Clin Gastroenterol. 2006 Nov-Dec; 40(10): 923-9 / § Scand J Surg. 2004; 93(3): 191-7 より改変

膵癌の腫瘍マーカー

- CA19-9 と Span-1 の感度が高いがそれでも初期には陽性率は低い．前者は良性胆道疾患・卵巣嚢腫・気管支拡張症・糖尿病で偽陽性，後者は肝疾患で偽陽性が知られている．
- 膵腫瘤が認められている場合，CA19-9＞150-300 U/mL であれば切除不能な膵癌である可能性が高い．

膵癌における腫瘍マーカー

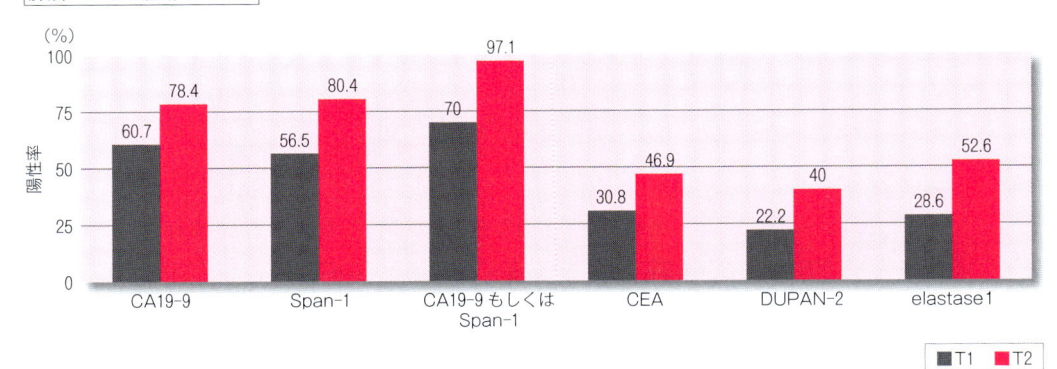

	CA19-9	Span-1	CA19-9 もしくは Span-1	CEA	DUPAN-2	elastase1
T1	60.7	56.5	70	30.8	22.2	28.6
T2	78.4	80.4	97.1	46.9	40	52.6

Cancer. 1991 Jul 1; 68(1): 149-52

- 腫瘍マーカーによる膵癌の診断

	感度	特異度	LR＋	LR−
CA19-9	81	79	3.9	0.24
Span-1	82	85	5.5	0.21
CA-50	84	85	5.6	0.19

Scand J Gastroenterol. 1991 Jul; 26(7): 787-97

▶糖尿病患者では膵障害のためか CA19-9 は高値となりうる〔Jpn J Med. 1986 Aug; 25(3): 278-80〕ので，CA19-9 高値は必ずしも膵癌を示唆しない．

▶CA19-9 による切除不能な膵癌の予測

	感度	特異度	LR＋	LR−	PPV	NPV
CA19-9＞150 U/mL	59(44-73)	90(75-97)	5.9(2.3-15)	0.45(0.32-0.64)	88	64

Arch Surg. 2003 Sep; 138(9): 951-5

□ 膵腫瘤が認められている場合，CA19-9 が 90 U/mL 以上であれば 85％で，200 U/mL 以上であれば 97％が膵癌であるが，300 U/mL 以上であれば大部分は切除不能である〔Pancreas. 1994 Nov; 9(6): 731-4〕と報告されている．

▶Span-1 は肝硬変で 53.8％，慢性肝炎で 26.3％陽性となる〔Cancer. 1990 Apr 1; 65(7): 1557-61〕ため肝疾患を有する患者では推奨されない．

D 循環器

1. 頸静脈圧　194
2. 心音・心雑音へのアプローチ　196
3. 安定狭心症　202
4. 急性冠動脈症候群　205
5. 冠攣縮性狭心症　216
6. 心嚢水貯留・心外膜炎　219
7. 心タンポナーデ・収縮性心膜炎　224
8. 急性心筋炎　229
9. 心不全　231
10. たこつぼ心筋症　241
11. 心筋症　243
12. ブルガダ症候群　247
13. 感染性心内膜炎　249
14. 大動脈解離　256
15. 腹部大動脈瘤　260
16. 深部静脈血栓症　264
17. 肺塞栓症　269
18. 慢性下肢動脈閉塞症（特に ASO について）　278
19. 二次性高血圧症　280

1 頸静脈圧

> **頸静脈の観察**
> - 45°座位で右内頸静脈を観察し，二相性で拍動を触知しない波形の上端を同定する．
> - 頸静脈圧が胸骨 Louis 角から 4.5 cmH₂O 以上あれば頸静脈圧上昇と考える．
> - そのままでは内頸静脈を同定できないが，腹部圧迫や頸静脈の近位部圧迫にて初めて頸静脈が確認できる場合は頸静脈虚脱と考える．
> - 重症三尖弁閉鎖不全では cv wave（c 波と v 波が癒合したもので，心室収縮期に a 波よりも大きい拍動を認める）が出現し，心房細動では a 波が消失する．

- 解剖学的特徴から，右内頸静脈は左内頸静脈や外頸静脈と比較すると心房の拍動と圧が障害なく伝えられるため観察に優れている．
- 接線方向からライトを照らしたり，付箋を貼ると拍動が観察しやすい〔N Engl J Med. 2004 Sep 23; 351(13): 1364〕．
- 頸静脈圧波形と頸動脈圧波形の違い

	頸静脈圧波形	頸動脈圧波形
波形	緩やかで二相性	一相性で，鋭い
体勢	変化（座位で低くなる）	不変
呼吸	吸気で高さ減弱，強さ増強	不変
拍動	触知せず	触知
腹部圧迫	上方に移動	不変

▶ 頸静脈圧波形は陽性波 3 つと陰性波 3 つからなり，これらの変化から種々の異常が推測される．

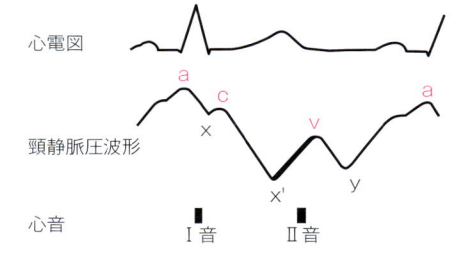

□ a 波：右心房の収縮によって起こる一番高い陽性波．
・x 谷：心房の弛緩を反映する第 1 の小さな陰性波．
□ c 波：心室の等容性収縮期における三尖弁の右心房への突出による第 2 の小さな陽性波．
・x'(x プライム)descent：続いて起こる右心房の弛緩による大きな陰性波．
□ v 波：三尖弁の閉鎖に続く右心房の充満による第 3 の陽性波．
・y 波：続いて三尖弁が開き，右心房が虚脱することによる大きな陰性波．

- 頸静脈圧の判断
  ▶ 中心静脈圧 CVP(cmH₂O) は頸静脈圧 +4.5 で推定され，頸静脈圧が 4.5 cmH₂O までが正常とされるが，正常値は 3 cmH₂O 以下という意見もあり〔Am Heart J. 1998 Jul; 136(1): 10-8〕，精密な評価はあまり意義がない．

臨床判断＼実測値	CVP＜5 cmH₂O	CVP 正常	CVP＞10 cmH₂O	LR（実測値＜5 cmH₂O）	LR（実測値＞10 cmH₂O）
CVP 低い	3	4	1	3.4(1.0-11.2)	0.2(0.02-1.3)
CVP 正常	4	12	10	1.0(0.5-2.1)	0.8(0.5-1.3)
CVP 高い	0	3	10	0.0(0.0-1.5)	4.1(1.3-13.1)

JAMA. 1996 Feb 28; 275(8): 630-4

▶ 頸静脈が怒張している場合の肺動脈楔入圧 PCWP＞18 mmHg の予測

感度	特異度	LR＋	LR－
81	80	4.1	0.24

J Am Coll Cardiol. 1993 Oct; 22(4): 968-74

▶ 頸静脈が虚脱しているときは近位部を押さえて，一度怒張させると見やすい．その後手を離したときに虚脱が速やかならば，CVP は低いと考えてよい．

▶ 呼気終末が胸腔内圧の影響が最も少ないとされる．

- 座位にて右鎖骨上に頸静脈を認めれば右房平均圧＞8 mmHg の可能性が高い．

感度	特異度	LR＋	LR－
68(45-85)	85(74-92)	4.5(2.4-8.4)	0.4(0.2-0.7)

Am J Cardiol. 2007 Dec 15; 100(12): 1779-81

abdominojugular reflux

- 右心不全や右心室コンプライアンスの減少を反映し，左室流入圧の推定に頸静脈怒張と同等の診断特性を有する．
- 腹部を 10 秒以上圧迫し，圧迫を解いたときに頸静脈圧が 4 cm 以上低下すれば陽性と判断する．

- 腹部中央を手掌で 15-30 秒間一定の力 20-35 mmHg で圧迫し，頸静脈圧が 10 秒以上，4 cmH₂O 以上上昇すれば陽性とされるが，むしろ 10 秒待ってから圧迫を解除したときに頸静脈怒張が消失するのを確認するほうが簡単である．

	感度	特異度	LR＋	LR－
急性呼吸不全患者における心不全の診断	24(9-48)	96(79-100)	6.4(0.81-51)	0.79(0.62-1.0)
†			6.0(0.8-51)	0.78(0.62-0.98)
PCWP≧15 mmHg の予測†			6.7(3.3-13.4)	0.08(0.01-0.52)

Chest. 1990 Apr; 97(4): 776-81／† Am J Med. 2000 Jul; 109(1): 59-61

外頸静脈圧

- 内頸静脈の観察が困難な場合は外頸静脈を用いる．
- 外頸静脈の怒張がなければ CVP は低いが，怒張していても二相性の波形が見えないときは CVP が高いとはいえない．

- 外頸静脈は，視診上見つけやすいが，筋膜面を通過する際に圧迫されている可能性があり，右心房圧を正確に反映しているとは限らない．

▶ 外頸静脈の観察による中心静脈圧 CVP の予測

	感度	特異度	LR＋	LR－
CVP≦5 cmH₂O	68	94	11.3	0.34
CVP≧10 cmH₂O	69	86	4.9	0.40

Arch Intern Med. 2006 Oct 23; 166(19): 2132-7

2 心音・心雑音へのアプローチ

収縮期雑音

- 小児（2-18歳）では器質的疾患がなくてもⅢ音や楽音様のStill（無害性）雑音が聴取されることが多い.
- 心室性期外収縮や心房細動で心雑音に変化があれば駆出性雑音と考える．逆流性雑音は汎収縮期雑音となり，Ⅱ音が分かりにくくなる．
- 収縮期駆出性雑音であれば機能性雑音であることが多いが，Levine Ⅲ/Ⅵ以上の心雑音や大動脈弁狭窄症・心房中隔欠損症などに特徴的な心雑音の場合や心電図異常がある場合は心エコー検査が必要である．
- 汎収縮期雑音ならば僧帽弁閉鎖不全症をまず考えるが，三尖弁閉鎖不全症，心室中隔欠損症もありうる．

- ●収縮期雑音における機能性雑音
    - ▶収縮期雑音は小児80％，成人で52％，高齢者の29-60％で認めるが，44-100％では機能性雑音〔JAMA. 1997; 277(7): 564-71〕である．50歳以上の50％に認めることから50-50 murmurともいわれる．
    - ▶器質的疾患による収縮期雑音の鑑別において，聴診を含む身体所見は感度82(70-86)％，特異度69(60-76)％という報告〔Am J Emerg Med. 2004 Mar; 22(2): 71-5〕や，感度70％，特異度98％という報告〔Am J Cardiol. 1996 Jun 15; 77(15): 1327-31〕がある．
    - ▶50歳未満でLevine Ⅱ/Ⅵ以下の収縮期雑音であれば98％で機能性雑音であるが，Levine Ⅲ/Ⅵ以上の収縮期雑音はOR＝8.3(3.5-19.7)，心電図異常はOR＝8.4(3.2-22)で器質的疾患を示唆する〔Am J Emerg Med. 2004 Mar; 22(2): 71-5〕．

- ●小児の心雑音

    小児における心雑音の頻度(%)

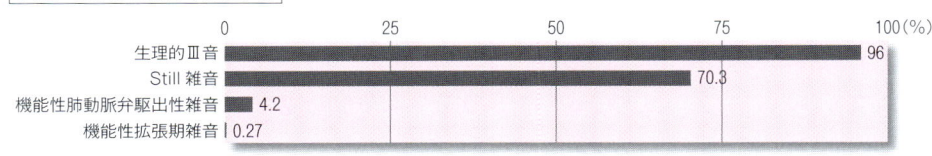

	0	25	50	75	100(%)
生理的Ⅲ音					96
Still雑音				70.3	
機能性肺動脈弁駆出性雑音	4.2				
機能性拡張期雑音	0.27				

    Br Heart J. 1980 Jan; 43(1): 67-73

    - ▶Ⅲ音の86％は立位で消失する．
    - ▶Still雑音（無害性雑音）
        - □胸骨左縁(62％)，胸骨左縁～心尖部(17％)，心尖部(11％)に最強点があり，99％はⅢ音を伴う．
        - □仰臥位(65％)や蹲踞(57％)では聞こえるが，立位では聞こえにくい(16％)．
        - □仰臥位では95％がLevine Ⅱ/ⅥでLevine Ⅲ/Ⅵなのは4.9％，Levine Ⅳ/Ⅵなのは0.1％のみ．

- ●成人の収縮期雑音

    収縮期雑音100人の内訳

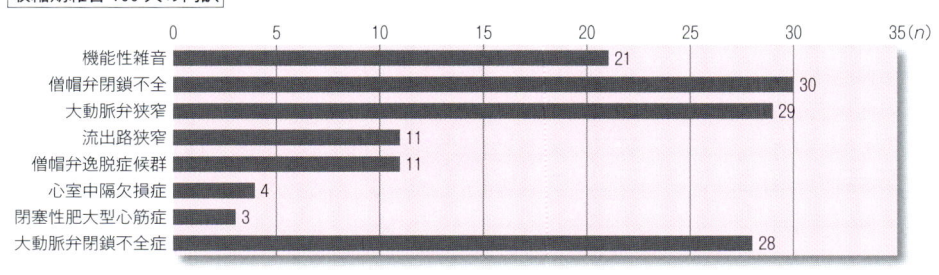

	0	5	10	15	20	25	30	35(n)
機能性雑音					21			
僧帽弁閉鎖不全							30	
大動脈弁狭窄							29	
流出路狭窄			11					
僧帽弁逸脱症候群			11					
心室中隔欠損症		4						
閉塞性肥大型心筋症		3						
大動脈弁閉鎖不全症							28	

    Am J Med. 2000 Jun 1; 108(8): 614-20（心雑音にて大学病院に紹介となった平均58±22歳の患者）

▶ 左室流出路狭窄としては閉塞性肥大型心筋症と，高齢者ではS状中隔による流出路狭窄を考えるが，脱水により心雑音が増悪することが特徴である．

大動脈弁狭窄症

- 高齢者では高頻度に見られる．
- 右鎖骨上〜頸部に放散する駆出性雑音であるかどうかがまず重要である．雑音の最強点は右肩から"たすき掛け"の領域のどこでもよい．
- 心雑音の大きさは必ずしも重症度を反映しないが，重症となると血液を駆出するのに時間がかかるため，心雑音のピークは収縮中期〜収縮後期となり，触診で頸動脈拍動や心尖拍動の立ち上がりがゆっくりと感じるようになる．
- Ⅱ音減弱があれば大動脈弁狭窄症が疑わしい．左心室の肥大によるコンプライアンス低下によりⅣ音も聴取することが多い．

- 75歳以上の5%に見られる〔J Am Coll Cardiol. 1993 Apr; 21(5): 1220-5〕．
- 大動脈弁狭窄症と血圧の関係
  ▶ 一般的には大動脈弁狭窄症により収縮期血圧は低くなり，脈圧も低下する．
    □ 大動脈弁狭窄症の中で収縮期血圧＞160 mmHgなのは8%，拡張期血圧＞95 mmHgなのは24%〔Am J Cardiol. 1958 May; 1(5): 553-71〕である．
  ▶ 一方，弁置換を要する症例でも収縮期血圧≧130 mmHgなのが22-40%あり，脈圧＜35 mmHgとなるのは6.6%〔QJM. 2000 Oct; 93(10): 685-8〕のみであり，血圧のみから大動脈弁狭窄症を疑うのは難しい．

- 収縮期雑音
  ▶ 駆出性雑音とⅡ音の前に短い空白が感じられれば，early peakの心雑音で，機能性雑音の可能性が高い．
  ▶ 雑音の最強点は第2肋間胸骨右縁のこともあるし，心尖部のこともある（右肩からたすき掛けの領域で雑音は強い）．
  ▶ Levine≧Ⅲ/Ⅵであれば大動脈弁最大圧較差≧64 mmHgを感度29%，特異度90%で予測可能だが〔QJM. 2000 Oct; 93(10): 685-8〕，心機能が低下すると心雑音は小さくなるため雑音の大きさは重症度を必ずしも反映しない．

大動脈弁狭窄症の診断	感度	特異度	LR+	LR−	κ
収縮期雑音	100	64	2.6(1.8-3.5)	0.0(0.0-0.5)	0.19
労作時失神＋収縮期雑音†			∞(1.3-∞)	0.76(0.67-0.86)	
右鎖骨上に放散	93	69	3.0(2.0-4.1)	0.1(0.0-0.4)	0.36
右頸部に放散	73	91	8.1(4.0-16)	0.3(0.1-0.6)	0.33
収縮後期にピークのある心雑音†			101(25-410)	0.31(0.22-0.44)	
収縮中期にピークのある心雑音†			8.0(2.7-23.0)	0.13(0.07-0.24)	
Valsalva法で雑音減弱†			1.2(0.8-1.6)	0.0(0.0-1.6)	

  ▶ Valsalva法で静脈還流量を減らすと雑音が増強する場合には大動脈弁狭窄症よりも閉塞性肥大型心筋症を考える．

J Gen Intern Med. 1998 Oct; 13(10): 699-704/† JAMA. 1997 Feb 19; 277(7): 564-71

- 頸動脈拍動，心尖拍動
  ▶ 軽症では3%，中等度では33%，重症では53-68%に頸動脈立ち上がり遅延を認める〔QJM. 2000 Oct; 93(10): 685-8〕．

大動脈弁狭窄症の診断	感度	特異度	LR+	LR−	κ
頸動脈立ち上がり遅延	47	95	9.2(3.4-24)	0.6(0.3-0.8)	0.26
頸動脈拍動容積減少	53	73	2.0(1.0-3.2)	0.6(0.3-1.0)	0.24
sustained apical impulse ‡			4.1	0.3	
apical carotid delay †			∞(2.4-∞)	0.05(0.01-0.31)	
brachioradial delay †			6.8(3.2-14.0)	0.0(0.0-0.3)	

J Gen Intern Med. 1998 Oct; 13(10): 699-704
† *JAMA. 1997 Feb 19; 277(7): 564-71* / ‡ *Acta Med Scand. 1985; 218(4): 397-400*

- Ⅱ音減弱, Ⅳ音
  - ▶心音の強さは通常, 心基部ではⅡ音＞Ⅰ音, 心尖部ではⅠ音＞Ⅱ音である. 心基部でⅠ音＞Ⅱ音であればⅡ音減弱と考える.

大動脈弁狭窄症の診断	感度	特異度	LR+	LR−	κ
Ⅱ音減弱	53	93	7.5(3.2-17)	0.5(0.3-0.8)	0.54
Ⅱ音の消失あるいは減弱†			50(24-100)	0.45(0.34-0.58)	
Ⅱ音減弱またはⅡ音分裂消失§	73	76	3.0	0.4	
Ⅳ音†			2.5(2.1-3.0)	0.26(0.14-0.49)	

J Gen Intern Med. 1998 Oct; 13(10): 699-704 / † *JAMA. 1997 Feb 19; 277(7): 564-71* / § *QJM. 2000 Oct; 93(10): 685-8*

心房中隔欠損症

- (特に中年までの)肺動脈弁領域の駆出性雑音を聴取したら, 心房中隔欠損症を考えⅡ音固定性分裂に神経を集中させる.

  - 学童で0.020%に発見され, 成人まで放置されている先天性心疾患では最も多い.
  - 女性に多く(男女比は1：2), 20-40歳で自覚症状を呈することが多い.
  - 肺動脈弁領域の駆出性雑音, 相対的三尖弁狭窄による拡張期ランブル雑音を聴取するが, 肺高血圧が進むとⅡPP亢進や右室拍動を触れ, 拡張期ランブルに代わり肺動脈弁閉鎖不全の拡張期雑音(Graham-Steell雑音)を聴取する.

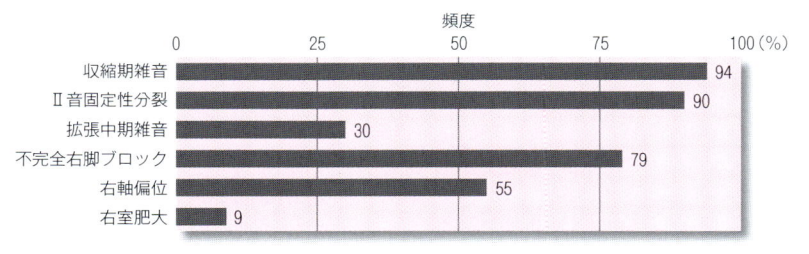

頻度
- 収縮期雑音 94
- Ⅱ音固定性分裂 90
- 拡張中期雑音 30
- 不完全右脚ブロック 79
- 右軸偏位 55
- 右室肥大 9

Circ J. 2003 Feb; 67(2): 112-5

  - 心房中隔欠損症は疑ってエコー検査を行わないと中隔欠損やシャント血流が分かりにくいことがある. エコー検査で右心系と左房の拡大あれば心房中隔欠損症を鑑別にあげる必要がある.

僧帽弁閉鎖不全症

- 心尖部に最強点があり, 腋窩へ放散する, 汎収縮期雑音を聴取する.
- 左室収縮力と逆流の向きによって雑音の大きさは変化するため, 重症な僧帽弁閉鎖不全症でも心雑音が聞こえないこともある.
- 僧帽弁閉鎖不全の中でも早期収縮期雑音で, Ⅳ音があり, 心エコーにて心拡大を認めない場合は圧負荷所見が前面に立っており, 急性の僧帽弁閉鎖不全を考える.
- 心室中隔欠損症では最強点が胸骨左縁とされるが, 僧帽弁閉鎖不全と紛らわしい汎収縮期雑音を呈する. その場合はhand-gripで雑音が増強すれば僧帽弁閉鎖不全症と考えてよい.

- 安定している心不全患者で心エコーにて僧帽弁閉鎖不全症が検出された345人の僧帽弁閉鎖不全症と心雑音の頻度

僧帽弁閉鎖不全の程度	1+	2+	3+	4+
心雑音の頻度	4%	11%	13%	37%

J Am Soc Echocardiogr. 2006 Dec; 19(12): 1458-61

- 心雑音の特徴

	LR+	LR−
僧帽弁領域に雑音	3.9(3.0-5.1)	0.34(0.23-0.47)
後期収縮期〜汎収縮期雑音	1.8(1.2-2.5)	0.0(0.0-0.8)
急性心筋梗塞中の何かしらの雑音	4.7(1.3-11.0)	0.66(0.25-1.00)
動脈一時閉塞試験*にて雑音増強	7.5(2.5-23.0)	0.28(0.13-0.60)

*動脈一時閉塞試験では収縮期血圧より20-40 mmHg高い圧で両上腕にカフを巻き,20秒後に聴診する.

JAMA. 1997 Feb 19; 277(7): 564-71

▶ S1減弱やII音病的分裂,III音,IIP亢進などの診断特性についてはまとまった報告がない.

- 僧帽弁逆流症の診断(心室中隔欠損症との鑑別)

	感度	特異度	LR+	LR−
片手で検者の中指と人差し指をできるだけ強く1分間握ると雑音増強	68	92	8.5	0.35
両側上腕を収縮期血圧より高い圧でカフを巻き,20秒で雑音増強	78	100	∞	0.22
亜硝酸アミル吸入15-30秒後雑音減弱	80	90	8.0	0.22

N Engl J Med. 1988 Jun 16; 318(24): 1572-8

僧帽弁逸脱(MVP)症候群

- 収縮期クリックや収縮後期の心雑音を聴取すれば僧帽弁逸脱症候群と考える.
- 立位でも仰臥位でも心雑音やクリックを聴取しなければ臨床的に否定できる.
- クリックを伴わない汎収縮期雑音を呈する場合は長期的な合併症に注意する必要がある.

- 軽症も含めると成人では3-5%に見られる.
- 僧帽弁逸脱の診断(超音波検査との比較)

	LR	
	非循環器医の診察	循環器医の診察
収縮期クリックと雑音	2.4(1.0-5.7)	19(4.6-80)
収縮期クリック	1.3(0.7-2.2)	12(5.4-25)
心雑音(クリックの有無を問わない)	1.2(0.9-1.5)	1.9(1.3-3.0)
心雑音のみ	0.7(0.3-1.3)	2.4(1.0-5.7)
収縮期クリックや心雑音なし	0.53(0.23-1.2)	0.04-0.26

JAMA. 1997 Feb 19; 277(7): 564-71 より改変

▶ 体位によってクリックや収縮期雑音が出現・消失したり,クリックのタイミングが変化する(すなわち立位で早まる)ことは特徴的である[Br Heart J. 1978 May; 40(5): 482-8].
▶ 超音波検査にて僧帽弁逸脱と診断された182人(37%は偶発的に発見され,24%は神経症的訴えのため検査を施行)において,収縮期クリックは54%,収縮後期の心雑音は23%,汎収縮期雑音は16%で聴取された.18%の症例では心雑音やクリックを認めなかった[Q J Med. 1983 Spring; 52(206): 150-64].

- 臨床的に意義のある*僧帽弁逸脱症候群の診断

	LR（循環器医の診察）
汎収縮期雑音	5.1-18
収縮後期雑音もしくはクリックを伴う心雑音	0.8-1.2
クリックと汎収縮期雑音	0.8(0.2-2.4)
クリック	0.26-0.4
クリックも心雑音もなし	0(0-4.1)

*死亡，脳血管障害，感染性心内膜炎，外科手術を必要とする僧帽弁閉鎖不全症への進展，を含む.
JAMA. 1997 Feb 19; 277(7): 564-71 より改変

三尖弁閉鎖不全症

- 僧帽弁閉鎖不全症との鑑別には吸気時に雑音増強，頸静脈 v 波増大，肝臓拍動が重要である．

- 重度三尖弁閉鎖不全(3+～4+)での古典的 3 徴候の頻度($n=59$)

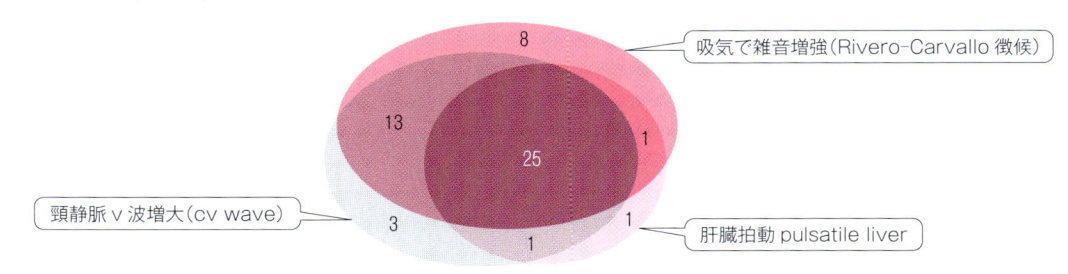

59 例の解析：Chest. 1982 Dec; 82(6): 726-31

- Rivero-Carvallo 徴候による右心系心雑音の診断

	感度	特異度	LR+	LR−
吸気で雑音増強	100	88	3.3	0
呼気で雑音減弱	100	88	8.3	0

N Engl J Med. 1988 Jun 16; 318(24): 1572-8

拡張期雑音

- 拡張期雑音はすべて異常と考えるが，透析患者では体液量過剰時に一過性に聴取してもよい．
- 大動脈弁閉鎖不全症以外に，僧帽弁狭窄症，肺動脈弁閉鎖不全症（心房中隔欠損症，僧帽弁閉鎖不全症による二次性を含む）などが鑑別にあがる．
- 僧帽弁狭窄症は心尖部に特徴的な拡張中期～後期の低調雑音で診断できる．

- 機能性拡張期雑音は健常者には 0.27 %〔Br Heart J. 1980 Jan; 43(1): 67-73〕でのみしか聴取しないが，透析患者では透析前には肺動脈弁閉鎖不全を反映してか拡張期雑音が聴取されることがあり，無症状高齢者の 1 %，透析患者の 9 %で拡張期雑音を聴取するとされる〔JAMA. 1999 Jun 16; 281(23): 2231-8〕．

- 僧帽弁狭窄症は心尖部に拡張中期～後期の低調雑音で診断できる〔Am J Cardiol. 1987 Jan 1; 59(1): 181-2〕．リウマチ熱の減った現在では遭遇することは稀ではあるが，ワット・ドロロォーと低音の雑音が心尖部に聞こえ（一番最初の部分は前収縮期雑音と呼ばれ，心房細動になると消えて，ト・ドロロォーとなる），大動脈弁閉鎖不全のザ・ハーンという高調の音とは対照的であることから一度聞けば忘れない．

大動脈弁閉鎖不全症

- 胸骨左縁に拡張早期に高調な灌水音がするのが典型的で，これが聞こえれば診断はほぼ確定的である．
- 聞き逃すことが多い雑音なので，座位前屈位で呼気で呼吸を止めてもらい確認する必要があるが，聴取できなければ中等症以上の大動脈弁閉鎖不全症は否定的である．雑音がはっきりしなければ動脈一時閉塞試験（前述）が診断に有用である．
- Austin-Flint 雑音（心尖部で低調な僧帽弁狭窄症様の拡張期雑音）や，下肢の血圧が上肢より 20 mmHg 以上高い Hill 徴候は中等症以上の大動脈弁閉鎖不全症を示唆する．
- Ⅲ音を聴取すれば心機能が低下しており手術適応であることが多い．

- 拡張期雑音
  - ▶軽症以上の大動脈弁閉鎖不全症の診断

	LR+	LR−
典型的な心雑音	32(16-63)	0.2(0.1-0.3)
	8.8(2.8-32)	0.3(0.2-0.4)
Austin-Flint 雑音	4.0(0.5-40)	0.8(0.6-1.3)
拡張期ランブル	1.3(0.9-2.7)	0.5(0.2-1.6)
動脈一時閉塞試験で雑音増強	8.4(1.3-81)	0.3(0.1-0.8)

JAMA. 1999 Jun 16; 281(23): 2231-8

　□ 大動脈弁閉鎖不全症では第 3-4 肋間胸骨左縁に最強点がある．もし胸骨右縁に最強点があればジェットの向きが通常ではない大動脈瘤，大動脈解離を疑う必要があるとされる．なお，肺動脈弁閉鎖不全症の雑音最強点は第 2-3 肋間胸骨左縁とされる．
　□ Austin-Flint 雑音は大動脈弁逆流のジェットによって起こる機能的僧帽弁狭窄による心尖部での低調な拡張期ランブルである．

  - ▶中等症以上の大動脈弁閉鎖不全の診断
　□ Austin-Flint 雑音は軽症では 0-50％，中等症で 13-63％，重度では 52-100％で聴取される（*Ann Intern Med. 2003; 138: 738*）

	LR+	LR−
典型的な心雑音	8.3(6.2-11)	0.1(0.0-0.2)
	4.0(2.5-6.9)	0.1(0.1-0.3)
Austin-Flint 雑音	25(2.8-243)	0.5(0.2-0.7)
拡張期雑音	1.5(1.0-2.1)	0.0(0.0-1.0)

JAMA. 1999 Jun 16; 281(23): 2231-8

- 末梢血行動態変化による大動脈弁閉鎖不全症の診断
  - ▶Hill 徴候は重症度に関連があると考えられ，下腿血圧−上腕血圧が 60-100 mmHg にも達することがある．
　□ 軽症では 0-93％，中等症で 62-100％，重症で 75-100％に見られる〔*Ann Intern Med. 2003 May 6; 138(9): 736-42*〕．
　□ 侵襲的に実測すると有用ではなく〔*Br Med J. 1965; 2(5453): 73-5*〕，非観血的血圧測定でこのような血圧差が発生する機序はよく分かっていない．

	感度	特異度	LR+	LR−
膝窩血圧−上腕血圧＞20 mmHg（Hill 徴候）	56	94	9.2	0.47
中等症以上の大動脈弁閉鎖不全†			8.2(1.5-78)	0.2(0.1-0.5)
脈圧＞50 mmHg †			1.0(0.7-2.2)	0.9(0.2-5.5)
Corrigan pulse（大脈）	86[38-100]	16	1.0(0.9-1.2)	0.9(0.4-2.0)
Duroziez 徴候（大腿動脈での収縮期＋拡張期雑音）	80[0-100]	36[35-100]	1.2(0.8-1.9)	0.6(0.2-2.1)
Duroziez/Corrigan/pistol shot †			2.1(0.3-22)	0.8(0.7-1.7)

Ann Intern Med. 2003 May 6; 138(9): 736-42/ † JAMA. 1999 Jun 16; 281(23): 2231-8

  - ▶Quincke の脈や De Musset 徴候などの診断能も限られる〔*South Med J. 1981 Apr; 74(4): 459-67*〕．

- Ⅲ音があれば，OR＝19(6.0-62)でEF＜50％であり〔Am J Med. 2001 Aug; 111(2): 96-102〕，手術適応と推測できる．

> **MEMO　重症弁膜症と手術適応**
> - 慢性経過している重度な大動脈弁狭窄症(AS)・大動脈弁閉鎖不全症(AR)・僧帽弁閉鎖不全症(MR)は日常もよく遭遇するので簡単な手術適応ぐらいは把握しておきたい．
>   ▶ 欧米では重症ASの基準は最大流速 4.0 m/秒，平均圧較差 40 mmHg，弁口面積 1.0 cm^2 だが，日本人では体格が小さいため手術基準はおおよそ平均圧較差 50 mmHg，最大流速 4.5 m/秒，弁口面積 0.75 cm^2 とされている．
> - ASとARでは，症状があるか(はっきりしなければ運動誘発)，心機能低下(EF＜50％)があれば手術を行う．
>   ▶ ASでは他に重度な石灰化病変や急速な進行でも手術を考慮．
>   ▶ ARではLVDd≧70-75 mm もしくは LVDs≧50-55 mm でも手術を考慮．
> - severe MRでは心機能低下前に早期に手術を行う．
>   ▶ 症状がなければ心機能が低下傾向(EF≦60％か LVDs≧40 mm)であれば手術適応．新しい心房細動や肺高血圧がある場合か MV repair が可能な場合も手術を考慮．
>   ▶ 症状がある場合は，心機能がよほど悪くなければ(EF＞30％で LVDd≦55 mm)，手術を行う．心機能が悪ければハイリスクだが乳頭筋の温存ができていれば手術を考慮．　　　　　　　　　　　　　　Circulation. 2006 Aug 1; 114(5): e84-231

3　安定狭心症

安定した間欠的な胸痛での冠動脈疾患の可能性

- 年齢，性別，狭心痛(胸骨下不快感，運動にて誘発，ニトロあるいは安静にて10分以内に改善)の3徴候だけでも狭心症の可能性は十分推定できる．

  - 冠動脈疾患は高齢男性に多いが，30歳以上であればありうる．

	感度	特異度	LR＋	LR－
男性	72-88	36-58	1.6(1.5-1.7)	0.3(0.3-0.4)
＜30歳	0-1	97-98	0.1(0-1.1)	
30-49歳	16-38	47-57	0.6(0.5-0.7)	
50-70歳	62-73	44-56	1.3(1.3-1.4)	
＞70歳	2-52	67-99	2.6(1.3-4.0)	

Am J Med. 2004 Sep 1; 117(5): 334-43(英語で記載された論文のメタ解析)

欧米のプライマリ・ケアにおいて，1枝以上に50％以上の狭窄を認める可能性

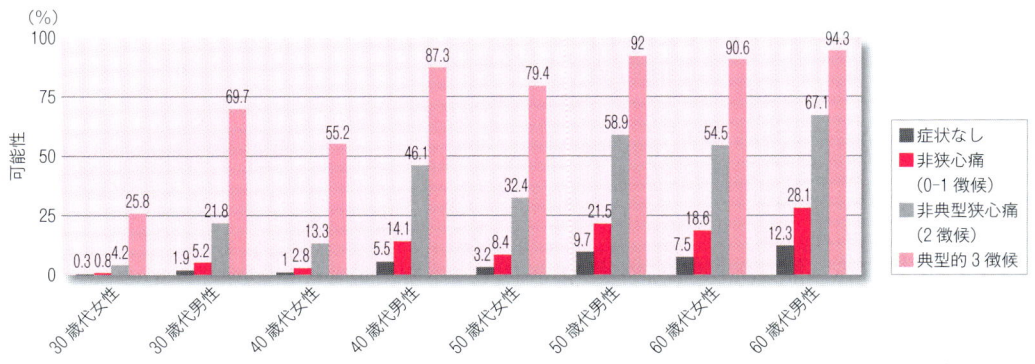

	症状なし	非狭心痛 (0-1徴候)	非典型狭心痛 (2徴候)	典型的3徴候
30歳代女性	0.3	0.8	4.2	25.8
30歳代男性	1.9	5.2	21.8	69.7
40歳代女性	1.2	2.8	13.3	55.2
40歳代男性	5.5	14.1	46.1	87.3
50歳代女性	3.2	8.4	32.4	79.4
50歳代男性	9.7	21.5	58.9	92
60歳代女性	7.5	18.6	54.5	90.6
60歳代男性	12.3	28.1	67.1	94.3

N Engl J Med. 1979 Jun 14; 300(24): 1350-8

狭心症のリスク要因

- 心筋梗塞の既往，喫煙，糖尿病，高コレステロール血症，高血圧症がリスク要因として重要である．
- 肥満であることや女性における家族歴はさほど重要ではない．

- 致死的冠動脈疾患の87-100％は少なくとも1つのリスクがあり，冠動脈疾患全体でも男性で80.6％，女性で84.6％にリスク要因がある〔JAMA. 2003 Aug 20; 290(7): 891-7/JAMA. 2003 Aug 27; 290(7): 898-904〕．

	感度	特異度	LR+	LR−
高血圧症	36-60	55-78	1.2(1.0-1.6)	0.9(0.7-1.0)
糖尿病	10-29	86-97	2.3(1.7-3.1)	0.9(0.8-0.9)
喫煙歴	42-77	47-68	1.5(1.3-1.6)	0.7(0.6-0.8)
総コレステロール<200 mg/dL	10-11	58-71	0.3(0.2-0.4)	
201-250 mg/dL	27-31	60-65	0.8(0.7-0.9)	
251-300 mg/dL	34-35	76-83	1.7(1.2-2.3)	
301 mg/dL 以上	24-29	93-94	4.0(2.5-6.3)	
冠動脈疾患家族歴	41-65	33-57	1.0(0.9-1.1)	1.0(0.9-1.1)
心筋梗塞の既往	42-69	66-99	3.8(2.1-6.8)	0.6(2.1-0.6)
肥満	43-45	54-74	1.3(0.8-2.1)	0.9(0.7-1.1)

Am J Med. 2004 Sep 1; 117(5): 334-43

▶ 早発性（男性＜55歳，女性＜65歳）の冠動脈疾患の家族歴があれば，男性ではOR＝2.0で有意差があるが，女性では有意差は認めていない．

- リスク要因の組み合わせ
  ▶ 最近5年以内の半箱/日以上の喫煙や25 pack/年以上の喫煙歴，糖尿病，収縮期血圧＞140 mmHg，総コレステロール＞250 mg/dLの4つをリスク要因として評価

	感度	特異度	LR+
リスク0	7	78	0.3(0.3-0.4)
リスク1つ	35	57	0.8(0.8-0.9)
リスク2つ	39	73	1.4(1.3-1.6)
リスク3つ	18	92	2.2(1.9-2.6)

Am J Med. 2004 Sep 1; 117(5): 334-43

労作性狭心症の病歴

- 労作によって再現性をもって誘発され，安静時には起こらなければ可能性は上がる．
- 吸気で疼痛が増悪すれば可能性はかなり下がるが，ストレスや食事での誘発は診断にはあまり有用ではない．
- 持続時間は5分以内が典型的で，30分持続していれば可能性はかなり低くなる．
- 嚥下障害があれば食道疾患を考えるが，胸やけ，放散痛，呼吸困難の有無は診断にさほど有用でない．

- 誘発・増悪因子

	感度	特異度	LR+	LR−
情動的ストレス	15-52	32-81	0.8(0.6-1.0)	1.2(0.9-1.6)
食事	13-25	81-91	1.3(0.3-4.9)	0.9(0.7-1.2)
仰臥位	14-22	82-89	1.2(0.5-3.0)	1.0(0.8-1.2)
吸気	1	94	0.2(0.0-1.0)	1.1(1.0-1.1)
reproducibility score=10	68-78	62-65	2.0(1.6-2.4)	0.4(0.3-0.6)
ニトロにて軽快	60-74	29-56	1.2(0.9-1.6)	0.7(0.6-0.9)
ニトロにて5分以内に軽快	53-63	69-71	1.9(1.4-2.4)	0.6(0.5-0.8)

▶ angina scale
　□ reproducibility score とは 10 回坂を上って，何回発作が起こるかを示す．
　□ ① reproducibility score = 10，② 発作 10 回のうち安静時に起こるのは 0-1 回のみ，③ 安静後 5 分以内に痛みは治まる，の 3 項目を調べた場合

	感度	特異度	LR+
0 項目	7-19	75-86	0.6(0.1-2.9)
1 項目	11-14	47-69	0.3(0.2-0.6)
2 項目	33-34	76-80	1.5(1.0-2.1)
3 項目	35-47	80-86	2.4(1.6-3.5)

Am J Med. 2004 Sep 1; 117(5): 334-43

● 胸痛の持続時間・頻度

		感度	特異度	LR+	LR−
持続時間	5 分未満	86	65	2.4(1.7-3.4)	0.2(0.1-0.4)
	30 分以上	1	86	0.1(0.0-0.9)	1.2(1.0-1.3)
胸痛の頻度	>1 回/日	50	69	1.6(0.9-3.0)	
	1 回/日～1 回/週	19	81	1.0(0.4-2.5)	
	<1 回/週	31	50	0.6(0.4-1.0)	

Am J Med. 2004 Sep 1; 117(5): 334-43

● 随伴症状

	感度	特異度	LR+	LR−
灼けるような胸痛	4	94	0.6(0.2-1.9)	1.0(1.0-1.1)
めまい（dizziness）	18	64	0.5(0.3-0.8)	1.3(1.1-1.5)
呼吸困難	63	30	0.9(0.9-1.1)	1.2(0.8-1.8)
胸やけ	38	63	1.0(0.7-1.6)	1.0(0.7-1.3)
嚥下障害	5	80	0.2(0.1-0.8)	1.2(1.0-1.4)
左腕への放散痛	35	58	0.8(0.6-1.2)	1.1(0.9-1.4)
右腕への放散痛	21	86	1.5(0.8-2.8)	0.9(0.8-1.0)
頸部への放散痛	19	80	1.0(0.6-1.6)	1.0(0.9-1.1)

Am J Med. 2004 Sep 1; 117(5): 334-43

▶ systematic review では上表のように dizziness は狭心症の可能性を下げるという結果が得られているが，引用している元文献は 1 つだけである．狭心症により心拍出量が低下すれば presyncope や dizziness といっためまい感を訴えることは容易に想像できることからは，めまいを伴う場合に狭心症の可能性が下がるとは結論付けがたい．

安定狭心症の身体所見

● 身体所見では earlobe crease，ankle-brachial index（ABI）が重要である．
● 胸壁の圧痛があれば狭心症は否定的と考えるが，本人の訴える胸痛と身体診察での圧痛とが同じ性状であるかを確認する必要がある．

	感度	特異度	LR+	LR−
earlobe crease（耳朶皺襞）	26-80	33-96	2.3(1.3-4.1)	0.6(0.4-0.8)
胸壁圧痛	1-25	69-97	0.7(0.4-1.1)	1.0(1.0-1.1)
ABI<0.9	20	95	4.1(1.0-17)	0.8(0.8-0.9)

Am J Med. 2004 Sep 1; 117(5): 334-43

● earlobe crease（右図矢印）は 40 歳未満の突然死のリスクとしても重要であることが報告〔*Am J Forensic Med Pathol. 2006 Jun; 27(2): 129-33*〕されている．

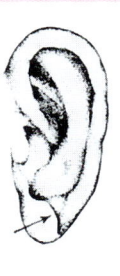

- 老人環(corneal arcus)と眼瞼黄色腫
  - ▶老人環や眼瞼黄色腫は40歳未満で見られれば脂質異常，特にLDL高値との関連性が高いので〔Circulation. 1986 Jan; 73: 1108-18〕，脂質異常症を疑うきっかけとなる．
  - ▶老人環は狭心症に対して感度40%，特異度86%，+LR=3.0，-LR=0.7との報告もあるが〔Am J Med. 2004 Sep 1; 117(5): 334-43〕，その後の研究で老人環は加齢に伴う変化であり，冠動脈疾患の独立したリスク要因ではないとされている〔Am J Cardiol. 2009 Jan 1; 103(1): 64-6〕．
  - ▶眼瞼黄色腫は年齢やコレステロールの値で調節しても虚血性心疾患のリスク要因〔HR=1.39(1.20-1.60)〕である〔BMJ. 2011 Sep 15; 343: d5497〕．

非侵襲的検査

- 安静時心電図は診断に有用ではない．
- 有用な検査としてコスト・利便さより，トレッドミルを第1選択とするが，左脚ブロック・WPW症候群など虚血の判定が困難な症例，運動負荷が不可能な症例，viabilityの評価が必要な場合はシンチグラフィを行う．
- MSCTは冠動脈病変の診断特性に優れることから今後適応が増えることになると考えられるが，息止めができない場合は施行不可能であることと，放射線被曝が問題である．

- 安静時心電図

	感度	特異度	LR+	LR-
正常	23-33	50-69	0.7(0.3-1.6)	1.2(0.8-1.9)
ST-T異常	14-44	73-93	1.4(1.0-1.9)	0.9(0.9-1.0)

Am J Med. 2004 Sep 1; 117(5): 334-43

- 各検査の診断特性

		感度	特異度	LR+	LR-
トレッドミル	全体の検査	68	77	3.0	0.42
	1枝病変	60			
	多枝病変	81	66	2.4	0.29
	LMT病変・3枝病変	86	55	1.9	0.25
負荷シンチグラフィ		88(73-98)	77(53-96)	3.8	0.16
ストレスエコー		76(40-100)	88(80-95)	6.3	0.27
マルチスライスCT(MSCT) †		92[82-200]	89[78-98]	15[3.9-41]	0.10[0-0.19]

N Engl J Med. 2001 Jun 14; 344(24): 1840-5/ † CMAJ. 2006 Feb 14; 174(4): 487-95

- ▶BMIPPシンチグラフィは脂肪酸代謝を見ており，感度が高いことと，一度虚血になると1週間程度は陽性所見が持続することが優れている．
- ▶MRIも心筋虚血の評価に有用性が高いことが分かっており，今後の普及が期待される〔Heart. 2008 Nov; 94(11): 1485-95〕．

4 急性冠動脈症候群

急性冠動脈症候群

- 言わずと知れた致死的胸痛の代表的疾患であるが，救急外来を受診したとしても2%は帰宅させられている．
- 入院後24時間経過していても，血液検査・心電図検査のみでは4%が見落とされる．

日本での救急・総合外来での胸痛の疾患群内訳

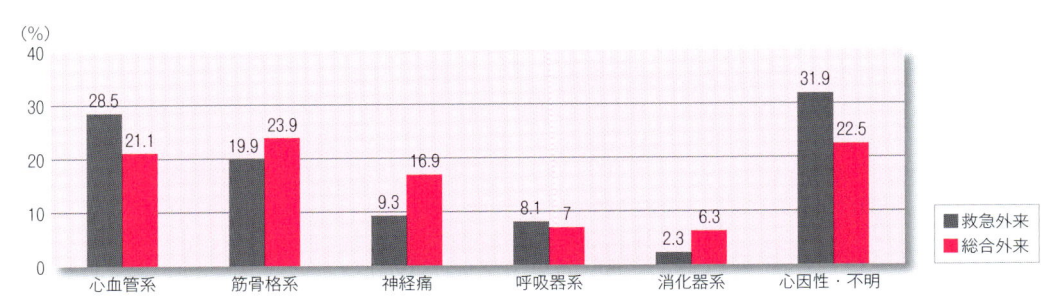

	心血管系	筋骨格系	神経痛	呼吸器系	消化器系	心因性・不明
救急外来	28.5	19.9	9.3	8.1	2.3	31.9
総合外来	21.1	23.9	16.9	7	6.3	22.5

日本公衆衛生雑誌. 1990; 37: 569/沖縄医学会雑誌. 1993; 30: 301

- 急性冠動脈症候群の 2.1(1.1-3.1)%, 不安定狭心症の 2.3(1.3-3.2)% が救急外来から帰されている〔N Engl J Med. 2000 Apr 20; 342(16): 1163-70〕.
- 急性冠動脈症候群で入院した症例のうち, 血液検査(CK, CK-MB, LDH)と心電図では 12 時間以内に異常が見られるのは 77% で, 24 時間経過しても 4(2-5)% の症例では異常が検出できない. この検査異常が見られなかった症例の 56% では 24 時間以内に狭心痛が見られる〔Ann Intern Med. 1987 Feb; 106 (2): 181-6〕.

リスク要因

- 高齢男性が典型的だが, 急性冠動脈症候群の 4% は 40 歳未満に発症する. 若年者では冠攣縮性狭心症を鑑別にあげる.
- 高コレステロール血症・糖尿病・高血圧, 肥満, 喫煙, 心筋梗塞の既往がリスク要因として重要だが, 「狭心症の既往」は必ずしも有用とはいえない.
- リスク要因は若年者ではとても重要だが, 高齢者ではリスク要因の有無に関係なく高リスク群と心得る.

- 年齢・性別

	感度	特異度	LR+	LR−
男性	59-72	33-61	1.3(1.2-1.4)	0.7(0.7-0.7)
40 歳未満	4	91	0.2(0.1-0.5)	
40-59 歳	34	57	0.8(0.6-1.1)	
60 歳以上	47-74	54-68	1.5(1.4-1.6)	

Am J Med. 2004 Sep 1; 117(5): 334-43(英語で記載された論文のメタ解析)

米国における胸部中央から左胸痛がある場合の急性冠動脈症候群の可能性

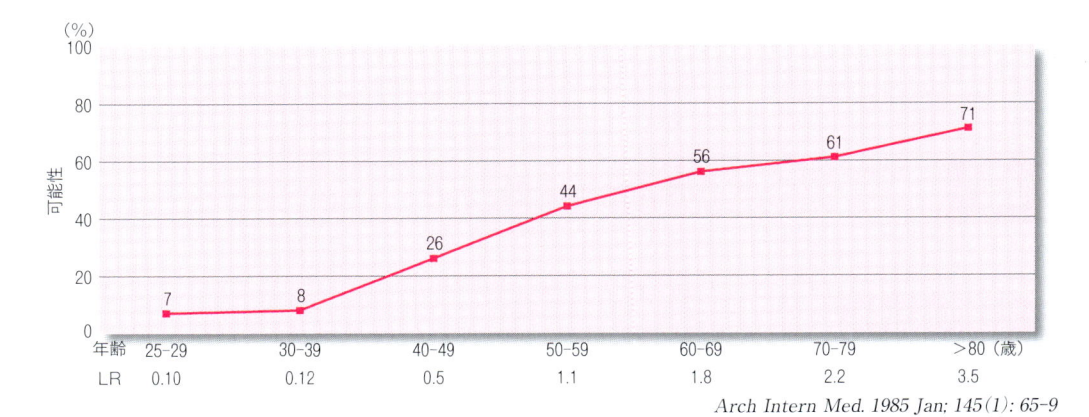

年齢	25-29	30-39	40-49	50-59	60-69	70-79	>80 (歳)
可能性(%)	7	8	26	44	56	61	71
LR	0.10	0.12	0.5	1.1	1.8	2.2	3.5

Arch Intern Med. 1985 Jan; 145(1): 65-9

- それ以外のリスク要因

	感度	特異度	LR+	LR−
高血圧	30-60	50-74	1.2(1.1-1.3)	0.9(0.8-1.0)
糖尿病	14-26	82-89	1.3(1.1-1.6)	1.0(0.9-1.0)
喫煙	32-38	65-76	1.3(1.1-1.5)	0.9(0.8-1.0)
高コレステロール血症	30	83	1.7(1.3-2.3)	0.8(0.8-0.9)
冠動脈疾患の家族歴	24	79	1.2(0.8-1.6)	1.0(0.9-1.1)
心筋梗塞の既往	14-69	52-90	1.3(1.0-1.8)	0.9(0.8-1.0)
狭心症	21-51	54-87	1.2(0.9-1.8)	0.9(0.8-1.1)
心不全	11-20	68-89	0.7(0.6-0.9)	1.1(1.0-1.2)
肥満	48	67	1.4(1.1-1.9)	0.8(0.6-1.0)

Am J Med. 2004 Sep 1; 117(5): 334-43

▶ 寝返りで10秒間世界がグルグル回る"Ménière病",関節炎ではない膝関節痛に採血でリウマトイド因子が陽性だから"関節リウマチ"などと同様に,体をひねるとズキンと痛む胸痛にさえ"狭心症"とのレッテルを貼られている患者も多く,狭心症の既往に関しては自己申告を鵜呑みにしないほうがよい.

年齢による糖尿病・高血圧・喫煙・高コレステロール血症・冠動脈疾患家族歴の診断寄与

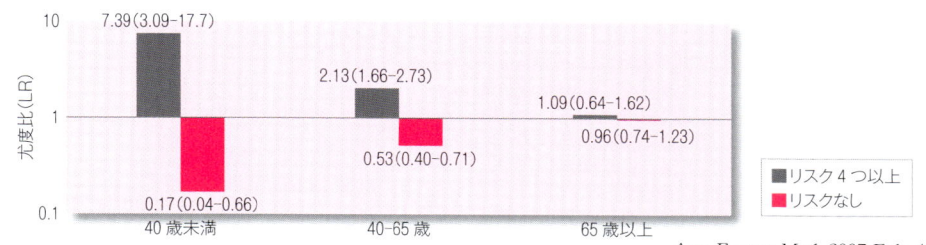

尤度比(LR)

- 40歳未満: 7.39(3.09-17.7) / 0.17(0.04-0.66)
- 40-65歳: 2.13(1.66-2.73) / 0.53(0.40-0.71)
- 65歳以上: 1.09(0.64-1.62) / 0.96(0.74-1.23)

■ リスク4つ以上 ■ リスクなし

Ann Emerg Med. 2007 Feb; 49(2): 145-52

胸痛の性状

- 心筋梗塞では今までの狭心痛よりも強い圧迫感が60分以上持続するのが典型的である.
- 労作時の発症は可能性を上げるが,感度が低い(安定型狭心症の病歴聴取ほど重要視はしない).
- 胸やけの有無や突然発症かどうかは診断にあまり有用ではない.
- 痛みが軽度である場合や,痛みの範囲が限局している場合は可能性が下がる.
- 鋭い性状の痛みや体動や呼吸で増悪する痛みの場合も急性冠動脈症候群の可能性は下がるが,答えを誘導しないように注意して病歴聴取を行う必要がある.

- 胸痛の性状

	感度	特異度	LR+	LR−
圧迫感	51-82	31-65	1.3(1.2-1.5)	0.7(0.6-0.8)
重度の痛み	74-80	36-72	1.8(0.9-3.8)	0.4(0.3-0.7)
鋭い痛み	8-16	59-70	0.3(0.2-0.5)	1.3(1.3-1.4)
灼けるような(消化不良のような)痛み	10	93	1.4(0.7-2.8)	1.0(0.9-1.0)
うずくような痛み	10	86	0.7(0.4-1.3)	1.1(1.0-1.1)
過去の狭心症より悪いか,過去の心筋梗塞と同様な痛み	34	81	1.8(1.6-2.0)	0.8(0.8-0.9)
体位性	3-11	75-87	0.3(0.2-0.5)	1.1(1.1-1.2)
胸膜痛	3-6	74-82	0.2(0.2-0.3)	1.2(1.2-1.3)
60分以上の持続	89	31	1.3(1.2-1.5)	0.3(0.2-0.6)
突然発症	70	34	1.1(0.9-1.3)	0.9(0.6-1.3)
労作時の発症†	30(21-40)	86(83-88)	2.1(1.4-3.0)	0.8(0.7-1.0)

(つづく)

	感度	特異度	LR+	LR−
胸骨下	85-93	20-33	1.2(1.1-1.3)	0.5(0.4-0.5)
限局した痛み			0.3(0.2-0.4)	

† *Acad Emerg Med. 2002 Mar; 9(3): 203-8/Am J Med. 2004 Sep 1; 117(5): 334-43* より改変

- ▶ 激しい運動時の発症は 10-15% の症例のみ〔*Am J Med. 1993 Apr; 94(4): 395-400/Am J Med Sci. 1992 Mar; 303(3): 141-4*〕である．

- 鋭い痛みや体動・呼吸での胸痛誘発の病歴は再現性が低い．
  - ▶ 痛みの性状に関しては答えを誘導しやすいことに注意して問診する必要がある．
  - ▶ 体動や呼吸での胸痛誘発に関しては，何でもかんでも痛いという患者に注意し，「息を吸うとそのときに痛みがひどくなるのか，それとも呼吸の有無にかかわらずとにかく痛いという意味なのか」を確認すべきと思われる．

病歴聴取項目と再現性

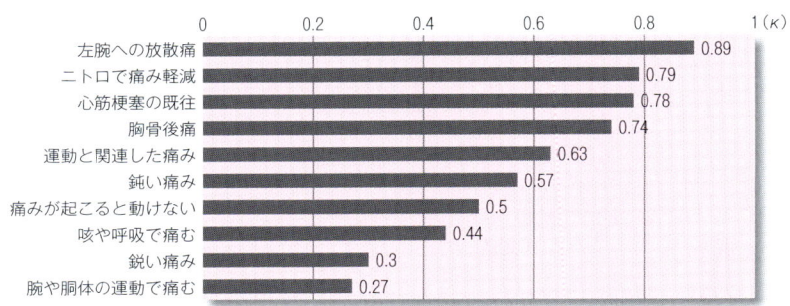

項目	κ
左腕への放散痛	0.89
ニトロで痛み軽減	0.79
心筋梗塞の既往	0.78
胸骨後痛	0.74
運動と関連した痛み	0.63
鈍い痛み	0.57
痛みが起こると動けない	0.5
咳や呼吸で痛む	0.44
鋭い痛み	0.3
腕や胴体の運動で痛む	0.27

JAMA. Oct 14, 1998; 280(14): 1256-63

放散痛，随伴症状

- 顎〜上肢への放散痛は重要で，特に右肩〜上肢への放散痛があれば急性冠動脈症候群を強く疑う．
- 随伴症状としては嘔気と冷汗の有無が重要だが，これらが単独で見られることは 1-3% と稀である．

	感度	特異度	LR+	LR−
顎・頸部・左腕か肩への放散痛	48	66	1.4(1.3-1.5)	0.8(0.7-0.8)
左腕への放散痛	34-55	76	1.8(1.1-2.8)	0.7(0.5-1.1)
右腕か肩への放散痛	15-41	94-95	4.7(1.9-12)	0.8(0.5-1.1)
嘔気	24-56	70-84	1.7(1.3-2.3)	0.8(0.7-0.9)
冷汗	24-61	73-84	2.1(1.8-2.5)	0.7(0.6-0.8)
呼吸困難	36-49	52-66	1.0(0.9-1.2)	1.0(0.9-1.1)

Am J Med. 2004 Sep 1; 117(5): 334-43

- 背部痛があれば大動脈解離を考える必要がある．
- 右腕への放散痛は LR＝2.9(1.4-6.0)，左腕への放散痛は LR＝2.3(1.7-3.1) で，両腕にあれば LR＝7.1(3.6-14.2) と両腕に放散痛がある場合は可能性が非常に高くなる〔*JAMA. 1998 Oct 14; 280(14): 1256-63*〕．

胸痛以外を主訴とする急性冠動脈症候群

- 急性冠動脈症候群の 1/4 は胸痛以外が主訴であり，嘔気，心窩部痛，呼吸困難，心不全，めまい，失神では急性冠動脈症候群を鑑別に入れる．
- 高齢者，女性，糖尿病患者，脳梗塞や心不全の既往がある患者では，胸痛を伴わない急性冠動脈症候群が特に多い．

心筋梗塞の主訴

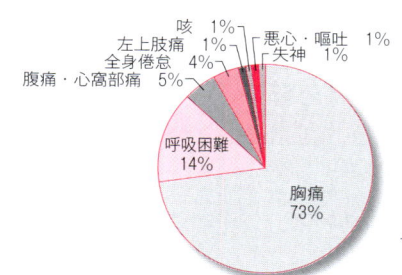

- 胸痛 73%
- 呼吸困難 14%
- 腹痛・心窩部痛 5%
- 全身倦怠 4%
- 左上肢痛 1%
- 咳 1%
- 悪心・嘔吐 1%
- 失神 1%

Am J Cardiol. 1977 Oct; 40(4): 498-503

無痛性心筋梗塞のリスク要因

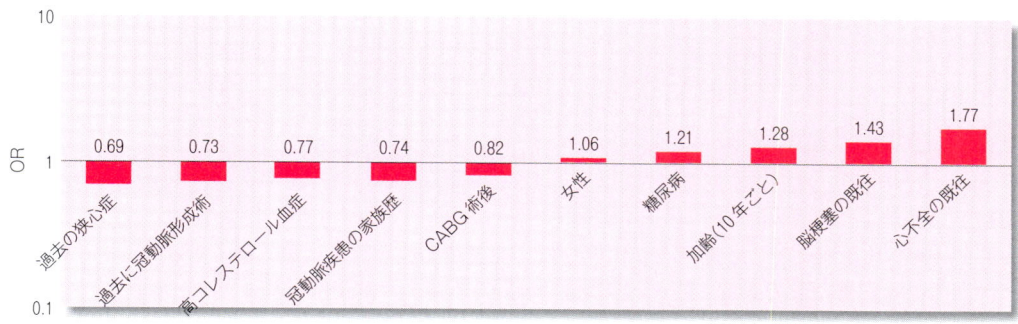

項目	OR
過去の狭心症	0.69
過去に冠動脈形成術	0.73
高コレステロール血症	0.77
冠動脈疾患の家族歴	0.74
CABG術後	0.82
女性	1.06
糖尿病	1.21
加齢(10年ごと)	1.28
脳梗塞の既往	1.43
心不全の既往	1.77

JAMA. 2000 Jun 28; 283(24): 3223-9

- 女性の急性冠動脈症候群
  - ▶ 女性の心筋梗塞では胸痛が主訴となるのは症例の53(49-56)%のみで,呼吸困難(17%),心停止(7%),神経症状(4%),腹痛(2%)が続く〔Ann Emerg Med. 2002 Aug; 40(2): 180-6〕.
  - ▶ 女性の心筋梗塞の検討では,家族歴(96.3%)や喫煙歴(直接喫煙29.3%,受動喫煙66.2%)が高頻度に認められており〔Circulation. 2003 Nov 25; 108(21): 2619-23〕,リスク要因の聴取が重要である.

急性冠動脈症候群の身体所見

- 冷汗が最も簡便で有用な所見である.
- 低血圧や心不全徴候(頸静脈怒張,crackles,Ⅲ音)は感度が低いがあれば有用である.
- 胸壁の触診や体動で胸痛の増悪があれば否定的だが,胸痛は手技によって完全に再現される痛みなのか,またはそれとは別の痛みなのかを確認することが重要である.
- 右室梗塞の診断には頸静脈怒張とKussmaul徴候が非常に有効である.

- 急性冠動脈症候群の身体所見

	感度	特異度	LR+	LR−
収縮期血圧<100	6	98	3.6(2.0-6.5)	1.0(0.9-1.0)
拡張期血圧<60	5	98	2.5(1.3-4.8)	1.0(0.9-1.0)
冷汗	28-53	73-94	2.9(1.3-6.6)	0.7(0.6-0.8)
頸静脈怒張	10	96	2.4(1.4-4.2)	0.9(0.9-1.0)
crackles	20-38	82-91	2.1(1.6-2.8)	0.8(0.7-1.0)
Ⅲ音	16	95	3.2(1.6-6.5)	0.9(0.8-1.0)
胸壁圧痛	3-15	64-83	0.3(0.2-0.4)	1.3(1.1-1.4)
体位変換にて再現	3-11	75-87	0.3(0.2-0.5)	1.1(1.1-1.2)

Am J Med. 2004 Sep 1; 117(5): 334-43

● 血行動態的に有意な右室梗塞の診断

	感度	特異度	LR+	LR−
頸静脈圧上昇	88-92	69-89	2.8-8.4	0.09-0.18
Kussmaul 徴候	81-100	95-100	17-∞	0-0.20

Ann Intern Med. 1983 Nov; 99(5): 608-11/S Afr Med J. 1988 Jan 9; 73(1): 9-11

心電図

- 12誘導心電図と比較してⅡ誘導モニターで虚血が分かるのは1/4の症例のみで，心筋虚血を疑ったら12誘導心電図をすぐにとる必要がある．
- 初回心電図では1/4の症例で有意な所見が得られないため，繰り返し心電図検査を行うことと，以前との変化を比べることが重要である．
- ST上昇や新たな異常Q波があれば確定的である．新しい伝導障害やST低下，陰性T波も重要な所見である．
- 右胸部誘導 V_{3R}-V_{6R} と後胸壁誘導 V_7-V_9 を加えることで感度を高めることができる(肢誘導と補助誘導は0.1 mV以上，胸部誘導は0.2 mV以上を有意とする)．

- 心筋虚血に対する誘導ごとの感度は，Ⅱ誘導が肢誘導では最も高く18-33％である．胸部誘導ではV_5誘導が最も感度が高く，単独で75-80％の虚血を検出が可能．V_4-V_6誘導を合わせると85％の検出が可能．Ⅱ誘導とV_5誘導を組み合わせると80-96％の検出が可能とされる〔Anesthesiology. 1988 Aug; 69(2): 232-41〕．

● 初回心電図と serial ECG 検査

心筋梗塞にてCCU入院となった初回心電図の判定の内訳

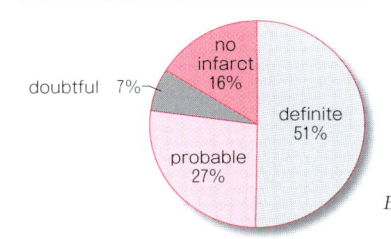

- definite 51%
- probable 27%
- no infarct 16%
- doubtful 7%

Br Med J. 1976 Aug 21; 2(6033): 449-51

▶ 心電図は20分ごとに複数回とることでLR+ = 6.5(5.6-16) → 55(18-170)，LR− = 0.75(0.70-0.79) → 0.66(0.62-0.70)に改善する〔Ann Emerg Med. 1998 Jan; 31(1): 3-11〕．

● 心筋梗塞の心電図診断

	感度	特異度	LR+	LR−
正常	1-13	48-77	0.2(0.1-0.3)	1.5(1.4-1.6)
非特異的ST変化	5-7	47-78	0.2(0.1-0.6)	1.5(0.9-2.6)
ST上昇	31-49	97-100	22(16-30)	0.6(0.6-0.6)
ST低下	20-62	88-96	4.5(3.6-5.6)	0.8(0.7-0.9)
Q波	10-34	96-100	22(7.6-62)	0.8(0.8-0.9)
T波陰転	9-39	84-94	2.2(1.8-2.6)	0.9(0.8-1.0)
伝導障害	13-14	86-98	2.4(0.4-15)	1.0(0.8-1.1)
新しい伝導障害†			6.3(2.5-15.7)	

Am J Med. 2004 Sep 1; 117(5): 334-43/† JAMA. 1998 Oct 14; 280(14): 1256-63

- 右胸部誘導 V_{3R}-V_{6R} と後胸壁誘導 V_7-V_9

ST上昇の心筋梗塞診断における感度

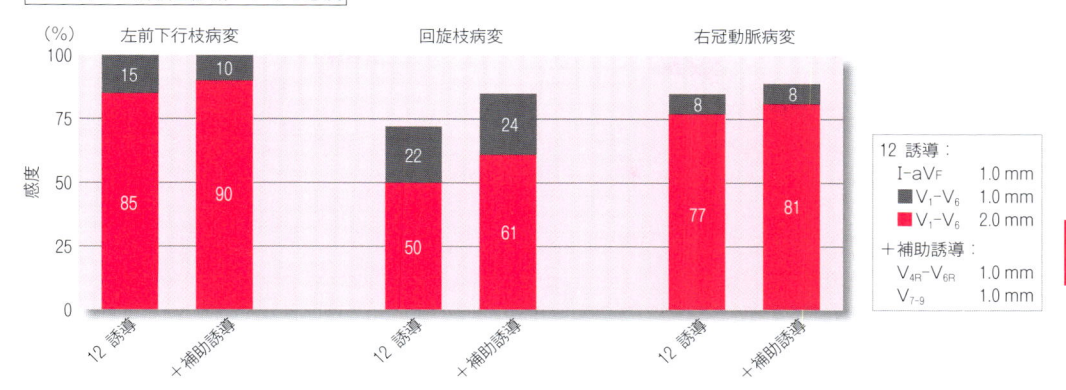

（グラフ）
- 左前下行枝病変：12誘導 85（15）、+補助誘導 90（10）
- 回旋枝病変：12誘導 50（22）、+補助誘導 61（24）
- 右冠動脈病変：12誘導 77（8）、+補助誘導 81（8）

凡例：
12誘導：
  I-aVF 1.0 mm
  V_1-V_6 1.0 mm
  V_1-V_6 2.0 mm
+補助誘導：
  V_{4R}-V_{6R} 1.0 mm
  V_{7-9} 1.0 mm

Chest. 2001 Nov; 120(5): 1540-6

ST上昇　～「偽性心筋梗塞」との鑑別～

- 胸痛患者でST上昇を認めても半数以上は心筋梗塞ではない.
- 上に凸型のST上昇もしくはST/T比＞25％，R波減高(poor R progression)，reciprocal change(対側性変化)のいずれかがあれば心筋梗塞を疑う.
- 前胸部誘導ではV_2誘導で最も大きい0.3 mVまでのST上昇は正常であることが多い. また，若年者で多いV_4誘導で最大となるST上昇は早期再分極として知られる正常所見である.
- 下壁誘導ではII誘導＞III誘導でST上昇し，aVR誘導以外にreciprocal changeがなければ正常である可能性が高い.

- 胸痛患者でSTが上昇していても51-85％が心筋梗塞ではなく，血栓溶解療法を受けたうち5.7-11％（うち30％は早期再分極）は心筋梗塞ではなかった〔N Engl J Med. 2003 Nov 27; 349(22): 2128-35〕という報告がある.

- ST上昇と心筋梗塞

	感度	特異度	LR+	LR-	PPV	NPV
上に凸のST上昇†	77	97	26	0.24		
reciprocal change	69 下壁梗塞で75 前壁梗塞で30	93	9.9	0.33	93	71

† Acad Emerg Med. 2001 Apr; 8(4): 349-60 から改変／Am J Emerg Med. 2002 Jan; 20(1): 35-8

- 前胸部誘導での正常パターン
  ▶ V_2誘導で最も大きい0.3 mVまでのST上昇は正常であることが多い.
    □ 16-58歳の男性では正常であっても1つ以上の前胸部誘導において，91％で1-3 mmのST上昇を認める〔Am J Cardiol. 1960 Jul; 6: 200-31〕.
    □ V_1-V_4誘導の1つ以上で1 mm以上のST上昇の頻度(ST angle≧20°の典型例)は17-24歳の男性では91％，76歳以上では30％である. 女性では全年齢を通じて20％で見られる〔J Am Coll Cardiol. 2002 Nov 20; 40(10): 1870-6〕.
    □ ST上昇はS波が深いV_2誘導で顕著となるが，ST上昇の程度はr波やS波との相対的な関係で判断したほうがよい.
  ▶ 若年者で多いV_4誘導で最も大きいST上昇は早期再分極として知られる正常所見である.
    □ ST-junctionにおける1-4 mmのST上昇(80-90％では2 mV未満)を生じる.

□ 3/4 の症例では前胸部誘導に見られるが，下壁誘導にも見られることが多い．
□ 徐脈時に顕著な所見が得られるが，頻脈時には ST 上昇は軽減する．
□ ST 上昇誘導では T 波増高し，QRS 後半成分のノッチ(J 波)が見られる．
□ J 波については，最近は致死的な心室性不整脈との関連性が注目されており〔N Engl J Med. 2008 May 8; 358(19): 2078-9/N Engl J Med. 2008 May 8; 358(19): 2016-23〕，完全に良性な病態とは言い切れないことが分かっている．特に 1 mm 以上の J 点上昇が高位側方誘導(Ⅰ，aVL)や下方誘導(Ⅱ，Ⅲ，aVF)に見られたときは注意を要するが，前側方誘導(V_{4-6})における早期再分極の病的意義は乏しい〔J Am Coll Cardiol. 2008 Oct 7; 52(15): 1231-8〕．

- 下壁誘導における ST 上昇の鑑別

	ST 上昇	
RCA 下壁梗塞	Ⅱ<Ⅲ	・下壁梗塞の 80% を占める． ・Ⅱ<Ⅲ の ST 上昇かつ Ⅰ・aVL で ST 低化>1 mm で感度 90%，特異度 71%，PPV=94%，NPV=70%．さらに V_1，V_{4R} で ST 上昇なら感度 79%，特異度 100%，PPV=100%，NPV=88%〔N Engl J Med. 2003 Nov 27; 349(22): 2128-35〕．
LCX 下壁梗塞	Ⅱ≒Ⅲ	・下壁梗塞の 20% を占める． ・Ⅰ・aVL・V_5・V_6 で ST 上昇かつ V_1-V_3 で ST 低下あれば感度 83%，特異度 96%，PPV=91%，NPV=93%〔N Engl J Med. 2003 Nov 27; 349(22): 2128-35〕．
早期再分極	Ⅱ>Ⅲ	・aVR に半数で ST 低下が見られる．
心外膜炎	Ⅱ>Ⅲ	・aVR 以外の広範な誘導で ST 上昇が見られる．

もう一歩踏み込んだ心電図解釈

- 前壁心筋梗塞で V_1 誘導の ST 上昇，aVL 誘導の ST 上昇は近位前下行枝の病変を疑う．
- さらに V_1 誘導よりも aVR 誘導の ST 上昇が高度な場合や，右脚ブロック＋左軸偏位であれば左冠動脈主幹部病変を考える．
- V_{2-3} 誘導での terminal T inversion(Wellens' syndrome)は前下行枝近位病変を示唆する．
- 下壁梗塞を疑ったら徐脈(モルヒネ禁忌)，右室梗塞合併(硝酸薬禁忌)，大動脈解離合併(抗血小板薬禁忌)の 3 つに配慮する．
- 下壁梗塞で V_2 誘導の ST 下降度が aVF 誘導の ST 上昇度の 50% 以下ならば右室梗塞合併を考える．V_{4R} 誘導の ST 上昇・Q 波は診断に有用である．
- 後壁梗塞の多くは側壁や下壁の梗塞を伴うが，純後壁梗塞の心電図診断は困難で V_{2-3} 誘導での ST 低下や V_{7-9} 誘導を参考にする．
- 左脚ブロック患者など心室内興奮伝達様式が変化している場合は，QRS と同じ極性に ST が 1 mm でも偏位していれば有意と考え，QRS と逆向きの ST 上昇は 5 mm で有意の変化と考える．

- 前壁心筋梗塞
  - Ⅰ と aVL で ST 上昇は感度 89%，特異度 58%，V_1 で QS があれば感度 62%，特異度 83% で ＃6 病変である〔Circ J. 2003 Sep; 67(9): 775-80〕．
  - V_1 で ST 上昇>2.5 mm あるいは Q 波を伴う右脚ブロック波形ならば感度 12%，特異度 100%，PPV=100%，NPV=61% で近位前下行枝病変である〔N Engl J Med. 2003 Mar 6; 348(10): 933-40〕．
  - aVR の ST 上昇≧V_1 の ST 上昇は左主冠動脈病変に対して感度 81%，特異度 80% だが，前胸部誘導の ST はむしろ reciprocal に低下することもある〔J Am Coll Cardiol. 2001 Nov 1; 38(5): 1348-54〕．
  - V_{2-3} での terminal T inversion(Wellens' syndrome)は前下行枝近位病変を示唆する．これは不安定狭心症の 14-18% で見られるが，内科的治療にて症状が寛解しても数日以内に 75% が前壁梗塞となる〔Ann Emerg Med. 1999 Mar; 33(3): 347-51〕．心筋炎・肺塞栓・脳卒中・左室肥大・WPW 症候群・若年型 T 波波形・ジギタリス投与中などが鑑別にあがるが，upsloping then sharply downsloping pattern の T wave inversion は他疾患では見られがたいと考えられている．

- 下壁心筋梗塞
  ▶ 洞房結節の血流の60％，房室結節の血流の90％は右冠動脈支配である．右冠動脈の心筋梗塞の25-40％で右室梗塞は合併する．Stanford A型の解離性大動脈瘤の6-11％で解離の波及や血腫圧迫による冠動脈灌流不全を伴うが，右冠動脈（46-67％）もしくは右冠動脈＋左冠動脈病変（17％）が左冠動脈病変（17-38％）より多い［Ann Thorac Surg. 2003 Nov; 76(5): 1471-6／J Thorac Cardiovasc Surg. 2001 Mar; 121(3): 552-60］．

- 右室梗塞の診断（ゴールド・スタンダードは血管造影やシンチグラフィ，血行動態測定あるいは剖検にて診断）

	感度	特異度	LR+	LR−
$\triangle V_2$ ST↓／$\triangle aV_F$ ST↑＜50％ †	79	91	8.8	0.23
ST 上昇≧0.1 mV V_{3R}	63	86	4.5	0.43
ST 上昇≧0.1 mV V_{4R}	89	83	5.2	0.13
ST 上昇≧0.1 mV V_{5R}	80	81	4.2	0.25
ST 上昇≧0.1 mV V_{6R}	79	81	4.2	0.26
ST 上昇≧0.1 mV V_{4-6R}	91	79	4.3	0.11
Q 波≧0.04 ms V_{4R}	58	93	8.3	0.45
Q 波≧0.04 ms V_{3-4R}	59	92	7.4	0.45

† Am J Cardiol. 1986 May 1; 57(13): 1047-51／Br Heart J. 1994 Aug; 72(2): 119-24

- 後壁梗塞
  ▶ 純後壁梗塞の頻度は低いので下壁誘導や側壁誘導でST上昇を捉えることが通常は可能であり，後壁誘導（V_{7-9}）でのみST上昇を呈するのは心筋梗塞のうち2％のみという報告がある［Harefuah. 2008 Jul; 147(7): 587-90］．
  ▶ 純後壁梗塞の検出には後壁誘導と，前胸部誘導でのST低下やQ波のreciprocal changeを見落とさないことが重要である．
  ▶ V_7電極は左後腋窩線で，V_8電極は左肩甲骨中線で，V_9電極は左傍脊椎線で$V_{4, 5, 6}$と同じ高さにて記録する．

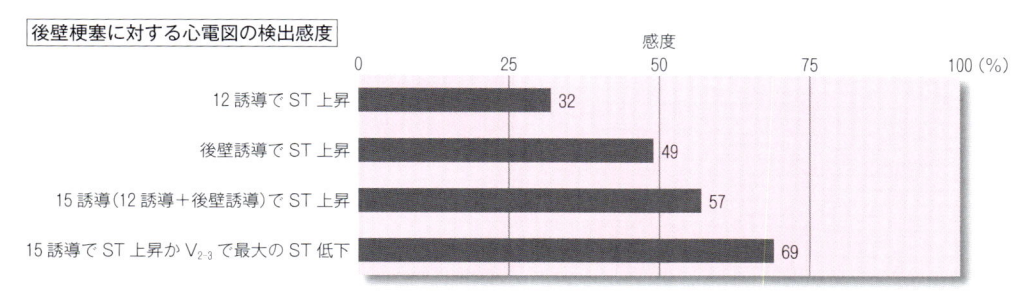

後壁梗塞に対する心電図の検出感度

	感度（%）
12 誘導で ST 上昇	32
後壁誘導で ST 上昇	49
15 誘導（12 誘導＋後壁誘導）で ST 上昇	57
15 誘導で ST 上昇か V_{2-3} で最大の ST 低下	69

Am Heart J. 1999 Nov; 138: 934-40

  □ reciprocal changeとしてはV_{2-3}のST低下以外には，V_{1-2}でのprominent R wave（R/S＞1，R≧0.04 ms）［J Am Coll Cardiol. 1984 Aug; 4(2): 209-15］，V_1での陽性T波［J Electrocardiol. 1986 Jan; 19(1): 33-40］，［V_2のT波の高さ］−［V_6のT波の高さ］≧0.38 mV［Chest. 1985 Sep; 88(3): 409-16］などが知られているが，これらはST上昇ではなくQ波や陰性T波のreciprocal changeであるので急性期には出現しがたい．

- 脚ブロックとST-T変化
  ▶ 左脚ブロック患者など心室内興奮伝搬様式が変化するとQRSと逆向きのST変化が通常認められる（二次性ST-T変化）．
  ▶ 左脚ブロックは心筋梗塞の2-6％で見られ，心室調律は0.1-5.0％で見られ，虚血による変化の判読を困難にする．一方，右脚ブロックはQRS波形の終わりの0.04秒のみに影響を与えるため，Q波

の判読にはあまり影響しない（右前胸部誘導で rsR' ではなく，sR' であれば陳旧性前壁梗塞を疑う）．
▶ 左脚ブロック患者での心筋梗塞の診断

	感度	特異度	LR+	LR−
QRS と同じ向きの ST 上昇＞1 mm	73(64-80)	92(86-96)	9.5(3.1-17.3)	0.30(0.22-0.39)
V_{1-3} で ST 低下＞1 mm	25(18-34)	96(91-99)	6.6(2.6-16.1)	0.78(0.70-0.87)
QRS と逆向きの ST 上昇＞5 mm	31(23-39)	92(85-96)	3.6(2.0-6.8)	0.75(0.67-0.86)

N Engl J Med. 1996 Feb 22; 334(8): 481-7

□ 心室調律の場合も同じ項目が鑑別に有用とされるが，中でも QRS と逆向きの ST 上昇＞5 mm が一番有用であるという報告がある〔*Am J Cardiol. 1996 Feb 15; 77(5): 423-4*〕．

急性冠動脈症候群に対する血液検査

- CK-MB やトロポニンは発症後 6-8 時間経たないと感度が低い．
- CK-MB が CK 値の 5％未満であれば骨格筋障害，25％以上であればマクロ CK 血症を疑う．トロポニンは腎障害で偽陽性となる．
- 発症 3 時間以内に H-FABP は高頻度に陽性化するが，特異度が低い．
- 乳酸値高値，リンパ球数増加も特異度は低いが，発症早期に重篤な病態を示唆する指標ではある．
- トロポニンの半減期は長いので，心筋梗塞発症後も長期にわたり（トロポニン I は 1 週間，トロポニン T は 2-3 週間）高値を呈する．

- 急性心筋梗塞における心筋逸脱酵素の診断特性

	発症時間	感度	特異度	LR+	LR−
ミオグロビン	2 時間未満	38	71	1.3	0.9
	2-4 時間	63	64	1.8	0.6
	4-6 時間	83	50	1.7	0.3
	6-12 時間	77	52	1.6	0.4
	12-24 時間	50	53	1.1	0.9
H-FABP＞6.2 ng/mL	2 時間未満	89	52	1.9	0.2
	2-4 時間	96	45	1.7	0.09
	4-6 時間	100	40	1.7	0
	6-12 時間	97	55	2.2	0.05
	12-24 時間	95	53	2.0	0.09
トロポニン T	2 時間未満	22	94	3.7	0.8
	2-4 時間	57	70	1.9	0.6
	4-6 時間	67	66	2.0	0.5
	6-12 時間	94	68	2.9	0.09
	12-24 時間	95	65	2.7	0.08

Am J Med. 2003 Aug 15; 115(3): 185-90

▶ H-FABP（ヒト心臓由来脂肪酸結合蛋白）はミオグロビンと同様に筋障害でも高値となり特異度が低い．

- 心筋梗塞発症時期と心筋逸脱酵素陽性率

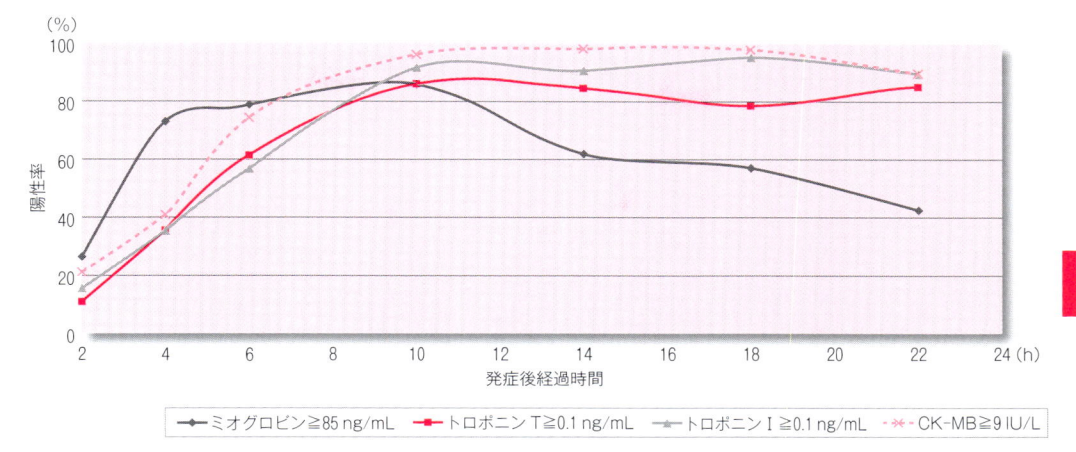

Circulation. 1999 Apr 6; 99(13): 1671-7

- CK 値と CK-MB 値
  ▶ 通常は CK のほとんどは骨格筋由来である．運動でも CK が高値となることがあり，ピークは運動後 96 時間に認めたという報告もある〔*Br J Clin Pharmacol. 2008 Feb; 65(2): 253-9*〕．
  ▶ 心筋梗塞では通常 CK-MB は 25％を超えることはなく，CK-MB が 25％以上の場合は，マクロ CK 血症をチェックする必要がある〔*Clin Chem. 1985 Dec; 31(12): 1959-64*〕．これは CK-M を阻害後の CK 残存活性を 2 倍して CK-MB 値を推定しているためであり，CK-MM 以外の CK 値を 2 倍に測定してしまうことによる．
  ▶ 脳や腸管，子宮由来の CK は CK-BB が中心であるが，これらの CK が高値となる場合は臨床的に原因が明らかなことが多い．

- 静脈乳酸値による心筋梗塞の診断

	感度	特異度	LR＋	LR－
静脈乳酸値≧1.5 mmol/L	88-96	46-55	1.6-2.2	0.06-0.26

Ann Emerg Med. 1997 Nov; 30(5): 571-7（平均発症 3 時間後のデータ）/ *Acad Emerg Med. 2005 Feb; 12(2): 106-13*

- リンパ球数，血糖値
  ▶ CK-MB もトロポニンも上昇しないタイミングでは疼痛の性状や冷汗が重要であるが，問診が難しい患者が実際には多い．この phase の特徴としてリンパ球数増多，血糖高値，低 K 血症はよく経験される（これはカテコラミンが大量に分泌されるような心室細動や大動脈解離患者でも見られる）．
    □ ストレスではリンパ球数は 4,000-13,000/μL となり，好中球増加が後に続くことが知られている．心疾患などによる高ストレスで起こり，死亡率 50％とされる〔*Arch Pathol Lab Med. 1987 Aug; 111(8): 712-4*〕．
    □ 機序としてはカテコラミン分泌による β 刺激がリンパ球増多と関係あり，$α_1$ 刺激が好中球増多に関連があるとされている〔*Wien Klin Wochenschr. 2002 Sep 30; 114(17-18): 752-61*〕．
  ▶ 未発表であるが，筆者が CK-MB もトロポニンも陰性の早期心筋梗塞 32 例（経皮的冠動脈形成術を要した症例）と神経介在性失神で入院した 36 例の解析で，以下のような結果を得ている．

発症早期の心筋梗塞の診断	感度	特異度	LR＋	LR－
リンパ球＞4,000/μL	32(17-52)	94(80-99)	5.8(1.4-25)	0.7(0.6-0.9)
K＜4.0 mEq/L	67(46-83)	76(59-88)	2.8(1.5-5.3)	0.4(0.3-0.8)
血糖＞200 mg/dL	34(20-51)	92(78-98)	4.3(1.3-14)	0.7(0.6-0.9)
リンパ球＞4,000/μL もしくは血糖＞200 mg/dL	64(44-81)	86(70-95)	4.6(2.0-11)	0.4(0.3-0.7)
リンパ球＞4,000/μL かつ血糖＞200 mg/dL	14(4.7-34)	100(88-100)	∞	0.9(0.7-1.0)

それでも診断がつかない場合

- 経過観察入院とするか，専門医にコンサルトするかの1つの目安に TIMI risk score は有用である．

不安定狭心症・ST 上昇を伴わない MI における 14 日後の死亡，心筋梗塞，緊急血行再建術の予測

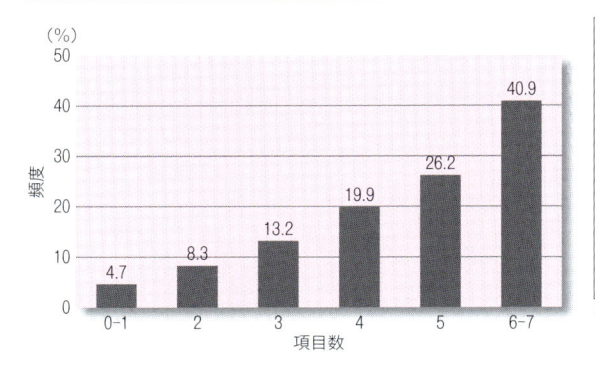

項目数	頻度(%)
0-1	4.7
2	8.3
3	13.2
4	19.9
5	26.2
6-7	40.9

TIMI risk score
① 65 歳以上（1.75）
② 3 つ以上のリスク要因（家族歴，高血圧，脂質異常症，喫煙）（1.54）
③ 以前の造影で 50％以上の狭窄（1.7）
④ ST 変化*（1.51）
⑤ 24 時間以内に 2 回以上の狭心発作（1.53）
⑥ 7 日以内にアスピリンの使用（1.74）
⑦ CK-MB あるいはトロポニンの上昇（1.56）
（ ）内は OR

*ST 変化とは 0.5 mm 以上の ST 下降と，20 分未満の一過性 ST 上昇（0.5 mm 以上）と定義．

JAMA. 2000 Aug 16; 284(7): 835-42

5 冠攣縮性狭心症

冠攣縮性狭心症の疫学

- 欧米人と比較して日本人で多く，狭心症の 40％を占める．
- 中高年男性に多いが，若年者にも見られる．
- 喫煙は冠攣縮性狭心症のリスク要因である．

- 狭心症の 40.9％が冠攣縮性狭心症であり，器質的な狭窄を伴う狭心症よりも若年発症が多い傾向がある〔厚生労働省循環器病委託研究費　虚血性心疾患における冠攣縮の役割に関する研究　平成 12 年度　研究報告書〕．
- 年齢と冠攣縮性狭心症（日本人でのデータ）

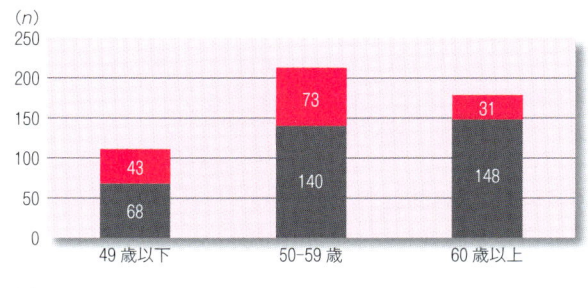

年齢	冠攣縮性狭心症	器質的狭心症
49 歳以下	43	68
50-59 歳	73	140
60 歳以上	31	148

Chest. 1986 Jan; 89(1): 12-9

- 喫煙
  ▶ 喫煙は OR＝2.41（1.53-3.82）であり有意なリスク要因であるが，脂質異常・高血圧・糖尿病・肥満はリスク要因ではない．冠攣縮性狭心症の 91％が喫煙者である〔*Circulation. 1993 Jan; 87(1): 76-9*〕．
- 女性の冠攣縮性狭心症
  ▶ 冠攣縮性狭心症の 13％が女性である．女性では喫煙者が少なく（女性 15％ vs 男性 85％），血管造影では器質的な狭窄が少なく（12％ vs 33％），びまん性の攣縮を認めることが多い（69％ vs 36％）〔*Jpn Circ J. 2000 Jun; 64(6): 416-20*〕．

冠攣縮性狭心症の病歴

- 夜間から早朝に発作が起こることが多い.
- 安静時に起こることが多いが，労作時に誘発されることもある.
- 飲酒や過換気により発作が誘発されることがある.
- 古典的な狭心痛と同様な疼痛を認めるが，持続時間が数十分と長いことがある.
- 発作時に硝酸薬の使用は効果があり，Ca拮抗薬は予防に有用である.

- 硝酸薬により速やかに消失する狭心症様発作で，以下の5つの項目のうち1つでもあれば冠攣縮性狭心症と考えられる〔J Cardiol. 2008 Feb; 51(1): 2-17〕.
  1. 特に夜間から早朝にかけて，安静時に出現する.
  2. 運動耐容能の著明な日内変動が認められる(特に早朝の運動能の低下).
  3. 発作時の心電図でST上昇が認められる.
  4. 過換気により誘発される.
  5. Ca拮抗薬により発作が抑制されるが，βブロッカーでは抑制されない.

冠攣縮性狭心症の病歴

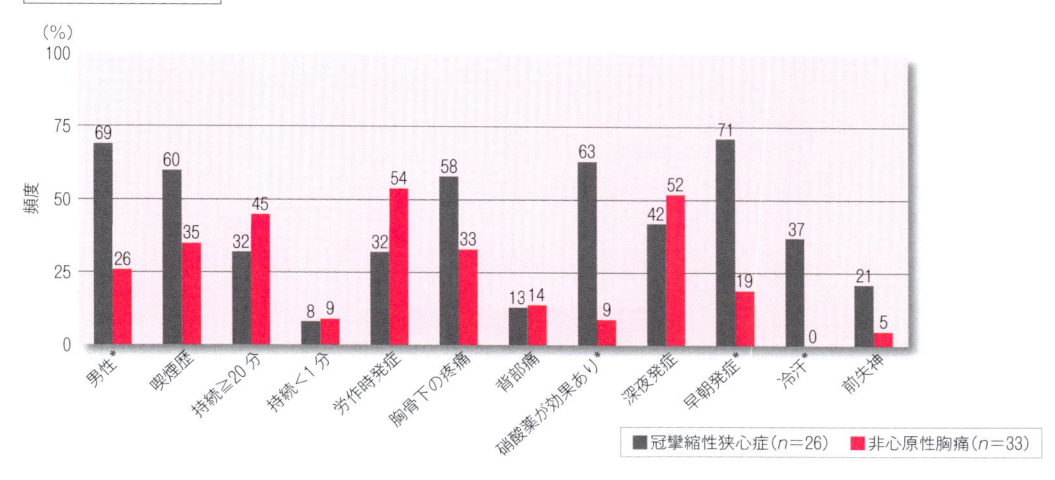

*有意差があるものを示す($p<0.05$)
Intern Med. 1997 Oct; 36(10): 676-9

- 狭心発作
  - 早朝5時に最も多く，12時に最も少ない〔J Nippon Med Sch. 2011; 78(1): 4-12〕.
  - 全体として52.9%は安静時発症，4.4%が労作時発症，どちらでも起こるのが42.6%である〔Jpn Circ J. 2000 Jun; 64(6): 416-20〕.
  - 深夜〜早朝にしか発作が起こらない症例は60%である〔Chest. 1986 Jan; 89(1): 12-9〕.
  - 日本人ではアルデヒドデヒドロゲナーゼ活性の低い者が比較的多いため飲酒後に冠攣縮性狭心症を来しやすい〔Tohoku J Exp Med. 1999 Apr; 187(4): 311-22〕.

冠攣縮性狭心症の合併症

- 不整脈，心筋梗塞，失神，突然死が起こりうる.

- 患者の12.5%が失神を経験する．失神発作を来す症例は下壁誘導の心電図変化や不整脈を認めることが多い〔Jpn Heart J. 1996 May; 37(3): 317-26〕.
- 冠攣縮が近位部に見られる場合は突然死・心筋梗塞・不整脈が多い〔Jpn Circ J. 1989 Dec; 53(12): 1541-5〕.

- 平均 3.4 年の間に 1.4％で突然死を，5.2％が心筋梗塞を，14.0％が重篤な不整脈（心室性頻拍/心室細動やII～III度房室ブロック）を来す．心筋梗塞は器質的な狭窄を有する患者で起こることが多いが，不整脈や突然死は器質的な狭窄がない症例にも同様に起こる〔Circulation. 1987 Jun; 75(6): 1110-6〕．
- 平均 3.2 年の間に 2.3％が突然死を来す．複数の冠動脈に攣縮が見られる場合や不整脈を認めていることが重要なリスクである〔J Cardiol. 1999 Apr; 33(4): 191-9〕．

冠攣縮性狭心症の検査

- 心電図では発作時に一過性の ST 上昇を認める．
- 過換気誘発試験は特異度の高い非侵襲的検査であるが，12 誘導心電図に加え心臓超音波検査を併用して感度を高めるべきである．
- 冠動脈造影におけるアセチルコリンもしくはエルゴタミン負荷試験がゴールド・スタンダードとされている．

- 発作の 67％は無症候性の心筋虚血発作である〔Intern Med. 1997 Nov; 36(11): 760-5〕．

- 過換気誘発試験
    - アルカローシスに伴い細胞内から H^+ イオンが流出し，それと交換に Na^+ イオンが細胞内に流入する．Na^+/Ca^{2+} 交換チャネルが働いて Ca^{2+} イオンが細胞内に流入することで冠攣縮が誘発されると考えられる．
    - アセチルコリン誘発試験により確認された冠攣縮性狭心症患者 206 例に対して，早朝に 6 分間の過換気誘発試験を施行したところ 53.6％で ST 上昇を惹起した．アセチルコリン誘発試験が陰性であった 127 例では心電図変化は認めなかった〔Am J Cardiol. 1997 Sep 1; 80(5): 545-9〕．
    - 過換気誘発試験における所見別診断特性

	感度	特異度	LR+	LR−
胸痛誘発	42(27-59)	91(81-96)	4.6(2.0-10.8)	0.6(0.5-0.8)
心電図				
ST 上昇	26(14-43)	100(93-100)	∞	0.7(0.6-0.9)
ST 低下	24(12-41)	94(84-98)	3.9(1.3-11.8)	0.8(0.7-1)
陰性 T 波	11(3-26)	96(86-99)	2.3(0.6-9.8)	0.9(0.8-1.1)
変化なし	40(25-57)	11(5-21)	0.4(0.3-0.7)	5.7(3.9-8.4)
壁運動異常	84(68-93)	100(93-100)	∞	0.2(0.1-0.3)

Eur Heart J. 1993 Aug; 14(8): 1088-93

- 心電図と超音波検査で監視する過換気 6 分後に寒冷昇圧を 2 分間行うことで，アセチルコリン誘発試験の結果を感度 90％，特異度 90％で予測できる．同じ患者群において ^{123}I-MIBG シンチグラフィは感度 90％，特異度 40％であった〔J Am Soc Echocardiogr. 2002 Jun; 15(6): 617-23〕．
    - 寒冷昇圧試験：早朝安静時に右手を手首まで氷水に 2 分間浸す．健常者であればエピネフリンやノルエピネフリン放出により心筋酸素需要が増加する一方，内皮細胞における NO 放出により冠血流が増加することが期待されるが，冠攣縮性狭心症患者では内皮細胞からの NO 放出が障害されており，心筋虚血が誘発される．

6 心嚢水貯留・心外膜炎

心嚢水貯留の原因

- 10 mm 以下の心嚢水貯留は心不全をはじめとする心疾患でよく見られる.
- 10 mm 以上の心嚢水貯留は特発性(一部はウイルス性心膜炎)が 1/3 を占める. 医原性疾患, 悪性腫瘍, 心筋梗塞後, 尿毒症, 膠原病, 結核, 甲状腺機能低下症で半数を占める.
- 血性心嚢水は医原性, 悪性腫瘍, 心筋梗塞後の頻度が高いが, 心嚢水を呈する疾患であればいかなる原因でもありうる.

- 正常での心嚢水は 15-35 mL 程度とされる. 100 mL の心嚢水でも急激に貯留すれば心タンポナーデを起こしうるが, 慢性の経過では 250 mL 程度で症状が出現し, 中には 1,500 mL 以上でも心タンポナーデは来さなかったという症例もある〔Am Heart J. 1988 Feb; 115(2): 391-8〕.

10 mL 以下の心嚢水貯留の原因(n=87)

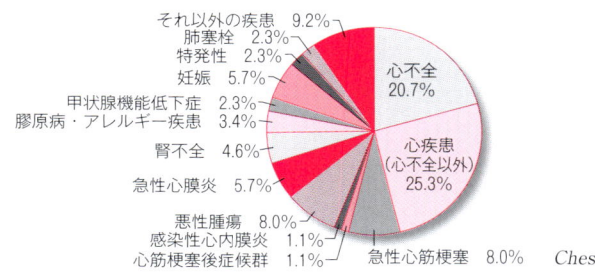

原因	%
心不全	20.7%
心疾患(心不全以外)	25.3%
急性心筋梗塞	8.0%
心筋梗塞後症候群	1.1%
感染性心内膜炎	1.1%
悪性腫瘍	8.0%
急性心膜炎	5.7%
腎不全	4.6%
膠原病・アレルギー疾患	3.4%
甲状腺機能低下症	2.3%
妊娠	5.7%
特発性	2.3%
肺塞栓	2.3%
それ以外の疾患	9.2%

Chest. 1978; 74: 174-9

10 mL 以上の心嚢水が貯留した 322 例の内訳

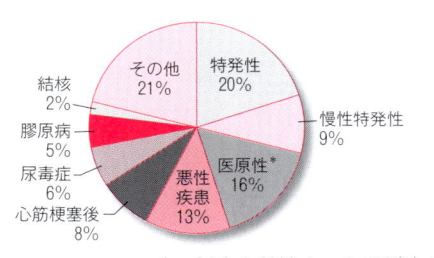

原因	%
特発性	20%
慢性特発性	9%
医原性*	16%
悪性疾患	13%
心筋梗塞後	8%
尿毒症	6%
膠原病	5%
結核	2%
その他	21%

Am J Med. 2000 Aug 1; 109(2): 95-101

*医原性は心膜切開術後や血管内カテーテルやペースメーカー留置後を示す.

血性心タンポナーデ(RBC≧10万/μL)96 例の内訳(米国)

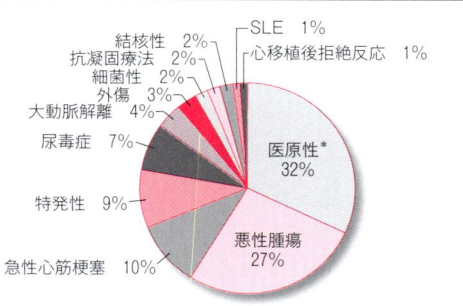

原因	%
医原性*	32%
悪性腫瘍	27%
急性心筋梗塞	10%
特発性	9%
尿毒症	7%
大動脈解離	4%
外傷	3%
細菌性	2%
抗凝固療法	2%
結核性	2%
SLE	1%
心移植後拒絶反応	1%

Chest. 1999 Dec; 116(6): 1564-9

- 血性心嚢水は尿毒症や甲状腺機能低下症などでも見られるため, 血性というだけでは鑑別に重要ではない(Chest. 1997; 111: 1213-21).

心嚢水貯留の胸部 X 線・心電図

- 中等量の心嚢水貯留にて胸部 X 線では巾着型の心拡大が見られうる. 心膜脂肪線条が特異的な所見として重要であるが, 感度は低い.
- 心電図では胸部誘導での QRS の低電位(P 波の低電位は認めない)や PR 低下が見られるが, これらの感度は低い. 電気的交互脈の診断特性は低い.

- 胸部 X 線
  - おおよそ 250 mL は貯留しないと単純 X 線写真での検出は難しいとされる．

	感度	特異度	LR+	LR−
心拡大	71	41	1.2	0.7
心膜脂肪線条	12	94	2.0	0.9
以前と比較して心胸郭比の拡大	46	80	2.3	0.7

J Am Coll Cardiol. 1993 Aug; 22(2): 588-93 より改変

  - 心膜脂肪線条
    - 正面胸部 X 線で 41％，側面像で 23％，両者いずれかで 52％に見られる〔*Radiology. 1980 Nov; 137 (2): 303-8*〕．
    - 側面像は立位ではなく仰臥位とすると感度は 31％から 51％に向上する〔*JAMA. 1987 Jun 19; 257(23): 3266-8*〕．
  - 気管支角は開大し，左房拡大と間違われることもある〔*AJR Am J Roentgenol. 1982 Nov; 139(5): 883-7*〕．

- 心電図

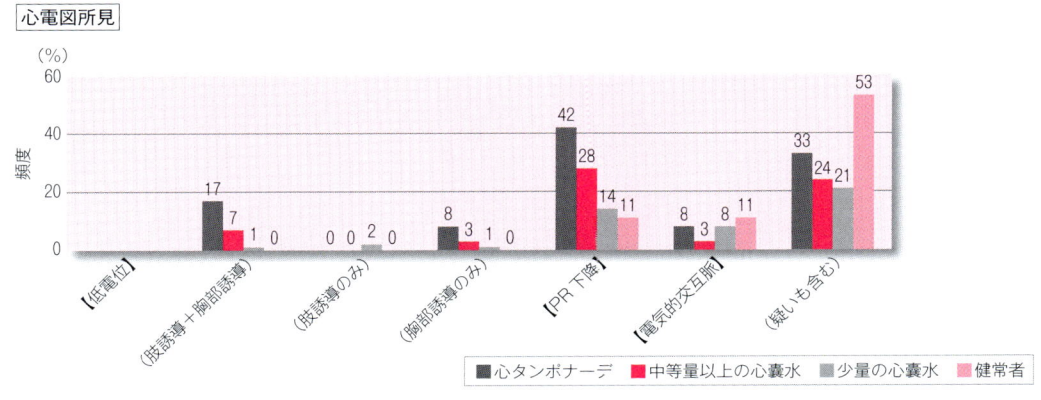

  心電図所見

  Chest. 1996; 110: 318-24

  - 四肢浮腫とは異なり，P 波の減衰は認めないのが特徴とされる〔*J Card Fail. 2008 Feb; 14(1): 55-60*〕．

心囊穿刺

- 化膿性心外膜炎や心タンポナーデを疑ったときは心囊穿刺を行うが，炎症所見や心タンポナーデ所見がなければ穿刺は不要なことが多い．
- 急性（＜1 か月）の大量心囊水（＞20 mm）も穿刺を行う．
- 滲出性の診断には Light の基準がよいが，Alb gradient の低値も有用である．

- 心エコーで 20 mm 以上の大量心囊水で，1 か月以内に急性に貯留するか心エコーで右心系の虚脱があれば心囊穿刺が薦められる〔*Circulation. 2006 Mar 28; 113(12): 1622-32*〕．
  - 大量心囊水であれば特発性慢性心外膜炎であっても 29％に心タンポナーデを発症するが，これは予測不能であったという報告がある〔*N Engl J Med. 1999 Dec 30; 341(27): 2054-9*〕．急性発症では心タンポナーデとなりやすいために穿刺が薦められる．

- 心囊穿刺の診断的意義
  - 心エコーで心囊水が 20 mm 以上あっても心囊穿刺にて診断がつくのは 7％のみである〔*Am J Med. 1998 Aug; 105(2): 106-9*〕．
  - 穿刺・培養の yield は診断的穿刺で 19％，治療的穿刺では 34％〔*N Engl J Med. 2004 Nov 18; 351(21): 2195-202*〕．

▶炎症所見（胸痛，心膜摩擦音，37℃以上の発熱，びまん性ST上昇のうち2つ以上あれば炎症所見ありと判断する）やタンポナーデの所見がない大量心嚢水貯留では慢性特発性心膜炎のLR＝20〔Am J Med. 2000 Aug 1; 109(2): 95-101〕であり，心嚢穿刺により確定診断に至る可能性は低い．

- "滲出性"心嚢水（悪性腫瘍，感染症，リウマチ疾患，心膜切開後）の診断
  ▶心不全，腎不全などの"漏出性"心嚢水との比較

	感度	特異度	LR＋	LR－
Lightの基準	98	72	3.5	0.03
血清Alb－心嚢水Alb≦1.2 g/dL	90	89	8.2	0.11
心嚢水Cho≧60 mg/dL	71	83	4.2	0.35
心嚢水/血清Cho≧0.3	91	83	5.4	0.11
心嚢水/血清Bil≧0.6	90	65	2.6	0.15

Chest. 2002 Feb; 121(2): 495-9

  ▶心嚢水中のWBC≧5万/μLならば細菌性を考えるが，2万/μL程度までならばリウマチ性疾患や悪性疾患でもありうる．好中球優位なのは細菌感染以外にはリウマチ性疾患や尿毒症が多いが，ウイルス性心外膜炎でもありうる〔Chest. 1997 May; 111(5): 1213-21〕．

急性心膜炎

- 圧倒的に特発性（ウイルス性を含む）が多いが，感染（細菌性・結核性），悪性疾患，自己免疫性疾患を否定する必要がある．
- 発熱，倦怠感，筋肉痛が先行し，胸痛で発症するのが典型的である．胸痛は突然発症の胸膜痛で，仰臥位となると増悪するのが特徴である．
- 身体診察で心膜摩擦音を認めれば確定的である．体位変換や時間経過で容易に変化するため，1度の診察では聴取できないことも多いので繰り返し診察を行う．
- 心電図はaV_R誘導・V_1誘導を除く広汎な誘導でのST上昇（凹型のST上昇でST/T≧0.25），PR低下が見られる．

- 心膜炎は病理解剖の1-6％，入院患者で0.1％，心筋梗塞のない救急外来胸痛患者の5％の頻度で見られる〔N Engl J Med. 2004 Nov 18; 351(21): 2195-202〕．

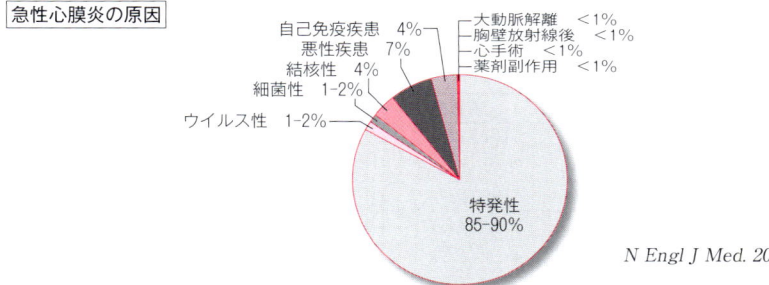

急性心膜炎の原因

- 自己免疫疾患 4％
- 悪性疾患 7％
- 結核性 4％
- 細菌性 1-2％
- ウイルス性 1-2％
- 大動脈解離 ＜1％
- 胸壁放射線後 ＜1％
- 心手術 ＜1％
- 薬剤副作用 ＜1％
- 特発性 85-90％

N Engl J Med. 2004; 351: 2195-202

▶胸痛や発熱などの炎症所見があればLR＝5.4と急性特発性心膜炎の可能性が多くなる〔Am J Med. 2000 Aug 1; 109(2): 95-101〕．

▶特発性とされる大部分はウイルス性との考え方もあるが，ウイルス抗体は減多に陽性とならないことからウイルス抗体価測定を含む精査は全例では必要とはしない．

▶抗核抗体やリウマトイド因子は10-15％の症例で有用かもしれないが，多くの場合は示唆する所見がすでにある．

- 心膜摩擦音（friction rub）
  - ▶急性心外膜炎の41％で心膜摩擦音を聴取する〔Eur Heart J. 2000 May; 21(10): 832-6〕．
  - ▶心嚢水貯留の13.5％で心膜摩擦音を聴取するが，心膜摩擦音と心嚢水の量とは無関係である〔Chest. 1978 Aug; 74(2): 174-9〕．
  - ▶体位変換や時間経過で変化することが特徴である．
  - ▶50％で三相性（心室収縮期，拡張中期，心房収縮期すなわち心室収縮期直前），35％で二相性（心室拡張期と心房収縮期のrubが合わさる），15％で単相性（心室収縮期のみ）の雑音として聴取される〔Am J Cardiol. 1975 Mar; 35(3): 357-62〕．

- 心電図
  - ▶心電図異常は90％で見られ，stage Ⅰは数時間から数日続くST上昇とPR低下で，stage ⅡはST上昇正常化とPR低下正常化，stage ⅢはT波陰転化，stage Ⅳは心電図での異常所見の正常化とされるが，全経過が典型的なのは半数程度と考えられている．
  - ▶PR低下は25-80％で見られるが，これは心房の再分極過程の異常なので心外膜炎に特異的であると考えられている．特にⅡ，Ⅲ，aV_F誘導で見られやすい．ST上昇に先行することもある〔Am J Cardiol. 1998 Jun 15; 81(12): 1505-6〕．
  - ▶PR低下以外で心筋梗塞と異なるのは，ST上昇にはreciprocal changeがなく広範な誘導にわたってST上昇が見られること，ST上昇が凹型であること，異常Q波は見られないことである．
  - ▶早期再分極との鑑別にはV_6誘導（もしくはV_{4-5}誘導やⅠ誘導）でのST/T≧0.25が有用である〔Circulation. 1982 May; 65(5): 1004-9〕．

結核性心膜炎

- 微熱，寝汗，体重減少や咳が見られることが多いが，胸痛は伴わないことのほうが多い．
- 採血では白血球増多がなく，高グロブリン血症があれば結核性の可能性は高くなる．ツ反が陰性ならば可能性は下がる．
- 胸部X線では肺結核を疑う所見が得られることは多くはないが，胸部CTでは縦隔リンパ節腫大が高頻度に検出される．
- 心嚢水検査ではリンパ球優位であることが迅速な指標であるが，ADA≧40 U/Lが信頼性の比較的高い指標である．
- 心嚢水のPCRや抗酸菌培養，肉芽腫検出の感度は低いが特異度は非常に高い．

- 結核性心膜炎（非HIV患者）の診断

	感度	特異度	LR＋	LR－
発熱	66(53-77)	48(35-61)	1.3(0.9-1.7)	0.7(0.5-1.0)
寝汗	56(43-68)	70(57-81)	1.9(1.2-3.0)	0.6(0.5-0.8)
体重減少	64(51-75)	56(43-68)	1.5(1.0-2.0)	0.6(0.5-0.9)
咳	87(76-94)	31(20-44)	1.3(1.1-1.5)	0.4(0.2-0.8)
胸痛	30(19-43)	49(36-62)	0.6(0.4-0.9)	1.4(1.2-1.7)
リンパ節腫脹	22(13-34)	80(68-89)	1.1(0.6-2.2)	1.0(0.9-1.1)
頻脈	72(59-82)	46(33-59)	1.3(1.0-1.8)	0.6(0.4-0.9)
軟らかい心音	75(62-85)	44(32-58)	1.4(1.0-1.8)	0.6(0.4-0.9)
肝腫大	63(50-74)	56(43-68)	1.4(1.0-2.0)	0.7(0.5-0.9)
タンポナーデ	90(80-96)	21(12-34)	1.2(1.0-1.3)	0.4(0.2-1.0)
心膜肥厚＞5 mm	63(50-74)	54(41-67)	1.4(1.0-1.9)	0.7(0.5-1.0)
DI≧6点*	86	84	5.0	0.2
ツ反硬結≧10 mm	89	56	2.0	0.2

＊diagnostic index（DI）：体重減少(1)＋寝汗(1)＋発熱(2)＋グロブリン＞4.0 g/dL(3)＋WBC＜10,000(3)

QJM. 2006 Dec; 99(12): 827-39

胸部X線写真

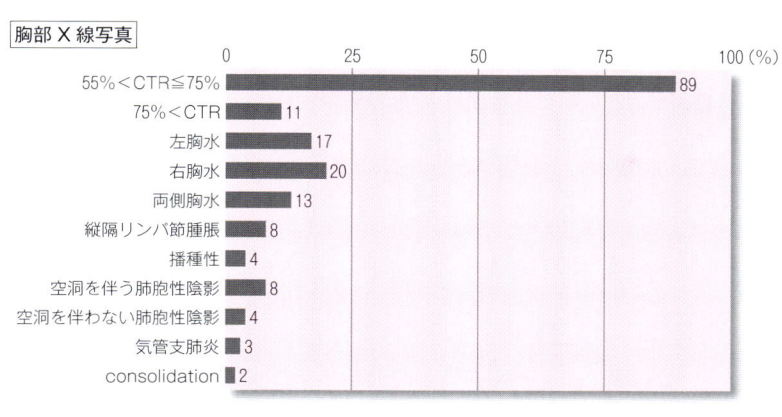

所見	%
55%＜CTR≦75%	89
75%＜CTR	11
左胸水	17
右胸水	20
両側胸水	13
縦隔リンパ節腫脹	8
播種性	4
空洞を伴う肺胞性陰影	8
空洞を伴わない肺胞性陰影	4
気管支肺炎	3
consolidation	2

CTを施行すれば10 mm以上の縦隔リンパ節腫大は感度100%で有用という報告もある〔Postgrad Med J. 2004; 80: 262-6〕.

Cardiovasc J South Afr. 2005; 16: 108-11

- 心嚢水検査

	感度	特異度	LR＋	LR－	
リンパ球≧好中球	73	79	3.5	0.3	QJM. 2006 Dec; 99(12): 827-39
ADA≧40 U/L	88(82-91)	83(78-88)	5.2	0.1	Acta Trop. 2006 Aug; 99(1): 67-74
IFN-γ≧50 pg/mL	92	100	∞	0.1	QJM. 2006 Dec; 99(12): 827-39
≧200 pg/mL	100	100	∞	0	Chest. 2002 Sep; 122(3): 900-5
PCR	30	100	∞	0.7	QJM. 2006 Dec; 99(12): 827-39
培養	52	100	∞	0.5	QJM. 2006 Dec; 99(12): 827-39
肉芽腫あるいはZN陽性	64	100	∞	0.4	QJM. 2006 Dec; 99(12): 827-39
	23	98	12	0.8	Chest. 2002 Sep; 122(3): 900-5
診断的治療	39	91	4.3	0.7	Chest. 2002 Sep; 122(3): 900-5

癌性心膜炎

- 原発巣は肺癌・乳癌が多く，悪性リンパ腫，消化管癌が続く．
- 炎症所見がない心タンポナーデでは積極的に疑う．
- CTで縦隔リンパ節腫脹と著明な心膜肥厚があれば典型的である．
- 心嚢水検査では細胞診の感度は不十分であり，CEAやCYFRA21-1などの腫瘍マーカーも参考にする．

転移性心悪性腫瘍の内訳

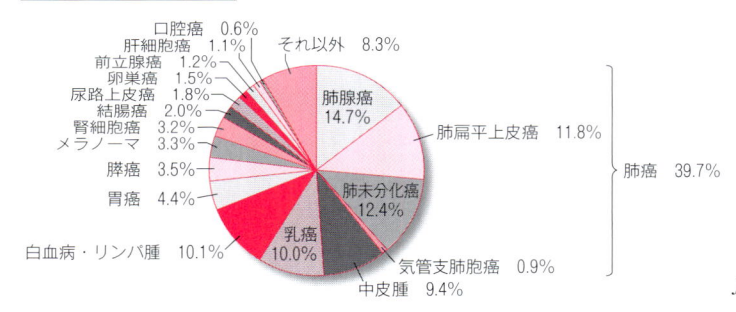

部位	%
口腔癌	0.6%
肝細胞癌	1.1%
前立腺癌	1.2%
卵巣癌	1.5%
尿路上皮癌	1.8%
結腸癌	2.0%
腎細胞癌	3.2%
メラノーマ	3.3%
膵癌	3.5%
胃癌	4.4%
白血病・リンパ腫	10.1%
乳癌	10.0%
中皮腫	9.4%
気管支肺胞癌	0.9%
肺未分化癌	12.4%
肺扁平上皮癌	11.8%
肺腺癌	14.7%
肺癌	39.7%
それ以外	8.3%

J Clin Pathol. 2007 Jan; 60(1): 27-34

- 炎症所見がない心タンポナーデでは癌性心膜炎のLR＝2.9と可能性が高くなる〔Am J Med. 2000 Aug 1; 109(2): 95-101〕.
- CTによる癌性心膜炎の診断

	感度	特異度	LR＋	LR－
CTにて縦隔リンパ節腫脹	94	89	8.5	0.1
心膜肥厚≧8 mm	75	92	9.4	0.3

Pol Arch Med Wewn. 2006 Jan; 115(1): 37-44

- 心嚢水検査
  - ▶細胞診の感度は 39-89%〔*Am J Clin Oncol. 1997; 20(3): 247-50/Chest. 1989 May; 95(5): 1142-3*〕とされる．
  - ▶CEA≧5 ng/mL は感度 73%，細胞診は感度 85%で，両者を組み合わせれば感度は 96%と非常に高い〔*Int J Biol Markers. 1997 Jul-Sep; 12(3): 96-101*〕．
  - ▶CEA は結腸癌（11 例/11 例中），CA19-9 は胃癌（28/30），CA15-3 は乳癌（20/22）で陽性となる〔*Am J Clin Oncol. 1997; 20(3): 247-50*〕．
  - ▶細胞診が陰性の癌性心膜炎でも 93%で CYFRA21-1＞100 ng/mL もしくは CEA＞5 ng/mL となる〔*Int J Biol Markers. 2005 Jan-Mar; 20(1): 43-9*〕．

それ以外の心膜炎

- 膠原病の中では SLE，MCTD，関節リウマチ，強皮症/CREST 症候群が心嚢水貯留の原因として多い．関節リウマチでは無症候性なことが多い．
- 心筋梗塞の数週間後やワクチン接種の 5-7 日後にも心膜炎は生じうる．
- 心嚢水が大量に溜まっているのに徐脈であれば甲状腺機能低下症を疑う．

  - 心筋梗塞後 2-14 週間後に発熱・胸痛を認める心筋梗塞後症候群（Dressler 症候群）は経皮的冠動脈形成術（PTCA）や種々の内科的治療の進歩により稀となった〔*Chest. 2004 Nov; 126(5): 1680-2*〕．
    - ▶1983-1987 年には心筋梗塞後 3 週間以内に 8%の症例で心膜炎を呈し，無症候心嚢水貯留と合わせると 43%と高頻度であった〔*Chest. 1995 Jul; 108(1): 89-93*〕．
  - 甲状腺機能低下症による心嚢水

	甲状腺機能低下症		他疾患による心タンポナーデ
	心タンポナーデではない心嚢水貯留	心タンポナーデ	
心拍数（回/分）	69±8	81±13	113±13

心タンポナーデは奇脈＞10 mmHg と定義．
Am J Med Sci. 2010 Oct; 340(4): 276-81

7 心タンポナーデ・収縮性心膜炎

心タンポナーデと収縮性心膜炎

- 心嚢水が貯留することで起こる心タンポナーデ，心外膜が硬くなる収縮性心膜炎は pericardial compressive syndrome と呼ばれ類似点が多い．
- 血行動態学的に異なる点として心タンポナーデでは奇脈が，収縮性心膜炎では Kussmaul 徴候がより高頻度に認められる．

  - 両者の類似点としては心筋拡張障害が目立つが収縮能は保たれること，心室間相互作用（ventricular interaction）が顕著であること，頸静脈怒張が見られることである．
  - 心タンポナーデでは吸気で静脈還流量が増えるために右心系が左心系を圧排し心拍出量が著明に低下し奇脈を呈しやすい．
  - 収縮性心膜炎では硬化した心外膜で制限されているため静脈還流量は呼吸にかかわらず一定であるために Kussmaul 徴候を呈する．なお収縮性心膜炎でも肺静脈圧が吸気で低下するために左室流入量が減少し，心拍出量は低下するため奇脈は生じうる．
    - ▶Kussmaul 徴候とは吸気時に起こる奇異性の頸静脈怒張のことで，吸気時の胸腔内圧の減少で起こる静脈還流の増加を収容できない状態の心臓に起こる．怒張に至らないまでも吸気時に減少しない

頸静脈の拡張は Kussmaul 徴候といってよい．収縮性心膜炎以外には重症右心不全，拘束性心筋症，三尖弁狭窄，上大静脈症候群でも見られる．

心タンポナーデの原因

- 特発性心膜炎では心タンポナーデとなることは少ないので，細菌感染，結核，悪性疾患を除外する必要がある．

心タンポナーデ症例50例の内訳

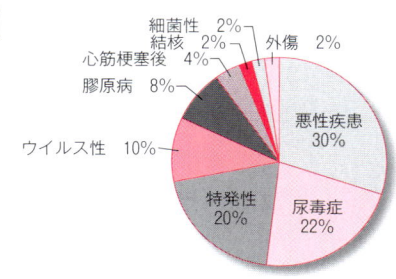

悪性疾患 30%
尿毒症 22%
特発性 20%
ウイルス性 10%
膠原病 8%
心筋梗塞後 4%
結核 2%
細菌性 2%
外傷 2%

Tex Heart Inst J. 2004; 31: 398-403

- 悪性疾患・結核性・細菌性心膜炎では61%で心タンポナーデとなるが，急性特発性心膜炎では14%のみである〔Heart. 2004 Mar; 90(3): 252-4〕．

心タンポナーデの病歴聴取と身体診察

- 症状としては呼吸困難が最も多い．
- 心タンポナーデを示唆する，唯一ともいえる信頼できる身体所見は奇脈である．
- 頻脈，頻呼吸，頸静脈怒張は見られることが多いが特異度が低い．一方，低血圧，脈圧低下や心音減弱は見られないことのほうが多い．

心タンポナーデの症状

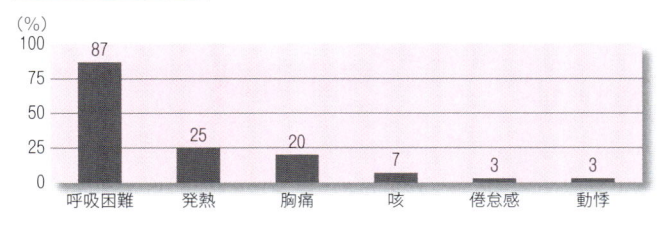

症状	%
呼吸困難	87
発熱	25
胸痛	20
咳	7
倦怠感	3
動悸	3

Br Heart J. 1995; 73: 351-4

- 心タンポナーデの身体所見

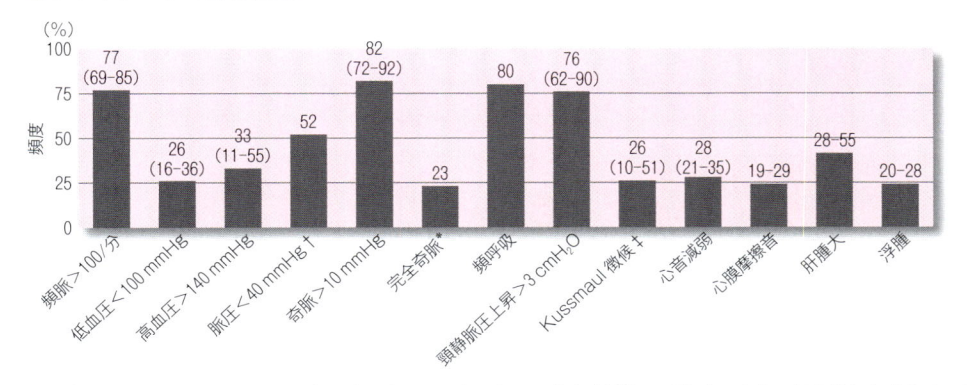

所見	頻度(%)
頻脈>100/分	77 (69-85)
低血圧<100 mmHg	26 (16-36)
高血圧>140 mmHg	33 (11-55)
脈圧<40 mmHg †	52
奇脈>10 mmHg	82 (72-92)
完全奇脈*	23
頻呼吸	80
頸静脈圧上昇>3 cmH₂O	76 (62-90)
Kussmaul 徴候‡	26 (10-51)
心音減弱	28 (21-35)
心膜摩擦音	19-29
肝腫大	28-55
浮腫	20-28

*奇脈とは吸気時に血圧が有意に低下することをいうが，完全奇脈とは吸気中に完全に脈を触れなくなることを示す．
JAMA. 2007 Apr 25; 297(16): 1810-8/ † Circulation. 1981 Sep; 64(3): 633-40/ ‡ Br Heart J. 1995 Apr; 73(4): 351-4

	感度	特異度	LR+	LR−
頻脈＞100/分	65(41-84)	60(17-93)	1.6(0.5-5.0)	0.6(0.3-1.2)
低血圧＜100 mmHg	30(13-54)	80(30-99)	1.5(0.2-9.8)	0.9(0.6-1.2)
奇脈＞10 mmHg	56(31-78)	60(17-93)	1.4(0.4-4.4)	0.7(0.4-1.4)
奇脈＞12 mmHg ₤	98(86-100)	83(62-95)	5.9(2.4-14)	0.03(0-0.2)
頸静脈圧亢進＞3 cm	53(30-75)	50(9-91)	1.1(0.4-3.1)	1.0(0.5-2.0)
Kussmaul徴候	26(10-51)	80(30-99)	1.3(0.2-8.9)	0.9(0.7-1.3)

Br Heart J. 1995 Apr; 73(4): 351-4（心囊穿刺にて心拍出量が20％以上増加する予測）
₤ *Am Heart J. 1988 Feb; 115(2): 391-8*（心囊穿刺にて症状改善の予測）

▶ 奇脈の程度評価にパルスオキシメーターの波形を利用することも提案されており，呼吸性変動する波形の高さの最大/最小比≧1.5であれば血行動態に影響を与える心タンポナーデであるという報告がある［*Clin Cardiol. 2006 Sep; 29(9): 411-4*］．

心タンポナーデの心エコー検査

- 心囊水があること（量は問わない）．
- 拡張期に右房が虚脱することは感度が高く，右室まで虚脱すれば特異的である．
- flow を測定することで奇脈をより正確に評価できる．
- 絶対的な指標は存在しないので，臨床所見と心エコー所見から心タンポナーデが疑われれば，心囊穿刺を行うべきである．

- 心エコー所見

	感度	特異度	LR+	LR−
拡張期の右房の虚脱	100	33	1.5	0.0
†	68	66	2.0	0.5
‡	42(21-66)	75(22-99)	1.7(0.3-10)	0.8(0.5-1.2)
拡張期の右室の虚脱	75	85	5.0	0.3
†	60	90	6.0	0.4
‡	62(39-81)	20(1-70)	0.8(0.5-1.3)	1.9(0.5-7.3)
右房もしくは右室の虚脱†	90	65	2.6	0.2
右房の虚脱かつ右室の虚脱†	45	92	5.6	0.6
吸気にて僧帽弁E波流速減少＞22％	77	80	3.9	0.3
吸気にて大動脈弁最高流速減少＞20％	75	89	6.8	0.3
吸気にて三尖弁E波流速増加＞30％	50	69	1.6	0.7
吸気にて肺動脈流速増加＞25％	87	85	5.8	0.2

Ital Heart J. 2003 Mar; 4(3): 186-92 / † Am Heart J. 1999 Oct; 138: 759-64 / ‡ Br Heart J. 1995 Apr; 73(4): 351-4

収縮性心膜炎の原因

- 滲出性心膜炎の既往が重要で，特に心臓手術や放射線治療によるものが多い．

1993-1999年の収縮性心膜炎145例の原因

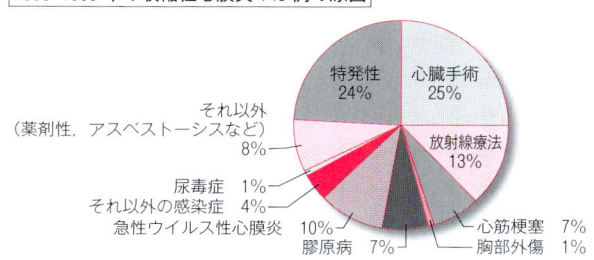

- 心臓手術 25％
- 特発性 24％
- 放射線療法 13％
- 急性ウイルス性心膜炎 10％
- それ以外（薬剤性，アスベストーシスなど）8％
- 膠原病 7％
- 心筋梗塞 7％
- それ以外の感染症 4％
- 尿毒症 1％
- 胸部外傷 1％

Circulation. 2003 Oct 14; 108(15): 1852-7

- 原因として過去には結核が重要であったが，最近は心臓手術や放射線療法後の症例が増えており，平均年齢も61歳と高齢化してきている〔*Circulation. 1999 Sep 28; 100(13): 1380-6*〕.
- 特発性の場合は2mmを超える心膜肥厚や〔*Circulation. 2003 Oct 14; 108(15): 1852-7*〕，心外膜の石灰化を認める典型例が多い〔*Ann Intern Med. 2000 Mar 21; 132(6): 444-50*〕が，心臓手術後や放射線治療後の症例では画像所見がはっきりしない割合が高いという報告もあることからも，既往が非常に重要である．

収縮性心膜炎の病歴，身体所見

- 労作時呼吸困難と頸静脈怒張や下腿浮腫を高頻度に呈することから初診時診断は心不全であることが多いが，肺うっ血の症候が乏しいことが重要である．
- 肝腫大，腹水の存在から肝硬変と見誤ることもある．
- Kussmaul徴候や心膜ノック音は収縮性心膜炎を強く疑う重要な所見だが，認めなくても否定はできない．

- 77％が男性である〔*Ann Intern Med. 2000 Mar 21; 132(6): 444-50*〕

収縮性心膜炎の臨床像

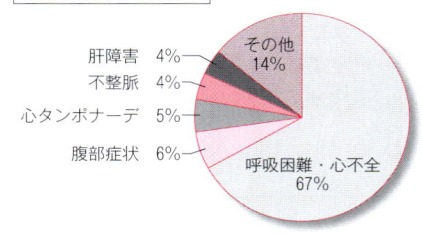

- その他 14%
- 肝障害 4%
- 不整脈 4%
- 心タンポナーデ 5%
- 腹部症状 6%
- 呼吸困難・心不全 67%

Ann Intern Med. 2000 Mar 21; 132(6): 444-50

▶労作時には需要に見合う心拍出量が得られないために呼吸困難が生じる．

収縮性心膜炎の身体所見

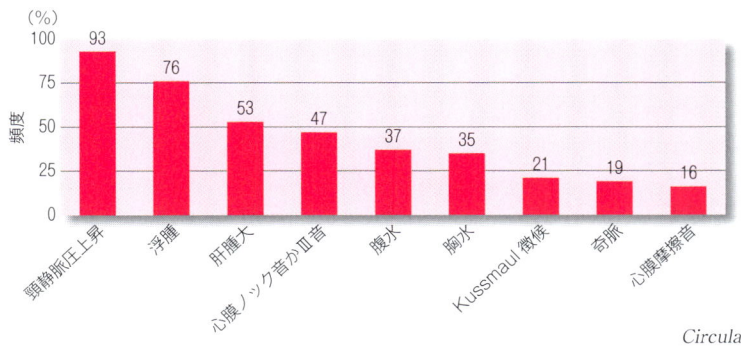

所見	頻度(%)
頸静脈圧上昇	93
浮腫	76
肝腫大	53
心膜ノック音かⅢ音	47
腹水	37
胸水	35
Kussmaul徴候	21
奇脈	19
心膜摩擦音	16

Circulation. 1999 Sep 28; 100(13): 1380-6

▶心膜ノック音は吸気で増強し，Ⅲ音よりも高い音で，タイミングもわずかに早く聴取することが多い．

収縮性心膜炎の検査所見

- 単純X線写真で心膜の石灰化は3割程度でしか認めず，CTやMRIでの心膜肥厚のほうが高感度である．
- 心エコーで吸気時に左室流入量が減少することや，心筋の拡張能を表すとされるE/e'が正常であることは拘束型心筋症との鑑別に有用である．
- 心臓カテーテル検査ではdip and plateauや右室左室相互依存が確認される．
- 心不全となっても心筋が伸展されないので，BNPは軽度高値にとどまる．

収縮性心外膜炎の検査所見

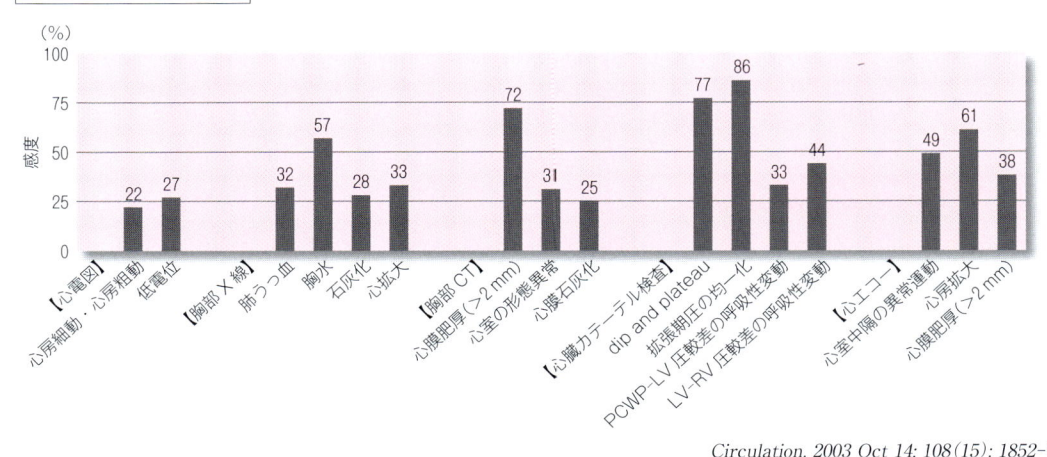

グラフ(感度 %):
- 【心電図】心房細動・心房粗動: 22
- 低電位: 27
- 【胸部X線】肺うっ血: 32
- 胸水: 57
- 石灰化: 28
- 心拡大: 33
- 【胸部CT】心膜肥厚（>2mm）: 72
- 心室の形態異常: 31
- 心膜石灰化: 25
- 【心臓カテーテル検査】dip and plateau: 77
- 拡張期圧の均一化: 86
- PCWP-LV圧較差の呼吸性変動: 33
- LV-RV圧較差の呼吸性変動: 44
- 【心エコー】心室中隔の異常運動: 49
- 心房拡大: 61
- 心膜肥厚（>2mm）: 38

Circulation. 2003 Oct 14; 108(15): 1852-7

- 収縮性心膜炎では硬化した心外膜で心臓の拡張が制限されているため呼吸に関係なく右房圧と静脈還流量はほぼ一定である．また，拡張期圧は心腔内で一定となる．心臓の拡張が硬化した心外膜に阻まれるため，心臓エコー検査やMRIでは拡張早期に心室中隔の突然の動きの制限（notch）を，心臓カテーテル検査では心室圧のdip and plateauが見られる．

　□ MRI検査

	感度	特異度	LR+	LR−
心膜肥厚>4mm	100 (75-100)	86 (56-98)	7.0 (1.9-25)	0
心室中隔異常運動†	81 (57-94)	100 (80-100)	∞	0.2 (0.1-0.5)

Radiology. 1992 Feb; 182(2): 369-73/ † Radiology. 2003 Aug; 228(2): 417-24 より改変

▶ 吸気時に上大静脈の流速の変化があれば収縮性心膜炎よりは慢性閉塞性肺疾患を考える〔J Am Coll Cardiol. 1998 Dec; 32(7): 2043-8〕．

- 吸気では胸腔内圧が低下するために肺静脈圧が低下し，左室流入量が減少し左室容積は低下する．一方，硬化した心外膜のため拡張期における心腔の総容積は制限されているので，左室拡張が軽減された分は右室への血液流入制限が緩和されるため右室収縮期圧は上昇する．
  ▶ 吸気では左室流入波形でE波が25%以上低下することが典型的であるが，左房圧が高すぎると吸気でもE波が低下しないこともあるので，その場合は座位か立位で前負荷を減らして誘発を行うとよい〔Circulation. 1997 Feb 18; 95(4): 796-9〕．

　□ 心エコー検査

	感度	特異度	LR+	LR−
僧帽弁E波の呼吸性変動≧10%	84 (60-96)	91 (57-100)	9.3 (1.4-60.6)	0.2 (0.1-0.5)
肺静脈D波の呼吸性変動≧18%	79 (54-93)	91 (57-100)	8.7 (1.3-57.1)	0.2 (0.1-0.6)
e'≧8.0cm/秒*	90 (66-98)	100 (68-100)	∞	0.1 (0-0.4)

*e'は組織ドプラーエコーによる僧帽弁輪の最大拡張早期運動速度を示す．
Am J Cardiol. 2001 Jan 1; 87(1): 86-94 より改変（拘束型心筋症との比較）

▶ 硬くなった心膜により左室の側方への動きが制限され長軸方向への動きが代償性に増大するため，僧帽弁（あるいは三尖弁）輪部速度の拡張早期運動速度 e' は収縮性心膜炎では奇異性に増大する（annulus paradoxus）．これは特に心室中隔（SE'）において左室側壁（LE'）や右室壁（RE'）より顕著である．

□ 心エコー検査

	感度	特異度	LR+	LR−
LE'/SE'<1.13	87(70-95)	84(75-90)	5.3(3.4-8.4)	0.2(0.1-0.4)
RE'/SE'<1.08	84(67-93)	88(79-93)	6.8(4.0-12)	0.2(0.1-0.4)

JACC Cardiovasc Imaging. 2011 Jun; 4(6): 567-75 より改変（拘束型心筋症を含む対照群との比較）

▶ 通常の心不全（拘束型心筋症を含む）では吸気により左室収縮期圧も右室収縮期圧も低下する（正の相関）．もし負の相関があれば右室左室相互依存として収縮性心膜炎や肺性心などを考える必要がある．

□ 心臓カテーテル検査

	感度	特異度	LR+	LR−
左室拡張末期圧−右室拡張末期圧≦5 mmHg	60(33-83)	38(19-61)	1.0(0.6-1.7)	1.1(0.5-2.1)
右室拡張末期圧/右室収縮期圧>1/3	93(66-100)	38(19-61)	1.5(1.1-2.2)	0.2(0-1.3)
肺動脈収縮期圧<55 mmHg	93(66-100)	24(9-48)	1.2(0.9-1.6)	0.3(0-2.2)
左室 dip and plateau の dip の深さ≧7 mmHg	93(66-100)	57(34-77)	2.2(1.3-3.6)	0.1(0-0.8)
右房圧の呼吸性変動<3 mmHg	93(66-100)	48(26-70)	1.8(1.2-2.7)	0.1(0-1.0)
PCWP−左室拡張期圧の呼吸性変動≦5 mmHg	93(66-100)	81(57-94)	4.9(2.0-12)	0.1(0-0.6)
呼吸による逆転した左室と右室の収縮期圧変化	100(75-99)	95(74-100)	21(3.1-142)	0(0-0.5)

Circulation. 1996 Jun 1; 93(11): 2007-13 より改変

● BNP
▶ 拘束型心筋症（825.8±172.2 pg/mL）よりも収縮性心膜炎では BNP が低値（128.0±52.7 pg/mL）である〔*J Am Coll Cardiol. 2005 Jun 7; 45(11): 1900-2*〕．

8 急性心筋炎

心筋炎の疫学
- 劇症型心筋炎は心臓性突然死の原因として重要である．
- 慢性期には拡張型心筋症の一因としても重要である．
- 原因としてはウイルス性が多いと推測されている．小児ではアデノウイルス，成人ではコクサッキーウイルス B 型，冬季にはインフルエンザウイルスが重要である．

- 剖検では 0.15-0.6％で心筋炎の所見を認める〔*Jpn Circ J. 1989 Jan; 53(1): 40-8/J Clin Pathol. 2000 Feb; 53(2): 147-9*〕．
- 若年成人における心臓性突然死の 8.6-12％が心筋炎である〔*Heart. 2006 Mar; 92(3): 316-20/Med J Aust. 2004 Feb 2; 180(3): 110-2*〕．
- 急性ウイルス性心筋炎後に拡張型心筋症が 12％で生じる．原因不明の慢性心不全のうち 14％〔*West J Med. 1989 Apr; 150(4): 431-5*〕，拡張型心筋症の 9％〔*Medicine(Baltimore). 1999 Jul; 78(4): 270-83*〕で心筋炎が原因とされる．
- 原因となる病原体にはコクサッキー A・B 群ウイルス，アデノウイルス，インフルエンザウイルス，HSV，CMV，VZV，EBV，ムンプスウイルス，風疹ウイルス，麻疹ウイルス，狂犬病ウイルス，コロナウイルス，HBV，HIV，*Mycoplasma* など多種の報告がある．

急性心筋炎の症候

- 若年者〜壮年者に多い．
- 1-2週間以内に急性上気道炎，インフルエンザ様症状，急性胃腸炎症状を認めることがあるが，この時点で心筋炎を疑うことは通常不可能である．しかし遅れて呼吸困難や胸痛などの胸部症状が出現すれば，心筋炎を鑑別にあげるべきである．
- 身体診察では低血圧，心拍数の異常，顔面の蒼白や四肢末梢の冷感を見落とさないことが重要である．心膜炎の合併により心膜摩擦音を聴取することもある．

- 平均年齢は42±14歳で，男性が62％を占める〔Postgrad Med J. 2001 Jan; 77(903): 4-10〕．

コクサッキーウイルスによる心筋炎19例の解析

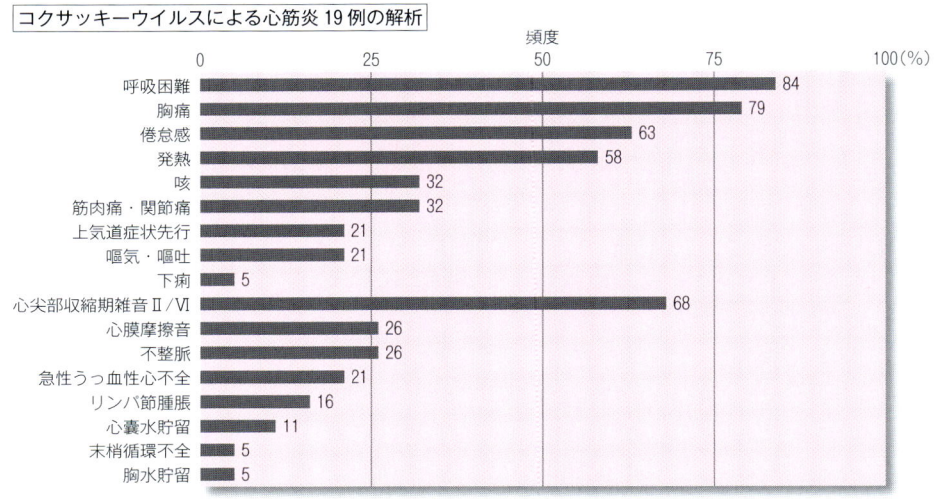

症候	頻度(%)
呼吸困難	84
胸痛	79
倦怠感	63
発熱	58
咳	32
筋肉痛・関節痛	32
上気道症状先行	21
嘔気・嘔吐	21
下痢	5
心尖部収縮期雑音II/VI	68
心膜摩擦音	26
不整脈	26
急性うっ血性心不全	21
リンパ節腫脹	16
心嚢水貯留	11
末梢循環不全	5
胸水貯留	5

Br Heart J. 1975; 37(8): 819-23

劇症心筋炎の初発症状

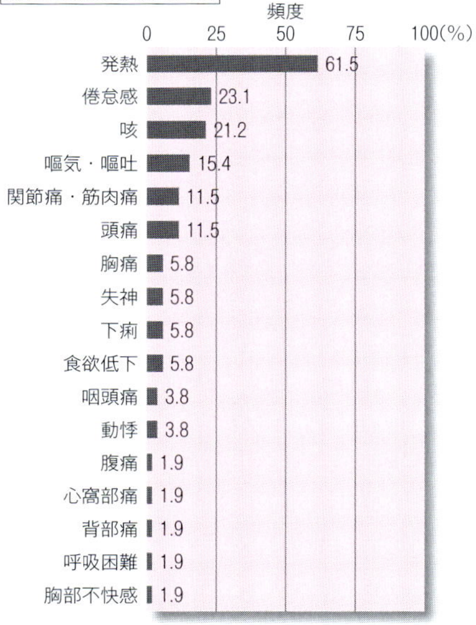

症状	頻度(%)
発熱	61.5
倦怠感	23.1
咳	21.2
嘔気・嘔吐	15.4
関節痛・筋肉痛	11.5
頭痛	11.5
胸痛	5.8
失神	5.8
下痢	5.8
食欲低下	5.8
咽頭痛	3.8
動悸	3.8
腹痛	1.9
心窩部痛	1.9
背部痛	1.9
呼吸困難	1.9
胸部不快感	1.9

Circ J. 2002; 66: 133-44

劇症心筋炎の心症状

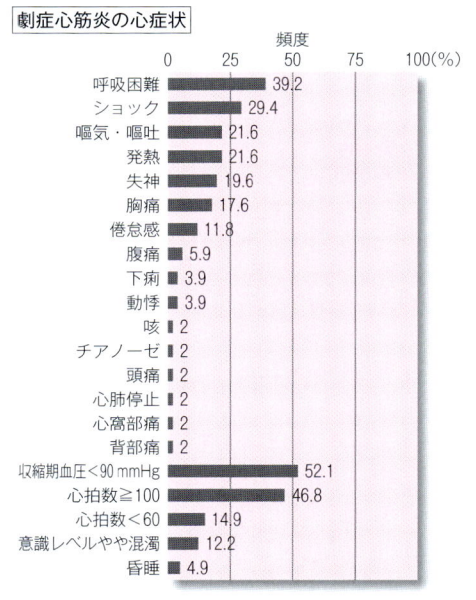

症状	頻度(%)
呼吸困難	39.2
ショック	29.4
嘔気・嘔吐	21.6
発熱	21.6
失神	19.6
胸痛	17.6
倦怠感	11.8
腹痛	5.9
下痢	3.9
動悸	3.9
咳	2
チアノーゼ	2
頭痛	2
心肺停止	2
心窩部痛	2
背部痛	2
収縮期血圧<90 mmHg	52.1
心拍数≧100	46.8
心拍数<60	14.9
意識レベルやや混濁	12.2
昏睡	4.9

Circ J. 2002; 66: 133-44

急性心筋炎の検査

- 心筋酵素の上昇はほぼ全例で認める．
- 心電図では ST-T 異常や異常 Q 波といった心筋梗塞に類似する所見の他に，伝導障害が高頻度に認められる．
- 若年でリスクの低い"心筋梗塞"では心筋炎も考慮し，心電図と心エコーでの病変分布が冠動脈の血流支配領域に沿っているかどうかを注意して読影する．
- 心エコーでは心嚢水に加え，一過性の壁肥厚や輝度上昇が特徴的である．
- MRI も非侵襲的な検査として期待されている．

心筋炎の検査異常

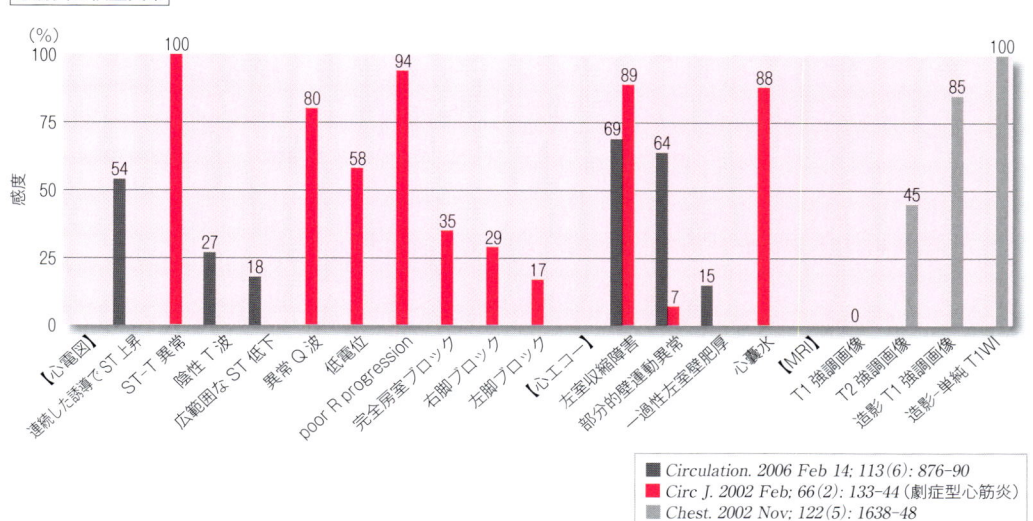

検査項目	値(%)
【心電図】連続した誘導でST上昇	54
ST-T 異常	100
陰性T波	27
広範囲のST低下	18
異常Q波	80
低電位	58
poor R progression	94
完全房室ブロック	35
右脚ブロック	29
左脚ブロック	17
【心エコー】左室収縮障害	69 / 89
部分的壁運動異常	64 / 7
一過性左室壁肥厚	15
心嚢水	88
【MRI】T1強調画像	0
T2強調画像	45
造影T1強調画像	85
造影-単純 T1WI	100

- Circulation. 2006 Feb 14; 113(6): 876-90
- Circ J. 2002 Feb; 66(2): 133-44（劇症型心筋炎）
- Chest. 2002 Nov; 122(5): 1638-48

- 心エコー検査ではエコー輝度の上昇が特徴的な所見である〔Eur Heart J. 1996 Jan; 17(1): 135-42〕．
- ウイルス抗体価が 4 倍以上となるのは 10% の症例のみで，検査を行う必要性は乏しい．

9 心不全

心不全の疫学

- 収縮能障害は高齢者ではよく見られるが，拡張能障害はさらに高頻度である．両者とも男性は女性のほぼ 2 倍の頻度である．
- 拡張能障害単独（LVEF 良好な心不全）でも予後は不良であり，重要な疾患群である．

心機能低下の頻度

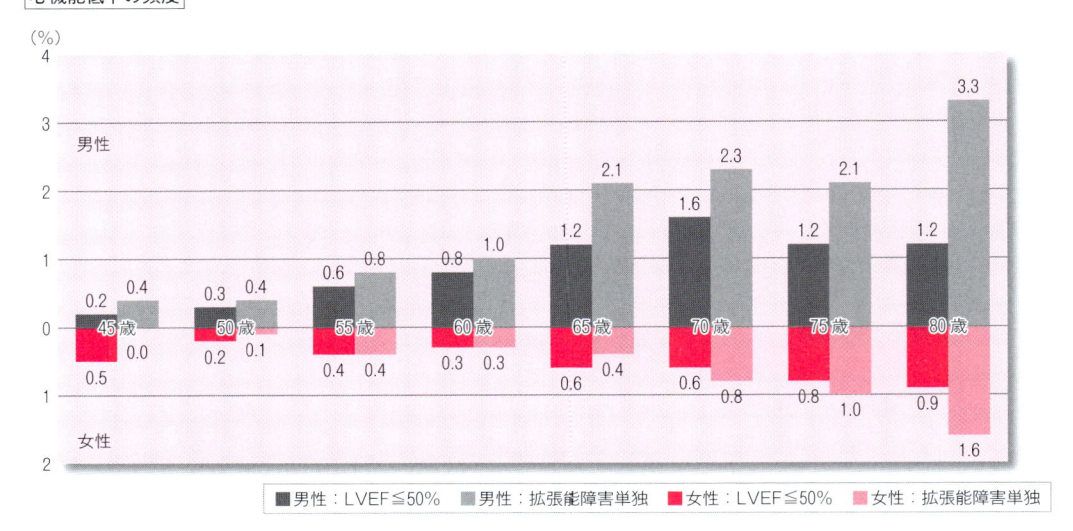

(%)

男性 / 女性

■ 男性：LVEF≦50%　■ 男性：拡張能障害単独　■ 女性：LVEF≦50%　■ 女性：拡張能障害単独

年齢	男性:LVEF≦50%	男性:拡張能障害単独	女性:LVEF≦50%	女性:拡張能障害単独
45歳	0.2	0.4	0.5	0.0
50歳	0.3	0.4	0.2	0.1
55歳	0.6	0.8	0.4	0.4
60歳	0.8	1.0	0.3	0.3
65歳	1.2	2.1	0.6	0.4
70歳	1.6	2.3	0.6	0.8
75歳	1.2	2.1	0.8	1.0
80歳	1.2	3.3	0.9	1.6

Circ J. 2007; 71: 1013-21

高齢者における臨床症候を伴う心不全の有無と収縮機能低下による死亡率予測

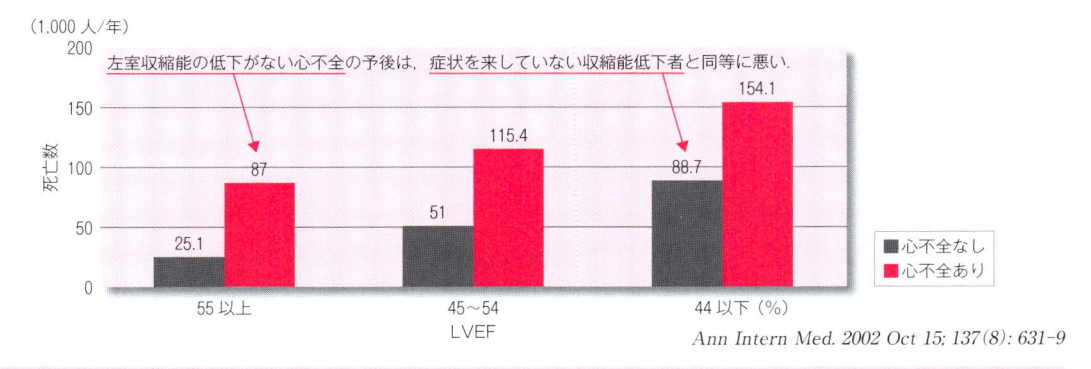

(1,000人/年)

左室収縮能の低下がない心不全の予後は，症状を来していない収縮能低下者と同等に悪い．

LVEF	心不全なし	心不全あり
55以上	25.1	87
45～54	51	115.4
44以下(%)	88.7	154.1

Ann Intern Med. 2002 Oct 15; 137(8): 631-9

心不全のリスク

- 心不全の基礎疾患としては心筋虚血，弁膜症，心筋症，高血圧が重要である．
- 呼吸困難の患者において，心不全・心筋梗塞・糖尿病・高血圧の既往は心不全の可能性を上げるが，肺気腫があっても心不全の可能性はわずかしか下がらない．
- 急性増悪のきっかけとしては食餌や薬剤へのアドヒアランス低下や急性感染症が虚血や不整脈（発作性心房細動など）よりも多い．
- 虚血がないのに急激な肺水腫（flash pulmonary edema）を繰り返す場合は，腎動脈狭窄症を考える．

心不全の基礎疾患

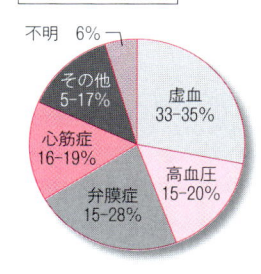

- 不明 6%
- その他 5-17%
- 心筋症 16-19%
- 弁膜症 15-28%
- 高血圧 15-20%
- 虚血 33-35%

Jpn Circ J. 2000 Dec; 64(12): 953-9
Eur Heart J. 1997 Sep; 18(9): 1457-64

- ▶ 甲状腺機能亢進症，高度な貧血，脚気，動静脈シャントでは hyperdynamic state から心不全や肺水腫を呈する．
- ▶ flash pulmonary edema は両側腎動脈狭窄によるものが多いが，これには RAA 系亢進，NO 合成障害，エンドセリン高値などに関連した血管内皮障害が関与している可能性が示唆されている〔Prog Cardiovasc Dis. 2009 Nov-Dec; 52(3): 249-59〕．

● 心不全に対するリスク要因

	感度	特異度	LR+	LR−
心不全の既往	60	90	5.8(4.1-8.0)	0.45(0.38-0.53)
心筋梗塞の既往	40	87	3.1(2.0-4.9)	0.69(0.58-0.82)
冠動脈疾患の既往	52	70	1.8(1.2-2.8)	0.68(0.48-0.96)
脂質異常症の既往	23	87	1.7(0.43-6.9)	0.89(0.69-1.1)
糖尿病の既往	28	83	1.7(1.0-2.7)	0.86(0.73-1.0)
高血圧の既往	60	56	1.4(1.1-1.7)	0.71(0.55-0.93)
喫煙歴	62	27	0.84(0.58-1.2)	1.4(0.58-3.6)
COPD の既往	34	57	0.81(0.60-1.1)	1.1(0.95-1.4)

救急外来を呼吸困難で受診した場合の心不全の診断：JAMA. 2005 Oct 19; 294(15): 1944-56

心不全急性増悪の誘因

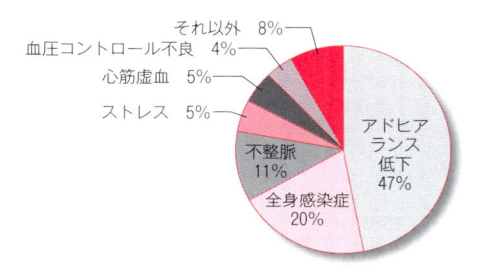

- それ以外 8%
- 血圧コントロール不良 4%
- 心筋虚血 5%
- ストレス 5%
- 不整脈 11%
- 全身感染症 20%
- アドヒアランス低下 47%

Jpn Circ J. 2000 Dec; 64(12): 953-9

心不全の病歴

- 呼吸困難は労作時呼吸困難→発作性夜間呼吸困難→起座呼吸と進行するのが典型的である．
- 起座呼吸は肺疾患でも生じうる．
- 体重増加は呼吸困難が出現する前に出現することが多いため，心不全の診断のみならず管理にも重要であり，心不全の既往があれば体重測定を心がけるように指導を行いたい．

● 救急外来を呼吸困難で受診した場合の心不全の診断

	感度	特異度	LR+	LR−
労作時呼吸困難	84	34	1.3(1.2-1.4)	0.48(0.35-0.67)
発作性夜間呼吸困難	41	84	2.6(1.5-5.4)	0.70(0.54-0.91)
起座呼吸	50	77	2.2(1.2-3.9)	0.65(0.45-0.92)
喘息・COPD 患者	70	44	1.3(1.1-1.5)	0.68(0.48-0.95)
下腿浮腫	51	76	2.1(0.92-5.0)	0.64(0.39-1.1)
倦怠感と体重増加	31	70	1.0(0.74-1.4)	0.99(0.85-1.1)
咳	36	61	0.93(0.70-1.2)	1.0(0.87-1.3)

JAMA. 2005 Oct 19; 294(15): 1944-56

● 発作性夜間呼吸困難，起座呼吸
- ▶ 仰臥位では静脈還流量が増えるため，心不全が増悪し呼吸困難になると解釈されている．さらに下大静脈が右側にあるため，同じ臥位であれば右側臥位のほうが静脈還流量を減らし呼吸状態は改善しうる〔Int J Cardiol. 2002 Aug; 84(2-3): 115-8〕．
- ▶ 発作性夜間呼吸困難まで進展せずとも深夜だけの咳として訴えることもある．

- 慢性心不全の急性増悪では入院する1か月前から体重が増加し始め，入院する1週間前から急激に体重が増加する〔Circulation. 2007 Oct 2; 116(14): 1549-54〕ため，頻回に体重を測定している患者では体重増加の有無は非常に重要な情報である．

体重増加による1週間後の入院の予測

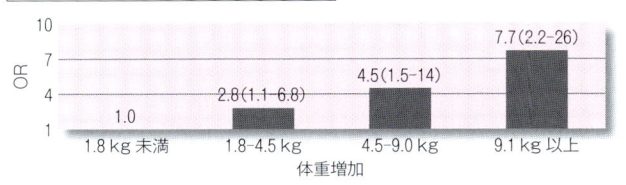

体重増加	OR
1.8 kg 未満	1.0
1.8-4.5 kg	2.8(1.1-6.8)
4.5-9.0 kg	4.5(1.5-14)
9.1 kg 以上	7.7(2.2-26)

Circulation. 2007 Oct 2; 116(14): 1549-54

心不全のバイタルサイン

- 心不全では頻脈が見られるが，それ以外にもカテコラミンの影響でさまざまなバイタルサインの変化が生じうる．
- 拡張期血圧≧105 mmHg ならば拡張障害を，心拍数＞拡張期血圧ならば収縮障害を考える．
- proportional pulse pressure(sBP-dBP/sBP)が 1/3-1/4 より小さい場合（末梢が冷たく湿っているのも同様の意義をもつ）は，心係数低下を呈する重症心不全を考える．
- Valsalva 法〔収縮期血圧より 15 mmHg 高くカフを巻き，10 秒いきませる．10 秒間の最初(phase 1)と，いきむのをやめて少ししてから(phase 4)のみに Korotkoff 音が聞こえるのが正常〕は診断に有用であるが，呼吸が促迫している場合には施行は難しい．

- 心不全と血圧

	感度	特異度	LR+	LR−
収縮期血圧＜100 mmHg	6	97	2.0(0.60-6.6)	0.97(0.91-1.0)
収縮期血圧≧150 mmHg	28	73	1.0(0.69-1.6)	0.99(0.84-1.2)

救急外来を呼吸困難で受診した場合の心不全の診断：*JAMA. 2005 OCT 19; 294(15): 1944-56*

▶収縮障害を伴わない拡張能障害の診断

	感度	特異度	LR+	LR−
拡張期血圧≧105 mmHg	61(39-80)	70(56-81)	2.0(1.2-3.3)	0.6(0.3-0.9)

Am J Cardiol. 1991 May 1; 67(11): 1002-6

▶心拍数＞拡張期血圧による収縮障害の診断

	感度	特異度	LR+	LR−
LVEF≦45％の診断	53(27-78)	86(78-92)	3.9(2.0-7.6)	0.54(0.31-0.93)

BMJ. 2000 Jan 22; 320(7229): 220-4

- proportional pulse pressure(sBP-dBP/sBP)
  ▶脈圧の低下はカテコラミンによる体血管抵抗増大を反映しており，予後不良因子でもある〔*Am J Cardiol. 2004 Mar 15; 93(6): 785-8/Ital Heart J. 2004 Dec; 5(12): 892-8*〕．

	感度	特異度	LR+	LR−
PPP＜0.25 での心拍出係数 CI＜2.2 予測	91	83	5.1	0.1

JAMA. 1989 Feb 10; 261(6): 884-8

  ▶逆に PPP＞1/2 や温かい末梢は末梢動脈拡張を示唆し，CO_2 貯留を呈した COPD の呼吸不全を示唆する．

- Valsalva 法
  ▶息をこらえた瞬間は胸腔内圧上昇で左房血液灌流量は増加(phase 1)するが，すぐに静脈還流量低

下により左房血液灌流量は低下(phase 2)する．息こらえを中止したときは肺に最初は血液がトラップされ左房血液灌流量低下(phase 3)するが，すぐに静脈還流量が増えるので左房血液灌流量は増加(phase 4)する．左房血液灌流量増加に一致して血圧が高くなるのを正常と考える．

	感度	特異度	LR+	LR−
Valsalva法	73	65	2.1(1.0-4.2)	0.41(0.17-1.0)

救急外来を呼吸困難で受診した場合の心不全の診断：JAMA. 2005 OCT 19; 294(15): 1944-56

▶ 異常のタイプには phase 4 がないもの(overshoot 消失)や phase 1-2 の息止め終了まで 10 秒間 Korotkoff 音が聞こえ続ける square wave がある．

	正常パターン sinusoidal wave	overshoot 消失	square wave
EF(%)	64±13	42±20	19±5
†	69±11	48±15	29±11
LVEDP(mmHg)	14±5	24±10	38±5

Br Heart J. 1980 Nov; 44(5): 560-9 / † Chest. 1984 Jan; 85(1): 59-64

心不全の身体所見

- 頸静脈怒張(JVD)や abdominojugular reflux(AJR)は左室流入圧上昇をよく反映するが，肝うっ血(肝腫大や肝叩打痛)，下腿浮腫も心不全の診断に有用である．
- ラ音は直接左心不全を示唆する数少ない身体所見である．心不全でのラ音は原則肺底部に強い両側性の断続性雑音であるが，肺うっ血の程度により断続性雑音のタイミングや性状はさまざまである．
- wheezing は喘息などの呼吸器疾患を示唆するが，心不全でも聴取することはしばしばある(心臓喘息)．

● 救急外来を呼吸困難で受診した場合の心不全の診断

	感度	特異度	LR+	LR−
頸静脈怒張	39	92	5.1(3.2-7.9)	0.66(0.57-0.77)
喘息・COPD患者	41	90	4.3(2.8-6.5)	0.65(0.54-0.78)
AJR	24	96	6.4(0.81-51.0)	0.79(0.62-1.0)
crackles	60	78	2.8(1.9-4.1)	0.51(0.37-0.70)
喘息・COPD患者	71	73	2.6(2.1-3.3)	0.39(0.28-0.55)
wheezing	22	58	0.52(0.38-0.71)	1.3(1.1-1.7)
喘息・COPD患者	42	50	0.85(0.65-1.1)	1.2(0.94-1.4)
肝うっ血				
COPD患者	14	94	2.4(1.2-4.7)	0.91(0.84-1.0)
腹水	1	97	0.33(0.04-2.9)	1.0(0.99-1.1)
下腿浮腫	50	78	2.3(1.5-3.7)	0.64(0.47-0.87)
喘息・COPD患者	69	75	2.7(2.2-3.5)	0.41(0.30-0.57)

JAMA. 2005 Oct 19; 294(15): 1944-56

50 か所の聴診を行った場合のラ音を聴診する平均部位数

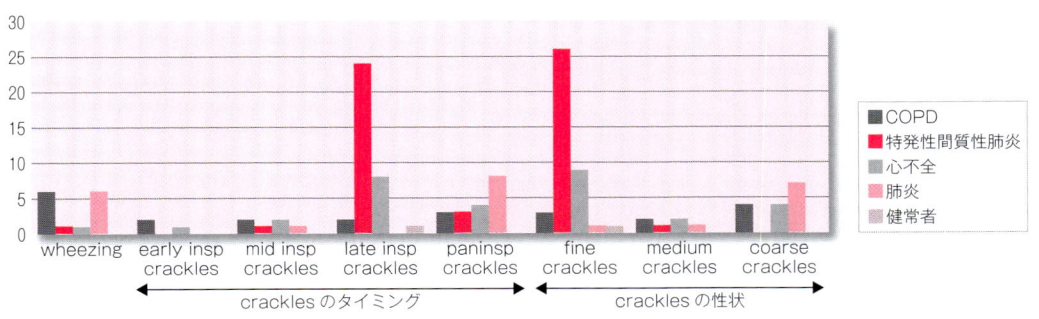

横軸: wheezing, early insp crackles, mid insp crackles, late insp crackles, paninsp crackles, fine crackles, medium crackles, coarse crackles
凡例: COPD, 特発性間質性肺炎, 心不全, 肺炎, 健常者
← crackles のタイミング → ← crackles の性状 →

Am J Respir Crit Care Med. 1994 Nov; 150: 1291-7

心不全の身体所見（心臓の診察）

- 心不全の診断に最も特異的なのはⅢ音の存在で，左室流入圧上昇とも左室収縮能低下とも相関が強い．Ⅲ音を聞き逃さないためには左45°側臥位で心尖部にベル型聴診器を軽く胸壁に置かなければならない．
- 心拡大の否定にはまず心尖拍動を同定し，仰臥位で心尖拍動が鎖骨中線より内側にあることと，左45°半側臥位で心尖拍動の大きさが3 cm（2横指）以下であることを確認する．心尖拍動が同定できなければ第5肋間レベルで胸骨中央から濁音が10.5 cm以内であることを確認する．

- 心臓の診察と心不全の診断

	感度	特異度	LR+	LR−
Ⅲ音	13	99	11(4.9-25.0)	0.88(0.83-0.94)
喘息・COPD患者	17	100	57(7.6-425)	0.83(0.75-0.91)
Ⅳ音	5	97	1.6(0.46-5.5)	0.98(0.93-1.0)
心雑音	27	90	2.6(1.7-4.1)	0.81(0.73-0.90)
心拡大	3	98	1.6(0.43-6.2)	0.99(0.95-1.0)

救急外来を呼吸困難で受診した場合の心不全の診断：*JAMA. 2005 Oct 19; 294(15): 1944-56*

- Ⅲ音・Ⅳ音と，左室流入圧・EFの関連
  - ▶ Ⅲ音の聴診の診断特性は研修医では指導医に比べてかなり劣るため〔*Arch Intern Med. 2006 Mar 27; 166(6): 617-22*〕，普段から鍛錬しなければならない．
  - ▶ Ⅲ音は左室収縮能，左室流入圧に関連がある．Ⅳ音は左室拡張能低下に関連が強い．

		感度	特異度	LR+	LR−
LVEDP≧15 mmHgの予測	Ⅲ音	41(26-58)	92(80-98)	5.1	0.64
	Ⅳ音	46(31-63)	80(60-90)	2.3	0.68
	いずれか	68(52-82)	73(59-85)	2.5	0.44
LVEF<50%の予測	Ⅲ音	52(31-73)	87(76-94)	4.0	0.55
	Ⅳ音	43(23-66)	72(59-82)	1.5	0.79
	いずれか	74(52-90)	64(52-76)	2.1	0.41

JAMA. 2005 May 11; 293(18): 2238-44

- 心尖拍動の触診・打診

予測	所見	感度	特異度	LR+	LR−	
CTR>50%	心尖拍動偏位	69	74	2.7	0.42	*Age Ageing. 1991; 20(4): 304-6*
	心尖拍動偏位	59	76	2.5	0.54	*Lancet. 1989; 1(8635): 410-1*
	打診で心拡大	94(80-99)	67(54-78)	2.9	0.08	*Am J Med. 1991; 91(4): 328-34*
心拡大もしくは心肥大（CTによる計測）	打診で心拡大	91(71-99)	30(20-43)	1.3	0.29	*JAMA. 1993; 270(16): 1943-8*
	心尖拍動拡大	100(77-100)	40(23-59)	1.7	0	*JAMA. 1993; 270(16): 1943-8*
心拡大（エコーによる計測）	心尖拍動拡大	92	91	10.2	0.09	*Ann Intern Med. 1983; 99(5): 628-30*

胸部X線

- 血流再分布（redistribution）が最も早期に見られる肺うっ血所見で，KerleyのB lineなどの間質性浮腫，肺胞性浮腫が続く．
- 胸部X線が正常であれば心不全の可能性はかなり低くなる．
- 心拡大はEF低下に関連し心不全の診断に有用ではあるが，非代償性心不全では安定期にも心拡大が見られるため経時的変化が重要となる．

  - 血流再分布（redistribution）とは肺門から同距離にある部位で上葉の血管が下葉の血管より太い場合を指す．下葉の細胞外間質に貯留した液体により下葉の肺コンプライアンスが低下し細い血管を圧迫

し，上葉への血流が増加するために生じる．PCWPが18-20 mmHg程度で生じる最も早期に出現しうる所見として重要視されるが，再現性は高くない．また，仰臥位や呼気での撮影では偽陽性が生じ，慢性的な肺うっ血では偽陰性が生じうる．

- 心不全と胸部X線所見

	感度	特異度	LR+	LR-
肺静脈うっ血	54	96	12.0(6.8-21.0)	0.48(0.28-0.83)
間質性浮腫	34	97	12.0(5.2-27.0)	0.68(0.54-0.85)
肺胞性浮腫	6	99	6.0(2.2-16.0)	0.95(0.93-0.97)
心拡大	74	78	3.3(2.4-4.7)	0.33(0.23-0.48)
喘息・COPD患者	49	93	7.1(4.5-11.0)	0.54(0.44-0.67)
胸水	26	92	3.2(2.4-4.3)	0.81(0.77-0.85)
喘息・COPD患者	26	94	4.6(2.6-8.0)	0.78(0.69-0.89)
肺炎とのX線診断	4	92	0.50(0.29-0.87)	1.0(1.0-1.1)
喘息・COPD患者	8	92	1.0(0.46-2.3)	1.0(0.93-1.1)
透過性亢進	3	92	0.38(0.20-0.69)	1.1(1.0-1.1)
喘息・COPD患者	8	85	0.53(0.25-1.1)	1.1(1.0-1.2)
正常				
喘息・COPD患者	5	57	0.11(0.04-0.28)	1.7(1.5-1.8)

JAMA. 2005 Oct 19; 294(15): 1944-56

▶ 基本的には心不全は両側性であるはずだが，重度僧帽弁閉鎖不全による心不全では肺静脈への流入波があるため，9％の症例では肺炎と紛らわしい右上葉のみの非対称な陰影となる〔*Radiographics. 1999 Nov-Dec; 19(6): 1507-31*〕．

心原性肺水腫と非心原性肺水腫

- 心原性肺水腫の診断に最も有用な所見は臥位では心胸郭比(CTR)＞55％とvascular pedicle width(VPW)＞70 mmである．
- 肺野末梢に有意な浮腫やvascular pedicle widthが小さいことは非心原性心不全を疑う根拠となる．

- 心原性肺水腫の診断〔透過性亢進性肺水腫(ARDS)との鑑別〕

	感度	特異度	LR+	LR-
CTR＞50％	60-86	42-56	1.4-1.5	0.33-0.71
＞54％†	64	68	2.0	0.53
＞55％‡	67	59	1.6	0.56
VPW＞68 mm†	71	63	1.9	0.46
＞70 mm‡	56	74	2.2	0.59
＞72 mm	27	68	0.8	1.1
＞75 mm†	36	84	2.3	0.76
CTR＞54％かつVPW＞68 mm†	71	74	2.7	0.39
CTR＞55％かつVPW＞70 mm‡	46	85	3.1	0.64
胸水	40-64	63-64	1.1-1.7	0.57-0.94
気管支周囲 cuffing	80-86	28-32	1.1-1.3	0.44-0.71
間質陰影	21-67	60-89	1.7-1.9	0.55-0.89
air bronchogram	57-80	4-42	0.8-1.0	1.0-5.0
血流分布逆転	64	32	0.9	1.1
肺水腫分布が均一・中心性	42-87	48-58	1.0-1.7	0.27-1.0

Radiology. 1988 Jul; 168(1): 73-9（立位と仰臥位を含む）
† Am J Respir Crit Care Med. 1998 May; 157: 1600-8／‡ Crit Care Med. 2001 Aug; 29(8): 1502-12（仰臥位）

- ▶ vascular pedicle width(VPW)の有用性
    - □ VPW は左鎖骨下動脈の外側のラインから垂直なラインを降ろし，上大静脈が右主気管支に交わる点との距離〔Radiology. 1984 Jul; 152(1): 1-8〕．
    - □ VPW は健常者の立位 PA では 48±5 mm で，臥位では 20% 増しとなる〔Radiology. 1984 Jul; 152(1): 1-8〕．
    - □ 0.5 cm の VPW の変化は 1,000 mL の全血液量増加を示唆する〔Radiology. 1984 Jul; 152(1): 9-17〕．
- 単純 X 線にて広範な陰影が見られた場合は CT にてより詳細な評価が可能である．心不全では肺門中心に陰影が広がり，胸水や小葉間隔壁肥厚も見られる．ARDS ではごく初期には血管の透過性亢進により肺野に均一な陰影が生じるが，その後は水分含有量が増加するため重力に沿った分布に無気肺が生じ重力に沿った対称性の陰影分布が特徴的となる．細菌性肺炎は気管支領域に沿った陰影分布を来し，小葉間隔壁肥厚は見られない．

MEMO　非心原性肺水腫

- サイトカインなどによる血管透過性亢進が原因の肺水腫は低酸素血症が高度となると急性呼吸促迫症候群(ARDS)と呼ばれ，感染や誤嚥，外傷などを契機として発症する．
- 神経原性肺水腫，褐色細胞腫による肺水腫
    - ▶ くも膜下出血などに随伴する神経原性肺水腫や，褐色細胞腫での肺水腫は後負荷増大が中心的機序とされる．
- 尿毒症や顕著な低蛋白血症でも非心原性肺水腫を呈しうる．
    - ▶ 膠質浸透圧 = $2.1(TP) + 0.16(TP^2) + 0.009(TP^3)$ で近似され，TP が 5 g/dL では膠質浸透圧は 15 mmHg しかなくなる．
- 急激な気胸や胸水の解除後では再過膨張性肺水腫，上気道狭窄では陰圧性肺水腫，標高 2,500 m 以上での登山では高所肺水腫も考える．
    - ▶ 高所では低酸素状態で肺動脈枝が収縮するが，収縮が不均衡で相対的に不十分な部位で過灌流状態になるため肺水腫が起こる．

心電図

- 心房細動，心筋虚血，左脚ブロック，左室肥大などの異常所見は心不全の可能性を上げる．
- 心電図の異常所見は心不全の原因推定にも有用である．

- 心不全の診断における心電図の役割

	感度	特異度	LR+	LR−
すべての異常所見	50	78	2.2(1.6-3.1)	0.64(0.47-0.88)
心房細動	26	93	3.8(1.7-8.8)	0.79(0.65-0.96)
喘息・COPD 患者	31	95	6.0(3.4-10.0)	0.73(0.63-0.84)
虚血性 ST-T 変化				
喘息・COPD 患者	21	95	4.6(2.4-8.7)	0.83(0.74-0.93)
新しい T 波変化	24	92	3.0(1.7-5.3)	0.83(0.74-0.92)
ST 上昇	5	97	1.8(0.80-4.0)	0.98(0.94-1.0)
ST 低下	11	94	1.7(0.97-2.9)	0.95(0.90-1.0)
Q 波				
喘息・COPD 患者	22	93	3.1(1.8-5.5)	0.84(0.75-0.94)

救急外来を呼吸困難で受診した場合の心不全の診断：JAMA. 2005 Oct 19; 294(15): 1944-56

- 心電図は特に収縮障害との関連が強く，心電図が正常なら左室収縮不全は否定的である．
    - ▶ ここでいう心電図異常とは心房細動，心筋梗塞既往，左室肥大，脚ブロック，左軸偏位のいずれかであり，心房拡大，頻脈・徐脈，QRS 開大，poor R wave progression，右軸偏位，心筋虚血，I度房室ブロック，非特異的 ST-T 変化は含まれない．

感度	特異度	LR+	LR−	PPV	NPV
94(86-97)	61(57-66)	2.4(2.1-2.8)	0.10(0.05-0.22)	34.7	97.8

BMJ. 1996 Jan 27; 312(7025): 222

左心不全とBNP

- BNPは心不全の診断や経過観察に使用でき，重症度も判定できる．
- BNPが50-100 pg/mL 未満であれば左心不全は否定的であるが，肥満患者や急性の僧帽弁閉鎖不全では高値とならないことがある．
- 加齢や腎不全，肺疾患（右心不全）があれば左心不全がなくても400 pg/mL までは高値となりうる．

  - BNPの心不全に対する診断特性
    ▶ 臨床診断のAUROCは0.86で，BNPは0.90，両者合わせると0.93と診断効率は改善する．BNPが100-400 pg/mLのボーダーラインに入る急性心不全は25％と比較的多い〔Swiss Med Wkly. 2007 Jan 13; 137: 4-12〕．

BNPカットオフ(pg/mL)	感度	特異度	LR+	LR-
50-80	96	60	2.4	0.08
100-105	88	74	3.4	0.14
150-199	87	77	3.8	0.16
200-299	87	81	4.6	0.16
300-400	84	89	7.6	0.17

BMC Emerg Med. 2007; 7: 6

加齢や腎機能低下とBNP偽性高値

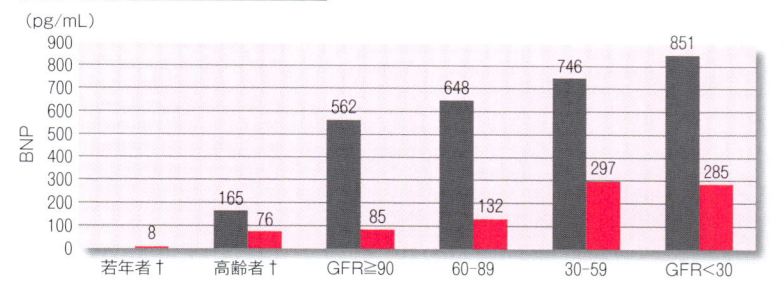

(pg/mL) 若年者† 8／高齢者† 165, 76／GFR≧90 562, 85／60-89 648, 132／30-59 746, 297／GFR<30 851, 285
■心不全あり ■心不全なし

GFRとはeGFR(mL/分/1.73 m^2)を示す．

Am J Kidney Dis. 2003 Mar; 41(3): 571-9
† J Am Geriatr Soc 2002; 50: 1504-9

- NT-proBNPはBNPと診断能力は同等〔Clin Chem. 2007 May; 53(5): 813-22〕だが，カットオフ値が異なる〔Swiss Med Wkly. 2007 Jan 13; 137: 4-12〕．
  ▶ 300 pg/mLで心不全は否定的と考える．
  ▶ 心不全が確定的といえるのは50歳未満では450 pg/mL，50-75歳で900 pg/mL，75歳以上で1,800 pg/mLとされる．

- 肥満とBNP
  ▶ BNPもNT-proBNPも肥満患者では脂肪細胞に多く発現している natriuretic peptide receptor-Cや脂肪細胞から多量に分泌される neutral endopeptidase により分解されるため低値となり〔Am Heart J. 2006 Dec; 152(6): 1071-6〕，BNPの適切なカットオフ値は肥満患者で54 pg/mL，やせ型の患者で170 pg/mLであるという報告〔Am Heart J. 2006 May; 151(5): 999-1005〕がある．

心エコー

- 鑑別診断（肺塞栓・肺性心・心タンポナーデ），原因検索（虚血性心疾患・弁膜症・心筋症・心肥大），治療方針決定（Forrester分類）や治療効果判定のいずれにも有用である．
- Forresterの分類で必要な心係数は簡便さからLVEFで代用されるが，大動脈弁閉鎖不全症や僧帽弁閉鎖不全症があると過剰評価しうることと，局所壁運動異常がある場合は修正Simpson法を用いたほうがよいなど注意が必要である．
- Forrester分類のもう1つの指標である左室拡張末期圧＝肺動脈楔入圧（PCWP）の大まかな評価に最も簡

（つづく）

便な指標は IVC 径で，健常者は 15 mm 程度で呼吸性におおよそ 2/3 が虚脱する．径が 10 mm 未満で完全に虚脱すれば脱水で，径が 20 mm あり呼吸変動が 1/3 未満あれば PCWP は高いと判断するが，右心負荷を来す肺疾患がある場合は正確に評価ができない．
- PCWP 上昇には組織ドップラー法による E/e'≧10 が最も診断特性に優れる．
- EF が低下しており E＞A の場合，DcT が有用である．DcT≧150 ms ならば PCWP≦10 mmHg であり，DcT≦120 ms ならば PCWP≧20 mmHg である．

- 下大静脈（IVC）径と血管内 volume

血管内 volume と，IVC 径の関係

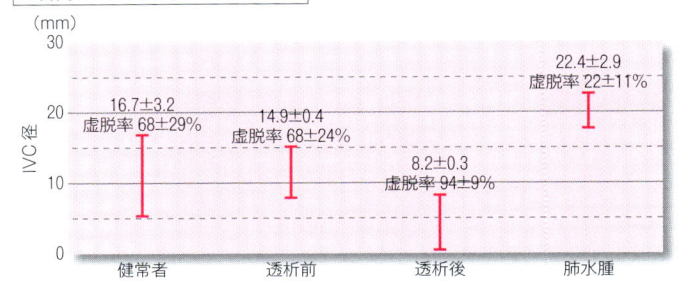

(グラフ)
健常者: 16.7±3.2, 虚脱率 68±29%
透析前: 14.9±0.4, 虚脱率 68±24%
透析後: 8.2±0.3, 虚脱率 94±9%
肺水腫: 22.4±2.9, 虚脱率 22±11%

Artif Organs. 1995 Dec; 19(12): 1237-42

▶ IVC の呼吸性変動≦15％ならば感度 92％，特異度 84％で心不全である〔*Am J Emerg Med. 2009 Jan; 27(1): 71-5*〕．
▶ IVC は左心不全に続発する右心不全を間接的に捉えているだけであり，肺塞栓や COPD などで右心負荷があれば IVC 径は左心不全を反映しないことに留意する．
▶ IVC の短軸像は IVC の虚脱の程度や張っている様子が観察しやすい．

- 組織ドップラー法による PCWP≧15 mmHg の予測
    ▶ LVEF 正常な拡張障害，左室拡張末期圧(LVEDP) 上昇の予測には，E/e' が最も優れ，LV inflow の E/A や DcT，そして PV flow の S/D が続く〔*Circulation. 2007 Aug 7; 116(6): 637-47*〕．

	感度	特異度	LR+	LR−
E/e'＞8	99	58	2.4	0.02
＞10	92	80	4.6	0.10
＞12	74	92	9.3	0.28
＞15	46	100	∞	0.54

Circulation. 1998 Oct 20; 98(16): 1644-50

▶ PCWP(mmHg) は E/e+5 で推測できるが〔*Circulation. 2004 May 25; 109(20): 2432-9/Anesthesiology. 2003 May; 98(5): 1091-100* より改変〕，相関関係は低いとの報告もある〔*Am J Cardiol. 2005 Sep 15; 96(6): 857-60/Circulation. 2009 Jan 6; 119(1): 62-70*〕．

- 左室流入波形(LV inflow)における E/A や DcT の意義

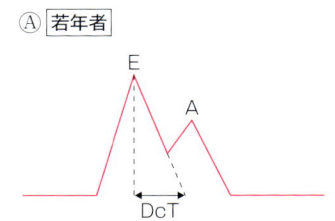

Ⓐ 若年者
Ⓑ 中年(55歳)以降
Ⓒ 心不全患者

Ⓐ 左室拡張期に流入(E)が十分であり，心房収縮(A)はほとんど必要としないため，E＞A となる．
DcT は正常．
Ⅲ音は E に相当するため，若年者は生理的に Ⅲ音を聴取してよい．

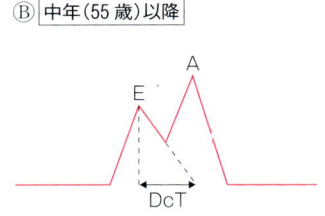

Ⓑ 左室が硬くなると左室拡張期の流入は遅くなり(DcT 延長)，さらに流入量も不十分なので，心房収縮により左室に血液を送りこむため，E＜A となる．
この A 波が著明だと Ⅳ音が聴取される．

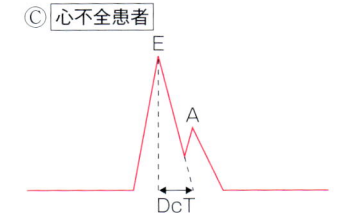

Ⓒ さらに左室コンプライアンスが落ちると，拡張早期には勢いよく血流が流入する(E↑)が，あっという間に充満してしまい(DcT 短縮)，心房の後押しでもそれ以上は充満しないため，E＞＞A となる．
そのため，心不全では Ⅲ音が聴取される．

▶PCWP 上昇の予測において LVEF がよい場合は E/A>1 や DcT≦150 ms では収縮能が高い心臓（上図Ⓐ）なのか，拡張能が低下している心臓（上図Ⓒ）なのかは判断できないため，E/e' で評価すべきである．

□PCWP≧12 mmHg の予測

	感度	特異度	LR+	LR−
E/A>1	48	77	2.1	0.68
DcT≦150 ms	74	40	1.2	0.65
E/e'>10	78	95	15.6	0.23

Circulation. 1998 Oct 20; 98(16): 1644-50

▶しかし，EF 低下があれば E/A 高値や DcT 短縮は PCWP 上昇を示唆する．

□LVEF≦35％の場合の PCWP 予測

予測結果	判定基準	感度	特異度	LR+	LR−
PCWP≧20 mmHg	E/A≧2	43	99	43	0.58
PCWP≧20 mmHg	DcT≦120 ms	100	99	100	0
PCWP≦10 mmHg	DcT≧150 ms †	93.3	100	∞	0.07

J Am Coll Cardiol. 1994 Jun; 23(7): 1630-7/ † Anesth Analg. 1997 Mar; 84(3): 491-6 より改変

● 肺エコー検査
  ▶急性呼吸不全の 90.5％が肺エコー検査で診断が可能である．

超音波検査所見	診断名	感度	特異度
A line（B モードにおいて横に走るライン）が目立つ 肺臓側胸膜の動き（lung sliding）あり	気管支前喘息や COPD	89	97
前胸部にびまん性に B line（B モードにおいて縦に走るライン）を多数描出 lung sliding あり	肺水腫	97	95
前胸部は正常 深部静脈血栓症あり	肺塞栓	81	99
前胸部で lung sliding が消失 A ラインを認める lung point（lung sliding の境界）あり	気胸	81	100

Chest. 2008 Jul; 134(1): 117-25 より改変

▶B line は 3 つ以上描出した場合は異常と考えることが多い．7 mm 間隔であれば小葉間隔壁の肥厚を示唆し，3 mm 間隔であれば胸膜下のすりガラス陰影を示唆する〔*Chest. 2009 Oct; 136(4): 1014-20*〕．

10 たこつぼ心筋症

たこつぼ心筋症

- 急激なストレスにより大量にカテコラミンが放出された場合，カテコラミン受容体の多い心尖部の心筋は受容体の down regulation を来す結果，動きが悪くなるため，心基部のみが動く"たこつぼ心筋症"が生じる．
- 高齢女性に多いが，いかなる年齢にも起こりうる．
- broken heart syndrome と呼ばれるようにストレス下での発症状況が重要である．
- 症状は胸痛・呼吸困難が多く，1/4 の症例で心不全に至るが，原則として可逆性かつ予後は良好で，再発も少ない．

たこつぼ心筋症の特徴

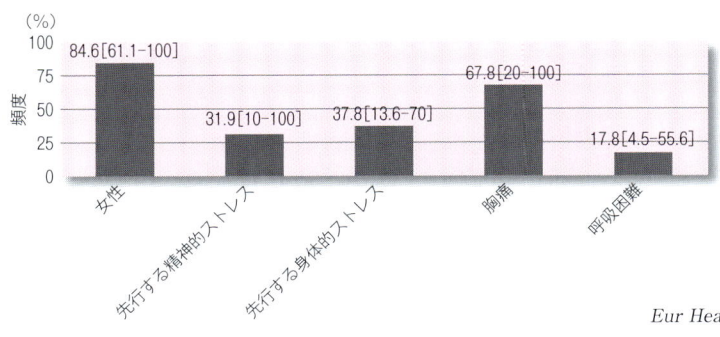

棒グラフ：女性 84.6[61.1-100]％、先行する精神的ストレス 31.9[10-100]％、先行する身体的ストレス 37.8[13.6-70]％、胸痛 67.8[20-100]％、呼吸困難 17.8[4.5-55.6]％

Eur Heart J. 2006 Jul; 27(13): 1523-9

- 心不全・肺水腫は23[0-46]％で生じるが，死亡率は1.1[0-7.7]％で，8-53日間で98.4％は完全に回復する．再発は2.8[0-15.4]％である〔*Eur Heart J. 2006 Jul; 27(13): 1523-9*〕．

たこつぼ心筋症の心電図・採血所見

- おもに前胸部誘導でST上昇を認めることが多く，中にはreciprocal changeを伴い急性冠動脈症候群との鑑別が困難なこともある．
- 血流支配に従わない広範囲誘導でのダイナミックな変化をする巨大陰性T波と，急性期にはQT延長も見られることは心筋梗塞との鑑別上有用である．
- CKやトロポニンの上昇を認めてもよいが，通常軽度でまずCK≧1,000 IU/Lとはならない．

たこつぼ心筋症の心電図・採血所見

棒グラフ：
【心電図所見】ST上昇 82[11-100]、前胸部誘導でST上昇 83[46-100]、T波陰転化 64[31-100]、病的Q波 32[6-100]、QT延長 100 / 26
【採血所見】CK-MB上昇 52[0-100]、トロポニン上昇 86[35-100]

■ *Eur Heart J. 2006 Jul; 27(13): 1523-9*
■ *N Engl J Med. 2005 Feb 10; 352(6): 539-48*
■ *Heart View. 2004; 8: 7-93*

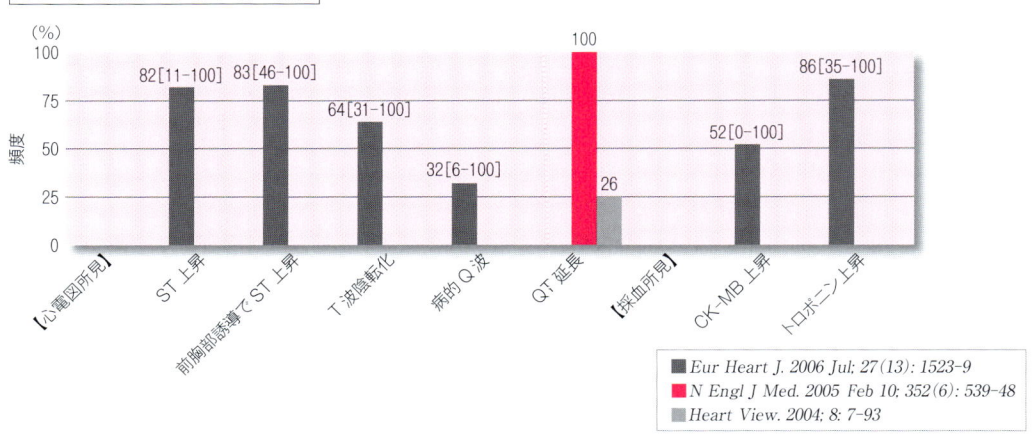

- 48時間以内に95％で巨大陰性T波を認めるとされるように〔*N Engl J Med. 2005 Feb 10; 352(6): 539-48*〕，心筋梗塞よりも早いタイミングでT波変化を来す．
- QTcは平均で450-500 msと延長〔*Ann Intern Med. 2004 Dec 7; 141(11): 858-65*〕するが，1-2日で改善する．逆にQT延長がない場合は心筋虚血を考える必要がある〔*Am J Emerg Med. 2008 Jul; 26(6): 716-20*〕．
- カテコラミンは（もし測定すれば），非常に高値となる〔*N Engl J Med. 2005 Feb 10; 352(6): 539-48*〕．

心エコー検査

- 心基部のみが動いている"たこつぼ"様の形態が特徴的である．
- 初診時のLVEFは20-50％と低下しているが，1-4週間で正常化する．

- 一過性の心室内圧較差は 17[12.5-22.7]％で見られ[Eur Heart J. 2006 Jul; 27(13): 1523-9]，心基部過収縮に伴う左室流出路狭窄は，病態の一因である可能性が示唆されている．

11 心筋症

心筋症
- 心筋症の大部分を肥大型心筋症(HCM)と拡張型心筋症(DCM)が占め，中高年男性に多い．

日本における心筋症の内訳

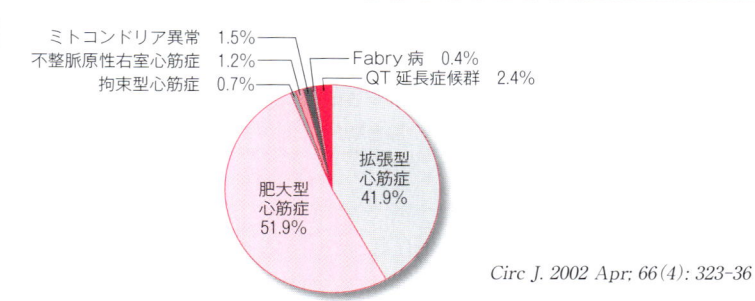

- ミトコンドリア異常 1.5%
- 不整脈原性右室心筋症 1.2%
- 拘束型心筋症 0.7%
- Fabry 病 0.4%
- QT 延長症候群 2.4%
- 肥大型心筋症 51.9%
- 拡張型心筋症 41.9%

Circ J. 2002 Apr; 66(4): 323-36

日本における HCM と DCM の年齢分布

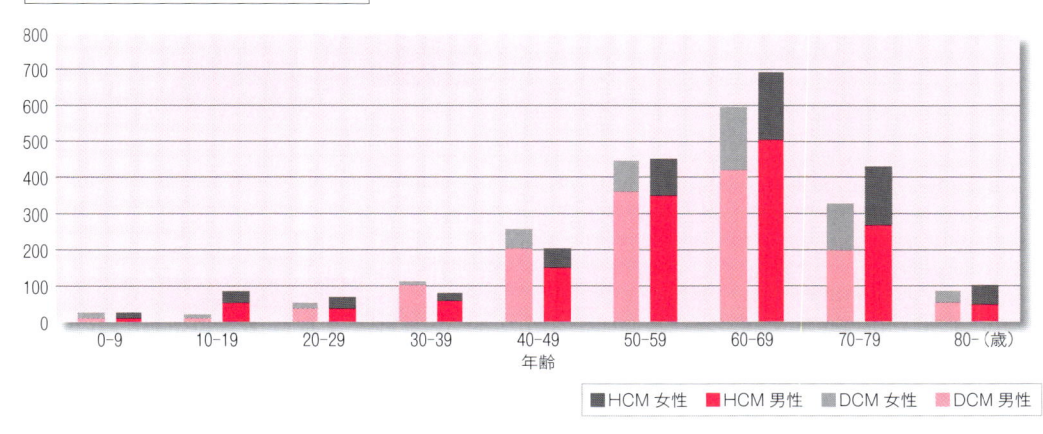

Circ J. 2002 Apr; 66(4): 323-36

肥大型心筋症(HCM)
- 若年者突然死の重大原因である．特に運動選手では多いと考えられている．
- 常染色体優性遺伝することが知られているが，実際は家族歴を認めないことのほうが多い．
- 心電図では異常 Q 波，左室肥大，ST-T 変化(陰性 T 波)の 3 項目が重要である．
- 心尖部肥大型では V_4 中心の R 波増大と巨大陰性 T 波を生じるため，異様な心電図となることがある．
- 高血圧性心肥大との鑑別には非対称性左室肥大(IVST/PWD≧1.3)が簡便な指標であるが，HCM の 1/3 は対称性な心肥大であることに注意する必要がある．
- 運動選手の左室肥大では左室内腔は拡大傾向となることと，左房拡大は見られないことが鑑別点である．
- 中年男性における原因不明の左室肥大・肥大型心筋症では心 Fabry 病を否定する必要がある．

- 日本では374人/10万人の罹患率が報告されている〔J Cardiol. 1989 Sep; 19(3): 933-43〕．
- 常染色体優性遺伝をすることが知られているが，日本では家族歴は17.6%でのみ認めるという報告がある〔Circ J. 2002 Apr; 66(4): 323-36〕．なお，拡張型心筋症では家族歴は6.2%のみである．

35歳未満の運動選手における突然死の原因

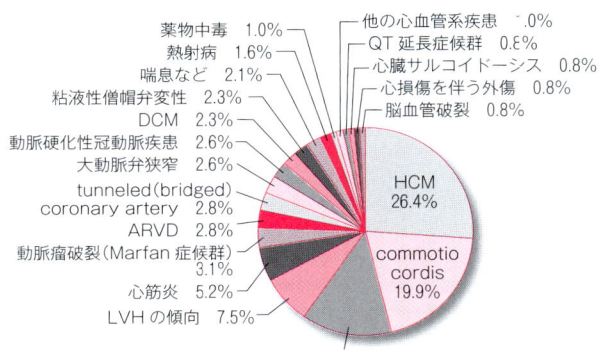

- 薬物中毒 1.0%
- 熱射病 1.6%
- 喘息など 2.1%
- 粘液性僧帽弁変性 2.3%
- DCM 2.3%
- 動脈硬化性冠動脈疾患 2.6%
- 大動脈弁狭窄 2.6%
- tunneled (bridged) coronary artery 2.8%
- ARVD 2.8%
- 動脈瘤破裂 (Marfan症候群) 3.1%
- 心筋炎 5.2%
- LVHの傾向 7.5%
- 冠動脈奇形 13.7%
- 他の心血管系疾患 1.0%
- QT延長症候群 0.8%
- 心臓サルコイドーシス 0.8%
- 心損傷を伴う外傷 0.8%
- 脳血管破裂 0.8%
- HCM 26.4%
- commotio cordis 19.9%

N Engl J Med. 2003 Sep 11; 349(11): 1064-75

- 心電図所見
  - major criteria：複数誘導で異常Q波，左室肥大，複数誘導で陰性T波（下壁誘導では5 mm それ以外では3 mm以上が有意とされることが多い）の3項目のいずれか．

	感度	特異度	LR+	LR−
major criteria †	61	97	20	0.4
Q波>3 mmもしくは>0.04秒	35	95	7.0	0.68
左室肥大	40	95	8.0	0.63
ST-T変化	67	95	13.4	0.35
いずれか	84	86	6.0	0.19

Eur Heart J. 2004 Feb; 25(3): 246-51 / † Circulation. 1997 Jul 1; 96(1): 214-9

- 心エコー検査
  - 左室肥大の特徴（高血圧性心肥大患者との比較）

	感度	特異度	LR+	LR−
心室中隔壁厚 IVST/左室後壁厚 PWT≧1.3	65 (41-84)	100 (73-100)	∞	0.35 (0.19-0.64)

Circulation. 2004 Dec 21; 110(25): 3808-14

  - 各疾患における左室肥大と左室内腔

	健常者	運動選手	高血圧症	肥大型心筋症	左室流出路狭窄
左室後壁厚 PWT	8 mm	13 mm	14 mm	14 mm	16 mm
左室拡張期径 LVDd	48 mm	58 mm	46 mm	40 mm	46 mm
左室収縮期径 LVDs	30 mm	37 mm	33 mm	25 mm	31 mm

Br Heart J. 1984 Nov; 52(5): 516-23

11 心筋症

▶左室肥大を呈する疾患の鑑別

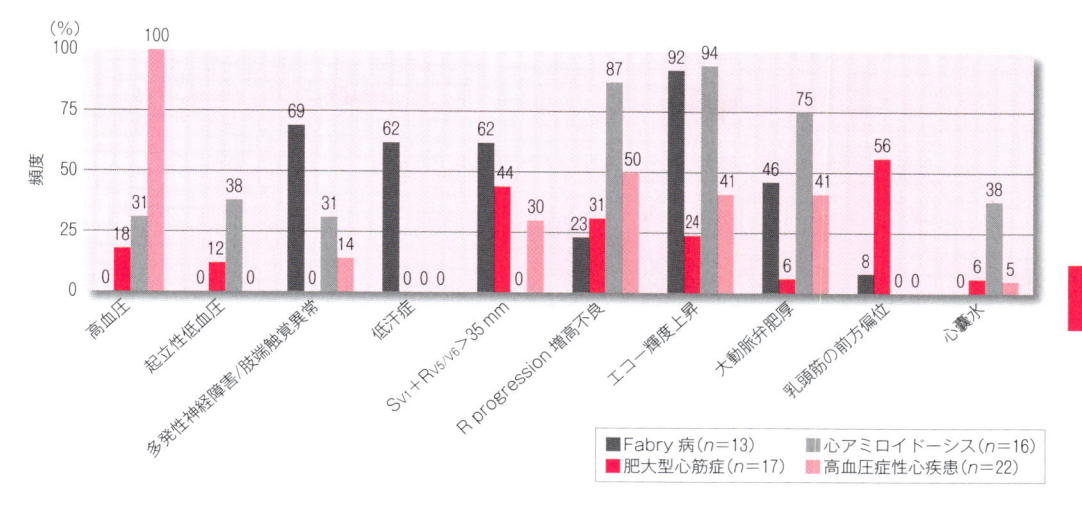

(グラフ: Fabry病(n=13), 心アミロイドーシス(n=16), 肥大型心筋症(n=17), 高血圧症性心疾患(n=22))

項目	Fabry病	肥大型心筋症	心アミロイドーシス	高血圧症性心疾患
高血圧	0	18	31	100
起立性低血圧	0	12	38	0
多発性神経障害/肢端触覚異常	69	0	31	14
低汗症	62	0	0	0
Sv1+Rv5/v6>35 mm	62	44	30	
R progression 増高不良	23	31	87	50
エコー輝度上昇	92	24	94	
大動脈弁肥厚	46	6	75	41
乳頭筋の前方偏位	8	56	0	0
心嚢水	0	6	38	5

Int J Cardiol. 2006 Aug 28; 111(3): 413-22

▶肥大型心筋症における乳頭筋異常は閉塞性肥大型心筋症の発生機序としても重要視されている.

MEMO 心 Fabry 病

- Fabry病はαガラクトシダーゼA欠損による蓄積病(保険適用外であるが酵素は測定可能)で, 酵素補充により予後改善を見込むことが可能な疾患である.
- 伴性劣性遺伝だが女性のヘテロ遺伝子保有者も軽度の徴候を呈しうる.
- 被角血管腫, 情動や運動に伴う手足の疼痛発作, 低汗症, 角膜混濁, 腎障害, ラクナ梗塞などの脳血管障害, 心病変を呈する.
- 心病変のみの場合は心Fabry病と呼ばれる. 沈着病であるため全周性の左室肥大を認めることが多い.
- 糖脂質の蓄積により左室の心内膜面のエコー輝度が上昇し, 心内膜に白い薄い膜が付着したように見えるbinary signは参考所見となるが診断特異性は低い〔J Am Coll Cardiol. 2008 May 27; 51(21): 2058-61〕. また, 心電図にてP波の終わりからQ波までの間隔が40 ms未満であることが他の心筋肥大する疾患との鑑別に有用との報告もある〔Am J Cardiol. 2012 Feb 15; 109(4): 587-93〕.
- 肥大型心筋症で原因不明な場合, 3-5%が他の徴候の乏しい心Fabry病(平均年齢51歳)であるとされる〔Heart. 2003 Aug; 89(8): 929-30〕.

閉塞性肥大型心筋症(HOCM)

- 肥大型心筋症の1/4が閉塞性肥大型心筋症とされる.
- 臨床的に問題となる血行動態変化はValsalva法や体位変換により雑音が変化することで確認できる.

- 心雑音の特徴

		感度	特異度	LR+	LR−
静脈還流量減少にて雑音増強	Valsalva法	65	96	16.3	0.36
	蹲踞から立位	95	84	5.9	0.06
静脈還流量増加にて雑音減弱	立位から蹲踞	95	85	6.3	0.06
	受動的下肢挙上	85	91	9.4	0.16
体血管抵抗増加にて雑音減弱	手を強く握る	85	75	3.4	0.20
脈拍・血圧低下時の雑音減弱	頸動脈洞マッサージ†	86(63-96)	99(94-100)	89(13-631)	0.14(0.05-0.41)

N Engl J Med. 1988 Jun 16; 318(24): 1572-8/† Chest. 1988 Apr; 93(4): 814-20

- 心エコーでは僧帽弁前尖の収縮期前方運動(SAM)が有名である.

拡張型心筋症

- 原因は多岐にわたるが，ウイルス感染などによる心筋炎が主な誘因として注目されている．
- 治療が可能という点からは虚血性心疾患，サルコイドーシス，アルコール性心筋症が原因として重要である．

初期には原因不明の1,230例の拡張型心筋症の原因

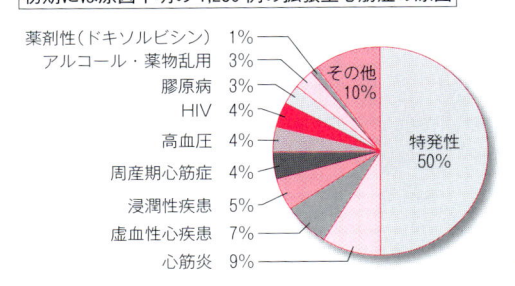

- 薬剤性（ドキソルビシン） 1%
- アルコール・薬物乱用 3%
- 膠原病 3%
- HIV 4%
- 高血圧 4%
- 周産期心筋症 4%
- 浸潤性疾患 5%
- 虚血性心疾患 7%
- 心筋炎 9%
- その他 10%
- 特発性 50%

N Engl J Med. 2000 Apr 13; 342(15): 1077-84

- 90 g/日以上のエタノール摂取量を5年続けるとアルコール性心筋症のリスクになるが，アルコール性心筋症は平均で15年の飲酒歴がある．特発性拡張型心筋症とは年齢や心不全徴候，心エコーや右心カテーテル所見では鑑別がつかない〔Chest. 2002 May; 121(5): 1638-50〕ので，まずは断酒を行う．
- 心アミロイドーシスは心筋や血管壁の間質へのアミロイド蛋白の沈着により心室肥大を生じ，拘束型心筋症として発症する（右心不全を呈する）ことが多いが，進行すると拡張型心筋症としても重要である．心電図では低電位，poor R progression, 異常Q波が，心エコーでは顆粒状の輝度上昇，心房拡大，弁肥厚，心嚢水貯留を呈する．
- 心臓サルコイドーシスは中高年女性に多い．心電図では伝導障害が見られるのが典型的で，心エコーでは心室中隔基部に限局性の壁菲薄化や肥厚を認める．^{67}Ga-クエン酸シンチグラムや^{99m}Tc-ピロリン酸シンチグラムでの異常集積の他，FDG-PETや造影MRIなどの有用性が報告されている．心内膜心筋生検で非乾酪類上皮細胞肉芽腫が証明されれば確定診断となるが，感度は20-30%のみである．
- 周産期心筋症は妊娠最後の1か月〜分娩後5か月以内に発症する．
- 肥大型心筋症であったものが時間の経過とともに左室内腔の拡張，収縮不全を来し，拡張型心筋症様病態を呈することもある．

不整脈原性右室心筋症（ARVC）

- 心電図で右脚ブロックもしくはV_{1-3}でQRSが延長していることと，V_{2-3}の陰性T波の感度が高く有用である．ε波の感度は低いが特異度が高い．
- 心エコーでの右室機能障害や，Holter心電図での右室原性心室性不整脈も高頻度に見られる．

- ここでは不整脈原性右室心筋症を疑うべき所見について言及するが，不整脈原性右室心筋症の診断基準は2010年に①右室の機能的異常および形態的異常，②心筋組織所見，③再分極異常，④脱分極・伝導障害，⑤不整脈，⑥家族歴について明確な基準が設けられた新基準に改訂されているので詳細は原文を参照されたい（Eur Heart J. 2010 Apr; 31(7): 806-14.）．

不整脈原性右室心筋症の徴候

項目	頻度(%)
【家族歴】	
病理的に証明されている家族歴★	17
35歳未満の突然死†	6
臨床的診断†	9
【心電図】	
完全右脚ブロック	8
不完全右脚ブロック	14
ε波★	29
加算心電図で遅延電位†	67
V_{1-3}までのQRS>110 ms (右脚ブロックを除く)★	58
V_{2-3}で陰性T波 (右脚ブロックを除く, 12歳以上)†	81
【心筋生検】	
線維脂肪組織への置換★	41
【心臓超音波検査】	
右室のみの著明な拡張と収縮能低下★	30
局在性心室瘤	10
高度の部分的右室拡張★	10
右室のみの軽度な拡張と収縮能低下†	67
軽度な部分的右室拡張†	12
局在性右室収縮能低下†	54
【不整脈】	
左脚ブロック型VT†	77
心室性期外収縮頻発>1,000/24時間†	67

■ Circulation. 2005; 112: 3823-32
■ Circulation. 2004; 110: 1527-34

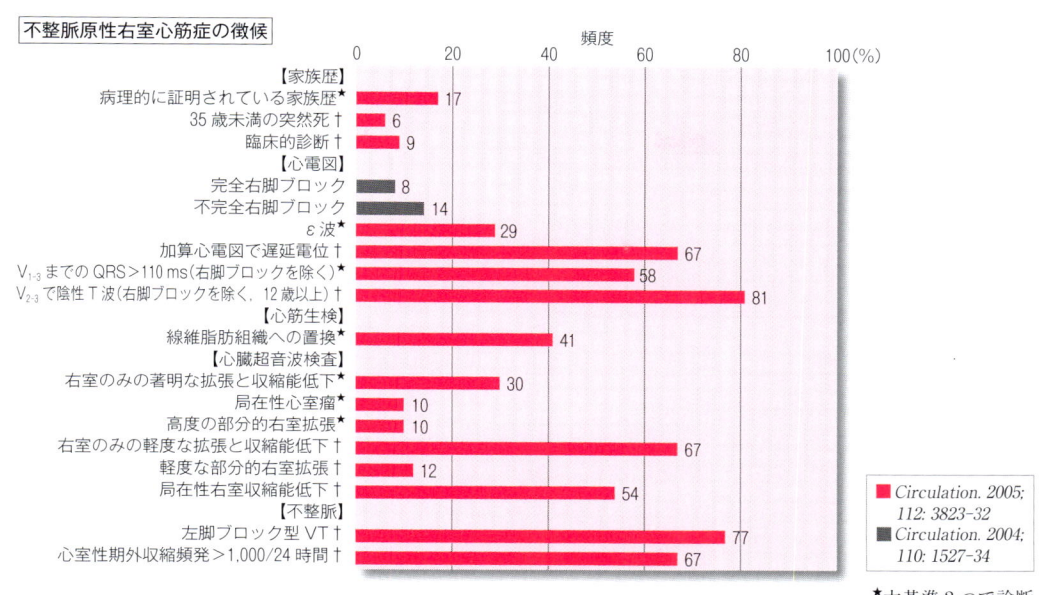

★大基準2つで診断
†小基準2つで大基準1つに相当

12 ブルガダ症候群

Brugada型心電図

- 右脚ブロック型と右前胸部誘導でSTが上昇している心電図はBrugada型心電図といわれるが、これのみでは病的意義は乏しい.
- 右脚ブロック型は、通常の右脚ブロックで見られるようなV_5などでの幅広いS波を認めないのが特徴である.
- 右側胸部誘導でST上昇が見られるが、type 1 (上に凸なST上昇するcoved typeでJ波の高さ≧2 mm)であるかどうかがBrugada症候群かどうかの判断に最も重要視される.
- ST上昇はダイナミックに変化するため、必要に応じて1-2肋間を上げての心電図記録や、満腹(副交感神経亢進)時やIc群抗不整脈薬による誘発がtype 1心電図の検出に有用である.

- Brugada型心電図の頻度・意義
  ▶ 総数31.6万人に及ぶ過去の報告からは日本人におけるBrugada型心電図の発生頻度は0.33[0.05-1.36]%である[Sangyo Eiseigaku Zasshi. 2005 Jan; 47(1): 33-9].

40歳以上の日本人における健康診断でのBrugada型心電図の頻度

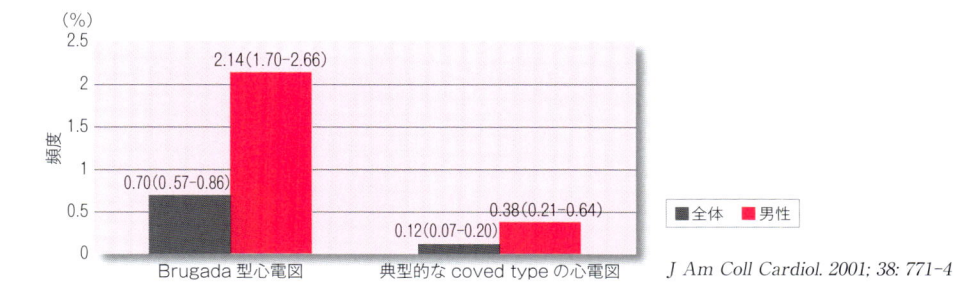

	Brugada型心電図	典型的なcoved typeの心電図
全体	0.70 (0.57-0.86)	0.12 (0.07-0.20)
男性	2.14 (1.70-2.66)	0.38 (0.21-0.64)

J Am Coll Cardiol. 2001; 38: 771-4

▶ 中年の日本人に検診で Brugada 型心電図が見つかっても全死亡率や心原性死亡率は高くならない〔Am J Cardiol. 2008 Sep 1; 102(5): 584-7〕.

- Brugada 型心電図の分類
  ▶ Brugada 型心電図全体から見ると死亡率に有意差なく〔J Am Coll Cardiol. 2001 Sep; 38(3): 771-4〕, 予後推定には type 1 の心電図であるか, あるいは type 1 の心電図を誘発することが重要.

	type 1	type 2
J 波の高さ	≧2 mm	≧2 mm
T 波	陰性	陽性あるいは二相性
ST-T	coved type(上に凸)	saddle back
ST 部分終盤	徐々に減少	上昇≧1 mm

- type 1 心電図の誘発
  ▶ Ic 群抗不整脈薬によって誘発される type 1(coved type の ST 上昇)の心電図症例 21 例中 7 例で, 負荷前の心電図は Brugada 型心電図ではなく正常心電図であった〔診断と治療. 2006; 94: 1761-8〕.
  ▶ 薬剤で誘発される type 1 心電図は 1-2 肋間上方で記録される type 1 心電図とほぼ同様の予後不良因子である〔Am J Cardiol. 2007 Jan 1; 99(1): 53-7〕.
  ▶ full stomach test 陽性(満腹時に type 1 心電図が誘発される)は OR＝7.1 で致死的イベントに関連がある〔J Cardiovasc Electrophysiol. 2006 Jun; 17(6): 602-7〕.

Brugada 症候群

- Brugada 型心電図を呈する一部の人は不整脈から突然死する Brugada 症候群をもっており, 東洋人若年男性の突然死の原因として重要である.
- 不整脈は迷走神経緊張と関連が強く, 夜間〜早朝に心停止することが多い.
- Brugada 症候群は type 1 の心電図(薬剤投与後の場合も含む)が右胸部誘導の 1 つ以上に認められることに加え, 1)多形性心室頻拍・心室細動が記録されている, 2)45 歳以下の突然死の家族歴がある, 3)家族に典型的 type 1 の心電図がいる, 4)多形性心室頻拍・心室細動が電気生理学的検査によって誘発される, 5)失神や夜間の苦悶様呼吸を認める, のうち 1 つ以上を満たすときに診断する.

- 突然死と Brugada 症候群
  ▶ 突然死の 4％, 器質的心疾患がない突然死の 20％が Brugada 症候群と考えられている. 突然死の平均年齢は 41±15 歳である〔Circulation. 2005 Feb 8; 111(5): 659-70〕.
  ▶ 不慮の死亡を来した日本人の 26％では, 間欠的には Brugada 型心電図を呈しているとの報告もある〔J Am Coll Cardiol. 2001 Sep; 38(3): 765-70〕.

Brugada 症候群における心室性頻拍・心室性細動の起こる時間帯

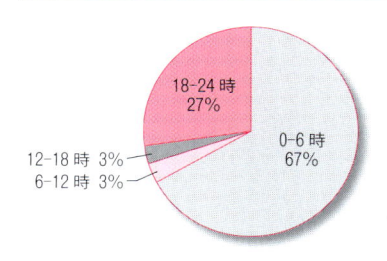

- 0-6 時 67％
- 18-24 時 27％
- 12-18 時 3％
- 6-12 時 3％

Eur Heart J. 1999 Mar; 20(6): 465-70

- Brugada 症候群の 75％は男性であり〔Circulation. 2003 Dec 23; 108(25): 3092-6〕, 55％で家族歴を認める〔Circulation. 2003 Dec 23; 108(25): 3092-6〕とされるが, 循環器病委託研究では家族歴は 16％と報告されている.

- 心臓性突然死のリスク要因

	OR	予測イベント
誘発せずに type1 の心電図	7.7	不整脈
男性	5.5	突然死
VT 誘発	8.0	突然死
家族歴	n.s.	

Circulation. 2003 Dec 23; 108(25): 3092-6

- 電気生理学的検査による予後予測は感度 66-100%，特異度 34-55% のみであり〔Circulation. 2002 Mar 19; 105(11): 1342-7/Circulation. 2002 Jan 1; 105(1): 73-8〕，ICD の適応は電気生理学的検査だけによらず臨床的なリスクと相補的に判断すべきである．
- V_1 での R-R' が延長する S terminal delay（PPV＝40.5%，NPV＝100%）や，V_2 ST 上昇≧0.18 mV（PPV＝37.8%，NPV＝100%）は心室細動の予測因子であるという報告もある〔Circ J. 2003 Jan; 67(1): 8-10〕．

13 感染性心内膜炎

感染性心内膜炎の疫学

- 左心系の弁が侵されることが多い（自然弁では特に僧帽弁，人工弁では特に大動脈弁が多い）が，静脈覚醒剤乱用患者では，右心系の感染性心内膜炎が多い．
- 起因菌は Streptococcus viridans（緑色連鎖球菌）が最も多く，黄色ブドウ球菌，そして腸球菌が続く．

- 人工弁では感染性心内膜炎は 0.1-2.3%／人年で発症する〔Heart. 2001 May; 85(5): 590-3〕．

感染性心内膜炎の罹患部位

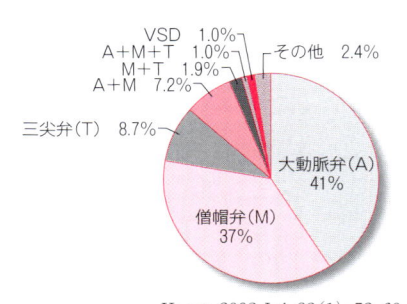

VSD 1.0%
A+M+T 1.0%
M+T 1.9%
A+M 7.2%
その他 2.4%
三尖弁(T) 8.7%
大動脈弁(A) 41%
僧帽弁(M) 37%

Heart. 2002 Jul; 88(1): 53-60

感染性心内膜炎の起因菌

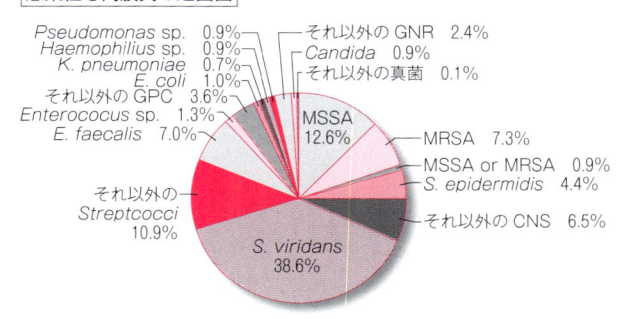

Pseudomonas sp. 0.9%
Haemophilus sp. 0.9%
K. pneumoniae 0.7%
E. coli 1.0%
それ以外の GPC 3.6%
Enterococcus sp. 1.3%
E. faecalis 7.0%
それ以外の Streptococci 10.9%
S. viridans 38.6%
MSSA 12.6%
それ以外の GNR 2.4%
Candida 0.9%
それ以外の真菌 0.1%
MRSA 7.3%
MSSA or MRSA 0.9%
S. epidermidis 4.4%
それ以外の CNS 6.5%

Circ J. 2003 Nov; 67(11): 901-5

感染性心内膜炎のリスク要因

- 基礎疾患として弁膜症や先天性心疾患が 3/4 の症例で認められる．
- 弁疾患手術歴と心内膜炎の既往がある場合はリスクが最も高いが，ペースメーカー留置が感染性心内膜炎の誘因となることは少ない．
- 心雑音を聴取するだけではリスクはさほど高くはない．
- S. viridans の感染性心内膜炎の 1% のみが歯科治療により起こっており，歯科治療よりも口腔内不衛生やアトピー性皮膚炎などの慢性的なバリア損傷がリスクとして重大である．

感染性心内膜炎の基礎疾患

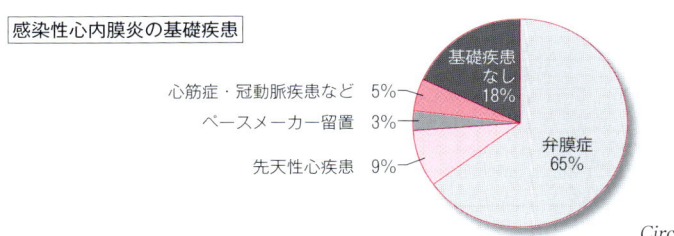

基礎疾患なし 18%
心筋症・冠動脈疾患など 5%
ペースメーカー留置 3%
先天性心疾患 9%
弁膜症 65%

Circ J. 2003 Nov; 67(11): 901-5

感染性心内膜炎のリスク要因

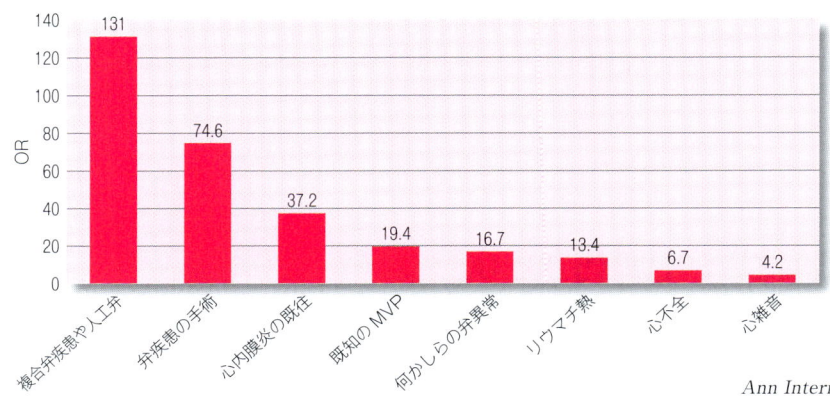

	OR
複合弁疾患や人工弁	131
弁疾患の手術	74.6
心内膜炎の既往	37.2
既知のMVP	19.4
何かしらの弁異常	16.7
リウマチ熱	13.4
心不全	6.7
心雑音	4.2

Ann Intern Med. 1998; 129: 761-9

- 歯科治療と亜急性感染性心内膜炎の関係
  - 抜歯などの歯科処置は1年の日常生活（歯磨きや食事摂取）で起こりうる菌血症の1/5,600,000でしかない．口腔内の菌が原因であっても，潜伏期に一致する7-14日前に歯科処置が行われているのは7%程度しかない．
  - 感染性心内膜炎1例を起こすための歯科治療の必要件数

	必要件数
歯科治療全般	14,000,000
僧帽弁逸脱症*	1,100,000
先天性心疾患	475,000
リウマチ性心疾患	142,000
人工弁	114,000
感染性心内膜炎の既往	95,000

*僧帽弁逸脱症で心雑音がなければ感染性心内膜炎のリスクは46人/10万人年だが，僧帽弁閉鎖不全症の心雑音が聴取される場合のリスクは52人/10万人年である〔Infect Dis Clin North Am. 1993 Mar; 7(1): 9-19〕．

Circulation. 2007 Oct 9; 116(15): 1736-54

> **MEMO** 感染性心内膜炎の予防適応
>
> - 上述の通り，歯科治療による感染性心内膜炎は実際には多くはないとの結論より，最近では抗菌薬予防投与の適応は限られている．
> - 口腔粘膜損傷を伴う歯科処置で以下のリスクがあれば感染性心内膜炎の予防を行うが，消化管・泌尿生殖器の処置では不要とされる．
>   1. 人工弁
>   2. 感染性心内膜炎の既往
>   3. 未治療（緩和的シャントなど含む）のチアノーゼ性先天性心疾患
>   4. 人工物を留置して治療した先天性心疾患は人工物の近くに欠損が残存している場合，もしくは完治していても6か月以内の場合
>   5. 心移植後で弁膜症を来した場合
>
> *Circulation. 2007 Oct 9; 116(15): 1736-54*

感染性心内膜炎の病歴

- 非特異的な倦怠感，発熱，食欲低下が最もよく見られる症状である．
- 腰痛や大〜中関節の単〜少関節炎といった筋骨格系症状は感染性心内膜炎の 1/3 の症例で見られ，初発症状であることも多い．
- 発熱を伴う心不全や，発熱を伴う脳梗塞を見たら感染性心内膜炎を鑑別に入れるべきである．

感染性心内膜炎による症状の頻度

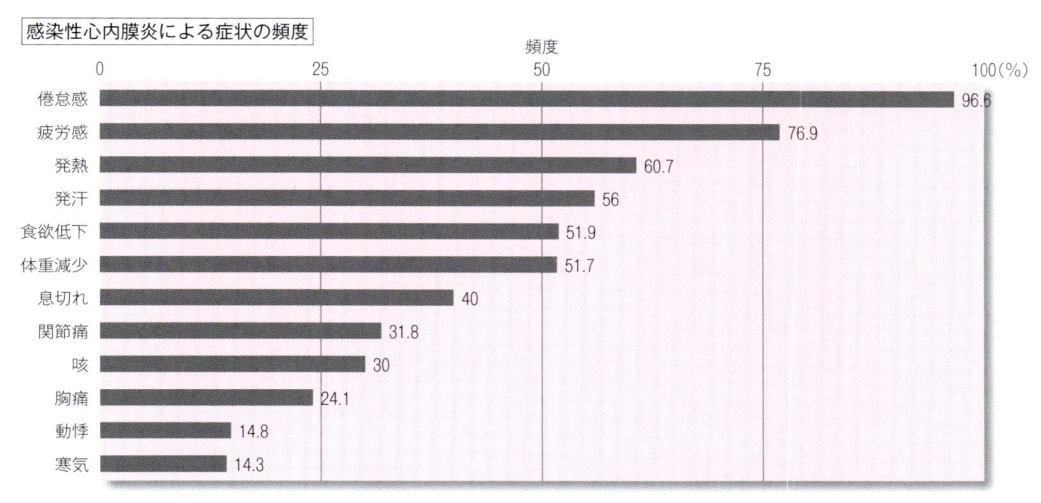

症状	頻度(%)
倦怠感	96.6
疲労感	76.9
発熱	60.7
発汗	56
食欲低下	51.9
体重減少	51.7
息切れ	40
関節痛	31.8
咳	30
胸痛	24.1
動悸	14.8
寒気	14.3

〔J R Soc Med. 1992 May; 85(5): 262-6〕

- 筋骨格系症状
  ▶ これらの症状は化膿性関節炎であることもあるし，筋肉痛も左右非対称で筋層内微小膿瘍が疑われることもある．一方，非特異的な広汎な疼痛のみを訴える場合もある．

筋骨格系症状の内訳
- 関節痛のみ 7%
- 限局した筋肉痛 13%
- 広範な筋肉痛 19%
- 腰痛 29%
- 関節炎 31%

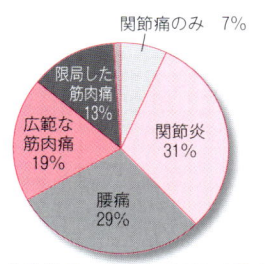

筋骨格系の症状は 43.8% で認め，その場合は 61.9% が初発症状となっている．
〔Ann Intern Med. 1977 Dec; 87(6): 754-9〕

関節炎罹患部位：膝，肩，足関節，手関節，肘，MCP，MTP，股関節，胸鎖関節，肩鎖関節

■ Ann Rheum Dis. 1984 Oct; 43(5): 716-20
■ Ann Intern Med. 1977 Dec; 87(6): 754-9

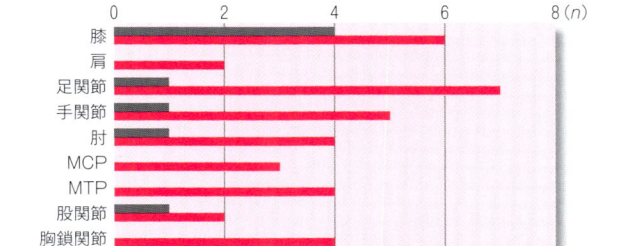

関節炎は単関節炎〜少関節炎が多いとされ，大〜中関節が好発部位．

- 合併症として塞栓症は 40(22-50)% 程度で見られるが，脳塞栓症が 65% を占め，うち 90% 以上は MCA 領域の脳塞栓症である．また頭蓋内感染性動脈瘤を 1-5% で合併する〔Circulation. 1998 Dec 22-29; 98(25): 2936-48〕．

感染心内膜炎の身体所見

- 発熱と心雑音の感度が高いが，これらだけでは特に感染性心内膜炎を示唆するとはいえない．

（つづく）

- 心雑音変化か動脈塞栓症状のいずれかがあれば可能性は高くなる（PPV は 80-90％）ため，心雑音と，眼底，眼瞼結膜，爪，手掌・足底は繰り返し診察する．
- 亜急性の経過の場合はばち指や脾腫も特徴的な所見とされる．

感染性心内膜炎による身体所見の頻度

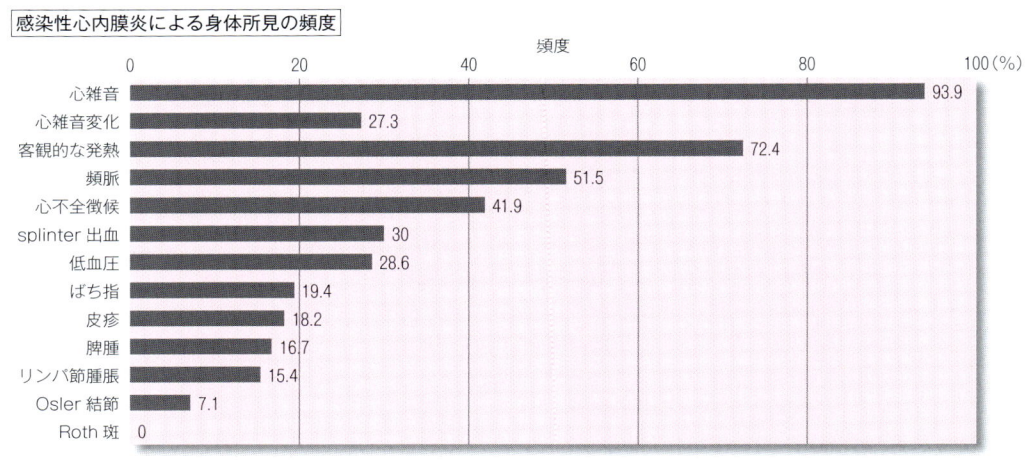

所見	頻度 (%)
心雑音	93.9
心雑音変化	27.3
客観的な発熱	72.4
頻脈	51.5
心不全徴候	41.9
splinter 出血	30
低血圧	28.6
ばち指	19.4
皮疹	18.2
脾腫	16.7
リンパ節腫脹	15.4
Osler 結節	7.1
Roth 斑	0

〔J R Soc Med. 1992 May; 85(5): 262-6〕

感染性心内膜炎の予測因子

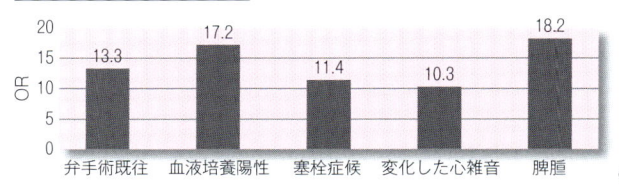

因子	OR
弁手術既往	13.3
血液培養陽性	17.2
塞栓症候	11.4
変化した心雑音	10.3
脾腫	18.2

〔QJM. 2006 Jan; 99(1): 23-31〕

- 動脈塞栓症状

Janeway lesion	手掌や足底に現れる無痛性で出血性の小斑点
Osler 結節	指先端の疼痛を伴うエンドウ豆サイズの小結節
splinter hemorrhage	splinter hemorrhage は入院患者の 19.1％に見られるともされる〔Br Med J. 1963 Dec 14; 2(5371): 1496-8〕． 爪の遠位 1/3 に出現するものは外傷でもよく見られるが，"真の" splinter hemorrhage は近位 2/3 に見られる．
Roth 斑	眼底における中心部が白色の出血性梗塞 Roth 斑も感染性心内膜炎以外でも認めうる徴候である〔Postgrad Med J. 1998 Oct; 74(876): 581-2〕．
結膜点状出血	

▶ 皮膚血管炎の 2.3％が感染性心内膜炎によって起こっているとの報告もある〔Medicine (Baltimore). 1998 Nov; 77(6): 403-18〕．

血液培養

- 血液培養が最も重要な検査で，先行する抗菌薬の投与がなければ感度は高い．
- 状態が不安定でなければ，起因菌が同定されるまで抗菌薬は開始せず，時間を空けて最低 3 セットの血液培養を採取する．
- 黄色ブドウ球菌が血液培養より同定されれば，感染性心内膜炎を第 1 に考えなければならない．
- *Streptococcus bovis* が陽性となれば，癌などの消化管病変を積極的に検索する必要がある．
- 血液培養陰性の感染性心内膜炎では動物接触歴を確認し，抗体検査・PCR を行う．それ以外には *Candida* などの真菌症もありうる．

- 血液培養は感度95％ともされるが，抗菌薬投与後には感度が35-40％となってしまう．先行する抗菌薬投与があれば48時間抗菌薬を中止して血液培養を採取するのが望ましい．
- *S. aureus* の菌血症の3％に感染性心内膜炎を認めるが，初診時には32％で心雑音は認めず，55％の症例は臨床的には疑われずに剖検で感染性心内膜炎が判明したとの報告がある〔Arch Intern Med. 1986 Jun; 146(6): 1118-21〕．

- 血液培養陰性の感染性心内膜炎
  - 2.5-31％が血液培養陰性の感染性心内膜炎〔Clin Microbiol Rev. 2001 Jan; 14(1): 177-207〕という報告や，日本での培養陰性の感染性心内膜炎は20％という報告がある〔Circ J. 2003 Nov; 67(11): 901-5〕．
  - HACEK(*Haemophilus, Actinobacillus, Cardiobacterium, Eikenella, Kingella*)が血液培養陰性の感染性心内膜炎の代表であったが，現在の培養技術では平均3日程度，通常は5日以内で血液培養陽性になるとされる．
  - 血液培養が陰性の場合，50％で原因特定が可能(24％は *Coxiella burnetii, Bartonella, Chlamydophila psittaci* の抗体が陽性となり，切除弁の培養で14％，切除弁の顕微鏡検査で5％，弁以外の培養で6％が陽性となる)である〔Heart. 2004 Jun; 90(6): 611-3〕．
  - トリ接触から，*C. psittaci*，動物接触・乳製品摂取からブルセラ症を疑えば抗体検査を行う．ホームレスでは *Bartonella quintana*，動物接触からは *C. burnetii* を疑うが，保険適用の検査はない．それ以外には *Legionella* や *Mycoplasma*，*Tropheryma whipplei* などの報告例もある．

心エコー検査

- 経胸壁心エコーの感度は60％のみであり，疑いが残れば経食道エコーが診断には必要となるが，それでも見落としがない訳ではない．
- 人工弁の場合や，弁周囲膿瘍などの合併症の検出には特に経食道エコーの必要性が高い．

- 経胸壁心エコーと経食道心エコー
  - 経胸壁心エコーは20-30％が評価不十分という結果になる．
  - 経食道心エコーが陰性ならば95％の確率で否定できる〔Clin Infect Dis. 1993 Sep; 17(3): 313-20〕が，それでも疑いが高ければ7-10日後に再度経食道心エコーにて確認が必要である．

	感度	特異度	LR+	LR-
経胸壁心エコー	57[44-63]	96[91-98]	6.7-32	0.38-0.57
経食道心エコー	95[87-100]	97[91-100]	9.7-∞	0-0.14

Heart. 2004 Jun; 90(6): 614-7

- 弁周囲膿瘍の検出

	感度	特異度	LR+	LR-
経胸壁心エコー	28.3	98.6	20.2	0.73
経食道心エコー	87.0	94.6	16.1	0.14

N Engl J Med. 1991 Mar 21; 324: 795-800

  - 弁周囲膿瘍は自己弁では10-14％，人工弁では45-60％で合併する．

それ以外の検査

- 採血にて炎症がなければかなり否定的となる．
- リウマトイド因子陽性は可能性を上げる．糸球体腎炎による検尿異常も参考になる．
- 黄色ブドウ球菌が尿中から検出された場合，黄色ブドウ球菌による菌血症や感染性心内膜炎を考える必要がある．

- 感染性心内膜炎に対する採血・採尿検査

	感度	特異度	LR＋	LR－
白血球増加	36.2	59.4	0.9	1.1
赤沈＞年齢(女性では＋10)/2(mm/時)	96.9	10.5	1.1	0.3
CRP＞1.0 mg/dL	97.9	22.6	1.3	0.09
C3低下	53.2	75.0	2.1	0.6
C4低下	32.6	81.3	1.7	0.8
免疫複合体高値	31.8	75.0	1.3	0.9
リウマトイド因子高値	44.0	93.8	7.1	0.6
尿蛋白陽性†	37.5			
尿潜血陽性†	37.0			

Cardiovasc J S Afr. 2004 Jan-Feb; 15(1): 14-20／† *J R Soc Med. 1992 May; 85(5): 262-6*

  ▶ 免疫複合体による糸球体腎炎は15%以下で，腎前性腎不全や抗菌薬による腎障害のほうが多い
  〔*Circ J. 2003 Nov; 67(11): 901-5*〕.

- 尿中黄色ブドウ球菌の重要性
  ▶ ブドウ球菌でもコアグラーゼ陰性ブドウ球菌ならば *Staphylococcus saprophyticus* による尿路感染を疑う．これは特に若い女性に多い尿路感染である．
  ▶ 一方，黄色ブドウ球菌による尿路感染は非常に稀で，多くは慢性腎盂腎炎の経過をとる．特に急性で重篤な経過である場合は，ブドウ球菌による菌血症・感染性心内膜炎を否定する必要がある．
    □ 血液培養から *S. aureus* 陽性の7-20%，*S. aureus* 感染性心内膜炎の13%で *S. aureus* 尿を認める．腎膿瘍はなくてよい〔*Am J Med. 1978 Aug; 65(2): 303-6*〕．

Dukeの基準

- Dukeの基準が最も有用な診断基準で，持続的菌血症もしくは心エコーによる疣贅確認が基本となる．
- 血液培養陰性となる病原体に対する抗体検査や，既述の身体所見や検査所見異常を小基準に含むという改訂案がある一方で，弁の肥厚・結節といった非特異的な心エコー所見は診断に有用ではないと考えられてきている．

	Duke criteria(1994)	改定案
大基準	1. 血液培養陽性 　(ア)典型的な病原体で，時間をおいて2回同定 　　・*S. viridans*, *S. bovis* (nutritional variant strains を含む)，HACEK (*Haemophilus* spp, *Actinobacillus actinomycetemcomitans*, *Cardiobacterium hominis*, *Eikenella* spp, *Kingella kingae*)が検出 　　・市中感染で *S. aureus* もしくは *Enterococcus* が検出され，他に感染巣がない 　(イ)12時間以上の間隔で持続的に陽性あるいは，最初と最後の間隔を1時間以上かけて採取した3つの血液培養すべてから，もしくは4つ以上の血液培養の大多数で陽性 2. エコー上の明らかな異常 　(ア)振動する心臓内の弁上・支持構造物・人工装置・下流逆流ジェット領域の mass で疣贅以外に説明不可能 　(イ)膿瘍 　(ウ)人工弁の新しい部分的剥離，新たな弁逆流(心雑音では不十分)	・*Coxiella burnetii* が血液培養陽性もしくは IgG 抗体＞800倍を大基準に加える〔*Clin Infect Dis. 2000 Apr; 30(4): 633-8*〕 ・*Chlamydophila psittaci* や *Bartonella* の抗体価高値や他の起因菌に特異的な検査陽性も基準に含める．
小基準	1. 感染しやすい心状態や静脈内麻薬の使用 2. 発熱≧38℃ 3. 血管現象(動脈塞栓，感染性肺梗塞，感染性動脈瘤，脳内出血，結膜出血，Janeway lesion) 4. 免疫学的現象(糸球体腎炎，Osler 結節，Roth 斑，リウマトイド因子陽性) 5. 血液培養陽性だが大基準は満たさない，あるいは IE を起こす菌による感染が血清学的に証明される．	・新たなばち指，脾腫，splinter hemorrhage，点状出血，赤沈亢進，CRP 上昇，中心/末梢静脈，顕微鏡的血尿を加える(自然弁で83%→94%，人工弁で50%→89%の感度とし，特異度は同じ)〔*Clin Infect Dis. 1997 Sep; 25(3): 713-9*〕．

(つづく)

13 感染性心内膜炎

	Duke criteria(1994)	改定案
小基準	6. 心エコーが矛盾しないが大基準は満たさない.	・経食道エコーの普及に伴いエコーの非特異的所見の項目は除外〔Clin Infect Dis. 2000 Apr; 30(4): 633-8〕.

	感度	特異度	LR	PPV
definite: 1. 大基準2つ 2. 大基準1つ＋小基準3つ 3. 小基準5つ	79(59-91)	97(90-100)	29(7.3-116)	92%
possible: definite でも rejected でもないもの ただし，大基準1つ＋小基準1つもしくは大基準0＋小基準3つの場合を possible と考えるという案もある〔Heart. 2003 March; 89(3): 241-243〕.	21(9-42)	91(81-96)	2.3(0.83-6.2)	46%
rejected: 1. はっきりした代替疾患で徴候が説明できる 2. 4日以内の抗菌薬治療で軽快 3. 4日以内の抗菌薬治療で手術・剖検にて病理学的な感染性心内膜炎の証拠がない	0(0-15)	12(6-22)	0	0%

Eur Heart J. 1997; 18(7): 1149-56 より改変

右心系の感染性心内膜炎

- 違法静脈薬物使用者では右心系の感染性心内膜炎は高頻度で，特にブドウ球菌が起因菌として多い．中心静脈カテーテル留置も右心系感染性心内膜炎の素因として重要である．
- 感染性肺塞栓が診断上重要である．胸部CTでは肺野末梢に多発性結節性陰影を認めるが，feeding vessel sign，空洞形成，胸膜に接した楔状陰影が特徴的な所見として知られている．

  - 静脈薬物乱用者の感染性心内膜炎の86%が右心系で，起因菌の70%が S. aureus である〔Heart. 2003 May; 89(5): 577-81〕.
  - 右心系の感染性心内膜炎では初診時に心雑音を聴取するのは20%のみである〔Cardiol Clin. 1992 Feb; 10(1): 137-49〕.
  - 感染性肺塞栓
    - ▶ 通常の肺塞栓では38.3℃を超えることは稀で，発熱は初日に高くても1週間以内に消失する〔Circulation. 2007 Feb 13; 115(6): e173-6〕．白血球増多やCRP上昇も軽度であることが多いため，肺塞栓患者で高熱や高度の炎症所見があれば右心系感染性心内膜炎を含む他の発熱の原因を検索すべきである．

感染性肺塞栓の胸部CT所見

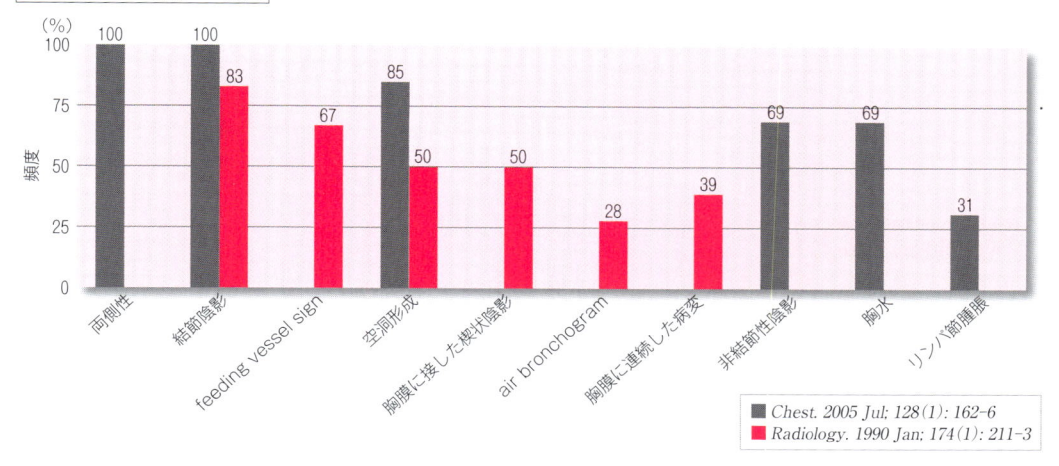

所見	Chest. 2005 Jul; 128(1): 162-6	Radiology. 1990 Jan; 174(1): 211-3
両側性	100	
結節陰影	100	83
feeding vessel sign		67
空洞形成	85	50
胸膜に接した楔状陰影		50
air bronchogram		28
胸膜に連続した病変		39
非結節性陰影	69	
胸水	69	
リンパ節腫脹	31	

▶感染性肺塞栓の原因としては右心系感染性心内膜炎以外にはLemierre症候群，中心静脈カテーテルやペースメーカーの感染，歯原性膿瘍，骨軟部組織感染症があげられる．

14 大動脈解離

大動脈解離の疫学

- 大動脈解離は救急外来受診患者の0.1%と稀な疾患だが，初診時に正診できるのは1/3で，上行大動脈を病変に含むStanford A型であれば1時間で1%ずつ死亡するため，迅速で的確な診断が非常に重要である．

  - Stanford A型が多く，大動脈弓部〜下行大動脈に限局するStanford B型が20-30%とされる．
    ▶急性大動脈解離以外に2.3-11%で見られるpenetrating aortic ulcer(PAU)や，10-30%で見られるintramural hematoma(IMH)という概念を含め，急性大動脈症候群(acute aortic syndrome)という呼び名も提唱されている〔Mayo Clin Proc. 2009 May; 84(5): 465-81〕．

  - 救急外来受診時に診断できたのは15-43%〔Mayo Clin Proc. 1993 Jul; 68(7): 642-51/Chest. 2000 May; 117(5): 1271-8/JAMA. 2002 May 1; 287(17): 2262-72〕で，24時間以上の診断の遅れはStanford B型では53%(Stanford A型では31%)と特に多い〔Ann Chir Gynaecol. 1986; 75(6): 328-32〕．

大動脈解離のリスク要因

- 50-70歳男性に多く，2/3の症例で高血圧の既往があり，喫煙もリスク要因である．
- 若年者では結合織異常，心血管系異常(大動脈二尖弁など)，妊娠三半期，大血管炎がリスク要因として重要だが，心臓カテーテル検査などの医原性や外傷も忘れてはならない．

  - 平均年齢63.1±14.0歳．Stanford A型では50-55歳，Stanford B型では60-70歳が多い〔JAMA. 2000 Feb 16; 283(7): 897-903〕．
  - 高血圧症の既往は64(54-72)%で見られ，LR+=1.6(1.2-2.0)，LR-=0.5(0.3-0.7)と診断に有用である〔JAMA. 2002 May 1; 287(17): 2262-72〕．
  - 高血圧以外には低アルブミン血症(1g/dLごとにOR=0.004)と喫煙(OR=3.5)がリスク要因という報告がある〔J Clin Epidemiol. 2004 Apr; 57(4): 386-91〕．
  - 結合織異常(Marfan症候群，Ehlers-Danlos症候群)
    ▶大動脈解離の4.9%にMarfan症候群があり，Stanford A型(6.7%)においてB型(1.8%)におけるよりもMarfan症候群を認めることが多い〔JAMA. 2000 Feb 16; 283(7): 897-903〕．
    ▶Marfan症候群の27-48%が大動脈解離や破裂で死亡している．
  - 大動脈解離を来す心血管系の奇形にはTurner症候群，大動脈縮窄症，先天性大動脈二尖弁，共通弁，Ebstein奇形，大動脈弁狭窄などがあるが，欧米では大動脈二尖弁は7-14%と頻度が高い．

大動脈解離の病歴

- 突然発症の，重度な胸痛で受診することが最も多い．
- 胸痛に背部〜腹痛があれば大動脈解離の診断に有用で，特にStanford B型によく認められる．また，大動脈分枝まで解離が進行すると頸部や四肢の疼痛を訴えるが，これも特徴的な所見である．
- 裂けるような痛みや移動する痛みは大動脈解離を示唆する．
- Stanford A型は疼痛が主訴でないこともあり，その場合の多くは失神や片麻痺，対麻痺にて受診する．

		全体	type A ‡	type B ‡	LR＋	LR－
疼痛部位	疼痛	90(85-94)	93.8	98.3		
	胸痛	67(56-77)	78.9	62.9		
	前胸部痛 ¶	57(48-66)	71.0	44.1	1.1(0.93-1.3)	0.8(0.58-1.1)
	背部痛	32(19-47)	46.6	63.8		
	背部〜腰痛 ¶	50(41-59)			2.0(1.4-2.8)	0.67(0.56-0.80)
	腹痛 ¶	23(16-31)	21.6	42.7	1.9(1.1-3.4)	0.88(0.80-0.97)
	頸部や四肢の痛み ¶	27(19-35)			2.3(1.3-4.1)	0.83(0.75-0.92)
疼痛性状	突然発症	84(80-89)	85.4	83.8	1.6(1.0-2.4)	0.3(0.2-0.5)
	前駆症状 ¶	10.2(5.7-17.1)			0.83(0.41-1.66)	1.0(0.97-1.1)
	重度の疼痛 ¶	90(88-92)	90.1	90.0	1.56(1.31-1.86)	0.31(0.2-0.48)
	裂けるような	39(14-69)	49.4	52.3	1.2-10.8	0.4-0.99
	移動痛	31(12-55)	14.9	19.3	1.1-7.6	0.6-0.97
	胸膜痛 ¶	9.4(5.2-16.1)			0.54(0.28-1.1)	1.1(1.0-1.1)
神経所見	神経学的症状	17(12-23)	6.1	2.3	6.6-33.0	0.71-0.87
	失神 ¶	9(8-12)	12.7	4.1	1.0(0.49-2.2)	1.0(0.94-1.1)
	遷延性意識障害 ¶				1.4(0.24-8.4)	0.99(0.97-1.0)

JAMA. 2002 May 1; 287(17): 2262-72 / ‡ JAMA. 2000 Feb 16; 283(7): 897-903
¶ Arch Intern Med. 2000 Oct 23; 160(19): 2977-82

- 脳梗塞，失神，心筋梗塞，腸間膜動脈閉塞(1％未満)，大動脈弁閉鎖不全よる急性肺水腫，対麻痺 (Adamkiewicz 動脈閉塞)，Horner 症候群といった合併症が 30-50％に起こる．
  ▶疼痛を訴えない大動脈解離は麻痺症状を訴え来院するという報告が多い〔Stroke. 1986 Jul-Aug; 17(4): 644-7〕．

大動脈解離の身体所見

- 収縮期血圧≧150 mmHg なのは半数のみで，特に Stanford A 型では 1/4 の症例で血圧は 100 mmHg 以下である．
- 非典型的な脳梗塞(血圧が低い，胸痛・頸部痛がある，両下肢麻痺)を見たら，大動脈解離を考える．
- 脈拍欠損や血圧左右差≧20 mmHg は 1/3 の症例でしか認められないが，診断に非常に有用である．疑ったら上肢だけではなく下肢の血圧左右差や頸動脈の拍動も確認する．
- 胸痛患者や突然発症の心不全患者に拡張期雑音を認めれば大動脈解離 Stanford A 型を除外しなければならない．

大動脈解離と収縮期血圧の内訳

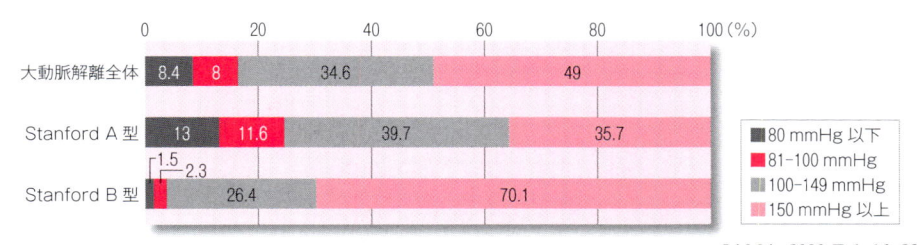

	80 mmHg 以下	81-100 mmHg	100-149 mmHg	150 mmHg 以上
大動脈解離全体	8.4	8	34.6	49
Stanford A 型	13	11.6	39.7	35.7
Stanford B 型	1.5	2.3	26.4	70.1

JAMA. 2000 Feb 16; 283(7): 897-903

- 大動脈解離の身体所見

	感度(%)			LR+	LR−
	大動脈解離全体	type A ‡	type B ‡		
脈拍欠損	31(24-39)	18.7	9.2	5.7(1.4-23.0)	0.7(0.6-0.9)
血圧左右差 ¶	38(30-47)			47(6.7-333)	0.62(0.54-0.71)
拡張期雑音	28(21-36)	44	12	1.4(1.0-2.0)	0.9(0.8-1.0)
うっ血性心不全	15(4-33)	8.8	3.0		
心膜摩擦音	6(3-13)				
腹部所見 ¶	10(5.7-17)			0.89(0.43-1.81)	1.01(0.96-1.08)

JAMA. 2002 May 1; 287(17): 2262-72/ ‡ *JAMA. 2000 Feb 16; 283(7): 897-903*
¶ *Arch Intern Med. 2000 Oct 23; 160(19): 2977-82*

大動脈解離の心電図

- 非特異的な ST-T 変化や左室肥大はよく見られる．また，陳旧性心筋梗塞もしばしば認めるが，診断には有用ではない．
- Stanford A 型では新たな心筋梗塞(特に RCA 領域)を合併することがあり，心筋梗塞の診断は大動脈解離の否定にはならない．

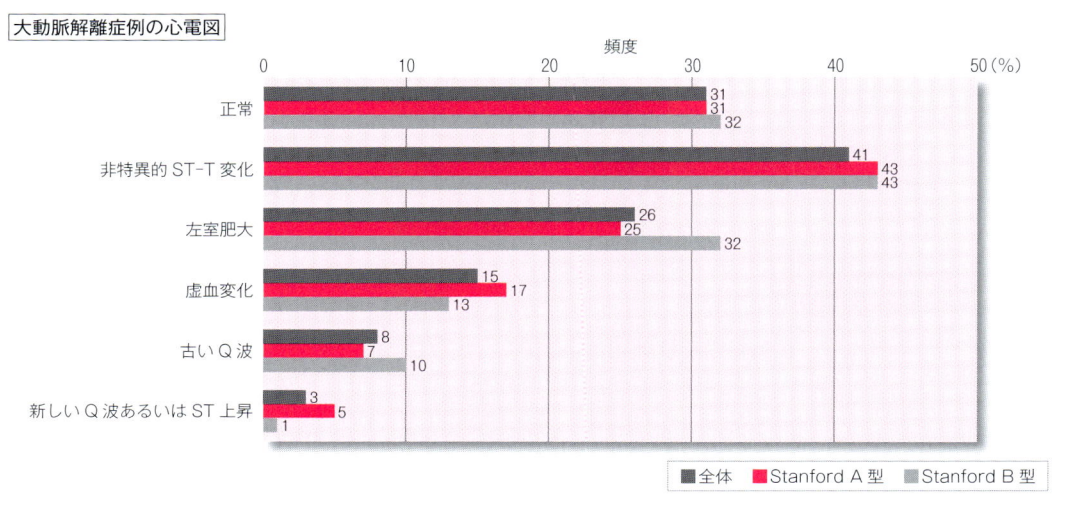

大動脈解離症例の心電図

	全体	Stanford A 型	Stanford B 型
正常	31	31	32
非特異的 ST-T 変化	41	43	43
左室肥大	26	25	32
虚血変化	15	17	13
古い Q 波	8	7	10
新しい Q 波あるいは ST 上昇	3	5	1

JAMA. 2000; 283: 897-903 より改変

	LR+	LR−
左室肥大	0.2-3.22	0.84-1.2
古い Q 波 ¶	0.57(0.26-1.3)	1.1(1.0-1.1)

JAMA. 2002 May 1; 287(17): 2262-72/ ¶ *Arch Intern Med. 2000 Oct 23; 160(19): 2977-82*

- 急性冠動脈症候群と大動脈解離
  - 臨床症状や心電図が急性心筋梗塞に合致して血栓溶解療法の適応基準を満たす患者の 3% で大動脈解離がある〔*Am Heart J. 1998 Dec; 136(6): 1051-60*〕．
  - Stanford A 型の解離性大動脈瘤の 6-11% で解離の波及や血腫圧迫による冠動脈灌流不全を伴う〔*Ann Thorac Surg. 2003 Nov; 76(5): 1471-6*〕．
  - 右冠動脈(46-67%)もしくは右冠動脈＋左冠動脈病変(17%)が左冠動脈病変(17-38%)より多い〔*J Thorac Cardiovasc Surg. 2001 Mar; 121(3): 552-60*〕．

大動脈解離の胸部単純 X 線写真

- 胸部単純 X 線写真は有用であるが，信頼性は低く過信してはならない．
- 縦隔拡大≧8 cm もしくは臥位では気管分岐部レベルでの椎体中央と大動脈陰影左縁の距離＞5 cm は大動脈解離を疑う．
- 内膜石灰化が大動脈陰影外側から 5 mm 以上内側に偏位していれば大動脈解離と考える（Ca サイン）．

- 大動脈解離と胸部単純 X 線写真
  - 各所見の κ は低いが，縦隔拡大は客観的に判断するため，8 cm をカットオフとしたり，同じ高さの胸壁内径の 25％を指標とすることが提案されている．
  - retrospective には 48％に十分に疑える所見があるも，prospective には 25％でしか疑えていない
    〔*Radiology. 1994 Dec; 193(3): 813-9*〕．

	感度	type A ‡	type B ‡	LR+	LR−	κ ℓ
胸部単純撮影の異常	90(87-92)	88.7	84.2	2.0(1.4-3.0)	0.3(0.2-0.4)	0.24
縦隔 or 大動脈陰影拡大 ¶	76(67-83)	82.8	72.5	3.4(2.4-4.8)	0.31(0.23-0.42)	
縦隔拡大	64(44-80)	62.6	56.0			0.28
大動脈陰影の異常	71(56-84)	46.6	53.0			
心陰影の異常	26(22-30)	26.9	24.0			
胸水 ¶	16(12-21)	17.3	21.8	0.74(0.41-1.32)	1.06(0.99-1.13)	0.27
内膜石灰化の移動	9(6-13)	11.3	18.1			0.13

JAMA. 2002 May 1; 287(17): 2262-72 / ‡ JAMA. 2000 Feb 16; 283(7): 897-903
¶ Arch Intern Med. 2000 Oct 23; 160(19): 2977-82 / ℓ AJR Am J Roentgenol. 1986 Dec; 147(6): 1123-6

  - 大動脈の石灰化は内膜に生じ，大動脈解離は中膜に生じることから大動脈の石灰化の移動は大動脈解離の診断に有用である．これは CT における大動脈壁在血栓と大動脈解離との鑑別にも重要である．ただし，単純写真では斜位となると偽陽性が生じやすい．

- 臥位単純 X 線写真
  - 臥位では上縦隔は 15-49％増大するとされ，さらに上大静脈は循環血漿量に影響を受けるため縦隔拡大の判定は困難である．
  - 気管分岐部の高さでは椎体中央と大動脈陰影左縁の距離（Lb）は仰臥位と立位で変化が少ないため，以前との比較はここで行うとよい．

	Lb(mm)	⊿Lb(以前の立位単純 X 線写真との比較)
高血圧患者	46.0±7.9	2.9±2.8 mm
下行大動脈解離	60.5±8.2	12.7±2.8 mm

J Cardiol. 1997 Mar; 29(3): 157-62

prediction rule

- aortic pain，上肢血圧左右差，胸部単純 X 線写真での縦隔拡大の 3 項目のうち，1 項目も満たさなければかなり否定的であるが，2-3 項目あれば大動脈解離を強く疑う．

  1. aortic pain（重度で突然発症，裂けるような痛み）
  2. 胸部単純 X 線写真で縦隔陰影拡大
  3. 左右腕での血圧/脈拍差＞20 mmHg

	頻度	LR	PPV
0 項目	4％	0.07(0.03-0.17)	7％
1 項目	20％	0.5(0.3-0.8)	36％
2 項目	49％	5.3(3.0-9.4)	85％
3 項目	27％	66.0(4.1-1062.0)	100％

Arch Intern Med. 2000 Oct 23; 160(19): 2977-82

さらなる検査

- Dダイマーは感度の高い検査で，1.0 μg/mL 未満ならば大動脈解離はかなり否定的となる．
- 経胸壁エコーは Stanford A 型でも感度は 80％程度である．少しでも感度を高めるため大動脈の flap だけではなく大動脈弁閉鎖不全や心嚢水を見落とさないように心がける．
- 経食道エコー・造影 CT・MRI はいずれも非常に優れた検査だが，造影 CT が簡便さと感度の面から最も頻用される検査である．

- Dダイマー

	感度	特異度	LR+	LR−
Dダイマー≧0.1-0.9 μg/mL	97(94-98)	59(53-64)	2.6(1.8-3.8)	0.06(0.02-0.13)

Eur Heart J. 2007 Dec; 28(24): 3067-75

▶ 急性大動脈解離では 2.2±1.8 μg/mL と肺塞栓の 1.5±0.8 μg/mL と同様に上昇し，慢性大動脈解離・心筋梗塞・胸痛患者より有意に高い〔*J Am Coll Cardiol. 2004 Aug 18; 44(4): 804-9*〕．

- 経胸壁エコー

	感度	特異度	LR+	LR−
全体	59.3	83.0	3.5	0.49
Stanford A 型	78.1	86.7	5.9	0.25
Stanford B 型	10.0	100	∞	0.90

N Engl J Med. 1993 Jan 7; 328(1): 1-9

- 経食道エコー・造影 CT・MRI

	感度	特異度	LR+	LR−
経食道エコー	98(95-99)	95(92-97)	14.1(6.0-33.2)	0.04(0.02-0.08)
造影 CT	100(96-100)	98(87-99)	13.9(4.2-46.0)	0.02(0.01-0.11)
MRI	98(95-99)	98(95-100)	25.3(11.1-57.1)	0.05(0.03-0.10)

Arch Intern Med. 2006 Jul 10; 166(13): 1350-6

15 腹部大動脈瘤

腹部大動脈瘤（AAA）の大きさ

- 腹部大動脈の直径が 3.0 cm 以上であれば AAA と定義とされることが多い．
- 最も多い 3 cm 台の大きさであれば，2-3 年間は急激に増大することなく安全な可能性が高い．
- 4.0 cm 以上あれば 6(3-12) か月間隔で経過観察していく必要がある．
- 5.0 cm 以上あれば年 3％超の破裂のリスクがあり，手術が薦められる．

AAA の大きさの内訳

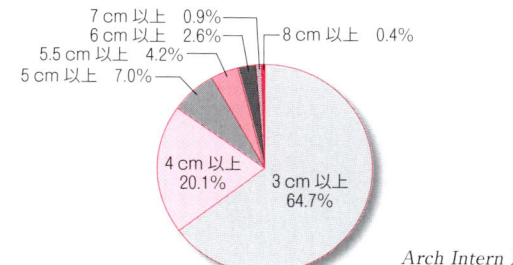

- 3 cm 以上 64.7%
- 4 cm 以上 20.1%
- 5 cm 以上 7.0%
- 5.5 cm 以上 4.2%
- 6 cm 以上 2.6%
- 7 cm 以上 0.9%
- 8 cm 以上 0.4%

Arch Intern Med. 2000; 160: 1425-30

- AAA の自然歴
  - ▶ AAA は平均して 2.2 mm/年の速度で拡大する．喫煙者は 0.4 mm/年だけ拡大するのが速い．女性，喫煙者，高血圧患者は破裂リスクが高いため注意を要する〔*Br J Surg. 2012 May; 99(5): 655-65*〕．
  - ▶ 35 mm，40 mm，45 mm，50 mm の直径の AAA に対して 36 か月，24 か月，12 か月，3 か月後の経過観察で直径が 55 mm となっているのは 1％以下である〔*Circulation. 2004 Jul 6; 110(1): 16-21*〕．

- AAA の大きさと破裂率

腹部大動脈瘤の大きさと破裂率

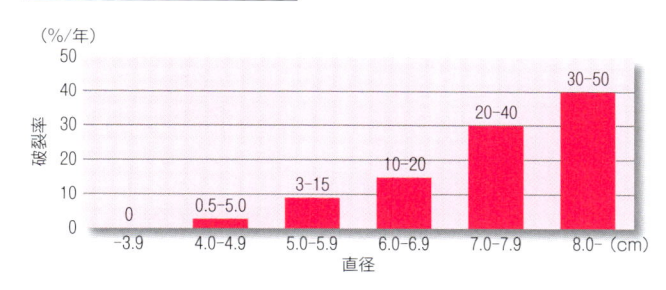

直径 (cm)	破裂率 (%/年)
-3.9	0
4.0-4.9	0.5-5.0
5.0-5.9	3-15
6.0-6.9	10-20
7.0-7.9	20-40
8.0-	30-50

J Vasc Surg. 2003 May; 37(5): 1106-17

  - ▶ 無症候の 4.0-5.4 cm 大の AAA では手術しても総死亡率・AAA 関連死亡率は改善しない〔*N Engl J Med. 2002 May 9; 346(19): 1437-44*〕ことから，海外では手術の目安は直径 5.5 cm とされるが，日本では体格の差からも 5.0 cm 程度が目安とされている．

AAA のリスク要因

- 高齢，男性，喫煙者が 3 大リスク要因である．

- 大動脈瘤の中では腎動脈分岐部以下の腹部大動脈瘤（腎下部腹部大動脈瘤）が 60％と最も多い．

4 cm 以上の AAA の頻度 (%)

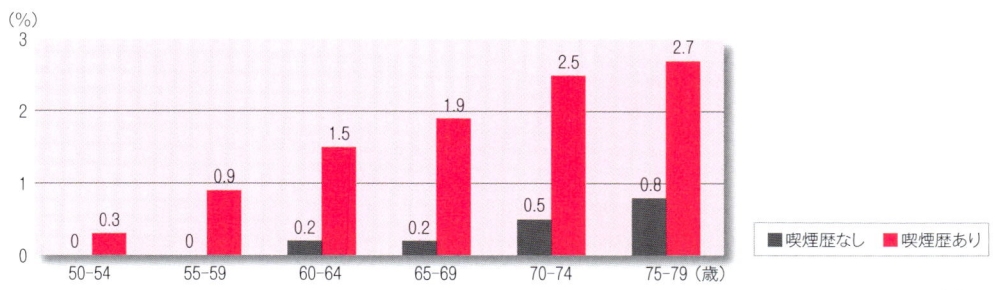

年齢(歳)	喫煙歴なし	喫煙歴あり
50-54	0	0.3
55-59	0	0.9
60-64	0.2	1.5
65-69	0.2	1.9
70-74	0.5	2.5
75-79	0.8	2.7

Ann Intern Med. 1997 Mar 15; 126(6): 441-9

4 cm 以上の AAA のリスク

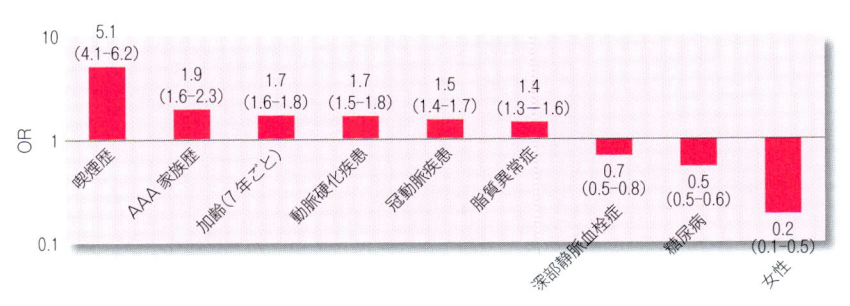

因子	OR (95%CI)
喫煙歴	5.1 (4.1-6.2)
AAA 家族歴	1.9 (1.6-2.3)
加齢(7年ごと)	1.7 (1.6-1.8)
動脈硬化疾患	1.7 (1.5-1.8)
冠動脈疾患	1.5 (1.4-1.7)
脂質異常症	1.4 (1.3-1.6)
深部静脈血栓症	0.7 (0.5-0.8)
糖尿病	0.5 (0.5-0.6)
女性	0.2 (0.1-0.5)

家族歴はリスクではあるが，5%の症例に認めるにすぎない．
それ以外のリスクとして，膠原病・血管炎，Ehlers-Danlos 症候群，Marfan 症候群がある．
Arch Intern Med. 2000; 160: 1425-30

AAA の身体所見

- 肥満者でなければ手術適応のある大きさの腹部動脈瘤は触診で検出できることが多いが，身体所見での否定はできない．

	感度	特異度	LR+	LR−
触診全体	68(60-76)	75(63-82)	2.7(2.0-3.6)	0.43(0.33-0.56)
AAA の径				
3.0-3.9 cm	29-61			
4.0-4.9 cm	50-69			
3.0 cm 以上	39 †		12.0(7.4-19.5) †	0.72(0.65-0.81) †
4.0 cm 以上	72		15.6(8.6-28.5) †	0.51(0.38-0.67) †
5.0 cm 以上	76-82			
腹囲≧100 cm	53			
腹囲＜100 cm	91			

Arch Intern Med. 2000 Mar 27; 160(6): 833-6/† JAMA. 1999 Jan 6; 281(1): 77-82

▶ κ は 0.53 であり，比較的診察者の一致率は高い〔Arch Intern Med. 2000 Mar 27; 160(6): 833-6〕．

AAA 破裂徴候

- 腹痛・腰痛，拍動する腹部腫瘤，低血圧の 3 徴がすべて揃うのは半数に満たない．
- 誤診率は 30-60％で，以下がよくある誤診のパターンである．
  1. 背部痛と陰嚢・鼠径部への放散痛から尿路結石と誤診する．血尿は AAA でも起こることあり，55 歳以上初発の尿路結石は要注意である．
  2. 心窩部痛と低血圧（場合により二次性に心筋虚血もありうる）から，心筋梗塞と誤診する．背部痛や放散痛の聴取が重要である．
  3. 右下腹部痛・心窩部痛と吐下血・消化管出血から憩室炎や消化管穿孔と誤診する．
- それ以外の非典型的パターンとしては便意などの血腫圧迫症状と末梢動脈塞栓症状が重要である．

  - 腹痛・腰痛，拍動する腹部腫瘤，低血圧
    ▶ 誤診症例では腹痛は 70-94％，ショックは 57％，背部痛は 50％と報告されている〔J Vasc Surg. 1992 Jul; 16(1): 17-22/J R Soc Med. 1998 Dec; 91(12): 645-6〕．
    ▶ 腹部腫瘤は 70-72％で見られるとされるが，誤診症例中では 19-26％のみで，低血圧も誤診症例では 44％のみ〔Can Med Assoc J. 1971 Oct 23; 105(8): 811-5/J Vasc Surg. 1992 Jul; 16(1): 17-22〕．

- 誤診疾患名

  AAA の誤診疾患名
  - 心筋梗塞 20%
  - 尿路結石 18%
  - 憩室炎 10%
  - 消化管穿孔 4%
  - 腸閉塞 6%
  - 腸間膜動脈血栓症 2%
  - それ以外 29%
  - 併存疾患の治療目的 11%

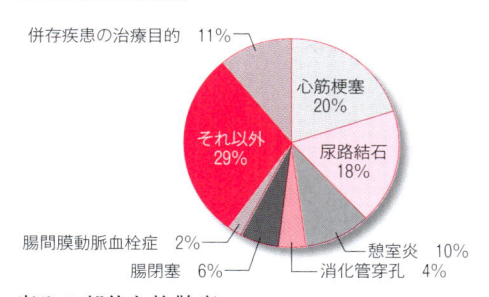

  Can Med Assoc J. 1971 Oct 23; 105(8): 811-5

- 痛みの部位と放散痛

  見逃された AAA 破裂による痛みの部位
  - 臍周囲 36%
  - 左下腹部 30%
  - 背部 16%
  - 心窩部 8%
  - 右下腹部 8%
  - 左側腹部 2%

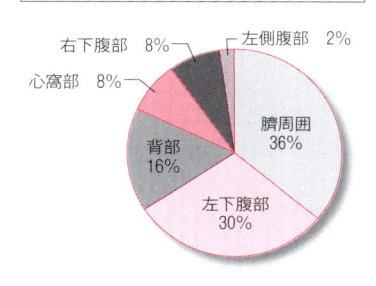

  見逃された AAA 破裂による放散痛の部位
  - 背部 26%
  - 鼠径部 20%
  - 陰嚢 20%
  - 殿部 6%
  - 下肢 2%
  - 放散痛なし 26%

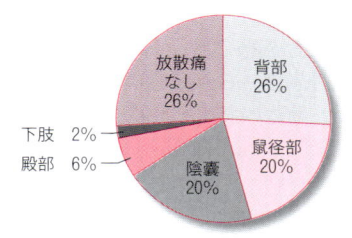

  Can Med Assoc J. 1971 Oct 23; 105(8): 811-5

- 血腫圧迫症状と末梢動脈閉塞症状
  ▶ 血腫により，左下腹部腫瘤触知，しぶり腹〔CMAJ. 1986 Nov 15; 135(10): 1154〕，大腿神経圧迫症状を呈しうる．
  ▶ 閉塞症状は AAA の 5％で初発症状〔Am J Surg. 1990 Aug; 160(2): 197-201〕となりうる．
  ▶ 閉塞症候は AAA の 0.6-1.8％で生じるが，AAA の大きさには無関係に生じる〔CJEM. 2005 Nov; 7(6): 420-2〕．

- Grey Turner 徴候も AAA 破裂を疑う徴候として重要である．

AAA 破裂を疑った場合の検査

- 疑ったらまず腹部エコーを施行する．
- CT は AAA の存在だけではなく，破裂所見(血腫，high attenuating crescent)把握や，術式決定に有用である．

- 腹部エコー

	感度	特異度	PPV	NPV
腹部エコーによる AAA の診断	96(81-100)	100(92-100)	100(87-100)	99(88-100)

  Emerg Med J. 2007 Aug; 24(8): 547-9

  ▶ 緊急検査では 8％の症例で腹部大動脈の描出不良があるが〔Acad Emerg Med. 2004 Jan; 11(1): 103-5〕，AAA 患者であればほぼ全例で描出可能であると思われる．

- 単純 CT
  ▶ CT で high attenuating crescent(血栓の一部が高濃度となる)や壁の石灰化断裂・囊状突出は破裂所見として重要．

AAA 破裂の診断	感度	特異度	LR+	LR−
high attenuating crescent	77(46-94)	93(87-97)	11.6(5.8-23)	0.25(0.09-0.67)

Radiology. 1994 Aug; 192(2): 359-62

予後
- 予定手術では死亡率5％未満だが，AAA破裂では死亡率は50％と高率である．
    - open rupture の死亡率は90％以上，sealed rupture では死亡率20％以下とされる．
    - 一般的に死亡原因は出血と考えられるが，AAA破裂による突然死の1/3では出血量は500 mL（10％の出血量）未満で，1,500 mL以上の出血は25％のみである．死亡の一因には，疼痛による脳内モルヒネが心血管系代償を抑制することが推測されている〔*J Clin Pathol. 1994 Mar; 47(3): 272-3*〕．

炎症性腹部大動脈瘤
- AAAの5％程度を占める．
- 壮年・男性・喫煙者に多く，家族歴も多い．
- 炎症による腹痛・腰痛・体重減少・炎症反応高値を呈することが多いが破裂は少ない．
- CT画像では大動脈の前壁〜側壁に肥厚を認めるが，ガス像・大動脈周辺に膿瘍形成・大動脈周囲を越える炎症波及があれば感染性大動脈瘤を疑う．

	炎症性	動脈硬化性
頻度	≦5	≧95
男女比	6-30：1	5：1
平均年齢	66	71
喫煙歴	80-100	75
大動脈瘤の家族歴	15	1.5
動脈瘤からの症状	84	9
腹痛†	75	14
拍動性腫瘤†	13	55
破裂のリスク	4	20

JAMA. 2007 Jan 24; 297(4): 395-400 / † Jpn Circ J. 1997 Mar; 61(3): 231-5

16 深部静脈血栓症

静脈血栓塞栓症の疫学
- 静脈血栓塞栓症（VTE）は深部静脈血栓症（DVT）と肺塞栓（PE）に分類される．
- 日本では欧米の1/10の頻度ともされていたが，人工関節置換術後のVTEは無症候性を含めると25-50％で欧米とあまり変わらないということが分かってきた．
- 近位部深部静脈血栓症が80％と多いが，肺塞栓の合併が問題である．一方腓腹筋部の深部静脈血栓症では肺塞栓合併は稀である．
    - 症候性の近位部深部静脈血栓症の40-50％で無症候性肺塞栓を併発している．適切な治療を行うことで致死的な肺塞栓を1％以下にすることができる．

静脈血栓塞栓症のリスク要因

- 90％の症例では最近のADL制限の既往がある．
- それ以外のリスク要因としては高齢，男性，妊婦，ホルモン療法，肥満，心不全，ネフローゼ症候群があげられるが，深部静脈血栓症を契機に発見されうる疾患として悪性腫瘍や先天性凝固阻害因子欠損症，抗リン脂質抗体症候群が重要である．

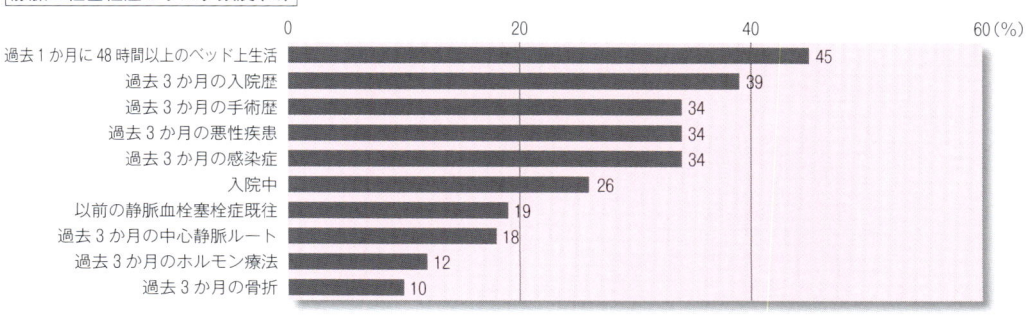

静脈血栓塞栓症のリスク頻度（％）

項目	%
過去1か月に48時間以上のベッド上生活	45
過去3か月の入院歴	39
過去3か月の手術歴	34
過去3か月の悪性疾患	34
過去3か月の感染症	34
入院中	26
以前の静脈血栓塞栓症既往	19
過去3か月の中心静脈ルート	18
過去3か月のホルモン療法	12
過去3か月の骨折	10

上6項目のいずれも認めないのは11％のみで，53％の症例では3項目以上認める．
J Gen Intern Med. 2006 Jul; 21(7): 722-7

静脈血栓塞栓症のリスク要因

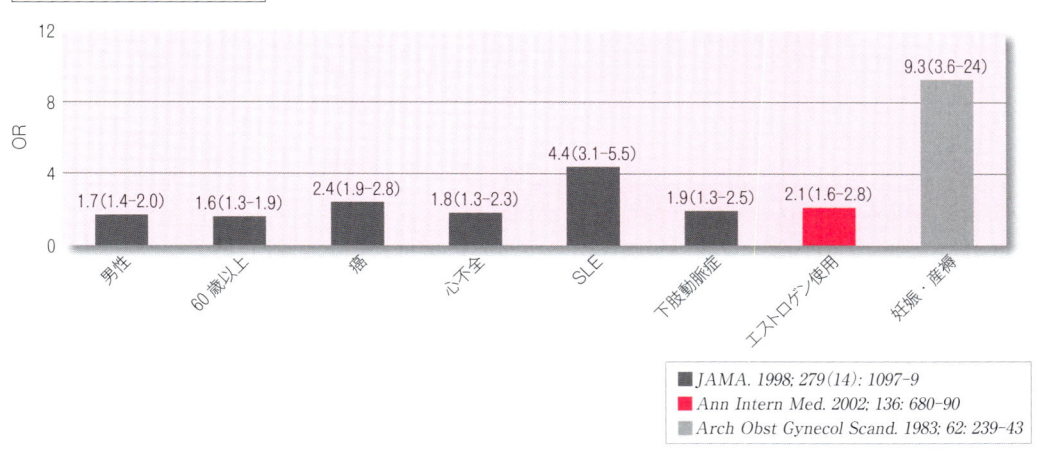

要因	OR (95%CI)
男性	1.7 (1.4-2.0)
60歳以上	1.6 (1.3-1.9)
癌	2.4 (1.9-2.8)
心不全	1.8 (1.3-2.3)
SLE	4.4 (3.1-5.5)
下肢動脈症	1.9 (1.3-2.5)
エストロゲン使用	2.1 (1.6-2.8)
妊娠・産褥	9.3 (3.6-24)

JAMA. 1998; 279(14): 1097-9
Ann Intern Med. 2002; 136: 680-90
Arch Obst Gynecol Scand. 1983; 62: 239-43

- 血液疾患では真性多血症・本態性血小板増多症・発作性夜間血色素尿症・多発性骨髄腫・白血病といった疾患が血栓症のリスクとなる他に，炎症性腸疾患も静脈血栓塞栓症のリスク要因として重要である．

悪性腫瘍と静脈血栓塞栓症

- 悪性腫瘍は種類を問わず静脈血栓塞栓症のリスクとなるが，中でも血液腫瘍，肺癌，消化管癌はリスクが高い．
- 転移があることと，悪性疾患診断から1年以内であることは，静脈血栓塞栓症のリスクを特に高くする．

- 静脈血栓症の7.6％で18か月以内に悪性腫瘍の診断がつくとされる．静脈血栓症の再発を繰り返す場合，悪性腫瘍発生率は17％と高い．

静脈血栓症を来した悪性腫瘍の内訳

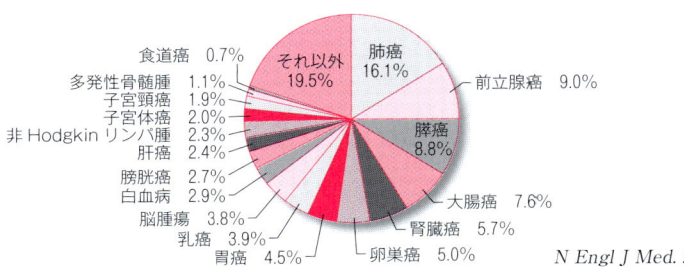

腫瘍	割合
肺癌	16.1%
前立腺癌	9.0%
膵癌	8.8%
大腸癌	7.6%
腎臓癌	5.7%
卵巣癌	5.0%
胃癌	4.5%
乳癌	3.9%
脳腫瘍	3.8%
白血病	2.9%
膀胱癌	2.7%
肝癌	2.4%
非Hodgkinリンパ腫	2.3%
子宮体癌	2.0%
子宮頸癌	1.9%
多発性骨髄腫	1.1%
食道癌	0.7%
それ以外	19.5%

N Engl J Med. 2000 Dec 21; 343(25): 1846-50 より改変

静脈血栓塞栓症のリスク（OR）

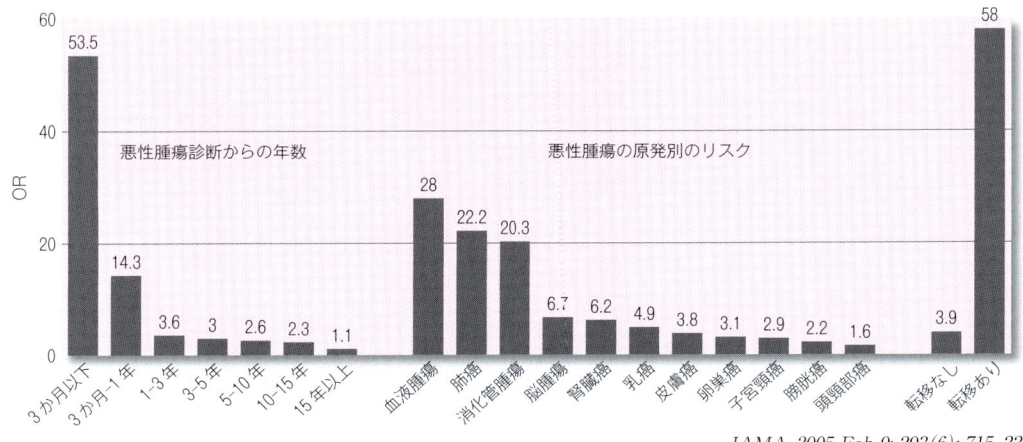

悪性腫瘍診断からの年数
- 3か月以下: 53.5
- 3か月-1年: 14.3
- 1-3年: 3.6
- 3-5年: 3
- 5-10年: 2.6
- 10-15年: 2.3
- 15年以上: 1.1

悪性腫瘍の原発別のリスク
- 血液腫瘍: 28
- 肺癌: 22.2
- 消化管腫瘍: 20.3
- 脳腫瘍: 6.7
- 腎臓癌: 6.2
- 乳癌: 4.9
- 皮膚癌: 3.8
- 卵巣癌: 3.1
- 子宮頸癌: 2.9
- 膀胱癌: 2.2
- 頭頸部癌: 1.6
- 転移なし: 3.9
- 転移あり: 58

JAMA. 2005 Feb 9; 293(6): 715-22

先天性凝固阻害因子欠損症，抗リン脂質抗体症候群

- 特に誘因のない再発性の静脈血栓塞栓症，下肢以外の部位の静脈血栓塞栓症がある場合は先天性凝固阻害因子欠損症や抗リン脂質抗体症候群を強く疑う．
- 50歳未満での発症や家族歴があれば先天性凝固阻害因子欠損症を考えるが，抗リン脂質抗体症候群はいかなる年齢でもありうる．
- 日本人における先天性凝固阻害因子欠損症ではプロテインS欠損症，プロテインC欠損症，アンチトロンビンⅢ欠損症が多い．

	一般人口	深部静脈血栓
プロテインS欠損	1.12-2.04%	17.8[5.3-22.4]%
プロテインC欠損	0.13-0.51%	9.3[8.8-10.5]%
アンチトロンビンⅢ欠損	0-0.15%	1.3[0.0-2.6]%

Blood Coagul Fibrinolysis. 2001 Mar; 12(2): 95-9/Int J Hematol. 2006 Apr; 83(3): 217-23
Clin Biochem. 2005 Oct; 38(10): 908-15/Rinsho Byori. 1997 Apr; 45(4): 328-33

- プロテインSやプロテインCはビタミンK依存因子でありワルファリン投与で低値となるが，半減期が6時間と短いためwarfarin-induced skin necrosisを来す．予防のためにはヘパリンをワルファリンよりも先に投与しておかなければならない．信頼性のある値を測定するためにはワルファリン中止後10日間以上間隔をあけて採血する必要がある．
- プロテインSは抗原量しか保険適用がないが，活性量を量らないと分からないⅡ型が半数程度ともされる〔Blood Coagul Fibrinolysis. 2001 Mar; 12(2): 95-9〕．健常者でもワルファリン投与にて48時間で50%

の値となるが，2週間後には70%で安定するとされている．そのため，ワルファリン投与中にプロテインS活性が60%以下ならばプロテインS欠損症を疑う．
- 海外で多いfactor V Leidenやプロトロンビン G20210A の変異は日本での報告例はない．また日本では人口の4.3%に見られるプラスミノゲン欠損症〔*Int J Hematol. 2006 Apr; 83(3): 217-23*〕は，有意なリスクとは証明されていない．

深部静脈血栓症の症候

- 深部静脈血栓症と他の疾患（蜂窩織炎，関節炎，Baker 囊胞破裂，静脈炎後症候群など）の鑑別に，疼痛・圧痛の有無はさほど有用ではない．
- 片側の下肢に浮腫，腫脹があり紅斑がない場合に深部静脈血栓症の可能性が高くなる．

- 深部静脈血栓症の診断

	感度	特異度	LR+	LR−
疼痛	48-90	3-77	0.9-2.1	0.68-3.3
圧痛	43-84	11-65	0.9-1.2	0.62-2.2
浮腫	42-78	33-74	1.2-1.7	0.67-0.85
腫脹	41-85	44-61	1.1-1.5	0.34-0.97
Homans 徴候	11-56	39-89	0.9-1.6	0.85-1.1
紅斑	24	62	0.6	1.23
臨床診断	60-96	20-72	1.2-2.1	0.21-0.64

JAMA. 1998; 279(14): 1094-9 より改変

▶ 下肢の腫脹は見た目だけではなく，大腿と下腿を検者の指で包み込むようにして径の左右差を確認することが必要である．
▶ Homans 徴候：膝を屈曲した状態で足関節を背屈させることで腓腹筋痛を呈すれば陽性とする．

MEMO prediction rule (Wells criteria)

	点数
活動的な癌（6 か月以内に治療が行われているか，緩和治療）	1 点
麻痺，不全麻痺，最近の下肢のギプスによる無動	1 点
3 日を超える臥床，あるいは 12 週間以内の大手術	1 点
深部静脈血栓症の既往	1 点
深部静脈に沿った限局性の圧痛	1 点
下肢全体の腫脹	1 点
健側と比べて 3 cm を超えるふくらはぎ腫脹（脛骨粗面の下 10 cm）	1 点
患側優位の pitting edema	1 点
浅在静脈の静脈瘤ではない側副血行路	1 点
他の疾患が深部静脈血栓症と同程度かそれ以上に考えられる	−2 点

臨床所見での可能性	点数	検査前確率
high	3 点以上	53(44-61)%
moderate	1-2 点	17(13-23)%
low	0 点以下	5.0(4.0-8.0)%

JAMA. 2006 Jan 11; 295(2): 199-207

深部静脈血栓症とDダイマー

- 検査前確率が低く，Dダイマーが陰性であれば深部静脈血栓はほぼ否定できる．

	検査前確率	感度	特異度	PPV(%)	NPV(%)	LR+	LR−
中感度 D ダイマー	low	86(79-92)	78(71-83)	17	99.1(98-99)	4.0(3.0-5.4)	0.20(0.12-0.31)
	moderate	85(73-93)	66(58-73)	34	95(93-97)	2.4(2.1-2.7)	0.23(0.13-0.39)
	high	90(80-95)	49(40-58)	67	81(74-86)	1.7(1.5-1.9)	0.20(0.10-0.38)
高感度 D ダイマー	low	95(82-99)	58(45-71)	11	99.5(97-100)	2.4(1.7-3.3)	0.10(0.03-0.37)
	moderate	98(91-100)	41(31-52)	25	99(96-100)	1.7(1.5-1.9)	0.05(0.01-0.21)
	high	97(94-99)	36(29-43)	63	92(81-97)	1.5(1.4-1.7)	0.07(0.03-0.18)

検査前確率は前述の Wells criteria による.
高感度 D ダイマーのカットオフ値は 0.5 μg/mL, 中感度 D ダイマーのカットオフ値は 1.0 μg/mL 相当.
JAMA. 2006 Jan 11; 295(2): 199-207

深部静脈血栓の画像検査

- 下肢静脈エコーが非侵襲性で最も優れる検査である. ドップラーと圧排性で血栓がないことを腸骨〜腓腹静脈まで確認すれば下肢深部静脈血栓症は否定してよい.
- 造影 CT はエコーの代替法になる.
- 静脈造影は, 侵襲性・コスト・技術的な面と血栓を飛ばすリスクもあり, 現在では積極的に行うべき理由は乏しい.

- 下肢静脈エコーにて腸骨〜膝窩の静脈血栓が認められなくても腓腹部に血栓があれば近位への進展は1-2週間以内に30%程度とされるため5-7日以内に再検査を行うことが推奨されるが, 腸骨〜腓腹静脈まで血栓がなければ1回の検査で 99.6 (98.4-99.9)% 否定できる [*Radiology. 2005 Oct; 237(1): 348-52*].
- 造影 CT はエコーと同等の診断特性という報告が多く代替法になりうる [*Radiology. 2000 Sep; 216(3): 744-51/AJR Am J Roentgenol. 2005 Aug; 185(2): 457-62*]. CT 値が 50 HU 未満であれば血栓であると考える.
- インピーダンス・プレチスモグラフィは超音波検査に劣る.

	感度	特異度	LR+	LR−
エコー (compression US)	95(83-100)	95(86-100)	23(18-28)	0.08(0.06-0.10)
インピーダンス・プレチスモグラフィ	80(65-100)	95(77-100)	11(8.8-150)	0.20(0.16-0.25)

Ann Intern Med. 1998 Apr 15; 128(8): 663-77

上肢の深部静脈血栓症

- 上肢深部静脈血栓症は深部静脈血栓症の 1-3% 程度と稀であるが, 中心静脈カテーテル・心臓ペースメーカーや癌 (Trousseau 症候群) によるものを考える.
- 超音波検査は有用だが陰性でも否定はできない.

- 原因

上肢の DVT における中心静脈カテーテル (CV) と悪性疾患の関与

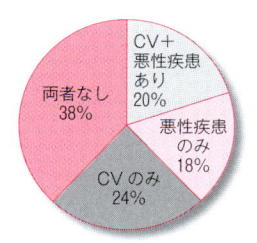

- CV+悪性疾患あり 20%
- 悪性疾患のみ 18%
- CV のみ 24%
- 両者なし 38%

Chest. 2008 Jan; 133(1): 143-8

▶ 下肢静脈血栓と比較して凝固異常や経口避妊薬・妊娠・分娩 [*Ann Intern Med. 1997 May 1; 126(9): 707-11*], 肥満 [*Circulation. 2004 Sep 21; 110(12): 1605-11*], 長期臥床 [*Chest. 2008 Jan; 133(1): 143-8*] の関連は乏しいとされる.

▶断続的な上肢の激しい運動による血管の微小損傷を誘因とした鎖骨下〜上腕静脈の血栓形成はPaget-Schroetter症候群として知られている．

● 検査

	感度	特異度	LR+	LR−
超音波検査	86[56-100]	91[77-100]	9.1	0.16

Arch Intern Med. 2002 Feb 25; 162(4): 401-4

● 肺塞栓症の合併リスクは下肢静脈血栓に比較すれば少ないものの，確定された肺塞栓を2-3%で伴い，呼吸困難は6-11%で認める〔*Circulation. 2004 Sep 21; 110(12): 1605-11*〕．

17 肺塞栓症

肺塞栓症のリスク

- 90%以上は下肢近位部深部静脈血栓からの塞栓症である．
- 静脈血栓症の既往と，悪性腫瘍の存在，最近1か月のベッド上安静・手術がリスク要因として特に重要である．
- 肺疾患・心血管系疾患の既往や喫煙歴があれば，肺塞栓症以外の心肺疾患の可能性が高くなる．

● 肺塞栓症のリスク要因

	LR+	LR−
活動性悪性腫瘍	1.7(1.2-2.6)	0.93(0.87-0.98)
不動	1.4(1.2-1.6)	0.89(0.86-0.93)
手術	1.6(1.2-2.1)	0.90(0.85-0.95)
外傷	1.1(0.58-1.9)	1.0(0.94-1.1)
静脈血栓症の既往	1.5(1.1-2.0)	0.94(0.90-0.99)
エストロゲン療法	1.3(0.88-1.8)	1.0(0.99-1.0)

	LR+	LR−
心疾患	0.92(0.62-1.2)	1.0(0.92-1.1)
心血管系疾患	0.79(0.64-0.98)	1.1(0.93-1.2)
慢性肺疾患	0.73(0.53-0.99)	1.1(1.0-1.1)
肺疾患	0.43(0.31-0.59)	1.1(1.1-1.2)
喫煙	0.66(0.53-0.81)	1.2(1.0-1.3)

メタ解析：*QJM. 2007 Dec; 100(12): 763-9*

肺塞栓症の病歴

- 突然の呼吸困難が肺塞栓の診断に最も重要であるが，失神感，喀血，下肢腫脹（下肢深部静脈血栓症を示唆）も肺塞栓症の可能性を高くする．
- 胸膜痛，微熱，胸水貯留から胸膜炎との鑑別が問題となることもある．

- 65%が胸痛もしくは喀血で受診する．呼吸困難のみは22%で，8%は循環虚脱で受診する〔*Chest. 1991 Sep; 100(3): 598-603*〕．
- カナダの救急外来を受診した胸膜痛患者の21%が肺塞栓症であったという報告がある〔*Arch Intern Med. 1988 Apr; 148(4): 838-44*〕．

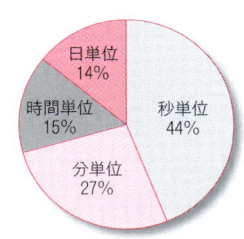

呼吸困難の発症様式の内訳
- 秒単位 44%
- 分単位 27%
- 時間単位 15%
- 日単位 14%

Am J Med. 2007; 120(10): 871-9

● 肺塞栓症の症状

	LR+	LR−
胸痛	1.1(0.86-1.3)	1.0(0.84-1.2)
胸膜痛	0.89(0.75-1.1)	1.1(0.90-1.2)
呼吸困難	1.4(1.1-1.8)	0.52(0.37-0.73)
突然の呼吸困難	1.8(1.1-3.1)	0.43(0.25-0.73)
喀血	1.6(1.2-2.2)	0.98(0.95-1.0)

	LR+	LR−
咳	1.8(1.8-2.8)	0.78(0.72-0.85)
失神	2.4(1.5-3.7)	0.88(0.79-0.98)
下肢腫脹	2.1(1.6-2.8)	0.84(0.80-0.88)
下肢痛	1.6(0.94-2.7)	0.91(0.74-1.1)

メタ解析：QJM. 2007 Dec; 100(12): 763-9

肺塞栓症の身体所見

- 頻呼吸が最もよく見られるバイタルの異常で，低血圧が最も肺塞栓症を疑うバイタルの異常である．
- 発熱は認めてもよいが高熱は稀である．
- 頸静脈怒張，ⅡP亢進，右室拍動はあれば右心系負荷所見として重要である．
- 片側性の下肢腫脹があれば肺塞栓の可能性は高くなるため，下肢の診察も省いてはならない．
- wheezeが聞こえれば肺塞栓症の可能性は低くなるが，cracklesや胸壁圧痛があっても肺塞栓を否定してはならない．

		感度	特異度	LR+	LR−
バイタルサイン	頻脈‡			1.3(0.94-1.9)	0.86(0.72-1.1)
	発熱‡			0.49(0.21-1.2)	1.1(0.98-1.2)
	頻呼吸‡			1.3(1.2-1.6)	0.56(0.40-0.78)
	ショック‡			4.1(1.8-9.0)	0.79(0.65-0.97)
肺野診察	crackles	18(13-25)	75(69-79)	0.7(0.5-1.0)	1.1(1.0-1.2)
	†	51(42-61)	61(54-67)	1.3(1.0-1.6)	0.8(0.7-1.0)
	wheezes	4(2-8)	87(82-90)	0.3(0.1-0.6)	1.1(1.1-1.1)
	†	5(2-11)	92(87-95)	0.6(0.3-1.5)	1.0(1.0-1.1)
	胸膜摩擦音	4(2-8)	96(93-98)	1.1(0.4-2.6)	1.0(1.0-1.0)
	†	3(1-8)	98(95-99)	1.1(0.3-4.2)	1.0(1.0-1.0)
循環器系診察	頸静脈怒張	12(8-18)	91(87-94)	1.3(0.8-2.2)	1.0(0.9-1.0)
	¢	13(9-19)	92(90-94)	1.7(1.2-2.6)	0.9(0.9-1.0)
	Ⅲ音†	3(1-8)	96(92-98)	0.6(0.2-2.0)	1.0(1.0-1.1)
	Ⅳ音†	24(17-33)	86(81-90)	1.8(1.1-2.7)	0.9(0.8-1.0)
	ⅡP亢進†	23(16-32)	87(82-91)	1.7(1.1-2.7)	0.9(0.8-1.0)
	¢	15(10-22)	98(97-99)	8.6(4.1-18)	0.9(0.8-0.9)
	傍胸骨部での右室拍動†	4(2-10)	98(95-99)	1.8(0.6-5.7)	1.0(0.9-1.0)
	¢	5(2-10)	98(97-99)	3.0(1.2-7.7)	1.0(0.9-1.0)
下肢診察	片側性下肢腫脹	17(13-23)	91(87-94)	1.9(1.2-3.1)	0.9(0.9-1.0)
	下肢腫脹・熱感・発赤・腫脹 ¢	47(40-54)	77(73-80)	2.0(1.7-2.5)	0.7(0.6-0.8)
	Homan徴候†	4(2-10)	98(95-99)	1.8(0.6-5.7)	1.0(0.9-1.0)
その他	発汗†	11(6-19)	92(88-95)	1.4(0.7-2.7)	1.0(0.9-1.0)
	チアノーゼ‡			1.3(0.69-2.6)	1.0(0.96-1.1)
	胸壁圧痛φ	17(13-23)	79(76-82)	0.8(0.6-1.2)	1.0(1.0-1.1)

Am J Respir Crit Care Med. 1999 Mar; 159(3): 864-71／† Chest. 1991 Sep; 100(3): 598-603
φ BMJ. 2005 Feb 26; 330(7489): 452-3／¢ Am J Med. 2007 Oct; 120(10): 871-9
‡ メタ解析：QJM. 2007 Dec; 100(12): 763-9

- 通常Ⅱ音はⅡA→ⅡPの順に聞こえる．肺高血圧になるとⅡ音の分裂は広くなりⅡP成分が亢進する．通常はⅡPを聴取できない心尖部でⅡP（すなわちⅡ音の分裂）を聴取すればⅡP亢進と考えてよい．

肺塞栓症の胸部単純X線写真

- 呼吸状態に比べて胸部単純X線写真にて肺野が正常であることが肺塞栓症を疑う理由となる．
- 肺血管陰影途絶・減弱，末梢を底辺とした楔状浸潤影があれば肺塞栓症に特徴的である．
- 胸水も比較的高頻度に見られる所見で，他に右室拡大，片側性横隔膜挙上や板状無気肺も出現しうる．

	感度	特異度	LR+	LR−
胸部単純X線写真が正常‡	66(52-78)	76(66-84)	2.8(1.8-4.2)	0.5(0.3-0.6)
心拡大	18(13-24)	78(73-83)	0.8(0.6-1.2)	1.1(1.0-1.1)
†	12(7-20)	89(84-93)	1.1(0.6-2.0)	1.0(0.9-1.1)
右心拡大	38(32-45)	86(81-89)	2.6(1.9-3.7)	0.7(0.7-0.8)
左心拡大	5(3-9)	90(86-93)	0.5(0.3-1.0)	1.1(1.0-1.1)
肺門部肺動脈拡大（knuckle sign）†	15(9-23)	89(84-92)	1.3(0.7-2.3)	1.0(0.9-1.0)
肺血管陰影途絶	36(29-43)	99(97-100)	35(11-111)	0.7(0.6-0.7)
肺野限局性透過性亢進（Westermark's sign）	45(38-52)	99(97-100)	45(14-139)	0.6(0.5-0.6)
†	7(3-13)	98(95-99)	2.8(1.0-8.0)	1.0(0.9-1.0)
末梢を底辺とした楔状浸潤影（Hampton's hump）	15(11-21)	99(97-100)	23(5.5-95)	0.9(0.8-0.9)
†	35(27-45)	79(73-84)	1.6(1.2-2.3)	0.8(0.7-0.9)
それ以外の浸潤影	6(3-10)	82(77-86)	0.3(0.2-0.6)	1.2(1.1-1.2)
板状無気肺	32(26-39)	77(71-81)	1.4(1.0-1.8)	0.9(0.8-1.0)
間質性浮腫	1(0-3)	91(87-94)	0.1(0.0-0.4)	1.1(1.1-1.1)
肺水腫†	4(2-10)	88(83-91)	0.3(0.1-0.9)	1.1(1.1-1.1)
横隔膜挙上†	24(17-33)	82(76-86)	1.3(0.9-2.0)	0.9(0.8-1.0)
横隔膜挙上（片側性）	43(36-50)	70(65-75)	1.4(1.1-1.8)	0.8(0.7-0.9)
横隔膜挙上（両側性）	19(14-26)	81(76-85)	1.0(0.7-1.5)	1.0(0.9-1.1)
胸水	45(38-52)	65(59-70)	1.3(1.0-1.6)	0.8(0.7-1.0)
†	48(39-57)	69(63-75)	1.5(1.2-2.0)	0.8(0.6-0.9)

Am J Respir Crit Care Med. 1999 Mar; 159(3): 864-71/ † Chest. 1991 Sep; 100(3): 598-603/
‡ Int Heart J. 2006 Mar; 47(2): 259-71

- 肺は肺動脈と気管支動脈からの二重血流支配を受けているため肺梗塞は比較的稀な合併症で，肺塞栓症の10-15%とされる．

肺塞栓症の心電図

- 最も有用なのはSⅠQⅢTⅢやSⅠSⅡSⅢという急性右心負荷所見と，右前胸部誘導での陰性T波・ST上昇である．
- 右軸偏位や右脚ブロックが新たに出現していれば肺塞栓症を疑う．
- 心電図も胸部単純X線写真と同様に肺塞栓を疑うことはあっても否定することはできない．しかしながら両者とも鑑別すべき疾患（肺炎，心不全，心筋梗塞など）の診断に有用であることから一次検査として頻用される．

- V_{1-2}で陰性T波・QT延長は右室の脱分極・再分極過程が相対的に遅延することで生じる．右室枝領域が虚血になればST上昇も見られる．なお，前壁梗塞でのST上昇・陰性T波はV_{3-4}で極大となることが鑑別点である．

	感度	特異度	LR+	LR−
洞性頻脈	46(33-60)	71(60-80)	1.6(1.0-2.4)	0.8(0.6-1.0)
†	37(27-49)	83(72-90)	2.2(1.2-3.9)	0.8(0.6-0.9)

（つづく）

	感度	特異度	LR+	LR−
心房細動†	4(1-12)	95(86-98)	0.8(0.2-3.3)	1.0(1.0-1.1)
心房粗動†	1(0-8)	96(88-99)	0.3(0.0-3.2)	1.0(1.0-1.1)
右軸偏位	14(7-27)	97(90-99)	4.4(1.2-16)	0.9(0.8-1.0)
QRS軸>50†	27(17-38)	80(69-88)	1.4(0.8-2.4)	0.9(0.8-1.1)
SIQⅢTⅢ	52(38-65)	97(90-99)	16(5.1-50)	0.5(0.4-0.7)
SIQⅢ/SIrSr'Ⅲ/SISⅡSⅢ†	67(55-77)	63(51-74)	1.8(1.3-2.5)	0.5(0.4-0.7)
SI/SaV$_L$>1.5	41(28-55)	87(78-93)	3.2(1.7-5.8)	0.7(0.5-0.8)
V$_1$ ST上昇†	20(12-31)	99(92-100)	15(2.1-112)	0.8(0.7-0.9)
V$_{1-4}$ 陰性T波	43(30-57)	98(92-100)	20(4.8-80)	0.6(0.5-0.7)
V$_2$ 陰性T波†	28(19-40)	88(78-94)	2.4(1.2-4.8)	0.8(0.7-0.9)
低電位	13(6-25)	88(79-94)	1.1(0.4-2.5)	1.0(0.9-1.1)
不完全右脚ブロック†	28(19-40)	90(80-95)	2.7(1.3-5.6)	0.8(0.7-0.9)
右脚ブロック†	3(1-10)	95(86-98)	0.5(0.1-2.7)	1.0(1.0-1.1)
時計軸回転†	41(30-53)	72(61-82)	1.5(1.0-2.4)	0.8(0.7-1.0)

Int Heart J. 2006 Mar; 47(2): 259-71/ † Eur Heart J. 2003 Jun; 24(12): 1113-9

肺塞栓症の動脈血液ガス

- A-aDO$_2$開大，低酸素血症，低CO$_2$血症の順によく見られる所見だが，他の心肺疾患との鑑別にはあまり有用ではない．

	感度	特異度	LR+	LR−
PaCO$_2$<35 mmHg	51(49-53)	50(53-49)	1.0(1.0-1.0)	1.0(1.0-1.0)
PaO$_2$<80 mmHg	81(75-85)	24(28-21)	1.1(1.0-1.1)	0.8(0.9-0.7)
A-aDO$_2$>20 mmHg	89(86-92)	16(20-13)	1.1(1.1-1.1)	0.7(0.7-0.6)
PaCO$_2$低下，PaO$_2$低下，A-aDO$_2$開大いずれか	93(88-97)	10(13-8)	1.0(1.0-1.1)	0.7(0.9-0.4)

Chest. 1996 Jan; 109(1): 78-81

肺塞栓症とDダイマー

- ELISA法にてDダイマー<0.5 ng/mLならば可能性はかなり下がるが，大動脈解離・心筋梗塞・静脈血栓塞栓症既往などでもDダイマーは高値となるため，Dダイマー≧0.5 ng/mL以上でも肺塞栓症とはいえない．

- Dダイマー≧0.5 ng/mLによる肺塞栓症の診断

	感度	特異度	LR+	LR−
ELISA法	98(88-100)	40(29-50)	1.62(1.4-1.9)	0.05(0.00-4.15)
latex法	90(81-100)	46(37-56)	1.68(1.4-2.0)	0.21(0.09-0.49)

Ann Intern Med. 2004 Apr 20; 140(8): 589-602

- 50歳以上ではDダイマーのカットオフ値を年齢÷10(ng/mL)とすると，偽陽性を5-6％減らしながら見落としは0.2-0.6％しか増えない〔BMJ. 2010 Mar 30; 340: c1475〕．

肺塞栓症のprediction rule

- Wells scoreは簡便に肺塞栓症のリスク分類が可能である．
- 検査前確率がさほど高くなければ呼吸数≦20/分，PaO$_2$≧80 mmHg，Dダイマー陰性はいずれも肺塞栓症を否定的にする．

17 肺塞栓症

- Wells Score

臨床的徴候（客観的に測定した下肢腫脹，深部静脈に沿った触診での痛み）	3.0 点
心拍数＞100/分	1.5 点
トイレ以外 3 日以上連続で臥床，あるいは 4 週以内に手術歴あり	1.5 点
以前に深部静脈血栓症あるいは肺塞栓と客観的に診断されている	1.5 点
喀血	1.0 点
癌があり治療を受けている，6 か月以内に中断した，あるいは待機療法を受けている	1.0 点
肺塞栓が他の疾患と同等かそれ以上に考えやすい（心電図，胸部 X 線写真，血液検査を使って）	3.0 点

	LR	肺塞栓の可能性
6.5 点以上	23(7.6-93)	63-98%
2.0-6.0 点	1.1(0.76-1.6)	26-46%
2.0 点未満	0.12(0.05-0.31)	3-10%

Ann Emerg Med. 2008 Jul; 52(1): 76-9

- D ダイマー陰性，$PaO_2 \geq 80$ mmHg，呼吸数≦20/分の組み合わせ

	NPV
D ダイマー（全血凝集法）陰性	99(98.1-99.9)
$PaO_2 \geq 80$ mmHg	97(94.2-99.6)
呼吸数≦20/分	95(93.1-97.8)
D ダイマー陰性かつ低酸素血症なし	100(96.8-100)
D ダイマー陰性かつ頻呼吸なし	99(97.2-100)
低酸素血症なしかつ頻呼吸なし	98(95.6-99.9)
D ダイマー陰性で低酸素血症や頻呼吸なし	100(95.9-100)

Thorax. 1998 Oct; 53(10): 830-4

肺塞栓症の心エコー検査

- 右心系に血栓を描出すれば確定的だが，血栓を描出することは稀である．
- 右室径/左室径＞0.5（右心拡大や左室虚脱），心室中隔扁平化，三尖弁逆流圧較差＞25 mmHg の 3 項目が簡便で有用だが，軽症の肺塞栓には感度が低い．
- 60/60 徴候（TRmaxPG≦60 mmHg で Tacc≦60 ms）は他の右心負荷疾患との鑑別にも有用である．
- 心嚢水があれば他の原因検索が必要である．
- 卵円孔開存があるかどうかは，今後の動脈塞栓症合併や死亡率予測に有用である．

	感度	特異度	LR+	LR−
右心系に血栓†	4(1-13)	100(95-100)	∞	1.0(0.9-1.0)
右室径/左室径＞0.5	85(65-95.1)	78(61-90)	3.9(2.1-7.4)	0.2(0.1-0.5)
右室径＞25 mm	70(50-86)	87(70-95)	5.2(2.2-12)	0.3(0.2-0.6)
†	91(80-97)	87(78-93)	7.0(4.1-12)	0.1(0-0.2)
左室径＜37 mm	19(7-3)	100(88-100)	∞	0.8(0.7-1.0)
心室中隔扁平化*1	40(23-59)	90(75-97)	3.9(1.4-11)	0.7(0.5-0.9)
†	29(18-42)	96(89-99)	6.6(2.3-19)	0.8(0.6-0.9)
	25(16-38)	94(78-99)	4.2(1.0-17)	0.8(0.7-0.9)
右室心尖部のみ動きがよい*2 ‡	77(46-94)	94(86-98)	14(5.1-38)	0.2(0.1-0.7)
₵	19(11-31)	100(87-100)	∞	0.8(0.7-0.9)
TR maxPG＞25 mmHg	93(76-98.8)	82(65-92)	5.1(2.6-9.9)	0.1(0.0-0.3)
60/60 徴候*3 ₵	25(16-38)	94(78-99)	4.2(1.0-17)	0.8(0.7-0.9)
心嚢水†	0(0-8)	90(82-95)	0.0	1.1(1.1-1.1)

*1 心室中隔の扁平化は収縮期に扁平化する圧負荷所見と，拡張期に扁平化する容量負荷所見と 2 種類あるとされる．
*2 右室心尖部のみ収縮能が保たれる徴候は McConnell sign として知られているが，右室梗塞との鑑別には有用ではない
〔*Eur J Echocardiogr. 2005 Jan; 6(1): 11-4*〕．
*3 60/60 徴候とは三尖弁逆流圧較差≦60 mmHg かつ，肺動脈弁での波形で acceleration time（Tacc）≦60 ms であることを示す．

Eur Heart J. 1996 May; 17(5): 779-86/ † *Int Heart J. 2006 Mar; 47(2): 259-71*
‡ *Am J Cardiol. 1996 Aug 15; 78(4): 469-73/*₵ *Am J Cardiol. 2002 Sep 1; 90(5): 507-11*

右心負荷所見を呈する疾患の心エコーによる鑑別

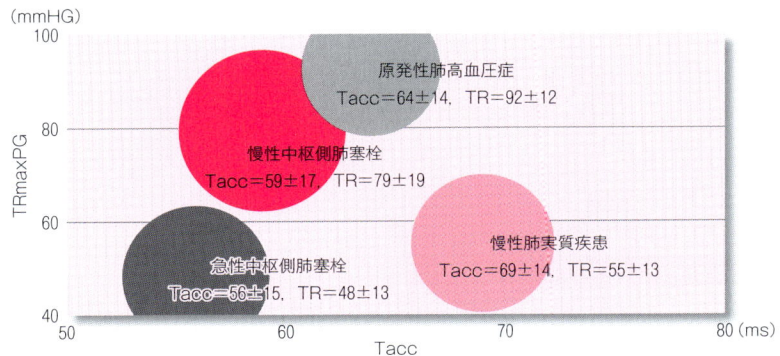

(mmHG)
- 原発性肺高血圧症 Tacc=64±14, TR=92±12
- 慢性中枢側肺塞栓 Tacc=59±17, TR=79±19
- 急性中枢側肺塞栓 Tacc=56±15, TR=48±13
- 慢性肺実質疾患 Tacc=69±14, TR=55±13

縦軸：TRmaxPG、横軸：Tacc (ms)

Eur Respir J. 1999 Mar; 13(3): 616-21 より改変

▶ 肺塞栓症では肺動脈のコンプライアンスは低いので Tacc は短縮する．また，急性の肺塞栓では慢性肺塞栓と比較して右室は肺動脈圧をさほど上げることはできない．

- 卵円孔開存があると死亡 OR＝11.4（死亡率が 14％→33％），入院中合併症 OR＝5.21（脳梗塞は 2.2%→13％，末梢動脈塞栓は 0％→15％）との報告がある〔*Circulation. 1998; 97: 1946-51*〕．

特異的画像検査

- 肺動脈造影は最も信頼性が高い検査であるが，侵襲は高い．
- 造影 CT が特異的検査としては信頼性と簡便迅速性から最も優れるが，10％程度を占める末梢での塞栓 (subsegmental PE) には感度が低い．
- 胸部造影 CT に下肢〜腹部造影 CT を加えることで臨床的な見落としはほとんどなくすことができる（造影 CT で分からない程度の小さな肺塞栓であれば下肢に残存血栓があることが多い）．
- 肺血流・換気シンチグラフィは造影 CT 施行よりも診断特性・迅速性に劣るが，造影 CT ができない場合や末梢型の微小多発塞栓症を疑うときに考慮する．

	LR＋	LR−
肺動脈造影†	170 (64-450)	0.0026 (0.00037-0.019)
肺血流・換気シンチグラフィ		
（可能性高い）	18.3 (10.3-32.5)	
（可能性何ともいえず）	7.1 (4.6-11.0)	
（可能性低い）	0.36 (0.25-0.50)	
（正常〜ほぼ正常）	0.05 (0.03-0.10)	
血流シンチグラフィ		0.09 (0.06-0.15)
造影ヘリカル CT	24.1 (12.4-46.7)	0.11 (0.06-0.19)
下肢静脈エコー	16.2 (5.6-46.7)	0.67 (0.50-0.89)
造影 CT＋下肢静脈エコー		0.04 (0.03-0.06)
MRA	11.7 (3.6-37.8)	0.20 (0.12-0.34)
心エコー	5.0 (2.3-10.6)	0.59 (0.41-0.86)

BMJ. 2005 Jul 30; 331(7511): 259/ † Circulation. 1992 Feb; 85(2): 462-8

- 深部静脈血栓の 17％が骨盤〜腹部であり〔*Radiology. 2001 May; 219(2): 498-502*〕，肺塞栓の疑いにて造影 CT を行うならば静脈相で腹部〜下肢までを撮影したほうが，下肢静脈エコーよりも深部静脈血栓症に対して感度は高い〔*Radiology. 2000 Sep; 216(3): 744-51*〕．

- 血流・換気シンチグラフィは CT と比較して簡便性・感度・特異度・判定保留率・代替診断に劣るため〔*Am J Respir Crit Care Med. 2000 Dec; 162(6): 2232-7*〕，造影剤が使えない場合と末梢型の微小多発塞栓

症を疑うときに行う検査と考える.
- ▶ 多くの施設では血流シンチグラフィ(ミルキングが可能な ^{99m}Tc を使用する)は使用可能だが,換気シンチグラフィ(^{81m}Kr を使用する)を迅速に施行することは難しいため,単純 CT で換気部位を予測する.

MEMO 心房細動におけるワルファリンの投与

- 65歳以上の高齢者の5%で見られる心房細動では,年間5%で起こる脳卒中などの塞栓症予防が重要である.
  - ▶ 弁膜症などの基礎疾患のない場合,心房細動での塞栓症のリスクはおおよそ年間 5 (2-15) % と考えられる〔Stroke. 1995 May; 26(5): 801-6〕.
  - ▶ 高齢者で頻回に繰り返す発作性心房細動も持続性心房細動と同様に考えたほうがよいとされる〔Ann Intern Med. 2003; 138: 831-8〕.

- 基本的予防手段はワルファリンである.
  - ▶ ワルファリンは塞栓症を1/3程度にできるが,アスピリンは効果が乏しい.抗血小板薬を複数組み合わせる方法〔Lancet. 2006 Jun 10; 367(9526): 1903-12〕や,低用量ワルファリンとアスピリン併用〔Lancet. 1996 Sep 7; 348(9028): 633-8/Arch Intern Med. 2007 Jan 22; 167(2): 117-24〕などは,副作用が増える割に追加効果が乏しいと考えられている.

心房細動における脳卒中後の二次予防効果

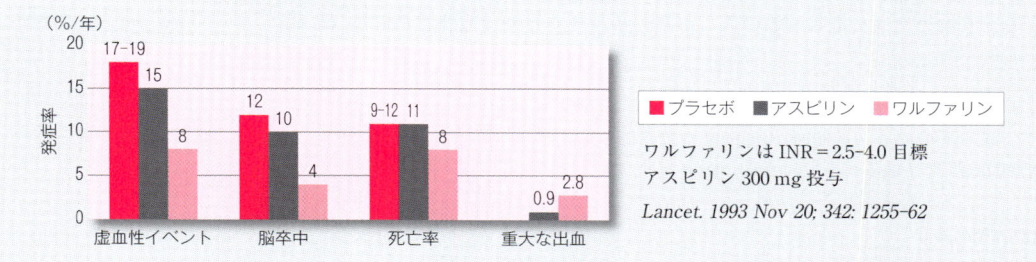

ワルファリンは INR = 2.5-4.0 目標
アスピリン 300 mg 投与
Lancet. 1993 Nov 20; 342: 1255-62

- $CHADS_2$ score が2点以上あればワルファリン投与が薦められる.
  - ▶ $CHADS_2$ score が1点であっても65歳以上・女性・血管疾患がある場合は塞栓症リスクが高い.

	$CHADS_2$	CHA_2DS_2-VASc
心不全(congestive heart failure)	1点	1点
高血圧(hypertension)	1点	1点
年齢(age≧75)	1点	2点
糖尿病(diabetes mellitus)	1点	1点
脳血管障害の既往(stroke, TIA)	2点	2点
血管疾患(vascular disease)*		1点
年齢(age 65-74)		1点
女性(sex category)		1点

*血管疾患とは心筋梗塞,末梢動脈疾患,大動脈プラークを指す.

血栓塞栓症による入院・死亡の発症

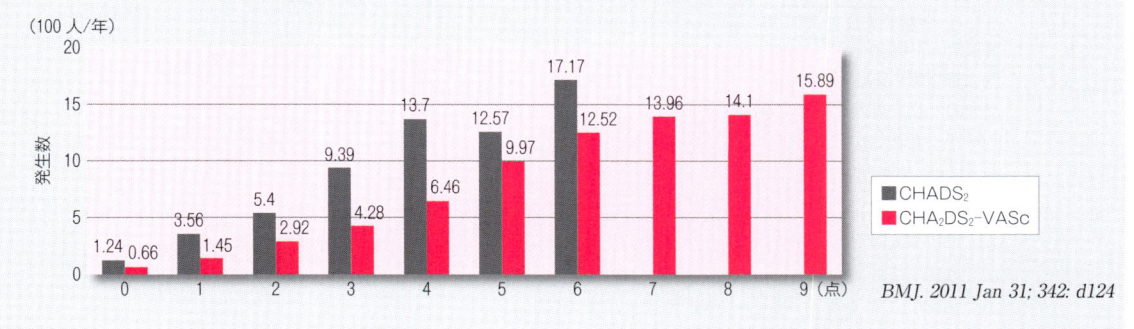

BMJ. 2011 Jan 31; 342: d124

(つづく)

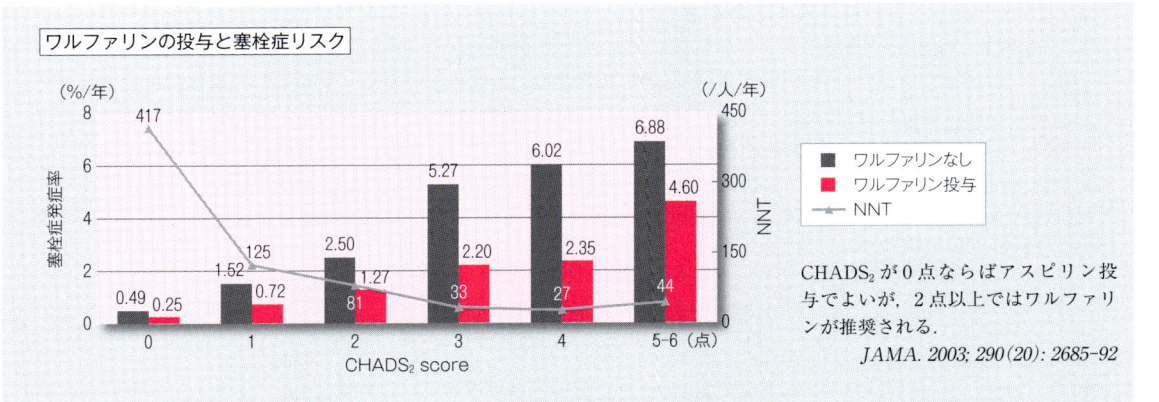

ワルファリンの投与と塞栓症リスク

CHADS₂ が 0 点ならばアスピリン投与でよいが，2 点以上ではワルファリンが推奨される．
JAMA. 2003; 290(20): 2685-92

- PT-INR は 2.0-3.0 を目安にコントロールするが，日本人では PT-INR が 1.5-2.1 と 2.1-3.0 では TIA 二次予防効果は変わらず，PT-INR>2.6 で出血が増加する〔Intern Med. 2001 Dec; 40(12): 1183-8〕ため，75 歳以上ならば PT-INR=1.6-2.6 でよいとされる．
- アスピリンは 75-325 mg と幅広い量が推奨されている．
- 心臓超音波検査では左室収縮能の低下が塞栓症リスクとして重要である〔Arch Intern Med. 1998 Jun 22; 158(12): 1316-20〕．

● 転倒のリスクや消化管出血のリスクが高い場合はワルファリンの投与に注意を要する．
- ただし，転倒のリスク（1 年以内の転倒歴や歩行の不安定性）と重大な出血の関連性は弱く，転倒のリスクがあるだけで抗凝固療法を見送るべきではない〔Am J Med. 2012 Aug; 125(8): 773-8〕．

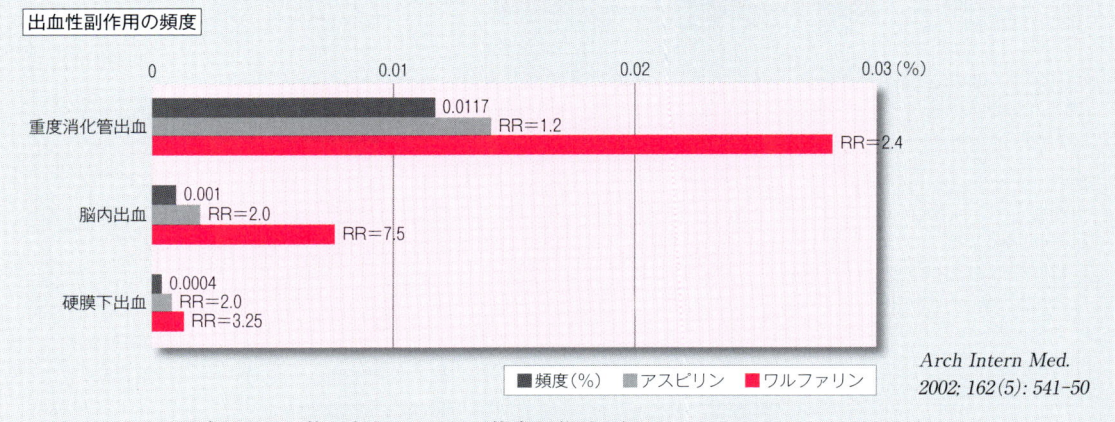

出血性副作用の頻度

Arch Intern Med. 2002; 162(5): 541-50

- HAS-BLED が 3 点以上では特に出血のリスクに注意が必要である．

		点数
H	高血圧（収縮期血圧>160 mmHg）(hypertension)	1
A	腎障害か肝障害 (abnormal renal and liver function)	各 1
S	脳血管障害の既往 (stroke)	1
B	出血の既往・素因 (bleeding)	1
L	INR が不安定 (labile INRs)	1
E	65 歳以上 (elderly)	1
D	抗血小板薬や NSAID，アルコール (drugs or alcohol)	各 1

（つづく）

心房細動患者に対するワルファリン投与による出血の予測

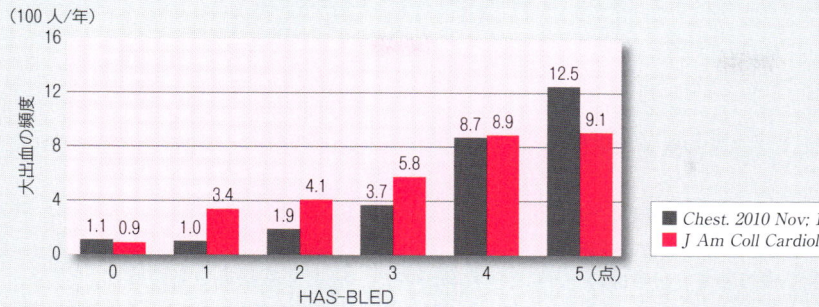

(100人/年)
縦軸：大出血の頻度
横軸：HAS-BLED (点)

HAS-BLED	Chest. 2010 Nov; 138(5): 1093-100	J Am Coll Cardiol. 2011 Jan 11; 57(2): 173-80
0	1.1	0.9
1	1.0	3.4
2	1.9	4.1
3	3.7	5.8
4	8.7	8.9
5	12.5	9.1

- ワルファリン（目標INR＝2.0-3.0）と新規抗凝固薬の比較

hazard ratio	apixaban 5 mg×2/日 （SRISTOLE試験）	dabigatran 150 mg×2/日 （RE-LY試験）	rivaroxaban 20 mg/日 （ROCKET AF試験）
塞栓症	0.79(0.66-0.95)	0.65(0.52-0.81)	0.88(0.75-1.03)
死亡率	0.89(0.80-1.00)	0.88(0.77-1.00)	0.85(0.70-1.02)
重大な出血	0.89(0.70-1.15)	0.93(0.81-1.07)	1.04(0.90-1.20)

Am J Cardiol. 2012 Aug 1; 110(3): 453-60

- ダビガトラン
  ▶ PT-INRのモニタリングとそれに応じた用量調節を必要としないこと，ビタミンK摂取制限が不要であること，薬物相互作用が少ないことがワルファリンに勝り，ワルファリンに代わって使用されることが増えている．
  ▶ ワルファリンとの効果・副作用の比較
    □ ダビガトランが150 mg 1日2回ではワルファリンと比較して重大な出血は増やさずに，塞栓症や脳梗塞を年間1.69％から1.07-1.11％とわずかに減少させる（NNTは150人/年）．
    □ ダビガトランが110 mg 1日2回ではワルファリンと比較して塞栓症や脳梗塞の予防効果は同等だが，重大な出血を年間3.11％から2.71％に少し減らす（NNTは250人/年）
    □ 頭蓋内出血に関してはワルファリンと比較してダビガトラン150 mgのNNTは250-357人/年（0.38-0.73 → 0.10-0.33％），ダビガトラン110 mgではNNTは185-385人/年（0.38-0.73 → 0.12-0.19％）で減少させるが日本人では脳出血が多いことを考慮する必要がある．
    □ 死亡率や肝障害の発生率はワルファリンとダビガトランでは同等．

Circulation. 2010 Nov 30; 122(22): 2246-53
Lancet Neurol. 2010 Dec; 9(12): 1157-63
Lancet. 2010 Sep 18; 376(9745): 975-83
Expert Opin Pharmacother. 2010 Mar; 11(4): 685-7
N Engl J Med. 2009 Sep 17; 361(12): 1139-51

▶ 薬価が年間19万3,596円（150 mgを1日2回の場合）と高額であることと，腎機能障害やP糖蛋白阻害剤（ベラパミルなど）との併用があると血中濃度が上昇し出血のリスクが上昇すること，さらに拮抗薬が存在しないことが問題点である．

18 慢性下肢動脈閉塞症（特に ASO について）

慢性下肢動脈閉塞症

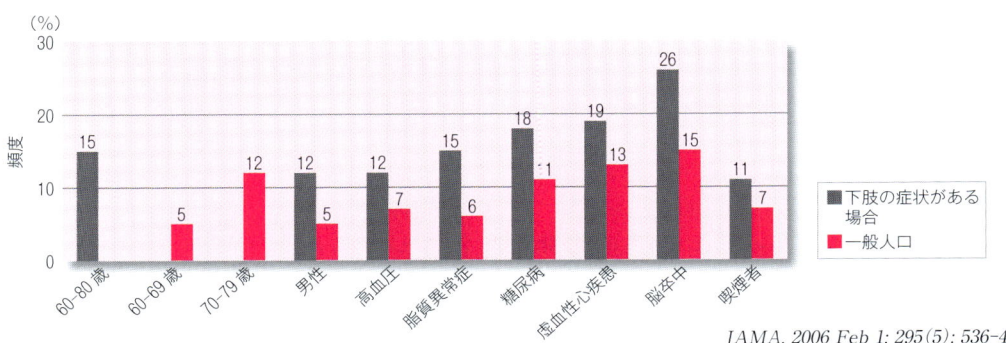

- 慢性下肢動脈閉塞症では，閉塞性動脈硬化症(ASO)が多いが，Buerger病(閉塞性血栓血管炎；TAO)が鑑別にあがる．
- ASO は動脈硬化なので高齢・男性・高血圧・脂質異常症・糖尿病・虚血性心疾患・脳卒中・喫煙と関連がある．
- Buerger 病は若年男性喫煙者に多く，小動脈を侵すため潰瘍が多く，遊走性静脈炎も見られる．

慢性下肢動脈閉塞症の頻度

	60-80歳	60-69歳	70-79歳	男性	高血圧	脂質異常症	糖尿病	虚血性心疾患	脳卒中	喫煙者
下肢の症状がある場合	15		12	12	12	15	18	19	26	11
一般人口		5	12	5	7	6	11	13	15	7

JAMA. 2006 Feb 1; 295(5): 536-46

足関節／上肢血圧比(ABI)と症状

- ABI＞1.0 が正常である．
- 冷感・しびれ感(Fontaine I 度)は非特異的な症状である．
- 間欠跛行(Fontaine II 度)は慢性下肢動脈虚血に対して感度は低く，ABI≦0.8 とならないと出現しがたい．
- 安静時疼痛(III度)や潰瘍(IV度)がある場合，ABI＜0.5 であることが多い．
- ABI は Fontaine 分類よりも足の機能を反映するが，著しい動脈硬化性病変や石灰化があれば，高度狭窄病変があっても ABI は比較的高値に留まる．

- 慢性下肢動脈閉塞症の診断

	感度	特異度	LR+	LR-
間欠跛行 中等度以上の病変予測	15	95	3.3(2.3-4.8)	0.89(0.78-1.0) 0.57(0.43-0.76)

JAMA. 2006 Feb 1; 295(5): 536-46 より改変

ASO の身体所見

- 足背動脈・後脛骨動脈の脈拍欠損と，大腿動脈血管雑音が身体所見では最も重要である．
- 足が非対称性に冷たいことや，足趾びらんの感度は低いが特異度が高い．
- venous refill time (下肢静脈が充満するまでの時間)≧20 秒ならば ABI＜0.5 である可能性が高い．

  - 視診・触診・聴診
    ▶下肢に跛行があっても脈拍が正常である場合は，運動後に脈拍が消失している場合が多い．

▶ 足背動脈は健常者でも 3-14% で触れず，後脛動脈は 0-10% で触れない．

		ABI	感度	特異度	LR＋	LR－
視診	足に傷かびらん		2	99.6	5.9(2.6-13.4)	0.98(0.97-1.0)
	足の色が異常で蒼白，赤い，青い		35	87	2.8(2.4-3.3)	0.74(0.69-0.79)
	萎縮した皮膚†	0.5	43-50	70-71	1.4-1.6	0.7-0.8
	下肢遠位の脱毛†	0.5	47-48	70-71	1.6	0.7
触診	冷たさ†					
	足が非対称性に冷たい	0.9	10	98	5.8	0.9
	対側ふくらはぎより冷たい	0.5	65-80	46-47	1.2-1.5	0.4-0.7
	足背動脈と後脛骨動脈拍消失†					
		0.9	63	99	44.6	0.4
		0.5	95	73	3.5	0.1
	足背もしくは後脛骨動脈拍動の異常†					
		0.9	73	92	9.0	0.3
		0.5	65-80	78-79	3.0-3.8	0.3-0.4
聴診	腸骨〜大腿〜膝窩動脈血管雑音		67	88	5.6(4.7-6.7)	0.39(0.34-0.45)
	大腿動脈血管雑音		30	95	5.7(4.7-7.0)	0.74(0.70-0.78)

JAMA. 2006 Feb 1; 295(5): 536-46 より改変/† Arch Intern Med. 1998 Jun 22; 158: 1357-64

● 血行動態確認試験

	ABI	感度	特異度	LR＋	LR－	
capillary refill time≧5 秒	0.5	25-28	84-85	1.6-1.9	0.8-0.9	第 5 趾を圧迫後，色が戻るまでの時間
venous refill time≧20 秒	0.5	22-25	94-95	3.6-4.6	0.8	仰臥位で下肢を 45°, 1 分間挙上し，その後座位で静脈が浮き上がる時間

Arch Intern Med. 1998 Jun 22; 158: 1357-64

● 閉塞部位の推測

閉塞部位		感度	特異度	LR＋	LR－
大動脈・腸骨動脈	大腿動脈拍動消失・著明減弱	38	100	∞	0.6
	腸骨動脈雑音	28	87	2.2	0.83
下腿動脈	膝窩動脈は触れるが症状がある場合の，下腿血管雑音	80	75	3.2	0.27
内転筋管より遠位動脈	Buerger テスト	100	54	2.2	0
内転裂孔までの大腿動脈	膝が温かい	73	75	2.9	0.36

Arch Intern Med. 1998 Jun 22; 158: 1357-64

▶ Buerger テスト：足を机から 90°持ち上げ 2 分で異常蒼白となり，その後，足を垂直に 2 分間たらして爪先から広がる赤暗色潮紅が見られれば陽性と判定する．

ASO の検査

● 下肢の SpO_2 測定は ABI に匹敵するベッドサイドで可能な簡易検査となりうる．
● 画像検査では造影 MRA が最も感度が高く，CT 血管造影が続く．超音波検査の感度は若干劣るが特異度は高い．

● SpO_2 低値（下肢の SpO_2 が指よりも 2% 以上低いか，下肢挙上で 2% 以上低下）ならば ASO と考える．

	感度	特異度	LR＋	LR－
SpO_2 低値	77(61-88)	97(91-99)	30(7.6-121)	0.23(0.12-0.43)
ABI<0.9	63(46-77)	97(91-99)	24.8(6.2-99.8)	0.38(0.25-0.59)
上記 2 つのいずれか	86(71-94)	92(84-96)	11.29(5.17-24.64)	0.15(0.07-0.35)

動脈波形解析で monophasic waveforms を下肢 ASO と定義：*Arch Intern Med. 2005 Feb 28; 165(4): 442-6*

●50%以上の狭窄に対する診断能

	感度	特異度	LR+	LR-
造影MRA	95.2[91.9-99.5]	95.6[63.7-99.2]	22.8[2.5-114.6]	0.05[0.01-0.13]
MRA(2D-TOF法)	85.6[78.5-93.5]	83.7[73.9-92.3]	5.3[3.5-12.1]	0.17[0.07-0.24]
CT血管造影	92.7[88.9-98.8]	92.1[83.3-97.4]	11.8[5.5-37.9]	0.08[0.01-0.13]
超音波検査	89.2[79.7-97.6]	97.2[88.5-99.0]	32.2[7.7-91.2]	0.11[0.03-0.21]

BMJ. 2007 Jun 16; 334: 1257

19 二次性高血圧症

二次性高血圧症

- 高血圧症患者の5-10%が二次性高血圧症とされる．
- 30歳未満での発症，高血圧症の家族歴がない，肥満がない，薬剤を3種類使用してもコントロール不良な高血圧症は特に二次性高血圧症のチェックが必要である．
- 頻度の最も高い腎性高血圧症は採血で診断が容易であるが，腎血管性高血圧症と原発性アルドステロン症は頻度が比較的高いにもかかわらず疑わないと分からない．それ以外にはCushing症候群・褐色細胞腫を鑑別する必要がある．

一般外来高血圧症患者における二次性高血圧症の頻度

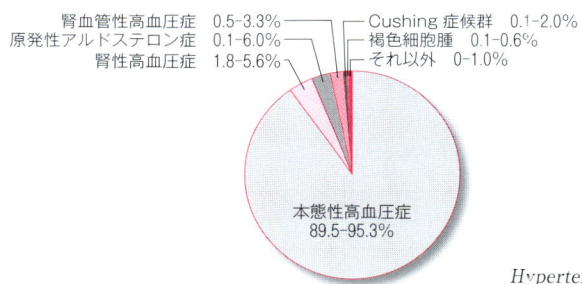

- 腎血管性高血圧症 0.5-3.3%
- 原発性アルドステロン症 0.1-6.0%
- 腎性高血圧症 1.8-5.6%
- Cushing症候群 0.1-2.0%
- 褐色細胞腫 0.1-0.6%
- それ以外 0-1.0%
- 本態性高血圧症 89.5-95.3%

Hypertens Res. 2004 Mar; 27(3): 193-202

- 他の原因として内分泌性高血圧症では甲状腺機能低下症・甲状腺機能亢進症・副甲状腺機能亢進症，先端巨大症を考える．
- 薬剤としては，Na保持薬剤(NSAIDや甘草，ステロイド)，交感神経刺激薬剤，シクロスポリン，エリスロポエチンなどが原因となる．
- 生活習慣としては塩分摂取以外に，アルコール依存症，喫煙，肥満/睡眠時無呼吸症候群が重要である．
- 本態性高血圧症であれば30-55歳で発症することが多い．

腎血管性高血圧症

- 動脈硬化(加齢・喫煙・高コレステロール血症)がある患者に多いが，線維筋性異形成や大動脈炎でも起こるため若年女性にも多い．
- 原因不明の腎機能障害，突然の肺水腫を来したが心機能が比較的正常な場合，ACE阻害薬やARBにより急激な腎機能障害が見られた場合は積極的に疑う．
- 腹部血管雑音(特に収縮期雑音＋拡張期雑音)を聴取すれば可能性はかなり高くなる．

(つづく)

- 超音波検査は非侵襲的で簡便な検査として有用であり，最大収縮期血流速度≧100-200 cm/秒であれば腎動脈狭窄と考える．
- 特異的検査の中ではCT血管造影や造影MRAが最も優れる検査である．

  - 腎動脈は50-75％の狭窄を有意とするが，一側性の狭窄が70-80％と多く両側性が20-30％とされる．両側性であれば動脈硬化性の可能性が高い．
  - 両側腎動脈狭窄ではflash pulmonary edemaが起こりうるが，これにはRAA系亢進，NO合成障害，エンドセリン高値などに関連した血管内皮障害が関与している可能性が示唆されている〔*Prog Cardiovasc Dis. 2009 Nov-Dec; 52(3): 249-59*〕．

腎血管性高血圧症のリスク要因

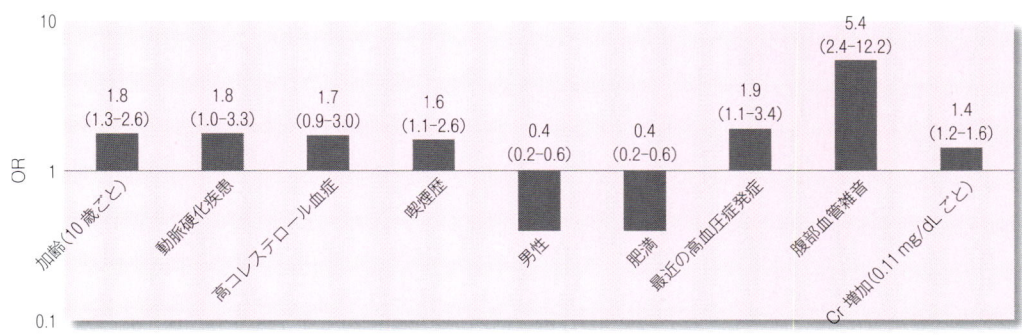

加齢(10歳ごと) 1.8 (1.3-2.6)
動脈硬化性疾患 1.8 (1.0-3.3)
高コレステロール血症 1.7 (0.9-3.0)
喫煙歴 1.6 (1.1-2.6)
男性 0.4 (0.2-0.6)
肥満 0.4 (0.2-0.6)
最近の高血圧症発症 1.9 (1.1-3.4)
腹部血管雑音 5.4 (2.4-12.2)
Cr増加(0.11 mg/dLごと) 1.4 (1.2-1.6)

Ann Intern Med. 1998 Nov 1; 129(9): 705-11

- 腹部血管雑音による腎血管性高血圧の診断

	感度	特異度	LR+	LR−
心窩部か側腹部での血管雑音	63(42-80)	90(82-95)	6.4(3.2-12.6)	0.41(0.25-0.67)
収縮期のみの腹部血管雑音	77.7	63.6	2.1	0.35
収縮期と拡張期両方に腹部血管雑音	39(27-52)	99(96-100)	38.9(9.47-159.6)	0.62(0.51-0.75)

JAMA. 1995 Oct 25; 274(16): 1299-301

- 特異的検査

各種検査の診断特性

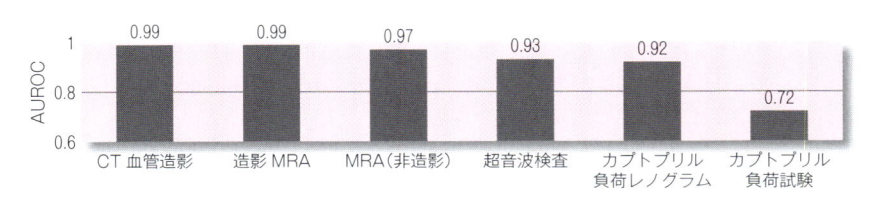

CT血管造影 0.99
造影MRA 0.99
MRA(非造影) 0.97
超音波検査 0.93
カプトプリル負荷レノグラム 0.92
カプトプリル負荷試験 0.72

メタ解析：*Ann Intern Med. 2001; 135: 401-11*

▶ 超音波検査

	カットオフ	感度	特異度	LR+	LR−
peak systolic velocity	100-200 cm/秒	85(76-90)	92(87-95)	10(6.3-17)	0.2(0.1-0.3)
acceleration time	0.1-0.7 m/秒	80(62-91)	88(75-95)	6.6(2.8-15)	0.2(0.1-0.5)
acceleration index	3.0-4.5 m/秒	74(55-87)	85(71-93)	4.8(2.4-9.9)	0.3(0.2-0.6)
renal-aortic ratio	1.8-3.5	78(87-86)	89(83-94)	7.3(4.3-12)	0.2(0.2-0.4)

AJR Am J Roentgenol. 2007 Mar; 188(3): 798-811

▶ CT 血管造影と MR 血管造影

	感度	特異度	LR+	LR−
MR 血管造影	62(54-71)	84(81-87)	3.9	0.5
CT 血管造影	64(55-73)	92(90-95)	8.0	0.4

Ann Intern Med. 2004 Nov 2; 141(9): 674-82

▶ 画像検査では腎臓長径≦9 cm であったり腎臓の大きさの左右差が 2.5 cm 以上あれば 1 つの参考所見となる他に，造影 CT で腎盂への造影剤排泄の左右差が見られる．

	感度	特異度	LR+	LR−
腎盂での造影剤左右差 CT 値比＞1.22	91(70-98)	96(85-99)	22(5.6-86)	0.1(0.0-0.3)

AJR Am J Roentgenol. 2006 Aug; 187(2): 532-40

原発性アルドステロン症

- 病歴や身体所見で診断を下すことは不可能である．
- 低 K 血症があれば典型的だが 1/4 の症例では 3.5 mEq/L 未満の低 K 血症が見られない（K＜4.0 mEq/L では低 K 血症傾向と考える）．
- アルドステロン濃度(pg/mL)/血清レニン活性(ng/mL/時)＞200 で疑い，300 以上かつアルドステロン濃度＞150 pg/mL ならば確定的と考える．
- 採血のタイミングはホルモン値の結果に影響を与えるため，早朝に 30 分以上臥位にしてからの採血が望ましい．
- β ブロッカーとスピロノラクトンは検査前に休薬が望ましいが，それ以外の降圧薬は診断にさほど影響は与えない．
- 局在診断には CT，^{131}I-アドステロール副腎シンチグラフィ，副腎静脈サンプリングを組み合わせて行う．

- 25.8％で血清の K 値は正常（≧3.5 mEq/L）である〔*Kardiol Pol. 2003 Jan; 58(1): 17-26*〕．

- アルドステロン濃度(pg/mL)/血清レニン活性(ng/mL/時)（PAC/PRA 比）
  ▶ レニン活性は 0.2±0.1 ng/mL/時と本態性高血圧の 1.2±1.9 ng/mL/時に比較して抑制されていることが重要〔*Eur J Endocrinol. 2004 Apr; 150(4): 517-23*〕で，目安として 1 ng/mL/時以上ならば原発性アルドステロン症は否定的と考える．
  ▶ アルドステロン濃度 PAC は pg/mL 表示だが，血清レニン活性(PRA)は ng/mL/時の表示である．本書では簡便性のためそのまま割り算した値をアルドステロン/レニン活性比とするが，単位を ng/dL としているために本書の 1/10 の値を採用している論文が多いことに注意が必要である．
  ▶ PAC が 120 pg/mL 以上と高値でも PAC/PRA＜100 や PRA＞3.0 ng/mL/時ならば腎血管性高血圧症のような二次性高アルドステロン血症を考える．

	感度	特異度	LR+	LR−
PAC/PRA＞300	94	70	3.1	0.09
PAC/PRA＞300 かつ PAC＞150 pg/mL	84	97	28	0.16
PAC/PRA＞500	78	85	5.2	0.26
PAC/PRA＞500 かつ PAC＞150 pg/mL	69	98	34.5	0.32

Eur J Endocrinol. 2004 Mar; 150(3): 329-37

- 採血条件の違いによる PAC/PRA カットオフの違いとその診断特性

	PAC/PRA	感度	特異度	LR+	LR−	PAC[*2]	PRA[*2]
9 時の仰臥位採血	≧350	97(88-100)	100(81-100)	∞	0.04	119	0.32
13 時外来採血（4 時間仰臥位）	≧131	97(88-100)	89(65-98)	8.7	0.04	157	1.24
早朝座位	≧236	97(83-100)	94(71-99)	16.5	0.03	157	0.72

（つづく）

	PAC/PRA	感度	特異度	LR+	LR−	PAC*2	PRA*2
生理食塩水負荷後*1	≧185	100(89-100)	100(80-100)	∞	0.00	51	0.33

*1 生理食塩水負荷試験は座位の状態で生理食塩水2Lを4時間で点滴後に採血行う．
*2 PAC(pg/mL)やPRA(ng/mL/h)時の理想的なカットオフも参考までに記載する．

J Clin Endocrinol Metab. 2005 Jan; 90(1): 72-8

● 降圧薬による採血結果への影響

	アルドステロン/レニン活性比	レニン活性	アルドステロン濃度
利尿剤	ほぼ不変	高値	高値
βブロッカー	高値	低下	ほぼ不変
Ca拮抗薬	ほぼ不変	高値	ほぼ不変〜高値
メチルドーパ	ほぼ不変〜高値	低下	ほぼ不変
クロニジン	ほぼ不変〜高値	低下	ほぼ不変
ACE阻害薬	ほぼ不変〜低下	ほぼ不変〜高値	ほぼ不変〜低下
ベラパミル	ほぼ不変	ほぼ不変	ほぼ不変
αブロッカー	ほぼ不変	不変	不変
ヒドララジン	ほぼ不変	ほぼ不変	ほぼ不変

Eur J Endocrinol. 2004 Mar; 150(3): 329-37/Hypertension. 2002 Dec; 40(6): 897-902 より改変

● 画像検査
▶ 副腎腺腫は超音波検査やCT検査で確認できないことも多い．

超音波検査による副腎腺腫の検出

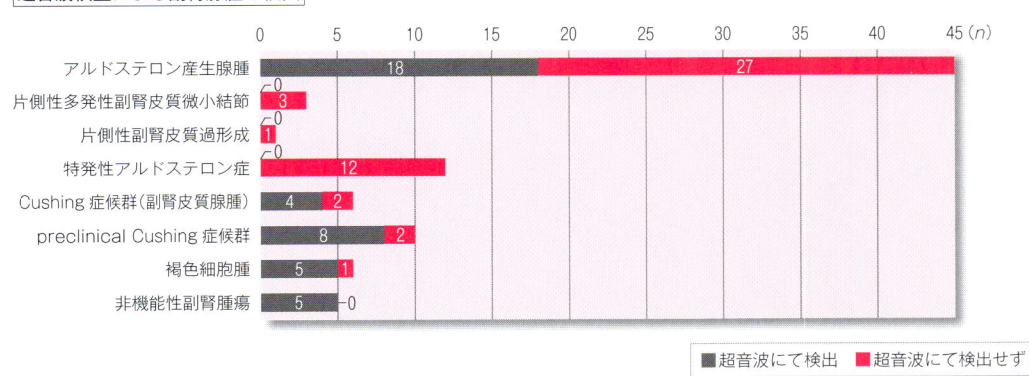

部位	超音波にて検出	超音波にて検出せず
アルドステロン産生腺腫	18	27
片側性多発性副腎皮質微小結節	0	3
片側性副腎皮質過形成	0	1
特発性アルドステロン症	0	12
Cushing症候群（副腎皮質腺腫）	4	2
preclinical Cushing症候群	8	2
褐色細胞腫	5	1
非機能性副腎腫瘍	5	0

Hypertens Res. 2004 Mar; 27(3): 193-202

▶ 原発性アルドステロン症における副腎腺腫の存在の診断

	感度	特異度	LR+	LR−
CT	85.0			
†	86(56-98)	86(56-98)	6.0(1.6-22)	0.2(0.1-0.6)
MRI	74.1			
副腎シンチグラフィ*	85.4			
†	92(62-100)	64(36-86)	2.6(1.3-5.3)	0.1(0-0.8)

*デキサメタゾン抑制下での^{131}I-アドステロール副腎シンチグラフィ．

Nucl Med Commun. 2003 Jun; 24(6): 683-8/† AJR Am J Roentgenol. 1989 Aug; 153(2): 301-6

● 副腎静脈サンプリングの信頼性が高いとされるが，高度の技術を要し侵襲性も高い検査である．副腎静脈に適切にカテーテルが挿入されているかを確認するために，アルドステロン/コルチゾール比をとる必要がある．

E

内分泌・代謝・栄養

1 低ナトリウム血症　286
2 低カリウム血症・高カリウム血症　290
3 高カルシウム血症・低カルシウム血症　294
4 糖尿病　299
5 低血糖発作　305
6 糖尿病性昏睡　311
7 甲状腺結節・甲状腺癌　314
8 甲状腺機能スクリーニング　315
9 甲状腺機能低下症　318
10 甲状腺機能亢進症　322
11 亜急性甲状腺炎　327
12 副腎腫瘍　329
13 クッシング症候群　331
14 褐色細胞腫　335
15 副腎不全　337
16 骨粗鬆症　342

1 低ナトリウム血症

低 Na 血症

- 低 Na 血症は日常診療で問題となる電解質異常の中で最も高頻度であり，入院患者，特に高齢者，ICU，精神科領域でよく見られる．
- Na 濃度と症状との関連は一貫性がない（急性か慢性かが重要）が，Na が 125 mEq/L 未満は消化管症状・精神症状を呈する 1 つの目安で，115 mEq/L 未満は生命の危険があるとされる．

- 入院患者の 1-2％ で低 Na 血症は見られ，高 Na 血症の 10 倍の頻度とされる．また ICU 患者の 14.6％ が Na≦130 mEq/L で，2.3％ は Na≦120 mEq/L，0.7％ が Na≧150 mEq/L とされる〔Minerva Anestesiol. 2006 Jun; 72(6): 353-6〕．
- Na＜130 mEq/L は入院患者の 3-5％ で見られるが，Na≦110 mEq/L であるのは 0.2％ のみ〔J R Soc Med. 1989 Aug; 82(8): 479-83〕．
- 市中高齢者の 7.2％，高齢入院患者では 30％ 近くで低 Na 血症を認める〔Am Fam Physician. 2000 Jun 15; 61(12): 3623-30〕．
- 精神科病院入院患者の 10.5％ で低 Na 血症を認める〔Jpn J Psychiatry Neurol. 1992 Dec; 46(4): 883-9〕．
- 高齢者で SSRI の処方を受けると 39％ で低 Na 血症が見られるとの報告もある〔Int J Geriatr Psychiatry. 2002 Mar; 17(3): 231-7〕．

- 低 Na 血症（Na＜130 mEq/L）の原因

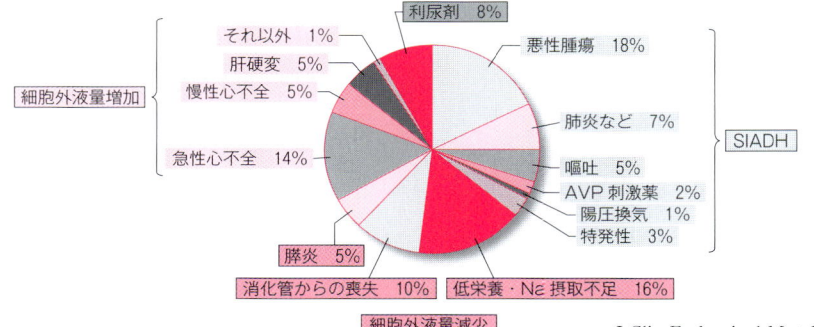

  - 細胞外液量増加
    - それ以外 1％
    - 肝硬変 5％
    - 慢性心不全 5％
    - 急性心不全 14％
  - 利尿剤 8％
  - SIADH
    - 悪性腫瘍 18％
    - 肺炎など 7％
    - 嘔吐 5％
    - AVP 刺激薬 2％
    - 陽圧換気 1％
    - 特発性 3％
  - 細胞外液量減少
    - 膵炎 5％
    - 消化管からの喪失 10％
    - 低栄養・Na 摂取不足 16％

  〔J Clin Endocrinol Metab. 2008 Aug; 93(8): 2991-7〕

低 Na 血症の鑑別手順 1

- 血漿浸透圧を測定して低値（＜280 mOsm/L）であることを確認し，偽性低 Na 血症を否定する．
- 特に高血糖が臨床的によく遭遇する偽性低 Na 血症の原因で，血糖が 100 mg/dL 上昇すると Na は見かけ上およそ 2 mEq/L 低値となる．

  - 偽性低 Na 血症は高血糖やマンニトール，高中性脂肪血症や，高蛋白血症などを考えるが，臨床的には高血糖が圧倒的に多い．測定方法によっては中性脂肪の影響は見られない．
  - 血糖 100 mg/dL 上昇ごとに Na は見かけ上 1.6 mEq/L 低下するとされるが，実際には 2.4 mEq/L 低下する〔Am J Med. 1999 Apr; 106(4): 399-403〕との報告もある．

低 Na 血症の鑑別手順 2

- 尿中浸透圧<100 mOsm/L(あるいは尿比重<1.003)ならば自由水の多飲と reset osmostat を考える.
- 低 Na 血症を来すには水は 1 日に 10 L 以上飲まなければならないが,ビール多飲者や紅茶とパンのみの食事では溶質が少なく容易に低 Na 血症を来しうる.運動中の水分摂取も低 Na 血症を来しうる.

- 尿中浸透圧が 100 mOsm/L 未満であれば ADH の分泌は十分に抑制されていると考えられるが,SIADH では ADH 分泌が抑制されないので尿中浸透圧は通常 300 mOsm/L 以上となる.

- 多飲による低 Na 血症
  - 尿中に排泄される溶質は 10 mOsm/kg/日(600 mOsm/日)程度である.
  - 最大希釈尿は 50 mOsm/L であり,腎臓が正常で ADH が十分に抑制できるなら低 Na 血症を来すために必要な飲水量は 600÷50=12 L となる.
  - しかしビールばかり飲んで他にほとんど何も摂らないでいると 200-250 mOsm/日の溶質しか産生できず,4-5 L の飲水でも低 Na 血症が起こりうる.紅茶+パンのみの摂取でも同様である.
  - あるときのボストンマラソンではランナーの 13% が低 Na 血症を来し,0.6% では 120 mEq/L 以下となった.特にやせていることとレース時間が長いこと,レース後の体重増加(飲水過量)がリスク要因とされる〔N Engl J Med. 2005 Apr 14; 352(15): 1550-6〕.

低 Na 血症の鑑別手順 3

- 甲状腺機能低下症と副腎不全を除外する.

- ただし甲状腺機能低下症は低 Na 血症に関連が乏しいとする論文もある〔BMJ. 2006 Apr 8; 332(7545): 854〕.

低 Na 血症の鑑別手順 4

- 尿中 Na>40 mEq/L で細胞外液量が正常であれば SIADH(抗利尿ホルモン不適切分泌症候群)を考える.
- 尿中 Na<20 mEq/L ならば細胞外液量で分類する.細胞外液量低下があれば摂取量不足を考え,細胞外液量増加があれば心不全や肝硬変などを考える.

	細胞外液量低下 口腔内乾燥・起立性低血圧	細胞外液量正常	細胞外液量増加 浮腫・頸静脈怒張
尿中 Na<20 mEq/L	脱水・摂取不良		心不全・肝硬変・ネフローゼ
尿中 Na>40 mEq/L	salt wasting	SIADH	

- 細胞外液量の推定は判断が難しいことも多いので尿中 Na もチェックするようにしたい.
- 尿中 Na が 20-40 mEq/L のときは SIADH かどうかは判定保留であり,生理食塩水を 1-2 L 輸液したうえでの再検が望ましいとされる.
  - やや煩雑ではあるが,尿/血清 Cr<140 の場合は FENa≦0.5% で FEurea≦55% であれば Na 摂取量低下,尿/血清 Cr>140(尿量が少ない)の場合は FENa≦0.15% で FEurea≦45% であれば Na 摂取量低下と考える方法が鑑別に非常に有用であったという報告がある〔Nephron Physiol. 2004; 96(1): P11-8〕.
- 正確には SIADH では体内水分量が正常なのではなくて,体内 Na 量が正常なのであり体内水分量は軽度過剰である.水分制限が SIADH の治療の第 1 選択となる理由はそこにある.

SIADH

- SIADH の原因は頭蓋内病変(髄膜炎など),胸腔内病変(肺小細胞癌や胸腔内圧上昇),薬剤(抗精神病薬や抗癌剤)の 3 つを考える.

- 浸透圧が 280 mOsm（Na＝135 mEq/L）となると ADH 分泌量は 0 になるはずであるが，ADH が抑制されずに自由水を蓄えてしまう病態が SIADH である．
- ADH の測定は SIADH の診断に有用ではない．
  ▶ なぜならば浸透圧よりも循環血漿量減少のほうが ADH の刺激因子としては強力であり，副腎不全による循環血漿量減少でも ADH は高値となる．
  ▶ また嘔吐は強力な ADH 分泌促進因子で嘔吐により ADH は正常の 50-100 倍の濃度となりうるが，半減期は 13 分と短いので嘔気・嘔吐が抑えられれば急激に低下する．

- 異所性バソプレシン産生腫瘍のほとんどは肺小細胞癌で，肺小細胞癌の 10-15％は初診で低 Na 血症を認め，検査をすれば 70％で ADH は高値である〔Clin Med Res. 2007 Dec; 5(4): 228-37〕．

- SIADH の原因となりうる薬剤としては抗精神病薬，抗痙攣薬（カルバマゼピン），抗うつ薬（三環系抗うつ薬，SSRI），"エクスタシー"（MDMA），抗癌剤（シクロホスファミド・シスプラチン・ビンカアルカロイド系）が有名であるが，テオフィリン〔Ann Pharmacother. 2002 Jul-Aug; 36(7-8): 1180-2〕も SIADH の原因となりうる．

reset osmostat

- Na が 125-135 mEq/L で安定している場合は SIADH の亜系である reset osmostat の可能性が高い．
- 循環血漿量が低下している低栄養患者や利尿剤長期投与患者に多く，自由水負荷にて尿浸透圧＜100 mOsm/L となれば確定的である．
- 特に治療は要さない（水分制限も不要である）．

- ADH 分泌の浸透圧閾値が正常より低値に設定されている状態で，Na が 125-135 mEq/L と軽度低値であるがそれ以上は低値にならないので，特に治療を要さない．
- 低 Na 血症の 25-30％を占めるともいわれる〔J Clin Invest. 1996 Dec 15; 98(12): 2729-38〕．
- 原因としては SIADH の原因となる種々の疾患の他に，低栄養状態・利尿剤投与・四肢麻痺患者（有効循環血漿量低下による baroreceptor 刺激を介する ADH 分泌が機序の 1 つと考えられている）などが知られている．
- ADH が不適切に分泌されている訳ではないので，循環血漿量の不足がなく血清 Na 濃度が患者の osmostat よりも低値となれば ADH 分泌は停止し，尿浸透圧は低値となることが SIADH との違いである．

利尿剤による低 Na 血症

- 利尿剤は尿中 Na 排泄や，低 K 血症を介して低 Na 血症を呈する．
- 利尿剤服用時の尿 Na 濃度は SIADH の診断には有用性が乏しく，FEUA＞12％が SIADH の診断に有用である．

- 低 Na 血症の 27-50％が利尿剤関連とされる〔J R Soc Med. 1989 Aug; 82(8): 479-83〕．
- 低 K 血症がある場合は，尿中 Na 排泄は亢進してしまうため，SIADH の診断は慎重に行う．
  ▶ アルドステロンが集合管に働くと，低 K 血症・代謝性アルカローシスとなる．逆に低 K 血症があるとアルドステロンが抑制されるため，Na 再吸収は抑制される．実際に利尿剤による低 Na 血症は K 補充にて補正される〔Ann Intern Med. 1971 Dec; 75(6): 853-63〕ことが知られている．
- 尿 Na 濃度と FEUA（尿酸排泄率＝尿 UA÷血清 UA×血清 Cr÷尿 Cr）
  ▶ SIADH では Na も尿酸も尿中排泄が促進される．利尿剤では Na の尿中排泄が促進されるのは SIADH と同様であるが尿酸は再吸収されることが異なる．

		感度	特異度	LR+	LR−	ROC
利尿剤投与なし	UNa>30 mEq/L	100	69	3.23	0	0.97(0.91−0.97)
	FEUA>12%	63	87	4.85	0.43	0.89(0.77−1.00)
	FENa>0.5%	81	71	2.79	0.27	0.78(0.61−0.94)
	FEurea>55%	68	94	11.33	0.34	0.80(0.65−0.96)
	UA<4 mg/dL	83	83	4.88	0.2	0.87(0.75−1.00)
利尿剤投与あり	UNa>30 mEq/L	94	24	1.24	0.25	0.85(0.75−0.97)
	FEUA>12%	86	100	∞	0.14	0.96(0.91−1.00)
	FENa>0.5%	75	47	1.42	0.53	0.69(0.55−0.84)
	FEurea>55%	46	96	11.5	0.56	0.80(0.67−0.93)
	UA<4 mg/dL	65	76	2.71	0.46	0.85(0.74−0.96)

[J Clin Endocrinol Metab. 2008 Aug; 93(8): 2991-7]

塩分喪失(salt wasting)

- 尿中Na>40 mEq/Lでも細胞外液量減少がある場合やSIADHの治療(水制限)に反応しない場合は塩分排泄過剰を考える.
- 腎機能障害がありFENa>5%ならば腎性塩分喪失を考える.
- くも膜下出血などの脳損傷後ならば脳性塩分喪失を考える.
- 高齢者ではmineralocorticoid-responsive hyponatremia of the elderly(MRHE)も考える.

- 腎性塩分喪失(renal salt wasting)
  ▶ 低Na血症がある場合,腎臓に問題がなければ集合管に来るまでに糸球体で濾過されたNaのうち95%以上は再吸収される.

障害部位	尿所見	血液所見	健常者における再吸収によるNa排泄量の変化
近位尿細管	尿糖・アミノ酸尿・リン尿	HCO_3^-低下, K低下	27,000 → 9,000(mEq/日)
Henle係蹄	尿浸透圧≦血清浸透圧, K排泄	K低下, HCO_3^-低下	9,000 → 1,000(mEq/日)
遠位尿細管	K排泄	K低下, Mg低下, HCO_3^-低下	1,000 → 500(mEq/日)
集合管	K排泄低下	K上昇, HCO_3^-低下	

- 脳性塩分喪失(cerebral salt wasting syndrome; CSWS)
  ▶ 脳損傷・くも膜下出血後2-10日以内に発症し,3-4週で自然に軽快する低Na血症である[Nephrol Dial Transplant. 2000 Feb; 15(2): 262-8]. CSWSではANPは1.9倍,BNPは7.7倍と高値となる[Crit Care Med. 2002 Apr; 30(4): 792-5]ことから,脳損傷によりBNPが放出され,これが循環血漿量・体内Na量を減少させ頭蓋内圧亢進を抑制する働きがあるという仮説がある.
  ▶ SIADHならば低Na補正後にFEUAが10%未満となるが,CSWSではFEUAは30%以上のままであることは鑑別に有用である[Saudi J Kidney Dis Transpl. 2008 Jan; 19(1): 106-8].
- mineralocorticoid-responsive hyponatremia of the elderly(MRHE)
  ▶ 高齢者の低Na血症の33例中8例がMRHEだったという報告がある[J Clin Endocrinol Metab. 2001 Apr; 86(4): 1665-71].
  ▶ SIADHに酷似しているが,腎のNa保持能の減弱により5-7%の体液量減少があることが重要で,少量の鉱質ステロイドに反応する.

2 低カリウム血症・高カリウム血症

低K血症・高K血症
- 低K血症・高K血症は特に入院患者では高頻度に見られ，時として致死的な不整脈を来す．
- 高K血症ではT波増高・P波消失が，低K血症ではQT延長・U波出現・心室性不整脈が心電図所見として重要であるが，心電図が正常でも血清K値の異常は否定できない．
- 低K血症は多尿・イレウス・筋力低下や横紋筋融解症も来す．

- 頻度
  - 高K血症は入院患者の1.4-10％で見られ，K＞6.0 mEq/Lなのは1.4％であると報告されている〔*Postgrad Med J. 2001 Dec; 77(914): 759-64*〕．
  - 低K血症（＜3.6 mEq/L）は入院患者の20％，うち1/4がK＜3.0 mEq/Lであったとの報告がある〔*Postgrad Med J. 1986 Mar; 62(725): 187-91*〕．

- 心電図異常
  - 高K血症と心電図
    - 高K血症の診断において心電図の感度は35-43％，特異度85-86％である〔*Tex Heart Inst J. 2006; 33(1): 40-7*〕．
  - 6.0 mEq/L≦K＜6.8 mEq/Lでは43％で，K≧6.8 mEq/Lでは55％で高K血症を疑う心電図所見〔接合部調律(4％)，1度房室ブロック(11％)，T波増高(36％)，QRS延長(8％)〕が認められる〔*Arch Intern Med. 1998 Apr 27: 158(8): 917-24*〕が，K≧7.5 mEq/Lでも心電図変化が認められないこともある．ただしその場合，致死的不整脈が起こりやすいかどうかは不明である．
  - T波増高はQRS波から基線に一度戻った後に幅が狭い高電位のT波を認めることが特徴である（健常若年男性によく認められる10 mm以上のT波はQRSからT波が連続して移行する）．
    - P波が消失していれば，緊急性が高く迅速に対処すべきである．
  - 低K血症と心電図
    - T波平低で100-200 mEq，U波出現で200-400 mEqのK欠乏が推測される．U波がT波と癒合しQT延長することが低K血症におけるQT延長の特徴である．
    - 心室性期外収縮が増加するが，QT延長と相まってR on Tからtorsade de pointesが生じることがある．

- 低K血症の臨床徴候
  - K 2.5 mEq/Lで筋力低下，横紋筋融解症や麻痺性イレウス，K 2.0 mEq/Lでは上行性弛緩性麻痺や呼吸不全も生じる．
  - それ以外には尿細管障害，多尿も来す．

偽性低K血症・偽性高K血症
- 高K血症では採血条件（輸液側からの採血や溶血），検体放置，著明な白血球増多・血小板増多による偽性高K血症を除外する必要がある．
- 夏場には細胞内へのK取り込みで偽性低K血症が生じうる．

- 採血手技による高K血症
  - 高K血症のうち最大20％が溶血により起こっており，細い針や強い陰圧での採血もさることながら，採取検体量が少なすぎる場合も採血管内の陰圧で溶血しうる．

- ▶ 駆血するだけで 0.2[0.05-0.5]mEq/L の K 上昇が見られ，1.7 mEq/L 上昇する症例もある〔*Am J Kidney Dis. 2000 Nov; 36(5): 1049-53*〕．

● 検体保存の影響
- ▶ 低温保存では Na/K-ATPase の抑制にて細胞内から K を放出し K 値が上昇する．
- ▶ 25-30℃ では細胞内に K を取り込み，K 値は低下する．夏場では K は 0.5 mEq/L 低下し，特に血漿に比べて血清検体で下がりやすい〔*BMJ. 2007 Mar 31; 334(7595): 693-5*〕．
- ▶ より高温環境での保存や長期間保存では細胞崩壊にて K 値が上昇する．血清分離せずに一晩置いておくと K 値は 0.5-1.0 mEq/L 上昇する．

● 血小板凝集過程で K が細胞内から放出されるので，血清検体では K は高値傾向となる．血漿（ヘパリン採血）で血清より K 値が 0.4 mEq/L 以上低ければ偽性高 K 血症と考える．
- ▶ 血小板増多症の 60％で偽性高 K 血症を来す〔*Int J Lab Hematol. 2010 Feb; 32: e151-7*〕．また 10 万/μL 以上の白血球増多でも凝固過程や長期間放置による白血球崩壊のため高 K 血症を来す〔*Am J Nephrol. 1995; 15(5): 450-2*〕．
- ▶ 慢性腎不全では血小板第 4 因子や β トロンボグロブリンなどを介した血小板の活性化を伴っており偽性高 K 血症を来しうることが報告されている〔*Clin Nephrol. 2002 Dec; 58(6): 451-4*〕．

K 摂取量異常

- K 摂取量が 20 mEq/日未満では低 K 血症を来しやすい．
- K 摂取量は 40 mEq/日が基本と考える．
- 90 mEq/日の K 摂取量は高血圧患者で推奨されているが，腎機能障害がある場合は容易に高 K 血症を来す．
- K 含有量の多いものとしてバナナなどの果物や生野菜以外には昆布茶やココアが重要である．

● 摂取不足や下痢・嘔吐での腎外 K 喪失では尿中 K は 20 mEq/日以下となるが，併存する Na 欠乏のため，腎臓は Na 再吸収・K 排泄に働く．結果として 15 mEq/日未満の尿中 K となることは少ない．このことから K 摂取量が 20 mEq/日未満では低 K 血症のリスクが高いと考えられる．

● K 摂取量

	K 摂取量	
K 制限食	1,500 mg/日	38 mEq/日
日本人の平均摂取量	2,200 mg/日	56 mEq/日
高血圧患者の摂取推奨量	3,500 mg/日	90 mEq/日

● 食品の K 含有量
- ▶ バナナ 1 本や，オレンジジュース 200 mL は 5 mEq の K を含む．
- ▶ 昆布茶やココアは 100 mL だけで 10 mEq ほどの K を含む．
- ▶ 食品からの K 大量摂取は腎機能障害がなければ通常問題とならないが，高血圧に対する健康食品である K 塩は腎機能低下者には K 過剰摂取となる可能性があり要注意である．

● K 含有製剤
- ▶ 平均 6.0 mEq/L の高 K 血症患者の 3.6％に K 製剤の処方があり，うち 7.3％は 7.5 mEq/L を超えていたとの報告がある〔*Q J Med. 1974 Jul; 43(171): 433-40*〕．
- ▶ スローケー® は 1 錠 8 mEq，アスパラカリウム® 1 錠は 1.8 mEq の K を含んでいる．
- ▶ ペニシリン G（PCG）100 万単位につき K は 1.68 mEq 含まれており，1 日に使用する最大用量である PCG 2,400 万単位は K 40 mEq に相当する．

> **細胞内外での K 移動**
> - 12 時間以内に急激に K 値が変化する場合は細胞内外での K 移動の可能性が高い．
> - インスリンとカテコラミンは細胞内に K を取り込み，低 K 血症を来す．
> - 巨赤芽球性貧血の治療開始直後の低 K 血症にも注意する必要がある．
> - 急性のアニオンギャップ非開大性の代謝性アシドーシスでは pH が 0.1 低下するごとに K は 0.5 mEq/L 上昇する．

- 細胞内に K を取り込む要因
    - インスリンとカテコラミンが主な要因である．
        - 数杯のコーヒーのカフェインでもカテコラミンの分泌を介して 0.4 mEq/L の K 低下が見られる〔Ann Intern Med. 1986 Sep; 105(3): 468〕．
        - 離脱せん妄では平均 1.0 mEq/L の K 値の急激な低下が見られるが，これはエピネフリンの血中濃度に関連が強いとされる〔Drug Alcohol Depend. 1990 Oct; 26(2): 183-8〕．
        - 心筋梗塞や大動脈解離などカテコラミンが放出される状態では一過性の低 K 血症が見られる．
    - 巨赤芽球性貧血の治療開始後 48 時間ほどして低 K 血症を来すこともよくある〔Q J Med. 1972 Jan; 41(161): 1-14〕．
    - Ca 拮抗薬中毒でも細胞内への K 取り込みが促進されることが知られている〔Jpn Circ J. 1998 Jan; 62(1): 72-6〕．

- アシドーシスやアルカローシスと K 値
    - アニオンギャップ(AG)非開大性代謝性アシドーシスでは pH が 0.1 低下するごとに K は 0.5 mEq/L 上昇する．
    - 一方，AG 開大性代謝性アシドーシスでは K 値は不変，慢性の AG 非開大性代謝性アシドーシスでも変化はわずかのみである．呼吸性アシドーシス，呼吸性アルカローシス，代謝性アルカローシスでは，pH が 0.1 変化すると，血清 K は 0.1-0.4 mEq/L 変化するのみである〔Postgrad Med J. 2001 Dec; 77(914): 759-64〕．

- 横紋筋融解症などの組織崩壊や消化管出血では細胞内の K 放出により，高 K 血症を来しうる．

> **K 排泄低下による高 K 血症**
> - 高 K 血症の多くは腎臓からの K 排泄に問題があり，薬剤歴と腎機能障害のチェックが重要である．
> - 薬剤は K 保持性利尿剤・ACE 阻害薬/ARB・NSAIDs によるものが多い．
> - TTKG≦5 ならばアルドステロンの作用が不十分と考えられるが，尿浸透圧＞血漿浸透圧と，尿 Na 濃度＞25 mEq/L を確認しなければならない．
> - アルドステロンの作用が不十分となる疾患としては，低レニン・低アルドステロン血症であれば糖尿病を考え，レニン正常・低アルドステロン血症であれば副腎不全，アルドステロン正常であれば遠位尿細管障害を考える．

- K は腎排泄が 90-95%，消化管からの排泄が 5-10% である．
- 高 K 血症を来しうる薬剤
    - 高 K 血症の 50% が薬剤性であったとの報告がある〔J Am Soc Nephrol. 1998 Aug; 9(8): 1535-43〕．

K 保持性利尿剤	処方後 3-12 日後に高 K 血症となることが多い
NSAID	RAA 抑制，GFR 低下による
ACE 阻害薬/ARB	RAA 抑制，GFR 低下による ACE 阻害薬服用者の 10% に軽度高 K 血症あるも，K＞6.0 なのは 0.2% のみ
β ブロッカー	細胞内への移行抑制(K 値 5-10% 上昇)，RAA 抑制による

(つづく)

ヘパリン	アルドステロン合成障害による 1万単位/日以上の使用で7-8%に高K血症が見られる.
ジゴキシン中毒	Na-K-ATPase抑制による
ST合剤	Naチャネル抑制による

- TTKG（尿細管間K勾配；transtubular K gradient）＝尿K/尿浸透圧÷（血清K/血清浸透圧）
  - ▶ 尿中Kが20 mEq/L以下ならばKの腎排泄は少なく，40 mEq/L以上ならば排泄が多いと考えるが，尿浸透圧が高い場合は尿中Kも濃縮されているので尿K濃度の信頼性は低くなる．
  - ▶ そのため腎臓で適切にKが排泄されているか（アルドステロンが働いているかどうか）の判断には浸透圧で尿K濃度を補正したTTKGが最も有用である．
  - ▶ ADHの作用により皮質集合管終末部の尿が血漿と等浸透圧に保たれていれば，髄質集合管ではKの排泄や吸収はわずかであり，K分泌を中心に行っている皮質集合管終末部でのK濃度をTTKGは反映する．この仮定を成り立たせるには尿浸透圧が血漿浸透圧よりも高く（ADHが働いていること），尿Na濃度が25 mEq/L以上であること（遠位尿細管でのK輸送には2倍のNa濃度が必要）が必要である〔Miner Electrolyte Metab. 1986; 12(4): 234-8〕．

K排泄機序による低K血症の鑑別

- TTKG≧5ならば腎臓からのK排泄が亢進していると考えるが，尿Na＜25 mEq/LではNa摂取量を増やし再検査を行う．
- 低K血症は併存する酸塩基平衡異常により分類することが可能で，代謝性アシドーシスがあれば尿細管アシドーシスと下痢を，代謝性アルカローシスがあればアルドステロンの過剰を，酸塩基平衡異常がなければ尿細管障害や低Mg血症を考える．
- アルドステロン過剰の鑑別としては高血圧があれば原発性アルドステロン症やCushing症候群を考え，高血圧がなければ脱水，嘔吐，Bartter症候群，Gitelman症候群などによる二次性高アルドステロン血症を考える．高血圧の有無にかかわらず甘草による偽性アルドステロン症も忘れてはならない．
- 体内のKの98%は細胞内にあり，血清K値が0.5 mEq/L低下すると，100 mEq以上のK欠乏があると推定される．

- TTKG＜2ならばKの摂取不足・腎外喪失と考える．
  - ▶ 尿中K＜20 mEq/日は比較的正確な指標とされるが蓄尿を要する．
  - ▶ FEKは健常者8[4-16]%，腎外性K喪失では2.8[1.5-6.4]%，腎性K喪失では15[9.5-24]%〔Postgrad Med J. 1995 Apr; 71(834): 211-2〕．
  - ▶ 他の指標としては尿中K＜20 mEq/L，尿中K/尿中Cr＜2，尿Na/尿K＞3などの指標があるが信頼性は低い．
  - ▶ 摂取不足ではTTKG＜2だが，嘔吐があると循環血漿量の低下からアルドステロン分泌が亢進してNa再吸収，K排泄に傾いてしまうため，TTKGは4近くに上昇する．そのためNa摂取の不足（尿中Naが低値）がある場合のTTKGは信頼性が低い．

低K血症患者におけるTTKGの値

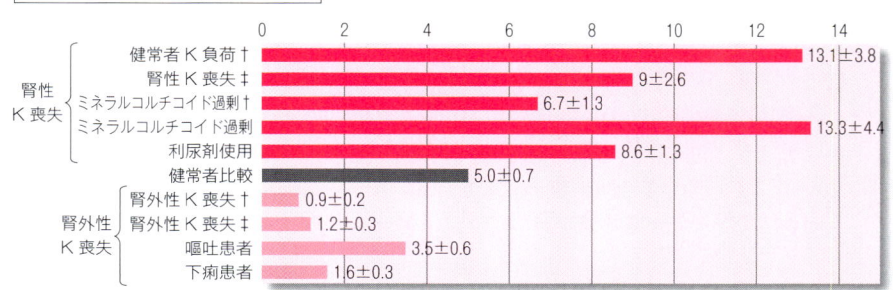

腎性K喪失	健常者K負荷†	13.1±3.8
	腎性K喪失‡	9±2.6
	ミネラルコルチコイド過剰†	6.7±1.3
	ミネラルコルチコイド過剰	13.3±4.4
	利尿剤使用	8.6±1.3
	健常者比較	5.0±0.7
腎外性K喪失	腎外性K喪失†	0.9±0.2
	腎外性K喪失‡	1.2±0.3
	嘔吐患者	3.5±0.6
	下痢患者	1.6±0.3

J Nephrol. 2000; 13: 120-5/† Am J Kidney Dis. 1990; 15: 309-15/‡ Q J Med. 2000; 93: 318-9

- 低 K 血症と酸塩基平衡

代謝性アシドーシス	尿細管アシドーシス 下痢
正常	急性尿細管壊死 閉塞後利尿・浸透圧利尿 Mg 欠乏症
代謝性アルカローシス	尿中 Cl<10 mEq/L →嘔吐(利尿剤からの回復期) 高血圧あり →アルドステロン様作用過剰 　　　　　　　(原発性アルドステロン症, Cushing 症候群, Liddle 症候群, 偽性アルドステロン症) 上記なし →Bartter 症候群, 偽性 Bartter 症候群, Gitelman 症候群

▶ 代謝性アルカローシスを来す疾患は多いが臨床の場で最も多いのは嘔吐や脱水に伴う二次性高アルドステロン血症であり, 前者では尿中 Cl が低値となるのが特徴である.
▶ 日本では漢方(甘草)が汎用されており偽性アルドステロン症もよく見られる低 K 血症の原因である. 高血圧は認めなくてもよい. 低レニン性低アルドステロン血症を呈する.
　□ 甘草は 11 β-hydroxysteroid dehydrogenase を阻害しコルチゾールの分解を障害する. 投薬中止から 2-4 か月は RAA 系に影響が残存しうる〔N Engl J Med. 1991 Oct 24; 325(17): 1223-7〕.
▶ Gitelman 症候群は成人発症例もあり, 代謝性アルカローシスと低 Mg 血症や低 Ca 尿症(尿中 Ca (mg/dL)/Cr(mg/dL)<0.0354)があれば成人でも疑わなければならない.
　□ 参考:Gitelman 症候群・Bartter 症候群の鑑別にはサイアザイド負荷試験が有効

	K (mEq/L)	Cl (mEq/L)	HCO_3^- (mEq/L)	Mg (mEq/L)	FECl (%)	サイアザイド負荷後 FECl(%)
Gitelman 症候群	2.6±0.3	97±3	30.9±3.8	1.4±0.3	1.32±0.67	2.60±1.12
Bartter 症候群	2.5±0.2	100±4	29.7±4.3	2.0±0.4	1.39±1.53	9.74±5.80
非尿細管性低 K 血症	2.6±4.5	94±4	32.7±5.4	2.1±0.4	0.70±0.78	6.73±1.70

Clin J Am Soc Nephrol. 2007 May; 2(3): 454-60

3 高カルシウム血症・低カルシウム血症

高 Ca 血症の症状

- 低アルブミンの場合には Ca 補正値=Ca+(4−Alb)の補正は必須であるが, さらに正確な判断のためにはイオン化 Ca の測定(血液ガスにて測定)が必要である.
- 血清 Ca 濃度が 12 mg/dL を超えると食欲低下・嘔気に始まり, 口渇・多飲・多尿や便秘を来す. 進行すると精神症状・意識障害を呈する.
- 高 Ca 血症が持続すると尿路結石を来し, これが初発症状であることもある.
- それ以外には腎障害や消化性潰瘍, 稀に膵炎を来しうる.

　- 40%が Alb に結合し 15%が陰イオンと結合しているため, イオン化 Ca は血清 Ca の 45%を占める.
　　▶ 低 Alb 血症では Ca 補正値=Ca+(4−Alb)で推定, 蛋白量が増加している場合は Ca 補正値=Ca/(0.6+TP/19.4)で推定を行えるが, イオン化 Ca 測定と比較すると正確性は乏しい〔Crit Care Med. 2003 May; 31(5): 1389-93〕.
　　▶ イオン化 Ca(mmol/L)≒〔血清 Ca 値(mg/dL)−4〕÷4

	正常	軽度高Ca血症	中等度高Ca血症	高Caクリーゼ
血清Ca値(mg/dL)	8-10	10-12	12-14	14-16
イオン化Ca(mmol/L)	1-1.4	1.4-2.0	2.0-2.5	2.5-3.0
症状		無症候が多い	食欲低下 倦怠感	多尿・嘔吐 意識障害

高Ca血症の疫学

- 原発性副甲状腺機能亢進症と悪性疾患が2大疾患で，外来では前者，入院では後者がより多い．
- Pが低ければ原発性副甲状腺機能亢進症，Albが低ければ悪性腫瘍の可能性が高くなる．
- 悪性腫瘍では肺扁平上皮癌・乳癌・多発性骨髄腫の他，九州・沖縄地方では成人T細胞性白血病/リンパ腫が多い．

外来での高Ca血症の原因
ビタミンD中毒 0.5%／甲状腺中毒症 0.5%／サルコイドーシス 1.0%／不動 0.5%／不明 9.2%／悪性疾患 35%／原発性副甲状腺機能亢進症 54%

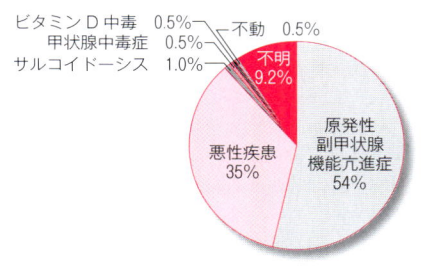

Lancet. 1980 Jun 21; 1(8182): 1317-20

入院での高Ca血症の原因
原発性副甲状腺機能亢進症 13%／不明 22%／その他 1.3%／腎透析中 15%／ビタミンD中毒 2.1%／甲状腺中毒症 0.9%／サルコイドーシス 0.2%／悪性疾患 47%

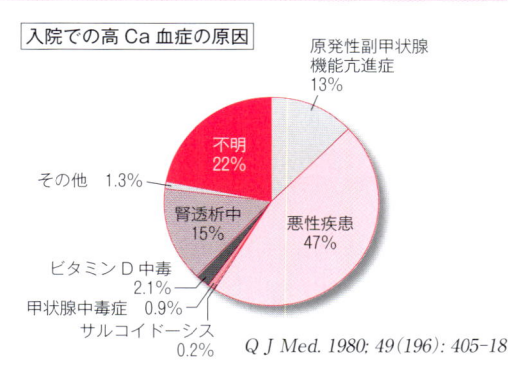

Q J Med. 1980; 49(196): 405-18

- 腎不全・透析患者では高Ca血症は一般的で，ビタミンDやCaの投与が原因となる以外に，重症二次性副甲状腺機能亢進症，アルミニウム中毒が原因となりうる．

- 悪性腫瘍と診断されている患者の10-40%に高Ca血症は生じる．骨転移巣の有無にかかわらず生じ，転移の程度にも関連はない．80-90%がPTH関連蛋白(PTHrP)の産生に基づき，10-20%が局所的骨破壊によるとされる．

高Ca血症を来した悪性腫瘍の内訳
消化管癌 4.1%／腎細胞癌 4.3%／リンパ腫・白血病 4.3%／原発不明癌 4.7%／頭頸部癌 6.9%／多発性骨髄腫 7.3%／その他の癌 15.4%／肺癌 27.3%／乳癌 25.7%

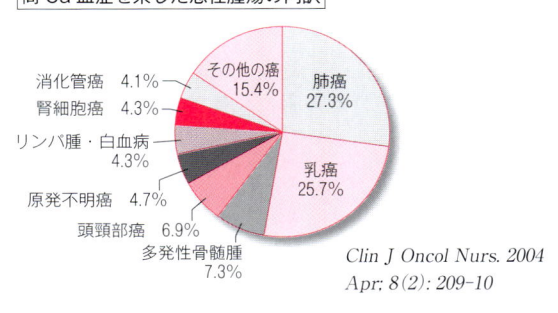

Clin J Oncol Nurs. 2004 Apr; 8(2): 209-10

沖縄における高Ca血症を来した悪性疾患の内訳
子宮頸癌 2%／肝細胞癌 3%／乳癌 4%／卵巣癌 4%／腎細胞癌 4%／多発性骨髄腫 4%／非Hodgkin病 5%／その他の癌 14%／成人T細胞性白血病/リンパ腫 35%／肺癌 25%

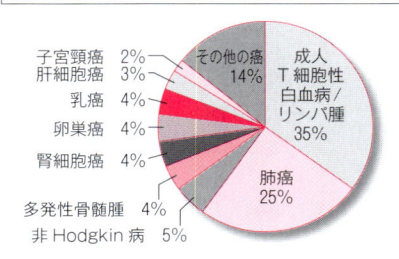

Intern Med. 2007; 46(1): 23-8

- 一般生化学検査による原発性副甲状腺機能亢進症と悪性腫瘍との鑑別

	原発性副甲状腺機能亢進症	悪性腫瘍
Alb(g/dL)	4.04±0.50	3.25±0.53
P(mg/dL)	2.5±0.5	3.5±1.3
Cl(mmol/L)	105.0±3.5	100.5±5.8

Clin Chem. 1990 Feb; 36(2): 358-61

Ca 摂取量と排泄量の異常による高 Ca 血症

- 高 Ca 食や Ca 製剤の投与のみでは高 Ca 血症とはなりにくいが，大量の Ca 摂取にアルカリ化が加わると排泄不全も加わり高 Ca 血症となりうる（ミルク・アルカリ症候群）．
- 尿中 Ca 排泄低下（尿 Ca≦100 mg/日）による高 Ca 血症は，①サイアザイド，②脱水・代謝性アルカローシス（ミルク・アルカリ症候群を含む），③家族性低 Ca 尿高 Ca 血症の 3 つである．

- 日本人の平均 Ca 摂取量は 550 mg，推奨量は 700 mg だが欧米では 1,200 mg が推奨されている．この推奨量よりも多い 1 日 2,500 mg 以上の Ca 摂取は高 Ca 血症の原因となりうる〔Endocr J. 2004 Dec; 51 (6): 557-62〕．
- 乳酸カルシウム 3 g は 390 mg，炭酸カルシウム 3 g は 1,200 mg，グルコン酸カルシウム 10 mL は 76 mg，塩化カルシウム 20 mL は 400 mg の Ca に相当する．これらのうち炭酸カルシウムが Ca 含有量の多さとアルカリ性がゆえに高 Ca 血症の原因として重要である．
- 経口摂取された Ca のうち正味の腸管からの吸収は 100-150 mg/日程度で同程度の Ca が腎臓から排泄されている．一方，骨からは骨吸収・骨形成にて 500 mg/日程度の Ca の移動がある．

ビタミン D 過剰による高 Ca 血症

- サプリメントのビタミン D は非活性型であり高 Ca 血症は来しがたいが，活性型ビタミン D_3（1.25$(OH)_2$ ビタミン D_3）は非活性型ビタミン D の 1,000 倍の力価があり高 Ca 血症の原因として重要である．
- 活性型ビタミン D_3 過量投与の場合は薬の中止後数日で改善する．
- 活性型ビタミン D_3 内服をしていないが血清 1.25$(OH)_2$ ビタミン D が高値であれば肉芽腫性疾患（結核・サルコイドーシスなど）やリンパ腫を考える．

- サプリメントのビタミン D は 5-25 μg 程度の非活性型ビタミン D 含有量である．1 日摂取推奨量は 5 μg（200 IU）で，上限値は 50 μg ともされるが，250 μg/日（1 万 IU/日）はまず安全で，1,250 μg/日までは明確な有害事象の報告はないことから〔Am J Clin Nutr. 2007 Jan; 85(1): 6-18〕，サプリメントでは高 Ca 血症は来さないといえる．
    - サプリメントのビタミン D 大量内服による高 Ca 血症では血清 25(OH)ビタミン D は高値となるが，PTH 抑制により血清 1.25$(OH)_2$ ビタミン D は低値となるため，診断のためには保険適用外ではあるが血清 25(OH)ビタミン D を測定する必要がある．

- 活性型ビタミン D_3〔1.25$(OH)_2$ ビタミン D_3〕
    - 1.25$(OH)_2$-D_3（カルシトリオール）は活性型ビタミン D そのものなので，腸管からの Ca 吸収を増加させる効果が強い．
    - 1α(OH)-D_3（アルファカルシドール）は肝臓で代謝され活性型になるため力価はおおよそ半分である〔J Clin Endocrinol Metab. 1982 Aug; 55(2): 238-43〕．

- 原因薬物中止後の高 Ca 血症や高 Ca 尿症の改善に要する時間

	Ca 低下の半減期
1.25$(OH)_2$-D_3	1.5±0.2 日
1α-OH-D_3	3.4±0.4 日
非活性型ビタミン D	29.5±9.1 日

Br Med J. 1977 Jan 8; 1(6053): 78-81

- ビタミン D を介する高 Ca 血症
    - 結核，サルコイドーシス，Hodgkin リンパ腫，肉芽腫性真菌感染，Wegener 肉芽腫，ネコひっかき病，Crohn 病，急性肉芽腫性肺炎，慢性透析による肝肉芽腫，Talc 肉芽腫，シリコン肉芽腫，BCG 療法などが知られている．
    - これらは 1.25$(OH)_2$ ビタミン D 高値となるが，25(OH)ビタミン D は低値の傾向がある．

PTH 高値による高 Ca 血症

- Ca 高値にかかわらず intact PTH が正常範囲の下半分まで抑制されていなければ副甲状腺機能亢進症と考える．
- 原発性副甲状腺機能亢進症以外に intact PTH の上昇が見られうるものに，リチウム治療による副作用と家族性低 Ca 尿性高 Ca 血症がある．

- PTH には PTH-N 末端部，PTH-C 末端部，中間部を含む PTH，副甲状腺から放出されたままの intact PTH がある．
    - intact PTH は半減期 5 分で，他に比べ 5-15 倍短い．採血直後に遠心分離する必要はあるが腎機能の影響も少なく，一般的に採血する場合に推奨される．
    - intact PTH は活性をもつ PTH(1-84)だけではなく，PTH(1-84)の生物活性を阻害する PTH(7-84)とも交差反応してしまう．腎不全患者では PTH(1-84)のみを検出する whole PTH 測定が骨代謝をより反映する〔Nephrol Dial Transplant. 2003 Jun; 18 Suppl 3: iii97-8〕．intact PTH = 1.5-1.7 × whole PTH で換算される〔Nephrol Dial Transplant. 2003 Apr; 18(4): 759-68〕．
    - PTH-HS は中間部を見ているが，安定性が高いことがメリットである．採血条件に関係なく 24 時間室内放置でも判定可能である．$C_{Cr} < 40$ mL/分となると高値となることに注意する．
    - PTH-C 末端部は最も半減期が長く，腎障害があれば半減期が最大 24 時間となることに注意が必要．

- intact PTH
    - 悪性腫瘍に伴う高 Ca 血症ならば intact PTH は 20 pg/mL 以下に抑制され，25 pg/mL 以上ならば抑制不十分と考えられる．

	PTH-HS(ng/L)	intact PTH(pg/mL)
基準値		15-65
健常者	22.2[9-38]	27.0[9-55]
副甲状腺機能低下症	5.0[<4-9]	5.6[3-9]
原発性副甲状腺機能亢進症	230[60-650]	142[22-634]
悪性腫瘍に伴う高 Ca 血症	22.2[4-53]	6.4[<1-17]

Clin Chem. 1991 Feb; 37(2): 162-8

- 副甲状腺機能亢進症以外に軽度 PTH 高値となる疾患
    - 10 年以上のリチウム治療歴があれば 54％で高 Ca 血症もしくは PTH 高値となる〔Metabolism. 1994 Dec; 43(12): 1563-7〕．
    - 家族性低 Ca 尿性高 Ca 血症（副甲状腺や腎尿細管の Ca 感受性受容体異常）
        - 軽度の PTH 高値やビタミン D 高値となることが 5-10％であり，副甲状腺もやや腫大傾向あり原発性副甲状腺機能亢進症と紛らわしいため注意が必要だが，尿路結石などを合併することはなく治療の必要性はない．
        - 常染色体優性遺伝で浸透率はほぼ 100％であり，家族歴が重要である．
        - 診断のためには $FECa \leq 1\%$ が有用だが，$C_{Cr} \leq 40$ mL/分では偽陽性となる．また，塩酸蓄尿が望ましいとされる．

PTHrP 高値による高 Ca 血症

- 通常 PTHrP 高値となる疾患は臨床的に明らかであるが，PTH もビタミン D も低値であり高 Ca 血症の原因不明ならば測定をするべきである．
- 高値ならばまず悪性腫瘍と考えるが，陰性でも悪性腫瘍は否定できない．

- PTHrP-C は腎不全では半減期が延長し偽性高値となりうる〔N Engl J Med. 1990 Apr 19; 322(16): 1106-12〕ので intact PTHrP を測定する．

- PTHrP による悪性腫瘍由来の高 Ca 血症の診断

	感度	特異度	LR+	LR−
PTHrP 高値	47-65	99-100	46<	0.4-0.5

J Clin Endocrinol Metab. 1991 Dec; 73(6): 1309-15/Mayo Clin Proc. 1990 Nov; 65(11): 1399-407

  ▶ PTHrP は妊娠中の乳腺過形成，良性腫瘍（卵巣・腎臓・褐色細胞腫），SLE，HIV 関連リンパ節腫大，胸腔リンパ浮腫などで偽陽性の報告がある．
- 成人 T 細胞性白血病・リンパ腫による高 Ca 血症は PTHrP を介することもビタミン D を介することもある．

それ以外の機序による高 Ca 血症

- 多発性骨髄腫は破骨細胞の活性化により高 Ca 血症を高頻度に来すが，造骨細胞は抑制されるため ALP 高値や骨シンチグラフィ陽性は伴わないことが特徴である．
- それ以外に PTH やビタミン D の上昇を介さずに骨代謝を亢進させるものとして甲状腺機能亢進症，不動，ビタミン A 中毒が重要である．

- 多発性骨髄腫では腫瘍細胞から放出された IL-6 が OAF（osteoclast activating factor）として破骨細胞を活性化することで高 Ca 血症が見られる．
- 甲状腺中毒症の 27％で高 Ca 血症を，イオン化 Ca 高値は 47％と高頻度に見られる〔*Ann Intern Med. 1976 Jun; 84(6): 668-71*〕．
- それ以外には副腎不全（多因子が関与），テオフィリン中毒，横紋筋融解症後の高 Ca 血症の報告例がある．
  ▶ 横紋筋融解症後は高 P 血症と腎不全から二次性副甲状腺機能亢進となることと，原因不明のビタミン D 高値が起こることにより高 Ca 血症が起こりうると考えられている．

低 Ca 血症の臨床所見

- 低 Ca 血症の症状としては末梢神経興奮症状（テタニー）や中枢神経興奮症状（痙攣）が見られる．
- Trousseau 徴候は簡便で有用な徴候である．
- 過換気ではイオン化 Ca の低下を来し，症状が誘発される．
- 心電図では QT 延長が見られる．

- 神経の易興奮性を来し中枢神経症状（痙攣，精神不安定，不安，うつ，精神病）や末梢神経症状（テタニー，喉頭痙攣）が見られる．
- 低 Ca 血症の身体所見

	感度	特異度	LR+	LR−
Chvostek 徴候	71	75	2.8	0.4
Trousseau 徴候	94	96-99	24-94	0.06

Arq Bras Endocrinol Metabol. 2006 Aug; 50(4): 664-73

  ▶ Chvostek 徴候：耳介の 2 cm ほど前方で顔面神経を叩打して筋痙攣を誘発する．
  ▶ Trousseau 徴候：収縮期血圧より 20-30 mmHg 高い圧で 3 分間マンシェットを巻いて，"助産師の手"を誘発する．
- 低 Ca 血症における QT 延長は ST 部分が伸びることで起こり，T 波が幅広となり U 波と癒合する低 K 血症における QT 延長とは異なる．
- 酸塩基平衡とイオン化 Ca の変化
  ▶ 急性呼吸性アルカローシスでは pH が 0.1 上がるごとにイオン化 Ca は 0.16（0.04-0.08）mEq/L 低下する〔*Eur J Clin Invest. 1982 Dec; 12(6): 451-5*〕．

▶ 呼吸性アルカローシスでは pH が 0.1 上がるごとに，イオン化 Ca は 0.05±0.02 mmol/L 低下する．代謝性アルカローシスでは pH が 0.1 上がるごとに，イオン化 Ca は 0.105±0.025 mmol/L 低下する〔Clin Chem. 1972 Feb; 18(2): 155-60〕．

低 Ca 血症の鑑別

- Ca の 99%は骨に貯蔵されており，Ca 摂取量が低下しても低 Ca 血症は見られない．
- 低 P 血症を伴っている場合は，ビタミン D 欠乏症から考える．
- ビタミン D 欠乏症は日光に当たらない高齢者・入院患者，ビタミン D の活性化が抑制される腎不全・肝不全や，ビタミン D の代謝を促進する抗痙攣薬やステロイドの内服がある場合には積極的に疑う．
- PTH の抑制があれば副甲状腺機能低下症と考えるが，PTH を抑制する低 Mg 血症を除外する必要がある．

- 低 Ca 血症の原因

PTH が抑制されている場合（副甲状腺機能低下）	甲状腺・副甲状腺術後，頸部癌郭清術後 自己免疫疾患（多腺性自己免疫症候群 1 型を含む） 遺伝性疾患 その他の稀な原因（頸部放射線照射，沈着病，肉芽腫性疾患，悪性腫瘍浸潤，HIV 感染症）
PTH が上昇している場合	ビタミン D 欠乏症・ビタミン D 抵抗性 副甲状腺ホルモン抵抗性（偽性副甲状腺機能低下症，低 Mg 血症） 腎不全 Ca の血管外への移動（高 P 血症，腫瘍崩壊症候群，急性膵炎，造骨性転移性骨腫瘍） 敗血症・重症疾患罹患時（多因子が関与する）
薬剤	ビスホスホネート，カルシトニン シナカルセト Ca キレート剤（EDTA，シュウ酸，P） ホスカルネット フェニトイン（フェニトイン，フェノバルビタール，ステロイドやリファンピシンはビタミン D の代謝を速めるためにビタミン D 必要量を 2-5 倍にするとされる） フッ素中毒
低 Mg 血症	低 Mg 血症は PTH の分泌抑制と PTH 抵抗性亢進により低 Ca 血症を来す（PTH は低値なことも高値なこともある）

Favus MJ, American Society for Bone and Mineral Research, eds. Primer on metabolic bone diseases and disorders of mineral metabolism. 6th ed. American Society of Bone and Mineral Research, 2006; 213-215 より改変

- ビタミン D 欠乏症
    - ▶ 入院患者の 57%でビタミン D 欠乏がある〔Am Fam Physician. 2005 Jan 15; 71(2): 299-304〕．
    - ▶ 70 歳以上では 15 μg/日のビタミン D 摂取が推奨されている．夏の野外労働者では日焼けでのビタミン D 産生は 70-125 μg のビタミン D 相当とされており〔J Clin Endocrinol Metab. 2002 Nov; 87(11): 4952-6〕，日光浴をしていればビタミン D 欠乏症は起こりがたい．
- それ以外には MRI の造影剤が偽性低 Ca 血症を来すことがある．正常腎機能では血清 Ca 値の低下は 12-24 時間持続するが，イオン価 Ca は正常である〔Radiology. 2003 Jun; 227(3): 627-8〕．

4 糖尿病

糖尿病の原因

- 2 型糖尿病の発症原因は遺伝因子と環境因子が半々である．
- 糖尿病の 10%は 1 型糖尿病である．若年での発症，肥満なし，急性発症，甲状腺疾患や 1 型糖尿病の家

(つづく)

族歴があれば1型糖尿病を疑う．診断には抗GAD抗体や膵島細胞抗体が有用だが絶対的ではない．
- 中高年者における急性の糖尿病発症・増悪では膵癌を除外する必要がある．

- 1型糖尿病の予測因子

	感度	特異度	LR＋	LR－
発症50歳未満	63	83	3.7	0.5
BMI＜25	31	89	2.8	0.8
急性発症	67	72	2.4	0.5
自己免疫性甲状腺疾患の既往	10	93	1.4	1.0
1型糖尿病の家族歴	24	89	2.2	0.9

Diabetes Care. 2006 May; 29(5): 970-5

- 1型糖尿病の診断（30歳未満の新規発症1型糖尿病患者と健常者との比較）

	感度	特異度
抗GAD抗体	91	99
膵島細胞抗体(ICA)	74	100
抗IA-2抗体	74	99
抗インスリン抗体(IAA)	49	99

Diabetes. 1998 Dec; 47(12): 1857-66

▶ 上記の自己抗体は発症年数が経過すると感度が低下する．
▶ 1型糖尿病に対して特異度が90％となるカットオフで設定すると，抗GAD抗体の感度は84(62-96)％であり，抗インスリン抗体の感度36(13-66)％よりも高い［*Diabetes. 2003 May; 52(5): 1128-36*］．
▶ slowly progressive 1型糖尿病は30-50歳で発症し，緩徐進行するため2型糖尿病のような発症をする．膵島細胞抗体(ICA)は5-40 JDF単位と低抗体価であるにもかかわらず抗GAD抗体は高値となる．
▶ 2型糖尿病であっても抗GAD抗体は発症から5年以内では2.8％，それ以上の経過がある場合は0.9％で陽性となる．発症後5年以内で抗GAD抗体≧20 Uであれば1年後に67％でインスリンを必要とする［*Diabet Med. 2002 Sep; 19(9): 730-4*］．

- それ以外の原因としては膵疾患，肝硬変症，内分泌性（先端巨大症・Cushing症候群），薬剤性（ステロイド・非定型抗精神病薬），妊娠を考える．

糖尿病の病歴

- 新規糖尿病患者に最も高頻度に認められる症状は口渇・多飲・多尿と，意図しない体重減少である．
- 家族歴と肥満はそれぞれ新規糖尿病患者の半数で見られる．

新規糖尿病患者の症状・合併症

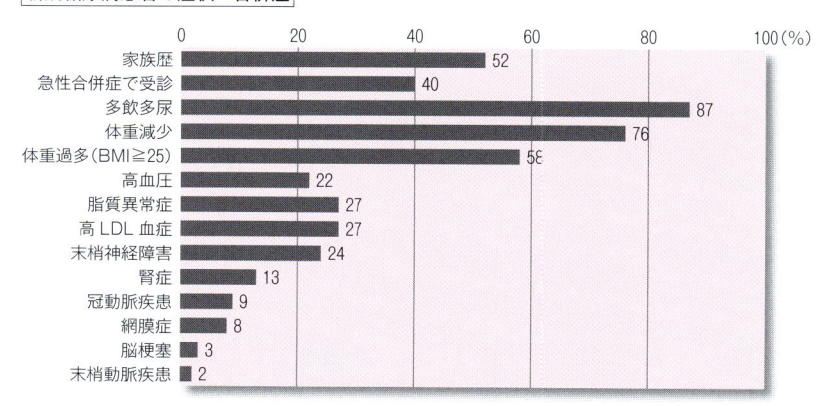

項目	（％）
家族歴	52
急性合併症で受診	40
多飲多尿	87
体重減少	76
体重過多(BMI≧25)	58
高血圧	22
脂質異常症	27
高LDL血症	27
末梢神経障害	24
腎症	13
冠動脈疾患	9
網膜症	8
脳梗塞	3
末梢動脈疾患	2

Diabetes Metab. 2006 Dec; 32(6): 632-5

- 糖尿病発見時にすでに血管障害や腎障害・神経障害・網膜症を来している例も多く，早期に発見する努力を怠ってはならない．

糖尿病のスクリーニング

- 若年者で糖尿病を発見できれば合併症を予防できる可能性が高い．
- 耐糖能異常のスクリーニングには空腹時血糖≧100-110 mg/dL もしくは HbA1c≧5.6-6.0％（NGSP 値）が簡便である．

- 日本では HbA1c の値は Japan Diabetes Society 値（JDS 値）で表記されてきたが，国際的に使用されている National Glycohemoglobin Standardization Program（NGSP 値）に統一された．本書では原則 NGSP 値で記載する．両者の値は NGSP 値＝JDS 値＋0.4 で換算される．

- スクリーニングによる効果（1つのイベントを予防するのに必要なスクリーニング数：NNT）

	末期腎不全	失明	下肢切断
25-34歳	30	15	33
65歳以上	1,000	200	333

Diabetes Care. 2000 Oct; 23(10): 1563-80

▶ 日本では糖尿病による人工透析導入は年間 14,000 人以上，失明は年間 3,500 人以上，下肢切断は年間 3,000 人以上といわれている．

- スクリーニング検査（HbA1c は NGSP 値）

		陽性基準	感度	特異度	LR＋	LR－
尿糖	空腹時	±	16-35	98-100	8-∞	0.65-0.86
	随時	±	18-64	99	18-64	0.36-0.83
	食後1時間	±	43	98	21.5	0.58
	OGTT 2時間	±	48	96	12	0.54
	食後2-4時間	±	39	98	19.5	0.62
静脈血血糖(mg/dL)	空腹時	110	65-95	90-96	9.3-20	0.06-0.38
	空腹時	126	40-59	96-99	15-40	0.43-0.61
	空腹時	140	52	99	52	0.48
	OGTT 1時間	200	87-93	89-90	8.2	0.11
	OGTT 2時間	200	90-93	100	∞	0.09
	食後2-4時間	130	50	99	50	0.51
毛細血管血糖	空腹時	99	90	94	15	0.11
	空腹時	121	50-65	90-94	5-11	0.37-0.56
	随時	130	80	80	4	0.25
	随時	144	69	95	13.8	0.33
	OGTT 2時間	200	69	98	34.5	0.32
	OGTT 2時間	155	90	93	12.9	0.11
	OGTT 2時間	175	98	98	49	0.02
HbA1c		5.8-6.3	48-92	79-100	3.7-∞	0.16-0.52
		8.0-8.6	15-87	84-100	2.3-∞	0.15-0.85
combination	空腹時血糖≧140 mg/dL＋HbA1c≧6.0％		40	99	40	0.61
	空腹時血糖≧110 mg/dL＋HbA1c≧6.1％		69	96	17.3	0.32
	空腹時血糖≧101 mg/dL＋HbA1c≧5.5％		83	83	4.9	0.2

Diabetes Care. 2000 Oct; 23(10): 1563-80

▶ 尿糖陽性となるのはおおよそ血糖 170 mg/dL に相当するといわれるが，感度が低くスクリーニングには向かない．

▶ 75 g ブドウ糖負荷試験（OGTT）による負荷後の高血糖は空腹時血糖よりも冠動脈疾患に関連があるが［Lancet. 1999 Aug 21; 354(9179): 617-21］，簡便性を欠くことが問題で，糖尿病の診断には OGTT

をしなくても空腹時血糖と HbA1c で代用可能であると報告されている〔BMJ. 1994 May 21; 308(6940): 1323-8〕.

糖尿病の診断

- ①空腹時血糖値≧126 mg/dL, ②75 g OGTT の2時間血糖値≧200 mg/dL, ③随時血糖値≧200 mg/dL のいずれかと, ④HbA1c≧6.5%(NGSP 値)を満たせば糖尿病と診断する.
- 空腹時血糖≧110 mg/dL, OGTT の2時間値≧140 mg/dL 以外に1時間値≧180 mg/dL の場合も糖尿病型に移行が多く, 境界型と同様に考える.

- また空腹時血糖が 100-109 mg/dL の場合は正常高値と表現され, 空腹時血糖<100 mg/dL の正常域よりも糖尿病の発症率が高いと考えられており, 注意を要する.

妊娠中の糖尿病

- 妊娠中の高血糖では奇形や巨大児の問題が生じるため厳格な管理が必要である.
- 空腹時血糖≧92 mg/dL, 75 g OGTT の1時間値≧180 mg/dL, 75 g OGTT の2時間値≧153 mg/dL のいずれかを満たせば妊娠糖尿病(GDM)と診断する〔日本産科婦人科学会〕.

- 尿糖は妊娠糖尿病の診断には有用性が低い.
  - ▶ 妊婦では腎血漿流量が増加するために, 血糖値が正常でも尿糖は陽性となりうる.

	感度	特異度	LR+	LR-
尿糖陽性	27.3(11.6-50.4)	83.5(79.8-86.6)	1.65(0.81-3.36)	0.87(0.67-1.13)

South Med J. 1990 Feb; 83(2): 156-8

- コントロール目標も食前血糖<100 mg/dL, 食後1時間値<140 mg/dL, 食後2時間値<120 mg/dL, グリコアルブミン<18%と厳しい.

高血糖の解釈

- HOMA-β=IRI(μU/mL)×360/〔FBS(mg/dL)-63〕が 30 以下ならばインスリン分泌低下を考える.
- HOMA-R=IRI×FBS÷405 が 2.5 以上ならばインスリン抵抗性ありと判断する.
- 早朝空腹時血糖が 170 mg/dL 以上であれば糖毒性の関与を考える必要がある.
- HbA1c やインスリン分泌能とは不釣り合いに早朝の血糖が高ければ Somogyi 効果と暁現象の2つを考える.

- HOMA-β の正常値は 40-60 で, 30 以下で分泌低下, 10 以下で分泌不全とされる.
- HOMA-R は 1.6 未満が正常で, 2.5 以上では抵抗性ありと判断する.
  - ▶ 血糖 200 mg/dL 以上〔J Clin Endocrinol Metab. 2004 Mar; 89(3): 1481-4〕や 70 歳以上の患者〔J Clin Endocrinol Metab. 2002 Nov; 87(11): 5332-5〕では抵抗性評価の信頼性が低いとされる.
  - ▶ インスリン抵抗性の診断

	感度	特異度	LR+	LR-
HOMA-R>4.65 HOMA-R>3.60(BMI>27.5 の場合)	77(74-80)	88(87-90)	6.6(5.7-7.7)	0.26(0.23-0.30)
上記あるいは BMI>28.9	85(82-87)	79(76-81)	4.0(3.6-4.4)	0.19(0.16-0.23)

Diabetes. 2005 Feb; 54(2): 333-9

- 糖毒性はインスリン分泌の低下もインスリン抵抗性の亢進も引き起こすので, まずは糖毒性を解除しないとインスリン分泌能やインスリン抵抗性の評価はできない.

- Somogyi 効果とは夜間の低血糖が原因で朝食前の血糖値が高値となることを指す. 不眠・悪夢・夜

間発汗・朝の頭痛を認めたりケトンが陽性となることもあるが，午前3時の血糖を測定することが最も信頼性が高い．
- 暁現象(dawn phenomenon)は夜間低血糖の引き金なしに生理的な早朝の一過性インスリン拮抗ホルモンの分泌亢進により起こる高血糖(5時より上昇，9時にピーク)のこと．

MEMO　急性疾患罹患時の血糖コントロール

- 血糖が200-250 mg/dLを超えると創傷治癒遷延・白血球機能障害などを来すため血糖の適切な管理は重要である．
- ICU患者では血糖の目標を80-110 mg/dLや150 mg/dL以下に設定しても，死亡率や感染症合併率は同等であるが低血糖が増加する〔Ann Intern Med. 2011 Feb 15; 154(4): 268-82〕．そのため血糖値は140-180 mg/dLに維持するのが適切であると考えられている．
- ケトーシス予防に糖質は4-5 g/時で投与する．

MEMO　慢性期の血糖コントロール

	空腹時血糖(mg/dL)	食後2時間血糖値(mg/dL)	HbA1c(NGSP値)
excellent	<100	<120	<5.8%
good	100-119	120-169	5.8-6.5%
fair	120-139	170-199	6.6-7.9%
poor	≧140	≧200	≧8.0%

- ⊿血糖30 mg/dL ≒ ⊿HbA1c 1%，グリコアルブミン(%) ≒ 3×HbA1c(%)とされる．ただし，溶血性疾患や肝硬変，エリスロポエチン投与中ではヘモグロビンの半減期が短くなりHbA1cは比較的低値となることに注意する．
- HbA1cの値は1か月間の血糖が50%，その前の1か月間が25%，それ以前の血糖が25%影響を与える．同様にグリコアルブミンは各17日間，フルクトサミンは各12日間とされる．
- 微小血管障害(神経障害・網膜症・腎障害)・心筋梗塞といった合併症予防のために早期の血糖コントロールが重要であるが，低血糖発作を起こさせないことも重要である．
  - ▶UKPDS 33という研究では，糖尿病の初期に血糖コントロールを強化〔HbA1cが強化群で7.0(6.2-8.2)%，対照群で7.9(6.9-8.8)%〕すると，平均10.4年後には心筋梗塞や死亡率の有意な改善は認めなかったが，微小血管障害を25(7-40)%減らすことが示された〔Lancet. 1998 Sep 12; 352(9131): 837-53〕．
  - ▶またその後1年で血糖コントロールが同じとなっても10年後の心筋梗塞・微小血管障害・総死亡のいずれにおいても，強化療法群での発症率は有意に低く〔N Engl J Med. 2008 Oct 9; 359(15): 1577-89〕，早期の血糖コントロールが長期的な予後を改善することが示された〔UKPDS 80〕．
  - ▶ACCORDとADVANCEというそれぞれ10,251人，11,140人の心血管系リスクの高い糖尿病患者(発症から平均8-10年間)を対象にした大規模な研究ではそれぞれHbA1cを7.2%から6.2%，7.0%から6.3%に血糖コントロールを強化しても3.5-5年後に心血管系疾患，心筋梗塞，脳卒中，心不全を減らすことはできなかったと報告している．むしろACCORDにおいては低血糖発作や体重増加のためかコントロール強化群で心血管系の死亡率や総死亡率の有意な増加を認めている〔N Engl J Med. 2008 Jun 12; 358(24): 2545-59/N Engl J Med. 2008 Jun 12; 358(24): 2560-72〕．

MEMO　糖尿病治療薬(内服)

- 糖吸収抑制
  - ▶αGI：食後高血糖を改善するが，腹部膨満・放屁(2-3週間で改善する)などは多い．副作用に肝障害，稀に腸壁嚢胞状気腫(pneumatosis cystoides intestinalis)がある．ボグリボース(ベイスン®)よりアカルボース(グルコバイ®)のほうが効果は強いが副作用も強い．ミグリトール(セイブル®)は上部小腸のみに作用するため食後1時間血糖値を2時間血糖値よりも改善させHbA1cの改善効果は最も高いが，下部消化管にたどり着いた糖質で下痢が起きやすい．
- インスリン抵抗改善薬
  - ▶ピオグリタゾン(アクトス®)は末梢でのインスリン抵抗性の改善作用を示す．体重増加と浮腫・心不全・膀胱癌発症が副作用として問題である．
    - □rosiglitazone(Avandia®)では心筋梗塞の増加を認めたが，ピオグリタゾンは死亡率・心筋梗塞・脳卒中に関してはHR=0.82(0.72-0.94)に減らしたとされる〔JAMA. 2007 Sep 12; 298(10): 1180-8〕．

(つづく)

- ▶ビグアナイド(グリコラン®・メルビン®・メデット®・メトグルコ®)は肝臓での抵抗性改善作用が中心である．体重減少の効果もある．高頻度の副作用として1週間で改善する消化管症状がある．重篤な副作用である乳酸アシドーシスのリスクとなるCr>1.4 mg/dLでは禁忌とされる〔Diabetes Care. 1995 Jun; 18(6): 779-84〕．
- ●インスリン分泌促進薬
  - ▶速効性インスリン分泌促進薬
    - □ナテグリド(スターシス®・ファスティック®)はインスリン分泌を前倒しにする．分泌インスリン総量はむしろ少なくなるため肥満患者に良いかも知れないが，SU剤と比較して効果は弱い．
  - ▶スルフォニル尿素(SU剤)
    - □グリクラジド(グリミクロン®)80 mg≒グリベンクラミド(オイグルコン®)2.5 mg≒グリメピリド(アマリール®)3 mgの効力とされる．また，個人差は大きいがアマリール®1 mgはおおよそインスリン6単位に相当する．
    - □グリクラジドは代謝産物の活性が低いことから軽度の腎不全患者には好まれる．グリベンクラミドはSU剤の中でも最も効力が高い．
- ●インクレチン作用増強
  - ▶DDP-4阻害薬：シタグリプチン(ジャヌビア®，グラクティブ®)，ビルダグリプチン(エクア®)，リナグリプチン(トラゼンタ®)．下部小腸から分泌されるインクレチン(GLP-1やGIP)を分解するDPP-4を阻害する．GLP-1はインスリン分泌の促進と，グルカゴンの放出を血糖依存性に抑制するため低血糖が少ない．リナグリプチンは肝代謝であり腎不全で投薬調節がいらない数少ない内服薬である．
  - ▶ヒトGLP-1アナログ製剤：リラグルチド(ビクトーザ皮下注®)．DDP-4阻害薬よりも効果が高いだけではなく，食欲を抑える働きがあるために体重減少効果が期待できる(DDP-4阻害薬ではGLP-1だけではなくGIPの分解が阻害されるが，GIPは肥満助長効果がある)．しかし毎日皮下注を要し薬価はDDP-4阻害薬よりはるかに高い．

MEMO インスリン製剤

- ●インスリン製剤
  - ▶速効型は静注が可能であるが，静注では30分で効果が切れるため持続投与を要する．糖尿病性昏睡や厳密なコントロールが必要な場合に持続投与を行う．
  - ▶食前の速効型インスリン皮下注は食後高血糖の抑制に使用するが，食直後超速効型皮下注のほうが低血糖発作が少なく優れる〔Diabetes Care. 1997 Dec; 20(12): 1827-32〕．効果判定は次の食前に行う．
    - □スライディング・スケールを行う場合は血糖50-100 mg/dL刻みで2単位ずつ増量が目安とされる．
  - ▶中間型インスリンは吸収と溶解度の不安定さで作用のばらつきが起こりやすいことが難点である．12時間後の血糖で効果判定を行う．
  - ▶グラルギン(ランタス®)と比較してデテミル(レベミル®)は作用時間がやや短く，低血糖発作が多い傾向があると考えられている．

		作用発現(時)	ピーク(時)	持続(時)
速効型静注		2-3分	0.5	
超速効型皮下注	リスプロ(ヒューマログ®)	≦15分	0.5-1.5	3-5
	アスパルト(ノボラピッド®)	10-20分	1-3	3-5
速効型皮下注	ヒューマリンR®	0.5-1	1-3	5-7
	ノボリンR®	0.5	1-3	8
混合性剤皮下注	ヒューロマグミックス®，ノボラピッドミックス®，ノボリン30®，ヒューマリン3/7®，イノレット30®			
中間型皮下注	ヒューマリンN®	1-3	8-10	18-24
	ノボリンN®	1.5	4-12	24
	ヒューマログN®	0.5-1	2-6	18-24
超持続型皮下注	グラルギン(ランタス®)	1-2	なし	24
	デテミル(レベミル®)	1	3-14	24

- ●健常者のインスリンの1日必要量は40単位(0.6単位/kg/日)程度で，基礎分泌量が50%で，食事による追加分泌量が50%である．
- ●2型糖尿病では糖質5gに対してインスリン1単位の投与が目安とされるが，糖質10gに対してインスリン1単位でも多くの場合は十分効果的である(健常者は糖質12.5gに対してインスリン1単位の追加分泌をしている)．

(つづく)

- インスリン処方例（簡便な方法から列記）

	注射回数	
超持続型を1日1回	1	最も単純な処方であるが，2型糖尿病において超速効型インスリン3回打ちと効果は同等で低血糖発作が少ない〔Lancet. 2008 Mar 29; 371(9618): 1073-84〕．
25R-30Rを1日2回（朝2：夕1）	2	基礎分泌補充だけでは高血糖が起こる場合に行う．
50Rを1日3回	3	
超持続型を1日1回＋超速効型を1日3回	4	1日必要量の50％を超持続型インスリンで，残りの50％を3回に分けて食前に超速効型インスリンで補うのが，理論上最も優れる方法である．

- ステロイド糖尿病ではインスリン抵抗性改善薬が有効だがインスリンが必要となることも多い．昼食後が最も血糖高値となるため30R-50Rの朝1回打ちなどを行うが，夜にN製剤を使用すると朝方に低血糖が起こりやすいことに注意する．

5 低血糖発作

低血糖

- 血糖55 mg/dLで交感神経刺激症状，血糖50 mg/dLで中枢神経症状の出現が目安であるが，急激な血糖の低下，コントロール不良な糖尿病患者，食後低血糖では80 mg/dL程度でも低血糖症状は出現しうる．
- 自律神経障害がある場合，βブロッカー内服中や低血糖の既往がある場合は交感神経刺激症状が出現せずに低血糖が進行することがある．
- 意識障害があれば痙攣や片麻痺などの他の神経学的異常が存在しても低血糖症から鑑別を始めるべきである．
- 低血糖の診断には迅速血糖測定をすべきだが，それでもはっきりしなければ50％ブドウ糖40 mL静注に対する反応を確認する．

- 意識状態変容の7(3.2-11)％は低血糖症である〔J Emerg Med. 1992 Nov-Dec; 10(6): 679-82〕．
- 低血糖症の診断

入院を要した低血糖発作56人の神経学的症候

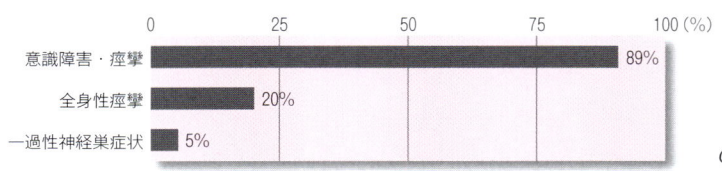

	0　　25　　50　　75　　100 (%)
意識障害・痙攣	89%
全身性痙攣	20%
一過性神経巣症状	5%

QJM. 1998 Jul; 91(7): 505-10

	感度	特異度	LR+	LR−
頻脈・冷汗・糖尿病の既往のいずれか	75	56	1.7(1.3-2.1)	0.45(0.23-0.86)
迅速血糖測定†	91.7	92.4	12.1(6.8-21)	0.09(0.014-0.6)

Ann Emerg Med. 1992 Jan; 21(1): 20-4／† J Emerg Med. 1992 Nov-Dec; 10(6): 679-82

- 血糖値と症状の目安

血糖値(mg/dL)	
80	インスリン分泌低下
70	グルカゴンとエピネフリン分泌

（つづく）

血糖値（mg/dL）	
55	交感神経刺激症状（神経質・不安，空腹，動悸，発汗，頭痛）
50	神経症状（傾眠，昏迷，一過性神経脱落症状，頭痛）
30	昏睡

- ▶ 健常者では 53±2 mg/dL で低血糖症状が出現するが，コントロールの悪い糖尿病患者は 78±5 mg/dL で低血糖症状が出現する〔N Engl J Med. 1988 Jun 9; 318(23): 1487-92〕．
- ▶ 1 型糖尿病やインスリン使用者では，自律神経障害により低血糖に対するグルカゴンやエピネフリンの反応は不良〔Diabetes. 2002 Mar; 51(3): 724-33〕であり，警告症状を伴わずにいきなり意識障害を来すリスクが高くなる．
- ▶ 低血糖のエピソード後 2-3 週間は低血糖への反応閾値が高くなり無症候性低血糖を起こしやすいため要注意である．
- ▶ 毛細管血を使用した簡易血糖測定は測定誤差が特に低血糖帯（血糖値 72 mg/dL 以下）では問題となる．血液ガス分析器による血糖測定のほうが信頼性は高い〔Crit Care Med. 2005 Dec; 33(12): 2778-85〕．
- ▶ 血糖用のスピッツを使用せずに長期間放置した検体や，白血病・多血症では偽性低血糖がありうる．

● ブドウ糖投与
- ▶ 通常静注後数分で反応が見られ，20 分経っても反応がなければ否定的と考えるが，13％の症例はブドウ糖投与に部分的にしか反応しなかったとの報告もある〔Ann Emerg Med. 1992 Jan; 21(1): 20-4〕．
- ▶ ブドウ糖投与後 30 分で血糖は元の値に復帰するため，低血糖患者では頻回に血糖をチェックしなければならない．

健常者におけるブドウ糖投与後の血糖値変化

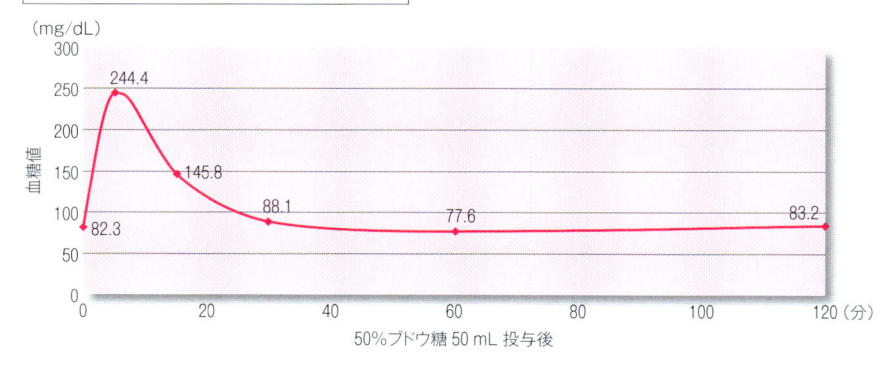

(mg/dL) 血糖値
- 0 分: 82.3
- 5 分: 244.4
- 15 分: 145.8
- 30 分: 88.1
- 60 分: 77.6
- 120 分: 83.2

50％ブドウ糖 50 mL 投与後

Acad Emerg Med. 1998 Jul; 5(7): 691-4

糖尿病患者の低血糖発作

- 糖尿病患者（特に 1 型糖尿病やインスリン使用者）では低血糖発作は高頻度である．
- 誘因としては生活習慣の乱れ（食事不摂取・飲酒・運動過多）が多い．

- 1 型糖尿病では週に 2 回（一生で数千回）の症候性低血糖発作があり，年に 1 度は重度の低血糖発作を来し，死亡原因の 2-4％は低血糖ともされる〔Diabetes Care. 2003 Jun; 26(6): 1902-12〕．
- 2 型糖尿病においてインスリン使用者は SU 剤使用者よりも低血糖発作は 25 倍多いが〔Br Med J(Clin Res Ed). 1988 Apr 2; 296(6627): 949-50〕，低血糖発作にインスリンを使用していても 1 型糖尿病の 10％のみである〔Diabetes Care. 2003 Jun; 26(6): 1902-12〕．
- 低血糖発作で入院する患者の 80％が糖尿病患者である〔QJM. 1998 Jul; 91(7): 505-10〕．
- 入院患者での低血糖発作では 45％が糖尿病である〔N Engl J Med. 1986 Nov 13; 315(20): 1245-50〕．

| 入院を要した低血糖発作の原因 |

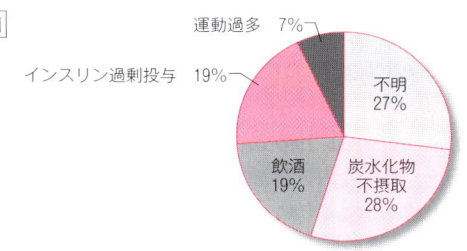

- 運動過多 7%
- インスリン過剰投与 19%
- 不明 27%
- 飲酒 19%
- 炭水化物不摂取 28%

QJM. 1998 Jul; 91(7): 505-10

非糖尿病患者の低血糖発作の原因

- アルコールの多飲によるものや飢餓によるものも多いが，敗血症，副腎不全，薬剤性，インスリノーマなどの腫瘍，インスリン自己免疫症候群を除外する必要がある．
- 薬剤では糖尿病治療薬以外にⅠ群抗不整脈薬・抗うつ薬・抗菌薬・鎮痛薬・βブロッカーが原因として重要である．

- 糖尿病患者を除くと入院を要する低血糖患者の90%がアルコールによる低血糖であるとの報告がある〔QJM. 1998 Jul; 91(7): 505-10〕．アルコール依存症患者では肝臓でのグリコーゲンが枯渇していることと，アルコールが糖新生を抑制することから低血糖を来しやすい．
- 糖尿病患者を除くと，入院患者における低血糖の50%で腎不全があり，それ以外の基礎疾患としては肝疾患，感染症，ショック，妊娠，悪性新生物，熱傷があげられる〔N Engl J Med. 1986 Nov 13; 315(20): 1245-50〕．腎臓はインスリンを分解する以外にも，糖新生を行う重要な臓器である〔Crit Care. 2002 Aug; 6(4): 317-21〕．
- 低血糖を来す薬剤（糖尿病治療薬以外）

低血糖を来す機序	代表薬剤
インスリン分泌亢進	Ia・Ic群抗不整脈 抗うつ薬（MAO阻害薬・三環系抗うつ薬・SSRI） 抗菌薬（ST合剤・キノロン） 鎮痛薬（NSAID・アセトアミノフェン） 抗マラリア薬（キニーネ・クロロキン・メフロキン）
インスリン感受性亢進	βブロッカー ACE阻害薬 フィブラート
糖新生減少	βブロッカー 抗マラリア薬（キニーネ・クロロキン・メフロキン）
インスリン自己抗体誘発	チアマゾール ペニシラミン αリポ酸
β細胞障害	ペンタミジン 抗腫瘍薬（ストレプトゾトシン）

Diabetes Metab. 1999 Dec; 25(6): 477-90 より改変

▶ クラリスロマイシンもSU剤の血中濃度を上昇させることで低血糖を来しうる〔Diabetes Care. 2002 Sep; 25(9): 1659-61〕．

インスリノーマ

- インスリノーマは比較的稀な疾患であるが，Whippleの3徴（①空腹時血糖値50 mg/dL以下，②空腹時あるいは運動後の低血糖発作，③ブドウ糖投与による速やかな症状の回復）があれば疑う．
- 肥満は認めないほうが多い．
- 緩徐な低血糖進行により，交感神経刺激症状よりも精神症状で発症することが多いとされる．
- 絶食試験では24時間以内に低血糖を誘発することが多いが，感度を高めるためには72時間行う必要がある．

（つづく）

- ▶通常は生食を使用し Na＞150 mEq/L ならば 1/2 食塩水を使用するともされるが，すべてリンゲル液でも事足りる．
- ●同時に速効型インスリンを 0.05-0.1 単位/kg/時≒4 単位/時で持続静注し（±速効型インスリン 0.15 単位/kg 静注後），1 時間ごとに血糖チェックを行う．
  - ▶血糖が 50-70 mg/dL/時低下しなければ倍量に増量していく．100 mg/dL/時以上下げると脳浮腫の可能性あり．
  - ▶血糖はほぼ直線的に低下するので，目標血糖となる 2 時間前を目安にインスリンを半減する．
  - ▶HONK ではインスリン欠乏の程度は軽く，2 単位/時でも十分に血糖を降下することがある．
- ●アシドーシスは補正必要なことは少ないが，pH＜7.0 ならば補正を考える．
  - ▶pH＜6.9 ならメイロン® 100 mmol＋K 20 mEq/2 時間，pH 6.9-7.0 ならメイロン® 50 mmol＋K 10 mEq/1 時間で．
- ●K は 4.0-5.0 mEq/L を目標とし，K＝4.0-5.0 ならば 20 mEq/L，4 未満では 40 mEq/L 程度が補充の目安．
  - ▶K はもともと欠乏しているうえにインスリンにより低下するため，DKA の死亡の大きな要因に低 K 血症がある．最初 4-6 時間は 1 時間ごとに採血すべきともされる．
  - ▶腎機能障害（Cr＞2.0 mg/dL）ではおおよそ補充量を半量に減ずるのが目安．
  - ▶低 P 血症あっても P 補充で感染助長・低 Ca 血症・低 Mg 血症のリスクがあり，極端な低値でない限り必ずしも補充する必要はない．
- ●糖液補充開始基準
  - ▶DKA では血糖値が 250 mg/dL となれば糖液補充を開始し血糖を 150-200 mg/dL を目標とする．
  - ▶HONK では血糖値が 300 mg/dL となれば糖液補充を開始し意識清明となるまでは血糖を 250-300 mg/dL を目標とする．
  - ▶目安としてインスリンは半量とし，糖質を 4 g/時（100 g/日）は少なくとも補充するように点滴を組み直す．
- ●インスリン皮下注への切り替えの目安
  - ▶経口摂取可能で血糖 200 mg/dL，静脈血 HCO_3^-＞18，静脈血 pH＞7.30 が 1 つの目安．
    - □アニオンギャップ正常化は HCO_3^- 正常化やケトン体消失よりも先行する所見であり有用である．
  - ▶インスリンを皮下注射して 0.5-1.0 時間後にインスリン持続静脈内投与は中止とする．

7 甲状腺結節・甲状腺癌

甲状腺結節と甲状腺癌

- ●触知可能な甲状腺結節は人口の 5％で認められ，うち 5％が甲状腺癌である．
- ●悪性腫瘍の中では乳頭癌が最も多く，成年女性に多い．
- ●頸部リンパ節腫脹，早い腫瘍増大，周囲組織への固着，声帯麻痺，非常に硬い結節があれば悪性腫瘍と考える．
- ●甲状腺エコーにて微小石灰化が見られたり，前後径＞幅であれば悪性腫瘍を疑う．
- ●直径 1 cm 以上で微小石灰化がある場合，直径が 1.5 cm 以上で粗大な石灰化を伴うか充実性である場合，囊胞性でも直径 2 cm 以上で充実成分がある場合は針穿刺吸引細胞診を行う．
- ●サイログロブリン高値は原発不明癌の検索に有用な可能性がある．

  - ●触知可能な甲状腺結節は 4-7％で見られ，うち 5％が悪性腫瘍である．また超音波検査を行えば 19-67％と高頻度で甲状腺結節を認める〔Am Fam Physician. 2003 Feb 1; 67(3): 559-66〕．
  - ●甲状腺癌の頻度は超音波検査では 0.5-1.3％，病理解剖では 3.7-28.4％で認められるが，日本における臨床的に明らかな甲状腺癌の頻度は男性で 2.0/10 万人，女性で 7.2/10 万人である〔Nippon Rinsho. 2007 Nov; 65(11): 1953-8〕．

  - ●甲状腺悪性腫瘍の内訳

	内訳	好発年齢	男女比	腫瘍発育	周囲浸潤	リンパ節転移	血行性転移	
乳頭癌	85-90％	20-50 歳	1：5	遅い	強	＋＋＋	＋－	10 年生存率 85％

（つづく）

	内訳	好発年齢	男女比	腫瘍発育	周囲浸潤	リンパ節転移	血行性転移	
濾胞癌	5-10%	30-50歳	1:6	遅い	少	+-	++	10年生存率 65-80%
髄様癌	1-2%	30-50歳	1:2.5	遅い	少	++	++	10年生存率 60%
未分化癌	2-3%	60歳以上	1:2	速い	極強	++	++	5年生存率 0%
悪性リンパ腫	2-3%	60歳以上	1:2	速い	強	+	+	5年生存率 5-85%

▶ 放射線曝露は15-25年後に年2%の割合で良性・悪性の結節を発生させ,特に乳頭癌との関連が強い.
▶ 家族歴は髄様癌で重要(多発性内分泌腫瘍症;MEN)であり,慢性甲状腺炎は悪性リンパ腫の発生に関与している.

- 孤立性甲状腺結節での悪性腫瘍の検出

	感度	特異度	LR+	LR-
下記のいずれか	56(40-72)	93(87-97)	8.2(4.1-16)	0.5(0.3-0.7)
周囲リンパ節腫脹	31(18-48)	96(91-99)	8.0(3.0-21)	0.7(0.6-0.9)
早い腫瘍増大	13(5-28)	100(96-100)	∞	0.9(0.8-1.0)
周囲組織への固着	13(5-28)	99(94-100)	8.3(1.7-41)	0.9(0.8-1.0)
声帯麻痺(喉頭鏡)	13(5-28)	99(95-100)	17(2.0-138)	0.9(0.8-1.0)
遠隔転移巣	10(3-25)	100(96-100)	∞	0.9(0.8-1.0)
非常に硬い結節	5(1-19)	99(94-100)	3.3(0.5-23)	1.0(0.9-1.0)

J Clin Endocrinol Metab. 1992 Feb; 74(2): 231-5 より改変

- 甲状腺エコー

	感度	特異度	PPV	NPV
微小石灰化	26.1-59.1	85.8-95.0	24.3-70.7	41.8-94.2
低エコー濃度	26.5-87.1	43.4-94.3	11.4-68.4	73.5-93.8
辺縁不整かhaloなし	17.4-77.5	38.9-85.0	9.3-60.0	38.9-97.8
充実性腫瘍	69.0-75.0	52.5-55.9	15.6-27.0	88.0-92.1
結節内血流	54.3-74.2	78.6-80.8	24.0-41.9	85.7-97.4
前後径>横径	32.7	92.5	66.7	74.8

Radiology. 2005 Dec; 237(3): 794-800

▶ 結節の数〔J Clin Endocrinol Metab. 2006 Sep; 91(9): 3411-7〕や,結節の大きさ〔J Clin Endocrinol Metab. 2008 Jun; 93(6): 2188-93〕は癌の予測にあまり有用ではない.

- サイログロブリン値と原発不明癌

	感度	特異度	LR+	LR-
転移癌における甲状腺癌の予測†	83(70-91)	74(62-83)	3.2(2.1-4.8)	0.2(0.1-0.4)
サイログロブリン>400 μg/L による転移性甲状腺癌の予測(良性結節性甲状腺腫に対して)‡	45(30-61)	96(86-99)	12(3.0-50)	0.6(0.4-0.8)

† *Indian J Med Res. 1994 Nov; 100: 232-6* / ‡ *Br J Radiol. 1988 Apr; 61(724): 317-9*

8 甲状腺機能スクリーニング

甲状腺機能異常症の頻度

- 甲状腺機能異常症は特に女性で高頻度に認められる疾患である.
- 特にうつ症状で発症する甲状腺機能低下症や,心房細動患者における甲状腺機能亢進症はよく経験される.

- Basedow 病も橋本病も女性に 5-10 倍多く，20-60 歳が好発年齢である．
- 日本人成人での健康診断において，顕性甲状腺機能低下症は 0.7％，潜在性甲状腺機能低下症は 5.8％，顕性甲状腺機能亢進症は 0.7％，潜在性甲状腺機能亢進症は 2.1％で認められる〔Thyroid. 2009 Sep; 19(9): 937-44〕．
- 入院患者と甲状腺機能

甲状腺機能異常症の頻度

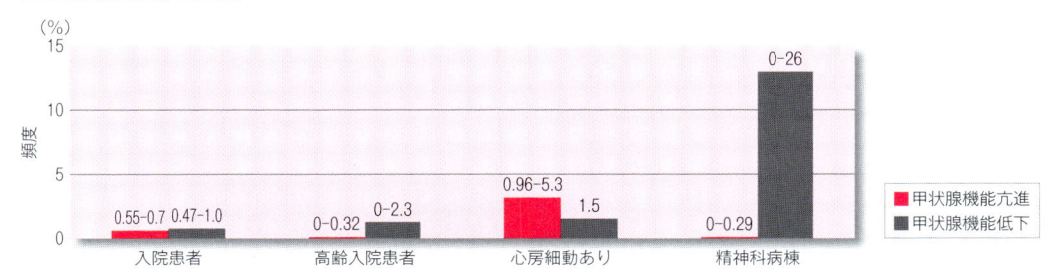

	入院患者	高齢入院患者	心房細動あり	精神科病棟
甲状腺機能亢進	0.55-0.7	0-0.32	0.96-5.3	0-0.29
甲状腺機能低下	0.47-1.0	0-2.3	1.5	0-26

Arch Intern Med. 1999 Apr 12; 159(7): 658-65

▶ 急性期疾患罹患時に TSH が変動することはよくあることで，入院患者では採血すれば甲状腺機能異常は 9.3-17.2％で見られるが，85-92％は再検すると正常化し，実際の甲状腺機能異常の頻度は 1-2％程度と推測されている〔Arch Intern Med. 1999 Apr 12; 159(7): 658-65〕．

甲状腺機能異常症の病歴・身体所見

- 自己免疫的甲状腺疾患のおおよそ半数で主に女系の甲状腺疾患家族歴を認める．
- 甲状腺機能異常症を鑑別にあげた場合は，活動性・食欲・体重変化・便通・月経・熱耐性・心拍数・皮膚・毛髪をチェックし甲状腺機能低下症か甲状腺機能亢進症に矛盾しなければ採血して甲状腺機能の確認をする．
- 甲状腺機能亢進症に起こりうる症候と甲状腺機能低下症に起こりうる症候の両者を認める場合，甲状腺機能は正常であることが多い．

	甲状腺機能低下	甲状腺機能亢進
活動性	緩慢	活発
食欲	低下	増加
体重	増加	低下（時に増加）
便通	便秘	頻便または軟便
月経	過多	過少
熱耐性	寒がり・低体温 発汗低下	暑がり・微熱 発汗亢進
心拍数	徐脈	頻脈，動悸，心房細動
血圧	拡張期血圧上昇	脈圧増大
皮膚	冷たく乾燥 粗雑で分厚く黄色い皮膚	温かく湿潤
毛髪	粗雑	細く柔かい
それ以外	嗄声，難聴 巨舌・手根管症候群 こむらがえり アキレス腱反射回復相遅延 白斑・白髪	振戦 眼裂開大，眼球突出 脱力，周期的四肢麻痺 全般性皮膚色素沈着

▶ 易疲労感，浮腫，瘙痒感はいずれでも生じうる．
▶ 甲状腺機能低下症で血圧は高く，甲状腺機能亢進症で血圧はむしろ低くなることが多いこと，また甲状腺機能低下症で月経過多になることは間違えないように覚えること．
▶ 暑がりや寒がり，便秘，月経などは以前との変化が重要である．

びまん性甲状腺腫

- びまん性甲状腺腫は若年女性でよく見られるが，甲状腺機能が正常であっても半数近くは甲状腺自己抗体を有しており，将来甲状腺機能異常を来す可能性を秘めている．
- 頸部を伸展しても甲状腺が見えない場合は，甲状腺腫は否定してよい．
- 側方から視診し2mm以上突出していれば甲状腺腫と判断する．

- 甲状腺腫は成人女性の0.5-1.0%で見られるが，半数以上は甲状腺機能が正常であるとされる．

米国における甲状腺機能が正常なびまん性甲状腺腫の原因

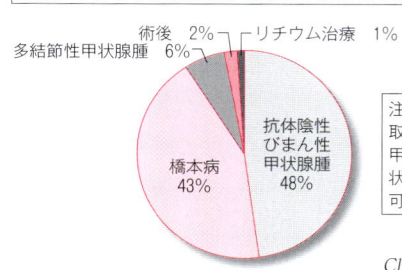

- 術後 2%
- リチウム治療 1%
- 多結節性甲状腺腫 6%
- 橋本病 43%
- 抗体陰性びまん性甲状腺腫 48%

注：日本では米国よりヨード摂取量が多いためにヨード欠乏性甲状腺腫が少なく，相対的に甲状腺自己免疫疾患の頻度が高い可能性がある．

Clin Chem. 1999 Aug; 45: 1377-83

- 甲状腺腫の身体所見

	LR
首を伸展しても視認不可能	0
首伸展で視認可能，容易に触知	1.0 (0.42-2.4)
首伸展せずに視認可能	3.9 (1.8-8.2)
容易に視認可能	∞
側方からの視診	
視認不可能	0.41 (0.34-0.49)
0-2 mm の突出	3.4 (1.8-6.3)
2-10 mm の突出	∞
10 mm 以上の突出	∞

JAMA. 1995 Mar 8; 273(10): 813-7

▶ 甲状腺峡部は輪状軟骨の下に位置する．
▶ 甲状腺は喉頭・気管と癒着しているため嚥下で動くことで他組織と区別できる．

甲状腺機能スクリーニング検査

- 甲状腺機能亢進症を疑えばTSHを，甲状腺機能低下症を疑えばTSHとFT$_4$の測定を行う．

甲状腺機能疾患が疑われた1,392例の外来患者における甲状腺機能検査結果

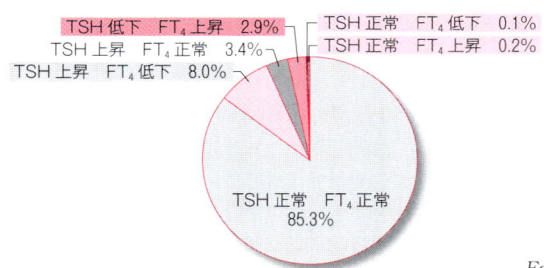

- TSH低下　FT$_4$上昇　2.9%
- TSH正常　FT$_4$低下　0.1%
- TSH上昇　FT$_4$正常　3.4%
- TSH正常　FT$_4$上昇　0.2%
- TSH上昇　FT$_4$低下　8.0%
- TSH正常　FT$_4$正常　85.3%

Fam Med. 2003 Jun; 35(6): 408-10

- 全体の頻度からいえば，FT$_4$が上昇しているときにTSHが抑制されていないことと，FT$_4$が低下しているときにTSHが上昇していないことはまずないが，臨床的に甲状腺機能低下症が疑われたとき

に(TSHが十分に上昇しない)中枢性甲状腺機能低下症を見逃さないために，TSHとFT₄の両方を測る必要がある．

9 甲状腺機能低下症

甲状腺機能低下症の原因

- 甲状腺腫を伴う甲状腺機能低下症では橋本病が圧倒的に多い．
- 昆布・海苔，ヨード卵，イソジンガーグル®でのヨード過剰摂取による甲状腺機能低下症の報告例もあり，これらは原因物質の摂取中止後1-2か月で改善する．

甲状腺腫を伴う甲状腺機能低下症の原因

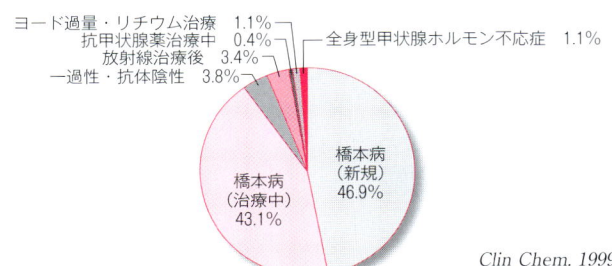

- ヨード過量・リチウム治療 1.1%
- 抗甲状腺薬治療中 0.4%
- 放射線治療後 3.4%
- 一過性・抗体陰性 3.8%
- 全身型甲状腺ホルモン不応症 1.1%
- 橋本病(治療中) 43.1%
- 橋本病(新規) 46.9%

Clin Chem. 1999 Aug; 45: 1377-83

- アミオダロンはヨード含有量が多いため甲状腺機能異常を伴うことがある．またリチウムやインターフェロンα，インターロイキン2製剤は甲状腺自己抗体を誘発するため甲状腺機能低下症を来すことが知られている．
- ネフローゼ症候群では甲状腺ホルモンの尿中排泄のために甲状腺機能低下症となることがある〔*Lancet. 1991 Aug 24; 338(8765): 475-6*〕．

甲状腺機能低下症の症候

- 軽症患者も含めると単一で有用な指標はない．
- 新陳代謝低下による症状としては倦怠感を主訴に来院することが多いが，病歴では動作緩慢，物忘れ，寒がり，発汗減少，乾燥肌，便秘，月経過多，筋肉痛を，身体所見では徐脈，無気力様顔貌，眉毛外側1/3の脱落，深部腱反射回復相遅延を確認する．
- ムチン沈着による体重増加やむくみも主訴となることが多いが，ムチン沈着による他の症状としては嗄声や難聴，手指のしびれ(手根管症候群)がある．身体所見では巨舌やnon-pitting edemaが重要である．

- 深部腱反射回復相遅延，発汗減少，乾燥肌，粗雑で分厚い皮膚，冷たい皮膚，むくみ，体重増加，異常感覚，便秘，動作緩慢，嗄声，難聴，55歳以下の女性の13項目のうち，6項目あれば96.9%で甲状腺機能低下症(感度62%，特異度99%)である．2項目以下であれば94.2%で甲状腺機能は正常(感度94%，特異度61%)である〔*J Clin Endocrinol Metab. 1997 Mar; 82(3): 771-6*〕．

	感度	特異度	LR+	LR−
深部腱反射回復相遅延	77	93.5	11.8	0.3
†	48(27-69)	86(78-92)	3.4(1.8-6.4)	0.6(0.3-1.1)
乾燥肌	76	63.8	2.1	0.4
寒がり	72	65	2.1	0.4

(つづく)

9 甲状腺機能低下症

	感度	特異度	LR＋	LR－
粗雑で分厚い皮膚	60	81.2	3.2	0.5
†	61(39-80)	74(64-82)	2.3(1.5-3.7)	0.5(0.3-0.8)
むくみ	60	96.3	16.2	0.4
眼瞼浮腫†	78(56-93)	31(22-41)	1.1(0.9-1.5)	0.7(0.6-0.9)
下腿浮腫(pitting)†	91(72-99)	21(13-30)	1.2(1.0-1.4)	0.4(0.4-0.5)
発汗減少	54	86.2	3.9	0.5
体重増加	54	77.5	2.4	0.6
異常感覚	52	82.5	3.0	0.6
冷たい皮膚	50	80	2.5	0.6
便秘	48	85	3.2	0.6
動作緩慢	36	98.7	27.7	0.7
†	87(66-97)	13(7-21)	1.0(0.8-1.2)	1.0(0.8-1.2)
嗄声	34	87.5	2.7	0.8
難聴	22	97.5	8.8	0.8
徐脈	58	42.5	1.0	1.0
＜60/分†	44(23-66)	89(81-94)	3.9(1.9-7.9)	0.6(0.3-1.3)

J Clin Endocrinol Metab. 1997 Mar; 82(3): 771-6 より改変（TSH＞20 μIU/mL で FT₄ 低値の症例）
† *J Postgrad Med. 2004 Jan-Mar; 50(1): 7-11（TSH＞7 μIU/mL で FT₄＜0.7 mg/dL の症例）*

甲状腺機能低下症の症状・身体所見

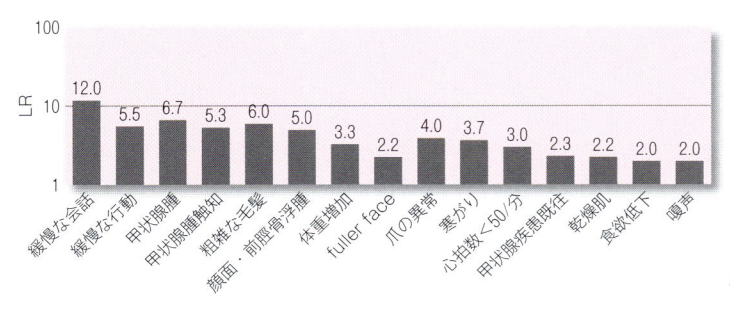

LR値: 緩慢な会話 12.0、緩慢な行動 5.5、甲状腺腫 6.7、甲状腺腫触知 5.3、粗雑な毛髪 6.0、顔面・前脛骨浮腫 5.0、体重増加 3.3、fuller face 2.2、爪の異常 4.0、寒がり 3.7、心拍数＜50/分 3.0、甲状腺疾患既往 2.3、乾燥肌 2.2、食欲低下 2.0、嗄声 2.0

Arch Intern Med. 1999; 159: 658-65

- カロチン血症による皮膚の黄染も見られうる．
- 軽症例（TSH＞5 を定義）を含むと各指標の LR は 0.7-1.2 の範囲となり，単独で有用な指標はない
〔Arch Intern Med. 2000 Feb 28; 160(4): 526-34〕．

甲状腺機能低下症と精神・神経症状

- 高齢者の甲状腺機能低下症は非典型例が多く，無気力などの非特異的徴候やうつ・認知症などの精神症状で発症することが多い．
- 高齢女性が冬季に感染症や心筋梗塞などを契機に意識障害・低体温を来した場合は，粘液水腫性昏睡を考える．
- 橋本脳症はさまざまな精神・神経症状を呈することがあり，原因が容易に特定できない成人女性の急性発症の精神・神経症状では甲状腺機能が正常であっても甲状腺自己抗体の測定を行うべきである．

60歳以上の甲状腺機能低下症の主症候

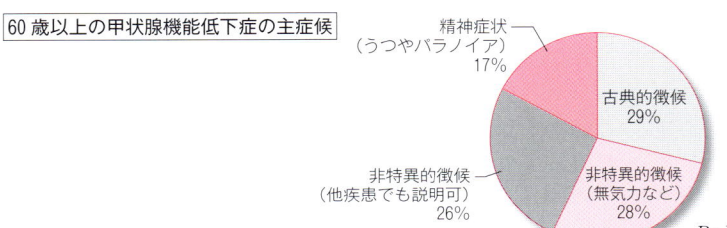

- 精神症状（うつやパラノイア） 17%
- 古典的徴候 29%
- 非特異的徴候（無気力など） 28%
- 非特異的徴候（他疾患でも説明可） 26%

Br Med J. 1975 Jun 14; 2(5971): 601-3

- 橋本脳症
  ▶ 甲状腺自己抗体が脳症発症に関連しているとされ甲状腺機能は正常であることが多い．治療はステロイドが奏効する．

橋本脳症の臨床所見

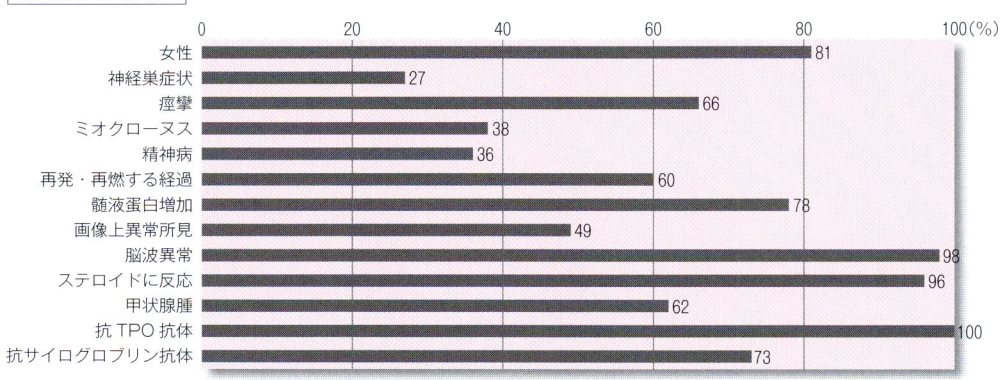

項目	%
女性	81
神経巣症状	27
痙攣	66
ミオクローヌス	38
精神病	36
再発・再燃する経過	60
髄液蛋白増加	78
画像上異常所見	49
脳波異常	98
ステロイドに反応	96
甲状腺腫	62
抗TPO抗体	100
抗サイログロブリン抗体	73

Arch Neurol. 2003 Feb; 60(2): 164-71

甲状腺機能低下症の臨床検査

- 甲状腺機能低下症は高コレステロール血症，肝障害，高CK血症，低Na血症，大球性貧血（悪性貧血合併もありうる）を来しうる．
- TSH≦5 μIU/mL が基準範囲であるが，慢性期で TSH≦10 μIU/mL，急性疾患罹患時は TSH≦20 μIU/mL で FT_4 正常ならば潜在性甲状腺機能低下症と呼ばれ経過観察が可能である．
- 潜在性甲状腺機能低下症であっても，妊婦であったり，排卵異常による不妊や高コレステロール血症がある場合や，抗甲状腺抗体が陽性の患者では甲状腺ホルモン補充を考慮する．

- 原発性甲状腺機能低下症では FT_4 低下，TSH 上昇を認める．下垂体性甲状腺機能低下症や視床下部性甲状腺機能低下症では FT_4 とともに TSH は低値となるかまたは正常値に留まるが，視床下部性甲状腺機能低下症の一部では TSH 値が 10 μU/mL まで軽度高値を示すことがある．ここでは圧倒的に頻度が高い原発性甲状腺機能低下症についてのみ言及する．

- 潜在性甲状腺機能低下症
  ▶ TSH が 10 μIU/mL までであれば甲状腺機能は経過観察のみで正常化するか，もしくは顕性に進行しない可能性が高い．

TSH 上昇が見られても T_4 正常な場合の 32 か月後の甲状腺機能低下症発症予測

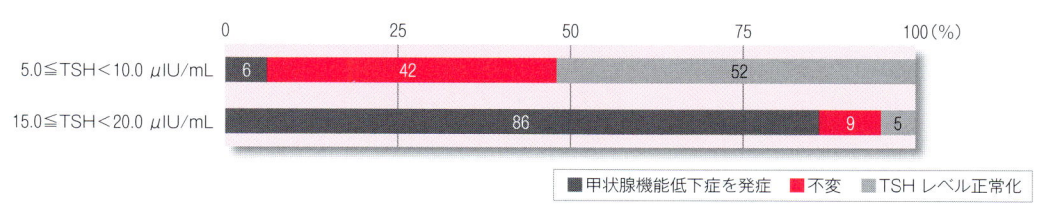

	甲状腺機能低下症を発症	不変	TSH レベル正常化
5.0≦TSH<10.0 μIU/mL	6	42	52
15.0≦TSH<20.0 μIU/mL	86	9	5

J Clin Endocrinol Metab. 2004; 89: 4890-7

▶ 重症疾患罹患時・消耗時には T_3 が低くなる low T_3 syndrome が有名であるが，T_4 も低値となることがあり，あわせて euthyroid sick syndrome と呼ばれ，適応現象と理解されている．実際はTSH の値も変動が見られ，急性疾患罹患時にはまず TSH 低値となり euthyroid sick syndrome となるが，回復期には TSH 高値となってから甲状腺機能は正常化する．そのため採血のタイミング

によっては TSH 高値・FT_4 低値で甲状腺機能低下症と誤診されうる．
▶ 入院患者においては TSH が 20 μIU/mL までは甲状腺機能低下症を発症する可能性は低い．

入院患者における TSH の値による甲状腺機能低下症の予測

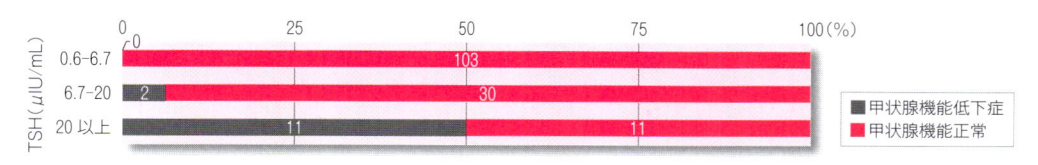

TSH(μIU/mL)	甲状腺機能低下症	甲状腺機能正常
0.6-6.7	0	103
6.7-20	2	30
20 以上	11	11

数値は症例数を示す．
Arch Intern Med. 1999; 159: 658-65

▶ 妊婦では潜在性甲状腺機能低下症でも胎児の IQ が低くなる可能性がある〔*N Engl J Med. 1999 Aug 19; 341(8): 549-55*〕．

MEMO　甲状腺機能低下症の治療

- T_3 の 80% は T_4 より変換されるので一般的には T_4 製剤（チラーヂン S®）のみ使用すればよい．
- 甲状腺ホルモンはカテコラミン刺激作用があり心筋虚血に注意を要する．若年者では 50 μg/日から開始するが 45 歳以上では 25 μg，高齢者や心疾患がある場合は 12.5 μg から開始するのが無難である．
  - ▶ なお粘液水腫では T_3 製剤を使用したり，初日に T_4 製剤を 200 μg 程度使用する方法も知られているが，T_4 少量補充とどちらが優れているかについてのデータは乏しい．
- 甲状腺ホルモンはステロイド代謝促進作用があるので，副腎不全の合併（汎下垂体機能低下症や Schmidt 症候群）があれば，ステロイド投与を先行する．
- T_4 の半減期は 7 日（T_3 製剤は 1 日）であるので T_4 製剤は 2-4 週間ごとに増量する．落ち着けば甲状腺機能は 3-6 か月ごとのチェックでもよい．
- T_4 の 1 日生産量は 90 μg（1.5-2.5 μg/kg ともされる）であり，おおよそ 75-100 μg/日が維持量の目安である．

橋本病の診断

- 橋本病の診断には抗サイログロブリン抗体や抗甲状腺ペルオキシダーゼ（TPO）抗体が有用であるが，これらは Basedow 病でも高率に陽性となる．

橋本病の診断	感度	特異度	LR+	LR−	正診率
サイロイドテスト	44.0	97.0	14.7	0.58	60.2
ミクロソームテスト	67.7	97.0	22.6	0.33	73.1
抗甲状腺ペルオキシダーゼ（TPO）抗体	74.7	93.9	12.2	0.27	80.6
抗サイログロブリン抗体	97.3	93.9	16	0.03	96.3

Thyroid. 1996 Oct; 6(5): 445-50

▶ 抗サイログロブリン抗体もしくは抗 TPO 抗体は Basedow 病にも高頻度で見られる．

橋本病と Basedow 病と抗体陽性率

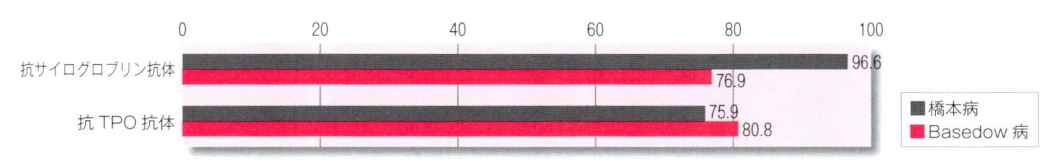

	橋本病	Basedow 病
抗サイログロブリン抗体	96.6	76.9
抗 TPO 抗体	75.9	80.8

Rinsho Byori. 1995 Dec; 43(12): 1243-50

▶ また，日本人成人での健康診断において抗サイログロブリン抗体もしくは抗 TPO 抗体は，甲状腺腫を触知しなくても男性 14.8%，女性 23.4% で陽性となるという報告もあり〔*Thyroid. 2009 Sep; 19(9): 937-44*〕，やみくもにオーダーすべき検査ではない．

10 甲状腺機能亢進症

甲状腺機能亢進症の原因

- 甲状腺機能亢進症は Basedow 病が多いが，亜急性甲状腺炎や無痛性甲状腺炎との鑑別が重要である．
- Basedow 病は 30-50 歳での発症が多く，男女比 1：8 程度で女性に多い．
- 亜急性甲状腺炎や無痛性甲状腺炎の甲状腺機能亢進症状は 1-2 か月で自然軽快する．

- Basedow 病は人口の 1.85（1-2.7）％の頻度で見られる〔BMJ. 2004 Aug 14; 329(7462): 385-90〕．

甲状腺腫を伴う甲状腺機能亢進症の内訳

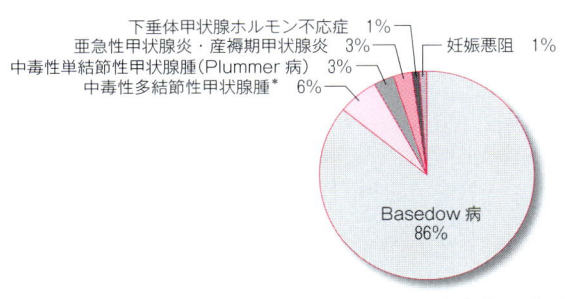

- 下垂体甲状腺ホルモン不応症 1％
- 亜急性甲状腺炎・産褥期甲状腺炎 3％
- 妊娠悪阻 1％
- 中毒性単結節性甲状腺腫（Plummer 病） 3％
- 中毒性多結節性甲状腺腫* 6％
- Basedow 病 86％

*中毒性多結節性甲状腺腫は日本では少ない．

Clin Chem. 1999 Aug; 45(8 Pt 2): 1377-83

▶ 無痛性甲状腺炎は橋本病の急性増悪や，出産後甲状腺炎を含む．
▶ 産褥期甲状腺炎だけではなく，絨毛癌や胞状奇胎（HCG は TSH 様作用あり），卵巣性甲状腺腫では甲状腺機能亢進症になる．

甲状腺機能亢進症の症候

- 活動性亢進，食欲増加しているのに体重が減少，動悸，振戦，暑がり，汗かき，温かく湿潤した皮膚，脈拍数＞90/分，脱力感，甲状腺腫は甲状腺機能亢進症を疑う．
- 高齢者の甲状腺機能亢進症は非典型的であることも多く，心房細動からの心不全や骨粗鬆症からの骨折を呈しやすく，注意を要する．

甲状腺機能亢進症の症状・身体所見

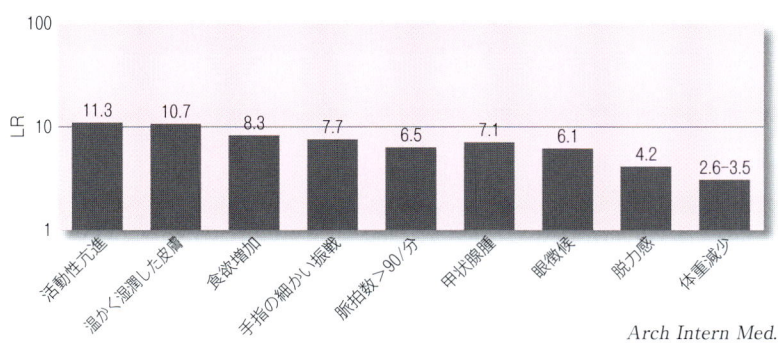

症状	LR
活動性亢進	11.3
温かく湿潤した皮膚	10.7
食欲増加	8.3
手指の細かい振戦	7.7
脈拍数＞90/分	6.5
甲状腺腫	7.1
眼徴候	6.1
脱力感	4.2
体重減少	2.6-3.5

Arch Intern Med. 1999 Apr 12; 159(7): 658-65

- 他にはいらいら感，頻便，月経過少，浮腫が見られたり，若年者では食欲亢進が顕著なため体重増加が見られることもある．
  ▶ 30 歳以上の患者の 70％で標準体重よりも体重は軽い．一方，20 歳未満の患者では 68％が標準体重よりも体重が重い〔Endocr J. 1999 Mar; 46 Suppl: S101-3〕．

- 発症3か月以内の心房細動では甲状腺機能亢進が5.4%（TSH＜0.1 mU/Lが0.7%，0.1＜TSH＜正常下限が4.7%）で見つかる〔Arch Intern Med. 1996 Oct 28; 156(19): 2221-4〕．
- 高齢者では活動性亢進よりも無気力で発症することも多い．また体重減少や心症状が目立ちやすい〔Med Clin North Am. 1991 Jan; 75(1): 151-67〕．
- 甲状腺機能亢進症の6%は心不全（うち半数は左室収縮不全を伴う）が初発症状であり，特に高齢男性に多く，94%で心房細動を伴っている．1/3は永続的な拡張型心筋症に移行する〔Heart. 2007 Apr; 93(4): 483-7〕．
- 骨代謝が亢進するので，例えば高齢女性では大腿骨頸部骨折のHR＝3.6（1.0-12.9），椎体骨折のOR＝4.5（1.3-15.6）と骨折のリスクが高まる〔Ann Intern Med. 2001 Apr 3; 134(7): 561-8〕．

甲状腺機能亢進症の亜型

- Basedow病眼症は30%の症例で見られ，喫煙者に多い．甲状腺機能は亢進していないことがあるため注意を要する．
- 眼症を伴うBasedow病では前脛骨部浮腫やばち指も呈しうる．
- 20-40歳のアジア人男性では過食後に数時間〜2日間続く低K性周期性四肢麻痺にて発症することもある．

- Basedow病眼症
  - Basedow病の30%で見られる．85%は甲状腺機能亢進症の発症から18か月以内に見られる〔West J Med. 1993 Jun; 158(6): 591-5〕．
  - 甲状腺機能は正常なこともあるし，稀に橋本病でも生じうる〔Am J Ophthalmol. 1996 Mar; 121(3): 284-90〕．
  - 喫煙はBasedow病を来しやすい〔OR＝3.3（2.1-5.2）〕だけではなく，Basedow病眼症のリスクでもある〔OR＝2.2（1.5-3.1）〕ことが分かっている〔Eur J Endocrinol. 2002 Feb; 146(2): 153-61〕．これは喫煙によるIL-1などのサイトカイン活性化が関与していると推測されている〔J Clin Endocrinol Metab. 2007 Jan; 92(1): 59-64〕．
  - gradeについてはNO SPECSと覚える．Ⅲ度以上が臨床的に明らかな眼症と見なされることが多い．

0	no signs/symptoms
Ⅰ	only sign（上眼瞼後退や凝視する眼），no symptom
Ⅱ	soft tissue involvement（涙増多・眼後部違和感・羞明・異物感，結膜水腫・結膜充血など）
Ⅲ	proptosis（3 mm以上の眼球突出）
Ⅳ	extraocular muscle involvement（複視があれば5%で合併する重症筋無力症を否定する必要がある）
Ⅴ	corneal involvement
Ⅵ	sight loss（視神経障害．眼球突出を欠くこともある．色覚異常として発症することもあり）

- 皮膚症状，手指先端変化（acropathy）
  - 眼症を伴うBasedow病では4%で前脛骨部浮腫（non-pitting）などの皮膚症状が，1%で手指先端変化（acropathy）が見られる〔Am J Ophthalmol. 1996 Mar; 121(3): 284-90〕．
  - 前脛骨部浮腫を伴うBasedow病は99.3%で眼症を伴っている〔Medicine(Baltimore). 1994 Jan; 73(1): 1-7〕．
  - 皮膚症状を呈する患者の80%が女性で，91%は甲状腺機能が亢進しているが9%は甲状腺機能が低下〜正常である〔J Clin Endocrinol Metab. 2002 Feb; 87(2): 438-46〕．
  - 皮膚症状を呈する患者の22%でacropathyが見られ，78%が女性で，79%が喫煙者である．acropathyはばち指が88%と最も多いが，DIP付近の腫脹疼痛，関節変形もありうる〔J Clin Endocrinol Metab. 2002 Dec; 87(12): 5435-41〕．

- 周期性四肢麻痺
  - 東洋人に多いが生活習慣の変化からか激減しており，日本でも1957年には男性で8.6%，女性で0.4%だった発生率が，1991年には男性で4.3%，女性では0.04%となっている〔Endocrinol Jpn. 1992 Jun; 39(3): 315-8〕．
  - 10%の症例では甲状腺機能亢進症状は軽度で，臨床的な甲状腺機能亢進症状を呈さない〔J Clin Endocrinol Metab. 2006 Jul; 91(7): 2490-5〕．

甲状腺機能亢進症の検査

- TSH＜0.1 mμIU/mL であれば甲状腺機能亢進症を考える．
- TSH＜0.002 μIU/mL，$FT_3 \geq 10$ pg/mL，$FT_3/FT_4 \geq 3$ であれば破壊性甲状腺炎（無痛性甲状腺炎・亜急性甲状腺炎）よりも Basedow 病の可能性が高い．
- 甲状腺刺激ホルモンレセプター抗体（TRAb）が陽性であれば Basedow 病と考える．また甲状腺刺激抗体（TSAb）は眼症と関連が強い．これらは治療開始後のフォローとしても有用である．
- 抗体が陰性の場合には，超音波で甲状腺血流が増加していたり，甲状腺シンチグラフィにてヨード取り込み亢進があれば Basedow 病と考える．

● 甲状腺機能亢進症の診断

入院患者における TSH の値による甲状腺機能亢進症の予測

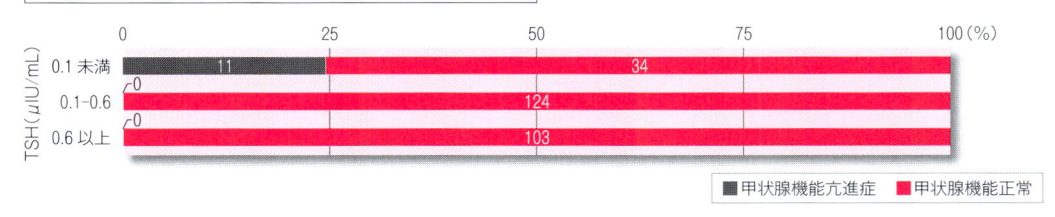

数値は症例数を示す．
Arch Intern Med. 1999; 159: 658-65

▶ 10％で FT_3 が高値だが FT_4 は正常〔JAMA. 1993 Jun 2; 269(21): 2736-7〕である（T_3 toxicosis と呼ばれる）ため TSH と FT_3，FT_4 の測定が必須である．

● 甲状腺機能亢進症の原因

甲状腺機能亢進症の原因と TSH の値

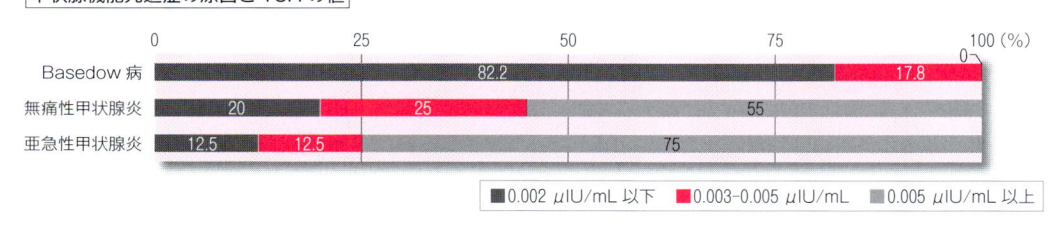

Clin Endocrinol(Oxf). 1999 Feb; 50(2): 185-9

▶ Basedow 病の診断（無痛性甲状腺炎による甲状腺機能亢進症との鑑別）

	感度	特異度	LR＋	LR－
$FT_3 \geq 6.5$-10.5 pg/mL	78-92	68-83	2.8-4.5	0.12-0.27
$FT_4 \geq 2.5$-3.3 ng/dL	78-92	72-74	2.7-3.5	0.11-0.31
$FT_3/FT_4 \geq 2.8$-3.0	62-77	59-80	1.9-3.2	0.39-0.47

Endocr J. 2005 Oct; 52(5): 537-42

	末梢好酸球(%)	末梢単球(%)	FT_3(pg/mL)	好酸球/単球比	FT_3/FT_4 ratio
Basedow 病	3.54±4.18		13.3±6.7	0.782±0.759	3.99±0.89
亜急性甲状腺炎	1.08±1.03		9.9±5.3	0.234±0.241	3.35±0.57
無痛性甲状腺炎		6.87±2.85	7.5±5.3	0.259±0.157	3.04±0.72
健常者	2.26±1.33	4.63±2.14		0.616±0.501	

Clin Endocrinol(Oxf). 2002 Jul; 57(1): 51-8

● 甲状腺刺激ホルモンレセプター抗体 TRAb（TSH 結合阻害免疫グロブリン TBII）
  ▶ 第 2 世代もしくは第 3 世代の TRAb を測定すべきである．

10 甲状腺機能亢進症

Basedow 病の診断	感度	特異度	LR＋	LR－
第1世代 TRAb	89.0(87.9-90.0)			
第2世代 TRAb(human)	97.0(95.6-98.0)	98.1(97.2-98.7)	43(23-82)	0.04(0.03-0.06)
第3世代 TRAb(automated)	97.6(96.5-98.5)	99.1(98.3-99.6)	86(47-158)	0.03(0.02-0.05)

Autoimmun Rev. 2012 Dec; 12(2): 107-13

▶TRAb の値による Basedow 病と無痛性甲状腺炎の鑑別

Basedow 病: 7, 14, 165
無痛性甲状腺炎: 89, 9, 10, 1

■ TRAb≦0.8 IU/L
■ 0.8＜TRAb≦1.5
■ 1.5＜TRAb≦3.0
■ 3.0≦TRAb

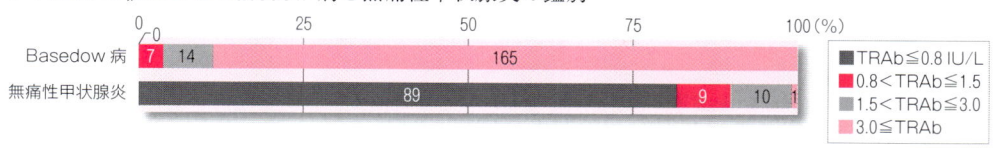

数値は症例数を示す．
Endocr J. 2010; 57(10): 895-902

▶抗甲状腺薬中止後 1 年以内の再発の予測

	感度	特異度	LR＋	LR－
TRAb＞10％	42(24-63)	80(65-90)	2.1(1.0-4.4)	0.7(0.5-1)
TRAb＞1.0U/L	58(37-76)	69(53-81)	1.9(1.1-3.2)	0.6(0.4-1)

Endocr J. 2006 Aug; 53(4): 467-72

- TSH 刺激性レセプター抗体(TSAb)
  - ▶TSAb は第 2 世代の TRAb と感度は同等であるが〔*Clin Endocrinol(Oxf). 2001 Jan; 54(1): 89-96*〕，TRAb は甲状腺機能との関連があり，TSAb は眼症に関連が強いとされる〔*Thyroid. 2000 Sep; 10(9): 809-13*〕．
  - ▶Basedow 病患者における Basedow 病眼症の診断

	感度	特異度	LR＋	LR－
TSAb	97(92-99)	87(73-94)	7.3(3.4-15)	0.04(0.02-0.09)
TRAb	77(70-84)	58(42-72)	1.8(1.3-2.6)	0.39(0.29-0.53)

J Clin Endocrinol Metab. 2010 May; 95(5): 2123-31

- 甲状腺エコーによる Basedow 病と無痛性甲状腺炎の鑑別

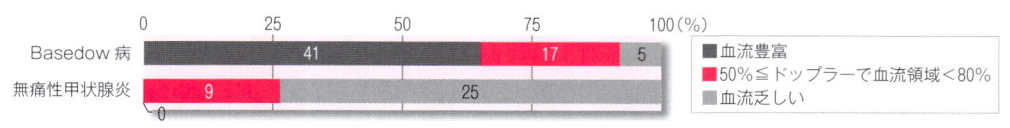

Basedow 病: 41, 17, 5
無痛性甲状腺炎: 9, 25

■ 血流豊富
■ 50％≦ドップラーで血流領域＜80％
■ 血流乏しい

Endocr J. 2010; 57(10): 895-902

▶Basedow 病の診断(破壊性甲状腺による甲状腺機能亢進症との比較)

	感度	特異度	LR＋	LR－
下甲状腺動脈の peak systolic velocity＞40 cm/秒	89(64-98)	88(47-99)	7.1(1.1-44.8)	0.10(0-0.50)
上甲状腺動脈の peak systolic velocity＞50.5 cm/秒†	71-97	96-100	21-∞	0-0.3

World J Radiol. 2013 Apr 28; 5(4): 178-83/ † PLoS One. 2012; 7(11): e50051

MEMO 甲状腺機能亢進症の内科的治療

- 第 1 選択は MMI(メルカゾール®)であり，軽症から中等症では 15 mg/日，重症(FT$_4$＞7 ng/dL が目安)で 30 mg/日を使用する〔*J Clin Endocrinol Metab. 2007 Jun; 92: 2157-62*〕．
  - ▶MMI は重篤な肝細胞壊死型の肝障害(MMI では胆汁うっ滞性肝炎が多い)や皮疹(13％と高頻度だが軽症ならば対症療法でもよい)，顆粒球減少が PTU(プロピルチオウラシル)よりは少ない．一方 PTU では ANCA 関連血管炎や薬剤性ループスも来しうる．抗甲状腺薬の副作用発現における交差反応は 50％とされる〔*N Engl J Med. 1984 Nov 22; 311(21): 1353-62*〕．
  - ▶PTU は緊急時(T$_4$ から T$_3$ への変換抑制作用)，授乳時(母乳移行が少ない)に好まれる．

(つづく)

- ▶効果発現までに 2-4 週間かかる．その後も 2-4 週間ごとに採血チェックし，MMI を 5-10 mg で 2 年間程度維持する．
- ▶TSH レセプター抗体が陰性（阻害率＜10％）ならば減量・中止とする．中止時は慎重に 1 錠から隔日投与とし 6 か月後に再燃がなければ中止とする．2 年で寛解しない場合は内科的加療での寛解は少ない．
- 初期には動悸や振戦への対症療法としてインデラル® 30 mg/日程度を併用してもよい．
- 心房細動に対するワルファリンは低用量で効果が発現するため注意が必要である．
- 薬剤性顆粒球減少は内服開始後 2 週間～2 か月で発症することが 80％程度で，発熱（80％）や咽頭痛（53％）で発症することが多い．
  - ▶0.2-0.5％の頻度で，高齢者で 40 mg/日以上の MMI 使用例が多い．PTU では用量依存性がないとされる．
  - ▶投与中止後 1 週間で顆粒球数の改善が見られだす．
- 甲状腺機能亢進症だけでも AST 100 U/L，ALT 150 U/L，ALP 1000 U/L，γGTP 250 U/L，T-Bil 3.0 mg/dL ぐらいまではありうるので，薬剤性肝障害かどうかは経過を見て判断が必要なこともある．

甲状腺クリーゼ

- 死亡率が 10-30％の重篤な病態である．
- 意識変容（特に落ち着きのなさ），高体温≧38℃，心拍数≧120/分，甲状腺腫が感度の高い症候である．

甲状腺クリーゼの症候

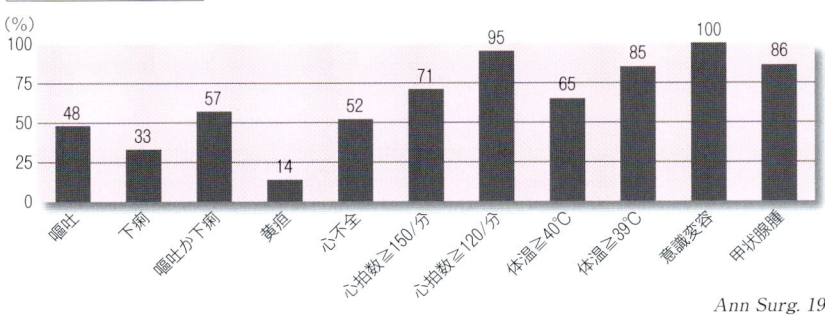

Ann Surg. 1969 Aug; 170(2): 263-73.

- ▶上表の 21 例の症例報告では 95％の症例で意識変容，心拍数≧150/分，体温≧40℃，甲状腺腫の 4 項目のうち 3 項目以上を満たした．

- 体温と脈拍数による甲状腺クリーゼの診断

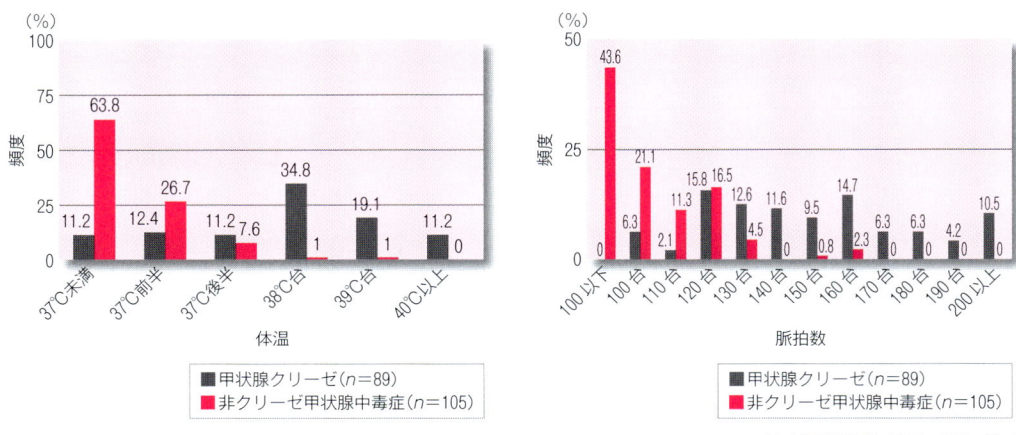

日本医事新報. 2009; 4448: 49-53

- 甲状腺クリーゼの診断基準
  - ▶25 点未満では unlikely，25-44 点は supportive，45 点以上で highly suggestive と考える．

		点数			点数
体温	37.2-37.7℃	5	脈拍	99-109/分	5
	37.8-38.2℃	10		110-119/分	10
	38.3-38.8℃	15		120-129/分	15
	38.9-39.3℃	20		130-139/分	20
	39.4-39.9℃	25		140/分〜	25
	40.0℃-	30	心不全	軽度(下腿浮腫)	5
中枢神経症状	軽度(興奮)	10		中等度(両肺下野でのラ音)	10
	中等度(せん妄, 無症候性精神病, 高度の嗜眠)	20		高度(肺浮腫)	15
	高度(痙攣, 昏睡)	30	心房細動	あり	10
胃腸・肝機能異常	なし	0	誘因	あり	10
	中等度(下痢, 嘔気・嘔吐, 腹痛)	10			
	高度(原因不明の黄疸)	20			

Endocrinol Metab Clin North Am. 1993 Jun; 22(2): 263-77

MEMO　甲状腺クリーゼの治療

- 薬剤使用量は成書でも記載はまちまちだが, ①循環動態を改善すること, ②T_4からT_3への変換を予防することに留意しながら治療する.
  - ▶輸液を十分に行いながらリンデロン®4-8 mg/日あるいはプレドニゾロン 30-40 mg/日を3日間以上使用する.
  - ▶インデラル®(10-80 mg)4-6時間ごと, MMI(10-30 mg)6時間ごともしくはPTU(150-250 mg)を4-6時間ごとに投与する.
  - ▶ルゴール液は10滴, 6-8時間ごとを抗甲状腺薬投与1-6時間後より開始する. ルゴール液がなければ造影剤(ヨード換算で500-1,000 mg/日)の投与という手もある.
  - ▶リチウム 600-1,000 mg/日はヨウ素や甲状腺ホルモン遊離抑制作用がありオプション治療となる.
- FT_4を3-7日ごとに測定し, FT_4が正常化すればヨード剤を中止する. 中止後1-2週間は増悪の可能性がある. FT_4が正常化もしくは2-3週間たってから抗甲状腺薬の減量を考慮する.

11　亜急性甲状腺炎

亜急性甲状腺炎

- 亜急性甲状腺炎は他の甲状腺疾患と同様に, 若年女性に多い.

  - 男女比 1：3.5-6.7

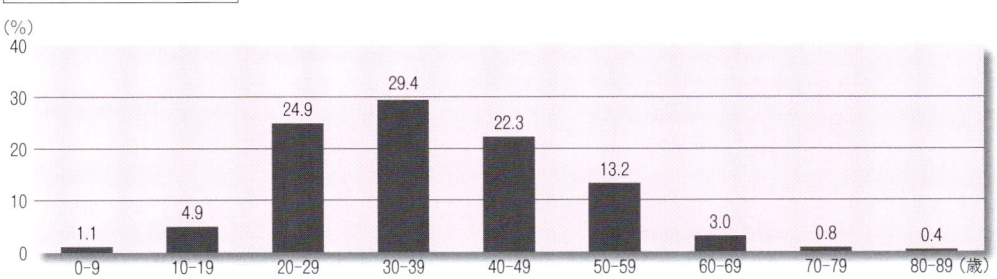

亜急性甲状腺炎の年齢分布

(%)
- 0-9: 1.1
- 10-19: 4.9
- 20-29: 24.9
- 30-39: 29.4
- 40-49: 22.3
- 50-59: 13.2
- 60-69: 3.0
- 70-79: 0.8
- 80-89: 0.4 (歳)

West J Med. 1991 Jul; 155: 61-3

亜急性甲状腺炎の病歴

- 発熱と甲状腺の自発痛を高頻度に認める．
- 疼痛は頸部だけではなく耳や顎への放散痛を中心に訴えることもある．
- 疼痛は対側へ移動することもあり，これは特徴的とされる．
- 甲状腺腫大のため頸部腫脹や嚥下障害を訴えることもあるが，甲状腺機能亢進症状（発汗・振戦・暑がり・軟便）は目立たないことが多い．
- 上気道感染に遅れて発症することもあるが，先行感染症状は確認できないことのほうが多い．

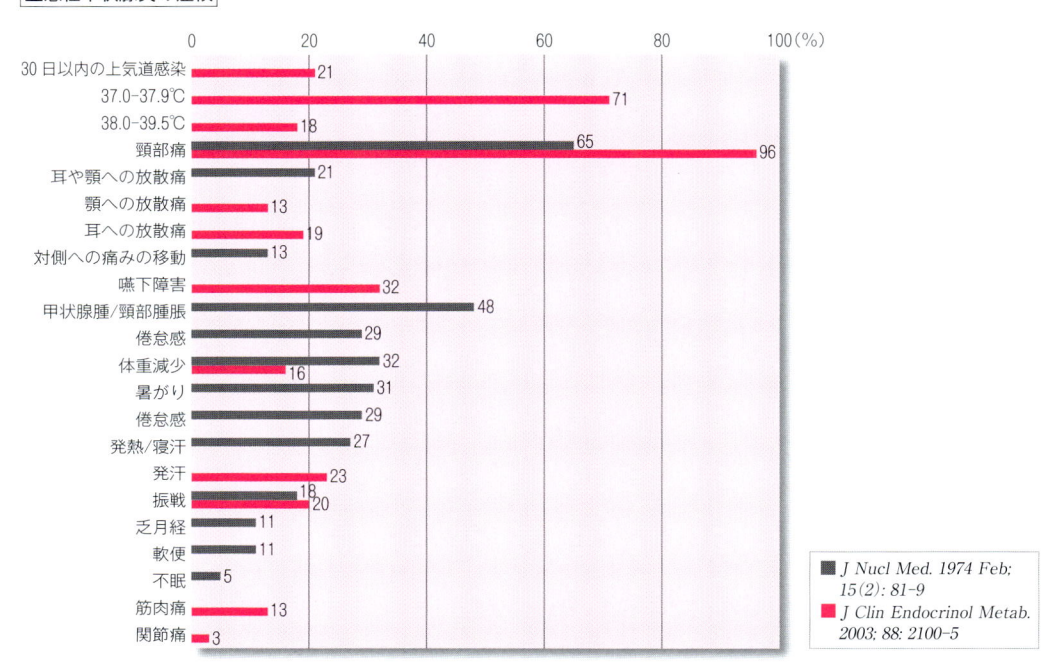

亜急性甲状腺炎の症候

症候	割合(%)
30日以内の上気道感染	21
37.0–37.9℃	71
38.0–39.5℃	18
頸部痛	65 / 96
耳や顎への放散痛	21
顎への放散痛	13
耳への放散痛	19
対側への痛みの移動	13
嚥下障害	32
甲状腺腫/頸部腫脹	48
倦怠感	29
体重減少	32 / 16
暑がり	31
倦怠感	29
発熱/寝汗	27
発汗	23
振戦	18 / 20
乏月経	11
軟便	11
不眠	5
筋肉痛	13
関節痛	3

■ J Nucl Med. 1974 Feb; 15(2): 81-9
■ J Clin Endocrinol Metab. 2003; 88: 2100-5

亜急性甲状腺炎の身体所見

- 甲状腺の圧痛はほとんどの症例で見られる最も重要な所見であり，「咽頭痛」を訴える患者には甲状腺も触診する必要性がある．
- 甲状腺圧痛も甲状腺腫大も認めなければ亜急性甲状腺炎は否定的である．

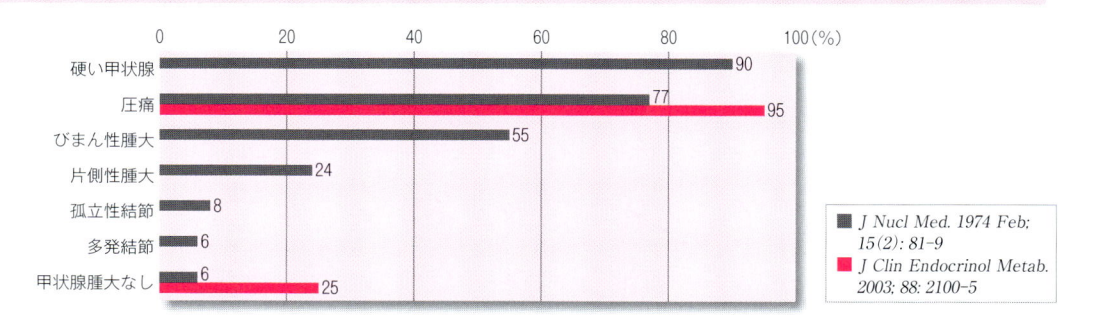

所見	割合(%)
硬い甲状腺	90
圧痛	77 / 95
びまん性腫大	55
片側性腫大	24
孤立性結節	8
多発結節	6
甲状腺腫大なし	6 / 25

■ J Nucl Med. 1974 Feb; 15(2): 81-9
■ J Clin Endocrinol Metab. 2003; 88: 2100-5

- 疼痛は平均 65 日，触診異常は平均 84 日で消失する．触診異常は両側性(69％)であることが多いが，16％の症例では片側性でかつ限局している〔West J Med. 1991 Jul; 155: 61-3〕．

亜急性甲状腺炎の検査

- 白血球増多は軽微であるが，顕著な赤沈亢進（>50 mm/時）を認めるのが典型的である．
- 甲状腺機能の亢進（ほぼ全例で見られる）は 1-2 か月後に正常化するが，発症後半年で一過性の甲状腺機能低下を来しうる．
- 化膿性甲状腺炎や慢性甲状腺炎・Basedow 病との鑑別には甲状腺エコーと甲状腺自己抗体の測定が参考になるが，それでも鑑別に苦慮する場合はシンチグラフィが有用である．
- NSAIDs を数日投与して改善がなければ，PSL 20-40 mg/日を 1-2 日投与し，疼痛が改善すれば診断的価値がある．

  - 亜急性甲状腺炎でも抗サイログロブリン抗体は 20％で，抗 TPO 抗体は 4％で陽性となる〔J Endocrinol Invest. 2007 Jul-Aug; 30(7): 546-50〕．
  - 再発は 10-18％〔J Endocrinol Invest. 2007 Jul-Aug; 30(7): 546-50〕で見られ，平均 2.3±0.9％/年の間隔〔J Clin Endocrinol Metab. 1996 Feb; 81(2): 466-9〕だが，20 年後に再発した報告例もある．

12 副腎腫瘍

副腎偶発腫（incidentaloma）の鑑別

- 偶発性副腎腫ではホルモン産生腫瘍と副腎癌，悪性腫瘍の副腎転移を否定する必要がある．
- ホルモン産生腫瘍としては Cushing 症候群，褐色細胞腫，原発性アルドステロン症のスクリーニング検査を行う．

  - 健康診断における腹部エコーのスクリーニング検査では 0.1％，悪性疾患の既往がある場合は 4.3％で副腎腫瘍は検出される．剖検では 30 歳以下では 1％未満だが，70 歳以上では 7％で副腎腫瘍を認める．70％が非機能性腺腫でホルモン産生腫瘍は 20％未満とされ，5-10％が preclinical Cushing 症候群である．副腎癌の頻度は正確には分かっていないが 2 年生存率は 50％以下であることから重要である〔Ann Intern Med. 2003 Mar 4; 138(5): 424-9〕．

副腎偶発腫の原因

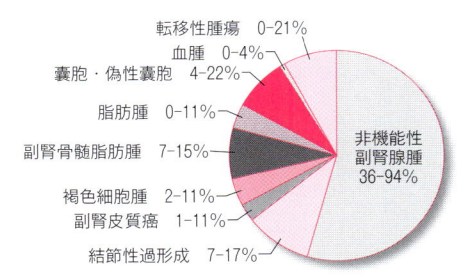

- 転移性腫瘍 0-21％
- 血腫 0-4％
- 嚢胞・偽性嚢胞 4-22％
- 脂肪腫 0-11％
- 副腎骨髄脂肪腫 7-15％
- 褐色細胞腫 2-11％
- 副腎皮質癌 1-11％
- 結節性過形成 7-17％
- 非機能性副腎腺腫 36-94％

Cleve Clin J Med. 2006 Jun; 73(6): 561-8

▶ 副腎癌は 229 例中 1 例も見られなかったという報告もある〔Eur J Endocrinol. 2006 Mar; 154(3): 419-23〕．

- 転移性副腎腫瘍の原発巣は肺癌や上部消化管癌が多い

転移性副腎腫瘍の原発巣（n＝421）

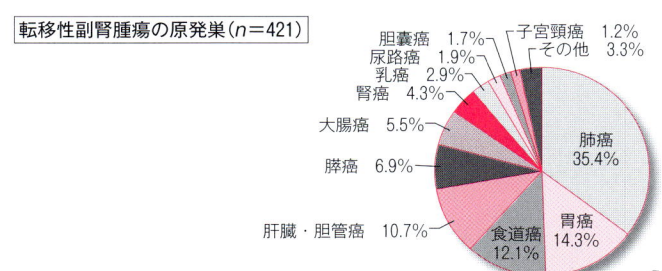

原発巣	割合
肺癌	35.4%
胃癌	14.3%
食道癌	12.1%
肝臓・胆管癌	10.7%
膵癌	6.9%
大腸癌	5.5%
腎癌	4.3%
乳癌	2.9%
尿路癌	1.9%
胆囊癌	1.7%
子宮頸癌	1.2%
その他	3.3%

Clin Endocrinol (Oxf). 2002 Jan; 56(1): 95-101

副腎偶発腫に対するマネジメント

- 最大径≦4 cm で，単純 CT 値≦20 HU かつホルモン産生がなければ経過観察でよい．
- 経過観察は 6-12 か月ごとをめどに 3 年間は行い，ホルモン産生を来さないかと腫瘍の増大を認めないかを確認する．
- 最大径≧6 cm もしくはホルモン産生を認める場合は手術適応となる．

- CT による鑑別

	最大径(cm)	CT 値	造影 1 分後	造影 10 分後
腺腫	2.2[1.3-3.5]	8[−21〜27]	60[30-84]	32[15-52]
副腎皮質癌	9.8[4.5-16.2]	39[23-52]	83[51-108]	72[40-93]
褐色細胞腫	5.1[4.7-10.8]	44[28-60]	94[73-131]	83[60-123]
転移癌	4.5[1.6-10.4]	34[17-55]	81[49-110]	66[50-84]

Radiology. 2005 Feb; 234(2): 479-85

- 副腎腫瘍の大きさ

副腎癌の可能性(%)

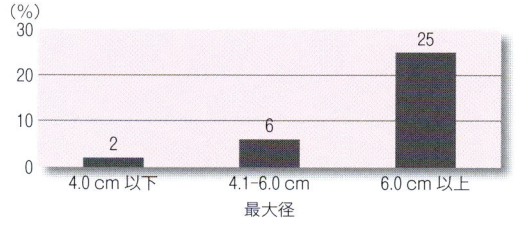

最大径	割合(%)
4.0 cm 以下	2
4.1-6.0 cm	6
6.0 cm 以上	25

Ann Intern Med. 2003 Mar 4; 138(5): 424-9

▶ 非機能性腺腫の場合，最大径が 6 cm 以上となることは稀である〔*AJR Am J Roentgenol. 1996 Mar; 166(3): 531-6*〕．

- 腺腫の診断

	感度	特異度	LR＋	LR−
最大径≦2 cm †	41(32-50)	95(88-98)	7.7(3.4-17)	0.6(0.5-0.7)
≦3.9 cm	98(89-100)	53(27-78)	2.1(1.2-3.6)	0(0-0.3)
≦4 cm †	81(73-88)	61(52-70)	2.1(1.7-2.7)	0.3(0.2-0.4)
CT 値≦10 HU †	41(30-52)	100(93-100)	∞	0.6(0.5-0.7)
≦20 HU †	58(47-69)	97(88-100)	19(4.7-74)	0.4(0.3-0.6)
≦33 HU	85(72-93)	87(58-98)	6.4(1.7-23.3)	0.2(0.1-0.3)
CT 値≦20 HU で腫瘍径≦4 cm †	42(32-53)	100(95-100)	∞	0.6(0.5-0.7)

(つづく)

	感度	特異度	LR+	LR−
dynamic CT				
造影5分後≦74 HU	100(92-100)	33(13-61)	1.5(1.1-2.2)	0
wash-in attenuation≧12 HU	98(89-100)	27(9-55)	1.3(1-1.8)	0.1(0-0.6)
wash-out attenuation≧11 HU	85(72-93)	73(45-91)	3.2(1.4-7.4)	0.2(0.1-0.4)
PEW≧37%	81(68-90)	93(66-100)	12.2(1.8-81.2)	0.2(0.1-0.4)
PERW≧31%	83(70-92)	100(75-99)	∞	0.2(0.1-0.3)

・wash-in attenuation(Wlatt)＝[造影35秒後のCT値]−[造影前のCT値]
・wash-out attenuation(WOatt)＝[造影35秒後のCT値]−[造影5分後のCT値]
・percentage enhancement washout ratio(PEW)＝(WOatt/Wlatt)×100
・relative PEW(RPEW)＝WOatt/[造影35秒後のCT値]×100

† *J Clin Endocrinol Metab. 2005 Feb; 90(2): 871-7*
Radiology. 2009 Feb; 250(2): 474-81

- MRIのchemical shiftによる鑑別は有用との報告もあるが，CTに追加して行う必要性は明らかではない[*AJR Am J Roentgenol. 2006 Jan; 186(1): 130-5/Radiology. 2004 Jun; 231(3): 711-6*]．

- 副腎腫の経過
  ▶ 癌の発生は稀ではあるが，最大径が3cm以上の腫瘍は19%（3cm未満では3.3%のみ）でホルモン産生を来すことに注意を要する．ホルモン産生を来すのは全例で3年以内であり，非機能性であれば増大傾向を来すのも最初の3年間だけであったという報告がある[*J Clin Endocrinol Metab. 1999 Feb; 84(2): 520-6*]．

偶発性副腎腫の予後

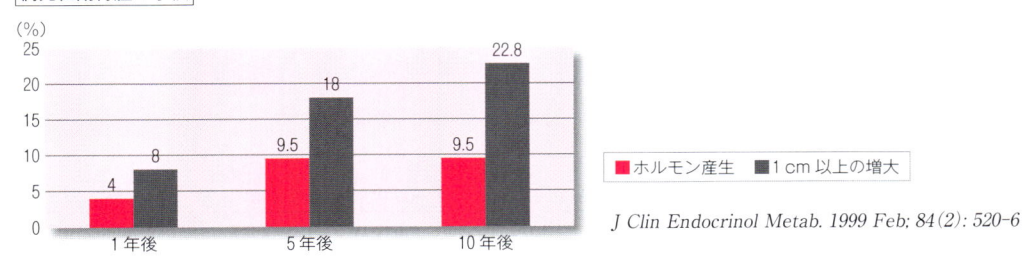

	1年後	5年後	10年後
ホルモン産生	4	9.5	9.5
1cm以上の増大	8	18	22.8

(%) *J Clin Endocrinol Metab. 1999 Feb; 84(2): 520-6*

13 クッシング症候群

Cushing症候群の徴候

- Cushing症候群で最も頻度の高い徴候は満月様顔貌や肥満であるが，いわゆる中心性肥満であり，四肢の皮下脂肪が少なく，赤色皮膚線条や皮下出血もよく見られることが単なる肥満患者やメタボリック症候群と異なる．
- 肥満・無月経・多毛症が見られることから多嚢胞卵巣症候群との鑑別も重要である．
- 四肢近位筋の筋力低下や萎縮，精神症状，骨粗鬆症は合併症として重要である．
- 副腎偶発腫瘍における検索では，これらの徴候を伴わないpreclinical Cushing症候群の発見率が最近増えているが臨床的意義は未だ確立していない．

Cushing症候群302例（女性254例，男性48例，平均39.5±11.9[11-75]歳）の症候・合併症

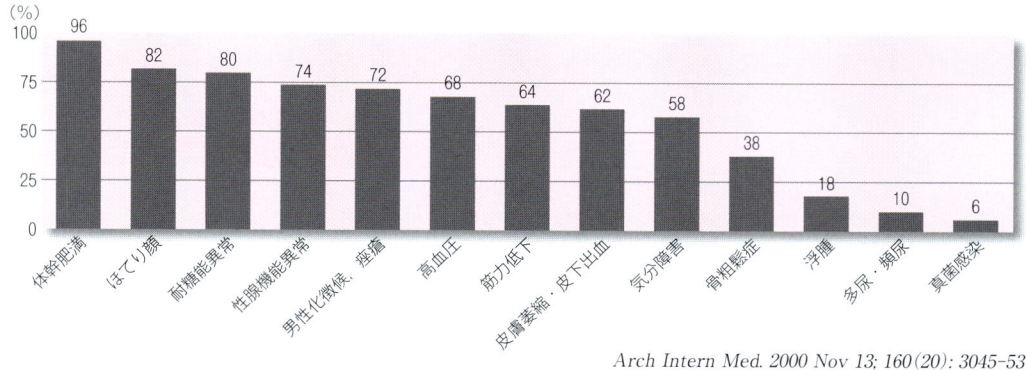

症候	%
体幹肥満	96
ほてり顔	82
耐糖能異常	80
性腺機能異常	74
男性化徴候・痤瘡	72
高血圧	68
筋力低下	64
皮膚萎縮・皮下出血	62
気分障害	58
骨粗鬆症	38
浮腫	18
多尿・頻尿	10
真菌感染	6

Arch Intern Med. 2000 Nov 13; 160(20): 3045-53

- ホルモン非産生副腎腫瘍58例とCushing症候群8例の比較（n数が少ないため感度や特異度が100％と記載のある部分は解釈に注意を要する）

	感度	特異度	LR+	LR-
満月様顔貌	100(60-99)	100(92-100)	∞	0
中心性肥満	88(47-99)	100(92-100)	∞	0.1(0-0.8)
多毛症	88(47-99)	95(85-99)	16.9(5.5-52.5)	0.1(0-0.8)
buffalo hump	63(26-90)	100(92-100)	∞	0.4(0.2-0.9)
腹部皮膚線条	63(26-90)	100(92-100)	∞	0.4(0.2-0.9)
皮下出血	63(26-90)	100(92-100)	∞	0.4(0.2-0.9)
過少月経・無月経	63(26-90)	100(92-100)	∞	0.4(0.2-0.9)
精神症状	50(17-83)	100(92-100)	∞	0.5(0.3-1.0)
骨粗鬆症	38(10-74)	100(92-100)	∞	0.6(0.4-1.1)
浮腫	25(5-64)	90(78-96)	2.4(0.6-10)	0.8(0.6-1.3)
高血圧	63(26-90)	53(40-67)	1.3(0.7-2.5)	0.7(0.3-1.7)
びまん性肥満	13(1-53)	64(50-76)	0.4(0.1-2.2)	1.4(1.1-1.8)
2型糖尿病	13(1-53)	79(66-88)	0.6(0.1-4)	1.1(0.9-1.4)

J Clin Endocrinol Metab. 1992 Sep; 75(3): 826-32 より改変

- 皮下組織が断裂を起こしたものが皮膚線条であるが，Cushing症候群では皮膚・皮下組織が萎縮するために，皮下の毛細血管が透けて見える状態が長時間持続し，赤色の腹部皮膚線条が見られることが特徴である．
- Cushing症候群では多囊胞卵巣症候群の合併はよく見られる[Clin Endocrinol(Oxf). 2000 Oct; 53(4): 493-500]．そのため，月経異常があれば性ホルモン異常[黄体化ホルモン（LH）高値，卵胞刺激ホルモン（FSH）正常]や，超音波検査で卵巣の多数の囊胞状変化がないかを確認しなければならない．なお，多囊胞卵巣症候群においてアンドロゲンの分泌過剰症は病態の中核をなす重要な所見であるが，欧米人に比べ日本人では頻度が低いため，日本産科婦人科学会による多囊胞卵巣症候群の診断基準必須項目には入っていない．
- 精神的ストレス（うつ病），身体的ストレス，アルコール依存症ではコルチゾール値が一般的に高値になる傾向があり，偽性Cushing症候群とも称されるが，近位筋の筋力低下，皮下出血，皮膚の菲薄化・脆弱化は見られにくいのが特徴である[Endocr Rev. 1998 Oct; 19(5): 647-72]．

Cushing症候群の存在診断

- 早朝のコルチゾール>15 μg/dLが最も簡便なスクリーニング検査であるが信頼性は低い．
- 前日23時にデキサメタゾン1 mgを内服後，早朝コルチゾールが1.8 μg/dL未満まで抑制されればCushing症候群は否定してよい．また5.0 μg/dL以上あれば確定的と考える．

（つづく）

- 夜間蓄尿による遊離コルチゾール排泄量測定も外来で行える検査であるが偽性 Cushing 症候群でも高値となりうる．

早朝8時の血清コルチゾール値

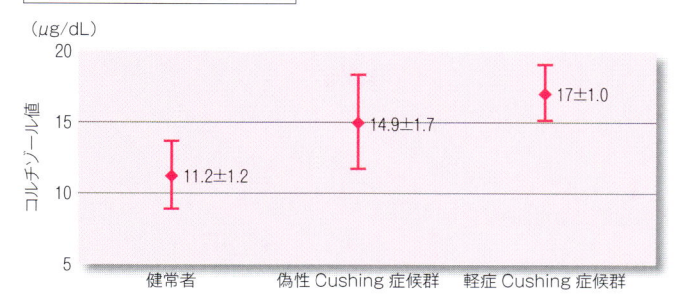

(μg/dL)
- 健常者: 11.2±1.2
- 偽性 Cushing 症候群: 14.9±1.7
- 軽症 Cushing 症候群: 17±1.0

値は平均値±SD で示す．
グラフは平均値と 95％信頼区間を示す．

J Endocrinol Invest. 1995 Oct; 18(9): 696-701

- 24 時間蓄尿による遊離コルチゾール排泄量，1 mg デキサメタゾン抑制試験，深夜(23-24 時)のコルチゾール血中濃度の診断特性はいずれもほぼ同等である．
  ▶ Cushing 症候群の診断

	LR+	LR−
24 時間蓄尿検査	10.6(5.5-20.5)	0.16(0.08-0.33)
1 mg DST	11.6(5.8-23.1)	0.09(0.05-0.14)
2 日間 2 mg DST	7.3(3.6-15.2)	0.18(0.06-0.52)
深夜採血	9.5(1.7-54.1)	0.09(0.03-0.28)
蓄尿＋DST	15.4(0.7-358)	0.11(0.007-1.57)
蓄尿＋深夜採血	73.0(29.1-183.2)	0.02(0.001-0.34)
3 検査	174.1(11.0-2764)	0.02(0.001-0.34)

DST：デキサメタゾン抑制試験
メタ解析：*J Clin Endocrinol Metab. 2008 May; 93(5): 1553-62*

  □ ストレス下における偽性 Cushing 症候群では蓄尿検査や深夜採血は偽陽性となりやすい．
    ・偽性 Cushing 症候群でも尿中コルチゾール排泄量は健常者の 3 倍までは増加しうる〔*JAMA. 1993 May 5; 269(17): 2232-8*〕．
  □ 一方，腎不全患者では尿中コルチゾール排泄量は低値となりうる〔*Eur J Endocrinol. 1999 Feb; 140(2): 148-51*〕．
  ▶ カットオフ値の違いによる診断特性の変化

	感度	特異度
1 mg デキサメタゾン負荷試験≧1.8 μg/dL	98-100	80
1 mg デキサメタゾン負荷試験≧5.0 μg/dL	82-100	97
24 時間蓄尿コルチゾール≧80 μg/日	91-96	91
深夜の採血≧1.8 μg/dL	99-100	20
深夜の採血≧5.0 μg/dL	95-100	74
深夜の採血≧7.5 μg/dL	90-96	88

J Clin Endocrinol Metab. 2007 Nov; 92(11): 4123-9

  ▶ 深夜の唾液検体のコルチゾール測定は深夜の採血や蓄尿検査と同等の診断特性があるが〔*J Clin Endocrinol Metab. 2003 Sep; 88(9): 4153-7*〕，保険適用外検査である．

- 夜間にコルチゾールが抑制されていないことが Cushing 症候群の特徴なので，夜間の蓄尿だけのほうが感度 100％，特異度 97％と，24 時間蓄尿の感度 100％，特異度 87％より診断特性が優れる．

	Cushing 症候群	健常肥満者
24 時間蓄尿	44-5,200 μg/g Cr	4-68 μg/g Cr
22 時から 8 時の蓄尿	51-6,421 μg/g Cr	2-55 μg/g Cr

Clin Endocrinol(Oxf). 1998 Apr; 48(4): 503-8

Cushing 症候群の原因診断

- ACTH＞20 pg/mL ならば ACTH 依存性 Cushing 症候群と考える．多くは下垂体腺腫から起こる Cushing 病であるが一部が異所性 ACTH 産生腫瘍による．これらの鑑別には 8 mg デキサメタゾン負荷試験，CRH 負荷試験，下垂体 MRI，選択的静脈洞血サンプリングが有用である．
- ACTH＜5 pg/mL であれば ACTH 非依存性 Cushing 症候群（副腎腺腫と副腎癌）を考える．

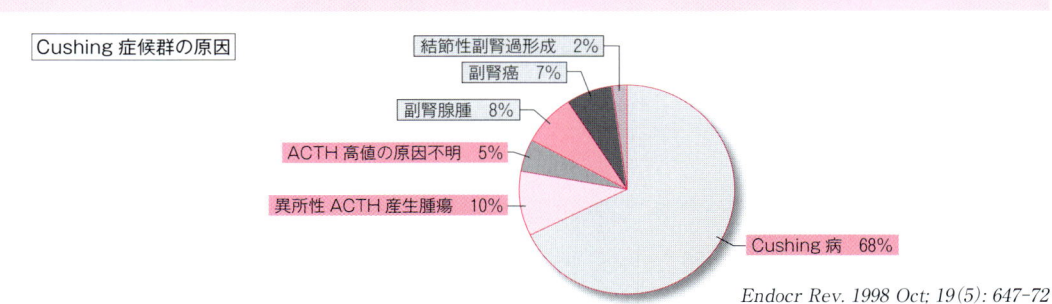

Cushing 症候群の原因

- 結節性副腎過形成　2%
- 副腎癌　7%
- 副腎腺腫　8%
- ACTH 高値の原因不明　5%
- 異所性 ACTH 産生腫瘍　10%
- Cushing 病　68%

Endocr Rev. 1998 Oct; 19(5): 647-72

- 負荷試験による Cushing 病の診断（異所性 ACTH 産生腫瘍との鑑別）

	感度	特異度	LR＋	LR－
8 mg デキサメタゾン試験にてコルチゾールが 50% 以下に抑制	82(71-90)	80(51-95)	4.1(1.5-11)	0.2(0.1-0.4)
DDAVP 4 μg にて ACTH が 50% 以上増加	86(64-96)	56(23-85)	1.9(0.9-4.1)	0.3(0.1-0.8)
CRH 100 μg にて ACTH が 50% 以上増加	96(88-99)	80(51-95)	4.8(1.7-13)	0.1(0-0.2)

Endocr J. 2009 Jun; 56(3): 469-76

▶ 8 mg デキサメタゾン負荷試験への反応よりも，平均有病月数が短く（11.6±12.9 か月 vs 39.9±31.6 か月），低 K 血症（＜3.5 mEq/L）が見られ（50% vs 8.6%），ACTH 値が高い（47±44 pmol/L vs 17±15 pmol/L）場合に異所性 ACTH 産生腫瘍を考えるほうが診断的価値は高い可能性が示されている〔J Clin Endocrinol Metab. 1997 Jun; 82(6): 1780-5〕．

▶ CRH 負荷試験は試薬が 2 万円程度する高価な検査であるが信頼性が比較的高い検査とされる．30 分ごとに 2 時間後まで ACTH の測定を行う方法もよく知られているが，負荷前 15 分，負荷直前，負荷後 15 分，負荷後 30 分の ACTH，コルチゾールの測定が診断に最も優れるとの報告もある．それによると負荷 15 分前と負荷直前の平均を基礎値とし，負荷後 15 分後と 30 分後のコルチゾール値が 14% 以上上昇している場合は感度 85%，特異度 100% で，負荷後の ACTH 最大値が基礎値の 105% 以上となっていれば感度 70%，特異度 100% で Cushing 病である〔J Clin Endocrinol Metab. 2002 Apr; 87(4): 1640-5〕．

- 下垂体 MRI 検査
  ▶ 下垂体腺腫の存在診断において単純 MRI では感度 65%，造影 MRI では感度 75% と造影 MRI のほうが感度は優れる〔AJNR Am J Neuroradiol. 1994 Sep; 15(8): 1591-5〕．
  ▶ dynamic MRI でも通常の MRI と比較して感度が 52% から 67% に上昇するが特異度が低くなるため診断特性が向上するわけではない〔Clin Endocrinol (Oxf). 1998 Sep; 49(3): 293-300〕．
  ▶ 造影 MRI を行うと健常者でも 10% 程度で 3-6 mm の微小腺腫を認める〔Ann Intern Med. 1994 May 15; 120(10): 817-20〕．

- 選択的静脈洞血サンプリングは下垂体からの過剰な ACTH 産生を証明するために特に下垂体 MRI で腺腫が検出されない場合に行われる．下錐体静脈洞血サンプリングの Cushing 病に対する感度は 88-100%，特異度は 67-100% である〔Arq Bras Endocrinol Metabol. 2007 Nov; 51(8): 1329-38〕．

- 異所性 ACTH 産生腫瘍が疑われれば胸部 CT を中心に画像検査を行う．

▶腫瘍サイズは 1.9±1.7[0.8-8.0]cm で，83％は胸腔内にある．

異所性 ACTH 産生腫瘍の検出

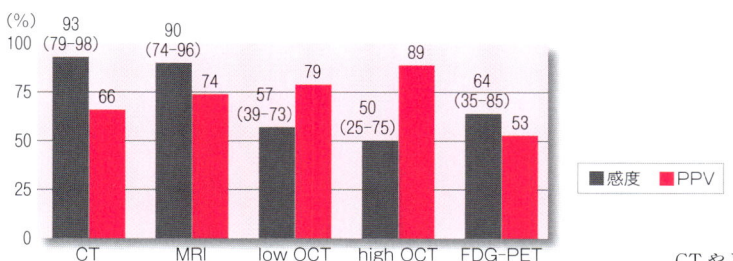

	感度	PPV
CT	93 (79-98)	66
MRI	90 (74-96)	74
low OCT	57 (39-73)	79
high OCT	50 (25-75)	89
FDG-PET	64 (35-85)	53

CT や MRI は頸部，胸部，腹部を撮像．low OCT は 6 mCi，high OCT は 18 mCi レベルにおける ^{111}In-ocreotide シンチグラフィを示す．

J Clin Endocrinol Metab. 2010 Mar; 95(3): 1207-19

14 褐色細胞腫

褐色細胞腫の臨床所見

- 高血圧に頭痛，動悸，発汗発作の 3 徴候が揃えば褐色細胞腫を強く疑う．
- 甲状腺機能亢進症と似た症状をとることもあるが，発作的であること，便秘傾向であること，末梢血管が収縮している（手指は温かくなく起立性低血圧もよく認める）ことが異なる．
- 生活習慣病（高血圧・脂質異常症・高血糖）をもちながらやせ型であれば積極的に考える．

- 頭痛，動悸あるいは発汗を伴う持続的もしくは発作的な高血圧は褐色細胞腫の 95％で見られる〔*J Clin Hypertens(Greenwich). 2002 Jan-Feb; 4(1): 62-72*〕．

- 褐色細胞腫の診断（本態性高血圧との比較）

	感度	特異度	LR+	LR−	PPV	NPV
頭痛，動悸，発汗がすべてある場合	90.9	93.8	15	0.10	5.9	99.96

Nouv Presse Med. 1981 Mar 7; 10(11): 869-72

- 褐色細胞腫の 35.6％で糖尿病を合併している．本態性高血圧患者と比較して糖尿病の合併は OR＝5.5(3.5-8.7) で，51 歳以下で BMI＜25 kg/m^2 であることは OR＝18.9(5.9-58.8) で褐色細胞腫を示唆する〔*J Hypertens. 2003 Sep; 21(9): 1703-7*〕．

褐色細胞腫の臨床検査

- 尿メタネフリン分画と尿カテコラミン分画の検査を行い，基準値の 2 倍以上あれば褐色細胞腫の可能性がかなり高い．
- 偽陽性を減らすためにバナナ・柑橘類・バニラ含有のお菓子などの摂取と過剰な運動を避けてもらう必要がある．
- スポット尿でも信頼性は高いので，必ずしも蓄尿は必要ではない．

- 採血検査・採尿検査
    - ▶血漿メタネフリンが最も優れた検査だが日本では測定することができない．日本で測定できるものの中では尿中メタネフリン分画と，尿中カテコラミン（特に分画）が診断特性に優れるようである．

褐色細胞腫に対する臨床検査の診断特性

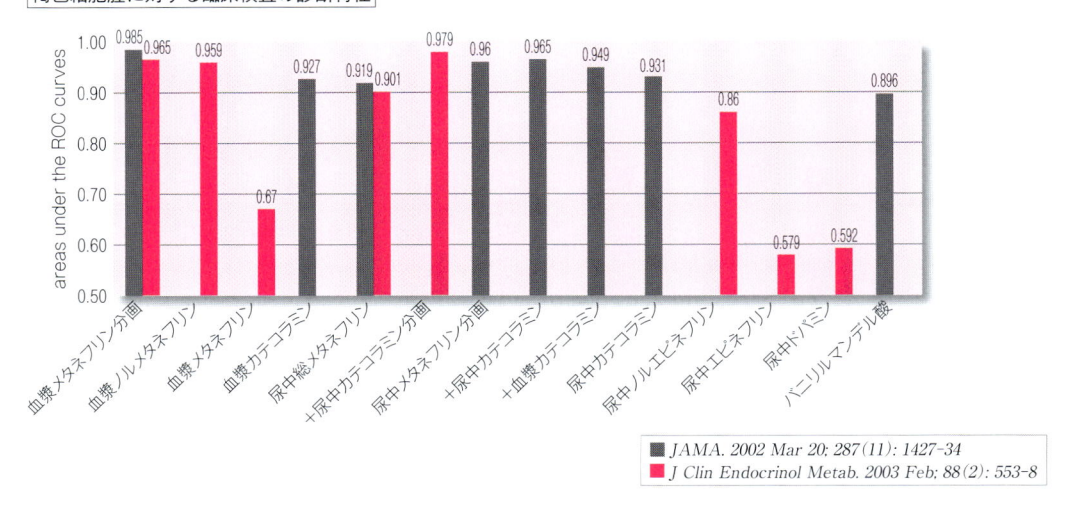

▶ 尿中ホモバニリン酸(25.3%),尿中 5-HIAA(2.2%)は感度が低く有用性は乏しい〔Ann Surg. 2006 Jan; 243(1): 102-7〕.
▶ 褐色細胞腫では血液検査値も尿検査値も平均すると基準値上限の数倍となるため〔JAMA. 2002 Mar 20; 287(11): 1427-34〕,基準値上限の 2 倍程度が適切なカットオフと考えられている.

	基準値上限	カットオフ推奨値
尿中ドパミン	400 μg/日	700 μg/日
尿中エピネフリン	20 μg/日	35 μg/日
尿中ノルエピネフリン	80 μg/日	170 μg/日
尿中総メタネフリン	0.7 mg/日	1.3 mg/日

J Clin Endocrinol Metab. 2003 Oct; 88(10): 4533-9

▶ スポット尿で Cr と比をとることでも診断特性は蓄尿とほとんど変わらない〔Ann Intern Med. 1996 Aug 15; 125(4): 300-3〕.
▶ 発作型褐色細胞腫を疑う場合は,発作後 6 時間の蓄尿検査も検討する.

● 褐色細胞腫の診断

	感度	特異度	LR+	LR-
血漿ノルエピネフリン≧600 pg/mL	81.5	92.6	11	0.2
血漿エピネフリン≧81 pg/mL	55.6	89.7	5.4	0.5
血漿ノルメタネフリン≧4,950 pg/mL	95.2	98.6	68	0.05
血漿メタネフリン≧666 pg/mL	71.0	89.9	7.0	0.3
尿中ノルエピネフリン≧70 μg/g Cr	83.0	97.1	28.6	0.2
尿中エピネフリン≧23 μg/g Cr	46.3	100	∞	0.5
尿中ドパミン≧393 μg/g Cr	24.1	97.1	8.3	0.8
尿中ノルメタネフリン≧0.56 μg/g Cr	96.2	96.9	31	0.04
尿中メタネフリン≧0.31 μg/g Cr	50.9	100	∞	0.5
尿中総メタネフリン+尿カテコラミン分画†	92(80-97)	98(97-99)	56(25-125)	0.09(0.03-0.22)

Eur J Endocrinol. 2007 May; 156(5): 569-75 より改変
† J Clin Endocrinol Metab. 2004 Jun; 89(6): 2859-66 より改変(カットオフは前述の推奨値)

褐色細胞腫の画像検査

- 10%が副腎外腫瘍だが,腹部 CT にてほとんどの腫瘍は検出が可能である.
- 質的診断には ^{131}I-MIBG シンチグラフィが優れる.

- 副腎外の異所性褐色細胞腫〔傍神経節腫(paraganglioma)と呼ぶ〕はおおよそ10%存在するとされる．異所性としては腹腔大動脈周囲が最も多く，膀胱が10%(排尿時の発作性頭痛・動悸・発汗が特徴的である)，胸腔内が10%，頭頸部・骨盤部が5%程度とされる．

- 局在診断

	感度	特異度	LR+	LR−
腹部〜骨盤部のCT	98	70	3.3	0.3
^{131}I MIBGシンチグラフィ†	85(76-92)	99(97-100)	77(25-237)	0.15(0.09-0.24)

J Clin Endocrinol Metab. 2004 Jun; 89(6): 2859-66 より改変/ † J Nucl Med. 1985 Jun; 26(6): 576-85

▶ 感度はMRI(100%)やCT(94%)が，腹部超音波検査(89%)や ^{131}I-MIBGシンチグラフィ(88%)よりも優れるが〔*J Urol. 1997 Apr; 157(4): 1208-12*〕，質的診断はシンチグラフィが優れる．

15 副腎不全

原発性副腎不全の原因

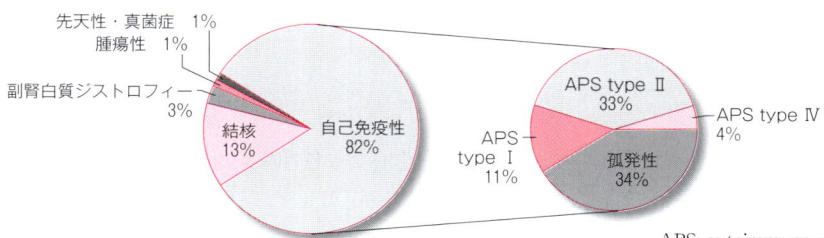

- 原発性副腎不全では自己免疫性が多く，結核性が続く．それ以外には転移性腫瘍や副腎出血によるものを考える．
- 結核性副腎不全は結核に罹患後長い期間を経てから副腎不全を発症しうる．副腎腫大や石灰化があれば特徴的である．
- 実際の臨床ではステロイド投与による医原性副腎不全の頻度が最も高いかもしれない．

- 副腎不全は10万人に5-14人の頻度とされる〔*Am Fam Physician. 2007 Mar 1; 75(5): 667-70*〕．

原発性副腎不全の原因

先天性・真菌症 1%
腫瘍性 1%
副腎白質ジストロフィー 3%
結核 13%
自己免疫性 82%

APS type I 11%
APS type II 33%
APS type IV 4%
孤発性 34%

APS: autoimmune polyglandular syndrome
Endocr Rev. 2002 Jun; 23(3): 327-64

▶ 他の原因としては，アミロイドーシス，サルコイドーシス，ヘモクロマトーシスや，播種性真菌感染，AIDS患者におけるCMV感染，梅毒ゴム腫などもある．

- 結核性副腎不全では結核罹患の32±15年後に副腎不全を発症する．結核性の場合は副腎石灰化もしくは腫大を78.6%で認める(副腎石灰化は67.9%，副腎腫大は60.9%)が，特発性ではいずれも0%である〔*Intern Med. 1994 Oct; 33(10): 602-6*〕．
- 副腎不全を来すステロイド投与量に関しては明確な基準はなく，プレドニゾロン7.5mg/日を12週間では副腎抑制はあまりないとの報告もあるが〔*Arthritis Rheum. 2006 May; 54(5): 1415-21*〕，生理的分泌量であるプレドニゾロン5mg/日を超えると副腎不全は生じうる．
- ステロイド中止後あるいは副腎腺腫摘出後最大1年間までは副腎機能の回復が十分ではなく，ストレスにさらされることで副腎不全を発症する可能性がある．

- 副腎白質ジストロフィーは男児に起こる小児型が最も多いが，10代後半〜成人において緩徐に進行する痙性対麻痺で発症する副腎脊髄神経管障害（adrenomyeloneuropathy）や，成人の認知症が急速に進行する成人大脳型などの病型もある．診断には血中極長鎖脂肪酸の測定が必要である．骨髄移植の有用性が報告されている．

副腎不全の症候

- 病歴では倦怠感・食欲低下・非特異的な消化管症状・体重減少が最も高頻度な症候である．
- 血圧は低いことが多く，高いこと（収縮期血圧≧130 mmHg）は稀である．
- 原因不明のショックで輸液やカテコラミンへの反応が悪いときは副腎不全を考える必要がある．
- 原発性副腎不全では口腔粘膜や手術痕，手の皺，乳頭〜乳輪の色素沈着を高頻度に認め，続発性副腎不全との鑑別にも有用である．
- 女性では腋毛や恥毛の脱落も来す．

原発性副腎不全の徴候

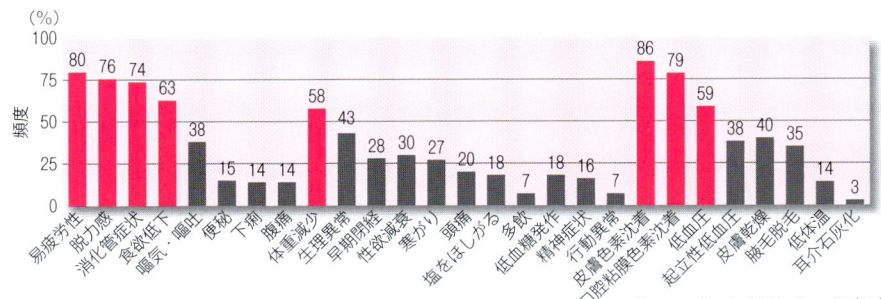

症候	頻度(%)
易疲労性	80
脱力感	76
消化管症状	74
食欲低下	63
嘔気・嘔吐	38
便秘	15
下痢	14
腹痛	14
体重減少	58
生理異常	43
早期閉経	28
性欲減衰	30
寒がり	27
頭痛	20
塩をほしがる	18
多飲	7
低血糖発作	18
精神症状	16
行動異常	7
皮膚色素沈着	86
口腔粘膜色素沈着	79
低血圧	59
起立性低血圧	38
皮膚乾燥	40
腋毛脱毛	35
低体温	14
耳介石灰化	3

Intern Med. 1994 Oct; 33(10): 602-6 より改変

- メラノサイト刺激ホルモン（MSH）はACTHと同時に分泌されるために，原発性の場合は色素沈着を，下垂体性の場合は色素脱失を来す．
- 女性は精巣がないのでアンドロゲン製造を副腎に頼っており腋毛や恥毛の脱落が見られる．

自己免疫性原発性副腎不全

- 副腎不全の50%で自己免疫性疾患を合併する．
- 甲状腺疾患・1型糖尿病を合併する多腺性自己免疫症候群（APS）Ⅱ型と，慢性カンジダ症・副甲状腺機能低下症を合併するAPS Ⅰ型が重要である．
- 他に白斑症・脱毛症・萎縮性胃炎・悪性貧血・高ゴナドトロピン性性腺機能低下が高頻度に見られる．

副腎不全患者での原発性自己免疫疾患の合併

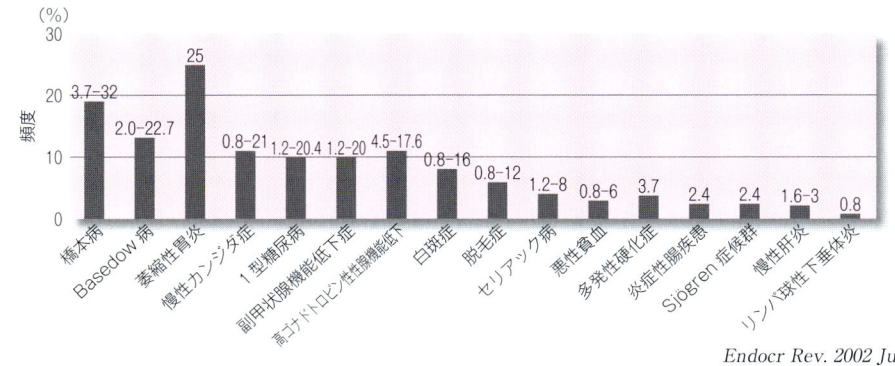

疾患	頻度(%)
橋本病	3.7-32
Basedow病	2.0-22.7
萎縮性胃炎	25
慢性カンジダ症	0.8-21
1型糖尿病	1.2-20.4
副甲状腺機能低下症	1.2-20
高ゴナドトロピン性性腺機能低下	4.5-17.6
白斑症	0.8-16
脱毛症	0.8-12
セリアック病	1.2-8
悪性貧血	0.8-6
多症性腸化症	3.7
炎症性腸疾患	2.4
Sjögren症候群	2.4
慢性肝炎	1.6-3
リンパ球性下垂体炎	0.8

Endocr Rev. 2002 Jun; 23(3): 327-64

- 多腺性自己免疫症候群（autoimmune polyglandular syndrome; APS）

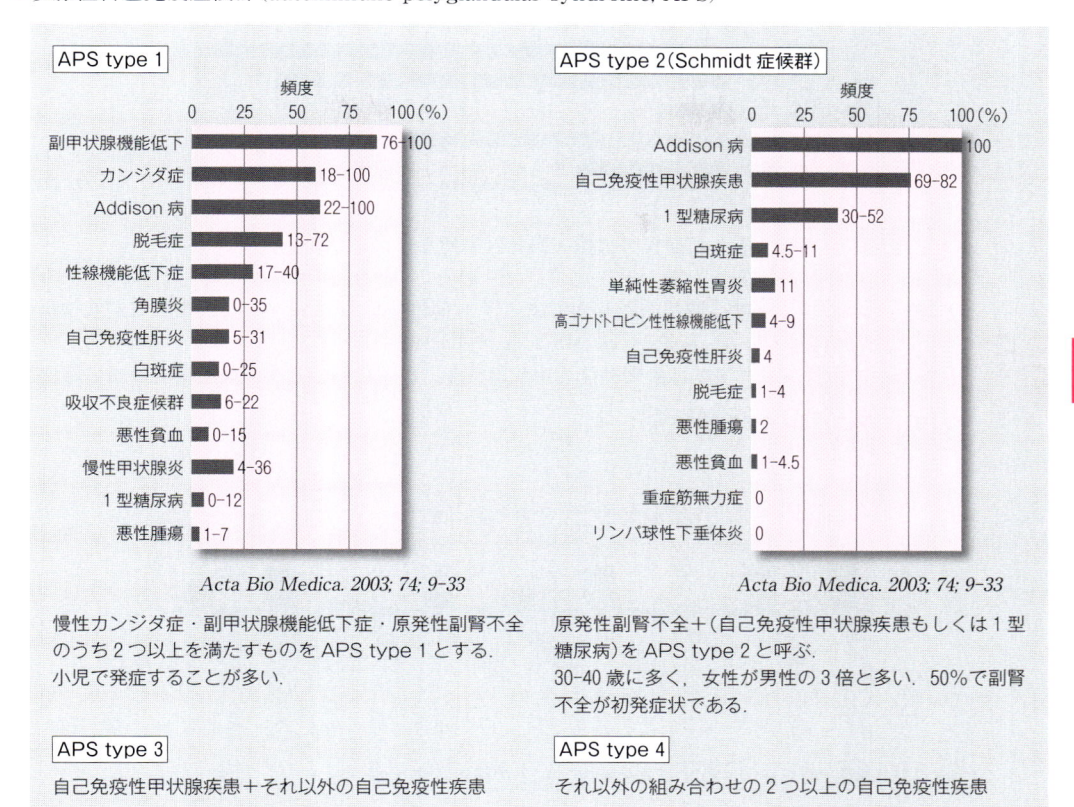

APS type 1

項目	頻度(%)
副甲状腺機能低下	76-100
カンジダ症	18-100
Addison病	22-100
脱毛症	13-72
性腺機能低下症	17-40
角膜炎	0-35
自己免疫性肝炎	5-31
白斑症	0-25
吸収不良症候群	6-22
悪性貧血	0-15
慢性甲状腺炎	4-36
1型糖尿病	0-12
悪性腫瘍	1-7

Acta Bio Medica. 2003; 74; 9-33

APS type 2（Schmidt症候群）

項目	頻度(%)
Addison病	100
自己免疫性甲状腺疾患	69-82
1型糖尿病	30-52
白斑症	4.5-11
単純性萎縮性胃炎	11
高ゴナドトロピン性性腺機能低下	4-9
自己免疫性肝炎	4
脱毛症	1-4
悪性腫瘍	2
悪性貧血	1-4.5
重症筋無力症	0
リンパ球性下垂体炎	0

Acta Bio Medica. 2003; 74; 9-33

慢性カンジダ症・副甲状腺機能低下症・原発性副腎不全のうち2つ以上を満たすものをAPS type 1とする．小児で発症することが多い．

原発性副腎不全＋(自己免疫性甲状腺疾患もしくは1型糖尿病)をAPS type 2と呼ぶ．30-40歳に多く，女性が男性の3倍と多い．50％で副腎不全が初発症状である．

APS type 3
自己免疫性甲状腺疾患＋それ以外の自己免疫性疾患

APS type 4
それ以外の組み合わせの2つ以上の自己免疫性疾患

二次性・三次性副腎不全

- 色白となり，性腺機能低下や低血糖(GH低下による)を高頻度に認めるが，レニン・アンギオテンシン系は侵されないため高K血症は来しがたいことが原発性副腎不全と異なる．
- 1/3は特発性だが，1/3は下垂体腺腫で，残り1/3は分娩時出血歴，頭部外傷や手術歴がある．
- MRIで下垂体腫瘍を認めても，周産期発症の場合，他の下垂体前葉ホルモンに比して副腎機能低下が目立つ場合，下垂体後葉や下垂体茎に病変が及ぶ場合は下垂体腺腫よりもリンパ球性下垂体炎を考える．
- 分娩時大量出血の既往があれば，Sheehan症候群を考える．授乳不能や無月経は高頻度で認めるが，副腎不全の徴候は10年以上遅れて発症することも多い．
- くも膜下出血様の突発する頭痛患者で血圧が低下する場合は下垂体卒中を考える必要がある．

- 汎下垂体前葉機能低下が93％で，残りがACTH単独欠損とされる．占拠性病変による下垂体機能低下症ではLH→FSH→GH→TSH→ACTHの順で障害されやすいがPRLの欠損は通常見られないため，PRLが欠損していれば下垂体梗塞を考える必要がある．
- 頭部外傷の27.5(22.8-28.9)％，くも膜下出血の47(37.4-56.8)％で下垂体機能低下症を併発する〔*JAMA. 2007 Sep 26; 298(12): 1429-38*〕．
- 分娩時大量出血した妊婦の32％が平均13.9±6.1年後にSheehan症候群と診断される〔*Endocr J. 2003 Jun; 50(3): 297-301*〕．

Sheehan 症候群の臨床徴候

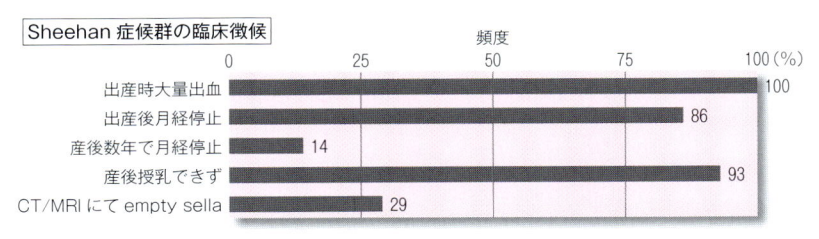

項目	頻度(%)
出産時大量出血	100
出産後月経停止	86
産後数年で月経停止	14
産後授乳できず	93
CT/MRI にて empty sella	29

Endocr J. 2003 Jun; 50 (3): 297-301

- 下垂体腺腫では頭痛・耳側視野欠損・脳神経麻痺などの症状が重要である．
- リンパ球性下垂体炎
  - 65％が下垂体前葉に限局した病変である．下垂体前葉型の86％が女性であるが女性例の57％が周産期に発症している〔Endocr Rev. 2005 Aug; 26(5): 599-614〕．
  - リンパ球性下垂体炎では副腎機能，甲状腺機能，それ以外の下垂体前葉機能の順に障害されやすい．

リンパ球性下垂体炎の発症時症候

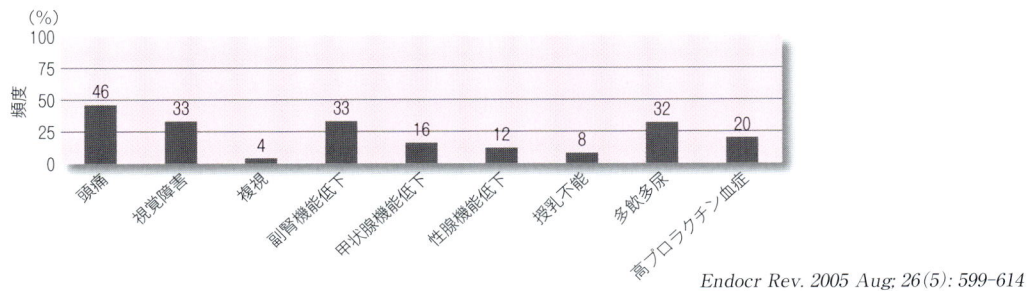

症候	頻度(%)
頭痛	46
視覚障害	33
複視	4
副腎機能低下	33
甲状腺機能低下	16
性腺機能低下	12
授乳不能	8
多飲多尿	32
高プロラクチン血症	20

Endocr Rev. 2005 Aug; 26(5): 599-614

リンパ球性下垂体炎(n=20)と下垂体腺腫(n=22)の鑑別

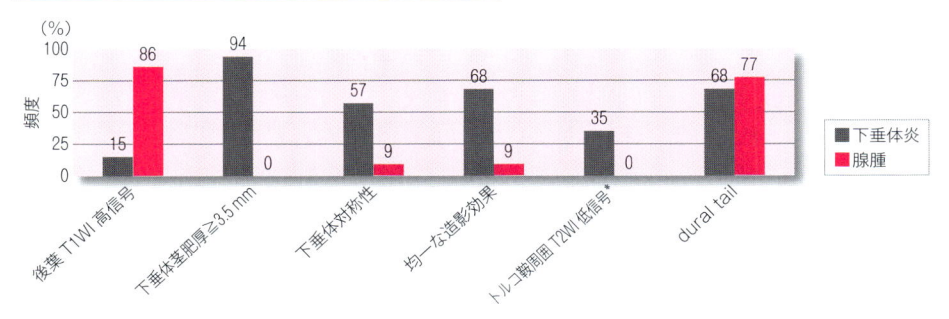

所見	下垂体炎(%)	腺腫(%)
後葉T1WI高信号	15	86
下垂体茎肥厚≧3.5 mm	94	0
下垂体対称性	57	9
均一な造影効果	68	9
トルコ鞍周囲T2WI低信号*	35	0
dural tail	68	77

*T2WI 低信号とは脳白質より低信号で骨皮質と同等なもの．

AJNR Am J Neuroradiol. 2010 Nov; 31(10): 1944-50

- 結核やサルコイドーシスなどの肉芽腫性疾患や(IgG$_4$関連)肥厚性硬膜炎も二次性副腎不全を来しうる．

副腎不全の血液検査

- 血液検査では低Na血症・高K血症・好酸球増多などが見られるが，いずれも感度は高いものではない．
- 早朝コルチゾールが3 μg/dL以下では副腎不全と考えてよいが，副腎不全を否定するにはコルチゾール≧18-20 μg/dLでなければならない．
- rapid ACTH試験にて負荷後コルチゾール<18-20 μg/dLであれば副腎不全と診断するが，発症早期の二次性副腎不全には感度が低いことに注意を要する．
- 重症患者でrapid ACTH試験を行うまで待てない場合は，デキサメタゾンを投与後に検査を行う．
- ACTHは原発性副腎不全では高くなり(ACTH≧100 pg/mL)，二次性副腎不全との鑑別に有用である．

原発性副腎不全における一般検査所見

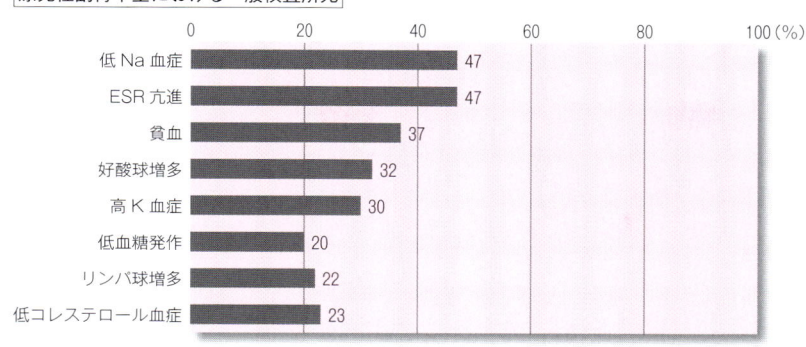

所見	割合(%)
低Na血症	47
ESR亢進	47
貧血	37
好酸球増多	32
高K血症	30
低血糖発作	20
リンパ球増多	22
低コレステロール血症	23

Intern Med. 1994 Oct; 33(10): 602-6

- 早朝コルチゾール
  - 血清コルチゾール値が11 μg/dL以上あれば98％で[Clin Endocrinol(Oxf). 1987 Feb; 26(2): 221-6]，14 μg/dL以上あれば100％で副腎不全ではないとの報告もあるが[Lancet. 1988 May 28; 1(8596): 1208-10]，血清コルチゾール値が19 μg/dL未満の値であれば副腎不全の否定はできない[Mayo Clin Proc. 1992 Nov; 67(11): 1055-65]．
  - 早朝コルチゾール≦5 μg/dLであれば半数が副腎不全であり[N Engl J Med. 1992 Jan 23; 326(4): 226-30]，3 μg/dL以下であればまず副腎不全と考えてよい[J Clin Endocrinol Metab. 1994 Oct; 79(4): 923-31]．

- rapid ACTH試験
  - cosyntropin 250 μg（コートロシン® 1A）を静脈注射後30-60分後にコルチゾール値を測定する．
  - 発症早期の二次性副腎不全には感度が不十分であり，必要であればインスリン負荷試験などの追加を検討する．

	負荷後コルチゾール	感度	特異度	LR+	LR−
原発性副腎不全	<15 μg/dL	95	99.6	232	0.05
二次性副腎不全	<18 μg/dL	77	96	20[3.2-∞]	0.24[0.0-0.58]
	<20 μg/dL	65	87	5.0[3.2-∞]	0.40[0.12-0.65]

Ann Intern Med. 2003; 139: 194-204 より改変

  - 前値と比較して負荷後の上昇が8-10 μg/dL未満の場合も相対的副腎不全として考えることがあるが，確立したものではない．
    - 消化管出血・呼吸不全・敗血症ではコルチゾールの平均値はそれぞれ22，40，45 μg/dLと高値であり，ACTH負荷後のコルチゾール>20 μg/dLという基準は十分な反応とはいい切れない．
    - 重症患者では随時コルチゾール13 μg/dL以下の場合は副腎不全症例が多くステロイド補充が必要かも知れない[Lancet. 1983 Feb 26; 1(8322): 484]が，5 μg/dLまでは副腎不全ではないとも報告されている[Chest. 1987 Aug; 92(2): 292-5]．
    - そこでACTH負荷後にどれだけコルチゾールが増えるかを見ることが理論的には優れているが，健常者でも1/3は負荷後に7 μg/dLしか上昇しないため[Arch Intern Med. 1971 Nov; 128(5): 761-3]，これも確実な方法とはいえない．

- ACTHは二次性副腎不全(8-75 pg/mL)と健常者(4-81 pg/mL)との鑑別は不可能であるが[J Clin Endocrinol Metab. 1992 Jul; 75(1): 259-64]，原発性副腎不全では著明な高値となる．ステロイド投与数時間で抑制されることと，採血後すぐに検体冷却が必要なことに注意を要する．

- 原発性副腎不全ではコルチゾールだけでなくアルドステロンも低値となるが，先天性副腎過形成は例外である．

16 骨粗鬆症

骨粗鬆症の症候

- 高齢女性では非常に頻度が高い疾患である．
- 身長減高，猫背進行，残存歯＜20本ならば骨粗鬆症の可能性を考える．

- 骨密度は30歳代でピークである．しばらくプラトーが続き，その後は年に1%ずつ低下するとされる．閉経後5-10年では倍のスピードで骨を失い，皮質骨の10-15%，海綿骨の25-30%を失う．

女性の骨粗鬆症の頻度

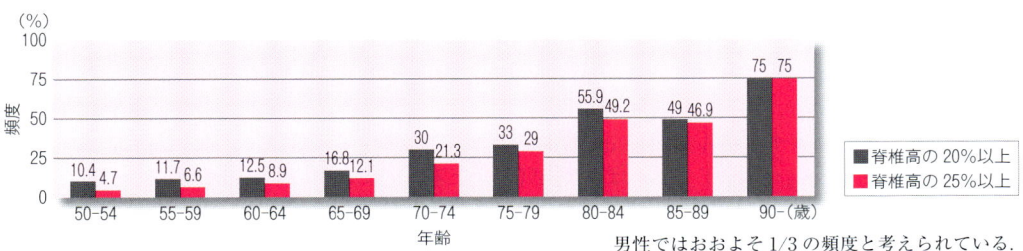

年齢	脊椎高の20%以上	脊椎高の25%以上
50-54	10.4	4.7
55-59	11.7	6.6
60-64	12.5	8.9
65-69	16.8	12.1
70-74	30	21.3
75-79	33	29
80-84	55.9	49.2
85-89	49	46.9
90-	75	75

男性ではおおよそ1/3の頻度と考えられている．
JAMA. 2004 Dec 15; 292(23): 2890-900

- 骨粗鬆症の予測

	感度	特異度	LR+	LR−
身長の減高＞3 cm	92	13	1.1 (1.0-1.1)	0.6 (0.4-0.9)
	68	72	3.2 (1.7-6.1)	0.4 (0.2-0.7)
脊柱前彎	25	92	3.1 (1.8-5.3)	0.8 (0.7-1.0)
	21	97	3.0 (2.2-4.1)	0.9 (0.8-0.9)
握力＜18 kg	31	88	2.6 (0.9-7.8)	0.8 (0.5-1.1)
＜20 kg	88	41	1.5 (1.0-2.1)	0.3 (0.1-0.6)
＜27 kg	91	27	1.3 (1.0-1.6)	0.3 (0.1-2.2)
手掌の皮膚の皺＜2.1 mm	93	20	1.2 (1.0-1.3)	0.4 (0.2-0.8)
残存歯の数＜22本	30	70	1.0 (0.8-1.2)	1.0 (0.9-1.1)
＜20本	27	92	3.4 (1.4-8.0)	0.8 (0.6-1.0)

JAMA. 2004 Dec 15; 292(23): 2890-900

脊椎骨折のリスク

- 骨折の既往や家族歴がある場合，高齢，早期閉経，喫煙，飲酒，糖尿病などの慢性疾患や転倒のリスクがある場合は骨折の危険性が高い．

年間椎体骨折発生率 (%/年)

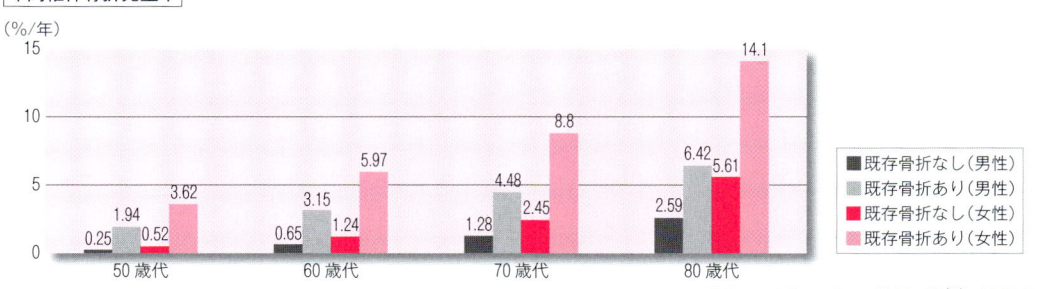

年代	既存骨折なし(男性)	既存骨折あり(男性)	既存骨折なし(女性)	既存骨折あり(女性)
50歳代	0.25	1.94	0.52	3.62
60歳代	0.65	3.15	1.24	5.97
70歳代	1.28	4.48	2.45	8.8
80歳代	2.59	6.42	5.61	14.1

J Bone Miner Res. 2003; 18(8): 1547-53

- 骨折のリスク

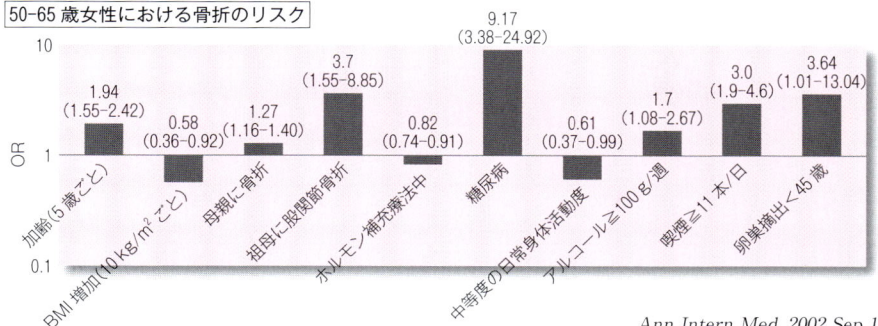

[50-65歳女性における骨折のリスク]

項目	OR (95%CI)
加齢(5歳ごと)	1.94 (1.55-2.42)
BMI増加(10 kg/m² ごと)	0.58 (0.36-0.92)
母親に骨折	1.27 (1.16-1.40)
祖母に股関節骨折	3.7 (1.55-8.85)
ホルモン補充療法中	0.82 (0.74-0.91)
糖尿病	9.17 (3.38-24.92)
中等度の日常身体活動度	0.61 (0.37-0.99)
アルコール≧100 g/週	1.7 (1.08-2.67)
喫煙≧11本/日	3.0 (1.9-4.6)
卵巣摘出＜45歳	3.64 (1.01-13.04)

Ann Intern Med. 2002 Sep 17; 137(6): 529-41

▶ 糖尿病は異化亢進や高血糖によるカルシウム利尿・骨基質劣化などが関与し骨粗鬆症のリスクと考えられている．また，チアゾリジン系薬物は骨密度を減少させ骨折を増やすことが示唆されている
〔*J Clin Endocrinol Metab. 2010 Feb; 95(2): 592-600*〕．

▶ アルコール依存症や糖尿病は骨粗鬆症を来すのみでなく，転倒のリスクが高いことからも骨折の頻度が高い．

無症候性椎体骨折の身体所見

● 壁を背面に立位となったときに後頭部が壁から離れれば脊椎骨折を疑う．

- 脊椎骨折の60-70%は不顕性骨折である．
- 無症候性椎体骨折の検出

	感度	特異度	LR+	LR-
arm spanと身長の差＞5 cm	39	76	1.6(1.1-2.5)	0.8(0.6-1.0)
壁と後頭部がつかない	60	87	4.6(2.9-7.3)	0.5(0.3-0.6)
肋骨と骨盤の間＜2横指	88	46	3.8(2.9-5.1)	0.6(0.5-0.7)

JAMA. 2004 Dec 15; 292(23): 2890-900

骨密度測定

- 骨密度測定では若年成人骨密度YAMの80%(T scoreで-1.0)未満を骨量減少，YAMの70%(T scoreで-2.5)未満を骨粗鬆症と定義する．
- 骨折のリスクが高い場合は骨密度測定が今後の骨折のリスク評価に有用である．
- 骨密度の測定部位としては，股関節と腰椎の2か所を測定するのが望ましい．

● T scoreは若年成人骨密度YAMと，Z scoreは患者の年齢平均骨密度との比較を示す指標である．
● 骨量が正常ならば高齢者でも骨折のリスクはさほど高くない．骨密度が骨量低下程度でもリスクはさほど高くならないが，骨粗鬆症となると骨折のリスクがかなり高くなる．

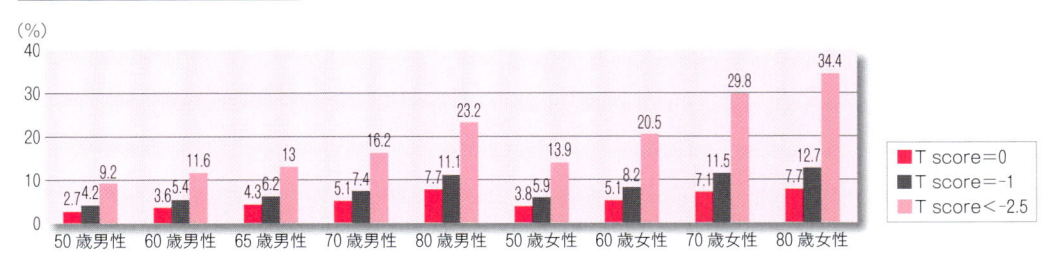

[今後10年間で骨折を来す可能性]

	T score=0	T score=-1	T score<-2.5
50歳男性	2.7	4.2	9.2
60歳男性	3.6	5.4	11.6
65歳男性	4.3	6.2	13
70歳男性	5.1	7.4	16.2
80歳男性	7.7	11.1	23.2
50歳女性	3.8	5.9	13.9
60歳女性	5.1	8.2	20.5
70歳女性	7.1	11.5	29.8
80歳女性	7.7	12.7	34.4

Osteoporos Int. 2001 Dec; 12(12): 989-95

- 骨密度の測定部位と骨折の予測
  - ▶股関節での測定が最も優れるが，日本人では骨格の違いから欧米ほど再現性が高くないとされる．

骨折の relative risk		骨折予測部位			
		股関節	脊椎	前腕	全体
測定部位	股関節	2.4(2.2-2.6)	1.9(1.8-2.1)	1.4(1.4-1.6)	1.6(1.4-1.8)
	腰椎	1.5(1.3-1.7)	1.9(1.8-2.0)	1.5(1.3-1.8)	1.5(1.4-1.7)
	橈骨遠位	1.5(1.3-1.8)	1.7(1.5-1.9)	1.7(1.4-2.0)	1.4(1.3-1.6)
	踵骨	1.8(1.5-2.1)	1.7(1.5-1.9)	1.6(1.4-1.8)	1.5(1.4-1.6)
	踵骨（超音波法）	1.6(1.4-1.8)			1.5(1.4-1.7)

JAMA. 2002 Oct 16; 288(15): 1889-97

MEMO 骨粗鬆症の治療

- ビスホスホネート±活性型ビタミンD±Caで治療を行う．
  - ▶骨粗鬆症治療薬は各種あるが，大腿骨頸部骨折予防にまでエビデンスがしっかりあるのはビスホスホネート，エストロゲン，活性型ビタミンDのみである．

	椎体骨折	非脊椎骨折	大腿骨頸部骨折
ビスホスホネート製剤			
alendronate	↓(A)	↓(A)	↓(A)
etidronate	↓(A)	→(B)	→(B)
ibandronate	↓(A)	→(A)	→(A)
pamidronate	→(C)	→(C)	→(C)
risedronate	↓(A)	↓(A)	↓(A)
zoledronic acid	↓(A)	↓(A)	↓(B)
カルシトニン製剤	↓(B)	→(A)	
PTH製剤	↓(A)	↓(B)	→(C)
エストロゲン製剤	↓(A)	↓(A)	↓(A)
選択的エストロゲン受容体	椎体骨折	非脊椎骨折	股関節骨折
raloxifene	↓(A)	→(A)	→(A)
tamoxifen	→(A)		
Ca製剤	→(A)	→(A)	→(A)
通常型ビタミンD	→(A)	→(A)	→(A)
活性型ビタミンD	↓(A)	↓(A)	↓(A)

（A, B, Cはエビデンスレベル） *Ann Intern Med. 2008 Feb 5; 148(3): 197-213*

- ▶ビスホスホネートは活性型ビタミンDよりもステロイド誘発性骨粗鬆症に対して骨密度の維持に優れており〔N Engl J Med. 2006 Aug 17; 355(7): 675-84〕第1選択となるが，歯科治療予定者では使用は避ける（顎骨壊死）ことと，早朝にコップ1杯の水で内服し座位で30分いなければならない（食道潰瘍の予防）ことに注意が必要である．
- ▶ビタミンDは骨密度維持だけでなく，転倒をOR＝0.78（0.64-0.92）と減らす〔JAMA. 2004 Apr 28; 291(16): 1999-2006〕ことが期待できる．ビスホスホネート製剤単剤よりも活性型ビタミンD，Caとの併用が骨密度・転倒・骨折に対して効果が高いと報告されている〔Rheumatol Int. 2007 Mar; 27(5): 425-34〕．活性型ビタミンDは高用量投与で高Ca血症や尿管結石に注意が必要である．
- ▶エストロゲン製剤は深部静脈血栓や乳癌などのリスクが高くなるため積極的適応となることは少ない．
- ▶Ca製剤は骨密度を上げるが，単独では骨折を減らすエビデンスはない．投与量が1,000 mgでは冠動脈疾患が増加するとの報告もあり〔BMJ. 2011 Apr 19; 342: d2040〕，500 mg程度を内服することが多い．

- ステロイド内服中では骨粗鬆症の進行が早く，早期に治療を開始すべきである．ガイドラインによって異なるが，T score＜−1.0 かつプレドニゾロン5 mgを3か月以上内服，あるいはT score＜−1.5 かつプレドニゾロン7.5 mgを6か月以上内服が予想される場合に治療を開始することが薦められている．

F

腎・泌尿器

1　血尿　346
2　蛋白尿・ネフローゼ症候群　349
3　急性腎不全　352
4　急性糸球体腎炎・急速進行性糸球体腎炎　357
5　慢性腎不全　360
6　尿路感染症　363
7　急性前立腺炎　368
8　尿路結石症　369
9　腎梗塞　373
10　排尿障害　374
11　前立腺癌　377
12　急性精巣痛　381

1 血尿

> **血尿**
> - 蛋白尿も顕微鏡的血尿も一般人口の数％で見られるが，特に女性の顕微鏡的血尿は１割程度と高頻度で認められる．
> - 肉眼的血尿を見た場合は着色尿（大黄，リファンピシン，ビリルビン，ポルフィリン）との鑑別に尿潜血反応の確認を行う．
> - 尿潜血反応が陽性の場合はミオグロビン尿やヘモグロビン尿との鑑別に尿沈渣を確認する．

- 顕微鏡的血尿の頻度
    - 尿蛋白や血尿は尿糖(0.6％)や尿ケトン陽性(0.4-0.5％)と比較して高頻度に認められる所見である〔Clin Chem. 1987 Nov; 33(11): 2106-8〕．
    - 血尿が女性で高頻度なのは若年女性では月経のため偽陽性が多く，高齢女性では膀胱炎が多いことが一因と考えられる．

蛋白尿・血尿の頻度

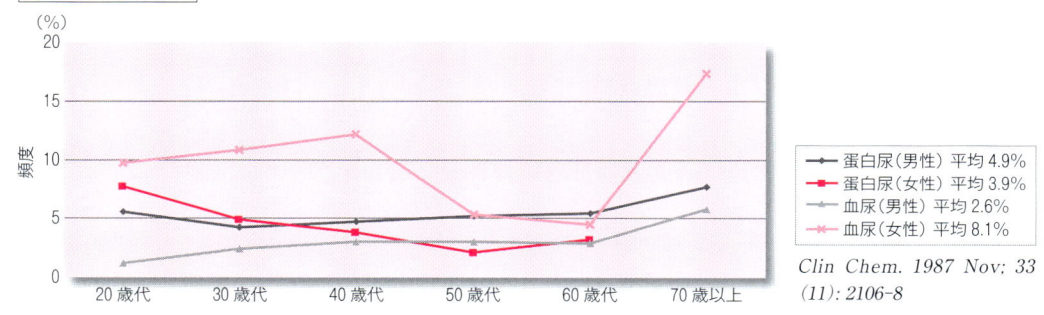

（グラフ：20歳代〜70歳以上の男女別 蛋白尿・血尿頻度）
- 蛋白尿（男性）平均 4.9%
- 蛋白尿（女性）平均 3.9%
- 血尿（男性）平均 2.6%
- 血尿（女性）平均 8.1%

Clin Chem. 1987 Nov; 33 (11): 2106-8

- 尿潜血と尿沈渣の乖離
    - 血尿の定義は尿沈渣で赤血球>4/HPF である．尿潜血と尿沈渣との関連は大まかにいうと尿潜血の 1+，2+，3+ が尿沈渣での赤血球数が 1桁，2桁，3桁に相当するが，これが成り立たない場合もある．
    - 尿潜血陽性，尿沈渣で赤血球が陰性の場合
        - 臨床的にはミオグロビン尿とヘモグロビン尿が重要である．両者の迅速な鑑別には CK 高値があればミオグロビン尿，放置した血液検体の上澄みが赤ければヘモグロビン尿と判断する．
        - それ以外には古い尿や尿比重≦1.005 での膀胱内溶血や過酸化物（消毒薬）混入による尿潜血偽陽性が知られている．
    - 尿潜血陰性，尿沈渣陽性の場合
        - 高比重尿，粘液成分高度，大量のビタミン C，尿 pH<5.1 の場合には尿潜血反応の偽陰性が生じうる．

> **血尿の原因**
> - 血尿の４大原因は悪性腫瘍，尿路結石，尿路感染，糸球体腎炎であるが，稀に出血傾向による血尿が見られる．
> - 肉眼的血尿が見られた場合は糸球体腎炎の可能性は下がり，それ以外の疾患の可能性が上がる．
> - 腎機能障害や腎形態的異常がなければ若年者の一過性血尿の病的意義は必ずしも大きくないが，持続的な血尿であれば糸球体腎炎を中心に鑑別を行う必要がある．

血尿の原因疾患

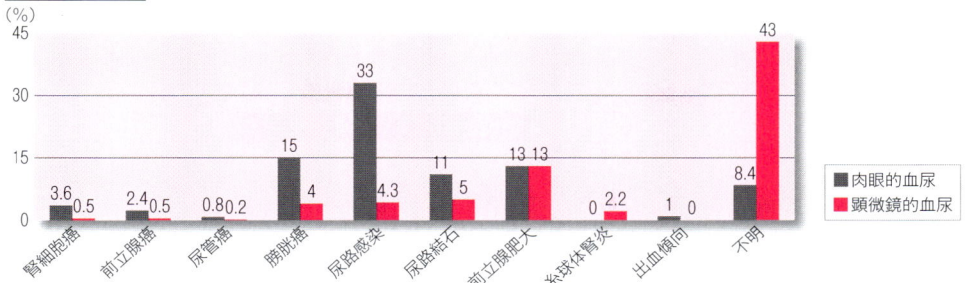

JAMA. 1990 May 9; 263(18): 2475-80

- 間欠的な血尿であれば尿路結石などを考えるが，原因不明も多い．
  - ▶ 小児の検診では2％で血尿を認める．原因として高Ca尿症を16％で認められるが，80％は原因が不明である〔Arch Pediatr Adolesc Med. 2005 Apr; 159(4): 353-5〕．約半数では発見後1年以内に血尿は消失する．
  - ▶ 12年の間，毎年検査を行うと18-33歳では39％が1度は血尿が陽性，16％は5年間で複数回陽性となるが，顕微鏡的血尿陽性患者の尿路癌のリスクは一般人と同等である〔Br Med J(Clin Res Ed). 1984 Jan 7; 288(6410): 20-2〕．
- 持続的血尿単独ならIgA腎症・菲薄基底膜病などの糸球体性血尿を考える．
  - ▶ 若年者で4年間の持続性顕微鏡的血尿の場合，86％がIgA腎症もしくは菲薄基底膜病である〔Kidney Int. 1996 Jan; 49(1): 222-5〕．
- プライマリ・ケアの場において，肉眼的血尿が見られれば尿路系の悪性疾患の可能性は21〔15-40〕％とされる．肉眼的血尿は膀胱癌の83(80-85)％で見られたが，尿管癌では66(53-77)％，腎癌では48(36-60)％と感度は低い〔Fam Pract. 1997 Feb; 14(1): 63-8〕．

糸球体性血尿

- 蛋白尿≧500 mg/日，有棘赤血球，赤血球円柱のいずれかがあれば糸球体血尿と考える．
- 凝血塊があれば糸球体性の血尿ではない（糸球体性血尿ではウロキナーゼ・t-PAが関与するため凝血しない）．
- 糸球体血尿単独で腎機能低下も蛋白尿も認めない場合は，菲薄基底膜病やIgA腎症などの可能性が高いため経過観察でよいが，蛋白尿がある場合は腎生検を考慮しなければならない．

- 蛋白尿と血尿の頻度
  - ▶ 血液1 mL/尿1 Lで肉眼的血尿となるが，この場合の尿に混入する血液による蛋白濃度は7 mg/dLに相当する．尿蛋白定性（＋）となるのは30 mg/dLであることから，肉眼的血尿がないのに尿蛋白（＋）であれば明らかに異常であり，尿路感染以外の下部尿路からの出血では説明ができない．特に尿蛋白（2＋）なら糸球体性血尿か乳頭壊死と考えられる．

疾患ごとの血尿・蛋白尿頻度

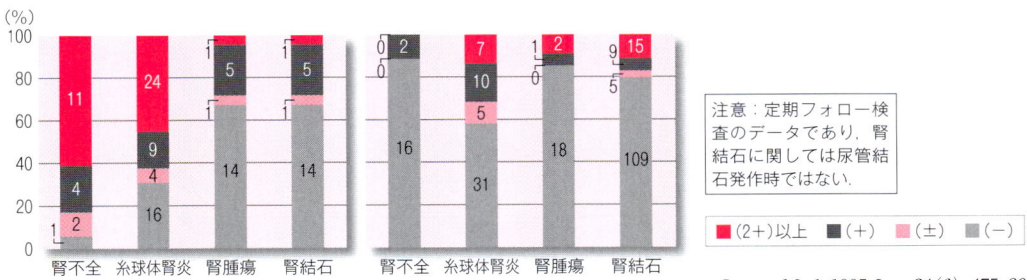

注意：定期フォロー検査のデータであり，腎結石に関しては尿管結石発作時ではない．

Intern Med. 1995 Jun; 34(6): 475-80

- 有棘赤血球による糸球体性血尿の診断
    - 尿沈渣における赤血球異型性の判断においては，有棘赤血球の有無が最も信頼性が高い．ここでいう有棘赤血球はミッキーマウスの耳のように赤血球に大きなこぶができるものを指す．

	感度	特異度	LR+	LR−
有棘赤血球≧5%	52(44-61)	98(94-99)	25(9.2-66)	0.5(0.4-0.6)

Kidney Int. 1991 Jul; 40(1): 115-20

- 3杯分尿も出血部位の特定に有用な可能性があり，初尿のみの血尿であれば尿道，終末期尿のみの血尿であれば前立腺・膀胱頸部の病変を考える．

- 糸球体性血尿の鑑別疾患
    - 血尿の家族歴がある場合はAlport症候群と菲薄基底膜病を考える．前者は難聴や白内障を伴う場合に疑い，伴性遺伝であり男性で重症化する．後者は常染色体優性遺伝であり頻度は比較的高い疾患であるが予後は非常に良好な疾患である．
    - 蛋白尿がなければ予後は良好であることが多いが，IgA腎症は20年間で40%が末期腎不全に至るため，腎機能検査と経過観察は必要である．
    - 血尿とともに高度の蛋白尿が見られる場合は，膜性増殖性糸球体腎炎やアミロイドーシスなどが鑑別にあがる．慢性感染症，膠原病，悪性疾患などに合併することがあるので基礎疾患の検索を行う必要がある．確定診断には腎生検が行われるが，アミロイドーシスを疑う場合は消化管粘膜や腹壁脂肪組織の生検でも診断が可能な場合が多い．

無症候性顕微鏡的血尿患者における腎生検の結果

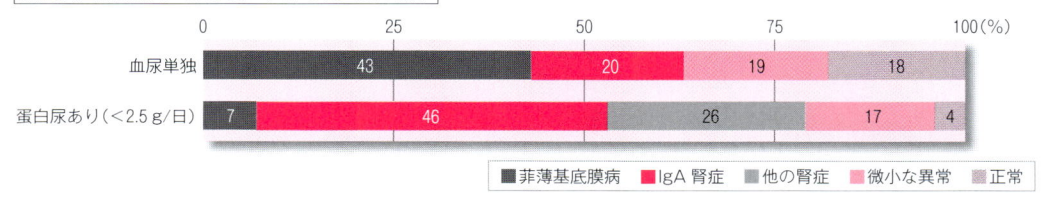

	菲薄基底膜病	IgA腎症	他の腎症	微小な異常	正常
血尿単独	43	20	19		18
蛋白尿あり(<2.5 g/日)	7	46	26	17	4

Clin Nephrol. 2004 Oct; 62(4): 267-72

尿路系悪性腫瘍による血尿

- 50歳以上の場合は間欠的肉眼的血尿でも顕微鏡的血尿でも悪性腫瘍の可能性があり，男性，喫煙者，鎮痛薬(フェナセチン)長期使用者，染料曝露やシクロホスファミド長期投与歴があれば特にリスクが高い．
- 尿路系悪性腫瘍の中では膀胱癌が圧倒的に多いが，画像検査での膀胱癌の早期検出は困難であり，尿細胞診が検査の中核となる．
- 細胞診は早朝尿を複数回提出することで感度を高め，リスクが高い患者ではNMP-22を組み合わせて行う．
- 尿管癌・腎細胞癌検出のため腹部エコーと，前立腺癌を考え直腸診と必要に応じてPSA測定も行う．
- 一連の検査が正常な場合は3年間のフォローを行う．

- 尿検査
    - 早朝の尿検体は濃縮されておりpHが低いため検体の安定性が高い．細胞診は感度を高めるために3回提出するのが望ましい．
    - 尿中核マトリクス蛋白22(NMP-22)は膀胱癌・尿管癌に対して細胞診よりも感度が高いが，特異度は不十分である．
    - 膀胱癌の検出

	感度	特異度	LR+	LR−	引用文献(一部改変)
血尿	41-69	68-87	2.2-3.2	0.5-0.7	*BMJ. 2003; 326: 813-5*

(つづく)

	感度	特異度	LR+	LR−	引用文献(一部改変)
細胞診にて悪性・悪性疑い	64(56-71)	93(91-95)	9.2(6.7-13)	0.4(0.3-0.5)	*Cancer. 1999; 87: 118-28*
細胞診	16(9-26)	99(99-100)	19.8	0.8	*JAMA. 2005; 293: 810-6*
NMP-22≧10 U/mL	56(44-67)	86(84-88)	3.9	0.5	*JAMA. 2005; 293: 810-6*

- ●画像検査
  - ▶尿細胞診は膀胱癌以外に対する感度は特に低く,尿管癌や腎細胞癌の検出は画像検査によるところが大きい.
  - ▶腹部エコー検査は腎細胞癌や尿管癌による二次性尿路閉塞所見のチェックのため行うが,必要に応じて腹部造影CT検査や排泄性腎盂造影を追加する.これらの検査にて悪性腫瘍が疑われれば最終的な診断のために膀胱鏡や尿管鏡,前立腺生検などの確定的検査を必要とするため泌尿器科にコンサルトを行う.

- ●一通り検査結果が正常でも3年で1%の泌尿器悪性疾患が見つかる〔*J Urol. 1990 Jul; 144(1): 99-101*〕.一方,顕微鏡的血尿では10-20年後も78%で血尿あるが,3年以上経過してから泌尿器悪性腫瘍に発展する例は極めて稀のため〔*J Urol. 1991 Feb; 145(2): 335-6*〕,一通りの検査で正常な場合は3年間のフォロー検査が目安とされる.

2 蛋白尿・ネフローゼ症候群

蛋白尿

- ●蛋白尿は検診の数%で見出される頻度の高い異常である.
- ●早朝尿による尿検査再検で蛋白尿が消失していれば,起立性蛋白尿やそれ以外の一過性蛋白尿と考えられ,病的意義は乏しい.
- ●持続的蛋白尿は糸球体障害を示唆することが多いが,尿細管再吸収障害(β_2-ミクログロブリン)や溢流性尿蛋白(β_2-ミクログロブリン,Bence Jones蛋白)の可能性も考える必要がある.
- ●蛋白尿は腎予後の予測因子として重要である.

- ●スクリーニング検査にて蛋白尿は男性4.9%,女性3.9%で認められる〔*Clin Chem. 1987 Nov; 33(11): 2106-8*〕.起立性蛋白尿は成人の数%で見られるが体位性の腎静脈の圧迫などによる影響と考えられており病的意義はない.17%は20年後も継続するが腎機能予後は良好である〔*Ann Intern Med. 1982 Oct; 97(4): 516-9*〕.起立性蛋白尿以外には高熱・心不全・高血圧・運動などで一過性尿蛋白が出現しうる.

- ●糸球体腎炎のうち,尿検診異常で発見されるものが半数を占める.

成人における糸球体腎炎の表現形式

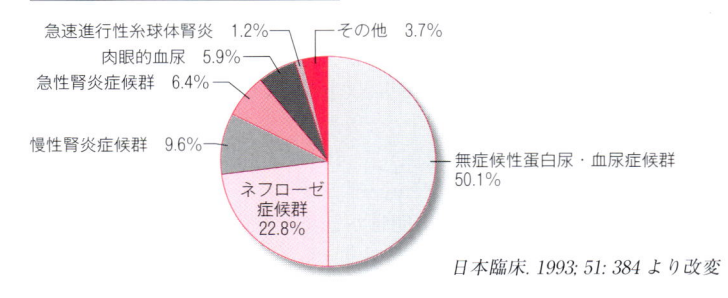

- 急速進行性糸球体腎炎 1.2%
- 肉眼的血尿 5.9%
- 急性腎炎症候群 6.4%
- 慢性腎炎症候群 9.6%
- ネフローゼ症候群 22.8%
- 無症候性蛋白尿・血尿症候群 50.1%
- その他 3.7%

日本臨床. 1993; 51: 384 より改変

- ▶ 慢性腎炎症候群：蛋白尿・血尿の一方か両者を持続的に認め，高血圧や浮腫を呈しながら緩徐に腎機能低下を来す疾患群
- ▶ 急性腎炎症候群：急性の経過で血尿，蛋白尿，腎機能障害，浮腫，高血圧を呈する症候群
- ▶ 急速進行性糸球体腎炎：数週から数か月の経過で急性あるいは潜在性に発症する血尿・蛋白尿・貧血を伴い，急速に進行し腎不全に至る予後不良な腎炎症候群

● 腎予後予測因子としての蛋白尿

17年後の末期腎臓病の発症率

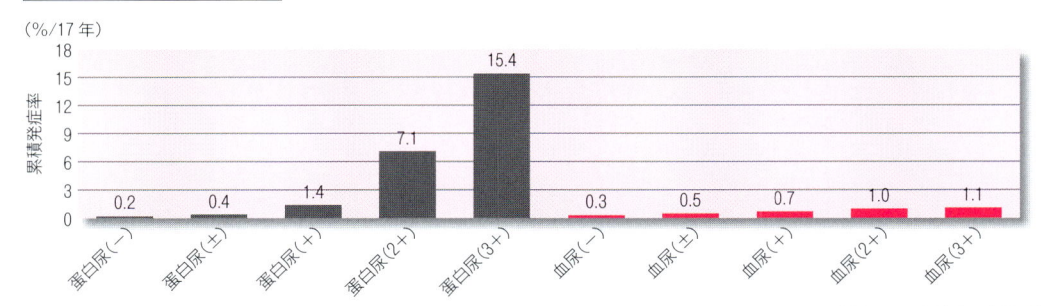

(%/17年)
累積発症率

蛋白尿(−)	蛋白尿(±)	蛋白尿(+)	蛋白尿(2+)	蛋白尿(3+)	血尿(−)	血尿(±)	血尿(+)	血尿(2+)	血尿(3+)
0.2	0.4	1.4	7.1	15.4	0.3	0.5	0.7	1.0	1.1

Kidney Int. 2003 Apr; 63(4): 1468-74

蛋白尿の程度

- 糖尿病では 300 mg/日の蛋白尿があれば顕性蛋白尿とみなす．
- 蛋白尿≧1.0 g/日もしくは血尿を伴う蛋白尿≧500 mg/日であれば腎疾患である可能性が高い．
- 尿定性にて尿蛋白(1+)であれば顕性蛋白尿であることが多く，尿蛋白(3+)であればネフローゼ症候群を考える．
- 尿定性法では微量 Alb 尿や β_2-ミクログロブリン，Bence Jones 蛋白は偽陰性となり，顕著なアルカリ尿や造影剤使用後，重度の肉眼的血尿では偽陽性となりうる．
- 1日尿蛋白量の推定には随時尿による尿蛋白/尿 Cr 比が有用である．

● 尿蛋白量のベンチマーク

尿蛋白	
150 mg/日未満	健常者の基準(1日の尿量を1Lとすると15 mg/dLであり，尿蛋白定性の±に相当する)
300 mg/日	糖尿病性腎症の顕性蛋白尿の定義
1,000 mg/日	起立性蛋白尿や熱性蛋白尿などの良性蛋白尿の上限 (血尿がある場合は 500 mg/日の蛋白尿で腎疾患と考えるべきとされる)
1,500-2,000 mg/日	尿細管障害による蛋白尿の限界で，これ以上は糸球体疾患と考える．

● 尿蛋白定性
- ▶ 尿蛋白定性(±)は 15 mg/dL，(+)は 30 mg/dL，(2+)は 100 mg/dL，(3+)は 300 mg/dL の蛋白尿に相当する．
- ▶ Alb は 10 mg/dL で陽性となるが，β_2-ミクログロブリンは 250 mg/dL，Bence Jones 蛋白は 300-500 mg/日までは偽陰性となりうる．
- ▶ 尿蛋白定性の意義は尿の濃縮度(尿比重)により異なるが，尿蛋白(1+)であれば46％で 500 mg/日以上の蛋白尿であり，尿蛋白(3+)であれば64％で 3,000 g/日以上の蛋白尿である〔*Am J Kidney Dis. 2005 May; 45(5): 833-41*〕．

● 尿蛋白排泄量(g/日)≒随時尿蛋白(mg/dL)÷尿 Cr(mg/dL)
- ▶ 筋肉量が少ない場合や末期腎不全患者では Cr 排泄量が低下，筋肉量が多い場合は Cr 排泄量が多いことに注意を要するが，Cr の1日排泄量を1gと仮定する．

- 蓄尿は手間がかかることと，尿道バルーン留置者でない場合は蓄尿がしっかりなされず（指定時間に排尿後から蓄尿開始し，指定された蓄尿終了時刻にも排尿してもらうことが必須）値が変動することがあることが問題である．

ネフローゼ症候群

- 尿蛋白≧3.5 g/日が持続し，血清アルブミン≦3.0 g/dL ならばネフローゼ症候群である．
- 血清総蛋白量≦6.0 g/dL，血清総コレステロール値≧250 mg/dL，浮腫，尿沈渣での多数の卵円形脂肪体・重屈折脂肪体も診断の参考となる．
- 既往歴，家族歴，薬剤歴，眼底検査，抗核抗体，血清補体価，感染症検査（B 型肝炎，C 型肝炎，HIV），50 歳以上では便検査・消化管内視鏡検査，胸部 X 線，蛋白電気泳動が原因検索に有用である．
- 腎生検が病型分類，治療方針，予後予測に重要である．
- 合併症として腎静脈血栓を含む深部静脈血栓症に注意が必要である．

ネフローゼ症候群の原因疾患（成人症例 2751 例）

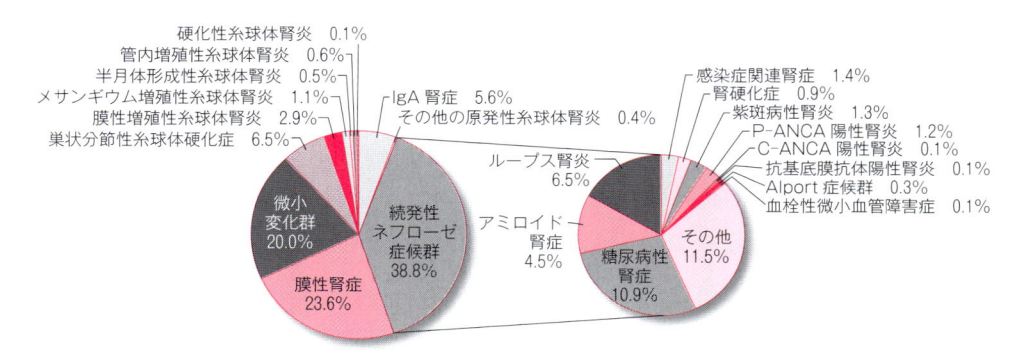

硬化性糸球体腎炎 0.1%
管内増殖性糸球体腎炎 0.6%
半月体形成性糸球体腎炎 0.5%
メサンギウム増殖性糸球体腎炎 1.1%
膜性増殖性糸球体腎炎 2.9%
巣状分節性糸球体硬化症 6.5%
微小変化群 20.0%
膜性腎症 23.6%
IgA 腎症 5.6%
その他の原発性糸球体腎炎 0.4%
続発性ネフローゼ症候群 38.8%
ループス腎炎 6.5%
アミロイドーシス腎症 4.5%
糖尿病性腎症 10.9%
感染症関連腎炎 1.4%
腎硬化症 0.9%
紫斑病性腎炎 1.3%
P-ANCA 陽性腎炎 1.2%
C-ANCA 陽性腎炎 0.1%
抗基底膜抗体陽性腎炎 0.1%
Alport 症候群 0.3%
血栓性微小血管障害症 0.1%
その他 11.5%

微小変化群が疑われる症例や糖尿病性腎症では腎生検がされずに上図に計上されていない可能性がある．

Clin Exp Nephrol. 2012 Dec; 16(6): 903-20

- 原発性糸球体腎炎
  ▶ 微小変化群では高血圧や腎機能障害は認めず，選択性蛋白尿で予後良好である．
  ▶ 膜性腎症によるネフローゼ症候群は微小変化群によるものと比較して，成人に緩徐な経過で発症することが多い．原因として慢性感染症（B 型肝炎）・自己免疫疾患（SLE）・薬剤・悪性疾患がないかを確認する必要がある．30-40％は自然治癒し，30-40％で寛解増悪を繰り返す．10-20％は末期腎不全となる．ステロイドに対する反応は比較的良好である．
    □ 膜性腎症の 68.2％が続発性膜性腎症であるが，原疾患は 73.3％が自己免疫疾患で，感染症（17.7％），悪性腫瘍（4.5％），薬剤（4.5％）が続く〔*Am J Kidney Dis. 2008 Oct; 52(4): 691-8*〕．
  ▶ 巣状分節性糸球体硬化症は高血圧や軽度腎機能障害，尿沈渣異常を伴ううる．蛋白選択性が低くステロイドに対する反応が乏しい．HIV 感染，糖尿病，肥満症，逆流性腎症などが基礎疾患として重要である．家族性・遺伝性の巣状分節性糸球体硬化症もある．
  ▶ 血尿が目立つ場合は，IgA 腎症，膜性増殖性糸球体腎炎やアミロイドーシスなどの沈着病を考える．
    □ 膜性増殖性糸球体腎炎は低補体血症が見られれば特徴的とされる．慢性感染症（C 型肝炎）・自己免疫疾患（SLE）・悪性疾患を考える必要がある．

- 二次性の原因には糖尿病，アミロイドーシス，SLE，多発性骨髄腫，HIV，NSAID が重要である．
  ▶ 糖尿病が原因の場合は 50-80％で網膜症が見られる．
  ▶ アミロイドーシスは中年以降に多く，血清・尿電気泳動で 90％以上単クローン性軽鎖が陽性となり，皮下脂肪生検は 75％で陽性となる．
  ▶ HIV 感染症では尿蛋白が 20 g/日を上回ることがあり，collapsing glomerulopathy と呼ばれる．

- ネフローゼ症候群では血管内脱水とアンチトロンビンⅢ喪失により血栓症が起こりやすいが，腎静脈に好発し，腰痛，肉眼的血尿，左精索静脈瘤，蛋白尿増加，腎機能低下などが見られる．それ以外のネフローゼ症候群の合併症として蛋白栄養障害，トランスフェリン喪失による鉄抵抗性小球性貧血が知られている．

3 急性腎不全

急性腎不全
- 数週以内に血清 Cr 値が2倍となれば急性腎障害，3倍となれば急性腎不全と呼ばれる．
- 1/3 は非乏尿性腎不全であるため，乏尿(<400 mL/日)がなくても腎不全は否定できない．
- 腎前性腎不全と腎後性腎不全は特に外来患者では多い原因であるが，速やかな対応を行えば腎機能が回復することからまず鑑別する必要がある．
- 急な無尿では腎後性腎不全の可能性が高くなる．

- 入院患者の1%で急性腎不全が入院の理由であり，入院患者の7%で急性腎不全の合併が見られる〔BMJ. 2006 Oct 14; 333(7572): 786-90〕．
- 急性腎不全の 20-46% は非乏尿性腎不全である〔Clin Nephrol. 1980 Feb; 13(2): 73-7/Med Clin(Barc). 1981 Sep 25; 77(5): 190-4〕．

入院患者での急性腎不全の原因
- 腎後性腎不全 2-5%
- 腎前性腎不全 35-40%
- 腎性腎不全 55-60%

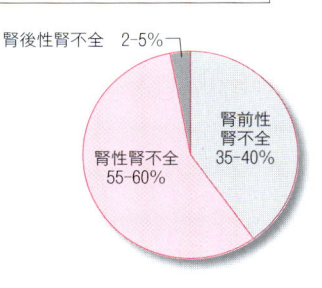

外来患者での急性腎不全の原因
- 腎後性腎不全 17%
- 腎性腎不全 11%
- 腎前性腎不全 70%

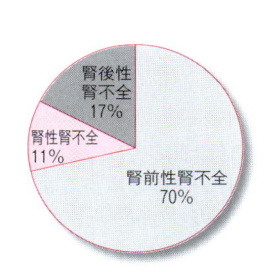

JAMA. 2003; 289: 747-51

- 急性腎不全の定義は文献により異なるが，最近では RIFLE 分類が広く使われるようになってきている．
  ▶RIFLE 分類〔risk, injury, failure, loss, end-stage renal failure (ESRF)〕

	GFR criteria	urine output criteria	死亡率†
急性腎障害なし			8.9%
risk	血清 Cr が前値の 1.5 倍 もしくは GFR の低下>25%	尿量<0.5 mL/kg/時×6 時間	17.9%
injury	血清 Cr が前値の 2 倍 もしくは GFR の低下>50%	尿量<0.5 mL/kg/時×12 時間	27.7%
failure	血清 Cr が前値の 3 倍 もしくは GFR の低下>75% もしくは血清 Cr≧4 mg/dL で 0.5 mg/dL 以上上昇	尿量<0.3 mL/kg/時×12 時間 もしくは 12 時間以上の無尿	33.2%
loss	4 週間以上の腎機能廃絶		
ESRF	3 か月以上の末期腎不全		

Crit Care. 2004 Aug; 8(4): R204-12
† Nephrol Dial Transplant. 2008 Apr; 23(4): 1203-10(ICU 患者 120,123 人における死亡率)

腎前性腎不全

- 腎前性腎不全では循環血漿量の減少が最も多い原因であり起立性低血圧や頸静脈虚脱の有無などを確認するが，有効循環血漿量が減少する心不全，肝不全やネフローゼ症候群の場合は浮腫があってもよいことに注意を要する．
- 糸球体血流量が減る低血圧，腎動脈狭窄，NSAID 投与では循環血漿量とは関連なく腎前性腎不全となる．
- 診断的治療として輸液負荷がなされることもあるが，循環血漿量減少以外の機序の場合は反応が乏しい．
- FENa<1%（Na を懸命に再吸収している）ならば腎前性腎不全と考えるが，非乏尿性腎不全と急性糸球体腎炎では腎性腎不全でも低値となりうる．また腎前性腎不全でも腎性腎不全の合併があると FENa は高値となりうる．
- 嘔吐など代謝性アルカローシスがある場合は FECl<1%で，利尿剤を使用している場合は FEUN<35%で腎前性腎不全と診断する．
- ドップラーエコーにて resistive index（[収縮期ピーク血流 − 拡張末期血流]/収縮期ピーク血流）>0.75 であれば腎性腎不全を疑う．

- 平均動脈血圧が 75 mmHg を切ると糸球体濾過量が低下するといわれている．
- FENa（fractional excretion of sodium）= 尿 Na ÷ 血漿 Na × 血漿 Cr ÷ 尿 Cr

腎前性腎不全，急性糸球体腎炎とそれ以外の急性腎不全との鑑別

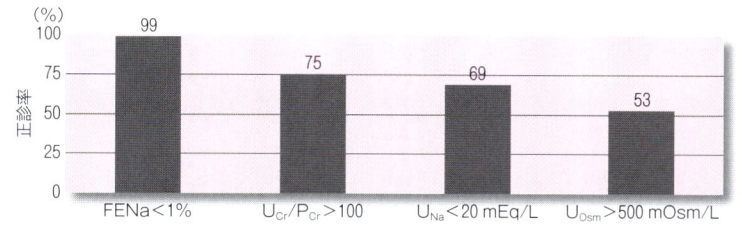

指標	正診率(%)
FENa<1%	99
U_{Cr}/P_{Cr}>100	75
U_{Na}<20 mEq/L	69
U_{Osm}>500 mOsm/L	53

Clin Nephrol. 1980 Feb; 13(2): 73-7

  ▶ FENa>1%となるのは腎性腎不全，腎後性腎不全が典型的だが，腎前性腎不全でも腎性腎不全の合併がある場合，利尿剤の使用がある場合，顕著な代謝性アルカローシスがある場合などは高値となりうる．
  ▶ FENa<1%となるのは腎前性腎不全が典型的だが，非乏尿性急性尿細管壊死では半分以上でFENa<1%となる〔*Nephrol Dial Transplant 1987; 2(2): 79-82*〕．他には急性糸球体腎炎，造影剤腎症，横紋筋融解症，溶血，腎移植後拒絶，腎後性腎不全などで FENa が低値となる報告がある．
  ▶ 腎後性腎不全では初期は FENa<1%となるが数日経過すると FENa>1%になる．

- 嘔吐などによる代謝性アルカローシスがある場合は，FECl<1%で判定する．
  ▶ 代謝性アルカローシスのある腎前性腎不全では HCO_3^- を尿中に排泄するために尿 Na は 65±19 mEq/L と高値となる．一方，尿 Cl は 4±1 mEq/L と低値であり，腎性腎不全（尿 Cl = 40-67 mEq/L）と比べ有意に低い．

	感度	特異度	LR+	LR−
FENa≦1%	85	91	10(3.9−26)	0.16(0.06−0.45)
FECl≦1%	95	96	22(5.8−87)	0.05(0.01−0.34)

Miner Electrolyte Metab. 1984; 10(2): 92-7

  ▶ しかしながら利尿剤使用中の腎前性腎不全では尿 Cl は 57±7 mEq/L と高値となるため利尿剤使用中の場合は FECl も有用ではない．

- 利尿剤を使用している場合は FEUN<35%で判定する．
  ▶ 利尿剤を使用すると尿中 Na 排泄が増加し，腎前性腎不全であっても FENa<1%となるのは 48%のみで，FENa≧3%であることが 19%である〔*Kidney Int. 2002 Dec; 62(6): 2223-9*〕．

▶腎前性腎不全ではBUNの再吸収が亢進するために，BUN/Cr比が開大する．しかしながらBUN/Cr比はBUNの再吸収とは関係なく高蛋白食，消化管出血，組織の異化亢進/崩壊時の尿素産生，ステロイドの使用でも開大し，逆に肝不全や低蛋白食では低値となる．よってFEUNはBUN/Cr比よりもBUNの再吸収を見るうえで優れた指標である．

急性腎不全の鑑別

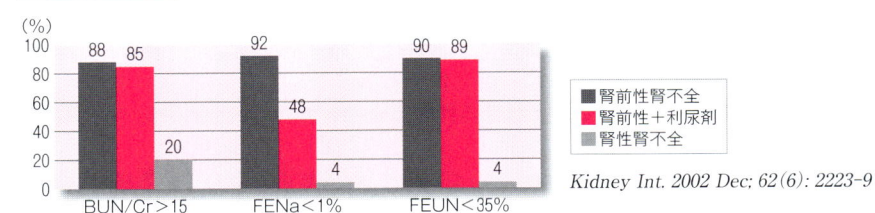

Kidney Int. 2002 Dec; 62(6): 2223-9

● ドップラーエコーによる腎血流評価

急性腎不全におけるRI>0.75となる割合

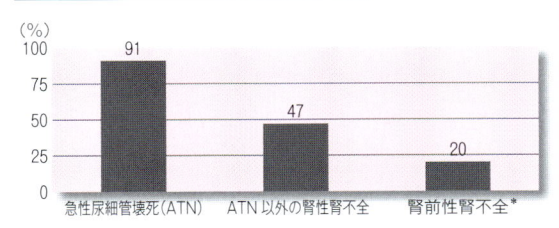

resistive index(RI)＝(収縮期ピーク血流－拡張末期血流)/収縮期ピーク血流

＊RIが高い腎前性腎不全のほとんどは肝腎症候群が占める．

Radiology. 1991 May; 179(2): 419-23

急性腎性腎不全

- 急性腎性腎不全の中では急性尿細管壊死が最も多く，間質性腎炎，糸球体腎炎，血管病変が続く．
- 急性尿細管壊死は循環不全と薬剤が2大原因である．薬剤では造影剤，ミオグロビン(横紋筋融解症)，アミノグリコシド，アムホテリシンB，シスプラチン，シクロスポリンが重要である．
- 急性尿細管壊死では原因を取り除けば1-2週間程度で腎機能は改善することが多いが，腎不全が進行すると不可逆性となる．
- 尿中に硝子円柱以外の円柱や尿細管上皮の出現があれば腎性腎不全を疑う．

成人入院患者における急性腎不全の原因

血管性の腎不全には血管炎，クリオグロブリン，血栓性微小血管症，コレステロール塞栓症，腎動静脈血栓症，妊婦での腎皮質壊死を含める．

尿細管腔の閉塞(尿酸・シュウ酸などの結晶，Bence Jones蛋白，メトトレキサート・アシクロビル・シプロフロキサシン結晶)も腎性腎不全を来す重要な原因である．

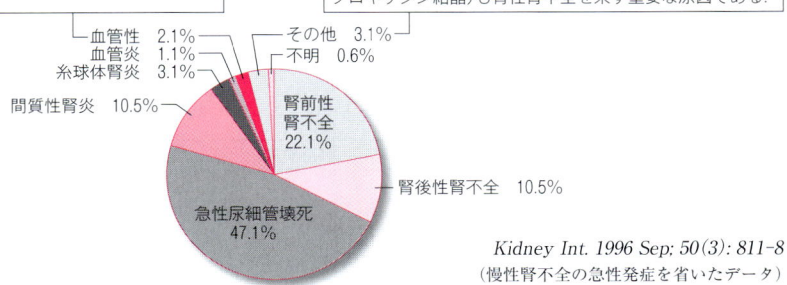

Kidney Int. 1996 Sep; 50(3): 811-8
(慢性腎不全の急性発症を省いたデータ)

● 尿沈渣異常による腎性腎不全の診断(腎前性腎不全との鑑別)
  ▶硝子円柱は正常でも出現しうるので病的意義とは捉えず，これ以外の円柱の出現を異常と考える．
  ▶顆粒円柱は腎障害を示唆する所見として重要であるが，特に蠟様円柱(顆粒円柱の変成が進行)や幅広円柱(拡張した尿細管を反映)が見られれば腎不全が高度と考える．

	感度	特異度	LR+	LR−
円柱異常，尿細管上皮出現	75	73	2.8	0.3

Clin J Am Soc Nephrol. 2008 Nov; 3(6): 1615-9 より改変

- 造影剤腎障害
  - ▶ 入院患者の急性腎不全の12%は造影剤腎障害である〔*Am J Kidney Dis. 2002 May; 39(5): 930-6*〕．
  - ▶ 心臓カテーテル検査後にCrが25%以上上昇するのは14.5%で見られる〔*Am J Med. 1997 Nov; 103(5): 368-75*〕．
  - ▶ 慢性腎不全，高齢者，糖尿病，心不全，高血圧，貧血がもともとあり，造影剤使用量が多く，低血圧があったり大動脈内バルーンパンピングの使用がある場合は起こりやすい．
  - ▶ 12-24時間後には顕在化し，3-5日後にCr上昇はピークで，7日後に前値に復することが多い．一方虚血が原因となる急性尿細管壊死の場合では7-10日後にピークがあるとされる．

MEMO 造影剤腎障害の予防

- 造影剤による腎障害は輸液が最も予防効果がある．水分経口摂取のみでは意義は乏しく，1/2食塩水よりも生理食塩水の点滴のほうが優れる．造影剤使用前後6-12時間に1 mL/kg/時の輸液が目安とされる．
- 生理食塩水よりも154 mEq/LのNaHCO₃のほうがより優れるとの報告もあるが有効性については結論が出ていない〔*Ann Intern Med. 2009 Nov 3; 151(9): 631-8*〕．
- N-アセチルシステイン投与（前日から600-1,200 mgを1日2回ほどの投与〔*N Engl J Med. 2000 Jul 20; 343(3): 180-4*〕）も効果が期待できるが，匂いが強いため内服しやすい薬剤とはいえない．
- マンニトールやテオフィリン，ドパミン，利尿剤などの予防効果は期待できない．
- 血液透析は末期腎不全でブラッド・アクセスがすでに造設済みであれば行われるが，そうでなければ予防的に行う必要はない．

間質性腎炎

- 急性腎性腎不全で尿細管壊死を来しうる虚血や薬剤がない場合には間質性腎炎を考える．
- 薬剤によるものが多く，特にβラクタム系抗菌薬とNSAIDが多い．
- 薬剤使用から2週間以上経過して出現することが多いが，再曝露の場合は数日後より出現しうる．薬剤中止後数週間で改善することが多い．
- 症状としては発熱・皮疹・関節痛が3徴候だが，むしろすべてが揃うことは稀で，特にNSAIDによるものの場合はこれらの徴候が見られがたい．
- 尿細管障害であるために非乏尿性腎不全であることが多く，電解質異常や希釈力・濃縮力低下が目立つが，糸球体腎炎で見られるような高血圧や浮腫は来しがたい．
- 尿検査では無菌性膿尿，白血球円柱，好酸球尿が参考になる．

- 間質性腎炎の原因は薬剤以外には全身感染症，SLEやSjögren症候群，尿路感染症，肉芽腫性疾患（サルコイドーシスなど），重金属（鉛など）による局所の原因によるものがある．また高Ca血症や低K血症が継続した場合も間質性腎炎と類似の病態を呈しうる．

間質性腎炎の臨床徴候

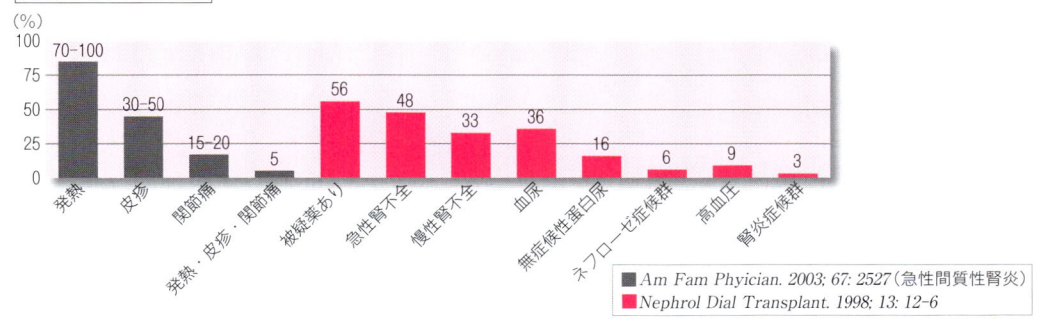

徴候	%
発熱	70-100
皮疹	30-50
関節痛	15-20
発熱・皮疹・関節痛	5
被疑薬あり	56
急性腎不全	48
慢性腎不全	33
血尿	36
無症候性蛋白尿	16
ネフローゼ症候群	6
高血圧	9
腎炎症候群	3

■ *Am Fam Phyician. 2003; 67: 2527*（急性間質性腎炎）
■ *Nephrol Dial Transplant. 1998; 13: 12-6*

- 尿検査
  - 腎生検によって診断された間質性腎炎 24 例と，糸球体腎炎 47 例・尿細管障害 3 例・血管障害 3 例との比較

	感度	特異度	LR+	LR−
尿潜血陽性	25(11–47)	13(6–26)	0.3(0.1–0.6)	5.7(4–8.1)
尿蛋白≧2+	50(30–70)	26(16–41)	0.7(0.4–1.1)	1.9(1.2–3.0)
異型赤血球	17(6–38)	13(6–26)	0.2(0.1–0.5)	6.3(4.7–8.5)
リンパ球≧10/10 HPF	79(57–92)	74(59–84)	3.0(1.8–4.9)	0.3(0.1–0.6)
顆粒円柱≧5/10 HPF	58(37–77)	72(57–83)	2.1(1.2–3.6)	0.6(0.4–0.9)
ヘモ顆粒円柱	88(67–97)	47(34–61)	1.7(1.2–2.2)	0.3(0.1–0.8)
赤血球円柱	0(0–17)	81(68–90)	0	1.2(1.2–1.2)

Am J Kidney Dis. 1992 Dec; 20(6): 618-28

  - 蛋白尿は 1 g/日以下であることが多いが，NSAID ではネフローゼ症候群となることもある．血尿もしばしば認めるが，NSAID では血尿を呈しにくいとされる．また赤血球円柱は認めない．
  - 尿細管障害を示唆する尿中 $α_1$ ミクログロブリン高値，尿 NAG 高値は急性尿細管壊死でも見られ，臨床上有用性は乏しい．

  - 尿中好酸球

	感度	特異度	LR+	LR−
尿中好酸球＞1%	40–63	72–93	1.4–9.1	0.4–0.8

N Engl J Med. 1986 Dec 11; 315(24): 1516-9/Clin Nephrol. 1994 Mar; 41(3): 163-6

- 急性間質性腎炎では腎腫大が見られ，ガリウムシンチグラフィで両腎にアイソトープの集積を認めることが急性尿細管壊死との鑑別に有用とされているが，糸球体腎炎，腎皮質壊死，急性尿細管壊死，鉄沈着でも偽陽性の報告があり，ガリウムシンチグラフィの診断特性については詳しく分かっていない．

それ以外の特殊な急性腎不全

- 若年男性が嫌気的運動後に嘔気・側腹部痛とともに急性腎不全を発症すれば，腎性低尿酸血症の可能性を考える．
- 動脈硬化病変のある患者に血管造影・抗凝固療法を行って 3-8 週間後に急性腎不全を認めれば，コレステロール塞栓症を考えるが，予後は非常に悪い．
- 急性腎不全における尿沈渣でシュウ酸カルシウム結晶(正八面体)が見られればエチレングリコール中毒，大量の尿酸結晶(菱形)が見られれば腫瘍崩壊症候群を考える．

- 運動後急性腎不全
  - 運動後 48 時間以内(98%)に発症する急性腎不全で，男性(89%)に多く，嘔気・嘔吐(85%)や側腹部痛(58%)を伴うことが多い〔*Nephrol Dial Transplant. 2004 Jun; 19(6): 1447-53*〕．腎性低尿酸血症では尿酸欠乏のために，嫌気性運動時に発生する活性酸素を消去できないことが急性腎不全の発症に関与していると考えられており，回復期には血清尿酸値≦2.0 mg/dL，FEUA≧15%(健常者＜10%)となることが診断に有用である．造影 CT では腎動脈攣縮を反映した斑状の造影欠損像を認めうる．

- コレステロール塞栓症
  - 動脈硬化のリスクがある患者に血管造影や抗凝固療法を行うことで，血管プラークが破綻し全身にコレステリン結晶が塞栓することで起きる．
  - 処置後 3-8 週間に週単位で進行する腎障害・皮膚病変・好酸球増多が 3 徴候である．
  - 皮膚病変は網状皮疹，壊死，皮膚潰瘍，blue toe などが有名である．それ以外の症候としては，網膜動脈内の小塞栓(Hollenhorst plaques)，腹痛，消化管出血，膵炎，無石胆嚢炎，副腎不全などを呈し多発結節性血管炎と臨床所見が似ることもある．

▶2/3の症例で低補体血症を呈する〔J Am Soc Nephrol. 2001 Aug; 12(8): 1781-7〕.

コレステロール塞栓症の臨床的特徴

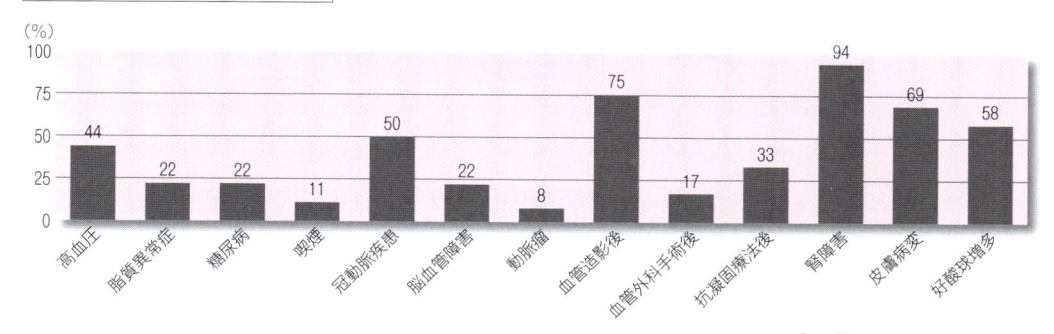

(%) 高血圧 44, 脂質異常症 22, 糖尿病 22, 喫煙 11, 冠動脈疾患 50, 脳血管障害 22, 動脈瘤 8, 血管造影後 75, 血管外科手術後 17, 抗凝固療法後 33, 腎障害 94, 皮膚病変 69, 好酸球増多 58

Jpn Heart J. 2003; 44: 767-74

4 急性糸球体腎炎・急速進行性糸球体腎炎

急性糸球体腎炎の診断
- A群連鎖球菌性咽頭炎の1-3週間後に発症するものが多いため小児に多いが成人でもありうる.
- 糸球体障害のため乏尿, 浮腫, 高血圧を高頻度に認める.
- 蛋白尿も血尿も高頻度で見られる. 特に有棘赤血球・赤血球円柱や, 1.5-2.0 g/日以上の蛋白尿があれば糸球体腎炎の根拠となる.

- 感染症後糸球体腎炎
  ▶ A群連鎖球菌の咽頭炎の平均10日後, 膿痂疹では平均2週間後に発症する.
  ▶ 咽頭培養は40-50%で陽性で, ASLOの感度が比較的高い(咽頭感染の場合90%, 軟部組織感染で80%程度).
  ▶ 頻度は低いが連鎖球菌以外にもブドウ球菌, 肺炎球菌, *Klebsiella*, 髄膜炎球菌, 梅毒, *Mycoplasma*, *Chlamydophila*, ウイルス(風疹, 麻疹, ムンプス, エコー, CMV, EBV)といった感染症の後でも急性糸球体腎炎を来す.
  ▶ IgA腎症でも急性上気道炎・胃腸炎に遅れて血尿を呈しうるが, 感染後5日以内の血尿出現が多いことと, 今までに同様な既往があることで鑑別される.

- 検査所見
  ▶ 無症候性が症候性より4-10倍多いと考えられているため, 実際の頻度は定かではないがCr≧2 mg/dL(25%)よりも, 数日続く乏尿(50%)や, 眼瞼〜上肢に強い浮腫(50%), 高血圧(75%)が目立つとされる.
  ▶ 腎生検によって確認された糸球体腎炎47例と, 尿細管障害3例・間質性腎炎24例・血管障害3例との比較

	感度	特異度	LR+	LR−
尿潜血陽性	89(76-96)	67(47-82)	2.7(1.6-4.5)	0.2(0.1-0.4)
尿蛋白≧2+	81(66-90)	57(38-74)	1.9(1.2-2.9)	0.3(0.2-0.6)
異型赤血球	94(81-98)	80(61-92)	4.7(2.3-9.6)	0.1(0.0-0.2)
赤血球円柱	19(10-34)	97(81-100)	5.7(0.8-43.1)	0.8(0.7-1.0)

Am J Kidney Dis. 1992 Dec; 20(6): 618-28

- ▶ 感染症後糸球体腎炎では1/3の症例で肉眼的血尿が見られるが，6-12か月後には顕微鏡的血尿も消失する．
- ▶ 蛋白尿は500-3,000 mg/日であることが多いが，ネフローゼとなることもある．1か月程度で消失することが多いが数年間持続することもある．

急性糸球体腎炎の鑑別

- 感染症後糸球体腎炎は基本的には一過性の経過であり特に小児では予後がよいが，積極的な治療を急ぐ急速進行性糸球体腎炎と，長期予後が不良な慢性糸球体腎炎との鑑別が重要である．
- 検査としては補体(C3, C4, CH50)，p-ANCA・c-ANCA，抗糸球体基底膜抗体，抗核抗体，B型肝炎・C型肝炎の検査，クリオグロブリンや，場合によってはASLO，IgA，血液培養が重要である．
- 感染症後糸球体腎炎ではC3低値が顕著であるが，発熱があればSLEや感染症を，補体低値が4-8週間で改善しない場合は膜性増殖性糸球体腎炎など他の疾患を考える必要がある．

- 急性糸球体腎炎では数日間の乏尿期に続いて，数日〜1週間の利尿期，1-2か月間の回復期を経て治癒期に至るが，成人では慢性化する症例もある．

- 腎炎と補体との関係
  - ▶ 感染症後糸球体腎炎ではC3低値は90％以上で見られるが，C4低値は25％程度にとどまる．経過により補体値は変動しうるため1週間ごとに数回行うことが望ましいとされる．
  - ▶ 膜性増殖性糸球体腎炎(type 1)はC4低値，膜性増殖性糸球体腎炎(type 2)はC3低値となる．C型肝炎(やB型肝炎)で膜性増殖性糸球体腎炎を来すこともあるが，この場合はクリオグロブリン血症が関与し，神経障害，関節痛，下腿潰瘍などが見られることもある．

	補体低値	補体正常
全身疾患	SLE(75-90%) クリオグロブリン血症(85%) 亜急性細菌性心内膜炎(90%) シャント腎炎(90%)	多発性結節性動脈炎 Wegener肉芽腫症 Goodpasture症候群 過敏性血管炎，Henoch-Schönlein紫斑病 深部膿瘍
腎疾患	溶連菌感染後糸球体腎炎(90%) 膜性増殖性糸球体腎炎 　type 1(50-80%) 　type 2(80-90%)	IgA腎症 特発性急速進行性糸球体腎炎(5%未満)

( )内は補体低値となる頻度．
Arch Intern Med. 2001 Jan 8; 161(1): 25-34 より改変

急速進行性糸球体腎炎(RPGN)の臨床所見

- 適切な治療が行われないと週〜月の経過で急速に末期腎不全に至る非常に予後の悪い疾患群である．
- 炎症所見＋腎機能障害がある場合は常にRPGNを念頭におき，尿沈渣異常(赤血球円柱，顆粒円柱など)のチェックと1-2週間以内に腎機能検査を再検する必要がある．
- 発熱，体重減少，関節炎，触知可能な紫斑，多発単神経炎は血管炎を示唆する所見として重要である．
- 喀血・胸部異常陰影があれば顕微鏡的多発血管炎やGoodpasture症候群，鼻出血があればWegener症候群を疑う．肺胞出血を反映して急激な貧血が見られることもある．

4 急性糸球体腎炎・急速進行性糸球体腎炎

急速進行性糸球体腎炎の臨床病型（n=1,772）

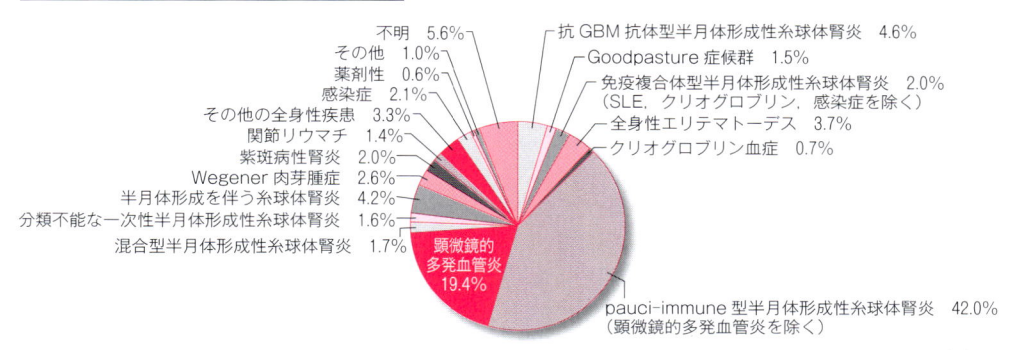

- 不明 5.6%
- その他 1.0%
- 薬剤性 0.6%
- 感染症 2.1%
- その他の全身性疾患 3.3%
- 関節リウマチ 1.4%
- 紫斑病性腎炎 2.0%
- Wegener肉芽腫症 2.6%
- 半月体形成を伴う糸球体腎炎 4.2%
- 分類不能な一次性半月体形成性糸球体腎炎 1.6%
- 混合型半月体形成性糸球体腎炎 1.7%
- 抗GBM抗体型半月体形成性糸球体腎炎 4.6%
- Goodpasture症候群 1.5%
- 免疫複合体型半月体形成性糸球体腎炎 2.0%（SLE，クリオグロブリン，感染症を除く）
- 全身性エリテマトーデス 3.7%
- クリオグロブリン血症 0.7%
- 顕微鏡的多発血管炎 19.4%
- pauci-immune型半月体形成性糸球体腎炎 42.0%（顕微鏡的多発血管炎を除く）

Clin Exp Nephrol. 2009 Dec; 13(6): 633-50

急速進行性糸球体腎炎の臨床症候

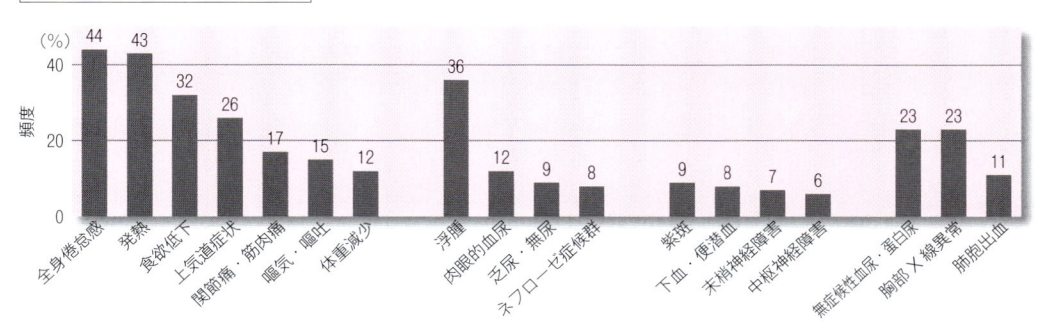

症候	頻度(%)
全身倦怠感	44
発熱	43
食欲低下	32
上気道症状	26
関節痛・筋肉痛	17
嘔気・嘔吐	15
体重減少	12
浮腫	36
肉眼的血尿	12
乏尿・無尿	9
ネフローゼ症候群	8
紫斑	9
下血・便潜血	8
末梢神経障害	7
中枢神経障害	6
無症候性血尿・蛋白尿	23
胸部X線異常	23
肺胞出血	11

日腎会誌. 2002; 44(2): 55-82 より改変

- 肺腎症候群
  ▶ 顕微鏡的多発血管炎やWegener肉芽腫症は特に高齢者に多い原因である．
  ▶ 抗糸球体基底膜(GBM)抗体症候群は若年者に多く，びまん性肺胞出血を呈するとGoodpasture症候群と呼ばれる．

肺腎症候群の内訳

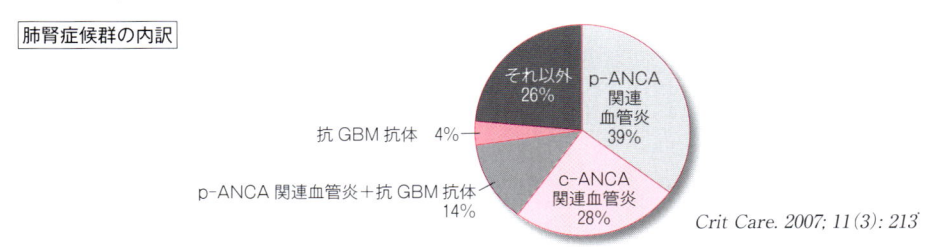

- それ以外 26%
- 抗GBM抗体 4%
- p-ANCA関連血管炎＋抗GBM抗体 14%
- p-ANCA関連血管炎 39%
- c-ANCA関連血管炎 28%

Crit Care. 2007; 11(3): 213

  □ 各種血管炎の他，抗リン脂質抗体症候群や血栓性血小板減少性紫斑病などの血栓性微小血管障害症(thrombotic microangiopathy)も原因となる．

急速進行性糸球体腎炎(RPGN)の検査所見

- p-ANCAが陽性となるものが最も多いが，c-ANCA，抗糸球体基底膜抗体，抗DNA抗体，補体，免疫複合体(C1q)も陽性所見を得られることがある．
- 腎生検が診断上最も有用な情報となり，壊死性管外増殖性糸球体腎炎(半月体形成は中でも最も目立つ)の所見が得られる．

  - ANCAや抗糸球体基底膜抗体の診断特性は優れるが，生検に代わるものではない．

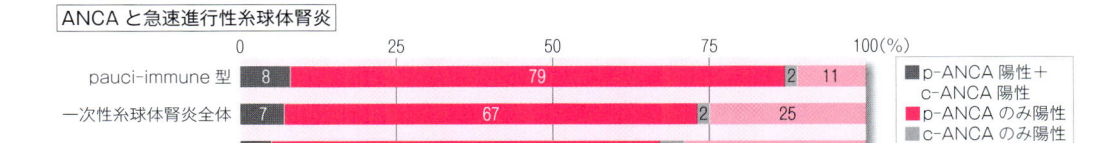

ANCAと急速進行性糸球体腎炎

	p-ANCA陽性＋c-ANCA陽性	p-ANCAのみ陽性	c-ANCAのみ陽性	ANCA陰性
pauci-immune型	8	79	2	11
一次性糸球体腎炎全体	7	67	2	25
急速進行性糸球体腎炎全体	5	62	4	29

日腎会誌. 2002; 44(2): 55-82 より改変

□ 急速進行性糸球体腎炎の場合，ANCAが陰性でも成人で20%，高齢者では35%は生検でpauci-immune半月体形成性腎炎であり，一方，血尿と蛋白尿に加えANCA陽性があってもCr<1.5 mg/dLであれば成人では47%，高齢者でも66%のみがpauci-immune半月体形成性腎炎である〔Kidney Int. 1998 Mar; 53(3): 796-8〕.

▶ p-ANCA陽性でも腎臓以外に病変が及ぶ場合は顕微鏡的多発血管炎，Churg-Strauss症候群を考え，c-ANCA陽性ならばWegener症候群を考える（血管炎の項目参照）.

● 補体・免疫複合体(C1q)はループス腎炎以外に紫斑病性腎炎，クリオグロブリン腎症でも異常値となりうる．また，抗核抗体のみでは特異的とは言い切れないため，抗ds-DNA抗体陽性がSLEの診断に有用と考えられている．

5 慢性腎不全

慢性腎臓病

● 慢性腎臓病(CKD)とは蛋白尿などの腎臓の障害，もしくは糸球体濾過量(GFR)<60 mL/分/1.73 m^{2}の腎機能低下が3か月以上持続するものである．
● 慢性腎臓病は成人の2割近くで見られるとの報告もあるが，末期腎不全のみならず独立した心血管系疾患の発症リスク要因として重要である．

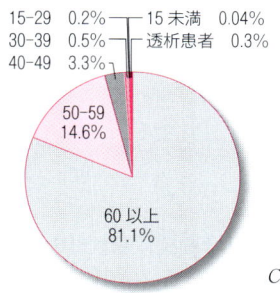

成人におけるGFR(mL/分/1.73 m^2)の割合

- 15未満 0.04%
- 15-29 0.2%
- 透析患者 0.3%
- 30-39 0.5%
- 40-49 3.3%
- 50-59 14.6%
- 60以上 81.1%

Clin Exp Nephrol. 2007 Jun; 11(2): 156-63

eGFRと蛋白尿の程度で予測される心血管系疾患による死亡率

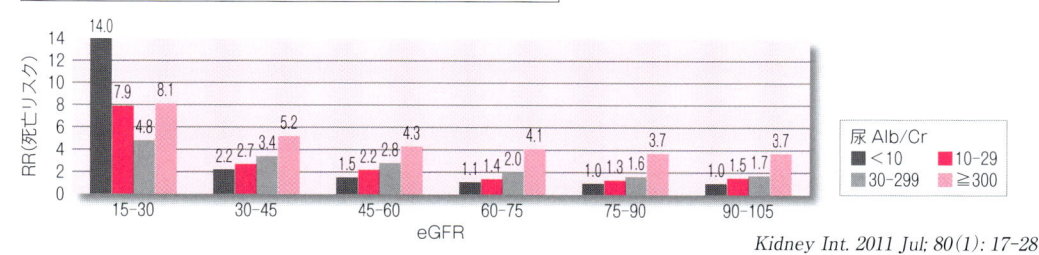

尿Alb/Cr: <10, 10-29, 30-299, ≧300

eGFR	<10	10-29	30-299	≧300
15-30	14.0	7.9	4.8	8.1
30-45	2.2	2.7	3.4	5.2
45-60	1.5	2.2	2.8	4.3
60-75	1.1	1.4	2.0	4.1
75-90	1.0	1.3	1.6	3.7
90-105	1.0	1.5	1.7	3.7

Kidney Int. 2011 Jul; 80(1): 17-28

慢性腎不全の原因

- 透析導入となるのは糖尿病性腎症，慢性糸球体腎炎，腎硬化症で8割近くを占める．
- 糖尿病性腎症は5年以上の糖尿病罹患期間，糖尿病患者における0.5 g/日以上の持続蛋白尿の病歴，糖尿病性網膜症の存在，あるいは腎不全の割に腎萎縮が比較的軽度であれば疑う．腎症発症後に血糖コントロールがよくなるため同時に高血糖がなくても否定はできない．
- 慢性糸球体腎炎は，若年期からの蛋白尿がある場合，血尿やそれ以外の腎炎所見（赤血球円柱，顆粒円柱）がある場合に疑う．特に若年者ではIgA腎症，中年以降は膜性腎症によるものが多い．
- 腎硬化症は高齢者に多く，高血圧の既往があり蛋白尿が見られることが多いが，過去の血圧や尿所見が不明の場合は糸球体腎炎との鑑別は困難であること多い．
- 腎に複数のコブがある場合や，乳頭石灰化が見られる場合はNSAID腎症を考える．

透析導入の原因疾患

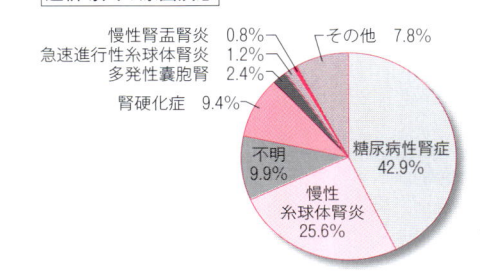

- 糖尿病性腎症 42.9%
- 慢性糸球体腎炎 25.6%
- 不明 9.9%
- 腎硬化症 9.4%
- 多発性嚢胞腎 2.4%
- 急速進行性糸球体腎炎 1.2%
- 慢性腎盂腎炎 0.8%
- その他 7.8%

日本透析医学会編．図説わが国の慢性透析療法の現況（2006年12月31日現在）

- 既往歴：腎疾患，糖尿病，高血圧やそれ以外の動脈硬化疾患，尿路感染症，妊娠高血圧症候群を確認する．
  ▶ 1型糖尿病では，糸球体高血圧・糸球体過剰濾過状態が5年持続した後に微量アルブミン尿，さらに5-10年で顕性蛋白尿，さらに腎症発症後5-10年で末期腎不全となるが，2型糖尿病では進行はより早いとされる．糖尿病性網膜症を認めなければ糖尿病性腎症の可能性は低いと考えられる．
- 家族歴：腎疾患の家族歴があればAlport症候群，嚢胞性腎疾患，家族性腎炎，Fabry病を考える．
- 薬剤歴：鎮痛薬が最も重要であるが，ビタミンD製剤・Ca製剤，抗菌薬，ACE阻害薬/ARBといった降圧薬の使用を確認する．
- 糸球体疾患と間質疾患・血管疾患との違い

	臨床的特徴	代表的疾患
糸球体疾患	赤血球円柱 ネフローゼレベルの蛋白尿 糸球体障害を来す全身疾患	原発性糸球体腎炎（巣状糸球体硬化症，膜性腎炎，膜性増殖性糸球体腎炎） 糖尿病性腎症 ループス腎炎 アミロイドーシス
間質疾患・血管疾患	尿所見は軽微 蛋白尿＜2-3 g/日 糸球体障害を来す全身疾患なし	腎後性腎不全 多発性嚢胞腎 高血圧性腎硬化症 鎮痛薬腎症 腎結石症 特発性 虚血性腎症/アテローム塞栓症

- 腎萎縮：糖尿病性腎症では腎肥大傾向があるが，糖尿病性腎症以外に腎の大きさが保たれる腎不全には急性腎不全，強皮症腎，HIV腎症，アミロイドーシス，（多発性嚢胞腎）がある．

- 末期腎不全におけるNSAID腎症の診断
  ▶ 腎臓のコブ（bumpy kidney）は3つ以上あるときを有意とする．腎臓内部の石灰化は乳頭壊死を反映している．

	感度	特異度	LR+	LR−
蛋白尿＜300 mg/dL	92.2	30.5	1.3	0.3
細菌尿	48.2	82.5	2.8	0.6
無菌性膿尿	24.5	93	3.5	0.8
両側腎萎縮	100	55.9	2.3	0
両側腎にコブ	90	81.4	4.8	0.1
腎臓内石灰化	65	95.2	13.5	0.4
腎萎縮＋コブあり	90	95	18	0.1

Nephrol Dial Transplant. 1992; 7(6): 479-86

末期腎不全の徴候

- 慢性腎不全では倦怠感，皮膚瘙痒・色素沈着などの皮膚変化や half and half nail などの爪変化，呼気の尿臭，心不全徴候などを呈しうるが，いずれも診断特性は低く，診断は採血に委ねざるをえない．

慢性腎不全で透析している患者での皮膚病変

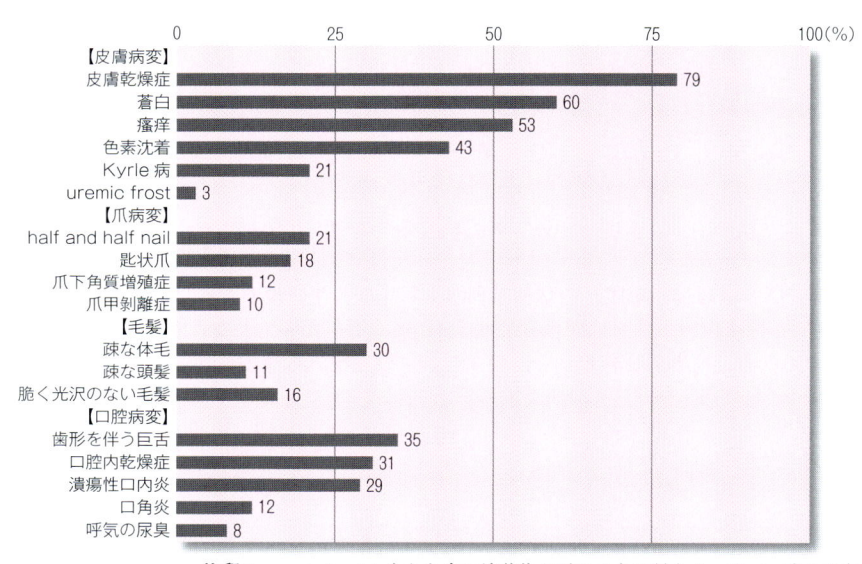

【皮膚病変】
- 皮膚乾燥症 79
- 蒼白 60
- 瘙痒 53
- 色素沈着 43
- Kyrle 病 21
- uremic frost 3

【爪病変】
- half and half nail 21
- 匙状爪 18
- 爪下角質増殖症 12
- 爪甲剝離症 10

【毛髪】
- 疎な体毛 30
- 疎な頭髪 11
- 脆く光沢のない毛髪 16

【口腔病変】
- 歯形を伴う巨舌 35
- 口腔内乾燥症 31
- 潰瘍性口内炎 29
- 口角炎 12
- 呼気の尿臭 8

注釈：uremic frost：小さな白い沈着物が霜のように見える．Kyrle 病：過角化性円錐状角栓を伴う毛孔性角化性丘疹．half and half nail：爪の遠位半分が赤く近位部が白い．

Indian J Dermatol Venereol Leprol. 2006 Mar-Apr; 72(2): 119-25

慢性腎不全の検査

- 腎機能評価として推定 GFR(mL/分) = (140−年齢)×体重(kg)/(72×血清 Cr)（女性ではこれに×0.85）が最も簡便だが，改訂 MDRD 簡易式やクレアチニン・クリアランスのほうが正確である．
- GFR＜60 mL/分/1.73 m^2 ならば慢性腎機能障害と考え，30 mL/分/1.73 m^2 未満で貧血，代謝性アシドーシス，高 K 血症，二次性副甲状腺機能亢進症などが問題となりうるため透析準備を開始し，10 mL/分/1.73 m^2 未満で透析導入が1つの目安である．
- 貧血や Ca/P 比低下は漫性腎不全のみならず急性腎不全でも見られうる．腎萎縮があれば慢性腎不全といえるが，糖尿病性腎症やアミロイドーシスでは腎萎縮は見られなくてもよい．

  - 日本人のデータを基にして作成された改訂 MDRD 簡易式では推定 GFR(mL/分/1.73 m^2) = 0.741×175×age$^{-0.203}$×Cr$^{-1.154}$（女性はこれに定数 0.742 を掛ける）で計算できる．

- クレアチニン・クリアランス(Ccr)の落とし穴
  - 血清 Cr は GFR≦60/分/1.73 m^2 となるまでは有意には上昇しない指標であり，より早期に GFR 低下を検出するにはシスタチン C の測定が期待されている．
  - ST 合剤やシメチジン，サリチル酸は Cr 排泄に競合し，血清 Cr を 0.4-0.5 mg/dL 上昇させる．
  - Ccr は GFR 低下時には GFR を高く見積もる．
    - クレアチニンは尿細管からわずかに分布されるため，Ccr/Cin は Cin(イヌリン・クリアランス) が 80 mL/分以上では 1.16 だが，40-80 mL/分では 1.57，40 mL/分以下では 1.92 と，Ccr は特に GFR 低下時に GFR を過大評価する〔Kidney Int. 1990 Jul; 38(1): 167-84〕．
  - 男性で 23 mg/IBW(kg)，女性で 18 mg/IBW(kg)よりかけ離れた 1 日尿中 Cr 排泄量の場合は蓄尿の不備も考える．

- 代謝性アシドーシスは GFR≦25 mL/分，高 K 血症は Ccr≦15-20 mL/分で出現することが 1 つの目安〔Arch Intern Med. 1998 Sep 14; 158(16): 1743-52〕とされる．腎性貧血は Ccr が 20-35 mL/分で出現するが，糖尿病性腎症では 45 mL/分程度で貧血が出現しうる〔Nephrol Dial Transplant. 2004 May; 19 Suppl 2: ii1-47〕．GFR が平均 10 mL/分/1.73 m^2 で透析導入が必要となる〔N Engl J Med. 2010 Aug 12; 363(7): 609-19〕．
- 電解質異常や溢水は生活環境や服薬による修飾が大きく，腎の残存能力を正確には反映しない．腎の残存能力の簡便な指標としては尿比重が常に 1.010±0.001 となっていれば透析導入を要するほどの腎機能障害があるとする経験則がある．

> **MEMO** 慢性腎不全の治療
> - 食塩摂取 3-6 g/日，水分制限なし，エネルギー量 30-35 kcal/kg/日，GFR<60 mL/分/1.73 m^2 であれば蛋白制限 0.6-0.8 g/kg/日が基本となる．
> - 糖尿病性腎症においては，肥満糖尿病では 25 kcal/kg/日程度のエネルギーでもよいこと，顕性蛋白尿があれば GFR≧60 mL/分/1.73 m^2 であっても蛋白制限を要することが異なる．
> - 血圧は 130/80 mmHg 以下を目標とする．
> - ACE 阻害薬の腎保護作用は Cr が 5.0 mg/dL までは証明されており〔N Engl J Med. 2006 Jan 12; 354(2): 131-40〕，特に蛋白尿があれば積極的に使用していくが，腎機能増悪と高 K 血症には注意する．
> - 冠動脈疾患の予防に LDL-C≦100-120 mg/dL との意見もありスタチン製剤が使用される．
> - 腎不全に伴う電解質異常に対する対応
>   - 高 K 血症では K 制限でも効果不十分ならば，ループ利尿剤，カリメート®などを使用する．
>   - 異所性石灰化を減らすため血清 P は 3.5-6.0 mg/dL，血清補正 Ca 濃度は 8.4-10.0 mg/dL，血清 PTH は 60-240 pg/mL の順に優先して管理する．
>   - 代謝性アシドーシスは HCO$_3^-$≧20 mEq/L となるように重炭酸ナトリウムを 1-3 g/日で補充する．
>   - 腎排泄される不揮発酸は 1.0 mmol/kg/日産生されるが，健常者の腎臓による HCO$_3$ 産生能はこの 3 倍である．
>   - HCO$_3$ 再吸収抑制効果のため Na 排泄が促進されるので，重炭酸ナトリウムは食塩負荷と比較して実質的には Na 負荷とはならない〔J Clin Invest. 1975 Aug; 56(2): 414-9〕．
> - エリスロポエチンは透析患者ではヘモグロビンが 10-11 g/dL(週初めの透析前採血)，若年透析患者や非透析患者では 11-12 g/dL となるように投与する．透析患者では鉄欠乏性貧血の併存が多いことに留意する．

6 尿路感染症

細菌尿と尿路感染症

- 無症候性細菌尿は就学前児童・妊婦・泌尿器科的処置前以外では治療対象とならないため，症状がなければ尿路感染症とは見なさない．

(つづく)

- 無症候性細菌尿や尿路感染症は50歳未満では女性が男性の30倍ほどの頻度であり，若年男性の尿路感染では(包茎を含む)尿路系の解剖学的な異常を考えねばならない．
- 高齢者では男女を問わず細菌尿の頻度は高い．
- 導尿や尿道カテーテル留置を継続している場合は細菌尿を認めることのほうが多い．細菌尿≠尿路感染症ではあるが，尿路感染症のリスクは確実に上がるので安易な尿道カテーテル挿入は厳に控えたい．

- 尿路感染症は全院内感染症の30％，院内感染敗血症の5-10％を占めるとされる．

無症候性細菌尿の頻度

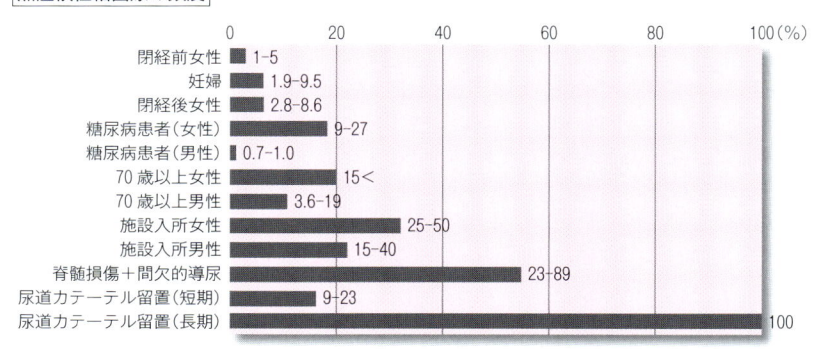

対象	頻度(%)
閉経前女性	1-5
妊婦	1.9-9.5
閉経後女性	2.8-8.6
糖尿病患者(女性)	9-27
糖尿病患者(男性)	0.7-1.0
70歳以上女性	15<
70歳以上男性	3.6-19
施設入所女性	25-50
施設入所男性	15-40
脊髄損傷＋間欠的導尿	23-89
尿道カテーテル留置(短期)	9-23
尿道カテーテル留置(長期)	100

妊婦では無症候細菌尿は同世代の非妊婦より頻度が高く，1/3で腎盂腎炎を来し早産を誘発しうるために早期に治療を要する．

Am Fam Physician. 2006 Sep 15; 74(6): 985-90

- 導尿や尿道カテーテル留置と細菌尿
  - 導尿1回で1-5％の細菌尿のリスクが生じ，カテーテル留置は1日あたり3-10％の細菌尿のリスクになるとされる．
  - 尿道カテーテル留置による細菌尿の90％以上は無症状であるが〔*Arch Intern Med. 2000 Mar 13; 160(5): 678-82*〕，院内発症の尿路感染症の80％がカテーテル関連とされる．
  - 尿道カテーテル挿入の明確な医学的適応がない場合，カテーテルを挿入された患者は挿入されなかった患者より院内死亡率が高い(6.6％対1.5％)ことが報告されている〔*J Am Geriatr Soc. 2007 Feb; 55: 227-33*〕．

MEMO　purple urine bag syndrome

- 長期尿道カテーテル留置を行うと，8-17％で尿バッグが紫色に呈色するpurple urine bag syndromeが生じる〔*Clin Nephrol. 2011 Jun; 75(6): 557-9*〕．
- 便秘があると腸管内でのindole産生が増加し，これが肝臓でindoxyl sulphateとなり腎から排出されて，膀胱内で細菌によりindigo(青色)およびindirubin(赤色)に代謝されることで呈色する．
- アルカリ尿との関連が示唆されている．
- 起因菌は*Proteus*, *Klebsiella*, 大腸菌から緑膿菌まで種々の菌の報告がある．

尿路感染症の症候

- 頻尿・残尿感・排尿時痛といった膀胱刺激症状があれば膀胱炎を疑う．
- 膀胱刺激症状があっても帯下増量，陰部掻痒感，性交時痛があれば尿路感染よりも女性器感染を考える．
- 発熱・嘔吐・CVA叩打痛は膀胱炎では見られない徴候であり，急性腎盂腎炎を示唆する．
- 高齢者では膀胱刺激症状を伴わず，発熱や嘔吐，意識障害で受診する急性腎盂腎炎が多いが，介護者が血尿や尿混濁，尿悪臭に気づいていることもある．
- 発熱と膿尿があってもCVA叩打痛がない場合は腎盂腎炎と決めつけずに，前立腺炎や他の発熱の原因を探す必要がある．

- 成人女性の尿路感染の診断

	LR+	LR−
排尿障害	1.5(1.2-2.0)	0.5(0.3-0.7)
頻尿	1.8(1.1-3.0)	0.6(0.4-1.0)
血尿	2.0(1.3-2.9)	0.9(0.9-1.0)
尿肉眼的混濁†	2.2(1.6-3.1)	0.7(0.6-0.8)
尿悪臭†	2.4(1.4-3.9)	0.8(0.8-0.9)
側腹部痛	1.1(0.9-1.4)	0.9(0.8-1.1)
下腹部痛	1.1(0.9-1.4)	0.9(0.8-1.1)

	LR+	LR−
腟分泌物	0.3(0.1-0.9)	3.1(1.0-9.3)
腟刺激症状	0.2(0.1-0.9)	2.7(0.9-3.5)
自己診断	4.0(2.9-5.5)	0.0(0.0-0.1)
発熱	1.6(1.0-2.6)	0.9(0.9-1.0)
腰痛	1.6(1.2-2.1)	0.8(0.7-0.9)
CVA叩打痛	1.7(1.1-2.5)	0.9(0.8-1.0)

JAMA. 2002 May 22-29; 287(20): 2701-10
† Br J Gen Pract. 2006 Aug; 56(529): 606-12

▶ 膀胱刺激症状がある場合の尿路感染症の可能性
  □ 膀胱刺激症状があるだけでは尿路感染の可能性は50％のみで、腟症状があれば20％、腟症状がなければ80％となる。尿路感染再発との自己診断では84-92％が尿路感染である[N Engl J Med. 2003 Jul 17; 349(3): 259-66].

	感度	特異度	LR+	LR−
性的活動性あり	57(51-62)	43(38-49)	1.0(0.9-1.2)	1.0(0.9-1.2)
性交時痛	13(9-17)	78(73-82)	0.6(0.4-0.8)	1.1(0.8-1.5)
帯下増量	12(9-16)	77(74-83)	0.6(0.4-0.8)	1.1(0.8-1.5)
会陰部違和感	5(3-7)	90(87-93)	0.5(0.3-0.8)	1.1(0.9-1.4)

Fam Pract. 2003 Apr; 20(2): 103-7

- CVAは軽く叩くだけで誘発できなければ、座位で患者の背に置いた検者の左手背の上から右拳で振動を強く与える。また叩打痛を訴える部位は思ったより下方や側方であることもあるので部位をずらして叩打痛をチェックすることと、左右差を比べることが重要である。

尿検査

- 尿中の細菌が 10^5 CFU/mL 以上であることが細菌尿の一般的な定義だが、菌量が少なくても尿路感染症の否定はできない。
- 白血球エステラーゼか亜硝酸塩のいずれかが陽性であれば尿路感染症と考えるのが最も簡便な方法であるが、糖尿病や尿閉などがありリスクの高い場合はこれらが陰性でも尿沈渣による確認が必要である。
- 遠心していない尿のグラム染色の強拡大で細菌≧1-2個/視野は 10^5 CFU/mL の細菌量に相当する信頼性が高い検査である。

- 細菌尿 10^5 CFU/mL は尿路感染症に対しての感度は51％のみであり、10^2 CFU/mL だと感度95％、特異度85％である。症状があり 10^2 CFU/mL 以上の細菌があれば50％以上で尿路感染である[N Engl J Med. 1982 Aug 19; 307(8): 463-8].
  ▶ 結果として、膀胱炎症状を呈する女性において中間尿の白血球エステラーゼが陰性でも抗菌薬による治療は臨床的に効果があり[BMJ. 2005 Jul 16; 331(7509): 143]、検査をせずに治療をしてよい根拠とされる。

- 尿路感染の診断

	感度	特異度	LR+	LR−
白血球エステラーゼ陽性	74-96	94-98	17	0.3
入院患者‡	74	76	3.1	0.3
亜硝酸塩陽性	35-85	92-100	15	0.4
入院患者‡	33	97	11	0.7
白血球エステラーゼ陽性か亜硝酸塩陽性	75-84	82-98	8.0	0.2
高齢者†	64-74	77-80	2.8-3.7	0.3-0.5

(つづく)

	感度	特異度	LR＋	LR−
入院患者‡	78	75	3.1	0.3
白血球エステラーゼ陽性＋亜硝酸塩陽性				
入院患者‡	29	94	4.8	0.8
尿潜血陽性	44	88	3.7	0.6
尿沈渣＞5 WBC/HPF	72-95	48-82	2.4	0.3
尿沈渣＞10 WBC/HPF	58-82	65-86	2.9	0.4
グラム染色（未遠心）	93	95	19	0.1
入院患者‡	92	60	2.3	0.1

Am Fam Physician. 2005 Dec 1; 72(11): 2180 より改変
† *CJEM. 2007 Mar; 9(2): 87-92/* ‡ *J Clin Pathol. 1998 Jun; 51(6): 471-2*

▶尿定性だけでは高リスク患者では安全に除外診断できない.
　□白血球エステラーゼは高比重尿・尿糖で偽陰性となる.
　□腸内細菌群により産生される亜硝酸塩を検出する方法は，アスコルビン酸投与や尿貯留時間が短い（＜4時間）場合は偽陰性がありうる．また，グラム陽性球菌では亜硝酸塩は陽性とはならない.
　□また，糖尿病患者や尿閉患者，尿道カテーテル留置患者では 10^2 CFU/mL の細菌尿でも尿路感染のことが十分にありうる.

●高齢女性の無症候性細菌尿と腎盂腎炎の鑑別において，尿白血球≧20/μL であれば腎盂腎炎の陽性適中率 PPV は 80％，陰性適中率は 88％という報告がある〔*J Infect Dis. 1988 Jan; 157(1): 65-70*〕．一方，細菌尿の程度は両者の鑑別には有用ではない.

細菌学的検査

●尿検体は中間尿での検体採取で問題はない.
●尿のグラム染色により，尿路感染の診断，起因菌推定，早期の治癒効果判定が可能である.
●膿尿があるのに細菌尿が見られない場合は，*Chlamydia* などの性行為感染症，結核，間質性腎炎，間質性膀胱炎，糸球体腎炎を考える.

●女性の急性排尿障害において，検体の取り方はコンタミネーション率に関係しない〔*Arch Intern Med. 2000 Sep 11; 160: 2537-40*〕.
●尿のグラム染色で白血球が細菌を貪食しているのを認めるのが典型的な尿路感染症の所見である．白血球の核が溶解しているのはすでに死滅している白血球であり，これが多数であれば尿路感染ではない可能性が高い．また，導尿の最後に溜まっていた沈殿物が出てくることがあるが，これは検体としては不適切である.
●起因菌推定
　▶まずは健康な若年女性に圧倒的に多い大腸菌のグラム染色像を記憶する．これよりも大型のグラム陰性桿菌であれば *Klebsiella* を考え，細長いグラム陰性桿菌は緑膿菌を考える.
　▶pH≧8.0 で，長方形のリン酸マグネシウムアンモニウム結晶が目立つ場合は *Proteus*（や *Klebsiella*，緑膿菌）を考える.
　▶グラム陽性球菌の場合は若年女性の膀胱炎では腐性ブドウ球菌，複雑性尿路感染では腸球菌をまず考える.

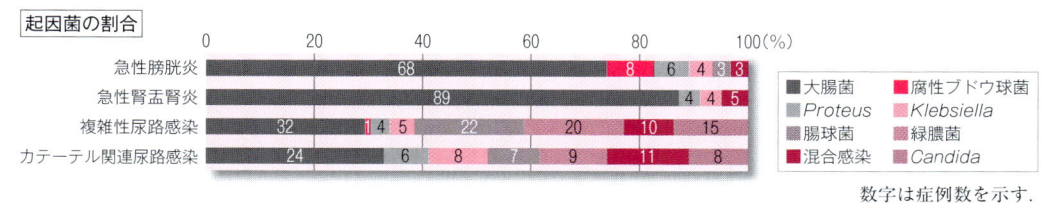

起因菌の割合

	大腸菌	Proteus	Klebsiella	腸球菌	緑膿菌	腐性ブドウ球菌	混合感染	Candida
急性膀胱炎	68			8	6	4	3	3
急性腎盂腎炎	89				4		4	5
複雑性尿路感染	32	1	4	5	22	20	10	15
カテーテル関連尿路感染	24		6	8	7	9	11	8

数字は症例数を示す.
Am Fam Physician. 2005 Mar 1; 71(5): 933-42

- 急性腎盂腎炎において尿のグラム染色を治療開始の翌日に行うと細菌を検出できないことが多く，遅れて膿尿も消失する．しかし有効な治療開始後72時間は解熱が見られないこともあり，抗菌薬の効果判定にはグラム染色が優れる．
- 急性腎盂腎炎での血液培養陽性は10％程度とされる〔Am J Emerg Med. 1997 Mar; 15(2): 137-40〕．

腎盂腎炎における検査

- 腹部エコーや造影CTで腎実質の濃度異常を検出することもあるが，単純CTでの腎周囲脂肪織濃度上昇が最も高頻度に見られる異常画像所見である．
- 診断に苦慮する場合は，尿 α_1-ミクログロブリン(MG)が高値となることが有用な可能性がある．
- 治療開始して72時間で解熱しなければ複雑性尿路感染や化膿性合併症を考え，造影CTの施行が望ましい．

- 画像検査
  - 腹部エコー検査にて14％で腎臓内部に局所病変を呈し，うち90％は高輝度病変である〔Isr Med Assoc J. 2007 Oct; 9(10): 729-31〕．
  - 巣状細菌性腎炎では楔状のエコー輝度変化や造影CTでの造影不良を認める．腎梗塞との鑑別には造影CTで腎皮質の造影が保たれる cortical rim sign が見られれば腎梗塞と考える〔AJR Am J Roentgenol. 1997 May; 168(5): 1227-31〕．

- 腎盂腎炎の診断（膀胱炎や前立腺炎との鑑別）
  - 膀胱炎や前立腺炎との鑑別に，迅速性はないが尿 α_1MG が有用である．α_1MG の感度は高いが腎機能障害がある場合や発熱患者では高値となりうる．
  - 尿中 N-アセチル-β-D-グルコサミニダーゼ(NAG)は前立腺組織にも含まれるため前立腺炎との鑑別には有用ではない〔Nippon Hinyokika Gakkai Zasshi. 1989 Jan; 80(1): 54-8〕．また成人においては尿路感染以外の原因による発熱でも高値となるため腎盂腎炎の診断には有用ではないとされる〔Nephron. 1985; 41(1): 39-44〕．

	比較鑑別疾患	感度	特異度	LR+	LR−
尿中 NAG 高値	膀胱炎・尿道炎	71(54-84)	97(84-100)	26(3.8-183)	0.3(0.2-0.5)
	前立腺炎・精巣上体炎	71(54-84)	61(36-82)	1.8(1.0-3.4)	0.5(0.3-0.8)
尿中 α_1MG≧8 mg/L	膀胱炎†	96(79-100)	73(59-84)	3.6(2.3-5.6)	0.05(0-0.3)
	前立腺炎†	96(79-100)	56(31-79)	2.2(1.3-3.9)	0.07(0-0.5)
α_1MG(mg/L)/PSA(ng/dL)≧5	前立腺炎†	92(60-100)	88(60-98)	7.3(2.0-27)	0.10(0-0.6)

Nippon Hinyokika Gakkai Zasshi. 1989 Jan; 80(1): 54-8 より改変/† Spinal Cord. 1998 Jan; 36(1): 33-8

  - 腎盂腎炎の診断には antibody-coated bacteria や，膀胱洗浄試験，尿管尿採取，^{99m}Tc-DMSA シンチグラフィが知られているが簡便な方法とはいえない．

- 急性腎盂腎炎と発熱期間
  - 単純性腎盂腎炎では適切な抗菌薬投与開始48時間後に発熱が継続しているのは26％，72時間後では13％のみである〔Am J Med. 1996 Sep; 101(3): 277-80〕．
  - 腎周囲膿瘍，腎膿瘍の36症例はすべて72時間以上解熱を認めなかったという報告がある〔Radiology. 1989 Jun; 171(3): 703-7〕．

MEMO　再発性尿路感染（年に3回，あるいは半年で2回以上）の予防

- 解剖学的な異常や残尿などがあれば特異的治療を行う．
- ST合剤やキノロン製剤，第1世代セフェムなどの抗菌薬による予防が最も効果は高いが，耐性菌誘導の問題がある．
- クランベリー製剤は尿酸性化やバイオフィルム阻害などにより尿路感染の予防に理論上有用であるが，実際の効果は明らかではない〔Cochrane Database Syst Rev. 2012 Oct 17; 10: CD001321〕．

（つづく）

- 閉経後の女性ではエストリオール製剤の腟内投与にて乳酸菌を増やしNNT=19にて尿路感染症を予防が可能である〔N Engl J Med. 1993 Sep 9; 329(11): 753-6〕.

7 急性前立腺炎

急性前立腺炎の症候

- 成人男性の発熱を伴う尿路感染では急性前立腺炎の可能性を考えなければならないが，CVA叩打痛がない場合や，尿閉を伴う場合は特に疑いが高い．
- 前立腺の圧痛が最も重要な症候だが，1/3の症例でははっきりとした圧痛を伴わない．

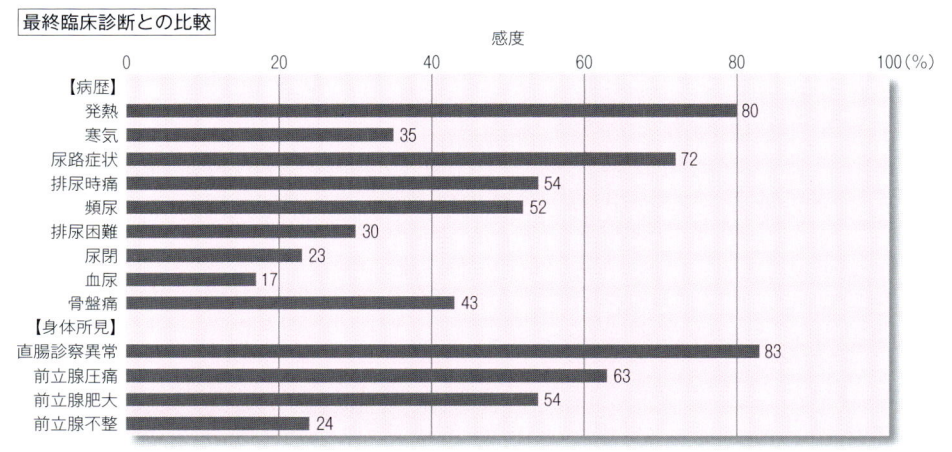

最終臨床診断との比較 感度(%)

【病歴】
- 発熱 80
- 寒気 35
- 尿路症状 72
- 排尿時痛 54
- 頻尿 52
- 排尿困難 30
- 尿閉 23
- 血尿 17
- 骨盤痛 43

【身体所見】
- 直腸診察異常 83
- 前立腺圧痛 63
- 前立腺肥大 54
- 前立腺不整 24

BMC Infect Dis. 2008 Jan 30; 8: 12

急性前立腺炎の検査

- PSA上昇は特異的検査として期待されるが1/3の症例で正常範囲に留まる．
- 起因菌は一般的な尿路感染症の起因菌に準じるが，若年者では性感染症（淋菌やChlamydia）を鑑別に入れる必要がある．

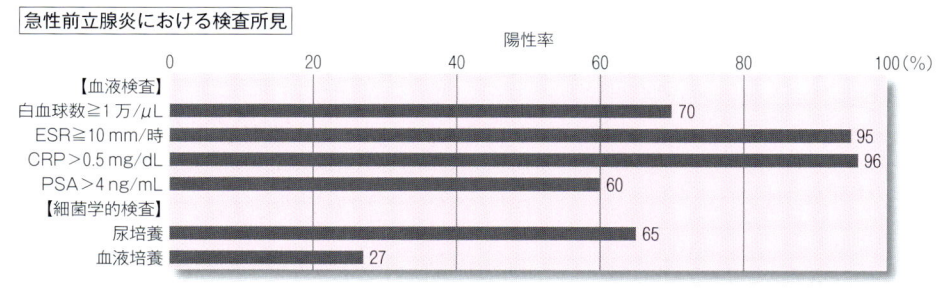

急性前立腺炎における検査所見 陽性率(%)

【血液検査】
- 白血球数≧1万/μL 70
- ESR≧10 mm/時 95
- CRP>0.5 mg/dL 96
- PSA>4 ng/mL 60

【細菌学的検査】
- 尿培養 65
- 血液培養 27

BMC Infect Dis. 2008 Jan 30; 8: 12

- PSA
  ▶ 急性前立腺炎において平均入院4日目に検査を行った場合，PSAは平均17 ng/mL，最大415 ng/

mL と高値となる〔BMC Infect Dis. 2008 Jan 30; 8: 12〕.
▶急性・慢性前立腺炎では PSA は 3 日目まで上昇し，治療すると 1 か月は低下し続ける．

	感度	特異度	LR+	LR−
PSA 高値による急性前立腺炎の診断	69	96	17	0.3

Spinal Cord. 1998 Jan; 36(1): 33-8

- 慢性前立腺炎では前立腺マッサージ前後の採尿が診断に有用である．一方，急性前立腺炎ではマッサージをしなくても膿尿・細菌尿を認めるため〔Prog Urol. 2005 Feb; 15(1): 40-4〕，前立腺マッサージは不要なばかりか菌血症を惹起しうるため行ってはならず，直腸診は愛護的に行う必要がある．

急性前立腺炎で培養陽性となった 225 例の培養結果

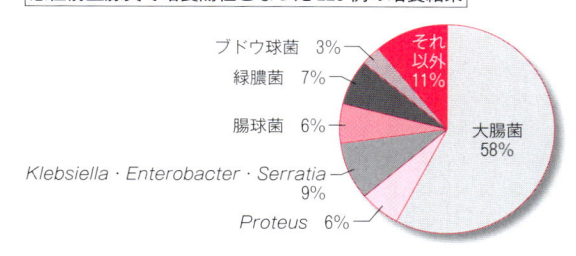

- ブドウ球菌 3%
- 緑膿菌 7%
- 腸球菌 6%
- Klebsiella・Enterobacter・Serratia 9%
- Proteus 6%
- 大腸菌 58%
- それ以外 11%

35％は培養陰性で，混合感染は 13％にあり．

BMC Infect Dis. 2008 Jan 30; 8: 12

8 尿路結石症

尿路結石症の疫学

- 50 歳以下の男性における急性の腰背部痛や腹痛患者では尿管結石を高頻度に認める．
- 尿管結石では Ca 結石が圧倒的に多く尿酸結石が続く．一方，高齢女性の膀胱結石では慢性膀胱炎によるリン酸マグネシウムアンモニウム結石が多い．
- 尿管結石発作を来した患者の半数は 10 年以内に再発するが，再発患者では基礎疾患として原発性副甲状腺機能亢進症，高 Ca 尿症（特発性やビタミン D 投与），高尿酸尿症，遠位尿細管アシドーシス，シスチン尿症がないかを検討する．

- 腹痛患者の 2-3％が尿管結石といわれる．
- 白人男性の 12-15％，白人女性の 5-6％が一生涯の間で尿管結石を経験する〔J Clin Pathol. 2005 Feb; 58(2): 134-40〕．
- 尿管結石発作は脱水傾向となりやすい夏に多く，また早朝 4 時台に発症がピークで 17 時頃が一番少ない〔BMJ. 2002 Mar 30; 324(7340): 767〕．
- 男性では 30 歳代，女性では 35-55 歳で多い．

尿路結石の分類

- キサンチン結石など 1%
- リン酸マグネシウムアンモニウム結石 10-15%
- シスチン結石 1%
- 尿酸結石 5-10%
- リン酸カルシウム・シュウ酸カルシウム結石 70-80%

BMJ. 2007; 334: 468-72

- 再発

初回尿管結石発作後の再発率

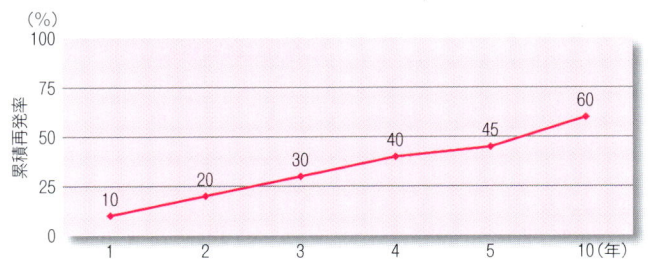

(累積再発率 %)
1年: 10, 2年: 20, 3年: 30, 4年: 40, 5年: 45, 10年: 60

Eur Urol. 2000 Mar; 37(3): 339-44

再発回数
- 1回: 55%
- 2回: 21%
- 3回: 10%
- 4回: 5%
- 5回: 2%
- 6-12回: 6%

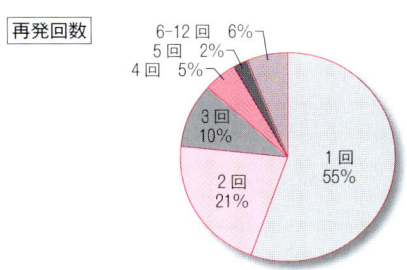

Eur Urol. 2000 Mar; 37(3): 339-44

- 原発性副甲状腺機能亢進症・高 Ca 尿症では尿 Ca/尿 Cr＞0.30，高尿酸尿症では FEUA＞15%，遠位尿細管アシドーシスでは高 Cl 性代謝性アシドーシスおよび尿 Na＋尿 K＞尿 Cl が診断に有用である．

尿管結石症の症候

- 腰部〜側腹部の激痛でじっとしていられない場合は，尿管結石の可能性が高い．
- 疼痛は波があったとしても半分程度までしか改善しない疼痛で，持続痛を訴えることも多い．
- 肉眼的血尿は認めないことが多いが，痛みとともにこれがあれば尿管結石を強く疑う．
- 尿路結石の既往，鼠径部への放散痛，嘔気・嘔吐も参考所見となる．
- 身体所見では CVA の圧痛・叩打痛が診断に非常に有用である．
- 発熱が見られれば腎盂腎炎の合併や，尿管結石以外の疾患を考える必要がある．

		感度	特異度	LR＋	LR−
既往歴	尿路結石の既往†	59	66	1.7	0.6
疼痛	片側の腰痛にて発症	34	99	34	0.67
	疼痛の持続時間≦12 時間	66	67	2.0	0.51
	耐えがたい痛み	46	85	3.1	0.64
	疝痛	53	70	1.8	0.67
	鼠径部への放散痛†	68	49	1.3	0.7
随伴症状	嘔吐	51	58	1.2	0.84
	食欲正常	46	74	1.8	0.73
	便通異常	10	76	0.42	1.2
	尿路症状*	3	99	3.0	0.98
身体所見	腰部圧痛	15	99	30.0	0.85
	反跳痛	29	52	0.60	1.4
	板状硬	8	77	0.35	1.2
	腎叩打痛	86	76	3.6	0.18
	直腸診圧痛	17	72	0.61	1.2
	発熱≧37.1℃	16	56	0.36	1.5

*原文では abnormal micturition の定義はされていないが主に肉眼的血尿を指すと思われる．
† *Emerg Med J 2006 May; 23(5): 341-4/Eur Urol. 1998 Dec; 34(6): 467-73*

- 疼痛部位を手で示してもらうと，尿管結石では手を側腹部ではなく腰部にあてがうことが多い．
- 激しい腹痛でじっとしていられなければ，腹膜刺激を来す消化管穿孔や筋骨格系の疾患（後腹膜血腫を伴う大動脈瘤破裂を含む）は否定的であり，尿管結石や腸管・生殖器の虚血や捻転の可能性が高い．
- 腹部圧痛があれば尿管結石の可能性は下がるが，"触られなければまし"ではなく，"触られても触られなくても痛い"ならばむしろ尿管結石の可能性は高い．

尿管結石症の検査

- 尿潜血は最も簡便な検査であるが感度も特異度も高いわけではない．尿検査では尿路感染の有無にも注意を払う必要がある．
- KUBで結石が描出されるのは半数程度であるが，結石の大きさや部位を検出できることは後のマネジメントに役立つ．尿管の走行に沿った細長い石灰化は尿管結石の可能性が高いが，丸い石灰化や坐骨棘より下の石灰化は静脈結石であることが多い．
- 腹部エコーは非常に有用で，結石像と腎盂や尿管の拡大が所見として重要である．同時に重要な鑑別疾患である腹部大動脈瘤をチェックする．
- 中高年における初めての尿路結石発作様疼痛は他の重篤疾患である可能性も高いので，CT検査を行うほうが無難である．

	感度	特異度	LR+	LR−	
白血球数≧1万/μL	62	43	1.1	0.88	Eur Urol. 1998 Dec; 34(6): 467-73
尿潜血≧(±)	84(81-87)	48(43-53)	1.6(1.4-1.8)	0.3(0.3-0.4)	Urology. 2002 Jun; 59(6): 839-42
尿赤血球>10/HPF	75	99	75	0.25	Eur Urol. 1998 Dec; 34(6): 467-73
KUB	45-59	71-77	2.0	0.6	Am Fam Physician. 2001; 63: 1329-38
腹部エコー（結石描出）	19	97	6.3	0.8	Am Fam Physician. 2001; 63: 1329-38
	93(80-98)	95(72-100)	18(2.6-119)	0.1(0-0.2)	Br J Radiol. 2001 Oct; 74(886): 901-4
IVP	69	92	9.3(5.2-17)	0.3(0.2-0.5)	Ann Emerg Med. 2002; 40(3): 280-6
単純CT	91(77-97)	95(72-100)	17(2.6-116)	0.1(0-0.3)	Br J Radiol. 2001 Oct; 74(886): 901-4
	95	96	23(12-47)	0.05(0.02-0.2)	Ann Emerg Med. 2002; 40(3): 280-6

- 腹部エコーによる結石描出は特に腎盂尿管移行部と膀胱尿管移行部に注意するが，これ以外の部位で結石を描出するには熟練を要するため，間接的な所見である水腎症の検出が重要となる．頻度は高くないが膀胱尿管開口部でドップラーをかけて尿流に左右差を認めることも重要な所見である．

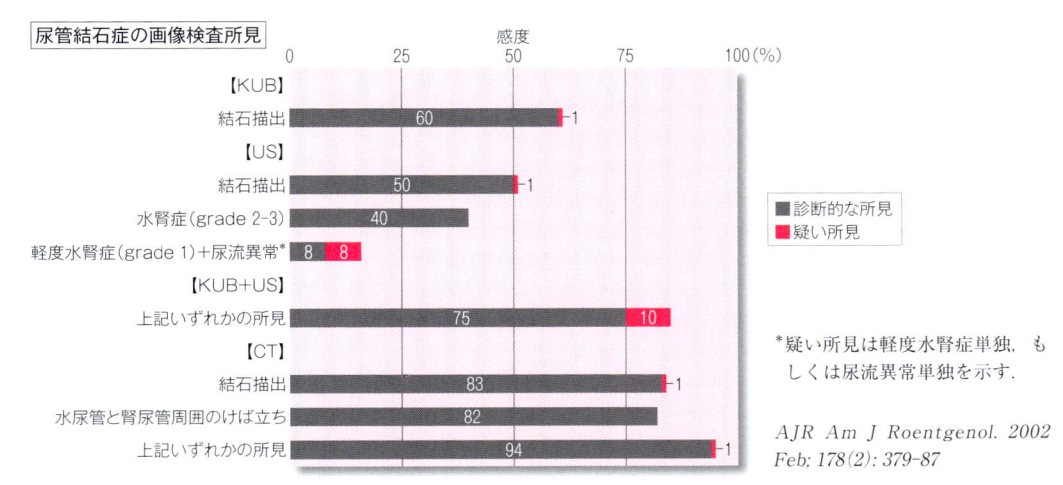

尿管結石症の画像検査所見

【KUB】
- 結石描出：60，疑い1

【US】
- 結石描出：50，疑い1
- 水腎症(grade 2-3)：40
- 軽度水腎症(grade 1)+尿流異常*：8，疑い8

【KUB+US】
- 上記いずれかの所見：75，疑い10

【CT】
- 結石描出：83，疑い1
- 水尿管と腎尿管周囲のけば立ち：82
- 上記いずれかの所見：94，疑い1

*疑い所見は軽度水腎症単独，もしくは尿流異常単独を示す．

AJR Am J Roentgenol. 2002 Feb; 178(2): 379-87

- 腹部CT
  ▶ 骨盤腔内の石灰化を認めても水腎・水尿管がなかったり，石灰化病変周囲に軟部組織陰影（尿管組織）がない場合は尿管結石ではない可能性がある．

▶尿管結石の鑑別疾患として50歳以上の患者では腹部大動脈瘤を絶対に忘れてはならない．それ以外には腎梗塞・後腹膜血腫・腫瘍内出血が重大な鑑別疾患としてあげられるが，これらの診断には腹部CTが有用である．若年者では卵巣茎捻転・子宮外(異所性)妊娠・精巣捻転も除外が必要である．
▶ヘリカルCTは尿管結石疑いの患者の33%で他の疾患を検出し，うち半数は重篤な病態であったという報告がある〔J Emerg Med. 2004 Oct; 27(3): 225-31〕．

尿管結石症の急性期管理

- 腎盂腎炎合併症例や両側性尿管結石などで腎障害を来している場合は泌尿器科に至急コンサルトを行う．
- 直径5mm未満の結石や遠位尿管の結石は自然排石が期待できる．
- 5mm以上の結石は1週間で移動がなければ破砕術の適応などについて泌尿器科にコンサルトする必要がある．

尿管結石の自然排石率

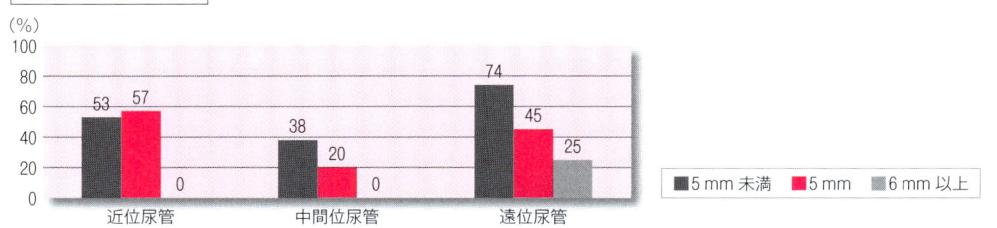

	5mm未満	5mm	6mm以上
近位尿管	53	57	0
中間位尿管	38	20	0
遠位尿管	74	45	25

Am Fam Physician. 2001 Apr 1; 63(7): 1329-38

結石のサイズと自然排石率

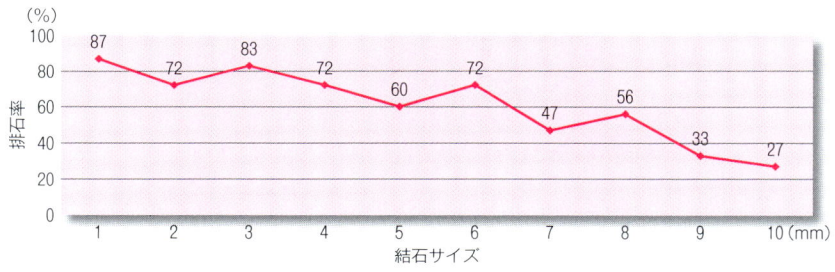

結石サイズ(mm)	1	2	3	4	5	6	7	8	9	10
排石率(%)	87	72	83	72	60	72	47	56	33	27

AJR Am J Roentgenol. 2002 Jan; 178(1): 101-3

MEMO 尿管結石症の治療

- 急性期の疼痛にはNSAIDが第1選択である．
  - ▶ブスコパン®が有効なのは10-20%のみである．
  - ▶NSAIDは麻薬に比べて除痛効果は劣らず，嘔吐が少ない〔RR=0.35(0.23-0.53)〕ため推奨される〔BMJ. 2004 Jun 12; 328(7453): 1401〕．
- 排石促進にはαブロッカー(ハルナール®など)が有用である．
  - ▶αブロッカーやCa拮抗薬は排石のNNT=3.2(2.6-4.0)と有用であるが，前者のほうが副作用は少ない〔Lancet. 2006 Sep 30; 368(9542): 1171-9〕．
  - ▶αブロッカー投与群では排石率が70%と抗コリン薬(46.6%)やコントロール群(40%)よりも優れる〔Urology. 2007 Apr; 69(4): 633-6〕．
- 再発予防には，食事以外に1日2Lの水分摂取を励行し，最も多いCa結石(X線に写ることが多い)では動物性蛋白・塩分を制限する．
  - ▶水分を1日2,000mL摂取することで5年再発率は27%から12%に減少(NNT=6.7)する〔J Urol. 1996 Mar; 155(3): 839-43〕．
  - ▶男性のCa結石の5年再発率はCa制限食(38%)よりもCa制限せずに動物性蛋白・塩分を制限する(20%)ほうが再発は少ない〔NNT=6(3-50)〕〔N Engl J Med. 2002 Jan 10; 346: 77-84〕．乳製品や魚は摂取してかまわない．
  - ▶尿pH＞7.5ならば膀胱内細菌によるリン酸マグネシウムアンモニウム結石形成を疑い，尿pH≦5.5ならば尿酸結石を疑い，尿の酸性化・アルカリ化や特異的治療を行う．

9 腎梗塞

> **腎梗塞**
> - 腎血流量は心拍出量の20-25％を占めており，腎梗塞は心原性塞栓症の1つとして重要である．
> - 側腹部痛と血尿から尿管結石と誤診されることもあるが，水腎症は認めず蛋白尿の頻度も高い．

- 救急外来での頻度も0.004％と比較的稀な疾患ではある〔Am J Emerg Med. 2007 Feb; 25(2): 164-9〕．
- 原因としては塞栓症以外に血管炎，外傷，ショックによる腎血流量低下，鎌状赤血球症などがあげられる．

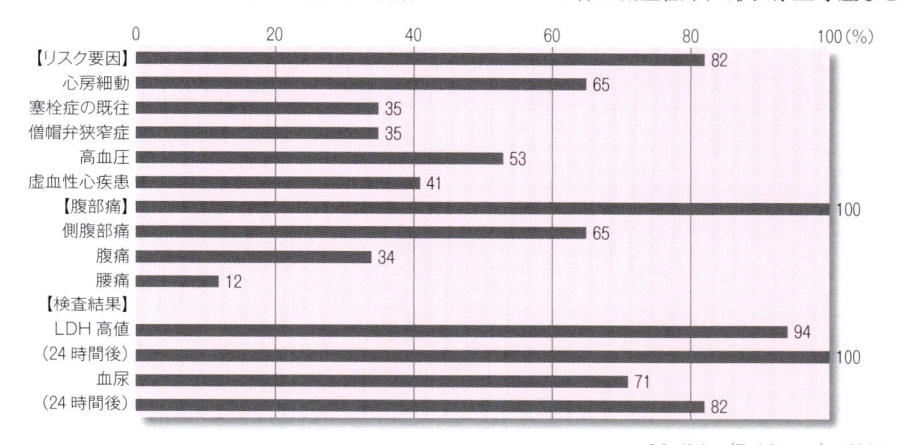

	0	20	40	60	80	100(％)
【リスク要因】						82
心房細動				65		
塞栓症の既往		35				
僧帽弁狭窄症		35				
高血圧			53			
虚血性心疾患		41				
【腹部痛】						100
側腹部痛				65		
腹痛		34				
腰痛	12					
【検査結果】						
LDH高値						94
(24時間後)						100
血尿				71		
(24時間後)					82	

Medicine (Baltimore). 1999 Nov; 78(6): 386-94

- 80％の症例では側腹部痛・叩打痛とLDH高値，蛋白尿の3徴候が見られる〔Am J Emerg Med. 2007 Feb; 25(2): 164-9〕．
- 1-3週間程度は高血圧もよく見られる所見である．

> **腎梗塞に対する検査**
> - 採血ではLDHの上昇が特徴的で，LDH単独上昇が見られた場合には腎梗塞を必ず鑑別にあげる．
> - 蛋白尿・血尿以外にLDH尿も認めるが，LDH尿の診断的価値は定まっていない．
> - 造影CTにて楔状の造影欠損を認めることが診断に有用で，腎皮質のみ造影効果が保たれることが腎盂腎炎と異なる．

- 採血ではLDH，AST，ALP上昇などが見られるが，特にLDH上昇は812±569 U/Lと非常に高値となりうる〔Am J Emerg Med. 2007 Feb; 25(2): 164-9〕．

- 尿中LDH
  ▶ 尿中LDHの正常値は0-15 U/g・Cr〔Can Med Assoc J. 1965 Nov 20; 93(21): 1101-5〕．
  ▶ 腎細胞癌(75％)，尿管癌(63％)，前立腺癌(62％)，慢性糸球体腎炎(38％)，非尿路系悪性腫瘍(18％)で陽性となる以外に，33％が測定しなおすと正常か異常に変わる〔Can Med Assoc J. 1969 Aug 23; 101(4): 208-15〕ことから，診断に対する有用性はあまり分かっていない．

- 造影CT
  ▶ 慢性期には単純CTや超音波検査にて腎実質の部分的な萎縮が確認されるが，急性期の診断には造影CTが優れる．

▶腎皮質のみ造影効果が保たれる subcapsular cortical rim sign が腎盂腎炎と異なる特徴的所見とされるが感度は47%のみという報告がある〔Radiology. 1984 Jan; 150(1): 201-5〕.

10 排尿障害

> **残尿**
> - 高齢者では高頻度に残尿を認める.
> - 健常者では残尿はほとんどないが,残尿がおおよそ100 mLを超えると尿路感染のリスクとなりえ,500 mLを超えると水腎症・腎後性腎不全のリスクとなる.

- 頻度

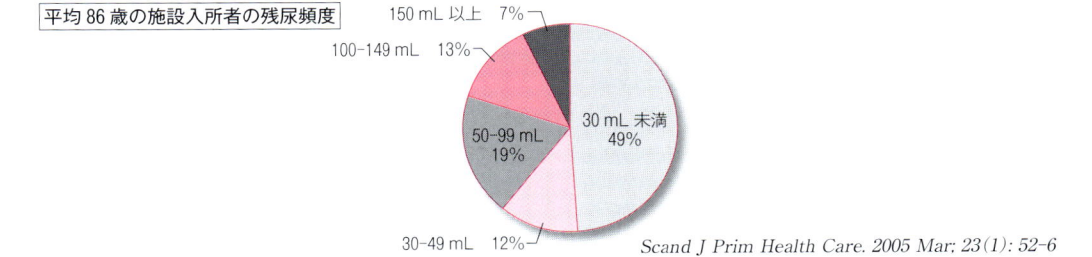

平均86歳の施設入所者の残尿頻度
- 30 mL未満 49%
- 30-49 mL 12%
- 50-99 mL 19%
- 100-149 mL 13%
- 150 mL以上 7%

Scand J Prim Health Care. 2005 Mar; 23(1): 52-6

- 残尿量と病的意義

	膀胱容量
健常者の残尿	10 mL未満
初発尿意	100-250 mL
最大尿意(健常者の最大膀胱容量)	300-500 mL

▶残尿が180 mL以上だと膿尿は増える〔J Urol. 2008 Jul; 180(1): 182-5〕ため,高齢者の再発性尿路感染症では50-100 mL以上の残尿を可逆性リスク要因として考えるべきであるとされる.

▶一方,残尿>100 mLと尿路感染症の関連は乏しいとの報告もあり,全例で残尿のチェックや加療を要するわけではない.

	感度	特異度	LR+	LR−
膿尿の予測	60(48-70)	35(29-41)	0.9(0.7-1.1)	1.2(0.9-1.5)
尿路感染症の予測	60(44-73)	35(29-41)	0.9(0.7-1.2)	1.2(0.8-1.7)

Br J Urol. 1992 Nov; 70(5): 506-8

> **残尿量推定**
> - 身体所見では排尿努力後に恥骨上聴性打診で濁音界が6-7 cm以上あれば病的な残尿を疑う.
> - 腹部エコーで縦(cm)×横(cm)×高さ(cm)÷2=推定膀胱容量(mL)であるが,正確には導尿による測定が必要である.

- 恥骨上聴性打診は恥骨の頭側に聴診器を当て,その頭側を聴診器に近づけつつ軽く打診し,急に音が大きくなるところで膀胱上縁を推定する方法である.聴診器の直径を覚えておくと定規がなくても簡単に膀胱容量の推測ができるが,誤差が大きい身体所見ではある.

恥骨上聴性打診による残尿推定

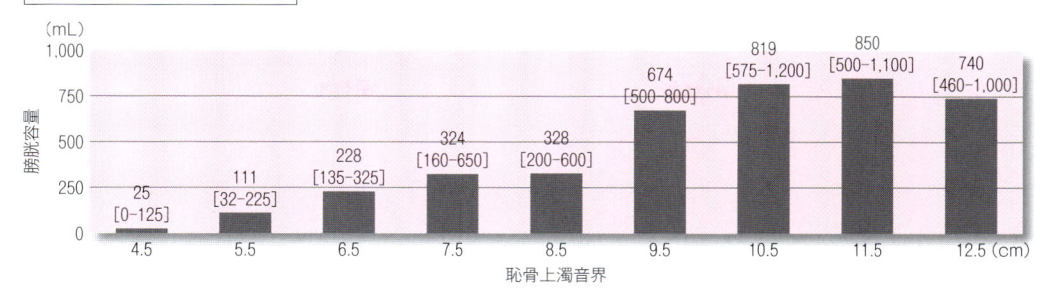

[Bar chart showing 膀胱容量 (mL) vs 恥骨上濁音界 (cm):
- 4.5 cm: 25 [0-125]
- 5.5 cm: 111 [32-225]
- 6.5 cm: 228 [135-325]
- 7.5 cm: 324 [160-650]
- 8.5 cm: 328 [200-600]
- 9.5 cm: 674 [500-800]
- 10.5 cm: 819 [575-1,200]
- 11.5 cm: 850 [500-1,100]
- 12.5 cm: 740 [460-1,000]]

Arch Intern Med. 1985 Oct; 145(10): 1823-5

- エコーでは膀胱容量は縦×横×高さ÷2が最も簡便な推測式．
  - 球体の体積=$4/3×πr^3$ であり，楕円体体積は $4/3×π×r×r'×r'' ≒ 4×r×r'×r'' = R×R'×R'' ÷2$ となる．
  - ただしエコーでの膀胱容量推定は実際には誤差が大きい〔*J Urol. 1997 Jul; 158(1): 59-61*〕ためあくまで推測にすぎない．
- 随時膀胱容量≧残尿であり，尿意を訴えられない患者では残尿を過大評価しないようにしたい．

尿閉の原因

- 急性の尿閉は高齢男性に多い．
- 末梢神経障害による神経因性膀胱(感覚性無緊張性膀胱)と，前立腺肥大症による下部尿路閉塞が2大原因だが，腰痛や下肢神経障害があれば仙髄〜馬尾の障害を考える．
- 尿意があり直腸診で前立腺肥大を触知すれば下部尿路閉塞，尿意がなく直腸診で括約筋トーヌス低下などがあれば神経因性膀胱を疑う．
- ADL低下，寒冷，抗コリン薬・充血除去剤の使用，アルコール摂取は急な尿閉の原因となりうる．

- 年齢・性別と尿閉

急性の尿閉を呈した206症例

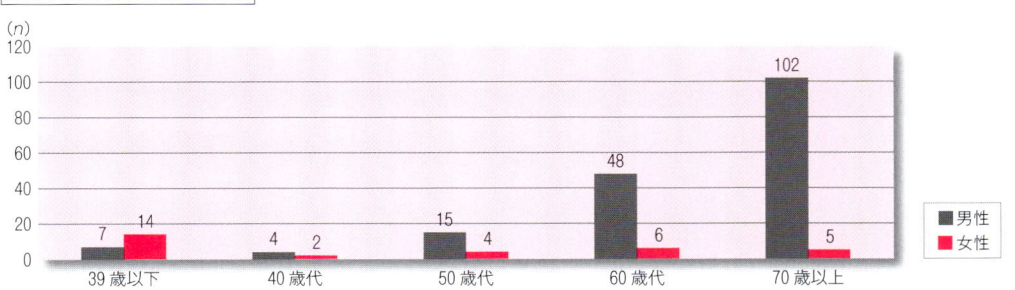

[Bar chart (n) by age group, 男性/女性:
- 39歳以下: 男性7, 女性14
- 40歳代: 男性4, 女性2
- 50歳代: 男性15, 女性4
- 60歳代: 男性48, 女性6
- 70歳以上: 男性102, 女性5]

Nihon Hinyokika Gakkai Zasshi. 2006 Nov; 97(7): 839-43

- 急性の尿閉は5年間で70歳男性の10人に1人起こる〔*BMJ. 1999 Apr 3; 318(7188): 921-5*〕．

- 神経因性膀胱で尿閉となるのは感覚性無緊張性膀胱が多いが，仙髄〜馬尾の障害は見逃してはならない．
  - 髄膜炎に伴い一過性の尿閉となるものは meningitis retention syndrome (Elsberg症候群)と呼ばれる．
  - 神経因性膀胱の分類

	障害部位	尿意	残尿	膀胱容量	
無抑制性膀胱	大脳	正常	−	減少	
反射性膀胱	脊髄	消失	±	減少	随意排尿不可能
自律性膀胱	仙髄円錐〜馬尾(S2-4)	消失	＋	少量増加	

(つづく)

	障害部位	尿意	残尿	膀胱容量	
感覚性無緊張性膀胱	脊髄後根・感覚神経	消失	+++	大量増加	臨床的に最も多い
運動性無緊張性膀胱	脊髄前根・運動神経	正常	+++	中等量増加	物理的尿閉も同様なパターン

- 尿閉の原因

急性尿閉の原因(男性175例, 女性31例)

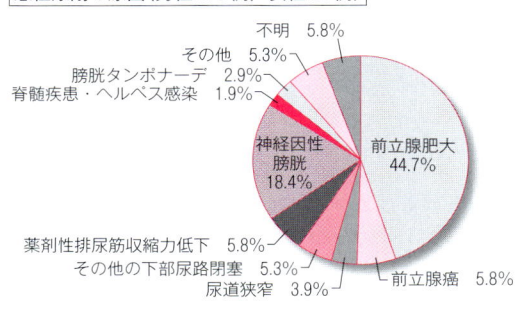

- 不明 5.8%
- その他 5.3%
- 膀胱タンポナーデ 2.9%
- 脊髄疾患・ヘルペス感染 1.9%
- 神経因性膀胱 18.4%
- 前立腺肥大 44.7%
- 薬剤性排尿筋収縮力低下 5.8%
- その他の下部尿路閉塞 5.3%
- 尿道狭窄 3.9%
- 前立腺癌 5.8%

Nihon Hinyokika Gakkai Zasshi. 2006 Nov; 97(7): 839-43

▶ 排尿筋機能低下には糖尿病などの末梢神経障害や骨盤内手術後を考えるが，非器質的疾患としては急性疾患による ADL 低下と，抗コリン薬使用が多い．

▶ 下部尿路閉塞としては男性では前立腺肥大・前立腺癌，尿道狭窄，女性では外尿道口狭窄，子宮脱や膀胱瘤を考える．

▶ それ以外には寒冷刺激(交感神経系緊張で尿道前立腺部の収縮増強)，アルコール摂取(前立腺腫脹と排尿筋収縮抑制)も尿閉のきっかけとなりうる．

- 下部尿路閉塞と神経因性膀胱の鑑別には尿意の有無と直腸診が重要．

▶ 直腸診でのチェックポイントとしては前立腺肥大の有無以外に，anal wink(肛門周囲をこすることで肛門括約筋が収縮し，ウインクするような動きをする)，会陰部知覚，肛門括約筋のトーヌス・随意収縮筋力を確認し，これらに異常があれば神経因性膀胱の可能性が高い．

前立腺肥大症

- 高齢男性では非常に高頻度の疾患である．
- 夜間尿1回ならば経過観察，2回で薬物加療，3回で手術が治療の目安である．

- 中等症の前立腺肥大症は 40 歳代で 13.8%，60 歳代では 43.0% と高頻度に認める [Lancet. 1991 Aug 24; 338(8765): 469-71]．

- 前立腺肥大の重症度評価

▶ 国際前立腺症状スコア I-PSS は問診による重症度評価であるが，最近1か月間の残尿感，頻尿，尿意切迫，尿線途絶，尿勢減弱，排尿時のいきみ，夜間尿の回数の7項目を各0-5点で評価する方法である．この中で最も信頼性をもって定量評価が可能なのが夜間尿の回数である．

	I-PSS	QOL	最大尿流量(mL/秒)	残尿(mL)	前立腺体積(mL)	治療方法の目安
軽症	0-7	0-1(満足)	15 以上	50 未満	20 未満	経過観察
中等症	8-19	2-4(大体満足～やや不満)	5 以上	100 未満	50 未満	薬物加療
重症	20-35	5-6(不満～つらい)	5 未満	100 以上	50 以上	手術療法

MEMO 低緊張性神経因性膀胱の治療薬

- 膀胱収縮力を上げるコリン作動薬と，尿道抵抗を下げる α ブロッカーの2種類に大別できる．
- α ブロッカーは前立腺肥大症の薬物治療の中核を担うだけでなく，低緊張性神経因性膀胱に対してコリン作動薬より

(つづく)

有用であるが両者の併用はより有用である〔Int J Urol. 2004 Feb; 11(2): 88-96〕.
- コリン作動薬に関しては，コリンエステラーゼ阻害薬であるジスチグミン（ウブレチド®）は膀胱容量を保ったまま残尿を減らすことができ，効果も強いことがメリットである．一方，直接コリン作動薬（ベサコリン®）は残尿を減らすために頻尿になることと耐性を獲得することが問題だが，半減期が長いウブレチド®と異なりコリン作動性クリーゼの報告例がないことから安全性は高い〔J Urol. 2005 Sep; 174(3): 1137-41/Eur J Pharmacol. 2004 Jun 28; 494: 225-32〕.
- α ブロッカーはブロックする α 受容体のサブタイプで薬剤のプロファイルが異なる．
  - 前立腺部尿道括約筋には α_{1A} が，血管平滑筋には α_{1B}，膀胱知覚過敏には α_{1D} が関与する．
  - シロドシン（ユリーフ®）は α_{1A} に選択性が最も高く，タムスロシン（ハルナール®），ナフトピジル（フリバス®）の順に α_{1D} 拮抗作用が強くなる．
    - α_{1A} に選択性が高いほうが尿流速は改善するが〔Hinyokika Kiyo. 2002; 48(1): 7-11〕，射精障害が高頻度で〔Hinyokika Kiyo. 2005; 51(11): 763-6〕，夜間尿を改善させるだけならば α_{1D} 選択性が高いほうが優れる〔BJU Int. 2006; 97(4): 747-51〕.
    - 女性には保険適用の問題からウラピジル（エブランチル®）やドキサゾシンメシル（カルデナリン®）を使用するが，α_{1A} 拮抗作用に加え α_{1B} 拮抗作用も比較的強いため低血圧に注意する．
- 前立腺肥大症においてデュタステリド（アボルブ®）は 5α 還元酵素を阻害することでジヒドロテストステロンを抑制し，前立腺を縮小させ尿流の改善を促す．前立腺体積 ≥ 30 mL が効果を期待できる目安とされる．α ブロッカーとの併用効果もあるが効果発現は遅い〔J Urol. 2008 Feb; 179(2): 616-21〕.

11 前立腺癌

前立腺癌の疫学

- 食生活の欧米化に伴ってか日本における前立腺癌は増加中であり主要な悪性腫瘍の1つである．
- 50歳から罹患率は増加し，高齢者に多い．
- 家族歴があれば，リスクはさらに高くなる．

- 日本では男性の年齢調整罹患率は，胃癌，肺癌，結腸癌，肝臓癌，直腸癌に次いで6番目に高く，増加傾向である．

日本における前立腺癌の年齢別罹患数・死亡数

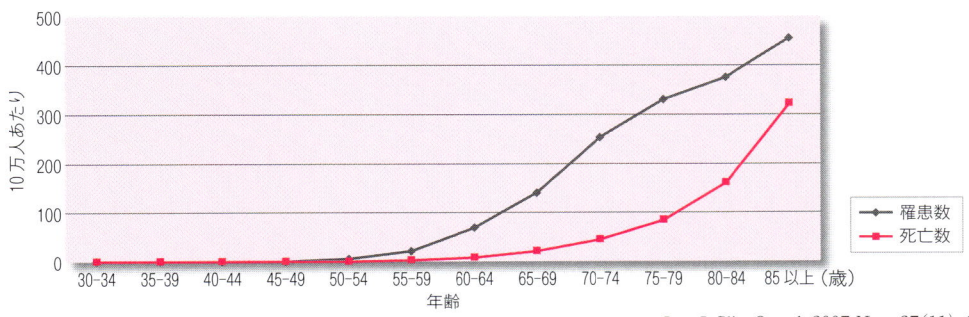

Jpn J Clin Oncol. 2007 Nov; 37(11): 884-91

- 日本と欧米における前立腺癌罹患率の違い
  - 前立腺癌の年齢調整罹患率は日本と比較して北米が11倍，西ヨーロッパは4.7倍である〔CA Cancer J Clin. 1999 Jan-Feb; 49(1): 33-64〕.
  - 潜在癌の頻度は人種間でそれほど大きな違いがないが，臨床癌の頻度には大きな違いがある．日本人とハワイ・米国在住の日本人とでは前立腺癌罹患率に差がある〔J Natl Cancer Inst. 1993 Oct 6; 85(19): 1571-9〕ことから，欧米の食生活はリスク要因であると考えられている．

- 第一度近親者に前立腺癌患者が1人いる場合，前立腺癌に罹患する危険率は2倍である．第一度近親者に2人以上の前立腺癌患者がいる場合は前立腺癌に罹患する危険率は5-11倍とされる〔Prostate. 1990; 17(4): 337-47〕．

前立腺癌の症候

- 中高年男性で，泌尿器症状（尿閉・頻尿・残尿感・夜間尿）を呈した患者では必ず前立腺癌を念頭におくが，無症候性であることが圧倒的に多い．

- 臨床的に排尿症状を有して外来を受診した症例における前立腺癌の発見率は6.7％との報告がある〔Prostate. 1994 Sep; 25(3): 132-40〕．

- 前立腺癌の臨床所見

	感度	特異度	LR＋	LR－
尿閉	15(11-21)	98(97-99)	9.1(5.2-16)	0.9(0.8-0.9)
残尿感	17(12-23)	98(97-99)	8.8(5.2-15)	0.9(0.8-0.9)
インポテンツ	31(25-38)	97(95-98)	8.8(6.1-13)	0.7(0.7-0.8)
頻尿	47(40-54)	93(91-94)	6.6(5.1-8.5)	0.6(0.5-0.7)
夜間尿	29(23-36)	96(94-97)	6.4(4.5-9.0)	0.7(0.7-0.8)
血尿	15(11-21)	95(94-96)	3.0(2.0-4.6)	0.9(0.8-0.9)
遅れて体重減少が出現	5(3-9)	99(98-100)	6.1(2.6-15)	1.0(0.9-1.0)
直腸診で良性前立腺肥大疑い	28(22-35)	97(95-98)	8.2(5.6-12)	0.7(0.7-0.8)
直腸診で前立腺癌疑い	19(14-25)	100(99-100)	41(16-102)	0.8(0.8-0.9)

Br J Gen Pract. 2006 Oct; 56(531): 756-62（一般外来におけるケースコントロール研究）

  ▶ 前立腺癌が神経浸潤すればインポテンツが出現しうるが前立腺癌の発見契機となることは少ないと考えられる．

- 前立腺癌は外腺（辺縁領域）に，前立腺肥大は内腺（移行領域）に起こりやすい．そのため前立腺癌では前立腺肥大症と比較して排尿障害が出現しにくい．
  ▶ 前立腺肥大症と比較して国際前立腺症状スコア（IPSS）＜7.5であれば感度31％，特異度87％で前立腺癌と診断できる〔Urol Int. 2005; 75(3): 222-6〕．

前立腺癌の診断

- 前立腺癌のスクリーニングは感度を高めるために直腸診とPSAにより行われる．
- PSAが10.0 ng/mLを超えていれば前立腺癌を強く疑い生検が薦められる．
- PSAが4.0-10.0 ng/mLの場合は1/4の症例が前立腺癌であり，4-6週間後に再検したPSAが改善していなければ生検を行う．
- 初回の生検結果が陰性でもPSAの高値が持続すればもう1回は生検を行う．

- 前立腺癌の93.7％は直腸診もしくはPSA（＞4.0 ng/mL）が陽性となる〔J Urol. 1994 Nov; 152: 1520-5〕．
- 直腸診による前立腺癌の診断
  ▶ 前立腺癌は前立腺の移行領域（peripheral zone）に発生することが多いので，体積が0.2 mLでも直腸診で検出可能な場合がある〔Urology. 1989 Oct; 34: 10-2〕．

	感度	特異度	LR＋	LR－
被膜内前立腺癌	8-38	75-96	1.5-2.0	0.83-0.96
被膜外進展あり	34-59	78-96	2.7-8.6	0.53-0.72

Ann Intern Med. 1997 Mar 1; 126(5): 394-406 より改変

- PSA による前立腺癌の診断

	感度	特異度	LR+	LR−
PSA>4.0 ng/mL	68-75	60-70	1.7-2.6	0.35-0.54
PSA>10.0 ng/mL	36-42	82-94	2.3-6.1	0.68-0.71

CA Cancer J Clin. 1999 Sep-Oct; 49(5): 264-81 より改変

▶ 前立腺癌の生検陽性率は PSA が 4-10 ng/mL で 25-30％，10 ng/mL 以上で 50-80％ である〔*Eur Urol. 1993; 23(3): 337-47*〕．

▶ PSA が 4-10 ng/mL で直腸診が陰性でも 18.6％ が前立腺癌である〔*J Urol. 1994 Nov; 152: 1520-5*〕．

▶ 年齢別 PSA のカットオフ値
  □ 年齢で PSA のカットオフ値を変更することは特異度を上げるが，感度が下がるので診断特性はさほど変わらない．

年齢(歳)	−59	60-64	65-69	70-74	75-79	80−
PSA(ng/mL)	2.5	3.0	3.5	4.0	4.0	7.0

N Engl J Med. 2003 Jul 24; 349(4): 335-42/Urology. 2000 Aug 1; 56(2): 278-82

▶ デュタステリド(アボルブ®)内服中では PSA の値はおおよそ半減することに注意を要する〔*J Urol. 2006 May; 175(5): 1657-62*〕．

▶ 前立腺癌以外の PSA 高値
  □ 76％ の症例では直腸診にて PSA は上昇するが，0.4 ng/mL しか変化しない．71 例中 7 例で 4 ng/mL 以下から 4 ng/mL 以上となり，1 例では 10 ng/mL を超えたが，前立腺炎症例を解析に含んでいた〔*J Urol. 1992 Jul; 148(1): 83-6*〕．
  □ PSA の値は 8.8％ の幅で生物学的・検査エラーにて変動しうるため，確定的な変化とするには 24.4％ 以上変化しなければならない〔*CA Cancer J Clin. 1999 Sep-Oct; 49(5): 264-81*〕．
  □ PSA が高値であっても 40-55％ の症例では経過中に PSA が正常化するため，生検する前に 4-6 週間後に再チェックが勧められる〔*JAMA. 2003 May 28; 289(20): 2695-700*〕．

- PSA 単独に比較して，PSA を前立腺体積で割った PSA density(PSAD)や前立腺移行帯部体積で割った PSATD，PSA velocity(PSA の増加程度)を追加することで，ある程度の前立腺癌の予測が可能となる．free PSA，PSA-ACT の測定もわずかな付加的価値はあるが，いずれも生検に代わりうるものではない．

	感度	特異度	LR+	LR−
PSA≧6.9 ng/mL	55	57	1.3	0.79
free/total PSA≦0.143	57	73	2.1	0.59
PSA-ACT≧4.9 ng/mL	73	45	1.3	0.60
PSAD	87	61	2.2	0.21
PSATD	72	76	3.0	0.37

Cancer. 2000 Aug 15; 89(4): 842-9

▶ 25％ free PSA をカットオフ値とすることにより 95％ の癌を検出し 20％ の不要な生検を回避できる〔*JAMA. 1998 May 20; 279(19): 1542-7*〕ともされる．

▶ PSA velocity による Gleason スコア≧7 の予測

PSA velocity(ng/mL/年)	<0.5	0.5-1.0	1.0-2.0	2.0 以上
odds ratio	1	1.3(0.9-1.9)	2.2(1.5-3.3)	2.3(1.4-3.9)

Cancer. 2007 Apr 15; 109(8): 1689-95

  □ Gleason スコアとは浸潤パターンや構造異型により 1-5 の 5 段階に評価し，さらに量的に最も優性なものと次に優性なものとを加算した点数で示され，2-4 点は高分化癌，5-7 点は中分化癌，8-10 点は未分化癌とされる．

- 前立腺生検
  - ▶ 初回生検で陰性でも，継続して PSA＞4 ng/mL ならば 2 回目の生検で 19％の確率で前立腺癌が見つかる．さらに PSA 高値が継続するならば 3 回目の生検で 8％，4 回目以降の生検で 7％の確率で前立腺癌が見つかるが，2 回目までで 96％の前立腺癌は見つかる．進展度の高いものであればなおさら検出感度は高い〔J Urol. 1994 Jun; 151(6): 1571-4〕．

前立腺癌の評価

- 前立腺癌は骨転移が多く，典型的には骨硬化像を認める．
- PSA＞10 ng/mL ならば被膜外進展の可能性が上がるが，10 ng/mL 未満では通常骨シンチグラフィは不要である．
- PSA≦20 ng/mL ならば転移は稀で CT や骨シンチグラフィは必須ではない．
- PSA≧100 ng/mL ならば転移はまずあると考えられる．
- 周囲への浸潤評価には経直腸エコーと MRI が優れるが，画像検査による質的評価（前立腺肥大症や前立腺炎との鑑別）は不十分である．

- 前立腺癌と骨転移
  - ▶ 前立腺癌死亡例の 85％には椎体骨転移が認められる〔Urology. 1991 May; 37(5): 418-22〕．
  - ▶ 骨転移の 80％は骨硬化性，5％が骨溶解性，15％が混合型とされる．
  - ▶ 骨シンチグラフィ上の骨病変の半定量的評価は予後と相関する〔Cancer. 1988 Jan 1; 61(1): 195-202〕．

- PSA 値による評価
  - ▶ PSA＜10 ng/mL
    - □ PSA の値による前立腺癌の likelihood ratio

	被膜内前立腺癌	被膜外進展あり
PSA＜4.0 ng/mL	0.8-1.0	0.09-0.5
PSA＝4.1-10 ng/mL	1.4-2.8	3.2-5.1
PSA＞10 ng/mL	0.4-3.0	23.7-49.6

Ann Intern Med. 1997 Mar 1; 126(5): 394-406 より改変

    - □ PSA＜10 ng/mL，Gleason スコア 7 以下，TMN 分類で T1c-T2b では前立腺全摘除術を行えば PSA 再発が少ない．
    - □ PSA＜10 ng/mL かつ無症状で，高または中分化癌である場合には病期診断目的での骨シンチグラフィは不要とする報告がある〔Urol Clin North Am. 1993 Nov; 20(4): 705-11〕．
  - ▶ PSA≦20 ng/mL
    - □ PSA が 20 ng/mL 以下で T2a 以下，かつ Gleason スコアが 6 以下ならば根治治療を行う前のリンパ節の評価を省略可能という報告がある〔J Urol. 1993 Jul; 150(1): 110-4〕．
    - □ PSA≦20 ng/mL では 99％の可能性で骨転移を認めない〔J Urol. 1991 May; 145(5): 907-23〕．
  - ▶ 治療前の PSA が 100 ng/mL 以上の場合には，それだけでほぼ 100％の確率で転移病巣の存在を意味する〔Br J Urol. 1992 Mar; 69(3): 277-81〕．

- 画像評価
  - ▶ MRI（直腸内コイルではなく pelvic phased-array coil を使用した場合）による前立腺癌の診断
    - □ 外腺（辺縁領域）に T2 強調画像で低信号，拡散強調画像で高信号（拡散能低下）を認めれば前立腺癌を疑う．

	感度	特異度	LR＋	LR－
T2 強調画像と拡散強調画像	74（64-78）	83（87-88）	3.6（2.3-5.9）	0.36（0.24-0.53）

メタ解析：AJR Am J Roentgenol. 2012 Jul; 199(1): 103-10

▶staging 診断

		感度	特異度	LR+	LR−
局所浸潤評価	CT	55	73	2.0	0.6
	MRI	75	88	6.3	0.3
骨盤内リンパ節転移†	CT	42(26-56)	82(80-83)	2.3	0.7
	MRI	39(22-56)	82(79-83)	2.2	0.7

Radiology. 1987 Feb; 162(2): 331-6/† Clin Radiol. 2008 Apr; 63(4): 387-95

▶精嚢などの前立腺周囲への波及に対する診断能力は経直腸エコーとMRIが同等で，CTは劣る〔*Int Urol Nephrol. 1996; 28(6): 773-9/Nippon Hinyokika Gakkai Zasshi. 1994 May; 85(5): 792-801*〕．

12 急性精巣痛

急性精巣痛の疫学

- 急性精巣（睾丸）痛は精索捻転，精巣上体炎，精巣垂捻転が3大原因である．
- 精索捻転は新生児と思春期に発症のピークがある．
- 精巣上体炎はいかなる年齢でも発症することがあり，成人では最も多い精巣痛の原因である．
- 精巣垂捻転は小児に多く成人では稀である．

急性精巣痛の原因（395例の男児）

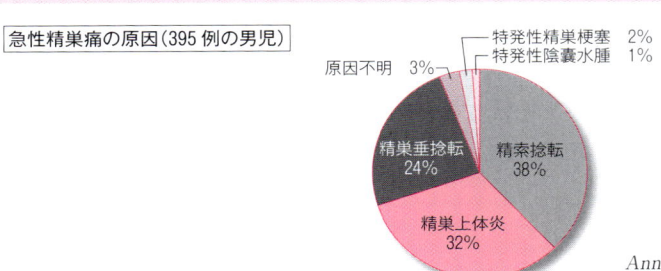

- 精索捻転 38%
- 精巣上体炎 32%
- 精巣垂捻転 24%
- 原因不明 3%
- 特発性精巣梗塞 2%
- 特発性陰嚢水腫 1%

Ann Surg. 1984 Nov; 200(5): 664-73

各疾患の年齢分布

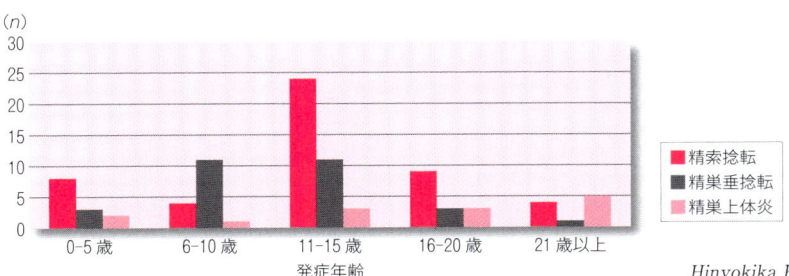

Hinyokika Kiyo. 2007 Jun; 53(6): 381-5

▶精索捻転は思春期に多く65%は12-18歳であるが〔*Br Med J(Clin Res Ed). 1987 Jun 27; 294(6588): 1680*〕，243例中47人（19%）は21歳以上との報告もある〔*Br Med J(Clin Res Ed). 1987 Jul 25; 295(6592): 269*〕．
  □ 精索捻転が思春期に多いのは精巣の急速な増大と勃起に伴う精巣挙筋収縮（peno-cremasteric reflex）が関与している．

▶精巣垂捻転の80%の患者は7-14歳〔*Br J Hosp Med. 1994 Mar 16-Apr 5; 51(6): 290-2*〕であり，成人では稀である．

- その他の原因として血管炎（結節性多発動脈炎，Wegener 肉芽腫症，Henoch-Schönlein 紫斑病）でも精巣痛は見られる〔Urology. 2011 May; 77(5): 1043-8〕．精巣腫瘍，腹部大動脈瘤破裂も精巣痛で発症しうる〔Br J Surg. 1991 Jul; 78(7): 886-7〕．

急性精巣痛の病歴

- 精索捻転は急な激しい疼痛で発症し嘔吐を伴うことがよくある．
- 精巣上体炎は発症が緩徐である．尿路感染のリスクを有する場合はこれをまず疑う．
- これらは精巣痛を伴わずに下腹部痛として発症することもある．

発症から受診までの期間

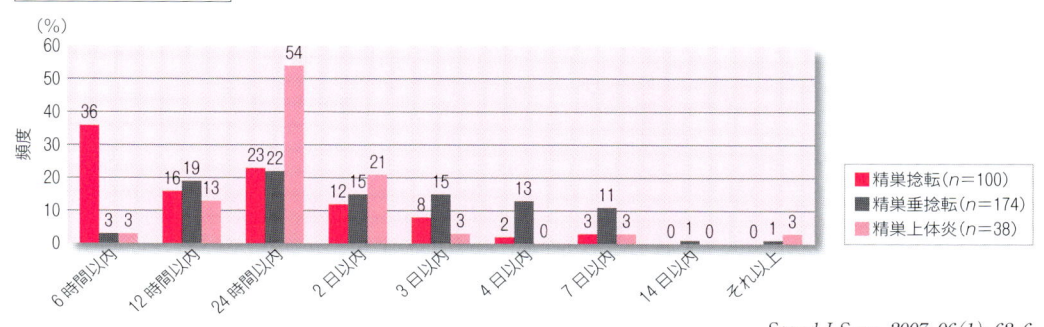

凡例: 精索捻転(n=100), 精巣垂捻転(n=174), 精巣上体炎(n=38)

期間	精索捻転	精巣垂捻転	精巣上体炎
6 時間以内	36	3	3
12 時間以内	16	19	13
24 時間以内	23	22	54
2 日以内	12	15	21
3 日以内	8	15	3
4 日以内	2	13	0
7 日以内	3	11	3
14 日以内	0	1	0
それ以上	0	1	3

Scand J Surg. 2007; 96(1): 62-6

病歴による鑑別

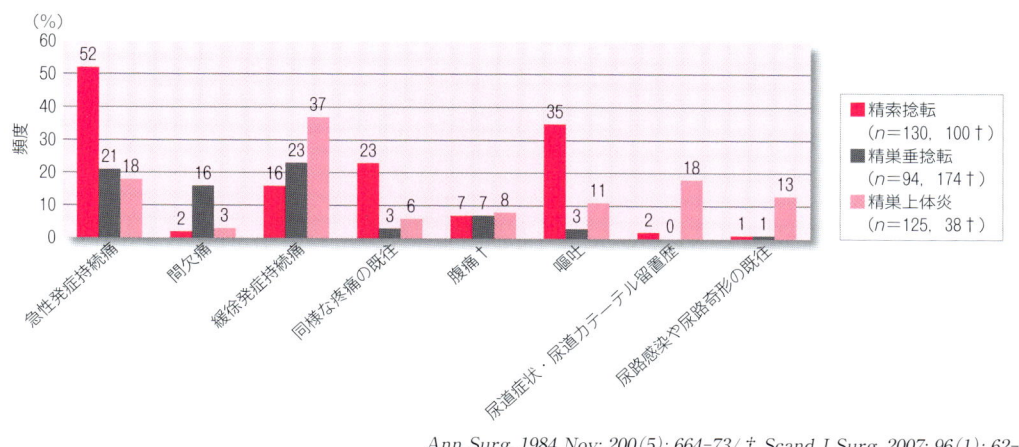

凡例: 精索捻転(n=130, 100†), 精巣垂捻転(n=94, 174†), 精巣上体炎(n=125, 38†)

項目	精索捻転	精巣垂捻転	精巣上体炎
急性発症持続痛	52	21	18
間欠痛	2	16	3
緩徐発症持続痛	16	23	37
同様な疼痛の既往	23	3	6
腹痛†	7	7	8
嘔吐	35	3	11
尿道症状・尿道カテーテル留置歴	2	0	18
尿路感染や尿路奇形の既往	1	1	13

Ann Surg. 1984 Nov; 200(5): 664-73 / † Scand J Surg. 2007; 96(1): 62-6

- 精巣は T10-11 支配（陰嚢は L1, S1-2）であり，精索捻転患者の 11-13％は下腹部痛のみで精巣痛を訴えない〔Br J Surg. 1976 Jun; 63(6): 465-76/J Urol. 1980 Dec; 124(6): 829-32/Br J Surg. 1975 Jan; 62(1): 57-8〕．

急性精巣痛の身体所見

- 高熱や精巣上体に限局した圧痛があれば精巣上体炎と考える．
- 精巣垂（精巣上極腹側）に限局した圧痛があれば精巣垂捻転と考える．
- 精巣全体の圧痛がある場合は，精巣の位置異常があれば精索捻転と考え，精巣挙筋反射があれば精索捻転はほぼ否定してよい．

身体所見による鑑別

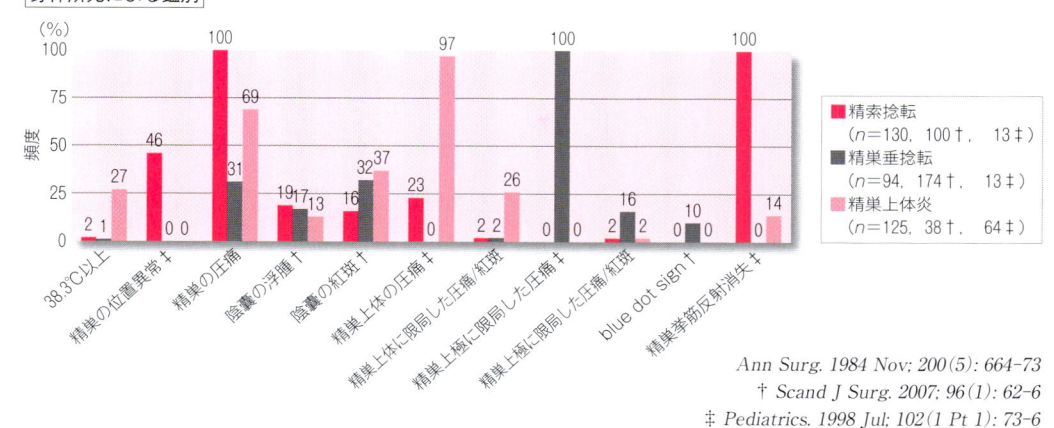

Ann Surg. 1984 Nov; 200(5): 664-73
† *Scand J Surg. 2007; 96(1): 62-6*
‡ *Pediatrics. 1998 Jul; 102(1 Pt 1): 73-6*

- ▶ 精巣垂は Müller 管由来の痕跡であり，精巣上極腹側に位置する数 mm の機能のない組織である．
- ▶ blue dot sign：陰嚢皮膚を通して捻転を来した精巣垂が青色に見えること．
- ▶ 精索捻転では短くなった精索に持ち上げられ精巣は高位横位(bell clapper 変形)となるのが典型的である．

● 精索捻転の診断(精索捻転 13 例と精巣上体炎 64 例＋精巣垂捻転 13 例の比較)

	感度	特異度	LR+	LR−
精巣挙筋反射消失	96	88	7.9	0.04
精巣の圧痛	96	38	1.6	0.09
精巣位置異常	46	99	72	0.54
精巣上体の圧痛	23	20	0.29	3.95
精巣上極の限局した圧痛	4	83	0.21	1.17

J Fam Pract. 2009 Aug; 58(8): 433-4

● Prehn 徴候
- ▶ 精巣を挙上したとき，疼痛が軽減しなければ精索捻転症を考え，疼痛が軽減すれば精巣上体炎を考える．
- ▶ Prehn 徴候は精巣上体炎(22％)よりもむしろ精索捻転(91％)に多く見られたという報告もあり〔*Urol J. 2006 Spring; 3(2): 104-8*〕，有用性は疑問視されている．

急性精巣痛の検査

- 膿尿や血尿があれば精巣上体炎の可能性が高くなる．
- 精巣ドップラーエコーは迅速な診断に有用である．

検査所見による鑑別

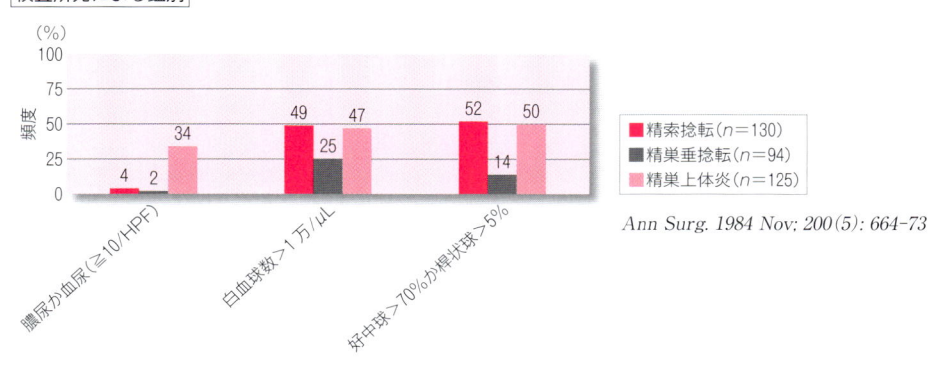

Ann Surg. 1984 Nov; 200(5): 664-73

- CRP値は精巣上体炎（6.8±4.8 mg/dL）では精索捻転（0.9±0.5 mg/dL）より高い〔*Urol J. 2006 Spring; 3(2): 104-8*〕．
- 精巣エコー

	精巣エコー所見
精索捻転	・精巣の血流消失が感度82％，特異度100％〔*J Urol. 1993 Jun; 149(6): 1475-7*〕． ・精索の捻れによる結節(7-33 mm)を確認することで感度が76％から96％に改善する．特異度は99％〔*J Urol. 2007 Jan; 177(1): 297-301*〕．
精巣垂捻転	・4 mm以上の精巣垂の描出（健常者では描出困難）は感度95.5％，特異度81.8％〔*AJR Am J Roentgenol. 2005 Apr; 184(4): 1287-92*〕．
精巣上体炎	・精巣上体の血流増加は感度70％，特異度88％〔*J Urol. 1993 Jun; 149(6): 1475-7*〕．

急性精巣痛の治療

- 精索捻転は発症後8時間以内に整復しなければ精巣壊死・不妊の合併症リスクが高くなるため，緊急で専門医に紹介する．
- 精巣上体炎は35歳未満では*Chlamydia*や淋菌感染を，35歳以上では加えて腸内細菌群の感染を考え抗菌薬投与を行う．

- 精索捻転
  - 片側であっても精巣壊死に至るとblood testis barrierが破綻し，抗精子抗体が誘導され不妊となりうる〔*J Urol. 1992 Dec; 148(6): 1805-7*〕．

精索捻転解除までの時間と精巣温存率

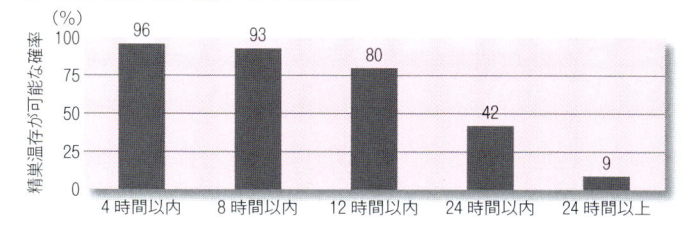

時間	精巣温存が可能な確率(%)
4時間以内	96
8時間以内	93
12時間以内	80
24時間以内	42
24時間以上	9

Ann Surg. 1984 Nov; 200(5): 664-73

  - 観血的治療まで時間がかかるようであれば本を開くようなイメージで精巣を外旋させて，整復することを試してもよいとされる．しかし1/3の症例は逆方向への捻転である〔*J Urol. 2003 Feb; 169(2): 663-5*〕ことから，いたずらに非観血的整復に時間をかけるべきではない．
  - 動物モデルではあるが，精巣を冷やすことは効果が期待できる〔*Emerg Med Clin North Am. 2001 Aug; 19(3): 547-68*〕ため，手術までに時間がかかるようであれば精巣を冷却することが望ましい．

- 精巣上体炎の原因
  - 感染症が最も多い

	35歳未満	35歳以上
Chlamydia trachomatis	48-57%	10-15%
Neisseria gonorrhoeae	7-34%	20-23%
大腸菌群	0-3%	23-30%

Genitourin Med. 1986 Oct; 62(5): 342-4/Genitourin Med. 1993 Oct; 69(5): 361-3

  - 小児においては*Mycoplasma*やエンテロウイルス，アデノウイルス感染後に精巣上体炎が起こりうる〔*J Urol. 2004 Jan; 171(1): 391-4*〕．
  - Behçet病，アミオダロン投与〔*Can J Cardiol. 1993 Nov; 9(9): 833-6*〕，外傷，長時間座位や重い物を持ち上げるなどの激しい運動による尿逆流〔*J Natl Med Assoc. 1996 Jun; 88(6): 385-7*〕も原因となりうる．

G アレルギー・膠原病

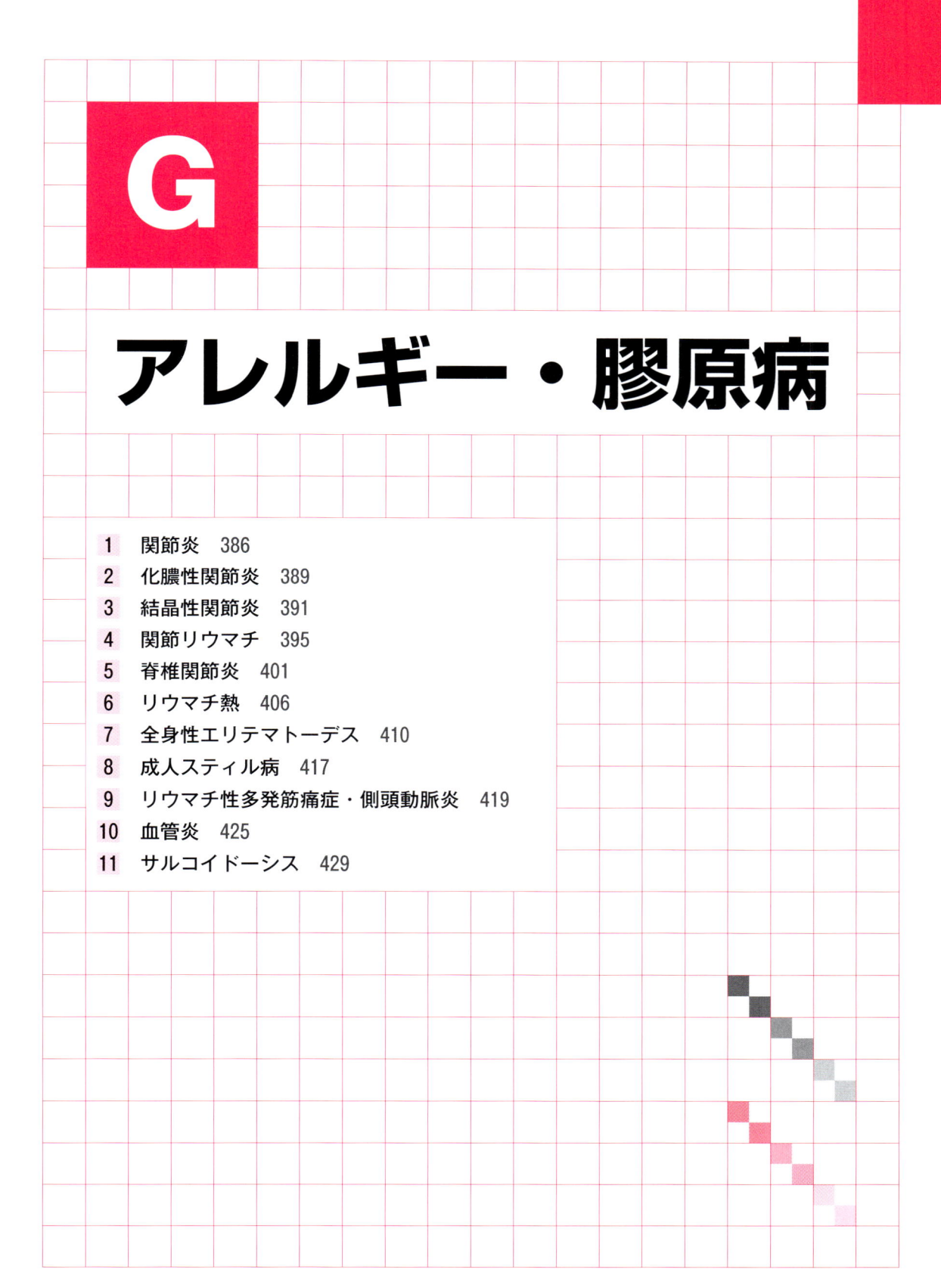

1. 関節炎　386
2. 化膿性関節炎　389
3. 結晶性関節炎　391
4. 関節リウマチ　395
5. 脊椎関節炎　401
6. リウマチ熱　406
7. 全身性エリテマトーデス　410
8. 成人スティル病　417
9. リウマチ性多発筋痛症・側頭動脈炎　419
10. 血管炎　425
11. サルコイドーシス　429

1 関節炎

> **関節痛の鑑別**
> - 関節の痛みは関節内，関節外，放散痛に分類する．
> - 関節に発赤・腫脹・熱感・圧痛・機能障害があれば関節炎と考える．
> - 朝の30分以上続くこわばりや，動かしていると改善する関節痛も関節炎を示唆し，特に関節リウマチでよく見られる．

- 関節痛を来す好発疾患

	女性	男性
若年者	SLE 関節リウマチ	反応性関節炎 強直性脊椎炎
中年者	関節リウマチ 変形性関節症 強皮症	痛風 変形性関節症 関節リウマチ

	女性	男性
高齢者	変形性関節症 リウマチ性多発筋痛症 関節リウマチ	変形性関節症

- 関節の痛みを訴える場合に，関節可動域制限があり関節裂隙全周に沿った圧痛があれば関節の問題であることが多い．一方，局所的な圧痛しかない場合，関節の動かす方向によっては疼痛を誘発しない場合，能動的な運動に比べ他動的には関節可動域制限が少ない場合は関節外（靱帯，腱・腱付着部，筋，皮下組織など）の原因である可能性が高い．また痛みを訴える部位を診察しても炎症所見や圧痛がない場合は放散痛を考える．

> **単関節炎**
> - 急性単関節炎では感染性（化膿性と淋菌性），結晶性（痛風と偽痛風），外傷性の3つが重要である．
> - 化膿性関節炎を見落とさないために可能な限り穿刺を行うのがよい．
> - 穿刺液は白血球数が最も簡便な指標で炎症性>2,000/μL，化膿性>5万/μL が目安である．
> - 急性関節炎の繰り返しは結晶性関節炎が最も多い．

- 関節液に結晶が証明されても5%に化膿性関節炎を合併するため〔J Rheumatol. 2012 Jan; 39(1): 157-60〕，必ず培養も行う．
- 外傷歴がある場合や分単位の急激発症は外傷性関節炎・関節血腫を考える．
- 間欠的な発作を繰り返す場合は，結晶性関節炎と回帰性リウマチ（数時間〜1週間の小関節に多い単〜少関節炎で予後は良好であるが一部は関節リウマチへ移行する）を考える．
- 慢性単関節痛では変形性関節症が多いが，外傷後，結核性関節炎，脊椎関節炎，無腐性骨壊死，サルコイドーシス，早期の関節リウマチもありうる．

単関節炎の原因

- 無腐性骨壊死 1%
- Reiter症候群 1%
- 関節内出血（特発性）2%
- 化膿性関節炎 12%
- 滑膜骨軟骨腫症 1%
- 結核性関節炎 1%
- 関節リウマチ 16%
- 結晶性関節炎 21%
- 変形性関節症 45%

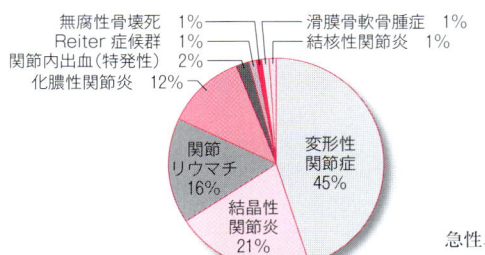

急性単関節炎（n=38）：JAMA. 1980 Jun 13; 243(22): 2314-6
膝の単関節炎（n=75）：Rheumatol Int. 2012 Jan; 32(1): 183-8

多発関節炎

- ウイルスによる一過性の多発関節炎（B 型肝炎，HIV，風疹，ムンプスウイルス，パルボウイルス）は通常 6 週間以内に軽快するため，6 週間以上継続するものを慢性関節炎として扱う．
- 50 歳未満の慢性多発関節炎では関節リウマチ，SLE，脊椎関節炎から考える．
- 50 歳以上の慢性多発関節炎ではピロリン酸カルシウム（CPPD）結晶性関節炎と RS3PE も鑑別に加える．
- 移動性関節炎では淋菌性関節炎とリウマチ熱から考える．

- 多発関節炎とは 5 か所以上の関節炎を指すことが多い．2-4 関節の関節炎は少関節炎（oligoarthritis）と呼ぶ．
- 急性の多発関節炎では B 型肝炎，HIV 感染症，風疹，ムンプス，パルボウイルス感染症をまず考えるが，C 型肝炎，HTLV-1 感染症や海外ではライム病もありうる．そのため急性多発関節炎では小児との接触や性交渉などの曝露リスクの聴取を詳細に行う．
- 反応性関節炎や乾癬性関節炎，強直性脊椎炎，炎症性腸疾患関連関節炎をまとめて脊椎関節炎（血清リウマトイド因子陰性脊椎関節症）と呼ぶ．
- 有痛関節が徐々に増えていくタイプでは関節リウマチ，SLE，反応性関節炎，乾癬性関節炎，変形性関節症を考える．強皮症（SSc），多発性筋炎・皮膚筋炎（PM/DM），MCTD でも関節炎は来すが，比較的有病率は低く，関節炎の程度は軽度である．

日本人における関節炎を来す主な疾患の有病率

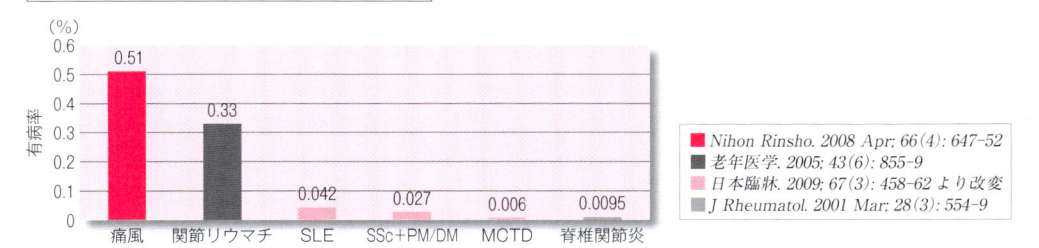

疾患	有病率(%)
痛風	0.51
関節リウマチ	0.33
SLE	0.042
SSc+PM/DM	0.027
MCTD	0.006
脊椎関節炎	0.0095

Nihon Rinsho. 2008 Apr; 66(4): 647-52
老年医学. 2005; 43(6): 855-9
日本臨牀. 2009; 67(3): 458-62 より改変
J Rheumatol. 2001 Mar; 28(3): 554-9

発症年齢 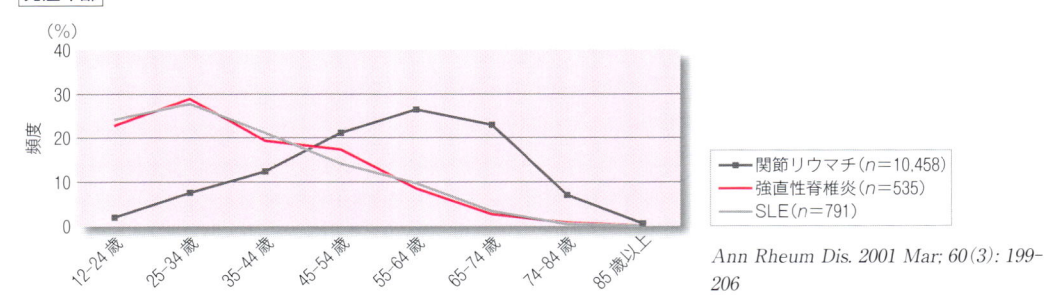
関節リウマチ（n=10,458）
強直性脊椎炎（n=535）
SLE（n=791）
Ann Rheum Dis. 2001 Mar; 60(3): 199-206

発症年齢（若年者では稀な関節炎の原因）
偽痛風（n=50）Can Med Assoc J. 1981 Mar 1; 124(5): 545-51
RS3PE（n=24）Ann Rheum Dis. 1995 Aug; 54(8): 681-4

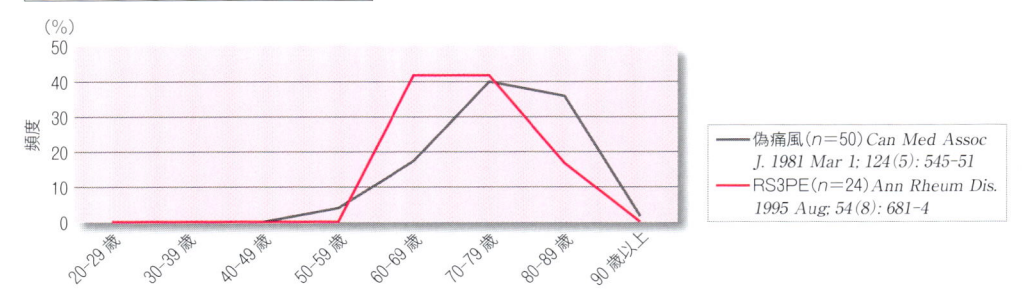

- 移動性関節炎では淋菌性関節炎とリウマチ熱が多いが，他にはライム病，サルコイドーシス，家族性高コレステロール血症性関節症，感染性心内膜炎が知られている．

多発関節炎の関節罹患部位による鑑別

- 関節リウマチでは小関節の対称性関節炎（手指の場合は完全に左右対称である必要性はない），脊椎関節炎では大関節の非対称性関節炎が多い．
- 関節リウマチでは腱付着部炎や椎体炎，仙腸関節炎は起こらない．
- DIP関節が障害されていれば変形性関節症と乾癬性関節炎を考えるが，MCP関節が障害されていれば関節リウマチを考える．
- 乾癬性関節炎以外の脊椎関節炎（強直性脊椎炎・反応性関節炎・炎症性腸疾患）では下肢優位の罹患関節分布となる．

- MTP関節腫脹は関節リウマチ，乾癬性関節炎，Reiter症候群が多いが，サルコイドーシス，変形性関節症でもありうる．

変形性関節症

- 中年以降の最も多い関節痛の原因だが，急性増悪のとき以外は関節炎とはならず骨性の関節腫脹である．
- 膝関節やDIP・PIP・第1CMC関節に多いが，肩関節・肘関節・手関節・MCP関節には稀である．
- X線では骨棘形成，軟骨下骨硬化像，非対称性関節裂隙狭小化が3大所見である．

- 膝の変形性関節症の診断

		感度	特異度	LR+
患者背景	50歳以上	90	23	1.2
病歴	持続的な膝痛	53(47-58)	71(62-79)	1.6(1.3-2.0)
	機能障害	56(27-86)	63(40-87)	1.5(1.2-1.8)
	朝のこわばり	88(82-93)	52(43-62)	1.8(1.5-2.3)
身体所見	crepitus	89(85-93)	60(54-67)	2.2(1.9-2.6)
	骨腫脹	55(46-64)	95(91-99)	12(4.9-28)
	可動域制限	17	96	4.4
	関節液貯留	43(34-52)	41(31-50)	0.73(0.56-0.95)
	不安定性	26(7-46)	79(69-89)	1.3(0.89-1.8)
X線写真	関節裂隙狭小化	44(27-62)	79(66-92)	2.2(1.6-3.0)
	骨棘形成	51(32-69)	83(76-89)	3.3(2.4-4.5)
	骨硬化像	33(3-63)	89(76-100)	2.6(1.9-3.4)
	骨囊胞	24(0-51)	93(82-100)	3.0(1.8-5.0)

臨床所見におけるゴールド・スタンダードは臨床診断・画像評価．
X線所見のゴールド・スタンダードは臨床所見・MRIもしくは関節鏡．
対照群は関節痛を来す関節リウマチなどの他疾患．
systematic review: Ann Rheum Dis. 2010 Mar; 69(3): 483-9

症候性変形性関節症の罹患部位

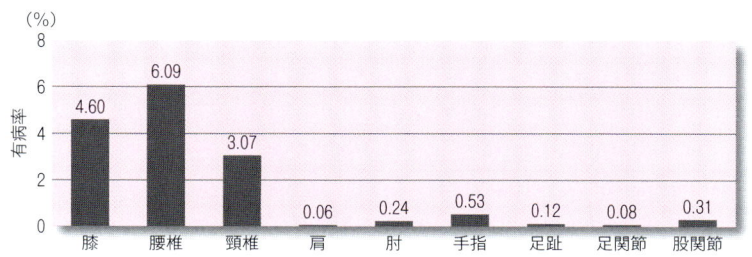

(%) 有病率
- 膝: 4.60
- 腰椎: 6.09
- 頸椎: 3.07
- 肩: 0.06
- 肘: 0.24
- 手指: 0.53
- 足趾: 0.12
- 足関節: 0.08
- 股関節: 0.31

Arthritis Res Ther. 2008; 10(1): R17

2 化膿性関節炎

化膿性関節炎の病歴・身体所見

- 免疫抑制状態や関節自体に問題（関節リウマチや人工関節があれば10倍のリスク）がある場合に，局所からの感染もしくは菌血症からの細菌の波及があると化膿性関節炎が起こりやすい．これらのリスクを全く認めないのは1/4の症例のみである．
- 化膿性関節炎を考える場合には，感染性心内膜炎による血行性感染も念頭におく必要がある．
- 罹患関節は膝関節が半数以上で，股関節，それ以外の大・中関節が続く．15%の症例では複数の関節が罹患する．

- 頻度は2-10/10万人年程度とされる．

リスク要因（合計は100%ではないことに注意）

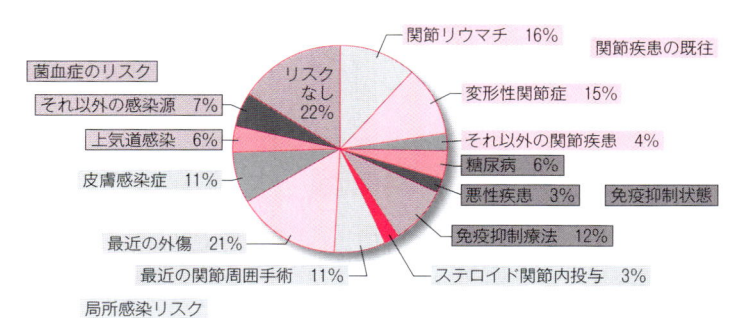

菌血症のリスク
- それ以外の感染源 7%
- 上気道感染 6%
- 皮膚感染症 11%

関節疾患の既往
- 関節リウマチ 16%
- 変形性関節症 15%
- それ以外の関節疾患 4%

免疫抑制状態
- 糖尿病 6%
- 悪性疾患 3%
- 免疫抑制療法 12%
- ステロイド関節内投与 3%

局所感染リスク
- 最近の外傷 21%
- 最近の関節周囲手術 11%

リスクなし 22%

Ann Rheum Dis. 1999; 58: 214-9

- 化膿性関節炎の診断

	感度	特異度	LR＋	LR－
80歳以上	19	95	3.5(1.8-7.0)	0.86(0.73-1.00)
糖尿病	12	96	2.7(1.0-6.9)	0.93(0.83-1.00)
関節リウマチ	57	73	2.5(2.0-3.1)	0.45(0.32-0.72)
最近の関節手術	24	96	6.9(3.8-12.0)	0.78(0.64-0.94)
股関節・膝の人工関節	35	89	3.1(2.0-4.9)	0.73(0.57-0.93)
皮膚感染	32	88	2.8(1.7-4.5)	0.76(0.60-0.96)
股関節・膝の人工関節＋皮膚感染	24	98	15.0(8.1-28.0)	0.77(0.64-0.93)
HIV感染	72	50	1.7(1.0-2.8)	0.47(0.25-0.90)

JAMA. 2007 Apr 4; 297(13): 1478-88

- 罹患関節

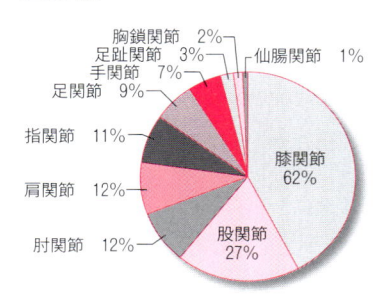

- 膝関節 62%
- 股関節 27%
- 肘関節 12%
- 肩関節 12%
- 指関節 11%
- 足関節 9%
- 手関節 7%
- 足趾関節 3%
- 胸鎖関節 2%
- 仙腸関節 1%

多発関節炎症例を含むため，合計は100%ではないことに注意．

Rheumatology (Oxford). 2001 Jan; 40(1): 24-30
Ann Rheum Dis. 1999; 58: 214-9 より改変

化膿性関節炎の検査所見

- 関節液の白血球数≧5万/μL であれば化膿性関節炎の可能性が高い．
- 関節液の白血球数<2万/μL，関節液の糖>血糖×2/3 は化膿性関節炎の可能性を下げることができる．
- 関節液グラム染色は半数で陽性となり，陽性ならば確定的である．
- 関節液の培養は血液培養ボトルに入れると感度が上がるが，抗菌薬投与が先行した場合は陰性となりうる．
- 血液培養は半数で陽性となり，血行性感染を示唆する所見とされる．
- 起因菌は黄色ブドウ球菌が半数で，連鎖球菌やグラム陰性桿菌が続く．

- 化膿性関節炎の診断

		感度	特異度	LR+	LR−
採血	白血球増加	90	36	1.4(1.1-1.8)	0.28(0.07-1.10)
	赤沈亢進	95	29	1.3(1.1-1.8)	0.17(0.20-1.30)
	CRP上昇	77	53	1.6(1.1-2.5)	0.44(0.24-0.82)
関節液検査	白血球				
	>10万/μL	29	99	28(12-66)	0.71(0.64-0.79)
	>5万/μL	62	92	7.7(5.7-11)	0.42(0.34-0.51)
	>25,000/μL	77	73	2.9(2.5-3.4)	0.32(0.23-0.43)
	多核球≧90%	73	79	3.4(2.8-4.2)	0.34(0.25-0.47)
	糖<27 g/dL もしくは血中の0.5-0.75倍	73	79	3.4(2.8-4.2)	0.34(0.25-0.47)
	蛋白>3.0 g/dL	48	46	0.90(0.61-1.30)	1.10(0.76-1.60)
	LDH>250 U/L*	100	51	1.9(1.5-2.5)	0.10(0.00-1.60)
細菌学的検査	グラム染色	65(10-70)	99	65	0.35
	関節液培養†	75-95	90-	9-	-0.2
	血液培養	50	95	10	0.53

*関節液のLDHの有用性に関しては1つの論文でのみ報告されており，解釈に注意を要する．
JAMA. 2007 Apr 4; 297(13): 1478-88（関節液グラム染色・培養，血液培養，抗菌薬への反応により淋菌以外の化膿性関節炎と考えられた症例のreview）
† Ann Rheum Dis. 2002 Jun; 61(6): 493-8

▶ X線写真は初期には変化が乏しいが，基礎疾患としての関節の状態把握には役立つ．

- 起因菌

化膿性関節炎の起因菌

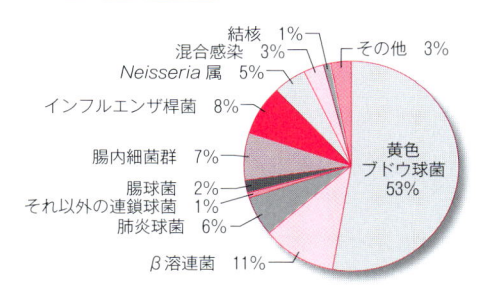

- 黄色ブドウ球菌 53%
- β溶連菌 11%
- インフルエンザ桿菌 8%
- 腸内細菌群 7%
- 肺炎球菌 6%
- Neisseria属 5%
- 混合感染 3%
- その他 3%
- 腸球菌 2%
- それ以外の連鎖球菌 1%
- 結核 1%

Ann Rheum Dis. 1999 Apr; 58(4): 214-9

▶ インフルエンザ桿菌は5歳未満では46%を占める起因菌だが，5歳以上では稀である〔Ann Rheum Dis. 1999 Apr; 58(4): 214-9〕．
▶ 培養が困難な Brucella や Kingiella などの報告例がある他に，抗菌薬に不応性で亜急性の関節炎では結核も考える必要がある〔Rheumatology(Oxford). 2005 Dec; 44(12): 1559-63〕．

淋菌性関節炎

- 米国では青年〜壮年の単関節炎では淋菌性関節炎が最も多い原因とされる．
- SLE はリスク要因としても鑑別疾患としても重要である．
- 中〜大関節に移動性関節炎があれば典型的である．
- 一過性に腱鞘滑膜炎(手関節・手指・足関節・足趾に多い)や，出血性膿疱・紅斑・結節が手掌などに見られることもあり，これらもあれば特徴的である．
- 関節液の培養が陽性となることは少ないため，尿や子宮頸管から検体を採取する以外に，直腸スワブ・咽頭培養・血液培養も行うが，それでも淋菌を証明できないことがある．
- 初尿の PCR や関節液の PCR の有用性が期待されるが，検査前確率が高ければ診断的治療が最もよいかも知れない．

- 淋菌感染から1週間〜1か月後に1-3%の症例で発症する．
- 淋菌感染は女性では無症候性で治療されずに経過する症例が多いこともあり，関節炎に至るのは男性の2-3倍多い．

淋菌性関節炎の症候・培養陽性率

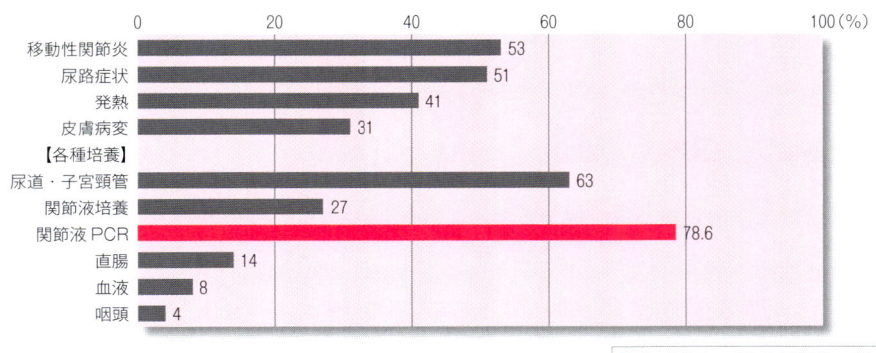

	(%)
移動性関節炎	53
尿路症状	51
発熱	41
皮膚病変	31
【各種培養】	
尿道・子宮頸管	63
関節液培養	27
関節液 PCR	78.6
直腸	14
血液	8
咽頭	4

■ Arch Intern Med. 1994 Dec 12-26; 154(23): 2690-5
■ Arthritis Rheum. 1994 May; 37(5): 702-9

▶ 皮疹は上肢遠位に多い出血性膿疱・紅斑・丘疹・結節が5-40個見られる．手掌にも見られやすい．
▶ 関節液の PCR は感度78.6%，特異度96.4%で有用との報告がある〔Arthritis Rheum. 1994 May; 37(5): 702-9〕．

3 結晶性関節炎

痛風発作

- 大酒家の中年男性に起こるのが典型例であるが，利尿剤内服中の高齢女性に関節リウマチ様に発症することもある．
- 24時間以内にピークに達する関節炎で，2週間以内に消失する場合は痛風を第1に考える．
- 体温の低い部位に結晶が析出するため第1中足趾節関節炎を認めることは診断的価値が非常に高い．一方，体幹に近い肩・股関節は罹患しがたい．
- 耳介や関節伸側・手指などに痛風結節を認めることも特異度が高い所見である．

米国(1988-1994)における年齢別の痛風有病率(既往を含む)

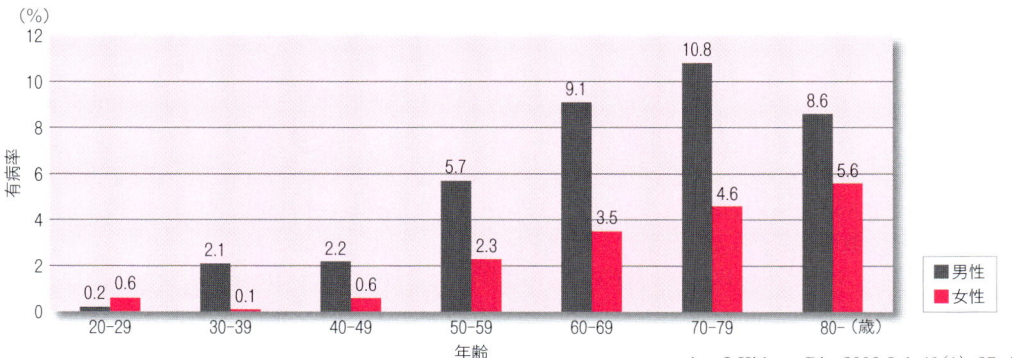

(グラフ: 男性・女性の年齢別有病率)
- 20-29歳: 男性 0.2, 女性 0.6
- 30-39歳: 男性 2.1, 女性 0.1
- 40-49歳: 男性 2.2, 女性 0.6
- 50-59歳: 男性 5.7, 女性 2.3
- 60-69歳: 男性 9.1, 女性 3.5
- 70-79歳: 男性 10.8, 女性 4.6
- 80-歳: 男性 8.6, 女性 5.6

Am J Kidney Dis. 2002 Jul; 40(1): 37-42

- 日本での痛風の有病率は0.51%(男性1,315人のうち1.1%,女性1,435人のうち0%)との報告がある〔*Nihon Rinsho. 2008 Apr; 66(4): 647-52*〕.

アルコールと痛風発作

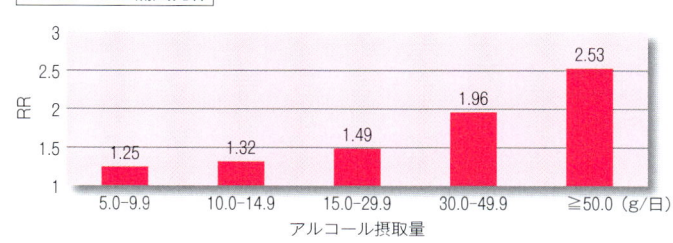

(グラフ: アルコール摂取量別RR)
- 5.0-9.9 g/日: 1.25
- 10.0-14.9: 1.32
- 15.0-29.9: 1.49
- 30.0-49.9: 1.96
- ≧50.0: 2.53

特にビールがRR=1.75(1.32-2.32)と痛風との関連が強い.

Lancet. 2004 Apr 17; 363(9417): 1277-81

- 女性の痛風
  - 女性では75-85%が閉経後の発症で,平均発症年齢は男性より7-10歳高い.60歳以上で初発する患者の50-60%は女性で,80歳以上で初発する者のほとんどは女性である.高齢発症の痛風では75%(特に女性では95-100%)が利尿剤の内服をしている.60歳以上では多発関節炎としての発症が10-50%を占める〔*Rheum Dis Clin North Am. 2007 Feb; 33(1): 33-55*〕.
  - 女性の場合25%が手指の初発症状を訴えるが,男性では0%〔*Ann Rheum Dis. 1987 Jan; 46(1): 72-6*〕である.

- 家族歴は40%で認められ,ほとんどの患者が2回以上の発作を起こす.2回目の発作は2年以内に78%で,10年以内に93%で起こる〔*Rheum Dis Clin North Am. 2007 Feb; 33(1): 33-55*〕.

- 関節炎,痛風結節
  - 初発発作は85-90%が単関節炎であり,60%が第1中足趾節関節に起こる〔*Rheum Dis Clin North Am. 2007 Feb; 33(1): 33-55*〕.
  - 夜間に関節液中の尿酸濃度が高くなること,四肢関節の温度が低くなることが相まって,夜に発作が多い.

	感度	特異度	LR+	LR-
突然の関節痛・腫脹で2週間以内に改善	98(95-100)	23(10-35)	1.3(1.1-1.5)	0.09
発赤	92(88-96)	62(58-66)	2.4(2.2-2.7)	0.13
第1中足趾節関節の発作	96(91-100)	97(96-98)	31(21-49)	0.04
痛風結節	30(24-36)	99(99-100)	40(21-76)	0.71

Ann Rheum Dis. 2006 Oct; 65(10): 1301-11

痛風発作の検査所見

- 男性で尿酸＞7 mg/dL，女性で尿酸＞6 mg/dL であれば痛風発作の可能性は上がるが，発作時の尿酸値が低くても痛風発作は否定できない．
- X線写真では非対称性関節腫脹と，打ち抜き(punched out)像や overhanging margin を認めることが特徴的である．
- 偏光顕微鏡にて関節穿刺液の検査を行い，負の複屈折性を有する尿酸塩の針状結晶を証明すれば診断は確定する．

- 血清尿酸値
  ▶ 尿酸値＞10 mg/dL では5年間で30％に痛風発作を来すが，7 mg/dL 未満では0.6％のみである〔Rheum Dis Clin North Am. 2007 Feb; 33(1): 33-55〕．

	感度	特異度	LR＋	LR－
尿酸＞6 mg/dL	67(47-87)	78(51-105)	3.0(0.85-11)	0.42
尿酸＞7 mg/dL(男性)，6 mg/dL(女性)	57(44-70)	92(93-94)	7.6(5.3-11)	0.47
高尿酸血症(＜平均＋2SD)	92(88-51)	91(88-93)	9.7(7.5-13)	0.09

Ann Rheum Dis. 2006 Oct; 65(10): 1301-11 (痛風発作を来さなかった群との比較)

- X線写真

	感度	特異度	LR＋	LR－
非対称性腫脹	42(33-51)	90(87-92)	4.1(3.0-5.7)	0.64
骨皮質下嚢胞(＋)，骨びらん(－)	12(6-18)	98(97-99)	6.4(3.0-14)	0.90
grade Ⅰ(関節周囲の軟部組織腫脹)	100	0	1.0	
grade Ⅱ(非対称性軟部組織結節)	95(86-100)	7(0-15)	1.0(0.90-1.2)	
grade Ⅲ(軟骨・骨破壊もしくは grade Ⅱ＋骨びらんもしくは関節裂隙狭小化)	86(71-100)	23(9-35)	1.1(0.87-1.4)	
grade Ⅳ(grade Ⅲ＋骨内石灰化沈着・骨新生・骨強直)	57(36-78)	93(85-101)	8.0(2.5-25)	

Ann Rheum Dis. 2006 Oct; 65(10): 1301-11

  ▶ 診断に有用であった撮像部位は足趾(53％)，手関節・手指(35％)，肘関節(33％)，足関節(30％)，膝関節(23％)の順で骨盤・股関節(2％)に病変を認めることは稀である〔Skeletal Radiol. 1984; 11(1): 1-8〕．

- 関節液の尿酸結晶

	感度	特異度	LR＋	LR－	
光学顕微鏡	69	97	23	0.3	Ann Rheum Dis. 1989 Sep; 48(9): 737-42
偏光顕微鏡	95.3	97.2	34	0.05	Ann Rheum Dis. 2005 Apr; 64(4): 612-5
急性期	84(77-92)	100(99-100)	567(35-9054)	0.16	Ann Rheum Dis. 2006 Oct; 65(10): 1301-11
間欠期	70(50-87)	95(83-108)	15(0.99-230)	0.32	Ann Rheum Dis. 2006 Oct; 65(10): 1301-11

偽痛風の臨床所見

- 高齢者に変形性関節症を素因として急性疾患罹患を契機に発症することが多い．
- 若年発症例では Fe・Ca・P・Mg などの代謝異常を考える必要がある．
- 膝や手関節・足関節の単関節炎・少関節炎で発症する．再発性関節炎として発症することも多い．
- 臨床所見は感染性関節炎と鑑別困難なことも多いが経過は良好で，穿刺・排液と NSAID の使用により1-2日後には速やかに所見が改善することが多い．
- 環軸椎関節に生じた場合は crowned dens syndrome と呼ばれ，発熱・項部硬直から髄膜炎様ではあるが，頸部回旋運動制限が顕著であることが特徴である．

- 偽痛風の患者背景

  偽痛風の発症年齢

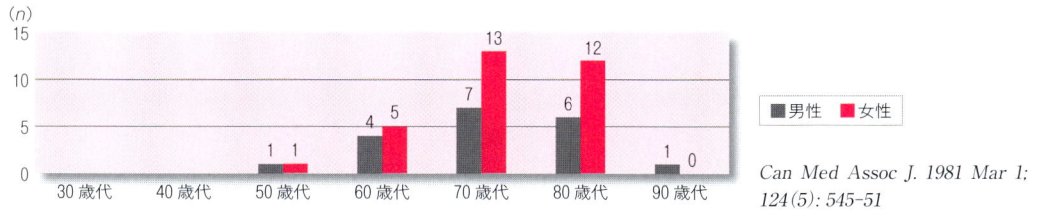

  Can Med Assoc J. 1981 Mar 1; 124(5): 545-51

  ▶ 90％で両側対称性の変形性関節症を伴っている．他疾患罹患中の発症が70％であり，入院中の発熱の原因となることもしばしばある〔*Can Med Assoc J. 1981 Mar 1; 124(5): 545-51*〕．
  ▶ 代謝疾患のうち最も関連性が明らかと判明しているのはヘモクロマトーシスであるが，副甲状腺機能亢進症，低Mg血症，Wilson病，甲状腺機能低下症，低ホスファターゼ血症もおそらく関連はあると考えられている．

- 関節炎の特徴

  ▶ 60％で過去に罹患歴がある〔*Can Med Assoc J. 1981 Mar 1; 124(5): 545-51*〕．
  ▶ おおよそ半数が単関節炎で，半数が少関節炎である．数％の症例では朝のこわばり，MCP関節・手関節に対称性多発関節炎を来し関節リウマチと鑑別が困難なこと（pseudo-RA）もある．

  罹患関節部位（合計は100％とならないことに注意）

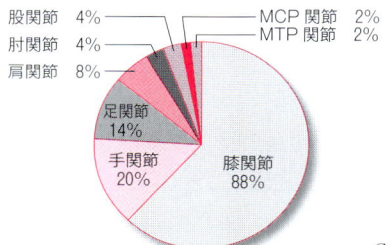

  Can Med Assoc J. 1981 Mar 1; 124(5): 545-51

  ▶ 自然経過としては1-2日の経過で発症し，炎症所見が数日間は強いが1-2週間で改善する．時に数か月間疼痛が残存することはありうる．

- crowned dens syndrome

  ▶ 環軸椎の偽痛風発作であり，頸部回旋で疼痛が強いことが特徴的である．
  ▶ 高齢者では発熱のため意識昏迷が見られ，項部硬直を呈することから髄膜炎と間違われることも多い．
  ▶ 89％は急性で，97％で採血上の炎症所見を呈する．他部位の関節軟骨石灰化は66％で認める〔*J Bone Joint Surg Am. 2007 Dec; 89(12): 2732-6*〕．
  ▶ CTにて環軸椎周囲（特に歯突起後方が90％）に石灰化を認める．

偽痛風の検査所見

- 単純X線写真で膝・恥骨結合・手関節三角線維軟骨のいずれにも石灰化が見られなければ否定的だが，石灰化があっても高齢者では特異的とはいえない．
- 診断は偏光顕微鏡にて穿刺液のピロリン酸カルシウム結晶を検出することで行う．

- 単純X線写真

偽痛風での関節軟骨石灰化の頻度

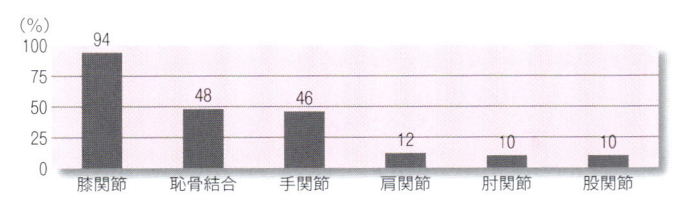

(%): 膝関節 94, 恥骨結合 48, 手関節 46, 肩関節 12, 肘関節 10, 股関節 10

Can Med Assoc J. 1981 Mar 1; 124(5): 545-51

健常者の軟骨石灰化の頻度

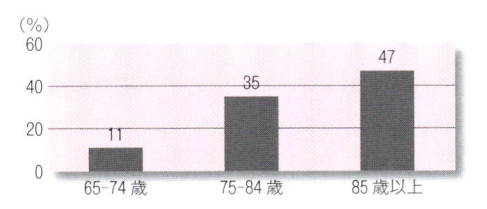

(%): 65-74歳 11, 75-84歳 35, 85歳以上 47

高齢者では非特異的に関節軟骨石灰化が見られる.
Ann Rheum Dis. 1983; 42: 38-44

▶ 最近では超音波検査でも半月板の石灰化などを検出することで，偽痛風は感度86.7%，特異度96.4%で診断が可能という報告もある〔Ann Rheum Dis. 2007 Aug; 66(8): 1126-8〕．

- 関節穿刺液

▶ 82%は白血球数が2,000-5万/μLの炎症性関節炎の所見となるが，2,000/μL未満(12%)や5万/μL以上(6%)の白血球数のこともある．また好中球は89(38-100)%と報告されている〔Can Med Assoc J. 1981 Mar 1; 124(5): 545-51〕．

▶ ピロリン酸カルシウム結晶（菱形・板状などの多型性をもつ結晶）の検出

	感度	特異度	LR+	LR−	
光学顕微鏡	82	78	3.7	0.2	*Ann Rheum Dis. 1989 Sep; 48(9): 737-42*
偏光顕微鏡	92.7	92.1	12	0.08	*Ann Rheum Dis. 2005 Apr; 64(4): 612-5*

□ 偽陰性は結晶が小さかったり濃度が低いことに関連する．24時間後に穿刺を再度行って確認すると，初回穿刺による尿酸結晶の感度は88%，ピロリン酸カルシウム結晶の感度は63%のみという報告もある〔Clin Chem. 2003 Sep; 49(9): 1562-3〕ので，初回穿刺が陰性でも確定診断の必要性があれば，繰り返して穿刺を行う．

□ またこれらの結晶が陽性でも5%で化膿性関節炎を合併しているとの報告があり〔J Rheumatol. 2012 Jan; 39(1): 157-60〕，同時に培養を行う．

4 関節リウマチ

関節リウマチの疫学

- 日本人のおおよそ300人に1人が関節リウマチを発症すると推測されている．
- 35-60歳の女性に発症が多い．
- 遺伝・性ホルモン・それ以外の環境因子などが発症に関与していると考えられている．

- 1999年度の日本人（$n=51,470$）の関節リウマチ有病率は0.33％，男女比は1：5.4との報告がある〔老年医学. 2005; 43(6): 855-9〕．
- 性ホルモンとの関連が強く，特に更年期や出産後に発症のリスクが高いが，経口避妊薬〔Arthritis Rheum. 1990 Feb; 33(2): 173-9〕や妊娠〔Arthritis Rheum. 1990 Dec; 33(12): 1770-5〕は抑制的に働く．
- 遺伝的要因として関節リウマチはHLA-DR4との関係が強く，関節リウマチ患者の70％程度がHLA-DR4とされる．
- 30％で家族歴を認める．第一度近親者以内に関節リウマチの家族歴があれば関節リウマチの発症率は2倍となり，兄弟に関節リウマチがあれば発症率は5％で，一卵性双生児で片方に関節リウマチがあれば発症率は25％とされる．
- 自己免疫性甲状腺疾患やSjögren症候群は関節リウマチと合併することも多い．

関節リウマチの臨床所見・分類基準

- 手関節・MCP関節・PIP関節・第1IP関節・MTP関節の関節炎では関節リウマチの可能性を考える．罹患関節が多いほど，また罹患期間が長いほど（6週間以上），その可能性は高くなるが，他の膠原病（SLE），ウイルス感染症（パルボB19ウイルス，肝炎ウイルス，風疹），反応性関節炎，乾癬性関節炎を除外することが重要である．
- リウマトイド結節はあれば有用だが頻度は低い．
- 高齢発症の関節リウマチは急性の肩や膝などの大関節炎で発症することも多く，発熱・体重減少も高頻度であるとされる．

- 米国リウマチ学会（ACR）の分類基準（1987）
  - 関節所見は6週間以上持続していることが必要で，関節腫脹やリウマトイド結節は医師による確認を要する．

	LR+	LR−
1. 1時間以上持続する朝のこわばり	1.9	0.5
2. 近位指節関節（PIP），中手指節関節（MCP），手関節，肘，膝，足関節，中足趾節関節（MTP）のうち3か所以上の関節腫脹	1.4	0.5
3. 手の関節（手関節，MCP，PIP）の罹患	1.5	0.4
4. PIP，MCP，手関節，肘，膝，足関節，MTP関節のうち，1か所以上の同時対称性腫脹（PIP，MCP，MTP関節では厳密に対称性でなくても左右両側にあればよい）	1.2	0.6
5. リウマトイド結節（骨突起，関節伸側，関節近傍の皮下結節・項部など圧迫を受ける部位で無痛性の固い結節）	3.0	0.98
6. 血清リウマトイド因子陽性	8.4	0.4
7. 手X線像で骨びらんや関節周囲の骨萎縮像	11	0.8

Am Fam Physician. 2005 Sep 15; 72(6): 1037-47

  - 1～7のうち4項目以上で関節リウマチと診断するが，感度も特異度も十分ではない．

	感度	特異度
早期関節炎（発症1年以内）	77（68-84）	77（68-84）
発症1年以上の関節炎	79（71-85）	90（84-94）

Ann Rheum Dis. 2009 Jul; 68(7): 1184-91

- 米国リウマチ学会（ACR）と欧州リウマチ学会（EULAR）の共同作成による2010年度の関節リウマチの分類基準
  - 早期関節リウマチに対しても感度が高くなるように工夫された基準であるが，他疾患の除外が肝要である．
  1. 単純X線写真で典型的な骨びらんがあれば関節リウマチと分類する．
  2. 関節腫脹がなければ関節リウマチとは分類しない．
  3. より可能性の高い他の関節腫脹を来す疾患が考えられる場合は関節リウマチとは分類しない．
  4. 以下の表で6点以上ならば関節リウマチと分類する．

腫脹または圧痛のある関節数(診察, MRI, US)	
大関節の1か所	0
大関節の2-10か所	1
小関節の1-3か所 (MCP, PIP, 第1IP, 第2-5MTP, 手関節)	2
小関節の4-10か所	3
最低1つの小関節を含む11か所以上	5
血清反応	
RF, 抗CCP抗体の両方が陰性	0
いずれかが低値陽性	2
いずれかが高値陽性(正常上限の3倍以上)	3

罹患期間(評価時に腫脹または圧痛がある関節)	
6週未満	0
6週以上	1
炎症反応	
CRP, ESRの両方が正常	0
いずれかが異常高値	1

- 早期関節炎(発症<2年)に対する分類基準による予後予測

	1987年ACRの分類基準	2010年ACR/EULARの分類基準
1年後のMTX使用	感度61%, 特異度74%, AUC 0.67	感度88%, 特異度54%, AUC 0.71
1年後のDMARD使用	感度54%, 特異度87%, AUC 0.71	感度79%, 特異度68%, AUC 0.79
5年後の関節炎継続	感度53%, 特異度75%, AUC 0.61	感度77%, 特異度56%, AUC 0.65

Arthritis Rheum. 2011 Jan; 63(1): 37-42

- 高齢発症の関節リウマチでは男女差が少なく, 肩関節の罹患は多いが, PIP, MCP, 肘, MTP, 足関節の罹患は少ない. 炎症マーカーは高値で体重減少や貧血の頻度は高いという報告がある〔*Arch Gerontol Geriatr. 2006 Mar-Apr; 42(2): 225-31*〕.

- 関節以外の徴候としては乾燥性角結膜炎や間質性肺炎などが見られる他に, 関節リウマチの0.5-1.0%で見られる悪性関節リウマチでは血管炎を介して皮膚潰瘍, 胸膜炎, 心膜炎, 末梢神経炎を呈したり, 脾腫と白血球減少を伴うFelty症候群が見られることもある. また無症候性の軽微な間質性肺炎や心囊水は高頻度に見られる〔*Thorax. 2001; 56(8): 622-7/Q J Med. 1987 Nov; 65(247): 921-8*〕.

MEMO 関節リウマチの評価

- disease activity score(DAS), simple disease activity index(SDAI), clinical disease activity index(CDAI)
  ▶ DASは53関節の圧痛と44関節の腫脹を評価する方法であるが日常診療では28関節のみを評価するより簡便なDAS28が好まれる. DAS28は関節リウマチの治療効果判定に有用であるとのエビデンスが豊富であるが計算式が煩雑であるため, SDAIやCDAIといった指標もよく使用される.
  ▶ CDAI=圧痛関節数(0-28)+腫脹関節数(0-28)+患者VAS(0-10cm)+医師VAS(0-10cm)
  ▶ SDAI=CDAI+CRP(mg/dL)

	寛解	低疾患活動性	高度疾患活動性
DAS28	2.6未満	3.2以下	5.1より大きい
DAS28-CRP	2.3未満	2.7以下	4.1より大きい
SDAI	3.3以下	11以下	26より大きい
CDAI	2.8以下	10以下	22より大きい

  ▶ 治療効果判定としてSDAIでは10未満, CDAIでは6.7未満の変化は有意な改善とは見なさない. SDAIでは22以上, CDAIでは14以上の変化があれば十分な反応と考えてよい〔*Ann Rheum Dis. 2011 Mar; 70(3): 469-75*〕.
  ▶ 関節予後の観点からは寛解基準を腫脹関節数, 圧痛関節痛, 患者疾患活動性全般評価, CRP(mg/dL)のいずれも1以下であるとするBoolean評価とすることが望ましいと考えられている.

- 機能障害に関しては着替え(靴ひもやボタン掛け), 起床動作, 食事(いっぱいの水分が入ったコップを口元まで運ぶ), 平坦な地面での歩行, 衛生(身体全体を洗う・拭く), 伸展(腰を曲げ床にある衣類を拾い上げる), 握力(蛇口の開閉), 車の昇降, を各0-3点でスコアリング化するmodified HAQ(health assessment questionnaire)などを用いる.

MEMO　関節リウマチの関節所見の取り方

- 以下に DAS28 で評価する関節の診察方法を簡単に記載する．
  - ▶肩関節：腫脹・圧痛の評価は難しいが，患者と向かい合い肩をつかんで圧痛を確認する．可動域は腕をバンザイして腕が耳につけば問題ないと判断する．対側の肩をつかむ，ブラをはずす（着脱衣動作），頭の後ろで手が組める（整髪動作）の 3 つの動作も重要である．
  - ▶肘関節：腫脹・圧痛は橈骨頭で確認する．屈曲は同側の肩を触ることが可能かどうか，伸展は 180°の伸展が可能かどうかで判断する．
  - ▶手関節：腫脹・圧痛は背側から橈骨と舟状骨・月状骨の間のくぼみ（正中よりやや橈側にある）で確認する．可動域は掌屈・背屈 90°を確認する．
  - ▶MCP 関節：腫脹・圧痛はやや屈曲させた MCP 関節を手背側から確認するが，ナックルよりやや遠位に関節裂隙があることに注意する．
  - ▶PIP 関節：腫脹・圧痛は横から確認する（DIP 関節も同様）．
    - □MCP 関節や PIP/DIP 関節の圧痛は検者が患者の手指全体を握って痛くなければ 1 つずつ見なくても圧痛なしとしてよい．
    - □MCP 関節や PIP/DIP 関節の可動域はゲンコツをつくったときにすべての関節が 90°（PIP 関節は 90°以上）に届くことを確認するのが簡単である．このときに同時に MCP 関節間のくぼみが消失していないか（腫脹がないか）確認しておく．
  - ▶膝関節：圧痛と膝蓋骨跳動を確認するが，関節液を膝関節上下から中央に集めて片側から押したとき対側への fluid 移動を視認するほうが感度が高い．
- それ以外の関節：足関節は手関節に準じた診察を行う．MTP 関節の関節裂隙は足趾基部よりも近位部に存在（自分の足趾を底屈させると足のナックルの部位が分かりやすい）することに注意する．股関節の評価に Patrick 試験と内旋試験は行う．頸椎を除く体幹関節（肋鎖関節・脊椎・仙腸関節）の罹患は稀であるが，頸椎病変（特に環軸椎亜脱臼）は進行した関節リウマチには高頻度で，頸椎前屈時や気管挿管時に頸髄損傷を来すリスクがある．それ以外に顎関節や胸鎖関節に関節炎を認めることもある．
- 関節腫脹：硬い骨性腫脹は変形性関節症の特徴であり，滑膜性のゴム様の腫脹と区別できるようになる必要がある．

関節リウマチの血液検査

- リウマトイド因子は診断に有用ではあるが感度は 70％のみである．また，高齢者や種々の感染症・膠原病・悪性疾患でも陽性となることがあり，特異度もさほど高くはない．
- 抗 CCP 抗体はリウマトイド因子よりも特異度が高く，陽性であれば関節リウマチの可能性が非常に高くなる．しかし，リウマトイド因子と組み合わせても感度は低く，除外診断には使えない．

- リウマトイド因子
  - ▶高齢者や膠原病，感染症（感染性心内膜炎，ウイルス性肝炎，結核，梅毒，ムンプス，風疹，インフルエンザ，寄生虫），肺疾患（サルコイドーシス，間質性肺炎，珪肺，アスベスト肺），肝疾患（原発性胆汁性肝硬変，肝硬変），悪性疾患（白血病，結腸癌）で陽性となる．

リウマトイド因子陽性率

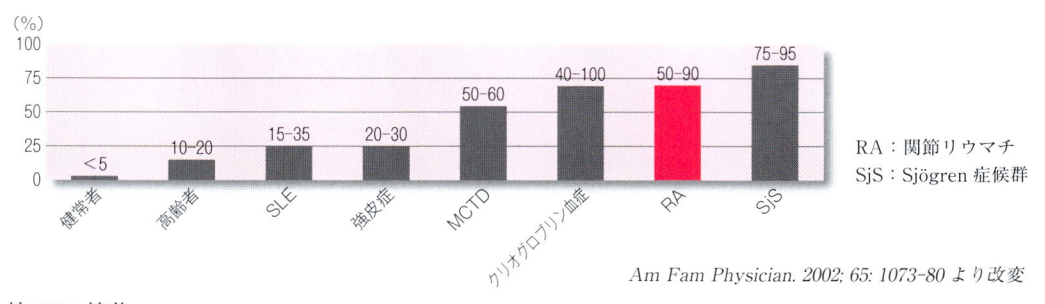

対象	陽性率 (%)
健常者	<5
高齢者	10–20
SLE	15–35
強皮症	20–30
MCTD	50–60
クリオグロブリン血症	40–100
RA	50–90
SjS	75–95

RA：関節リウマチ
SjS：Sjögren 症候群

Am Fam Physician. 2002; 65: 1073-80 より改変

- 抗 CCP 抗体
  - ▶診断未確定の関節炎症例で抗 CCP 抗体が陽性ならば 1 年後に 83％，2 年後に 90％，3 年後に 93％

で関節リウマチと診断される．一方抗CCP抗体が陰性ならば3年後にも関節リウマチの診断は25％のみである〔Arthritis Rheum. 2004 Mar; 50(3): 709-15〕．

▶関節リウマチの診断

	感度	特異度	LR+	LR−
抗CCP抗体	62	95	12.5(9.7-19)	0.36(0.31-0.42)
リウマトイド因子(IgM-RF)	68	86	4.9(4.0-6.0)	0.38(0.33-0.44)
≧20 U/mL	66	85	4.4(3.0-6.5)	0.39(0.31-0.50)
≧80 U/mL	64	86	4.6(1.4-15)	0.44(0.29-0.68)
IgG-RF	54	88	4.5(2.6-7.7)	0.52(0.42-0.66)
抗CCP抗体＋RF	63	96	16(8.3-30)	0.46(0.35-0.61)
抗CCP抗体かRF	73	83	4.3(2.7-6.9)	0.32(0.25-0.42)

メタ解析：Ann Intern Med. 2007 Jun 5; 146(11): 797-808 より改変

▶抗CCP抗体は結核(34.3％)，感染性関節炎(8.6％)，SLE(8.4％)，強皮症(6.8％)，Sjögren症候群(5.7％)，血管炎(4.7％)，C型肝炎(3.5％)，脊椎関節炎(2.3％)，変形性関節症(2.2％)で陽性となる〔Arthritis Rheum. 2009 Nov 15; 61(11): 1472-83〕．

- 抗ガラクトース欠損IgG抗体(CARF)は早期関節リウマチに比較的感度が高い可能性があり，IgG-RFは疾患活動性に関連，MMP-3は早期より上昇・滑膜の炎症を反映し重症度に関連するなどの特徴があるが，これらの値はあくまで参考にすぎない．

各種抗体の陽性率

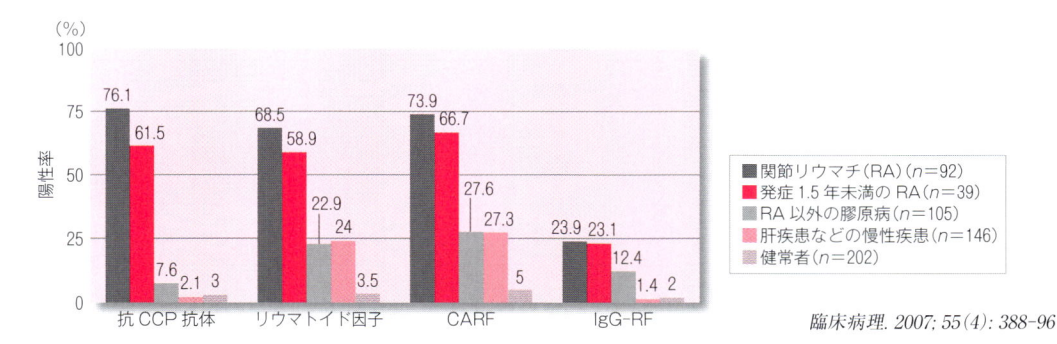

	抗CCP抗体	リウマトイド因子	CARF	IgG-RF
関節リウマチ(RA)(n=92)	76.1	68.5	73.9	23.9
発症1.5年未満のRA(n=39)	61.5	58.9	66.7	23.1
RA以外の膠原病(n=105)	7.6	22.9	27.6	12.4
肝疾患などの慢性疾患(n=146)	2.1	24	27.3	1.4
健常者(n=202)	3	3.5	5	2

臨床病理. 2007; 55(4): 388-96

関節リウマチの画像診断

- 手足のX線写真では関節辺縁からかじり取るような骨びらんがあれば診断的価値が非常に高い．
- 骨びらんは第2-3 MCP関節，第4-5 MTP関節でよく見られるが，活動性関節炎が6-12か月継続しないとこれらの変化は生じない．
- 超音波検査は滑膜炎の程度を半定量化することができ，早期関節リウマチの診断や病勢の判断に有用である．
- MRIも早期に骨びらんまたは骨髄浮腫を検出することで関節リウマチの早期診断に有用だが，簡便性とコストの問題から診断困難例でのみ施行を考慮する．

MEMO　単純X線写真の読み方

- alignment, soft tissue, bone, cartilageの順に読むASBC(あるいはABCs)が系統的読影として有用である．

alignment	進行すると変化が見られる． ・尺側偏位，MCP亜脱臼 ・手指変形(ボタン穴やスワンネック変形) ・手関節尺側回旋(月状骨と舟状骨の境は橈骨の中央にあるのが正常)

(つづく)

soft tissue	・対称性腫脹（滑膜炎） ・非対称性腫脹（リウマトイド結節を考えるが，痛風結節もありうる（こちらは石灰化を伴いうる））
bone	・全般性骨量減少（第2-3中手骨の骨皮質が全体の1/2以上の厚さがあるかどうかで判定） ・関節周囲の骨量減少（炎症性関節炎を示唆する非特異的所見で，変形性関節症の骨硬化像と対照的） ・軟骨下骨嚢胞（撮影角度を変えると骨びらんである場合は関節リウマチの可能性が高いが，嚢胞なら変形性関節症でも見られる）
cartilage	・対称性関節裂隙狭小化（荷重に従い非対称性であれば変形性関節症を疑う） ・関節の辺縁（滑膜付着部位）からかじり取られたような（rat bite）骨びらん 　・痛風では関節内外からの痛風結節進展で骨破壊の辺縁が垂れ下がるoverhanging edgeが見られる．

骨びらん検出率

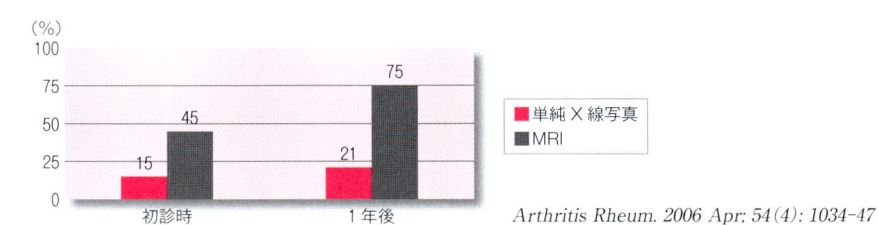

(%) 単純X線写真 / MRI
初診時: 15 / 45
1年後: 21 / 75

Arthritis Rheum. 2006 Apr; 54(4): 1034-47

▶超音波も骨びらんの検出においてX線写真より感度が高く，MRIと同等である〔*Rheumatology (Oxford). 2011 Jun; 50(6): 1137-47*〕．

● 発症から1年未満の関節炎患者における関節リウマチの診断

	感度	特異度	LR＋	LR－
CRP陽性	65（47-79）	75（56-88）	2.6（1.4-5）	0.5（0.3-0.7）
リウマトイド因子（RF）	70（53-84）	75（56-88）	2.8（1.5-5.3）	0.4（0.2-0.7）
≧正常上限の3倍	46（30-63）	94（78-99）	7.4（1.8-29.4）	0.6（0.4-0.8）
CCP抗体	62（45-77）	94（78-100）	10（2.5-39）	0.4（0.3-0.6）
≧正常上限の3倍	62（45-77）	97（82-100）	20（2.8-139）	0.4（0.3-0.6）
RFもしくはCCP抗体が陽性	73（56-86）	72（53-86）	2.6（1.4-4.7）	0.4（0.2-0.7）
≧正常上限の3倍	62（45-77）	88（70-96）	5.0（1.9-13）	0.4（0.3-0.7）
超音波検査				
Gray-scale grade 2以上[*1]	89（74-97）	63（44-78）	2.4（1.5-3.8）	0.2（0.1-0.4）
Power Doppler grade 2以上[*2]	81（64-91）	94（78-100）	13（3.4-50.1）	0.2（0.1-0.4）
滑膜炎	57（40-73）	81（63-92）	3.0（1.4-6.6）	0.5（0.4-0.8）
骨びらん	19（9-36）	100（87-100）	∞	0.8（0.7-1.0）
MRI				
対称性滑膜炎	88（70-96）	27（12-50）	1.2（0.9-1.6）	0.5（0.2-1.3）
骨浮腫	47（30-65）	82（59-94）	2.6（1.0-6.7）	0.7（0.5-0.9）
骨びらん	28（14-47）	91（69-98）	3.1（0.7-13）	0.8（0.6-1.0）

[*1] Gray-scale grade 2は2つの骨表面で作る直線を越える滑膜肥厚を示す．
[*2] Power Doppler grade 2はシグナルが点状ではなく癒合するものを示す．

Mod Rheumatol. 2013 Jan; 23(1): 36-43 より改変（最低6か月後の臨床診断との比較）

MEMO　関節リウマチの内科的治療

- 関節リウマチの治療はNSAID，ステロイド，DMARD，生物学的製剤（TNF阻害薬など）の4種類が大きくあげられる．
- NSAIDは痛みをとるが関節リウマチ自体は抑えきれず，DMARDが治療の中心となる薬剤である．ステロイドは副作用の観点から急性期の一時しのぎに7.5 mg/日程度で使用し1-2年で終了としたい．DMARDで抑えきれない場合はTNF阻害薬の出番となる．
- DMARDの多くは6週間で効果を発現開始し，12週間で効果の有無を判定し，24週間で効果が頭打ちとなる．
- DMARDではメトトレキサート（MTX）が第1選択である．週に1回6-16 mg（最大0.3 mg/kg）を12時間ごとに1-3

（つづく）

回に分けて投与，さらに 24-48 時間後に葉酸を 5 mg 投与し副作用予防とする．骨髄抑制，肝障害，腎障害，肺線維症（劇症化しうるため胸部 X 線写真で間質性肺炎を認める場合には禁忌），粘膜・皮膚障害・胃部不快感が副作用として重要である．日和見感染としてニューモシスチス肺炎の合併を来しうるが，予防のための ST 合剤併用には副作用の面から注意を要する．
- ▶アザルフィジン EN®（SSZ）500-1,000 mg/日やリマチル®（BUC）100-200 mg/日は MTX よりも効果が劣るが使いやすい薬剤で初期治療に頻用される．前者はアレルギー反応が起こりやすく特に皮疹や肝障害に注意し，後者はネフローゼを来しうるので定期的な尿検査を行う必要がある．両者とも血球減少や間質性肺炎を稀に起こしうる．

DMARD の有効性と副作用

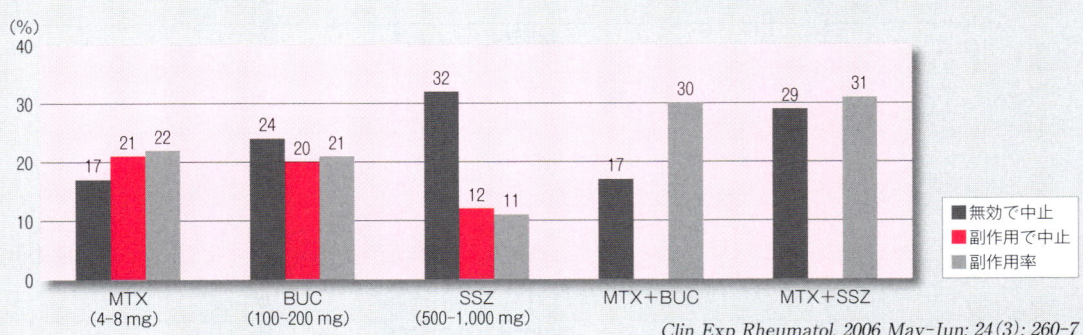

[棒グラフ：MTX (4-8 mg) 無効で中止 17, 副作用で中止 21, 副作用率 22; BUC (100-200 mg) 24, 20, 21; SSZ (500-1,000 mg) 32, 12, 11; MTX+BUC 17, -, 30; MTX+SSZ 29, -, 31]

Clin Exp Rheumatol. 2006 May-Jun; 24(3): 260-7

- ▶タクロリムスは免疫抑制に加え腎障害，高血糖，神経症状，消化管症状に注意を要する．1.5-3.0 mg/日で使用するが，12 時間後の採血で血中濃度を確認する（移植患者での至適濃度は 5-20 ng/mL であるが，関節リウマチではそれ以下で十分効力を期待できると考えられる）．
- TNF 阻害薬は DMARD で 12 週間治療しても圧痛関節痛≧6，腫脹関節痛≧6，CRP≧2.0 mg/dL（赤沈≧28 mm/時）である場合に導入するのが目安であるが，近年はより早期に導入することで関節リウマチの予後が改善することが期待されている．
  - ▶日和見感染のリスク回避のために WBC≧4,000/μL，Lym≧1,000/μL，β-D-グルカン陰性が望ましい．
  - ▶非結核性抗酸菌症・慢性 B 型肝炎は禁忌である．潜在性結核感染症が疑われれば INH 予防投与を行う．NYHA Ⅲ以上の心不全・悪性腫瘍・脱髄疾患も禁忌である．また最終投与から 2-4 週間は創傷治癒・感染防御に影響がありうるため，手術は避ける．
  - ▶インフリキシマブ（レミケード®）はメトトレキサート併用が必要で，0，2，6 週で点滴投与，その後は 8 週ごとに投与する．アナフィラキシー様反応が起こりうる．
  - ▶エタネルセプト（エンブレル®）は週に 1-2 回，アダリムマブ（ヒュミラ®）は 2 週に 1 回の皮下注射が必要だが，自己注射に移行させることもできる．さらにゴリムマブ（シンポニー®）は月に 1 回の投与ですむ．
- TNF 阻害薬でも効果が不十分な場合は抗 IL-6 受容体抗体であるトシリズマブ（アクテムラ®）や CTLA4-Ig 製剤であるアバタセプト（オレンシア®）の効果が期待されるが，前者では感染症を来しても CRP 高値は見られにくいことに注意を要する．
- また近年，経口ヤヌスキナーゼ（JAK）阻害薬も使用が可能となった．

5 脊椎関節炎

脊椎関節炎
- 強直性脊椎炎，反応性関節炎，乾癬性関節炎，炎症性腸疾患による関節炎の 4 つが大きな分類である．
- いずれも比較的若年〜中年に多い．

（つづく）

- 仙腸関節炎，非対称性末梢関節炎，腱付着部炎，指趾炎（ソーセージ状指），皮疹，ブドウ膜炎/結膜炎は特徴的な所見である．
- HLA-B27 との関連から HLA-B27 関連脊椎関節症とも呼ばれる．

- 慢性腰痛患者において，①40歳以下での発症，②緩徐な発症，③運動で軽快，④安静で軽快しない，⑤夜間痛（起き上がると軽快）のうち4項目以上であれば感度44％，特異度91.7％で脊椎関節炎による腰痛を疑う〔Ann Rheum Dis. 2009 Jun; 68(6): 784-8〕．
- ASAS(Assessment of Spondyloarthritis International Society)による分類基準

軸関節炎の分類基準	
・3か月以上持続する腰痛 ・45歳以下での発症 ・仙腸関節炎の画像所見かつ右記所見≧1つ，あるいは HLA-B27を含む右記所見≧3つ （感度66.2％，特異度97.3％） Ann Rheum Dis. 2009 Jun; 68(6): 777-83	・炎症性腰痛 ・関節炎 ・腱付着部炎（踵） ・ぶどう膜炎 ・指趾炎 ・乾癬 ・炎症性腸疾患 ・NSAIDs への反応が良好 ・脊椎関節炎の家族歴 ・HLA-B27 ・CRP 上昇
末梢関節炎の分類基準	
・右記のうち1つ以上	・ぶどう膜炎 ・乾癬 ・炎症性腸疾患 ・先行感染症（発症前1か月以内の尿道炎・子宮頸管炎あるいは下痢） ・HLA-B27 ・仙腸関節炎の画像所見
・あるいは右記のうち2つ以上 （感度77.8％，特異度82.2％） Ann Rheum Dis. 2011 Jan; 70(1): 25-31	・関節炎 ・腱付着部炎 ・指趾炎 ・炎症性腰痛（過去を含む） ・脊椎関節炎の家族歴（第二度近親者以内の強直性関節炎，乾癬，急性ぶどう膜炎，反応性関節炎，炎症性腸疾患）

- 脊椎関節炎の分類

	強直性脊椎炎	乾癬性関節炎	反応性関節炎	炎症性腸炎関連関節炎
脊椎関節炎の中の内訳†	68.3%	12.7%	4.0%	2.2%
好発発症年齢	＜40歳	35-45歳	若年～中年	若年～中年
男女比	3:1	1:1	5:1	1:1
発症	緩慢	さまざま	急激	緩慢
仙腸関節炎	100%	40%	40-60%	20%
分布	対称性	非対称	非対称	対称性
靱帯棘	辺縁・軽微	粗大	粗大	辺縁・軽微
末梢関節炎	非対称・下肢優位	非対称・種々の関節	非対称・下肢優位	非対称・下肢優位
腱付着部炎	一般的	とても多い	とても多い	時々
ソーセージ状指	一般的でない	多い	一般的	一般的でない
皮膚病変	なし	尋常性乾癬	環状亀頭炎 keratoderma blennorrhagicum	結節性紅斑 壊疽性膿皮症
爪病変	なし	複数の点状陥凹 爪剥離症	爪剥離症	ばち指
眼病変	前部ブドウ膜炎	慢性ぶどう膜炎	前部ぶどう膜炎・結膜炎	慢性ぶどう膜炎
心病変	大動脈弁閉鎖不全 伝導障害	大動脈弁閉鎖不全 伝導障害	大動脈弁閉鎖不全 伝導障害	大動脈弁閉鎖不全

（つづく）

	強直性脊椎炎	乾癬性関節炎	反応性関節炎	炎症性腸炎関連関節炎
肺病変	上葉の線維化	なし	なし	なし
腎病変	アミロイドーシス IgA腎症	アミロイドーシス	アミロイドーシス	尿路結石
泌尿器病変	前立腺炎	なし	尿道炎・子宮頸管炎	なし

Am Fam Physician. 2004 Jun 15; 69(12): 2853-60 より改変
† *J Rheumatol. 2001 Mar; 28(3): 554-9*

- ▶ 上記の脊椎関節炎以外にSAPHO(synovitis, acne, pustulosis, hyperostosis, osteitis)症候群がある.
  - □ 掌蹠膿疱症・SAPHO症候群は日本における脊椎関節炎の5%を占める〔*J Rheumatol. 2001 Mar; 28 (3): 554-9*〕.
  - □ 実はSAPHOのPはpustulosis/psoriasisとしてよいほど乾癬(psoriasis)の合併率も高い.皮膚所見のうち掌蹠膿疱症(palmoplantar pustulosis)を単独で認めるのは32-60%,重度の痤瘡(acne)は18-60%,乾癬は5-10%,複数の皮膚所見を認めるのが14-24%,いずれも認めないのが16-23%である〔*Arthritis Rheum. 2009 Jun 15; 61(6): 813-21/Semin Arthritis Rheum. 1999 Dec; 29(3): 159-71*〕.骨・関節病変は胸鎖関節などの前胸部(83%),仙腸関節や脊椎(66%)が末梢関節(28%)よりも障害されやすい〔*Arthritis Rheum. 2009 Jun 15; 61(6): 813-21*〕.
- ▶ 腱付着部炎は,アキレス腱踵骨付着部,足底腱膜踵骨付着部,膝蓋腱脛骨結節付着部,膝蓋骨上縁・下縁,中足骨頭,第5中足骨基部,脊椎靱帯椎体付着部に多い.関節辺縁に圧痛があることと,腱が伸展される方向に関節を動かすときのみ疼痛が誘発される場合に,関節炎よりは腱付着部炎を疑う.
- ▶ keratoderma blennorrhagicum:落屑・角化・膿疱が四肢伸側と体重のかかる手掌・足底に見られる.

● HLA-B27
- ▶ 日本人では保有率は0.1-0.5%とかなり低いため,陽性であれば診断的価値は高いと考えられるが,保険適用外検査である.

白人におけるHLA-B27陽性率

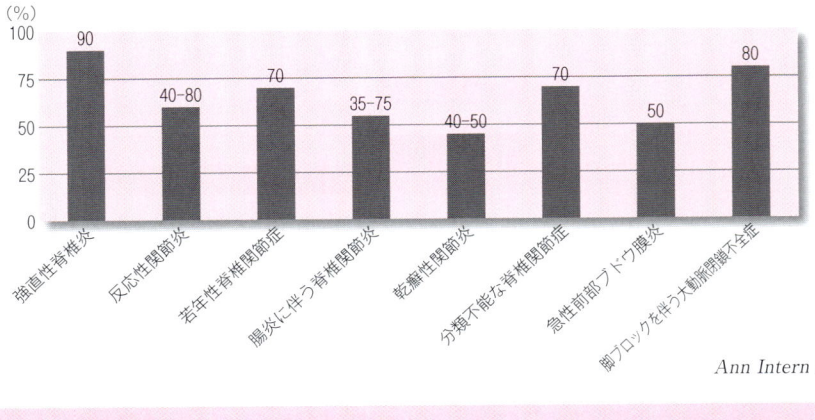

(%)
- 強直性脊椎炎: 90
- 反応性関節炎: 40-80
- 若年性脊椎関節症: 70
- 腸炎に伴う脊椎関節炎: 35-75
- 乾癬性関節炎: 40-50
- 分類不能な脊椎関節症: 70
- 急性前部ブドウ膜炎: 50
- 顳ブロックを伴う大動脈閉鎖不全症: 80

Ann Intern Med. 2002; 136: 896-907

強直性脊椎炎の症候

- 40歳未満で発症した1か月で改善しない慢性腰痛では強直性脊椎炎を疑う.
- 早朝に痛みで覚醒することもあるが,疼痛は運動で改善する.
- Schöber試験は経過の把握に有用である.

- 強直性脊椎炎の診断

	感度	特異度	LR+	LR−
発症が40歳以下†	100	7	1.1	0.0
	96.0	14.0	1.1(1.0-1.2)	0.3(0.1-0.9)
仰臥位で痛み緩和せず†	80	49	1.57	0.41
運動で改善, 安静で改善なし	55.4	78.6	2.6(1.8-4.1)	0.7(0.4-0.7)
睡眠後半期にのみ痛みで覚醒	44.0	77.3	2.0(1.3-2.9)	0.7(0.6-0.9)
朝の背中のこわばり>30分†	64	59	1.6	0.61
	64.3	75.3	2.7(1.9-4.0)	0.5(0.4-0.6)
症状持続>1か月	24.7	90.2	2.5(1.3-4.9)	0.8(0.7-0.9)
>3か月†	71	54	1.5	0.54
殿部の痛みが左右交代性にあり	36.6	88.4	3.2(1.8-5.6)	0.7(0.6-0.8)
脊椎前屈試験(Schober法)<5cm	90.7	65.0	2.6(2.0-3.4)	0.1(0.1-0.3)
胸囲の呼吸性変動≦2.5cm†	9	99	9.0	0.92
5項目(†)中4項目	23	82	1.3	0.94

Arthritis Rheum. 2006 Feb; 54(2): 569-78/ † *Ann Intern Med. 2002 Oct 1; 137(7): 586-97*

▶ Schöber試験は腰仙椎移行部とその頭側10cmに印をつけ最大前屈位でこの距離がさらに5cm以上開大すれば正常とする.

強直性脊椎炎の検査

- 採血で炎症を認めなくても強直性脊椎炎を否定することはできない.
- 単純X線写真では仙腸関節に不整や開大を認める.
- 腰椎単純X線写真は早期にはshining cornerとsquaringが見られ, 晩期にはbamboo spineとなる.
- 保険適用はないがHLA-B27陽性の確認は診断に有用である.

- 強直性脊椎炎の診断

	感度	特異度	LR+	LR−
CRP>1.0 mg/dL	39.0	84.7	2.5(1.5-4.2)	0.7(0.6-0.9)
ESR亢進¶	69	68	2.2	0.46
骨盤単純PA像†	26-45	100		0.55-0.74
MRI†	56			
骨シンチグラフィ†	26	100		0.74
HLA-B27	89.1	94.5	16.2(7.5-35.7)	0.1(0.1-0.2)

Arthritis Rheum. 2006 Feb; 54(2): 569-78(ベルリンでのデータ)
† *Ann Intern Med. 2002 Oct 1; 137(7): 586-97*(物理的な脊椎疾患との比較)
¶ *Spine(Phila Pa 1976). 1995 Feb 1; 20(3): 318-27*

- 活動性評価にはCRPやESRよりもMMP-3が優れる〔*Rheumatology(Oxford). 2006 Apr; 45(4): 414-20*〕.
- 仙腸関節単純X線写真
  ▶ 前後撮影よりも管球を30°の角度で足から頭の方向に向けて撮るFerguson撮影をするとよく見える. 早期には仙腸関節の軟骨下の骨吸収と関節面の不整化から"pseudo-widening"と呼ばれる変化が見られる. これが進行すると仙腸関節は癒合していく.
- 腰椎側面像
  ▶ 椎体に付着する腱に腱付着部炎が起こると椎体前方の角が硬化し"shining corner"と呼ばれ, さらに椎体の上下の骨吸収が起こるため椎体の前面のくぼみが減って四角形に見える"squaring"となるのが初期の変化である.
  ▶ 稀に無症状中高年の胸腰椎移行部付近に4つ以上の椎体前縁に沿った連続する石灰化あるいは骨化を認めることがあるが, これは汎発性特発性骨増殖症(diffuse idiopathic skeletal hyperostosis ; DISH)と呼ばれ, 椎間関節の強直や仙腸関節の骨侵食・硬化・骨融合を認めない良性の変化である.

- HLA-B27
  - ▶ 脊椎関節炎の中で最も HLA-B27 陽性率が高い.
  - ▶ 日本では HLA-B27 の陽性率は一般人口の 0.1-0.5％と非常に低い. そのためか日本では強直性脊椎炎の有病率は欧米より低く人口の 0.05-0.4％である.

- それ以外
  - ▶ 胸部 X 線では肺尖部に線維化が見られることもある.
  - ▶ 心病変（大動脈根の拡張，大動脈弁閉鎖不全症など）を 3-10％に合併するので心エコーも重要な検査である.

反応性関節炎

- 咽頭炎，尿道炎，急性胃腸炎が 2-4 週間前に先行していれば強く疑う.
- 仙腸関節炎，腱付着部炎，ソーセージ状指は他の脊椎関節炎でも見られるが，これらが急性に出現すれば反応性関節炎を第一に疑う.
- 結膜炎や，陰茎亀頭，下腿の皮疹の感度は低いものの特徴的な所見である.

- 関節炎の発症に咽頭炎が先行していれば溶連菌感染後反応性関節炎を考えるが，溶連菌感染後反応性関節炎に関してはリウマチ熱との異同に議論があるため，リウマチ熱の項に記載する.
- 尿道炎所見を伴う Chlamydia 感染による反応性関節炎は古典的な Reiter 症候群として知られている.
- 消化管症状があれば，Salmonella，赤痢，Yersinia，Campylobacter，Clostridium difficile 腸炎を考える.

- Reiter 症候群の診断

	感度	特異度	LR＋	LR−
1 か月以上の関節炎に尿道炎・子宮頸管炎	84(74-91)	98(94-100)	47(15-144)	0.16(0.10-0.26)
1 か月以上の関節炎に尿道炎・子宮頸管炎あるいは両側性結膜炎	86(76-92)	96(92-99)	24(11-52)	0.15(0.09-0.25)
関節炎・結膜炎・尿道炎のエピソード	51(40-62)	99(95-100)	42(10-169)	0.50(0.40-0.62)
1 か月以上の関節炎・結膜炎・尿道炎のエピソード	48(37-59)	99(95-100)	40(9.9-162)	0.52(0.43-0.65)

Arthritis Rheum. 1981 Jun; 24(6): 844-9

乾癬性関節炎

- 非対称性少関節炎が多く，DIP 関節優位の関節炎であれば特徴的であるが，さまざまな関節炎のタイプをとりうる.
- 診断には乾癬の皮疹や手指腫脹，爪の所見が重要である.
- X 線にて pencil in cup が見られれば特異的な所見とされる.

- 関節炎の特徴

乾癬性関節炎の臨床所見

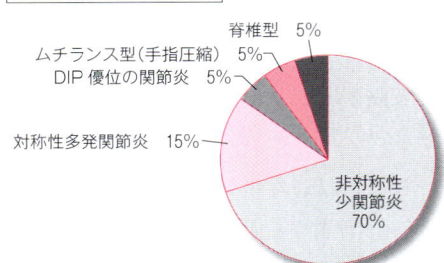

- 脊椎型 5%
- ムチランス型(手指圧縮) 5%
- DIP 優位の関節炎 5%
- 対称性多発関節炎 15%
- 非対称性少関節炎 70%

Skin Therapy Lett. 2008 May; 13(4): 4-7

- ▶ DIP 関節や PIP 関節が障害されるが，MCP 関節や手関節は障害されがたいことが関節リウマチとの重要な鑑別点である．
- ▶ X 線では腱付着部炎を反映して同部位に骨増殖像が見られたり，関節リウマチより広範な関節面の骨びらんが見られるため pencil in cup（中手骨遠位端が細く鉛筆様になり，裾を広げた末節骨のカップに収まる）という特徴的な所見が得られる．

- ● 皮疹
  - ▶ 四肢だけではなく頭皮や耳介，陰部，手掌・足底，爪を含む診察が必要である．
  - ▶ 皮疹の活動性と関節炎は関連が乏しい．
  - ▶ 乾癬の 10％以上で関節炎を呈し，15％は関節炎を契機に乾癬が診断される〔Ann Intern Med. 2002 Jun 18; 136(12): 896-907〕．

- ● CASPAR criteria：以下の 5 項目の合計 3 点以上（現在の皮膚所見以外は各 1 点）で陽性とする．
  1. 現在の皮膚所見(2 点)，乾癬の既往か乾癬の家族歴(1 点)
  2. 爪所見(爪剝離・pitting・角質増殖)
  3. 手指全体の腫脹(dactylitis)
  4. リウマトイド因子陰性(ラテックス凝集法以外)
  5. X 線にて関節周囲の骨新生(骨棘を除く)

	感度	特異度	LR＋	LR－
現在の乾癬皮膚所見	88	98	44	0.12
乾癬の既往	94	98	47	0.06
乾癬の家族歴	47	91	5.2	0.58
爪剝離・pitting・角質増殖などの爪変化	58	98	29	0.43
手指全体の腫脹	54	95	10.8	0.48
リウマトイド因子陰性	95	60	2.4	0.08
関節周囲の骨新生(骨棘を除く)	19	95	3.8	0.85
CASPAR score	91.4	98.7	70	0.09

Arthritis Rheum. 2006 Aug; 54(8): 2665-73

6 リウマチ熱

リウマチ熱・連鎖球菌感染症後反応性関節炎

- ● A 群 β 溶血連鎖球菌による咽頭炎が主な原因である．
- ● 抗菌薬出現によりリウマチ熱は激減したが，溶連菌感染と関連しているがリウマチ熱の診断基準を満たさない連鎖球菌感染症後反応性関節炎は現在でもしばしば経験される．
- ● 連鎖球菌感染症後反応性関節炎は比較的青年～成人に多い．心炎合併は稀であるが顕著な関節炎を来すことが特徴である．

- ● A 群 β 溶血連鎖球菌による咽頭炎以外にも，C 群連鎖球菌や G 群連鎖球菌による咽頭炎，A 群連鎖球菌による軟部組織感染症によっても急性糸球体腎炎同様，リウマチ熱が起こりうる．

● リウマチ熱と抗菌薬

抗菌薬の出現によりリウマチ熱の頻度は激減している

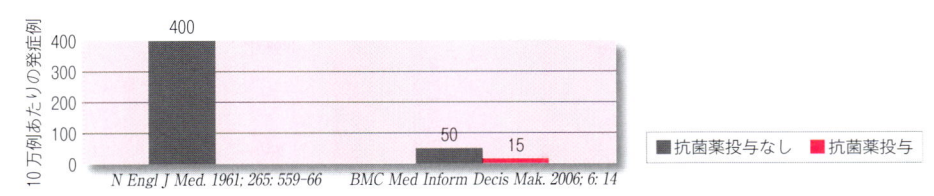

▶ 溶連菌の曝露回数が多く，小児であることがリウマチ熱の心病変と関連があるとされる．このことからリウマチ熱が減った理由としては小児期の抗菌薬曝露が増えたことが関係していると考えられる．

▶ リウマチ熱予防は咽頭炎から8-10日以内に抗菌薬を投与すれば可能である〔Am J Med. 1951 Jun; 10 (6): 673-95〕．

● 連鎖球菌感染症後反応性関節炎とリウマチ熱

	リウマチ熱	連鎖球菌感染症後反応性関節炎
好発年齢	5-15歳	8-40歳
咽頭炎から関節炎発症	2-3週間	1-3週間
関節炎所見	移動性関節炎（79％）	固定性関節炎（67％） 小関節や体軸関節も罹患しうる
NSAIDへの反応	非常によい （平均2.2日で反応）	平均6.9日で反応 緩徐で治癒まで数か月かかってもよい
心炎	しばしば	稀
関節外症状		腱鞘滑膜炎や腎炎が見られることがある 結節性紅斑・多形滲出性紅斑が多い 肝障害も多い

J Pediatr. 2008 Nov; 153(5): 696-9 より改変

リウマチ熱の診断基準（改訂Jones診断基準1992）

● 成人のリウマチ熱は発熱を伴う関節炎で発症することが多く，溶連菌感染の証明が診断には重要である．
● 成人のリウマチ熱では小舞踏病・輪状紅斑・皮下結節に遭遇することは稀だが，心雑音や心電図でのI度房室ブロックは比較的見られる．

● 溶連菌感染の証明＋（主症状2項目あるいは主症状1項目＋副症状2項目）でリウマチ熱の可能性が高いと判定する．

主症状	副症状
・多発関節炎 ・心炎 ・舞踏病 ・輪状紅斑 ・皮下結節	・関節痛（関節炎がない場合のみ算定） ・発熱 ・採血にて急性期反応物質上昇 ・心電図上PR間隔延長

リウマチ熱の徴候

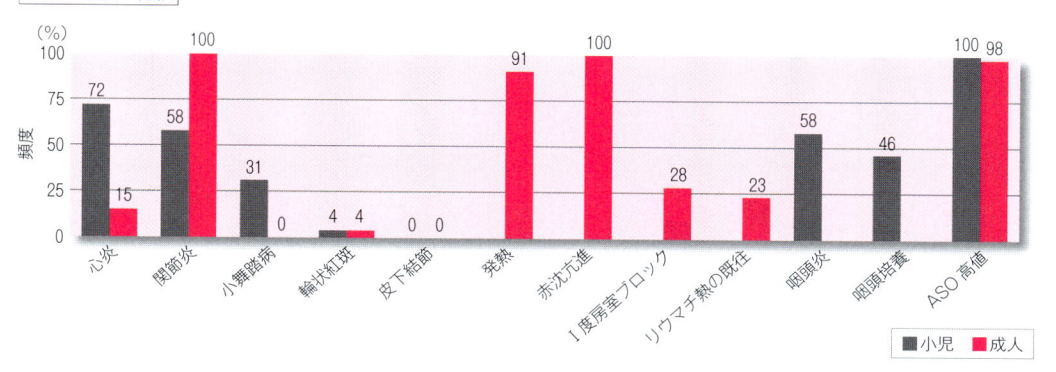

徴候	小児 (%)	成人 (%)
心炎	72	15
関節炎	58	100
小舞踏病	31	0
輪状紅斑	4	4
皮下結節	0	0
発熱	—	91
赤沈亢進	—	100
I度房室ブロック	—	28
リウマチ熱の既往	—	23
咽頭炎	58	—
咽頭培養	46	—
ASO高値	100	98

Trans Am Clin Climatol Assoc. 1993; 104: 15-23

● 各所見の特徴

心炎	聴診異常がなければ心エコー上で異常があっても有意な所見とはいえない〔JAMA. 1992 Oct 21; 268(15): 2069-73〕ため，心雑音を聴取しなければ心エコーは必須ではない． I度房室ブロックは可逆性であれば，診断的価値が高い．
舞踏病	基底核，尾状核が侵されることにより生じる．遅発性で溶連菌感染症状から数週間〜数か月を経て発症する．
輪状紅斑	体幹，四肢の近位部に出現（顔面には出現しない）する一過性，移動性の紅斑で，痛みや硬結は伴わない．
皮下結節	関節伸側の皮下組織に認められる数mm〜2cm程度の無痛性の硬い結節

● リウマチ熱またはリウマチ性心疾患の既往に関しては，以前は副症状の1つとして扱われていたが，過剰診断につながるので項目から削除された〔JAMA. 1992 Oct 21; 268(15): 2069-73〕．しかしながら宿主側にもリウマチ熱を来す素因があるのも確かであり，リウマチ熱の既往がある場合に溶連菌感染を来すと半数程度にリウマチ熱を再発するという報告もある．そのためリウマチ熱を来した場合はその重症度に応じて5年間あるいは20歳までもしくは一生涯にわたり長期の抗菌薬投与が必要と考えられている．

関節炎の特徴

- リウマチ熱の関節炎は移動性の大・中関節炎で，NSAIDが著効することが特徴的である．
- 溶連菌感染後反応性関節炎は反応性関節炎であり，下肢優位の非対称性・非移動性関節炎で6週間以内に改善するのが典型的である．
- 成人における溶連菌感染後反応性関節炎では関節リウマチと類似した関節炎を呈することもある．

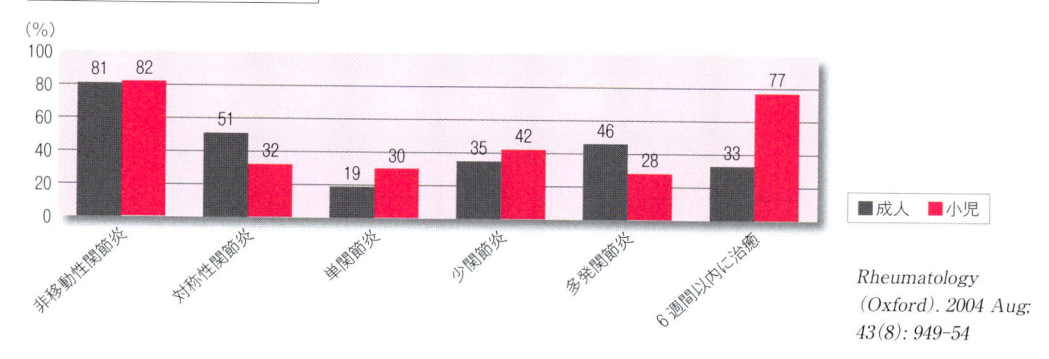

溶連菌感染後反応性関節炎の特徴

特徴	成人 (%)	小児 (%)
非移動性関節炎	81	82
対称性関節炎	51	32
単関節炎	19	30
少関節炎	35	42
多発関節炎	46	28
6週間以内に治癒	33	77

Rheumatology (Oxford). 2004 Aug; 43(8): 949-54

成人の溶連菌感染後反応性関節炎における関節罹患部位

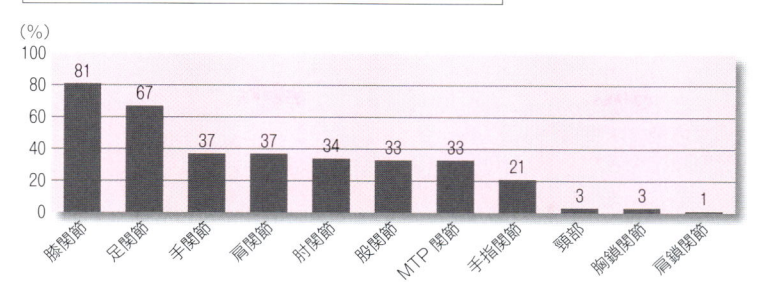

部位	%
膝関節	81
足関節	67
手関節	37
肩関節	37
肘関節	34
股関節	33
MTP関節	33
手指関節	21
頸部	3
胸鎖関節	3
肩鎖関節	1

Ann Rheum Dis. 1993 Jun; 52(6): 475-82

- 溶連菌感染後反応性関節炎は8-14歳と21-37歳の二峰性だが，高齢者でもありうる〔Rheumatology (Oxford). 2004 Aug; 43(8): 949-54〕.
- 成人の溶連菌感染後反応性関節炎では小関節を含む対称性多発関節炎で6週間以上継続することも多いが，関節リウマチよりは若年発症で大関節優位である．

連鎖球菌感染の証明

- 咽頭培養は感度が低いため，抗体検査を併用する必要がある．
- ASOは感度80％，ASKを併用すれば感度90％で溶連菌の感染を検出できる．
- ASO＜200単位ならば連鎖球菌感染の可能性は下がり，ASO≧400単位ならば可能性が上がる．ASO≧800単位であれば確定的である．

- 咽頭培養
  - リウマチ熱患者では咽頭炎の既往は60％で認められ，咽頭培養の感度は30％〔Ann Rheum Dis. 1993 Jun; 52(6): 475-82〕.
  - 溶連菌感染後反応性関節炎における咽頭培養の感度は10％未満〔Br J Rheumatol. 1998 Mar; 37(3): 335-40〕.

- 抗体検査
  - 抗ストレプトリジンO抗体(ASO)，抗ストレプトキナーゼ抗体(ASK)，抗デオキシリボヌクレアーゼ-B抗体(抗DNAse-B抗体)の3つが保険適用のある検査．
    - ASOは感染から2週間後ほどして上昇し，数か月して低下してくるが1年後も高値継続することもある．また，C群連鎖球菌やG群連鎖球菌でも上昇しうるとされる．
    - 抗DNAse-B抗体のほうがASOより診断特性が優れる．特に皮膚感染ではASOは上昇しにくいため抗DNAse-B抗体が有望視されるが，日本では試薬の調達が困難である．
  - リウマチ熱に対してASOは感度80％．2種類以上の抗体を用いれば感度90％，3種類で感度95％とされる〔Br J Rheumatol. 1998 Mar; 37(3): 335-40〕.
  - β溶連菌に対するシングル血清による診断

ASOの値	頻度(%)	LR+
120単位未満	0	0.0
120-160単位	3.1	0.29
160-200単位	6.6	0.79
200-240単位	8.9	0.79
240-320単位	5.8	1.12
320-400単位	9.7	1.64

ASOの値	頻度(%)	LR+
400-480単位	12.8	1.29
480-640単位	8.9	2.17
640-800単位	11.3	4.35
800-960単位	11.6	9.67
960-1,280単位	3.9	13
1,280単位以上	17.4	∞

J Clin Epidemiol. 1993 Oct; 46(10): 1181-5 より改変

- ペア血清による値の変化を確認することが望ましいとされる．
- 小舞踏病発症，心炎で診断された場合などは感染から時間が経過しており，抗体検査でも連鎖球菌の感染歴を証明することが不可能なことがある．

7　全身性エリテマトーデス

全身性エリテマトーデス（SLE）とその分類基準
- 若年女性に多い．
- 蝶形紅斑・円板状皮疹・光線過敏・口腔内潰瘍・関節炎・漿膜炎・中枢神経障害・血球減少・尿検査異常のうち2つ以上あればSLEを鑑別に入れ，抗核抗体や免疫異常の検索を行う．

- わが国における有病率は10万人あたり40人以上（2005年度の特定疾患医療受給者数は53,409人）で，女性が89.6％を占め，20-40歳に多い〔日本臨牀. 2009; 67(3): 458-62〕．

- 米国リウマチ学会の分類基準(1997)による日本人におけるSLEの診断
  - 1982年の基準ではLE細胞も診断基準に入っていた．1997年ではそれが削除された代わりに抗カルジオリピン抗体やループスアンチコアグラントでも免疫異常と捉えるようになった．現在ではこの基準が特定疾患認定基準でもあり，最も重要視されている．

	感度	特異度	LR+	LR−
1. 蝶形紅斑	77(71-82)	97(94-99)	26(13-52)	0.2(0.2-0.3)
2. 円板状皮疹	27(22-33)	99(96-100)	19(6.9-50)	0.7(0.7-0.8)
3. 光線過敏	45(40-51)	97(94-99)	15(7.7-31)	0.6(0.5-0.6)
4. 口腔内潰瘍（口腔内か鼻腔内で無痛性）	25(20-30)	94(90-97)	4.2(2.5-7.0)	0.8(0.8-0.9)
5. 関節炎（2か所以上で非破壊性）	80(75-84)	61(55-67)	2.1(1.8-2.4)	0.3(0.3-0.4)
6. 腎障害 持続性蛋白尿（>0.5 g/日または 3+以上）や細胞性円柱				
蛋白尿（>0.5 g/日）	54(48-60)	94(91-97)	9.5(5.7-16)	0.5(0.4-0.6)
蛋白尿（>3.5 g/日）	28(23-34)	99(97-100)	25(8-79)	0.7(0.7-0.8)
蛋白尿（>3+）	44(39-51)	96(92-98)	9.9(5.6-17)	0.6(0.5-0.7)
顆粒円柱	53(47-59)	92(87-94)	6.2(4.2-9.4)	0.5(0.5-0.6)
7. 神経障害				
・認知症	1(1-4)	100(98-100)	3.8(0.4-34)	1.0(1.0-1.0)
・痙攣	10(6-14)	100(98-100)	26(3.5-188)	0.9(0.9-0.9)
・昏睡	6(4-10)	100(98-100)	∞	0.9(0.9-1)
・精神病	14(11-19)	99(97-100)	13(4.1-42)	0.9(0.8-0.9)
・局所神経症状	11(8-15)	92(88-95)	1.3(0.8-2.3)	1(0.9-1)
8. 漿膜炎				
・胸膜炎	18(14-23)	95(91-97)	3.5(2.0-6.1)	0.9(0.8-0.9)
・心膜炎	16(12-21)	96(93-98)	3.9(2.1-7.3)	0.9(0.8-0.9)
9. 血液異常				
・溶血性貧血（網状赤血球増多あり）	16(12-21)	96(92-98)	3.6(2.0-6.7)	0.9(0.8-0.9)
・白血球減少（<4,000/μL が2回以上）	67(61-72)	87(82-90)	5.0(3.7-6.9)	0.4(0.3-0.5)
・リンパ球減少症（<1,500/μL が2回以上）	70(64-75)	71(65-76)	2.4(2.0-2.9)	0.4(0.4-0.5)
・血小板減少（原因薬剤なく10万/μL未満）	24(19-30)	96(92-98)	5.4(3.0-9.8)	0.8(0.7-0.9)
10. 抗核抗体	99(96-100)	48(42-54)	1.9(1.7-2.1)	0(0-0.1)
11. 免疫異常				
・抗dsDNA抗体陽性†	57.3	97.4	16.4	0.49
・Sm抗体	27(21-34)	98(94-99)	11(4.1-30)	0.8(0.7-0.8)
・抗リン脂質抗体陽性				
・抗カルジオリピン抗体				
・ループスアンチコアグラント				

（つづく）

	感度	特異度	LR+	LR−
・梅毒血清反応疑陽性（6か月以上継続）	20(15-25)	98(95-99)	8.7(3.5-21)	0.8(0.8-0.9)
LE細胞（1997分類基準から削除）	60(54-66)	95(91-97)	12(6.5-22)	0.4(0.4-0.5)

Arthritis Rheum. 1985 Jun; 28(6): 693-8 より改変/† Arthritis Rheum. 2002 Oct 15; 47(5): 546-55

▶同時にあるいは経時的に11項目中いずれかの4項目以上でSLEと分類する．

	感度	特異度	LR+	LR−
1982年分類基準‡	72	91	8.0	0.31
1997年分類基準‡	78	89	7.1	0.25
日本人でのデータ	97	89	8.8	0.03

Arthritis Rheum. 1985 Jun; 28(6): 693-8/ ‡ Scand J Rheumatol. 1999; 28(2): 81-7

- 頬部紅斑は鼻唇溝を越えない傾向がある．
- 口腔内潰瘍は通常無痛性なので診察にて確認しなければならない．

- 関節炎
  ▶PIP関節，MCP関節，手関節，膝関節など少数の関節が移動性・非対称性に侵されること多い．
  ▶滑膜・靱帯が弛緩することでスワンネック変形・尺側偏位（Jaccoud関節炎）を呈しうるが，骨破壊はなく人為的な修復が可能である．
  ▶特にステロイドの長期投与歴がある場合，持続する股関節痛では無腐性骨壊死を除外する必要がある．

分類基準以外のSLEの特徴

- 発熱，体重減少，リンパ節腫脹，脱毛症，Raynaud現象も比較的よく見られる徴候である．
- 低補体価は参考所見となる．

	感度	特異度	LR+	LR−
発熱†	40-80			
体重減少†	44-60			
リンパ節腫脹†	21-50			
脱毛症	55(49-61)	94(90-96)	8.8(5.5-14)	0.5(0.4-0.5)
Raynaud現象	48(42-54)	60(54-66)	1.2(1.0-1.4)	0.9(0.8-1.0)
関節炎（びらん性）	1(0-3)	69(63-75)	0(0-0.1)	1.4(1.4-1.5)
消化管病変†	38-44			
心雑音†	23			
肝腫大†	7-25			
脾腫†	9-20			
補体値				
C3低値	82(76-86)	81(75-86)	4.4(3.3-5.8)	0.2(0.2-0.3)
C4低値	74(68-80)	79(73-85)	3.6(2.7-4.7)	0.3(0.3-0.4)
CH50低値	85(80-89)	75(69-81)	3.4(2.7-4.4)	0.2(0.1-0.3)

† Postgrad Med. 1995 Apr; 97(4): 79/Arthritis Rheum. 1985 Jun; 28(6): 693-8 より改変

- 脱毛症までいかなくても前頭部の髪の毛が短くもろく折れやすいものはlupus hairとして知られる．
- 拡散能障害を伴わないが，胸膜炎の反復による横隔膜挙上で呼吸困難を来すものはshrinking lungとして知られる．
- 古典的には経過の中で心雑音を聴取するようになればLibman-Sacks型心内膜炎を考えるが，現在ではステロイド治療のため稀である．
- 低補体血症は肝障害でもよく見られる．免疫複合体（C1q）が上昇していれば低補体血症の原因が産生低下ではなく消費と推定されるが，SLE以外に血管炎など他の膠原病でも免疫複合体の上昇は見られる．

抗核抗体（ANA）

- 抗核抗体（ANA）≧160倍ならばSLEの可能性を考えるが，それ以外の疾患でも陽性となるので臨床像と抗核抗体の染色パターンから推定される特殊抗体のチェックを行う．
- ANAが陰性ならばSLEの可能性は低く抗dsDNA抗体や抗Sm抗体の測定は通常必要ではない．一方，抗SS-A抗体，抗Jo-1抗体，抗ミトコンドリア抗体などは抗核抗体が陰性でも陽性となりうる．
- 抗dsDNA抗体はSLEの特異的抗体の中では最も感度が高いだけではなく，腎症やSLE活動性に関連がある．
- 抗Sm抗体陽性の場合はSLEを強く疑う根拠となる．抗Sm抗体が陽性の場合は抗RNP抗体が陽性であっても混合性結合組織病（MCTD）よりもSLEであることが多い．
- 抗SS-A抗体陽性の場合はSjögren症候群，皮疹との関連があり，妊婦が陽性の場合は生まれてくる新生児の2%に先天性心ブロックが見られる．

- 抗核抗体（ANA）
  - SLE以外の自己免疫疾患でも陽性となる他に，感染症・薬剤性・高齢者〔Mech Ageing Dev. 1995 Mar 1; 78(2): 145-54〕でも弱陽性例は多い．

	感度	特異度				LR+	LR−
		他の膠原病	膠原病以外の疾患	健常人	全体		
SLE	93	49	75	78	57	2.2	0.11
強皮症	85	44	75	71	54	1.86	0.27
皮膚筋炎・多発性筋炎	61	52	91	82	63	1.67	0.61
Sjögren症候群	48	44	91	71	52	0.99	1.01
原発性Raynaud症候群	64	48	8	15	41	1.08	0.88
若年性関節リウマチ（JRA）	57				39	0.95	1.08
JRA＋ぶどう膜炎	80				53	1.68	0.39
関節リウマチ	41	38	85	82	56	0.93	1.06

Arthritis Rheum. 2002 Aug; 47(4): 434-44

  - ROC解析にて抗核抗体は160倍以上がカットオフとして適切であるとされている．40倍では特異度は68.3%のみ，80倍で86.7%，160倍で95%，320倍で96.7%である〔Arthritis Rheum. 1997 Sep; 40(9): 1601-11〕．

- 抗核抗体の染色パターン
  - 抗ミトコンドリア抗体，抗Jo-1抗体，抗SS-A抗体，抗平滑筋抗体，抗リボゾーム抗体は細胞質抗体であり，抗核抗体が陰性でもよい．

	推定される抗体	想定する疾患例
homogeneous	ヒストン，dsDNA	SLE，自己免疫性肝炎
peripheral	dsDNA	SLE，自己免疫性肝炎
speckled	Sm，SS-A，SS-B，RNP，Scl-70	SLE，MCTD 強皮症，Sjögren症候群
nucleolar	RNAポリメラーゼⅢ，リボゾームP	強皮症，CNSループス
centromere	centromere	CREST症候群，強皮症

- 特異的抗体

SLE での抗体陽性率

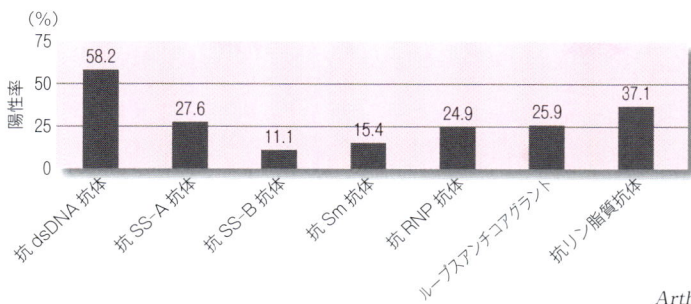

(棒グラフ: 抗dsDNA抗体 58.2%, 抗SS-A抗体 27.6%, 抗SS-B抗体 11.1%, 抗Sm抗体 15.4%, 抗RNP抗体 24.9%, ループスアンチコアグラント 25.9%, 抗リン脂質抗体 37.1%)

Arthritis Rheum. 2005 Dec; 52(12): 4003-10

▶ 抗 dsDNA 抗体は活動性や,腎症との関連がある.
  □ SLE と膠原病などの他の疾患との比較

	感度	特異度	LR+	LR−
抗 dsDNA 抗体†	57.3	97.4	16.4	0.49
活動性の予測	66	66	4.1	0.5
腎炎の予測	65	41	1.7	0.76
活動性腎炎の予測	86	45	1.7	0.3
抗 Sm 抗体	30 (23-38)	96 (92-98)	7.5	0.7
腎炎の予測	25 (17-36)	85 (78-91)	1.7	0.9
抗 RNP 抗体	27 (20-37)	82 (58-91)	1.5	0.9
腎炎の予測	28 (18-41)	74 (65-81)	1.1	1.0

Arthritis Rheum. 2004 Dec 15; 51(6): 1030-44 / † Arthritis Rheum. 2002 Oct 15; 47(5): 546-55

▶ 抗 Sm 抗体は small nuclear RNP に対する抗体であり,抗 RNP 抗体の 1 つとして考えることもできるものであり,抗 Sm 抗体陽性時の抗 RNP 抗体陽性は特に意味をなさない.しかし抗 Sm 抗体が陰性で抗 RNP 抗体陽性の場合は,混合性結合組織病(MCTD)を第一に考える.

- 抗 SS-A 抗体
  ▶ 抗核抗体が陽性で抗 dsDNA 抗体陰性の場合は,抗 SS-A 抗体,抗 SS-B 抗体,抗 Sm 抗体,抗 RNP 抗体の中で最も SLE の診断に有用なのは抗 SS-A 抗体との報告もある〔*Arthritis Rheum. 1996 Jun; 39(6): 1055-61*〕.
  ▶ 母体が抗 SS-A 抗体陽性の場合,生まれた児には 2% の頻度で先天性心ブロックが出現する〔*Arthritis Rheum. 2001 Aug; 44(8): 1832-5*〕.

抗リン脂質抗体

- 動脈・静脈・小血管の血栓症や不育症に加え,ループスアンチコアグラントか抗カルジオリピン抗体が 12 週間以上の間隔を空けて 2 回以上陽性となれば抗リン脂質抗体症候群と診断する.
- 抗リン脂質抗体陽性者では livedo や血小板減少も高頻度に認める.

  - 妊娠 10 週以降の奇形を伴わない胎児死亡,子癇・重症の妊娠高血圧症候群・胎盤機能不全による妊娠 34 週未満の出産,妊娠 10 週以前の 3 回連続した自然流産(母体の解剖学的・ホルモン異常,父母の染色体異常は除外)があれば抗リン脂質抗体症候群による不育症に合致する.
  - 抗リン脂質抗体が陽性の SLE は蝶形紅斑・日光過敏・円板状皮疹が少ない代わりに livedo reticularis(網状皮疹)が多い〔*Arthritis Rheum. 2005 Dec; 52(12): 4003-10*〕.
    ▶ なお,livedo racemosa(分枝状皮斑)は特に血管炎を示唆する所見として livedo reticularis とは区別されることもある〔*Rheumatology (Oxford). 2009 May; 48(5): 508-12*〕.

- 抗リン脂質抗体症候群では心臓弁膜症，神経症状（脳血管障害以外に認知症，片頭痛，多発性硬化症，横断性脊髄炎の報告がある），腎症，肺胞出血，副腎不全を来しうる．
- 小血管閉塞による多臓器障害が1週間以内で急速に出現する場合は catastrophic antiphospholipid antibody syndrome（CAPS）と称される．比較的稀ではあるが死亡率50%の重篤な病態である〔Lupus. 1998; 7 Suppl 2: S55-62〕．CAPS 単独ならば発熱や低補体血症，破砕赤血球は認めない．

- 検査所見
  - 血小板減少や梅毒血清反応疑陽性は，SLE よりも原発性の抗リン脂質抗体症候群でむしろ高頻度で認められる〔Arthritis Rheum. 2000 Feb; 43(2): 440-3〕．
  - 特発性血小板減少性紫斑病（ITP）と診断されていても，抗リン脂質抗体が陽性であれば5年間で45%が塞栓症を起こし，抗リン脂質抗体症候群と後日診断される〔Blood. 2001 Sep 15; 98(6): 1760-4〕．

- 抗リン脂質抗体
  - 抗リン脂質抗体症候群の診断

	感度	特異度	LR+	LR−
ループスアンチコアグラント（APTT 法）	72(57-83)	85(78-90)	4.8(3.2-7.4)	0.3(0.2-0.5)
ループスアンチコアグラント（DRVVT）	82(68-91)	87(80-91)	6.1(4.0-9.3)	0.2(0.1-0.4)
抗カルジオリピン抗体	92(80-97)	55(47-64)	2.1(1.7-2.5)	0.1(0.1-0.4)
抗β_2-GP I 抗体*	62(47-75)	86(79-91)	4.4(2.8-6.9)	0.4(0.3-0.6)

*抗β_2-glycoprotein（GP）I 抗体は日本では保険適用外検査である．
Blood. 2004 Dec 1; 104(12): 3598-602

  - 炎症がある場合は抗カルジオリピン抗体やループスアンチコアグラントが一過性に陽性となることはあるが〔Eur J Haematol. 2006 Mar; 76(3): 206-9〕，これらが一過性（3か月未満）であれば塞栓症のリスク要因とはならない〔Blood. 2005 Dec 15; 106(13): 4152-8〕．

  - 抗カルジオリピン抗体
    - 抗カルジオリピン抗体≧40 U/mL（40 GPL）であれば陽性とみなす．
    - 抗カルジオリピン抗体は感染や動脈硬化がある場合は偽陽性が多い．一方，抗カルジオリピン-β_2-GP I 複合体抗体は血栓症の予測に優れるが〔Stroke. 2001 Aug; 32(8): 1701-6〕，感度が低いことと標準された測定方法がないことから，両者を測定しどちらかが陽性であればよい〔J Thromb Haemost. 2006; 4(2): 295〕．

  - ループスアンチコアグラント（LAC）
    - LAC は凝固系の活性に必要なリン脂質をブロックすることで APTT が延長する（PT 測定時にはリン脂質を補充するため PT 延長はしない）．しかし APTT は試薬に含まれるリン脂質の組成・濃度により LAC に対する感度は異なることから APTT が正常でも LAC の存在は否定できない．
    - 抗リン脂質抗体症候群全体のうち APTT 延長を呈するのは 21(8-43)%のみである〔J Clin Pathol. 1992 Apr; 45(4): 332-8〕．
    - 抗凝固療法を行っている場合には結果が正確ではない可能性があるが，ワルファリンの場合は健常者血清と混合することで結果の推測ができるとされる〔J Thromb Haemost. 2006 Feb; 4(2): 295-306〕．

高齢発症のSLE

- 高齢発症の SLE では男女差が少なくなる．
- 高齢発症の SLE では蝶形紅斑などの皮膚徴候に乏しく，腎障害・中枢神経障害も少ないが漿膜炎は比較的多い．
- 特徴的な臨床所見が乏しいだけではなく，特異的抗体の陽性率も低いことから診断が難しい．

- 高齢発症SLEに決まった定義はないが，SLEの10-20%は50歳以上の発症とされる．
  - ▶若年発症した症例の男女比は1：10.6と女性に圧倒的に多いが，高齢発症では1：4.4と比較的男性にも多く見られる〔Medicine(Baltimore). 2004 Nov; 83(6): 348-59〕．

高齢発症（>50歳）のSLEの特徴

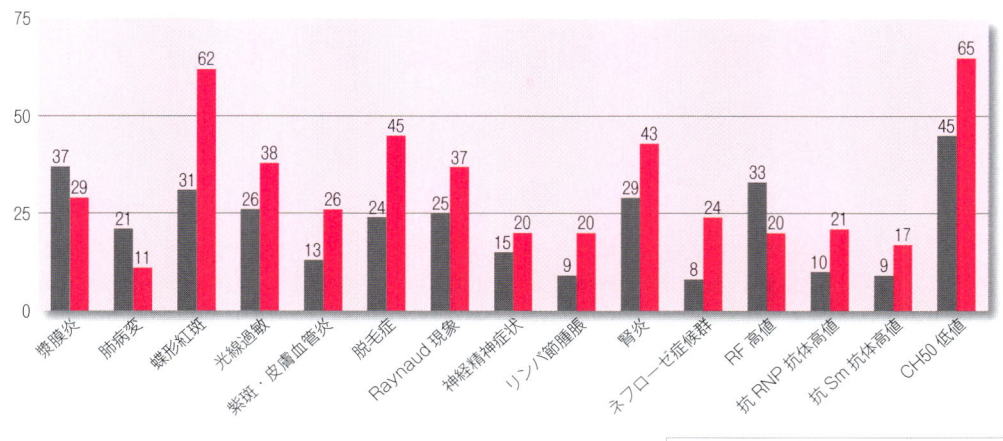

項目	高齢発症(n=714)	若年発症(n=4,700)
漿膜炎	37	29
肺病変	21	11
蝶形紅斑	31	62
光線過敏	26	38
紫斑・皮膚血管炎	13	26
脱毛症	24	45
Raynaud現象	25	37
神経精神症状	15	20
リンパ節腫脹	9	20
腎炎	29	43
ネフローゼ症候群	8	24
RF高値	33	20
抗RNP抗体高値	10	21
抗Sm抗体高値	9	17
CH50低値	45	65

Medicine(Baltimore). 2004 Nov; 83(6): 348-59 より改変

- ▶高齢発症者には抗リン脂質抗体陽性が多い（63% vs 39%）という報告もある〔Ann Rheum Dis. 1991 Oct; 50(10): 702-5〕．

薬剤性ループス

- 若年女性ではなく急性発症するSLEでは薬剤性ループスを一度は考え，薬剤内服歴をチェックする．
- 腎障害・中枢神経障害は稀で，血液学的異常も軽度である．
- 抗dsDNA抗体や抗Sm抗体出現は稀で，補体低値・免疫複合体高値も認めない．
- 最も診断的なのは被疑薬を中止して1-7か月後の改善を確認することである．

- 薬剤性SLEは，昔から素因があり徐々に発症するSLEと比較して突然発症する傾向がある．
- 薬剤誘発性ループスとの関連が明らかな薬剤にはプロカインアミド，ヒドララジン，ミノサイクリン，ジルチアゼム，ペニシラミン，イソニアジド，抗TNFα，IFNα，メチルドパ，クロルプロマジンがあるが，他の薬剤も薬剤誘発性ループスを起こしうる．
- 抗核抗体やLE細胞はSLEでも薬剤性ループスでも陽性となる．薬剤性ループスでは抗ヒストン抗体が高頻度に見られるがSLEにも見られるため特異的とはいえない．
- IFNαと抗TNFα治療による薬剤性ループスでは抗dsDNA抗体や抗Sm抗体が陽性となるが，それ以外の薬剤性ループスではこれらの抗体や補体低値は認めない．

SLEの活動性

- SLEの活動性評価には臨床所見に加えて，赤沈，C3，抗dsDNA抗体の測定が有用である．
- CRP上昇を認めれば感染症合併を考えるが，漿膜炎や活動性関節炎がある場合も高値となりうる．

- SLEの活動性評価
  - ▶C4 null allelesではC4持続低値となることあり〔Rheumatol Int. 1986; 6(3): 111-4〕．C4単独の持続低値はあまり気にしなくてもよいが，C3持続低値は腎機能低下に関連がある可能性がある〔J Am Soc Nephrol. 1996 Jun; 7(6): 924-9/J Rheumatol. 1996 Dec; 23(12): 2063-7〕．

SLE 活動性の予測

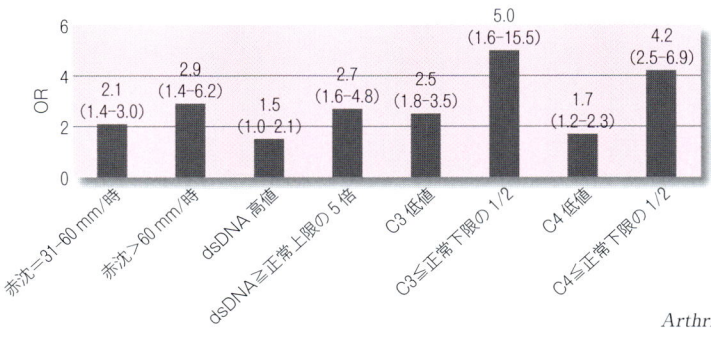

項目	OR (95%CI)
赤沈＝31-60 mm/時	2.1 (1.4-3.0)
赤沈＞60 mm/時	2.9 (1.4-6.2)
dsDNA 高値	1.5 (1.0-2.1)
dsDNA≧正常上限の5倍	2.7 (1.6-4.8)
C3 低値	2.5 (1.8-3.5)
C3≦正常下限の1/2	5.0 (1.6-15.5)
C4 低値	1.7 (1.2-2.3)
C4≦正常下限の1/2	4.2 (2.5-6.9)

Arthritis Rheum. 2007 Dec; 56(12): 4113-9

▶ 一方，1年後の SLE の急性増悪の予測には，赤沈，リンパ球減少，貧血，抗核抗体値が有用であるが，補体値や抗 dsDNA 抗体は有用ではないとの報告もある〔*Rheumatology(Oxford). 2000 Dec; 39(12): 1316-9*〕．

SLE と CRP の関係

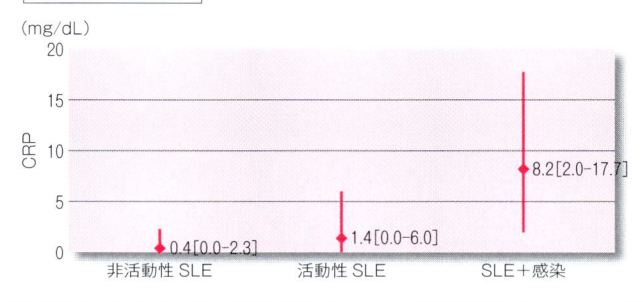

(mg/dL)

	CRP [範囲]
非活動性 SLE	0.4 [0.0-2.3]
活動性 SLE	1.4 [0.0-6.0]
SLE＋感染	8.2 [2.0-17.7]

Ann Rheum Dis. 1980 Feb; 39(1): 50-2

MEMO　ステロイド

- ヒドロコルチゾン→メチルプレドニゾロン（プレドニゾロンもほぼ同じ）→デキサメタゾン・ベタメタゾンと力価は5倍ずつ，半減期は2倍ずつとなる．一方電解質作用は徐々に弱くなる．

一般名 代表的商品名	ヒドロコルチゾン コートリル®，サクシゾン®	プレドニゾロン プレドニン®	メチルプレドニゾロン メドロール®，ソルメドロール®	デキサメタゾン・ベタメタゾン デカドロン®，リンデロン®
おおよその力価	1	4	5	25
電解質作用	3+	2+	1+	±
おおよその作用半減期	12 時間	24 時間	24 時間	48 時間
1日必要量	20 mg	5 mg	4 mg	0.75 mg

- ショックには電解質作用を期待するが，膠原病などに使用する場合は電解質作用がないほうがよい．一方半減期が短いほうが副腎抑制の副作用は軽く済む．そのため膠原病にはプレドニゾロンが使用されることが多い．

プレドニゾロン用量	
3-5 mg/日	健常者の生理的分泌量
10 mg/日	抗炎症作用期待 10(5-15)mg/日からのプレドニン減量は慎重を要する1つの目安
20 mg/日	日和見感染リスクの目安 長期投与では免疫抑制剤併用を考慮する目安
30 mg/日	0.5 g/kg/日はステロイド・レセプターの 95％に結合できる →多くの病状コントロール可能
60 mg/日	血管炎など重篤な病状での治療開始 CNS ループスなど特殊例を除いてこれ以上の用量は意義が乏しい ショック状態でのヒドロコルチゾン 300 mg/日以上が意義が乏しいのも同じ ただしステロイドパルス（メチルプレドニゾロン 500-1,000 mg/日）は効果発現が早いメリットがある

8 成人スティル病

> **成人 Still 病**
> - 多くは持続する高熱・関節痛・皮疹にて発症する．
> - サーモンピンク疹は診断に非常に有用だが，発熱時に一過性に見られるだけのことも多いため見逃されやすい．
> - 咽頭痛，リンパ節腫脹，脾腫，肝障害があり伝染性単核球症と紛らわしいことも多いが，関節炎や漿膜炎を呈したり，好中球優位に白血球増多することが異なる．
> - 関節症状は膝関節・手関節といった大〜中関節に加え，PIP 関節や MCP 関節も頻繁に障害される．

- 2/100 万人年の頻度で性差はない．

成人 Still 病で見られる症候

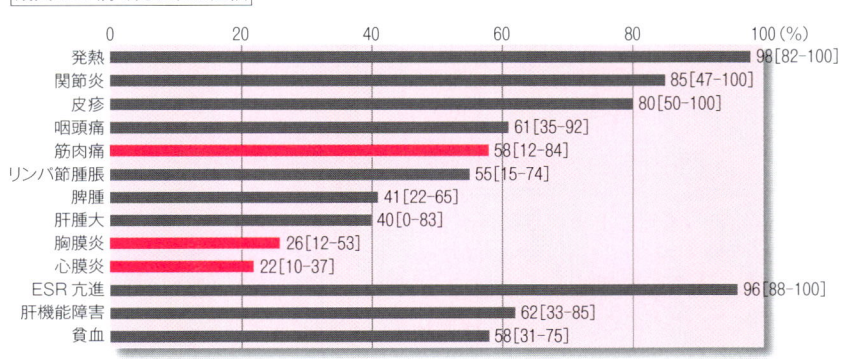

症候	% [範囲]
発熱	98 [82-100]
関節炎	85 [47-100]
皮疹	80 [50-100]
咽頭痛	61 [35-92]
筋肉痛	58 [12-84]
リンパ節腫脹	55 [15-74]
脾腫	41 [22-65]
肝腫大	40 [0-83]
胸膜炎	26 [12-53]
心膜炎	22 [10-37]
ESR 亢進	96 [88-100]
肝機能障害	62 [33-85]
貧血	58 [31-75]

■ *Ann Rheum Dis. 2006; 65: 564-72*
■ *Drugs. 2008; 68(3): 319-37*

- 成人 Still 病研究班による分類基準（山口基準）

大項目	1. 39℃以上，1 週間以上続く発熱 2. 2 週間以上続く関節症状 3. 典型的皮疹（発熱時に出現するサーモンピンク疹） 4. 80％以上の好中球増加を伴う白血球増加
小項目	1. 咽頭痛 2. リンパ節腫脹あるいは脾腫 3. 肝機能異常 4. RF 陰性および ANA 陰性
除外項目	1. 感染症（特に敗血症，伝染性単核球症，パルボ B19） 2. 悪性腫瘍（特に悪性リンパ腫） 3. 膠原病（特に多発性動脈炎，悪性関節リウマチ）

▶ 大項目 2 項目以上かつ，総項目数 5 以上にて感度 96.2％，特異度 92.1％〔*J Rheumatol. 1992 Mar; 19(3): 424-30*〕．
  □ 他にも診断基準があるが，この基準が感度に優れるとされる〔*J Rheumatol. 1996 Mar; 23(3): 495-7/Eur J Intern Med. 2002 Mar; 13(2): 136-8*〕．

- 成人 Still 病の診断

		感度	特異度	LR+	LR−
患者背景	発症年齢 16-35 歳	62 (50-72)	68 (61-73)	1.9 (1.5-2.4)	0.6 (0.4-0.8)
	小児期に同様の症状	12 (7-21)	96 (93-98)	3.2 (1.4-7.3)	0.9 (0.8-1.0)
	発症年齢 16-35 歳 もしくは小児期に同様の症状	68 (57-77)	64 (58-70)	1.9 (1.5-2.4)	0.5 (0.4-0.7)

（つづく）

		感度	特異度	LR＋	LR－
症状	39℃以上≧1週間	76(65-84)	76(70-81)	3.2(2.5-4.1)	0.3(0.2-0.5)
	関節痛≧2週間	90(79-95)	48(42-55)	1.7(1.5-2.0)	0.2(0.1-0.4)
	関節炎	72(61-81)	60(54-66)	1.8(1.5-2.2)	0.5(0.3-0.7)
	典型的皮疹	87(77-93)	99(96-100)	75(24-232)	0.1(0.1-0.2)
	体重減少≧10%	56(43-67)	62(55-69)	1.5(1.1-1.9)	0.7(0.6-0.9)
	咽頭痛	70(59-79)	83(78-88)	4.2(3.0-5.7)	0.4(0.3-0.5)
	リンパ節腫脹	69(58-78)	73(67-78)	2.5(2.0-3.2)	0.4(0.3-0.6)
	脾腫	65(54-75)	83(78-88)	3.9(2.8-5.3)	0.4(0.3-0.6)
	リンパ節腫脹か脾腫	84(74-91)	62(56-68)	2.2(1.8-2.7)	0.3(0.2-0.4)
	肝腫大	48(38-59)	82(77-86)	2.7(1.9-3.8)	0.6(0.5-0.8)
	薬剤アレルギー	54(42-65)	78(73-83)	2.5(1.8-3.4)	0.6(0.5-0.8)
臓器不全	胸膜炎	12(7-21)	84(79-88)	0.8(0.4-1.5)	1.0(1.0-1.1)
	心膜炎	10(5-19)	94(91-97)	1.8(0.8-4.1)	1.0(0.9-1.0)
	肺臓炎	6(2-13)	91(86-94)	0.6(0.2-1.5)	1.0(1.0-1.1)
	筋肉痛	56(45-67)	64(58-70)	1.6(1.2-2.0)	0.7(0.5-0.9)
	神経障害	12(7-21)	73(68-79)	0.5(0.3-0.8)	1.2(1.1-1.3)
	腎障害	16(9-25)	76(71-81)	0.7(0.4-1.1)	1.1(1.0-1.2)

J Rheumatol. 1992 Mar; 19(3): 424-30

- 皮疹
  - ▶ 典型的にはサーモンピンクで，麻疹様の丘斑疹で体幹・四肢近位部に多く，四肢遠位や顔面に見られることは稀である．
  - ▶ 発熱時と一致して一過性に出現する場合が多いため見逃されることも多く，成人 Still 病を疑う場合は患者に説明をしておき，皮疹出現時にはカメラで撮影してもらうようにしておくとよい．
  - ▶ 持続的な小丘疹であり薬疹と鑑別が困難であったり〔*Actas Dermosifiliogr. 2006 Nov; 97(9): 591-3*〕，瘙痒感を伴う持続的な浮腫性紅斑で線状色素沈着も伴うなど〔*Dermatology. 2001; 202(4): 333-5*〕，非典型的な皮疹の報告もある．

- 関節炎の罹患部位

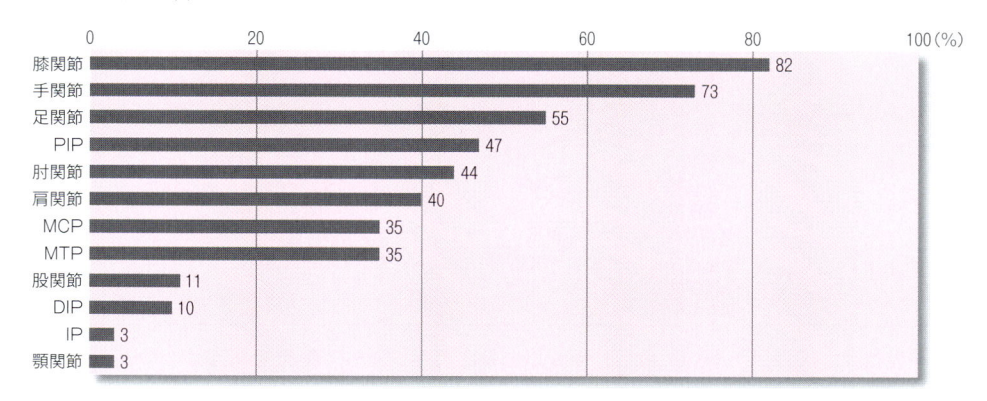

部位	%
膝関節	82
手関節	73
足関節	55
PIP	47
肘関節	44
肩関節	40
MCP	35
MTP	35
股関節	11
DIP	10
IP	3
顎関節	3

Medicine. 1991; 70: 118-35

- ▶ 関節炎に咽頭痛があれば反応性関節炎，リウマチ熱と成人 Still 病を考える．

成人 Still 病の検査

- WBC≧1万/μL かつ好中球≧80%であれば可能性は高くなる．
- 肝障害を高頻度に認め，リウマトイド因子(RF)や抗核抗体(ANA)は陰性であることが多い．
- フェリチン≧3,000 ng/mL ならば成人 Still 病か血球貪食症候群を考える．

- 成人 Still 病の診断

	感度	特異度	LR+	LR−
WBC≧1万/μL	89(80-94)	58(52-64)	2.1(1.8-2.5)	0.2(0.1-0.3)
WBC≧15,000/μL	61(50-71)	86(81-90)	4.3(3.0-6.0)	0.5(0.4-0.6)
好中球≧80%	83(73-90)	66(60-72)	2.4(2.0-3.0)	0.3(0.2-0.4)
WBC≧1万/μL かつ好中球≧80%	78(67-85)	78(72-82)	3.5(2.7-4.4)	0.3(0.2-0.4)
赤沈≧80 mm/時	78(67-85)	46(40-53)	1.4(1.2-1.7)	0.5(0.3-0.7)
肝障害	85(75-92)	59(53-65)	2.1(1.8-2.5)	0.3(0.2-0.4)
RF 陰性	94(87-98)	28(22-34)	1.3(1.2-1.4)	0.2(0.1-0.5)
ANA 陰性	93(85-97)	18(13-24)	1.1(1.0-1.2)	0.4(0.2-0.8)
RF 陰性かつ ANA 陰性	89(79-94)	39(32-45)	1.4(1.3-1.6)	0.3(0.2-0.5)
高フェリチン血症	82(65-93)	46(33-60)	1.5(1.1-2.1)	0.4(0.2-0.8)
フェリチン≧正常上限4倍	67(47-82)	85(71-93)	4.3(2.2-8.6)	0.4(0.2-0.7)

J Rheumatol. 1992 Mar; 19(3): 424-30

- 肝障害
  - 肝逸脱酵素は77%で上昇し，胆道系酵素は65%で上昇する〔Hepatogastroenterology. 2003 Jan-Feb; 50(49): 192-5〕．
  - LDH は AST や ALT よりも感度が高い可能性があるが，アイソザイムは LDH4，LDH5 が多く肝臓由来とされる．

- 成人 Still 病と血清フェリチン値

	フェリチン(ng/mL)
成人 Still 病	13,910±3,640
急性細菌感染症	329±26
悪性腫瘍	115±8

Br J Rheumatol. 1997 May; 36(5): 608-9

9 リウマチ性多発筋痛症・側頭動脈炎

リウマチ性多発筋痛症と側頭動脈炎

- 50歳以上の0.7%にリウマチ性多発筋痛症，0.2%で側頭動脈炎は見られるとされ，決して稀な病気ではない．
- 特に側頭動脈炎は高齢女性に多い傾向がある．
- 両者は合併しうるが，特に側頭動脈炎にリウマチ性多発筋痛症が合併していることが多い．

- 側頭動脈炎の1/2〜1/3の症例でリウマチ性多発筋痛症を合併するが，リウマチ性多発筋痛症の10-20%でのみ側頭動脈炎を合併する．

G アレルギー・膠原病

リウマチ性多発筋痛症と側頭動脈炎の罹患率

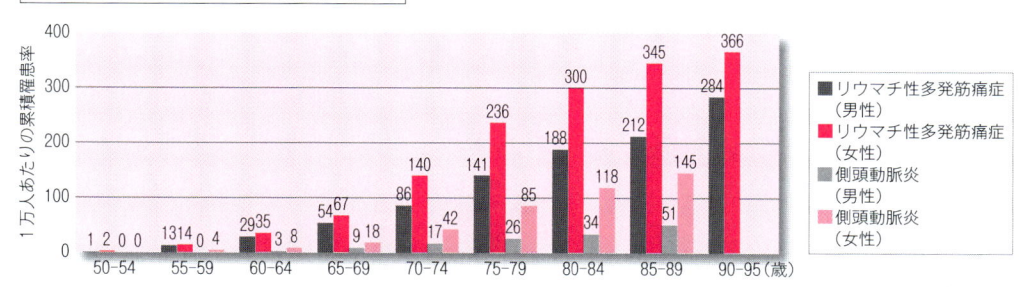

（グラフ：1万人あたりの累積罹患率、年齢階級 50-54 ～ 90-95 歳）
- リウマチ性多発筋痛症（男性）：50-54: 1, 55-59: 13, 60-64: 29, 65-69: 54, 70-74: 86, 75-79: 141, 80-84: 188, 85-89: 212, 90-95: 284
- リウマチ性多発筋痛症（女性）：50-54: 2, 55-59: 14, 60-64: 35, 65-69: 67, 70-74: 140, 75-79: 236, 80-84: 300, 85-89: 345, 90-95: 366
- 側頭動脈炎（男性）：50-54: 0, 55-59: 0, 60-64: 3, 65-69: 9, 70-74: 17, 75-79: 26, 80-84: 34, 85-89: 51, 90-95: 145
- 側頭動脈炎（女性）：50-54: 0, 55-59: 4, 60-64: 8, 65-69: 18, 70-74: 42, 75-79: 85, 80-84: 118, 85-89: 345（※145）, 90-95: 145

Arthritis Rheum. 1998 May; 41(5): 778-99

リウマチ性多発筋痛症の症候

- 50歳以上で肩〜上肢，股関節〜大腿部の対称性の疼痛・こわばりがあれば疑う．
- 臨床的には関節炎を伴わないことが特徴であるが，病態的な主座は滑膜炎・滑液包炎であり，腱鞘滑膜炎による手足腫脹や，画像上の滑膜炎・滑液包炎は高頻度に見られる．
- 朝のこわばりもあることから高齢者の関節リウマチとの鑑別が時として困難だが，近位筋のこわばりがあればリウマチ性多発筋痛症，末梢の関節炎があれば関節リウマチの可能性が高い．関節リウマチではステロイドの長期的効果は乏しく再燃しやすい．
- 関節リウマチ以外には感染性心内膜炎，悪性疾患(paraneoplastic syndrome)，甲状腺機能異常症，多発性筋炎，血管炎，線維筋痛症が鑑別疾患にあげられる．

- Bird/Wood の基準(1979)，Jones-Hazleman の基準(1981)，Hunder の基準(1982)，Nobunaga の基準(1989)などさまざまな診断基準があるが，50歳以上，肩〜上肢，股関節〜大腿部の対称性の疼痛・こわばり，赤沈亢進の3項目が特に重要である．

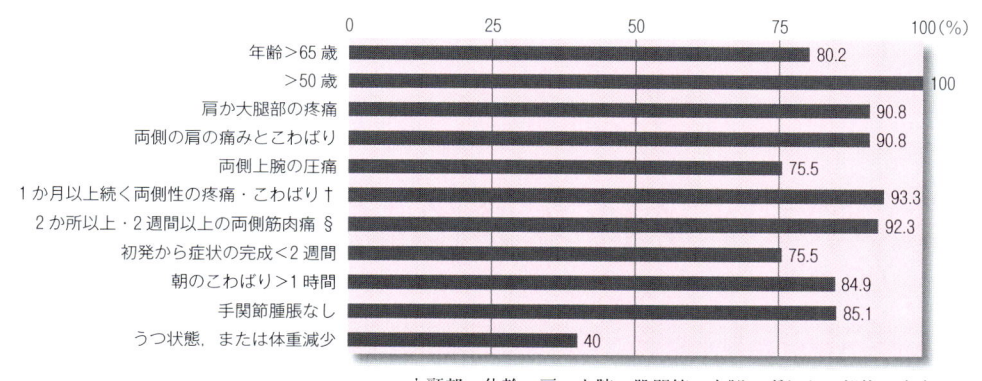

（横棒グラフ）
- 年齢>65歳：80.2
- >50歳：100
- 肩か大腿部の疼痛：90.8
- 両側の肩の痛みとこわばり：90.8
- 両側上腕の圧痛：75.5
- 1か月以上続く両側性の疼痛・こわばり†：93.3
- 2か所以上・2週間以上の両側筋肉痛§：92.3
- 初発から症状の完成<2週間：75.5
- 朝のこわばり>1時間：84.9
- 手関節腫脹なし：85.1
- うつ状態，または体重減少：40

† 頸部〜体幹，肩〜上腕，股関節〜大腿いずれかの部位の疼痛・こわばり
§ 頸部，肩，上腕，股関節，大腿のうち2か所以上

Ann Rheum Dis. 2005 Apr; 64: 626-9

2週間以上続く疼痛部位

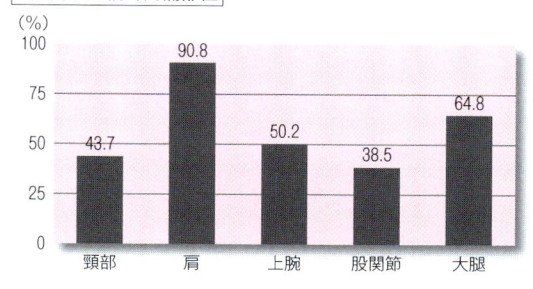

- 頸部：43.7
- 肩：90.8
- 上腕：50.2
- 股関節：38.5
- 大腿：64.8

Ann Rheum Dis. 2005 Apr; 64(4): 626-9

- 滑膜炎・滑液包炎
  - 末梢の滑膜炎・滑液包炎を呈した場合，腱鞘滑膜炎として手足が腫れ，10-14%では手根管症候群を来す〔J Rheumatol. 1999 Mar; 26(3): 517-21〕．
    - RS3PE(remitting seronegative symmetrical synovitis with pitting edema)はこの腱鞘滑膜炎が前面に出たものとも考えられ，事実のちに典型的なリウマチ性多発筋痛症に移行するものがある．
  - 身体所見上，近位部の滑膜炎・滑液包炎は筋肉に覆われているため検出が困難であるが，肩関節のMRIを撮像すると活動期にはほぼ全例でそれらの炎症所見が陽性となるという報告がある〔Ann Intern Med. 1997 Jul 1; 127(1): 27-31〕．また肩関節エコーでも感度96%，特異度96%で滑膜炎・滑液包炎を検出する〔J Rheumatol. 2001 May; 28(5): 1049-55〕．

- 関節リウマチとの鑑別
  - リウマチ性多発筋痛症と診断されても20%は後で関節リウマチと判明する〔Ann Rheum Dis. 2001 Nov; 60(11): 1021-4〕．
  - リウマチ性多発筋痛症の診断(高齢者の関節リウマチとの比較)

	感度	特異度	LR+	LR−
末梢の関節炎	26(16-39)	21(7-46)	0.3(0.2-0.5)	3.5(2.5-4.9)
リウマトイド因子陽性	12(6-23)	63(39-83)	0.3(0.1-0.8)	1.4(1.2-1.6)
両側上腕圧痛†	75(47-92)	87(65-97)	5.8(1.9-17.1)	0.3(0.1-0.7)

Ann Rheum Dis. 2001 Nov; 60(11): 1021-4/† Ann Rheum Dis. 1991 Sep; 50(9): 619-22

リウマチ性多発筋痛症の検査

- 赤沈が男性で年齢/2，女性で(年齢+10)/2以上であれば可能性は高くなる．典型的には70 mm/時以上の著明高値となる．
- CKは正常であり，白血球数も正常なこと多いが，CRPは赤沈よりも高感度でフォローアップに有用である．
- 診断的治療も有用でプレドニゾロン10-20mgを数日間で症状が改善するか確認する．

- 赤沈>30 mm/時は感度98.1%，赤沈>40 mm/時は感度95.7%である〔Ann Rheum Dis. 2005 Apr; 64(4): 626-9〕．

MEMO 赤沈

- 健常者の98%で赤沈は男性で年齢/2，女性で(年齢+10)/2以下である〔Br Med J(Clin Res Ed). 1983 Jan 22; 286(6361): 266/Br Med J(Clin Res Ed). 1984 Sep 22; 289(6447): 724-5〕．
- 赤沈による炎症性疾患・悪性疾患検出

	感度	特異度	LR+	LR−
赤沈≧10 mm/時	78	62	2.1	0.35
≧27 mm/時	53	94	8.8	0.5
高齢者†				
≧30 mm/時	70	55	1.6	0.55
≧40 mm/時	61	73	2.3	0.53
≧50 mm/時	48	87	3.7	0.60

Br J Gen Pract. 1991 Sep; 41(350): 365-70/† Clin Chem. 1989 Mar; 35(3): 466-8

- 赤沈とCRPの比較

	診断時の感度	再燃時の感度
赤沈	94%	73%
CRP	99%	86%

Semin Arthritis Rheum. 2000 Aug; 30(1): 17-24

> **MEMO** リウマチ性多発筋痛症の治療
>
> - ステロイドに反応が非常に良好で，早ければ半日以内，長くても1週間以内に治療効果が期待できる．治療効果が見られない場合は腫瘍随伴症候群（paraneoplastic syndrome）など他の疾患の可能性を考える．
> - 患者の体格によるが欧米では赤沈が50 mm/時以上ならばプレドニゾロン（PSL）20 mg/日，50 mm/時未満ならばPSL 10 mg/日から治療開始するのが目安である．
> - 再発は1/3の症例で見られ，治療開始から3年で1/3の症例が継続治療を要するため，減量は慎重に行う．
> - 症状がなくなっていればPSL 10 mg/日までは2.5 mg/週で減量してよいが，10 mg/日からは1か月に1 mgずつ減量を行う．

側頭動脈炎の病歴

- 高熱はリウマチ性多発筋痛症では稀であることから側頭動脈炎合併を疑うきっかけとなる．
- 新しい頭痛と，食事や会話で顎が疲れやすい顎跛行の2つが診断に最も有用である．
- 視力低下や複視は感度が低い症状であるが，合併症としては重要である．
- これらの徴候を伴わない症例も実際には多く，高齢者の不明熱±呼吸器症状では側頭動脈炎も鑑別にあげるべきである．

		感度	LR＋	LR−
全身症状	倦怠感	39（28-52）	1.2（0.98-1.4）	0.94（0.86-1.0）
	食欲不振	35（12-48）	1.2（0.96-1.4）	0.87（0.75-1.0）
	体重減少	43（35-53）	1.3（1.1-1.5）	0.89（0.79-1.0）
	発熱	42（33-52）	1.2（0.98-1.4）	0.92（0.85-0.99）
	関節痛	30（21-40）	1.1（0.86-1.4）	1.0（0.92-1.1）
	筋肉痛	39（23-56）	0.93（0.81-1.1）	1.1（0.87-1.3）
	リウマチ性多発筋痛症	34（28-41）	0.97（0.76-1.2）	0.99（0.83-1.2）
頭痛	最近発症の頭痛 ¶		1.7（1.3-2.3）	0.37（0.20-0.70）
	すべての頭痛	76（72-79）	1.2（1.1-1.4）	0.7（0.57-0.85）
	側頭部痛	52（36-67）	1.5（0.78-3.0）	0.82（0.64-1.0）
虚血症状	顎跛行	34（29-41）	4.2（2.8-6.2）	0.72（0.65-0.81）
	何かしらの視覚症状	37（30-44）	1.1（0.93-1.3）	0.97（0.9-1.0）
	片側性失明	24（14-36）	0.85（0.58-1.2）	1.2（1.0-1.3）
	複視	9（7-13）	3.4（1.3-8.6）	0.95（0.91-0.99）
それ以外	回転性めまい	11（5-19）	0.71（0.38-1.3）	1.1（0.93-1.2）

JAMA. 2002 Jan 2; 287(1): 92-101/ ¶ Ann Rheum Dis. 1987 Apr; 46(4): 282-5

- 喫煙〔OR＝6.3（3.5-11）〕や早期閉経，やせがリスク要因であるとの報告もある〔Ann Rheum Dis. 2006 Apr; 65(4): 529-32〕．
- 高齢者の失明では側頭動脈炎が潜在性に存在していることがある．スクリーニングには赤沈が有用であり，赤沈≦35 mm/時の中心網膜動脈閉塞症40例と，赤沈≦30 mm/時の虚血性視神経炎8例はすべて側頭動脈炎ではなかったが，赤沈≧62 mm/時の中心網膜脈動脈閉塞症6例全例と赤沈≧40 mm/時の虚血性視神経炎12例のうち11例は側頭動脈炎であったという報告がある〔Br J Ophthalmol. 1967 Aug; 51(8): 513-25〕．

- 40％は不明熱，呼吸器症状や大動脈症状を伴う非典型例である〔JAMA. 2002 Jun 12; 287(22): 2996-3000/ Heart Lung. 2006 Mar-Apr; 35(2): 112-6〕．
  - ▶不明熱の2％，65歳以上の不明熱の16％が側頭動脈炎であったという報告がある〔Arthritis Rheum. 1981 Nov; 24(11): 1414-8〕．発熱は平均39.1℃で2/3の症例では感染やリンパ腫を疑わせるような発汗がある．
  - ▶呼吸器症状は9％であり，4％の症例では主症状として訴える．特に乾性咳嗽が多いが機序は分かっていない．乾性咳嗽の他には咽頭痛・前頸部圧痛・舌痛・嗄声・窒息感が生じうる．

側頭動脈炎の身体所見

- 側頭動脈の数珠状拡張，圧痛，拍動消失のいずれかがあれば側頭動脈炎の可能性が高い．
- 眼症状がない場合に眼底異常所見が得られることは少ないが，眼症状がある場合には眼底所見は重要である．
- 病歴と組み合わせるならば，新しい頭痛，顎跛行，側頭動脈異常の3項目が簡便で有用である．1項目でもあれば疑うが，いずれもなければほぼ否定できる．

		感度	LR＋	LR－
眼科的診察	視神経萎縮あるいは虚血性視神経炎	29(10-57)	1.6(1.0-2.5)	0.8(0.58-1.1)
	眼底鏡で何かしらの異常	31(14-54)	1.1(0.8-1.4)	1.0(0.92-1.1)
動脈所見	頭皮の圧痛	31(20-44)	1.6(1.2-2.1)	0.93(0.86-1.0)
	数珠状の側頭血管	16(7-28)	4.6(1.1-18.4)	0.93(0.88-0.99)
	著明なあるいは拡張した側頭動脈	47(40-54)	4.3(2.1-8.9)	0.67(0.50-0.89)
	側頭動脈の圧痛	41(30-52)	2.6(1.9-3.7)	0.82(0.74-0.92)
	側頭動脈の発赤・熱感・圧痛 ¶		2.3(1.6-3.4)	0.24(0.12-0.49)
	側頭動脈の拍動消失	45(26-66)	2.7(0.55-13.4)	0.71(0.38-1.3)
	側頭動脈に何か異常あり	65(54-74)	2.0(1.4-3.0)	0.53(0.38-0.75)
その他	滑膜炎	15	0.41(0.23-0.72)	1.1(1.0-1.2)

JAMA. 2002 Jan 2; 287(1): 92-101 / ¶ Ann Rheum Dis. 1987 Apr; 46(4): 282-5

- 新しい頭痛，顎跛行，側頭動脈異常の3項目による側頭動脈炎の診断

	感度	特異度	LR＋	LR－
3項目全て	40(26-56)	100(92-100)	23-∞	0.6(0.5-0.8)
1項目以上	100(90-100)	34(23-48)	1.5(1.3-1.8)	0-0.1

Ann Rheum Dis. 1987 Apr; 46(4): 282-5

側頭動脈炎の検査所見

- 赤沈＜50 mm/時ならば側頭動脈炎の可能性は下がる．
- 側頭動脈生検で陽性となれば確定的だが，10%の症例では偽陰性となる．感度を高めるために生検は片側の側頭動脈を2 cm以上採取する．
- 側頭動脈エコーは非侵襲的・迅速に側頭動脈の炎症を検出できる可能性がある．
- 造影CTやPETにて大動脈炎の合併を検出することもある．

- 赤沈高値が最も簡便で有用な検査として知られるが，初診時には2割の患者で赤沈は正常〜軽度高値に留まる．

	感度	LR＋	LR－
貧血	44(34-54)	1.5(0.82-2.9)	0.79(0.6-1.0)
赤沈＞50 mm/時	83(75-90)	1.2(1.0-1.4)	0.35(0.18-0.67)
赤沈＞100 mm/時	39(29-50)	1.9(1.1-3.3)	0.8(0.68-0.95)

JAMA. 2002 Jan 2; 287(1): 92-101

- ▶血小板増多は側頭動脈炎の可能性を高くするだけではなく[Ophthalmology. 2011 Jun; 118(6): 1201-4]，虚血性視神経炎の予測にも有用との報告がある[Am J Med. 2001 Aug 15; 111(3): 211-7]．貧血も認めうるが診断的価値は乏しい．白血球増多は見られがたい．
- ▶また肝機能障害が30%で見られたり[N Engl J Med. 2002 Jul 25; 347(4): 272-8]，顕微鏡的血尿が48%で見られるとの報告もある[Clin Rheumatol. 2002 Sep; 21(5): 373-7]．

- 大動脈病変
  - ▶大動脈病変は18%で認める．

- ▶頸動脈・椎骨動脈・鎖骨下動脈病変は14%で認めるが下肢の病変は少ない〔Ann Intern Med. 1975 Dec; 83(6): 806-12〕.
- ▶PETを使用すれば大動脈もしくはその分枝におおよそ半数で炎症が検出される〔Am J Med. 2000 Feb 15; 108(3): 246-9〕．CTでも大動脈壁の肥厚や造影効果を認めうる．

- ● 側頭動脈生検
  - ▶対側の生検を行っても95-99%で同様な結果であることから両側からの生検は通常は必要とされない．
  - ▶ステロイド開始後2週間は生検結果に影響を与えないので，臨床的に可能性が高ければ生検よりも治療を優先させてよい．

	感度	LR+	LR−
側頭動脈生検†	91	∞(14−∞)	0.18(0.10−0.32)

J Rheumatol. 1988 Dec; 15(12): 1797-801

- ● 側頭動脈エコー
  - ▶ACR criteriaとの比較では非常に良好な結果が報告されている．

	感度	特異度	LR+	LR−
halo sign	55(36−73)	94(82−98)	9.2	0.48
halo≧1 mm †	40(16−68)	93(84−98)	5.7	0.65
閉塞あるいは狭窄	66(32−89)	95(78−99)	13.2	0.36
halo あるいは閉塞/狭窄	87(80−91)	96(89−98)	21.8	0.14

Ann Intern Med. 2005 Mar 1; 142(5): 359-69/ † Ann Intern Med. 2002 Aug 20; 137(4): 232-8

  - ▶エコーでのhalo signはステロイド開始後16[7-56]日で消失〔N Engl J Med. 1997 Nov 6; 337(19): 1336-42〕するため，治療後に再検査行うことで診断特性はさらに向上すると思われる．

ACRの側頭動脈炎分類基準

- ●ACRの分類基準は診断根拠として最もよく引用されているが，あくまで分類基準であり診断基準としては用いてはならない．

ACRの側頭動脈炎分類基準(1990)

1. 発症時年齢≧50歳
2. 新たな頭痛ないし，限局性頭痛
3. 側頭動脈の異常（側頭動脈の圧痛，動脈硬化によらない拍動の減弱）
4. 赤沈高値　≧50 mm/時(Westergren法)
5. 生検の異常所見(単球の浸潤を主体とする血管炎または，多核巨細胞を伴う肉芽腫性血管炎)

5項目のうち3項目以上で側頭動脈炎と分類することで感度93.5%，特異度91.2%とされるが，それを満たした29%のみが側頭動脈炎であり〔Ann Intern Med. 1998 Sep 1; 129(5): 345-52〕，診断基準としては不適切である．

MEMO　側頭動脈炎の治療

- ●リウマチ性多発性筋痛症と異なり，PSL 40-60 mg/日で治療を開始し，すべての所見が消失するまで2-4週間は初期治療量を継続する．
  - ▶視覚症状など虚血性臓器障害がなければPSL 20 mg/日でもよい〔Br J Rheumatol 1992 Feb; 31(2): 103-5〕ともされるが，3日間はmPSL 15 mg/kgで投与したほうが長期的には早くステロイドを減量可能である〔Arthritis Rheum. 2006 Oct; 54(10): 3310-8〕．
- ●少量アスピリン投与にて頭蓋内虚血性イベントを29%から8%に減らすことが可能である〔Arthritis Rheum 2004 Apr; 50(4): 1332-7〕．

10 血管炎

大血管の血管炎

- 大血管の血管炎では若年女性に多い高安動脈炎と，高齢女性に多い巨細胞性動脈炎(側頭動脈炎)を考える．

日本における血管炎の相対頻度

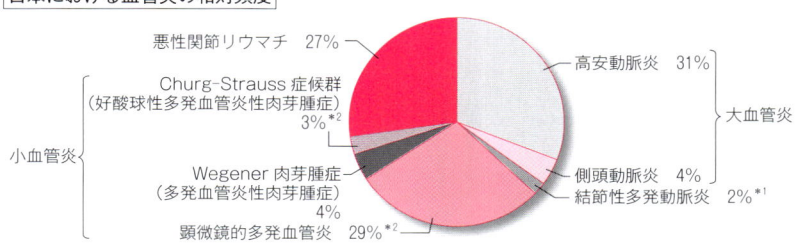

- 悪性関節リウマチ　27%
- Churg-Strauss 症候群(好酸球性多発血管炎性肉芽腫症)　3%[*2]
- Wegener 肉芽腫症(多発血管炎性肉芽腫症)　4%
- 顕微鏡的多発血管炎　29%[*2]
- 高安動脈炎　31%
- 側頭動脈炎　4%
- 結節性多発動脈炎　2%[*1]

小血管炎／大血管炎

[*1] 結節性多発動脈炎(polyarteritis nodosa；PAN)と顕微鏡的多発血管炎(microscopic polyangiitis；MPA)の2疾患を合わせた結節性動脈周囲炎(periarteritis nodosa；PN)は2006年に5,159例の報告があり，PANとMPAの比率はおよそ1：20であることから概算．

[*2] 公費負担の特定疾患ではないため，少なく見積もられている可能性がある．　　　　Cir J. 2008; 72: 1253-1318 より改変

- Henoch-Schönlein 紫斑病と高安動脈炎は若年者に多く，巨細胞性動脈炎は高齢者に多い．女性に多いのは巨細胞性動脈炎と高安動脈炎である．

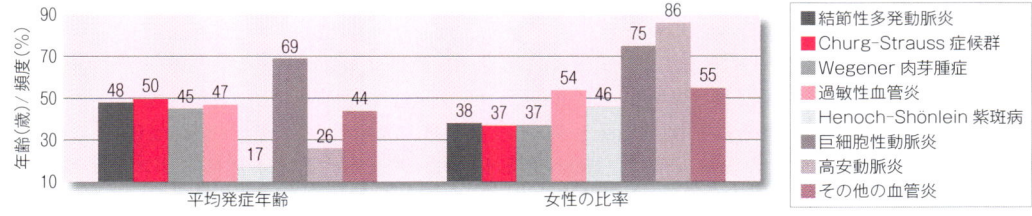

平均発症年齢／女性の比率：結節性多発動脈炎 48/38，Churg-Strauss 症候群 50/37，Wegener 肉芽腫症 45/37，過敏性血管炎 47/54，Henoch-Schönlein 紫斑病 17/46，巨細胞性動脈炎 69/75，高安動脈炎 26/86，その他の血管炎 44/55

Arthritis Rheum. 1990 Aug; 33(8): 1065-7

▶ 高安動脈炎は若年女性に多いが，中高年における発症も稀ではない．また男性の発症年齢にはっきりとしたピークはない．

中小血管の血管炎

- 中血管～小血管の血管炎は多発単神経炎，骨格筋症状，触知可能な紫斑，腎機能低下，消化管症状など多彩な血管症状を呈する．
- 冠動脈や腸間膜動脈，脳動脈，腎動脈，精巣動脈の病変は中血管の血管炎(結節性多発動脈炎)で見られやすい．
- 糸球体腎炎(血尿)，肺病変(喀血)，耳鼻咽喉病変(鼻出血)，触知可能な紫斑は小血管の血管炎を示唆する．

公費負担対象の認定基準(結節性多発動脈炎)

(1)主要症候
① 発熱(38℃以上，2週以上)と体重減少(6か月以内に6 kg 以上)
② 高血圧
③ 急速に進行する腎不全，腎梗塞
④ 脳出血，脳梗塞
⑤ 心筋梗塞，虚血性心疾患，心膜炎，心不全
⑥ 胸膜炎
⑦ 消化管出血，腸閉塞
⑧ 多発性単神経炎
⑨ 皮下結節，皮膚潰瘍，壊疽，紫斑
⑩ 多関節痛(炎)，筋痛(炎)，筋力低下

(つづく)

(2) 組織所見	(4) 判定
中・小動脈のフィブリノイド壊死性血管炎の存在	①確実(definite)
(3) 血管造影所見	主要症候2項目以上と組織所見のある例
腹部大動脈分枝(特に腎内小動脈)の多発小動脈瘤と狭窄・閉塞	②疑い(probable)
	(a) 主要症候2項目以上と血管造影所見の存在する例
	(b) 主要症候のうち①を含む6項目以上存在する例

- 中血管の血管炎には多発結節性動脈炎以外に川崎病がある.

血管炎の臓器障害

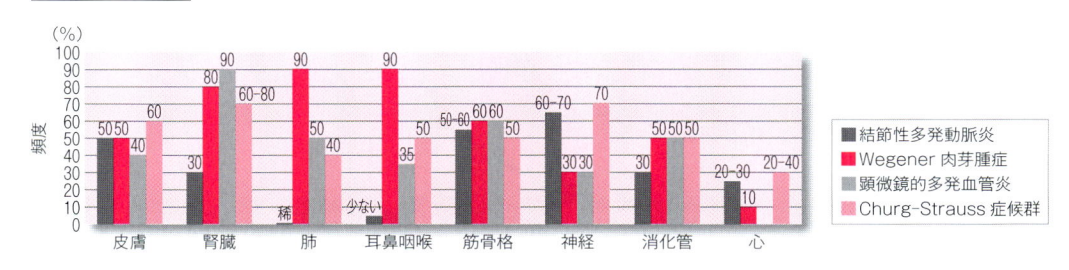

Crit Care. 2005 Feb; 9(1): 92-7

ANCA 関連血管炎

- 喘息患者で，多発単神経炎や好酸球数増加≧2,000/μLがあればChurg-Strauss症候群を考える.
- 副鼻腔や中耳といった上気道病変や肺野結節・空洞陰影があればWegener肉芽腫症を考える.
- 肺と腎臓に病変があればWegener肉芽腫症や顕微鏡的多発血管炎を考える.
- 顕微鏡的多発血管炎は不明熱の原因となりうるが，非特異的な関節・筋肉痛と，血尿や腎機能障害，わずかな肺野間質性陰影が疑うきっかけとなりうる.

- 小血管炎を来す疾患は多い．ANCA(抗好中球細胞質抗体)関連の小血管の血管炎はWegener肉芽腫症，顕微鏡的多発動脈炎，Churg-Strauss症候群，薬剤性があり，ANCAが関連しない(免疫複合体が関与)小血管の血管炎には，Henoch-Schönlein紫斑病，クリオグロブリン血症，SLEや関節リウマチ，Sjögren症候群に伴う血管炎，Goodpasture症候群，薬剤性，Behçet病，感染後免疫複合体病があるが，中には腫瘍随伴症候群や炎症性腸疾患に伴うものもある.

- Churg-Strauss症候群(アレルギー性肉芽腫性血管炎，好酸球性多発血管炎性肉芽腫症)
  ▶ 喘息の既往はほぼ全例で見られ，アレルギー性鼻炎との関連も強い.
  ▶ 気管支喘息患者の好酸球数は793±578/μL程度〔アレルギー. 2006; 55: 17-21〕であり，好酸球数≧2,000/μLであればChurg-Strauss症候群やアレルギー性気管支肺アスペルギルス症を考える.

血管炎ごとの徴候

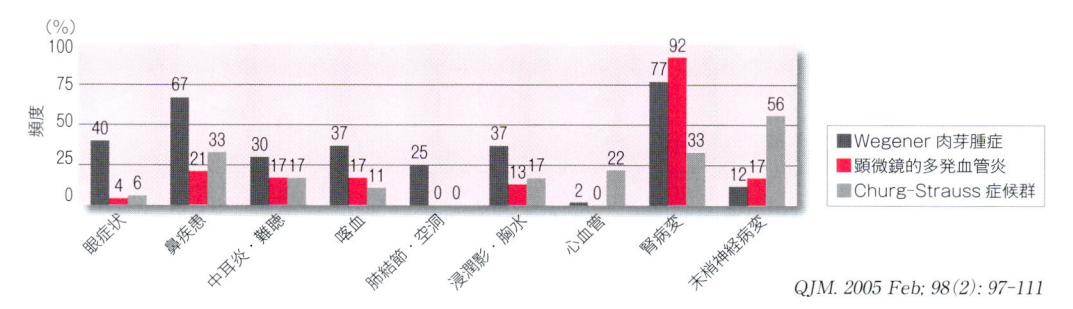

QJM. 2005 Feb; 98(2): 97-111

公費負担対象の認定基準（ウェゲナー肉芽腫症）

1　主要症状
(1) 上気道(E)の症状
　　E：鼻（膿性鼻漏，出血，鞍鼻），眼（眼痛，視力低下，眼球突出），耳（中耳炎），口腔・咽頭痛（潰瘍，嗄声，気道閉塞）
(2) 肺(L)の症状
　　L：血痰，咳嗽，呼吸困難
(3) 腎(K)の症状
　　血尿，蛋白尿，急速に進行する腎不全，浮腫，高血圧
(4) 血管炎による症状
　　①全身症状：発熱（38℃以上，2週間以上），体重減少（6か月以内に6 kg以上）
　　②臓器症状：紫斑，多関節炎(痛)，上強膜炎，多発性神経炎，虚血性心疾患（狭心症・心筋梗塞），消化管出血（吐血・下血），胸膜炎
2　主要組織所見
　　① E，L，Kの巨細胞を伴う壊死性肉芽腫性炎
　　② 免疫グロブリン沈着を伴わない壊死性半月体形成腎炎
　　③ 小・細動脈の壊死性肉芽腫性血管炎
3　主要検査所見
　　proteinase-3(PR-3)ANCA(蛍光抗体法で cytoplasmic pattern，c-ANCA)が高率に陽性を示す．
4　判定
(1) 確実(definite)
　　(a) 上気道(E)，肺(L)，腎(K)のそれぞれ1臓器症状を含め主要症状の3項目以上を示す例
　　(b) 上気道(E)，肺(L)，腎(K)，血管炎による主要症状の2項目以上および，組織所見①，②，③の1項目以上を示す例
　　(c) 上気道(E)，肺(L)，腎(K)，血管炎による主要症状の1項目以上と組織所見①，②，③の1項目以上およびC(PR-3)ANCA陽性の例
(2) 疑い(probable)
　　(a) 上気道(E)，肺(L)，腎(K)，血管炎による主要症状のうち2項目以上の症状を示す例
　　(b) 上気道(E)，肺(L)，腎(K)，血管炎による主要症状のいずれか1項目および，組織所見①，②，③の1項目を示す例
　　(c) 上気道(E)，肺(L)，腎(K)，血管炎による主要症状のいずれか1項目とC(PR-3)ANCA陽性を示す例

● 顕微鏡的多発血管炎
　▶一見リウマチ性多発筋痛症と間違えやすいような筋肉痛で発症することあり，尿検査に注意を払う必要がある〔QJM. 2004 May; 97(5): 289-92〕．

顕微鏡的多発血管炎の臨床所見

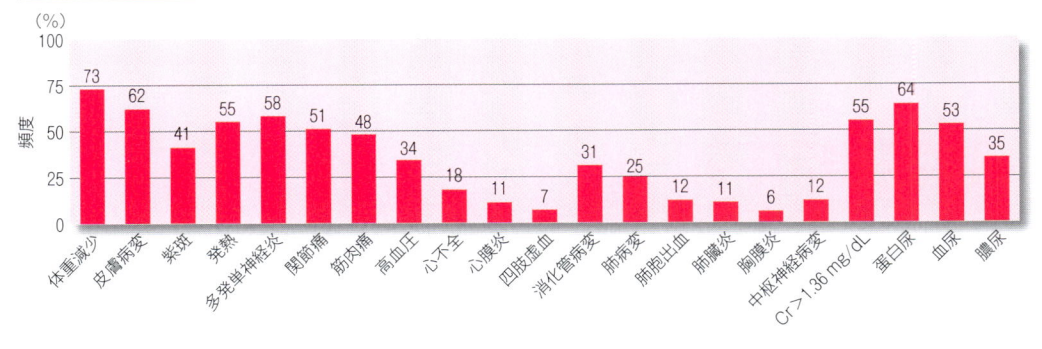

症状	頻度(%)
体重減少	73
皮膚病変	62
紫斑	41
発熱	55
多発単神経炎	58
関節痛	51
筋肉痛	48
高血圧	34
心不全	18
心膜炎	11
四肢虚血	7
消化管病変	31
肺病変	25
肺胞出血	12
膵臓炎	11
胸膜炎	6
中枢神経病変	12
Cr>1.36 mg/dL	55
蛋白尿	64
血尿	53
膿尿	35

Arthritis Rheum. 1999 Mar; 42(3): 421-30

公費負担対象の認定基準（顕微鏡的多発血管炎）

(1) 主要症候
　① 急速進行性糸球体腎炎
　② 肺出血，もしくは間質性肺炎
　③ 腎・肺以外の臓器症状：紫斑，皮下出血，消化管出血，多発性単神経炎など
(2) 主要組織所見
　細動脈・毛細血管・後毛細血管細静脈の壊死，血管周囲の炎症性細胞浸潤

(3) 主要検査所見
　① MPO-ANCA陽性
　② CRP陽性
　③ 蛋白尿・血尿，BUN，血清クレアチニン値の上昇
　④ 胸部X線所見：浸潤陰影（肺胞出血），間質性肺炎

(つづく)

(4)判定	
①確実（definite） 　（a）主要症候の２項目以上を満たし，組織所見が陽性の例 　（b）主要症候の①および②を含め２項目以上を満たし，MPO-ANCA が陽性の例	②疑い（probable） 　（a）主要症候の３項目を満たす例 　（b）主要症候の１項目と MPO-ANCA 陽性の例

小血管の血管炎に対する ANCA の診断特性

- 高力価の c-ANCA や p-ANCA は小〜中血管炎の存在を強く示唆するが，両者とも感度は低い．
- c-ANCA 陽性ならば Wegener 症候群の可能性が上がり，p-ACNA 陽性ならば顕微鏡的多発血管炎や急速進行性糸球体腎炎，Churg-Strauss 症候群の可能性が上がるが，オーバーラップが多いのでこれらの鑑別を ANCA で行ってはならない．

	感度	特異度	LR+	LR−
Wegener 症候群に対する c-ANCA	55[22-70]	99[93-100]	>20	0.4
顕微鏡的多発血管炎に対する p-ANCA	54[45-67]	96[79-100]	>10	0.5

SLE や RA，健常者を対象群とした ELISA 法による検討：*Rheumatology (Oxford). 2002 Nov; 41(11): 1313-7*

全身性血管炎における ANCA の陽性率

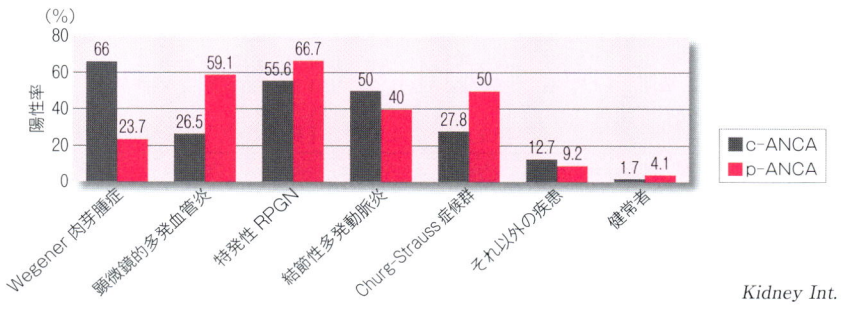

	c-ANCA	p-ANCA
Wegener 肉芽腫症	66	23.7
顕微鏡的多発血管炎	26.5	59.1
特発性 RPGN	55.6	66.7
結節性多発動脈炎	50	40
Churg-Strauss 症候群	27.8	50
それ以外の疾患	12.7	9.2
健常者	1.7	4.1

Kidney Int. 1998 Mar; 53(3): 743-53

- 特に p-ANCA は顕微鏡的多発血管炎以外に急速進行性糸球体腎炎や Churg-Strauss 症候群でも高頻度に陽性となる他，全身性エリテマトーデスなどのリウマチ性疾患，炎症性腸疾患，プロピルチオウラシルなどの薬剤により陽性となることもある．

皮膚症状を中心とする血管炎

- 触知可能な紫斑は血管炎と，塞栓症（特に感染性心内膜炎）の２つを考える．
- 皮膚症状を中心とする血管炎は Henoch-Schönlein 紫斑病，過敏性血管炎，クリオグロブリン血症が多い．
- Henoch-Schönlein 紫斑病は下肢中心に触知可能な紫斑があり，腹痛や便潜血，関節痛，血尿や腎機能障害を伴いうる IgA を介した血管炎である．
- 成人発症，２週間以内に新規薬剤が存在，消化管病変や血尿がない場合は Henoch-Schönlein 紫斑病よりも過敏性血管炎の可能性が高い．
- Ｃ型肝炎患者が紫斑・潰瘍や末梢神経障害，関節痛を呈した場合にはクリオグロブリン血症を考える．肝炎のウイルスマーカーに加え，低補体血症やリウマトイド因子陽性が診断に有用である．

- Henoch-Schönlein 紫斑病
  ▶ 小児に多く，先行する感染症候が見られることもある．
  ▶ XIII因子活性は合併症のない症例では 68±10.5（％），軽度の合併症を有した症例で 49±8.8（％），重度の合併症を有した症例では 29±6.9（％）であり〔*Arch Dis Child. 1983 Jan; 58(1): 12-4*〕，診断や合併症予測に対して有用性が期待されている．

- 　　▶腹部症状がある場合は画像検査にて十二指腸～小腸粘膜の浮腫腫大・壁内血腫や腸重積を認めることもある．

- 過敏性血管炎
  - ▶触知する紫斑，発症年齢≦20歳，2週間以内に新規薬剤投与がない，腹痛，便潜血陽性，血尿のうち3項目以上あれば87.1％の可能性でHenoch-Schönlein紫斑病だが，2項目以内なら74.2％の可能性で過敏性血管炎である〔*J Rheumatol. 1992 May; 19(5): 721-8*〕．
  - ▶過敏性血管炎はHenoch-Schönlein紫斑病と同様に皮膚生検では白血球破壊性血管炎(leukocytoclastic vasculitis)を認めるが，前者では血管壁にC3やIgMが，後者ではIgAが沈着することが異なる．

- クリオグロブリン血症
  - ▶C型肝炎によるtype 2が多く，膠原病に伴うtype 3，リンパ増殖性疾患によるtype 1が続く．
  - ▶補体はcold activationにより血清ではC4とCH50の低下が見られるがC3低下は見られず，EDTA負荷した血漿採血では正常となる．
  - ▶クリオグロブリンの測定を行う際には，採血と血清の分離を37℃の条件下で行う必要がある．日本ではクリオグロブリンの定量やmonoclonalityは調べることは通常できない．

クリオグロブリン血症

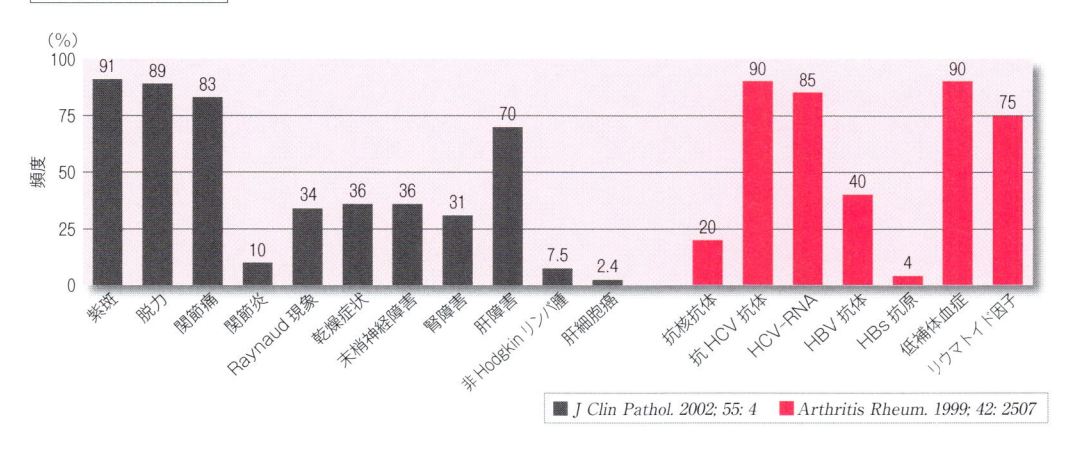

項目	J Clin Pathol. 2002; 55: 4	Arthritis Rheum. 1999; 42: 2507
紫斑	91	
脱力	89	
関節痛	83	
関節炎	10	
Raynaud現象	34	
乾燥症状	36	
末梢神経障害	36	
腎障害	31	
肝障害	70	
非Hodgkinリンパ腫	7.5	
肝細胞癌	2.4	
抗核抗体		20
抗HCV抗体		90
HCV-RNA		85
HBV抗体		40
HBs抗原		4
低補体血症		90
リウマトイド因子		75

11　サルコイドーシス

サルコイドーシス

- サルコイドーシスは原因不明の多臓器疾患であり，その病理像は類上皮細胞肉芽腫を特徴とする．
- 肺病変（特に肺門部リンパ節腫脹）が最も高頻度に認められる．
- 全身反応を示す検査所見として①血清ACE活性高値，②両側肺門リンパ節腫脹，③ツベルクリン反応陰性，④ガリウムシンチグラフィにおける著明な集積所見，⑤気管支肺胞洗浄検査でリンパ球増加またはCD4/CD8比高値，⑥血清あるいは尿中Ca高値のうち2項目以上を認める〔*日本サルコイドーシス/肉芽腫性疾患学会の診断基準2006*〕．

- 　日本での推定有病率は8-9人/10万人とされる．

● サルコイドーシスによる障害臓器

米国におけるサルコイドーシスの障害臓器（n=736）

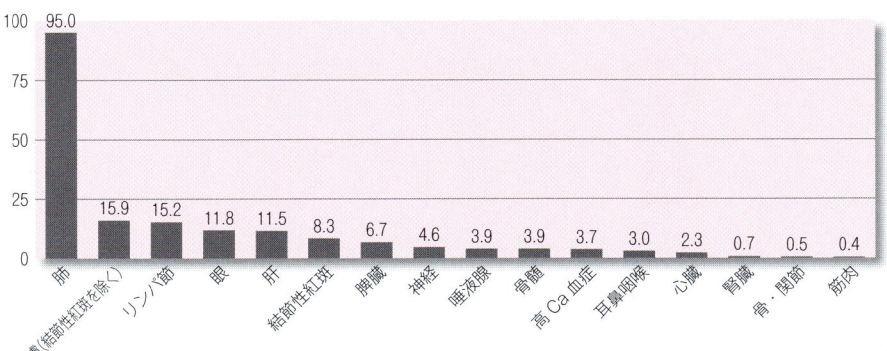

臓器	%
肺	95.0
皮膚（結節性紅斑を除く）	15.9
リンパ節	15.2
眼	11.8
肝	11.5
結節性紅斑	8.3
脾臓	6.7
神経	4.6
唾液腺	3.9
骨髄	3.9
高 Ca 血症	3.7
耳鼻咽喉	3.0
心臓	2.3
腎臓	0.7
骨・関節	0.5
筋肉	0.4

Am J Respir Crit Care Med. 2001 Nov 15; 164(10 Pt 1): 1885-9

サルコイドーシスによる肺病変

● 胸部 X 線写真にて①両側肺門部リンパ節腫脹(BHL)，②上肺野優位でびまん性の分布をとる粒状影・斑状影を主体とする肺野陰影，③気管支血管周囲間質の不規則陰影と肥厚，④(進行すると)上肺野を中心に肺野の収縮を伴う線維化病変は，サルコイドーシスを疑う所見である．

● 胸部 X 線写真による stage 分類

stage	胸部 X 線所見	頻度	自然寛解率
0	正常	5-10%	
I	両側肺門部リンパ節腫脹(BHL)	50%	55-90%
II	BHL と肺野浸潤影	25%	40-70%
III	肺野浸潤影はあるが BHL なし	15%	10-20%
IV	肺線維化	5-10%	0-5%

Eur Respir J Suppl. 2001 Sep; 32: 56s-68s

● 胸部 CT では小粒状影・気管支血管周囲間質の肥厚像が多く見られる．局所的な収縮も伴う粒状影はリンパ路に沿って分布することを反映し，小葉中心部にも小葉辺縁部(胸膜，小葉間隔壁，気管支肺動脈に接して)にも見られる．結節影，塊状影，均等影はあってもよいが，胸水は稀である．進行し線維化した病変が定型的な蜂巣肺を示すことは少なく，牽引性気管支拡張を伴う収縮した均等影となることが多い．

血清アンギオテンシン変換酵素(ACE)

● ACE≧24 IU/L であればサルコイドーシスの可能性が高い．

● サルコイドーシスの診断(健常者との比較)

	感度	特異度	LR+	LR−
ACE≧24.2 IU/L	44	95	8.9	0.6

呼吸. 1997; 16(12): 1747-52

● サルコイドーシス以外にも硅肺，活動性肺結核，粟粒結核，Hansen 病，肺住血吸虫など肉芽腫をつくる疾患で ACE 活性は高値を示す場合がある．

肺胞洗浄液(BALF)

● 肺胞洗浄液(BALF)の CD4/CD8≧3.5 ならばサルコイドーシスを疑う

- BALF による肺サルコイドーシスの診断
  - BALF の CD4/CD8 比は診断に有用だが，誘発喀痰も有用かも知れない．

	感度	特異度	LR+	LR−
誘発喀痰検体で CD4/CD8≧3.5	69.0	85.7	4.8	0.36
BALF の CD4/CD8≧3.5	63.8	81.6	3.5	0.44

Transl Res. 2006 Aug; 148(2): 87-95

  - CD4/CD8 比が高値となるのは自己免疫疾患・吸入抗原曝露が多い（関節リウマチ，SLE，Sjögren 症候群，サルコイドーシス，特発性間質性肺炎，ベリリウム肺，農夫肺）．一方 CD4/CD8 比が低値となるのはウイルス感染・免疫抑制状態（HIV 感染，伝染性単核球症，免疫抑制薬）が多いが夏型過敏性肺炎は例外的にこちらに属する（サプレッサー T 細胞の関与が疑われている）．

肺以外のサルコイドーシス病変

- 眼病変（主にぶどう膜炎），表在リンパ節腫脹，皮膚病変（結節性紅斑など）がよく認められる．
- 頻度は低いが心・腎病変や神経病変は予後に大きな影響を与えるため重要である．

- 日本人では結節性紅斑を生じることは少ないとされ，胸部 X 線写真の異常所見以外には眼病変と表在リンパ節腫脹がよく認められる所見である．

日本人におけるサルコイドーシスの初診時障害臓器 (n=589)

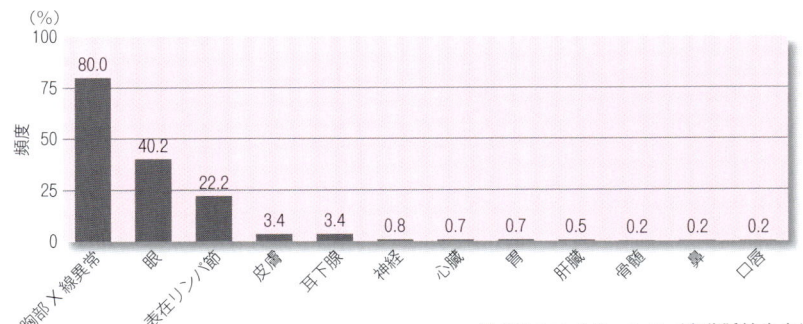

臓器	頻度(%)
胸部 X 線異常	80.0
眼	40.2
表在リンパ節	22.2
皮膚	3.4
耳下腺	3.4
神経	0.8
心臓	0.7
胃	0.7
肝臓	0.5
骨髄	0.2
鼻	0.2
口唇	0.2

日本サルコイドーシス／肉芽腫性疾患学会雑誌. 2003; 23(1): 33-41

- 亜急性にぶどう膜炎，両側耳下腺腫脹，顔面神経麻痺を主徴とする場合は Heerfordt 症候群と呼ばれる．
- 急性に関節炎，結節性紅斑を伴って両側肺門部リンパ節腫脹がある場合は Löfgren 症候群と呼ばれる．

- 心臓サルコイドーシス
  - ①高度房室ブロック，②心室中隔基部の菲薄化，③ガリウムシンチグラフィでの心臓への異常集積，④左室収縮不全（左室駆出率 50% 未満）のいずれかがあれば疑う．
  - ^{18}F-FDG PET による心臓サルコイドーシスの診断

感度	特異度	LR+	LR−
89(79-96)	78(68-86)	4.1(1.7-10)	0.19(0.1-0.4)

J Nucl Med. 2012 Feb; 53(2): 241-8

- 神経・筋病変
  - ①実質内肉芽腫性病変（限局性腫瘤病変，びまん性散在性肉芽腫性病変，脊髄病変），②髄膜病変（髄膜炎・髄膜脳炎，肥厚性肉芽腫性硬膜炎），③水頭症，④血管病変（血管炎，脳室周囲白質病変，静脈洞血栓症），⑤脳症，⑥末梢神経（脳神経麻痺，脊髄神経麻痺），⑦筋（急性～亜急性筋炎型，慢性ミオパチー，腫瘤型ミオパチー）に分類される．
  - 神経サルコイドーシスの診断に対する髄液 ACE の有用性は明らかではない〔*Sarcoidosis Vasc Diffuse Lung Dis. 2002 Oct; 19(3): 191-7/Mayo Clin Proc. 1999 May; 74(5): 535*〕．

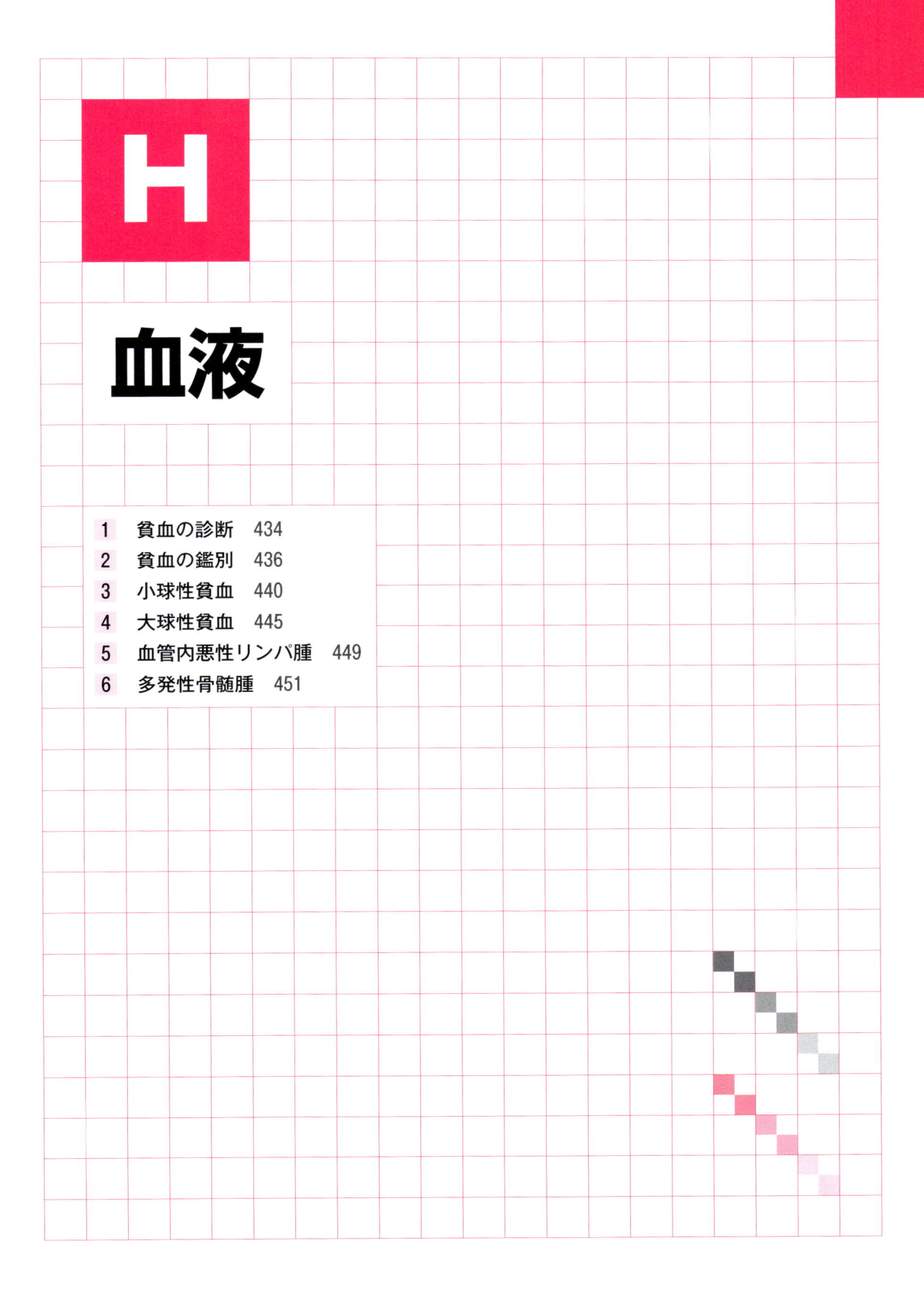

H

血液

1 貧血の診断 434
2 貧血の鑑別 436
3 小球性貧血 440
4 大球性貧血 445
5 血管内悪性リンパ腫 449
6 多発性骨髄腫 451

1 貧血の診断

貧血の定義，高頻度の原因疾患

- 男性は Hb 13.0 g/dL，女性は Hb 12.0 g/dL，妊婦と高齢者は Hb 11.0 g/dL がおおよその貧血の判定基準である．
- 喫煙者，運動選手や高地住人では，貧血の基準を高めに設定する必要がある．
- 貧血は生殖可能年齢の女性の鉄欠乏性貧血と，高齢者の貧血が多い．
- 高齢者の貧血では鉄・ビタミン B_{12}・葉酸欠乏が1/3，腎機能障害や慢性疾患に伴う貧血などが1/3，それ以外の貧血が1/3を占める．
- 骨髄異形成症候群は高齢者では比較的よく見られる貧血の原因で，白血球減少や血小板減少，血球の形態的異常があれば疑われる．MCV 高値や LDH 高値，RDW 開大も参考となる．

年齢別の貧血の頻度

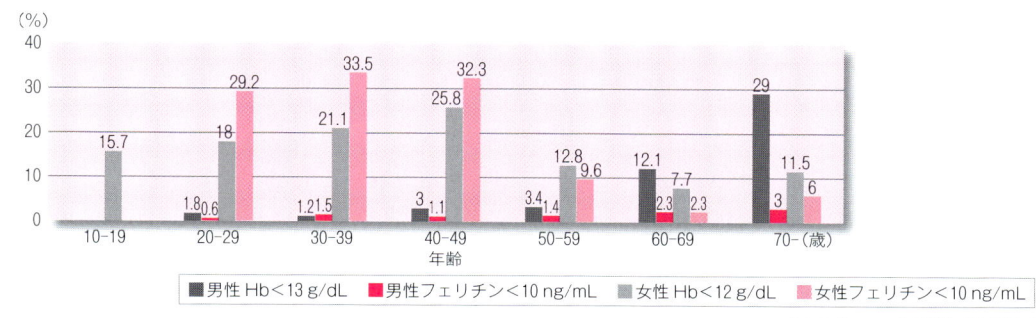

Int J Hematol. 2006; 84: 217-9

- 高齢者の貧血
  - ▶ アンドロゲン産生低下〔*Arch Intern Med. 2006 Jul 10; 166(13): 1380-8*〕，腎機能低下，エリスロポエチン感受性低下，骨髄機能低下などの機序で若年者と比較して Hb が 1 g/dL 程度は低下しうる．
  - ▶ 65歳以上では男性の11.0％が Hb＜13 g/dL，高齢女性の10.2％で Hb＜12 g/dL となり貧血の定義を満たす．85歳以上では20％が貧血と判定されるが，Hb が 11.0 g/dL 未満となるのは男性では1.6％，女性では2.8％のみである〔*Blood. 2004 Oct 15; 104(8): 2263-8*〕．

高齢者(65歳以上)の貧血の原因

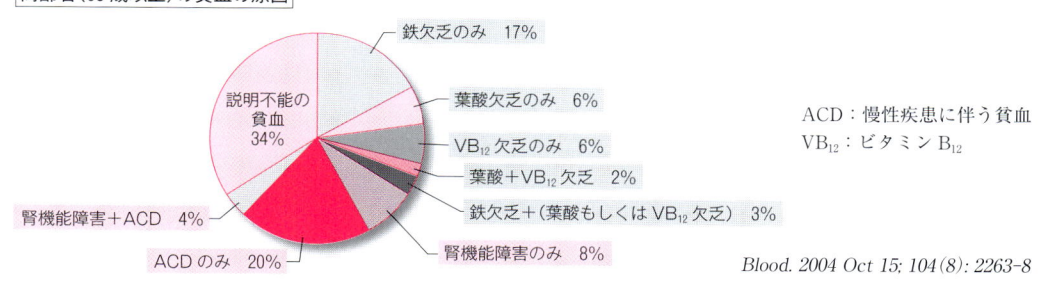

ACD：慢性疾患に伴う貧血
VB_{12}：ビタミン B_{12}

Blood. 2004 Oct 15; 104(8): 2263-8

- 原因のはっきりしない貧血(Hb＜12 g/dL)，血小板減少(＜15万/μL)，白血球減少(＜4,000/μL)のいずれかを呈する患者において，①65歳以上，②MCV＞96 fl，③RDW(red cell distribution width)＞14.5％，④LDH＞250 IU/L(正常上限)は MDS や AML の予測因子であり，0項目ならば骨髄異形成症候群や急性骨髄性白血病の可能性は12％だが，1項目で27％，2項目で41％，3-4項目で59％である〔*Leuk Res. 2011 Oct; 35(10): 1335-8*〕．

貧血の病歴

- 易疲労感や労作時呼吸困難が最もよく認める貧血の徴候である．
- 立ちくらみは急性失血による起立性低血圧を疑うが，経過が慢性であれば貧血とは関連性がないことが多い．
- 顔色蒼白に気づいていれば高度の貧血を考える．

貧血の徴候

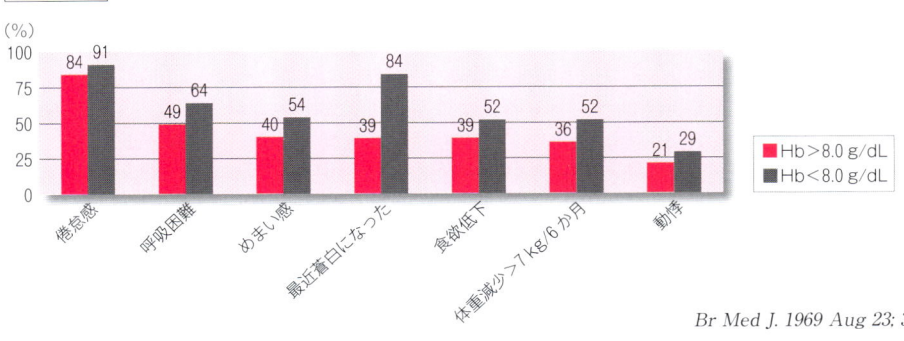

(%) 倦怠感 84/91，呼吸困難 49/64，めまい感 40/54，最近蒼白になった 39/84，食欲低下 39/52，体重減少>7kg/6か月 36/52，動悸 21/29（Hb>8.0 g/dL / Hb<8.0 g/dL）

Br Med J. 1969 Aug 23; 3(5668): 436-9

- 急性失血では80％でめまい感を訴えるが，慢性鉄欠乏性貧血では46％のみである〔*Br Med J. 1969 Aug 23; 3(5668): 436-9*〕．

貧血の身体所見

- 下眼瞼結膜前縁が後縁に比べて赤みが強くなければ眼瞼結膜蒼白と判断するが，感度は低い．
- 手掌の皺にまで蒼白を認めれば貧血の可能性は高い．
- 右内頸静脈上での静脈こま音聴取は高心拍出量を反映しており，輸血考慮の指標となりうる（Hb<7 g/dLを示唆）．
- Hb<5 g/dLでは心不全や狭心症発作のリスクが高くなる．

- 眼瞼結膜蒼白
  - 信頼性は $\kappa = 0.54$–0.75 であり高い〔*J Gen Intern Med. 1997 Feb; 12(2): 102-6*〕．
  - 末梢血管が収縮していると貧血がなくても蒼白となりうる．

成人における眼瞼結膜蒼白による診断効率

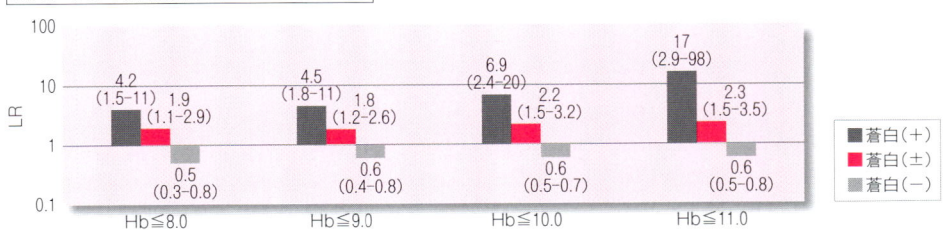

	Hb≦8.0	Hb≦9.0	Hb≦10.0	Hb≦11.0
蒼白(+)	4.2 (1.5-11)	4.5 (1.8-11)	6.9 (2.4-20)	17 (2.9-98)
蒼白(±)	1.9 (1.1-2.9)	1.8 (1.2-2.6)	2.2 (1.5-3.2)	2.3 (1.5-3.5)
蒼白(−)	0.5 (0.3-0.8)	0.6 (0.4-0.8)	0.6 (0.5-0.7)	0.6 (0.5-0.8)

J Gen Intern Med. 1997 Feb; 12(2): 102-6

- 眼瞼結膜，顔面，手掌，爪底，手掌の皺の蒼白
  - Ht<30％の予測

	感度	特異度	LR+	LR−
眼瞼結膜蒼白	58	74	2.2	0.6
顔面蒼白	48	81	2.5	0.6
手掌蒼白	67	65	1.9	0.5

（つづく）

	感度	特異度	LR+	LR−
いずれか1つ	80	57	1.9	0.4
いずれか2つ	60	76	2.5	0.5
3つすべて	37	87	2.8	0.7
爪床蒼白	52	58	1.2	0.8
手掌皺蒼白	12	98	6.0	0.9

Arch Intern Med. 1990 Jan; 150(1): 201-4

▶ 手掌の皺は感度と信頼性κが低いことから有用性は限られるともされる.

- 静脈こま音(venous hum)
  ▶ Hbの値と無名静脈の血流速度とは相関があり，貧血の程度とvenous humは関連があると考えられるが，もともと心機能低下がある場合はこの限りではない.
  ▶ 静脈こま音による貧血(平均Hb 7.3 g/dL)の診断(対照群：平均Hb 14.0 g/dL)

	感度	特異度	LR+	LR−
座位	79(49-94)	100(73-100)	∞	0.2(0.1-0.6)
仰臥位	43(19-70)	100(73-100)	∞	0.6(0.4-0.9)

J Cardiol. 1989 Sep; 19(3): 885-92

- 循環血漿量が正常な場合，安静時ならHb 5 g/dLまでは正常に酸素供給が可能である〔*JAMA. 1998 Jan 21; 279(3): 217-21*〕.

2 貧血の鑑別

一般血算による貧血の鑑別

- 血小板増多があれば鉄欠乏性貧血と慢性炎症を考える.
- MCVが80 fl未満の小球性貧血とMCVが100 flを超える大球性貧血はそれだけで鑑別診断が絞られる.
- 一方，正球性貧血には種々の原因があるが，大球性貧血と小球性貧血が混在しているためにMCVが正常範囲におさまっている場合もありうる. 後者では特にRDWの開大が著明となる.

  - 鉄欠乏性貧血では血小板数は平均49.9万/μL(おおよそ健常者の倍)となる〔*Intern Med. 2005 Oct; 44(10): 1025-6*〕.
  - MCVによる分類は非常に有用ではあるが，絶対的なものではない. 例えば鉄欠乏性貧血(フェリチン<15 ng/mL)でMCV<80 flとなるのは48%で残りは正球性貧血を呈し〔*J Gen Intern Med. 1990 May-Jun: 5(3): 187-91*〕，巨赤芽球性貧血で大球性貧血(MCV≧99-102)となるのは77%である〔*Scand J Clin Lab Invest. 2000 Feb; 60(1): 9-18*〕.
  - RDW(red cell distribution width)は赤血球の大きさが不均一であることを示す指標である. 鉄欠乏性貧血や巨赤芽球性貧血で開大し，慢性疾患に伴う貧血やアルコール性肝障害，再生不良性貧血などでは開大しない.

貧血の機序による鑑別

- 特に正球性貧血では網状赤血球と溶血所見(ハプトグロビン低下)から貧血の機序を4つに分類すると鑑別が容易となる.
- RPI≒Ret(%)×(Ht)^2÷2,000>1ならば網状赤血球増多と判断する.
- 急激な貧血進行は出血もしくは溶血と考えるが，入院後の1割程度のHb低下は輸液や臥位による血管内水分量の増加でも説明可能である.

- 網状赤血球と溶血所見（ハプトグロビン低下）による貧血の原因分類

	ハプトグロビン正常	ハプトグロビン低下
網状赤血球増加あり	出血	血管内溶血，血管外溶血（脾機能亢進）
網状赤血球増加なし	赤芽球低形成	赤芽球過形成もしくは無効造血＋髄内溶血

- 溶血所見としてはハプトグロビン低下の感度が高いが，LDH高値，間接Bil高値，尿中ウロビリノゲン陽性も有用である．
- 網状赤血球増加の判断はreticulocyte production index(RPI)で行う．
  - 網状赤血球(Ret)の％よりも絶対数のほうが重要であることは理解しやすい．
  - さらに，貧血患者の末梢血中での網状赤血球の存在期間はエリスロポエチンによる幼若赤血球の末梢血への早期動員作用のため延長している．
  - そのためRPIという指標が最も信頼性のおける指標である．
  - RPIはRet(％)×Ht/45(♀40)×1/MF(maturation factor)で計算されるが手間がかかる．
    - MFを1.75（あるいは2）と一律して記載してあるものもあるが，MFは男性でHtが45％，女性でHtが40％のときを1として，Htが10％下がるごとにMFは0.5上がるとされる．
    - 具体的には♂：RPI＝Ret(％)×Ht/45÷(3.25−0.05×Ht)，♀：RPI＝Ret(％)×Ht/40÷(3.00−0.05×Ht)が正確な式である．
  - RPI＝Ret(％)×(Ht)^2÷2,000は簡便な近似式として有用である．

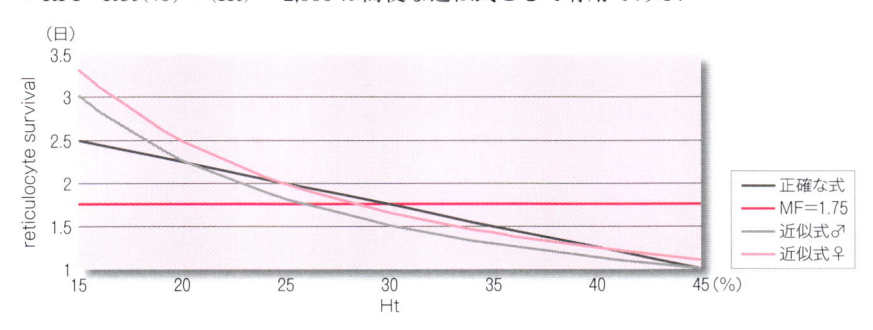

  - RPI＜1では造血不十分，RPI＞2では出血あるいは溶血と考える．

- 急激な貧血進行
  - 赤血球の寿命は120日であり，数日単位の急激な貧血進行は出血もしくは溶血が原因と考えられるが，実際には希釈による採血上の貧血進行が臨床的には最も多く遭遇する．
  - 30分立位となるだけで循環血漿量は6-25％(417[149-717]mL)減少し，Htは11.0±3.6％濃縮する
    〔Mayo Clin Proc. 2005 May; 80(5): 611-4〕．

出血パターン（網状赤血球増加あり，ハプトグロビン低下なし）

- 出血パターンであれば外出血や消化管出血をまず考えるが，それらが否定的な場合は後腹膜などのサード・スペースへの出血も考慮する．

  - 毎日採血するとHtは1％ずつ低下するともされる．ICUではしばしば見られる貧血の原因である
    〔Anaesthesia. 1990 May; 45(5): 396-8/Enferm Intensiva. 2009 Oct-Dec; 20(4): 141-7〕．

血管内溶血パターン（網状赤血球増加あり，ハプトグロビン低下あり）

- まず末梢血スメアの観察と直接Coombs試験を行う．
- 破砕赤血球があればTTPやHUSなどの細血管障害性溶血性貧血(MAHA)を考える．

（つづく）

- 球状赤血球があれば遺伝性球状赤血球症または自己免疫性溶血性貧血（AIHA）を疑う．
- Heinz 小体があれば，グルコース-6-リン酸脱水素酵素異常症や不安定ヘモグロビン症と考える．
- 直接 Coombs 試験陽性ならば自己免疫性溶血性貧血（AIHA）を考える．
- 末梢血スメアの観察と直接 Coombs 試験で異常がない場合は発作性夜間血色素尿症（PNH）を疑い，CD55，CD59 を対象にフローサイトメトリーを行う．早朝のコーラ色尿や汎血球減少，非典型的部位の静脈血栓症があれば特徴的である．

- 溶血性貧血
  ▶ 日本における有病率は 12-44 人/100 万人〔日本醫事新報. 1976; 2746: 24-31〕．

溶血性貧血患者の病型比率

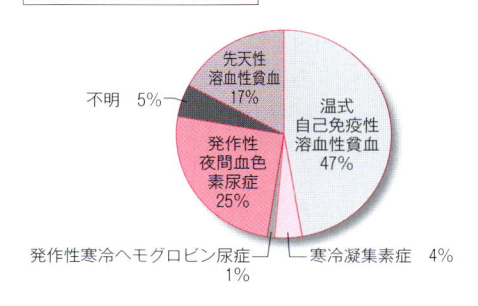

温式自己免疫性溶血性貧血 47%
発作性夜間血色素尿症 25%
先天性溶血性貧血 17%
不明 5%
寒冷凝集素症 4%
発作性寒冷ヘモグロビン尿症 1%

特定疾患治療研究事業未対象疾患の疫学像を把握するための調査研究班研究業績集

- 球状赤血球があれば遺伝性球状赤血球症であることが多い．遺伝性球状赤血球症は血管内溶血の 70% を占めるともされるが，他に自己免疫性溶血性貧血や熱傷，低 P 血症，Clostridium perfringens などの敗血症が鑑別にあがる．
- 細血管障害性溶血性貧血
  ▶ 分裂赤血球，破砕赤血球，ヘルメット細胞が 1-2/HPF 以上あれば考える．

MEMO　細血管障害性溶血性貧血（MAHA）を起こす疾患

- 悪性高血圧症，移植腎拒絶反応
- 感染性心内膜炎（IE），重症心臓弁膜症・人工弁
- 重症膠原病・血管炎（PN，SLE，SSc）・抗リン脂質抗体症候群（APS）
- 血栓性血小板減少性紫斑病（TTP），溶血性尿毒症症候群（HUS）
- 重症妊娠高血圧症候群（HELLP 症候群）
- 全身播種した癌
- 播種性血管内凝固症候群（DIC）
- 薬剤（抗癌剤，チエノピリジン系抗血小板剤，カルシニューリン阻害薬）

TTP は細血管障害性溶血性貧血，血小板減少，急性腎不全に加え，動揺性精神神経症状，発熱の 5 徴候で定義される．臨床的には HUS よりも腎障害が軽微で，動揺性精神神経症状や発熱が目立つとされるがオーバーラップする点も多い．そのため両者をまとめて血栓性微小血管障害症（thrombotic microangiopathy；TMA）として扱われることもある．特発性 TTP の発症メカニズムとして，ADAMTS13 に対するインヒビターが出現し，von Willebrand 因子を切断する ADAMTS13 活性の低下を介し，血栓形成能の高い病的な von Willebrand 因子超高分子量マルチマーが出現することが判明している．現在では ADAMTS13 やそのインヒビターの測定が HUS と TTP との鑑別に最も有用であると考えられている．

- 楕円赤血球や有口赤血球，拍車細胞（重度肝疾患），target cell（サラセミア）も目視にて検出することができる．
- 自己免疫性溶血性貧血（広義）
  ▶ 便宜上この項で説明するが，網状赤血球増多のみならず赤血球の自己凝集により MCV の異常高値をとりうる．また，自己抗体が赤芽球に作用することによる無効造血の亢進のために RPI が高値

- とならない場合もある.
  - ▶温式自己免疫性溶血性貧血（狭義の自己免疫性溶血性貧血）
    - □ SLE や抗リン脂質抗体症候群などの自己免疫性疾患やリンパ増殖性疾患，薬剤（βラクタム剤が原因の 85％を占める）〔Hematology Am Soc Hematol Educ Program. 2009: 73-9〕が発症素因となりうる．
    - □ 直接 Coombs 試験の感度は 95.4％〔Br J Haematol. 2006 Mar; 132(5): 655-6〕とされており，陰性の場合は，赤血球結合 IgG 量（RIA 法）≧78.5/赤血球であれば感度 100％，特異度 94％と報告されている〔Am J Hematol. 2009 Feb; 84(2): 98-101〕．これは http://homepage2.nifty.com/kmskt/AIHA/ より検査依頼が可能である．
    - □ 献血検体における直接 Coombs 試験の陽性率は 1/1,000-1/14,000 だが，悪性腫瘍や薬剤投与といったリスク要因のある入院患者では 8％未満の頻度で陽性となる〔Am J Hematol. 2012 Jul; 87(7):707-9〕．
  - ▶特異的直接 Coombs 試験（保険適用外検査）にて赤血球上の IgG が検出されず，補体成分のみ検出される場合は寒冷凝集症や発作性寒冷ヘモグロビン尿症（PCH）を考える．
  - ▶寒冷凝集素症：小児・若年成人では Mycoplasma や EB ウイルス感染を来した 1-3 週後に溶血性貧血と末梢循環障害（四肢末端・鼻尖・耳介のチアノーゼ，Raynaud 現象，網状皮斑）を来す．40 歳以降では潜行性に発症する特発性慢性寒冷凝集素症が知られており，寒冷曝露による溶血発作を認めることがあるが，その多くでリンパ増殖性疾患による IgM 型 M 蛋白血症と関連がある〔Hematology. 2007 Oct; 12(5): 361-70〕．寒冷凝集素が上昇していなくてもアルブミン法が陽性であれば低力価寒冷凝集素症と診断する．
  - ▶発作性寒冷ヘモグロビン尿症は現在では梅毒性が激減したため 5 歳以下に生じる急性ウイルス感染後型以外はほとんど認められない．現在，確認検査である Donath-Landsteiner 試験が依頼できる検査機関はない．

- ● 発作性夜間血色素尿症
  - ▶末梢血スメアの観察で異常がない溶血性貧血は発作性夜間血色素尿症と赤血球酵素異常症が鑑別にあがる．
  - ▶塩酸を添加する Ham 試験よりも，現在ではフローサイトメトリーでの CD55，CD59 の陽性率低下を証明するほうが簡便で確実である．

髄内溶血パターン（網状赤血球増加なし，ハプトグロビン低下あり）

- ● 大球性貧血であれば巨赤芽球性貧血の可能性を考える．
- ● 巨赤芽球性貧血の可能性が低ければ骨髄異形成症候群や鉄芽球性貧血，白血病などの骨髄疾患を考え骨髄穿刺を行う必要がある．

赤芽球低形成パターン（網状赤血球増加なし，ハプトグロビン低下なし）

- ● 鉄欠乏性貧血や慢性疾患に伴う貧血を初めとして多種の貧血がこのパターンをとる．
- ● 慢性疾患がある場合，Hb≧9 g/dL で，末梢血に異常細胞なく，鉄欠乏性貧血でなければ慢性疾患に伴う貧血と考えられることがほとんどである．
- ● Ccr＜30 mL/分で腎性貧血が出現するのが 1 つの目安である．貧血に対してエリスロポエチンの適切な上昇が見られなければ腎性貧血と考える．

- ● 慢性疾患に伴う貧血（anemia of chronic disease；ACD）
  - ▶感染・膠原病・悪性疾患などにより IL-1，IL-6，IL-10，TNFα，TNFγといったサイトカインや肝臓で産生が増加したヘプシジンを介する鉄吸収低下，エリスロポエチン分泌低下，マクロファージの赤血球貪食や鉄貯蔵亢進なども介し，複数の機序で骨髄での赤芽球産生低下を来す．
  - ▶Hb が 9 g/dL を切ることは少ない．

- 慢性疾患に伴う貧血の頻度

	各疾患での頻度
感染	18-95%
悪性疾患	30-77%
膠原病	8-71%

	各疾患での頻度
移植後の慢性拒絶反応	8-10%
慢性腎疾患+炎症	23-50%

N Engl J Med. 2005 Mar 10; 352(10): 1011-23

- 感染,炎症性疾患,悪性腫瘍,腎不全が併存しなくても,肝・肺・心疾患や重篤な糖尿病などで鉄利用障害の貧血は認められ,これらの疾患がACDとなる原因の29%を占める〔Am J Med. 1989 Dec; 87(6): 638-44〕.

- 腎性貧血
  ▶ Ccrが20-35 mL/分で腎性貧血が出現するが,糖尿病性腎症では45 mL/分程度で貧血が出現しうるとされる.
  ▶ エリスロポエチン値
    □ 健常者のエリスロポエチン値は29[18-81]mU/mLであるが,重症再生不良性貧血では3,487[984-6,434]mU/mLと高値である.また慢性腎不全では40.5[18-115]mU/mLであったとの報告がある〔Am J Hematol. 1981; 11(1): 85-92〕.
    □ 平均Hbが7.7±1.5 g/dLの貧血を呈している維持透析患者のエリスロポエチン値は10.9[7.8-15.3]mU/mLと低値である〔Clin Chem. 1992 Feb; 38(2): 199-203〕.
    □ エリスロポエチン値だけではエリスロポエチン製剤が反応するかどうかの予測は困難と思われる.
      ・悪性腫瘍患者の貧血におけるエリスロポエチン製剤の反応(Hbの2 g/dL以上の上昇)の予測

	感度	特異度	LR+	LR−
EPO≦100 mU/mL	75(70-80)	43(35-52)	1.3(1.1-1.5)	0.6(0.5-0.7)
フェリチン≦400 ng/mL	70(64-75)	58(50-66)	1.7(1.4-2.0)	0.5(0.5-0.6)
2週間で⊿Hb>0.5 g/dL	37(31-42)	72(64-79)	1.3(1.0-1.8)	0.9(0.8-1.0)
4週間で⊿Hb>1.0 g/dL	69(63-74)	91(85-95)	7.9(5.6-11.2)	0.3(0.3-0.4)

Oncologist. 2003; 8(1): 99-107

- 汎血球減少があれば再生不良性貧血,骨髄占拠性病変,薬剤による骨髄抑制,銅欠乏を考える.
- 他の血球減少を伴っていなければ鉄欠乏性貧血や慢性疾患に伴う貧血,腎性貧血,赤芽球癆,甲状腺機能低下症,副腎不全,ビタミンB_{12}・葉酸欠乏以外の栄養障害(ビタミンB_2やビタミンB_6欠乏は含まれる),中毒(鉛中毒やアルミニウム中毒)が赤芽球低形成パターンとなる.

3 小球性貧血

小球性貧血の原因
- 鉄欠乏性貧血が最も多く,慢性疾患に伴う貧血,サラセミアが続く.

鉄欠乏性貧血の病歴・身体所見
- 異食症,restless leg症候群,舌乳頭萎縮,口角炎は鉄欠乏性貧血にしばしば合併する.
- 嚥下障害があればPlummer-Vinson症候群や食道癌を考える.
- 青色強膜は鉄欠乏性貧血の診断に有用である.
- 匙状爪があれば鉄欠乏性貧血を疑うが,診断特性についてはよく分かっていない.

- 異食症（氷や土壁を食するのが有名）は鉄欠乏性貧血の5-58%で見られる〔S Afr Med J. 2007 Nov; 97(11): 1069-71〕.
- restless leg症候群はチロシンヒドロキシラーゼの補酵素である鉄が欠乏し，ドパミンが減少することで起こる．
- Plummer-Vinson症候群は鉄欠乏性貧血に食道のwebと嚥下困難を合併した症候群であるが，現在では極めて稀である．
  - ▶口角炎・舌乳頭萎縮などは現在でもよく見られる粘膜傷害で，turn-overの早い消化管粘膜細胞に必要な鉄依存性酵素の活性低下により起こる．
  - ▶Plummer-Vinson症候群は3-15%で咽頭〜食道癌を合併することから現在でも重要な疾患概念である〔Orphanet J Rare Dis. 2006 Sep 15; 1: 36〕.
- 青色強膜はコラーゲン合成障害による眼球強膜の透光性亢進により生じる．
  - ▶偽性偽性副甲状腺機能低下症の15%，Marfan症候群の3%，ホモシスチン尿症の5%，骨形成不全症，Ehlers-Danlos症候群でも見られる．
- 匙状爪
  - ▶爪が脆くなり指腹からの圧力で爪が変形することによって起こるため，爪の脆さのほうが感度は高く，匙状爪は鉄欠乏性貧血の4%程度でしか認められない．
  - ▶鉄欠乏状態以外にはヘモクロマトーシス，Raynaud病，強皮症，SLE，外傷，遺伝性，nail-patella症候群（常染色体優性遺伝する爪の低形成，膝蓋骨脱臼，腎・骨格系異常，緑内障を特徴とする症候群）などで見られる．
- 鉄欠乏性貧血の診断

	感度	特異度	LR+	LR−	
青色強膜（成人）	87-89	64-93	2.5-12	0.14-0.17	Lancet. 1986 Nov 29; 2(8518): 1267-9 Klin Med(Mosk). 1991 Aug; 69(8): 85-6
（小児）	56(31-79)	73(62-82)	2.1(1.2-3.6)	0.6(0.3-1.1)	Pediatrics. 1993 Jun; 91(6): 1195-6
restless leg症候群	33(11-65)	93(87-97)	5.0(1.8-14)	0.7(0.5-1.1)	Postgrad Med J. 1993 Sep; 69(815): 701-3

鉄欠乏性貧血の臨床検査

- MCV≦75flであれば鉄欠乏性貧血の可能性が上がるが，MCV<60flではむしろサラセミアを疑う．
- フェリチン≦50 ng/mLであれば鉄欠乏性貧血を疑う．フェリチン≧100 ng/mLであれば鉄欠乏性貧血は否定的だが，炎症性疾患や肝硬変を有する患者や透析患者ではフェリチンが400 ng/mLであっても鉄欠乏性貧血の否定はできず診断的治療や骨髄穿刺を行うこともある．
- TIBCが高値であれば鉄欠乏性貧血を考える．トランスフェリン飽和度<15%も参考となる．

MCVによる鉄欠乏性貧血の可能性

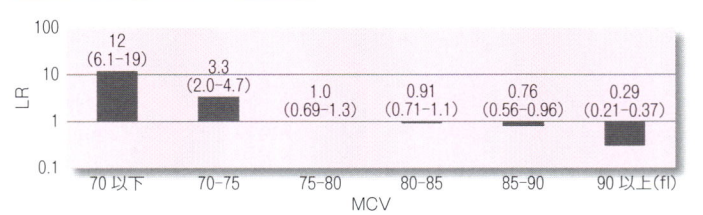

MCV	LR
70以下	12 (6.1-19)
70-75	3.3 (2.0-4.7)
75-80	1.0 (0.69-1.3)
80-85	0.91 (0.71-1.1)
85-90	0.76 (0.56-0.96)
90以上 (fl)	0.29 (0.21-0.37)

J Gen Intern Med. 1992 Mar-Apr; 7(2): 145-53

- フェリチン

	感度	特異度	
フェリチン≦12 ng/mL	25	98	Clin Chem. 1998 Jan; 44(1): 45-51
フェリチン≦30 ng/mL	92	98	Clin Chem. 1998 Jan; 44(1): 45-51
フェリチン≦41 ng/mL	98	98	Blood. 1997 Feb 1; 89(3): 1052-7
フェリチン≦50 ng/mL	42.3	93.6	Blood. 2002 Feb 15; 99(4): 1489-91

▶ 高齢者ではフェリチンは高めになり，45 ng/mL までは鉄欠乏性貧血の可能性は高い．

高齢者におけるフェリチン値による鉄欠乏性貧血の可能性

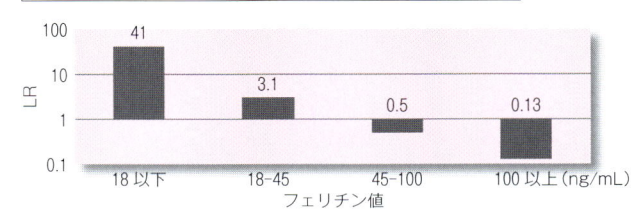

[グラフ: 18 以下 = 41, 18-45 = 3.1, 45-100 = 0.5, 100 以上 = 0.13 (LR), 横軸: フェリチン値 (ng/mL)]
Am J Med. 1990 Mar; 88(3): 205-9

▶ フェリチンが高値でも炎症疾患や肝疾患がある場合や透析患者では，鉄欠乏性貧血の否定はしがたい．
  □ フェリチンは炎症があるとおおよそ 3 倍になる〔*Semin Hematol. 1982 Jan; 19(1): 6-18*〕．
  □ 関節リウマチ患者での推奨されるカットオフ値は 82 ng/mL である〔*Rheumatol Int. 2008 Apr; 28(6): 507-11*〕．
  □ 肝硬変がある場合は，フェリチン<50 ng/mL ならば鉄欠乏性貧血は確定的(LR=22.3)だが，51-200 ng/mL の場合でも LR=1.5-1.8 と可能性はむしろ高く，201-400 ng/mL であっても LR=1.0 で否定的根拠とはならない〔*J Intern Med. 1998 Mar; 243(3): 233-41*〕．
  □ 透析患者ではフェリチン<100 ng/mL(かつトランスフェリン飽和度≦20％)であれば鉄欠乏性貧血を疑い鉄補充が推奨されている〔*日本透析医学会雑誌. 2008; 41(10): 661-716*〕．フェリチン≧500 ng/mL であればほぼ鉄欠乏性貧血は否定できる〔*J Am Soc Nephrol. 2007 Feb; 18(2): 382-93*〕．

● TIBC，トランスフェリン飽和度，血清鉄
  ▶ 鉄欠乏性貧血の診断(ACD との鑑別)においてフェリチンの次に診断効率が高いのは TIBC(≧315 μg/dL)で，可溶性トランスフェリン受容体，MCV，トランスフェリン飽和度が続く〔*Am J Clin Pathol. 2001 Jan; 115(1): 112-8*〕．
    □ TIBC はトランスフェリンが運べる鉄の総量ゆえ，血清鉄/TIBC はトランスフェリン飽和度と呼ばれる．

鉄欠乏性貧血の原因

● 閉経前女性では月経による失血が圧倒的に多いが，閉経後，月経過多がない場合，消化管症状を伴う場合は消化管疾患のスクリーニングが必要である．
● 閉経後女性や男性の鉄欠乏性貧血では消化管症状の有無にかかわらず上部・下部消化管の精査を行わなければならない．
● 特別な原因として菜食主義，鉄吸収不全，透析患者，ヘモジデリン尿，肺ヘモジデローシスがある．

● 閉経前女性
  ▶ 一般的に鉄必要量は 1 mg/日であるが，閉経前女性では 2 mg/日，妊婦では 3 mg/日が必要量とされる．
    □ 1 回の経血量は平均 80 mL であり，鉄 30 mg に相当する．
    □ 鉄の吸収率は高くないため，日本人の成人男性における鉄摂取推奨量は 7.5 mg/日，閉経前成人女性では 10.5 mg/日である．
  ▶ 主観的に過多月経であれば 74.4％で鉄欠乏性貧血がある〔*Obstet Gynecol. 1995 Jun; 85(6): 977-82*〕．
    □ 3 cm 以上の血餅，1 時間間隔で生理用品を交換する場合，就寝中も生理用品を交換する場合は過多月経を疑う〔*Am J Obstet Gynecol. 2004 May; 190(5): 1216-23*〕．
  ▶ 上部消化管症状(OR=3.7)や MCV<70 fl(OR=1.9)，Hb<10 g/dL(OR=1.7)は内視鏡検査異常の可能性を上げるが，月経過多の病歴(OR=0.46)は可能性を下げる〔*Dig Dis Sci. 2008 Dec; 53(12): 3138-44*〕．
  ▶ 便潜血陽性も内視鏡検査異常の可能性を上げる〔*Am J Med. 1998 Oct; 105(4): 281-6*〕．

- 鉄欠乏性貧血における消化管疾患の頻度

平均70歳の100例の鉄欠乏性貧血の原因

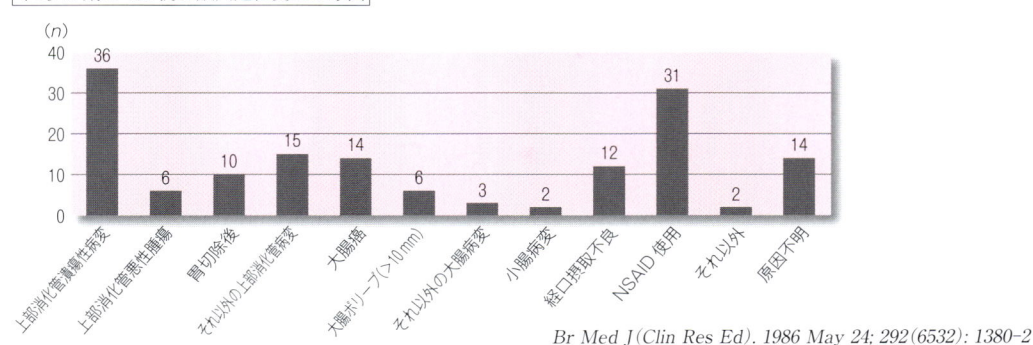

(n) 上部消化管糜爛性病変 36、上部消化管悪性腫瘍 6、胃切除後 10、それ以外の上部消化管病変 15、大腸癌 14、大腸ポリープ(>10mm) 6、それ以外の大腸病変 3、小腸病変 2、経口摂取不良 12、NSAID使用 31、それ以外 2、原因不明 14

Br Med J(Clin Res Ed). 1986 May 24; 292(6532): 1380-2

消化管悪性腫瘍の可能性

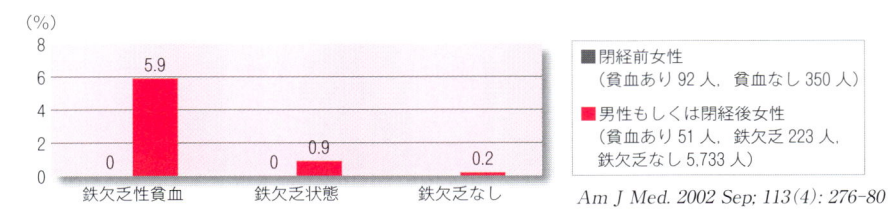

(%) 閉経前女性（貧血あり92人, 貧血なし350人）: 鉄欠乏性貧血 0、鉄欠乏状態 0、鉄欠乏なし 0
男性もしくは閉経後女性（貧血あり51人, 鉄欠乏223人, 鉄欠乏なし5,733人）: 鉄欠乏性貧血 5.9、鉄欠乏状態 0.9、鉄欠乏なし 0.2

Am J Med. 2002 Sep; 113(4): 276-80

- 臨床症状では特に下部消化管内視鏡検査の結果を予測することは困難である．
  ▶臨床所見による上部・下部消化管病変の予測

	感度	特異度	LR＋	LR−
上部消化管	57(43-71)	86(70-95)	4.1(1.8-9.6)	0.5(0.4-0.7)
下部消化管	41(23-61)	81(69-89)	2.1(1.1-4.2)	0.7(0.5-1.0)

Br Med J(Clin Res Ed). 1986 May 24; 292(6532): 1380-2

  ▶50歳以上の男性もしくは閉経後の女性で無症状の場合，29％で上部消化管，33％で下部消化管に原因があり（重複6％）．29％は悪性疾患で右結腸癌が多い〔Fam Pract. 2005 Feb; 22(1): 58-61〕．

- 鉄吸収不全の原因としては胃切除後や萎縮性胃炎，ピロリ菌感染，セリアック病が重要である．
  ▶鉄剤(Fe 66 mg)を経口投与し1-2時間後に血清鉄が100 μg/dL以上上昇すれば鉄吸収は良好と判断される〔Best Pract Res Clin Haematol. 2005 Jun; 18(2): 319-32〕．
- ヘモジデリン尿の原因としてはマラソン選手や発作性夜間血色素尿症などが重要である．
- 透析では年間2gの鉄喪失があるため，透析患者では鉄欠乏が起こりやすい．

MEMO　鉄欠乏性貧血の治療

- 診断的治療は数日後から網状赤血球が上昇し，7-10日でピークに達することで判定する．
- Hbは7-10日ごとに1 g/dL上昇するが，フェリチン値が完全に回復するまで3-6か月間投与する必要がある．
- 食餌内の鉄分含有量(8-10 mg/日)と比較すると鉄製剤の鉄含有量は非常に多く，鉄補充のためには通常はフェロミア®1錠(50 mg)/日で十分でありビタミンCなどの併用も不要であるが，高齢者ではさらに15 mg/日のほうが50 mg/日よりも副作用が少なく，効果は同等であるという報告がある〔Am J Med. 2005 Oct; 118(10): 1142-7〕．
- 消化管副作用を減らすために必要最低量を夕食後や就寝前に投与とするが，それで副作用があれば小児用の鉄剤シロップを試すとよい．どうしても経口摂取が不可能である場合には静脈投与を行うが経口投与と比較して効果発現が早いわけではない．
- 出産可能年齢の女性では貧血がなくともフェリチン≦50 ng/mLであれば倦怠感の原因となりうるため，治療対象となりうる〔BMJ. 2003 May 24; 326(7399): 1124〕．

鉄欠乏性貧血以外の小球性貧血の鑑別

- 慢性疾患に伴う貧血は顕著な小球性貧血であれば否定的である．鉄利用障害なので TIBC 低下・フェリチン高値となることから鉄欠乏性貧血との鑑別は容易だが，合併すると診断に苦慮する．
- Hb が 10 g/dL 以上にもかかわらず小球性貧血であればサラセミアを積極的に疑う．Mentzer index＜13 が診断に有用である．
- 家族歴がある小球性貧血ではサラセミアと先天性鉄芽球性貧血を疑う．
- 腹痛や神経症状がある場合は鉛中毒を考える．

- サラセミア
    - 日本では比較的少ない疾患ではあるが，β サラセミアは 600-1,600 人に 1 人，α サラセミアは 3,000-5,000 人に 1 人の頻度で見られる．
    - 家族歴や脾腫があればサラセミアを考える．
    - 鉄動態は正常あるいは鉄過剰で網状赤血球は増加している．
    - 種々の指標があるが，簡便性からは Mentzer index が頻用されている．Mentzer index は MCV (fl)/RBC×(10^6/μL) で示される．
    - β サラセミアの診断（鉄欠乏性貧血との鑑別）

	感度	特異度	LR+	LR−
Mentzer index＜13	60(55-65)	98(94-100)	36(9.1-142)	0.4(0.4-0.5)

Ann Hematol. 2007 Jul; 86(7): 487-91

    - β サラセミアの大半はヘモグロビン電気泳動で確定診断が可能であるが，α サラセミアでは電気泳動に異常を認めないこともあるので遺伝子検査まで行う必要がある．

- 慢性疾患に伴う貧血
    - フェリチンが 100 ng/mL 以上となるため単独ならば鉄欠乏性貧血との鑑別は容易だが，鉄欠乏性貧血と合併すると治療的診断を要する．
    - 慢性疾患に伴う貧血と鉄欠乏性貧血の比較
        - TIBC 上昇や MCV の著明低値，RDW 開大，トランスフェリン飽和度の著明な低下は鉄欠乏性貧血を疑うが，いずれも絶対的なものではない．

	鉄欠乏性貧血	慢性疾患に伴う貧血	p
血清鉄(μg/L)	153±79	167±93	
TIBC(μg/dL)	432±84	198±55	＜0.001
トランスフェリン飽和度(%)	3.7±2.2	9.0±4.5	＜0.001
Hb(g/dL)	8.8±2.0	9.5±1.7	
MCV(fl)	72.6±9.8	87.5±7.8	＜0.001
RDW(%)	18.4±5.1	14.0±1.8	＜0.001

Am J Clin Pathol. 2001 Jan; 115 (1): 112-8

- 鉄芽球性貧血
    - 先天性鉄芽球性貧血は伴性劣性遺伝ゆえ学童期までの発症の男性では考える．
    - 後天性鉄芽球性貧血は正球性〜大球性であることが多いがイソニアジドによるものやビタミン B_6 欠乏症では小球性となる．
        - 骨髄異形成症候群，薬剤(イソニアジド，D-ペニシラミン，アザチオプリン，クロラムフェニコール，アルコール)，症候性(関節リウマチや癌などに伴うもの)，ビタミン B_6 欠乏，鉛中毒，亜鉛過剰，銅欠乏が原因としてあげられる．
    - 鉄芽球性貧血ではトランスフェリン飽和度が高値となることが鉄欠乏性貧血と異なる．
    - 骨髄穿刺にて鉄芽球の増加を確認すれば診断は確定する．

4 大球性貧血

大球性貧血の原因

- MCV≧130 fl であればほぼ全例で巨赤芽球性貧血である．
- MCV＜120 fl であればアルコールなどによる肝疾患の可能性が最も高い．骨髄疾患，網状赤血球増多，薬剤も遭遇する頻度が高い原因である．
- 骨髄疾患の中では高齢者の骨髄異形成症候群が最も一般的である．

入院患者における MCV≧100 fl の原因（米国；n＝300）

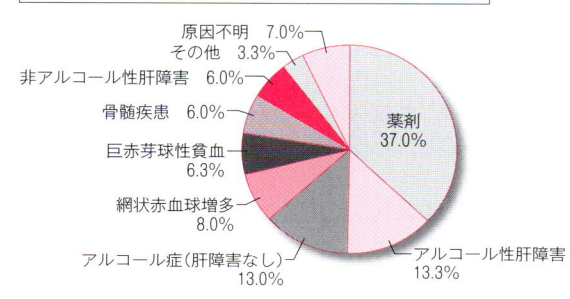

- 薬剤 37.0%
- アルコール性肝障害 13.3%
- アルコール症（肝障害なし） 13.0%
- 網状赤血球増多 8.0%
- 巨赤芽球性貧血 6.3%
- 骨髄疾患 6.0%
- 非アルコール性肝障害 6.0%
- その他 3.3%
- 原因不明 7.0%

Am J Med Sci. 2000 Jun; 319(6): 343-52

- DNA 合成障害
  - ▶巨赤芽球性貧血（ビタミン B_{12} 欠乏，葉酸欠乏）
  - ▶薬剤（抗癌剤，メトトレキサート，抗 HIV 薬，ST 合剤，サルファ剤，抗痙攣薬，硝酸薬，メトホルミン）
- 骨髄疾患
  - ▶骨髄異形成症候群（MDS）
  - ▶急性骨髄性白血病（赤白血病），LGL 白血病
  - ▶鉄芽球性貧血（後天性，MDS の 1 つ）
  - ▶再生不良性貧血
- 網状赤血球が増加：溶血性貧血，急性失血後
  - ▶網状赤血球の MCV は 112[103-126]fl〔Blood. 1995 Feb 1; 85(3): 818-23〕であり，MCV が 120 fl を超えることは稀．
- 脂質異常
  - ▶肝疾患（アルコール性肝障害では肝障害以外の機序もあり特に顕著とされる）
  - ▶甲状腺機能低下症では慢性疾患に伴う貧血（ACD）のため正球性〜小球性貧血となることが多い〔Endocr J. 2012; 59(3): 213-20〕．そのため大球性貧血を認めた場合は橋本病に悪性貧血を合併した可能性を疑う．
- 検査異常
  - ▶高血糖・高 Na 血症：測定前に等張液に赤血球を入れるため膨張し大球性となってしまう．
  - ▶寒冷凝集素症，多発性骨髄腫：赤血球凝集により大球性と計測されるが，MCHC が高値となることが特徴．
- MCHC は通常上昇しないが，遺伝性球状赤血球症と血球凝集では異常高値となる．
- 高齢者の大球性貧血では骨髄異形成症候群が多いことに注意する．

MCV＞95 fl（貧血の有無を問わない）の124人の75歳以上高齢者の原因疾患（英国）

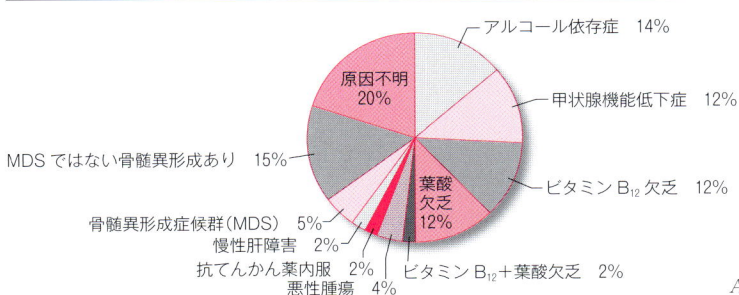

- アルコール依存症　14%
- 甲状腺機能低下症　12%
- ビタミンB_{12}欠乏　12%
- 葉酸欠乏　12%
- ビタミンB_{12}＋葉酸欠乏　2%
- 悪性腫瘍　4%
- 抗てんかん薬内服　2%
- 慢性肝障害　2%
- 骨髄異形成症候群（MDS）　5%
- MDSではない骨髄異形成あり　15%
- 原因不明　20%

Age Ageing. 1996 Jul; 25(4): 310-2

大球性貧血の採血検査

- 汎血球減少があれば巨赤芽球性貧血を含む血液疾患と肝硬変を考える．
- LDH高値で網状赤血球増加がなければ巨赤芽球性貧血の可能性が高い．
- 末梢血のスメアの観察で，好中球過分葉があれば巨赤芽球性貧血の可能性は非常に高くなる．血液像では白血病（芽球増加），骨髄異形成症候群（少数の芽球，奇形好中球，巨大血小板）を示唆する所見にも注意する．

- LDH高値は溶血性貧血か巨赤芽球性貧血などの無効造血を示唆する．
  - ▶巨赤芽球性貧血でHb≦8.0 g/dLの症例では全例でLDHは高値であり，時には15,000 U/Lと非常に高値となる〔*J Clin Pathol. 1966 Jan; 19(1): 51-4*〕．
  - ▶LDH≧3,000 U/Lならば溶血性貧血よりは巨赤芽球性貧血を考える〔*Indian J Pathol Microbiol. 2000 Jul; 43(3): 325-9*〕．

- 好中球過分葉
  - ▶簡便な過分葉の指標としては，6分葉が1つでもあるか，5分葉が5%以上とされる．
  - ▶アルコール依存症での巨赤芽球性貧血の予測

	感度	特異度	LR＋	LR−
MCV＞100 fl	66(49-79)	68(56-77)	2.0(1.4-3.0)	0.5(0.3-0.8)
MCV＞110 fl	27(15-43)	98(90-100)	11(2.5-46)	0.8(0.6-0.9)
大型卵形赤血球	90(76-97)	68(56-77)	2.8(2.0-3.9)	0.1(0.1-0.4)
大型卵形赤血球＞3%	56(40-71)	96(89-99)	15(4.8-47)	0.5(0.3-0.7)
好中球過分葉	78(62-89)	95(87-98)	16(5.9-41)	0.2(0.1-0.4)
LDH＞225 U/L	73(57-85)	45(34-57)	1.3(1.0-1.8)	0.6(0.4-1.0)
葉酸値＜2.1 ng/mL	42(27-58)	76(65-85)	1.8(1.0-3.0)	0.8(0.6-1.0)

Medicine(Baltimore). 1986 Sep; 65(5): 322-38

  - ▶大球性貧血でない場合でも過分葉が見られることがあり，この場合は巨赤芽球性貧血と腎不全が鑑別にあがる．

好中球過分葉を伴う非大球性貧血の原因

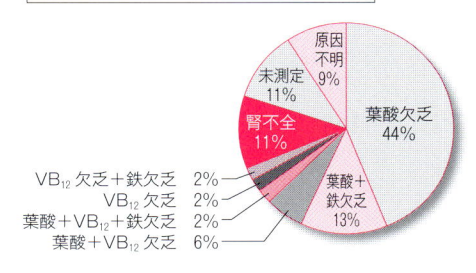

- 葉酸欠乏　44%
- 葉酸＋鉄欠乏　13%
- 葉酸＋VB_{12}欠乏　6%
- 葉酸＋VB_{12}＋鉄欠乏　2%
- VB_{12}欠乏　2%
- VB_{12}欠乏＋鉄欠乏　2%
- 腎不全　11%
- 未測定　11%
- 原因不明　9%

稀に先天性過分葉が見られることがある．
VB_{12}：ビタミンB_{12}

West J Med. 1974 Sep; 121(3): 179-84

巨赤芽球性貧血の原因

- ビタミン B_{12} 欠乏は経口摂取不足が原因であることは稀である．高齢者での慢性萎縮性胃炎（悪性貧血を含む）や胃切除による内因子欠乏が最も多い原因だが，回盲部病変も忘れてはならない．
- 葉酸欠乏も経口摂取不足で起こることは多くはなく，吸収不良を来すアルコール摂取，抗てんかん薬・経口避妊薬服用を考える．それ以外には十二指腸〜空腸病変，需要が増加する病態，葉酸拮抗薬が葉酸欠乏の原因となりうる．

- ビタミン B_{12} 欠乏の原因

  ビタミン B_{12} 欠乏性貧血の原因

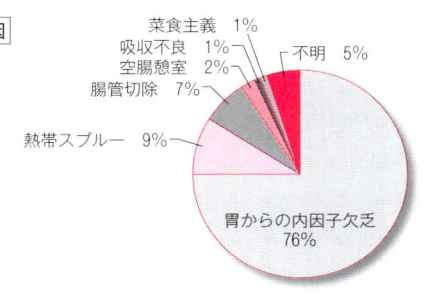

  菜食主義 1%
  吸収不良 1%
  空腸憩室 2%
  不明 5%
  腸管切除 7%
  熱帯スプルー 9%
  胃からの内因子欠乏 76%

  Am J Med. 1994 Mar; 96(3): 239-46

  ▶ 厳格な菜食主義でなければ経口摂取不足ではめったに生じない．
  ▶ 内因子欠乏
    □ 悪性貧血は自己免疫機序の関与が疑われる胃粘膜萎縮による内因子欠乏で生じるビタミン B_{12} 欠乏症である．通常の萎縮性胃炎は前庭部中心だが，悪性貧血では胃体部〜穹隆部中心の萎縮性胃炎で，悪性腫瘍の発生率が高い．
    □ 胃切除後によるビタミン B_{12} 欠乏症は5(2-10)年後に発症することが多い．
    □ 胃酸抑制剤も関与しうるが単独の原因としては稀である．
  ▶ 回盲部病変（回盲部から80 cm以内の切除・Crohn病）はビタミン B_{12} の吸収部位の減少で，腸管内細菌増殖（blind loop症候群）は，ビタミン B_{12} の消費により欠乏症を来す．
  ▶ 遺伝性トランスコバラミンⅡ欠損症，膵機能廃絶，硝酸薬投与，ビグアナイド服用も原因とはなりうるが稀である．

- 葉酸欠乏の原因

  葉酸欠乏性貧血の原因

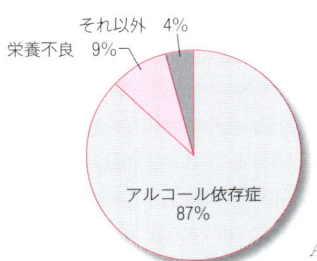

  それ以外 4%
  栄養不良 9%
  アルコール依存症 87%

  Am J Med. 1994 Mar; 96(3): 239-46

  ▶ 摂取不足単独が原因となることは稀だが，アルコール依存症では摂取不足も関連する．また葉酸は加熱にて半分程度に減少することから過剰に加熱した食餌では不足することはある．
  ▶ 吸収障害を来すアルコール，フェニトイン，フェノバルビタール，経口避妊薬は原因となりうる．
  ▶ 空腸病変（Crohn病，リンパ腫，スプルー病，強皮症，糖尿病，アミロイドーシス）では吸収障害を来す．
  ▶ 需要増大として妊娠と溶血性貧血，慢性皮膚疾患（尋常性乾癬），悪性腫瘍が重要である．
  ▶ 体内での利用障害としてはメトトレキサート，ST合剤，サラゾスルファピリジンが重要である．

▶透析患者では体外への排泄が亢進して欠乏する可能性が高まる．

ビタミン B_{12} 欠乏性貧血の病歴・身体所見

- 疼痛を伴う舌炎，振動覚低下，認知症などの中枢神経異常，白髪はビタミン B_{12} 欠乏症を示唆する．

貧血の原因ごとの各徴候の頻度（%）

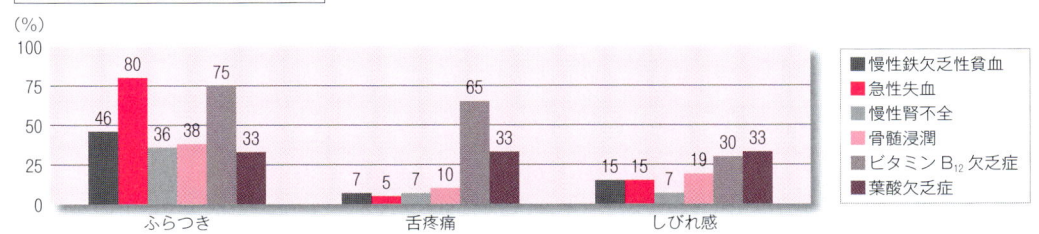

	ふらつき	舌疼痛	しびれ感
慢性鉄欠乏性貧血	46	7	15
急性失血	80	5	15
慢性腎不全	36	7	7
骨髄浸潤	38	10	19
ビタミン B_{12} 欠乏症	75	65	30
葉酸欠乏症	33	33	33

Br Med J. 1969 Aug 23; 3(5668): 436-9

特殊採血検査

- ビタミン B_{12} 濃度は 200 pg/mL，葉酸は 2 ng/mL 未満ならば欠乏症と診断する．これらの倍の値があれば欠乏症は否定してよい．
- これらの採血がボーダーラインの場合，ホモシステインが高値ならば欠乏症を示唆する．
- 葉酸値は直前の食餌の影響を強く受けるため，解釈には注意を要する．

- ビタミン B_{12} 欠乏は高齢者では 20% で見られるが，一部のみが貧血を呈したり神経症状を呈したりする．
  ▶ ビタミン B_{12} 欠乏は高齢者の 15-20% 以上で認める〔Am Fam Physician. 2003 Mar 1; 67(5): 979-86/CMAJ. 2004; 171(3): 251-9〕．
  ▶ ビタミン B_{12} 欠乏でも貧血が見られるのは 29-72% で，大球性となるのは 36-83%〔Mayo Clin Proc .1994; 69: 144/Am J Med. 1994; 96: 239-46〕とおおよそ半数の症例でのみ血算で異常を指摘できる．

- ビタミン B_{12} 濃度は 200-400 pg/mL がカットオフ値
  ▶ ビタミン B_{12} <200 pg/mL が基本的なカットオフ値

	感度	特異度	LR+	LR−
ビタミン B_{12} <200 pg/mL	94.8-97.1	95-100	19<	<0.05

感度：Hematology Am Soc Hematol Educ Program. 2003: 62-81/特異度：Am J Med Sci. 1994; 308: 276

  ▶ ビタミン B_{12} >300-400 pg/mL であれば欠乏症は否定できる．
    □ ビタミン B_{12} >300 pg/mL ならばビタミン B_{12} 欠乏症の可能性は 1-5% のみ〔Am J Hematol. 1990 Jun; 34(2): 99-107〕であるが，400 pg/mL まではありうる〔Am Fam Physician. 2003 Mar 1; 67(5): 979-86〕という報告もある．
  ▶ 妊娠，経口避妊薬，ビタミン C，再生不良性貧血，多発性骨髄腫，葉酸欠乏でビタミン B_{12} 偽性低値がありうる〔West J Med. 1978 Apr; 128(4): 294-304〕．

- 葉酸は 2-4 ng/mL がカットオフ値だが，直前の食餌の影響を強く受けてしまう．
  ▶ 病院食 1 回でも正常化してしまうことがあり，逆に数日の不摂生では血清濃度は低値となりうる．
    □ 入院患者の葉酸低値の 70% 近くが経口摂取低下に伴うものとの報告がある〔Can Med Assoc J. 1980 May 10; 122(9): 999-1004〕．
    □ 採血で葉酸低値であっても最終的には 24% のみが真の欠乏症と判断される〔Am J Med. 2001 Feb 1; 110(2): 88-90〕．

- ▶ 溶血で偽性高値，妊娠・経口避妊薬や葉酸に拮抗する薬剤で偽性低値となるが血中にメトトレキサートがあると偽性高値となる．

- ホモシステインはビタミン B_{12} 欠乏でも葉酸欠乏でも高感度で異常高値となる．
  - ▶ ビタミン B_{12} 欠乏ではメチルマロン酸高値(98%)，ホモシステイン高値(96%)が見られ，葉酸欠乏ではメチルマロン酸高値は認めず(12%)，ホモシステイン高値(91%)のみ認める〔*Am J Med. 1994 Mar; 96(3): 239-46*〕ことから，両者の測定が診断に有用だが，日本ではホモシステインしか量れない．
  - ▶ ホモシステインは腎不全，高齢，ビタミン B_6 欠乏，甲状腺機能低下症などでも高値となり特異度は高くない．

- 悪性貧血に対する検査
  - ▶ 内因子抗体は感度 50-70%，特異度 100%〔*Hematology Am Soc Hematol Educ Program. 2003: 62-81*〕と有用だが，保険適用外検査である．
  - ▶ 抗胃壁細胞抗体の感度は 75-100% であるが，萎縮性胃炎でも最大 50% で陽性となり特異性に問題がある〔*Modern Physician. 2004; 24(5): 936-7*〕．
  - ▶ ガストリンは感度 80% だが特異度は 50% 未満である〔*CMAJ. 2004; 171(3): 251-9*〕．

> **MEMO 悪性貧血の治療**
> - ビタミン B_{12} の経口投与では内因子がなくても 1% は吸収される．悪性貧血だとしても経口で 1-2 mg/日の大量投与では非経口投与と比較して劣るものではない〔*臨床血液. 2002; 43: 165-9/Blood. 1998 Aug 15; 92(4): 1191-8*〕．
> - 治療に反応すると生化学所見は 2 日，末梢血スメア所見は 1-2 週間，貧血は 2 か月で改善する．
>   - ▶ 骨髄反応は 6 時間後から始まり，48 時間で骨髄中巨赤芽球性変化消失と LDH 低下，K 低下が起こる．
>   - ▶ 網状赤血球増加は 1 週間でピークに達し (10% 以上にも達する)，末梢の好中球過分葉は 1-2 週間で消失．
>   - ▶ 貧血は 8 週間以内に正常化する．
>   - ▶ 神経学的な異常は改善までに 6 か月程度かかることが多いとされる．

5 血管内悪性リンパ腫

血管内悪性リンパ腫

- 悪性リンパ腫の中でも腫瘤形成を来さない血管内悪性リンパ腫 (intravascular lymphoma；IVL) は診断が非常に困難である．
- 発熱を伴う脳虚血症候，皮疹を伴う不明熱，肝脾腫を伴う不明熱，血球貪食症候群，発熱を伴う肺塞栓様呼吸不全がよく知られた IVL のパターンである．
- LDH 高値は簡便で比較的鋭敏な検査である．

- 平均 70 [34-90] 歳．男女差なし．
- 悪性リンパ腫の 0.1% が IVL である．大型の B 細胞性リンパ腫が多い．
- 91% は B 細胞系のマーカー表現で，T 細胞系は 9% のみ〔*Oncologist. 2006 May; 11(5): 496-502*〕．

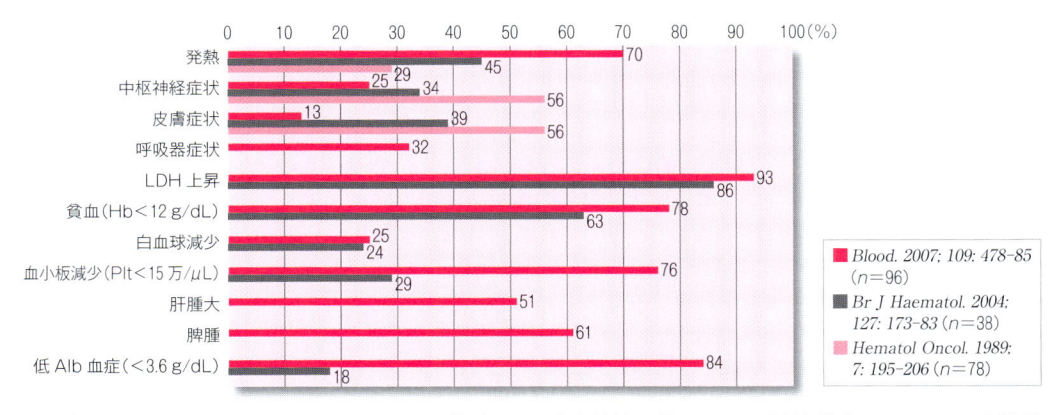

	発熱	中枢神経症状	皮膚症状	呼吸器症状	LDH上昇	貧血(Hb<12 g/dL)	白血球減少	血小板減少(Plt<15万/μL)	肝腫大	脾腫	低Alb血症(<3.6 g/dL)
Blood. 2007; 109: 478-85 (n=96)	70	25	13	32	93	78	25	76	51	61	84
Br J Haematol. 2004; 127: 173-83 (n=38)	45	34	39		86	63	24	29			18
Hematol Oncol. 1989; 7: 195-206 (n=78)		56	56								

- ▶中枢神経型 IVL では頭部 MRI にて小血管虚血や脱髄所見が得られる. 髄液検査ではリンパ球数増多を認めることが多い.
- ▶皮膚所見は四肢近位・下腹部・乳房下部に多い.
- ▶日本では特に血球貪食症候群と関連が多く報告されており Asian variant と呼ばれる.
- ●末梢の肺動脈塞栓・肺高血圧を来し, 発熱・呼吸不全にて受診することもありうるが, 胸部 X 線や CT の所見は乏しく血流シンチグラフィでは末梢型肺塞栓と似た所見が得られる〔West J Med. 1991 Jul; 155(1): 72-6./Chest. 1989 Nov; 96(5): 1199-200〕.

悪性リンパ腫と sIL-2R

- ●sIL-2R≧3,000 U/L であれば悪性リンパ腫の可能性が高いとは考えられるが, あくまで参考所見である.

- ●sIL-2R 高値となる疾患
  - ▶sIL-2R はリンパ球が活性化している疾患であれば高値となるため, 結核, 膠原病, 血球貪食症候群, Still 病, 川崎病, 肺線維症などでも 3,000 U/L まではしばしば見られる.
  - ▶肝細胞癌では 7,026 U/L まで報告あり〔Ann Surg Oncol. 1999 Mar; 6(2): 178-85〕.
  - ▶IVL で sIL2-R≧5,000 U/L となるのは 56% という報告がある〔Blood. 2007 Jan 15; 109(2): 478-85〕.

各疾患群の sIL-2R の平均値

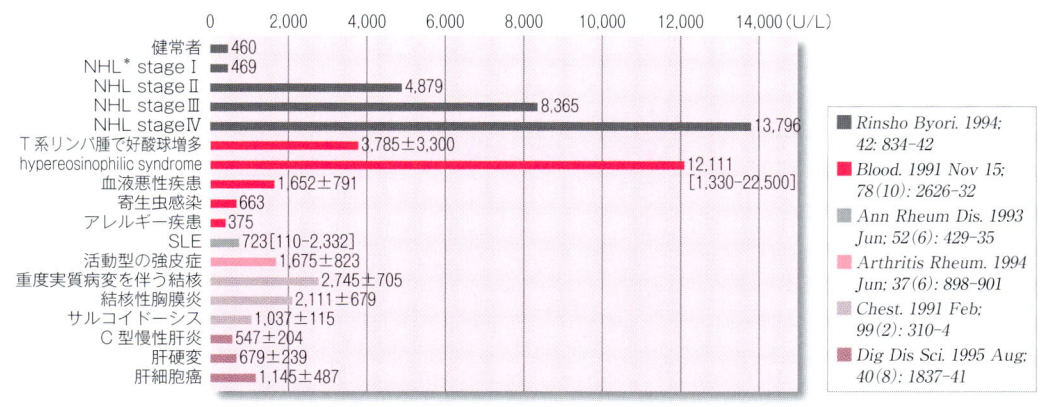

疾患	sIL-2R (U/L)	出典
健常者	460	Rinsho Byori. 1994; 42: 834-42
NHL* stage I	469	Rinsho Byori. 1994; 42: 834-42
NHL stage II	4,879	Rinsho Byori. 1994; 42: 834-42
NHL stage III	8,365	Rinsho Byori. 1994; 42: 834-42
NHL stage IV	13,796	Rinsho Byori. 1994; 42: 834-42
T系リンパ腫で好酸球増多	3,785±3,300	Blood. 1991 Nov 15; 78(10): 2626-32
hypereosinophilic syndrome	12,111 [1,330-22,500]	Blood. 1991 Nov 15; 78(10): 2626-32
血液悪性疾患	1,652±791	
寄生虫感染	663	
アレルギー疾患	375	
SLE	723 [110-2,332]	Ann Rheum Dis. 1993 Jun; 52(6): 429-35
活動型の強皮症	1,675±823	Arthritis Rheum. 1994 Jun; 37(6): 898-901
重度実質病変を伴う結核	2,745±705	
結核性胸膜炎	2,111±679	
サルコイドーシス	1,037±115	Chest. 1991 Feb; 99(2): 310-4
C 型慢性肝炎	547±204	Dig Dis Sci. 1995 Aug; 40(8): 1837-41
肝硬変	679±239	
肝細胞癌	1,145±487	

*NHL とは, 非 Hodgkin リンパ腫を意味する.

- ●前立腺酸性ホスファターゼは(女性であっても), 診断に有用な可能性が示唆されているが, 機序も明確ではなく追試験が待たれる.

	感度	特異度	LR+	LR-
前立腺酸性ホスファターゼ高値	100(46-100)	91(71-99)	12(3.1-43)	0

Haematologica. 2004 May 1; 89(5): ECR13

血管内悪性リンパ腫（IVL）の特異的検査

- まずは末梢血スメアを観察して異常細胞がないかを確認する．
- 血球減少があれば骨髄穿刺・生検，肝機能異常や肝腫大があれば肝生検，皮疹があれば皮膚生検を行う．
- 皮疹を認めない場合でもランダム皮膚生検にて診断が可能なことがある．

- 通常の悪性リンパ腫と異なりリンパ節腫脹がないために種々の臓器から生検し確定診断しなければならない．

腫瘍細胞が検出された組織

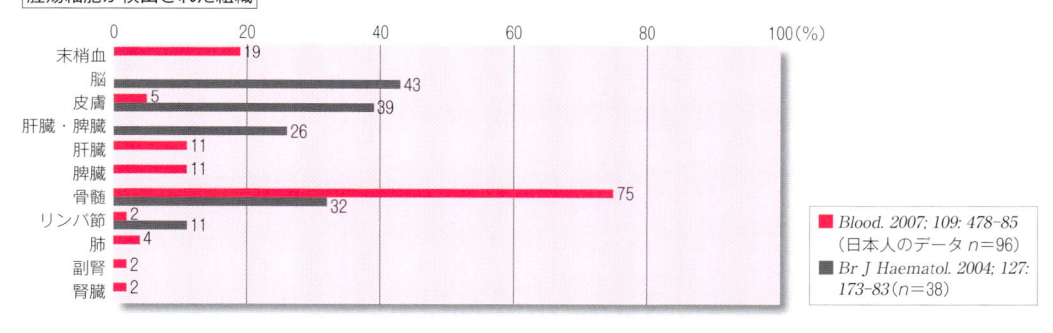

組織	Blood. 2007; 109: 478-85 (日本人のデータ n=96)	Br J Haematol. 2004; 127: 173-83 (n=38)
末梢血	19	
脳		43
皮膚	5	39
肝臓・脾臓		26
肝臓	11	
脾臓	11	
骨髄	75	32
リンパ節	2	11
肺	4	
副腎	2	
腎臓	2	

- 骨髄穿刺では61%で血球貪食，75%で腫瘍細胞を検出する〔Blood. 2007 Jan 15; 109(2): 478-85〕．
- ランダム皮膚生検が有用な可能性がある〔J Am Acad Dermatol. 2008; 59: 148-51〕．
  - 大腿（41%），下肢（35%），体幹（31%），上肢（15%），殿部（7.5%）で検出感度が高い〔Br J Dermatol. 2007; 157: 16-25〕．
  - 皮下脂肪織の血管内に病変が見つかることが多いので，生検は皮下脂肪層まで深めに採取する．

6 多発性骨髄腫

多発性骨髄腫の疫学

- 多発性骨髄腫は50歳以上に多い．
- 臓器障害（高Ca血症，溶骨性病変，貧血，腎障害）があり，M蛋白（血清もしくは尿中）が検出され，形質細胞の増加（骨髄中のモノクローナルな形質細胞増加もしくは形質細胞腫）を認めれば症候性の多発性骨髄腫と診断され，化学療法の適応となる．

- 多発性骨髄腫は10万人あたり5-7人で見られる〔Am Fam Physician. 2008 Oct 1; 78(7): 853-9〕．
- 悪性疾患の1%，血液系悪性疾患の13%を占める〔N Engl J Med. 2011 Mar 17; 364(11): 1046-60〕．

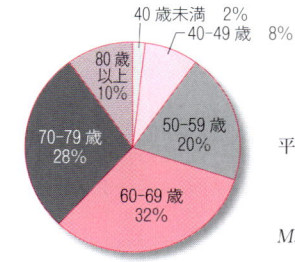

多発性骨髄腫の初診年齢

- 40歳未満 2%
- 40-49歳 8%
- 50-59歳 20%
- 60-69歳 32%
- 70-79歳 28%
- 80歳以上 10%

平均66[22-92]歳で，男性が59%

Mayo Clin Proc. 2003 Jan; 78(1): 21-33

- 近年は多発性骨髄腫の 34% が症候（高 Ca 血症，溶骨性病変，貧血，腎障害）を呈さない状態で発見される〔*Eur J Cancer. 1991; 27(11): 1401-5*〕．無症候性の多発性骨髄腫は治療を開始せずに密な経過観察を行う．

多発性骨髄腫の症候・検査所見

- 1 年以内に発症の腰痛や貧血，腎機能障害が診断のきっかけとなることが多い．
- 末梢神経障害を認めた場合はアミロイドーシスの合併もしくは POEMS 症候群を考える．
- 多発性骨髄腫では高 Ca 血症を認めても高 ALP 血症は認めず，骨シンチグラフィでも陽性とならない．
- 画像所見にて溶骨性変化を認めれば特徴的である．
- 血清アルブミンと β_2-ミクログロブリンの値は予後の推測に有用である．

- 多発性骨髄腫の症候・検査所見

多発性骨髄腫診断時の症候・検査所見

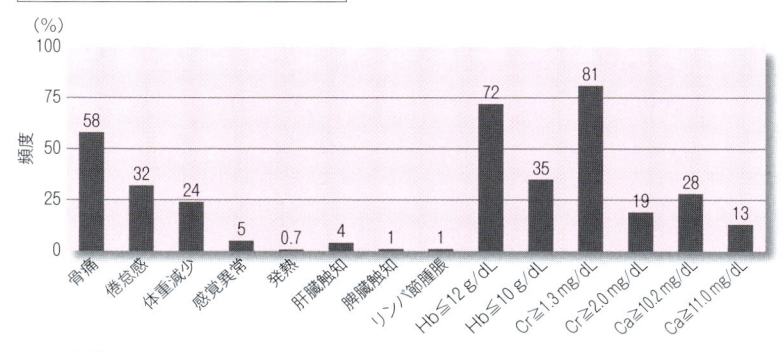

項目	頻度(%)
骨痛	58
倦怠感	32
体重減少	24
感覚異常	5
発熱	0.7
肝臓触知	4
脾臓触知	1
リンパ節腫脹	1
Hb≦12 g/dL	72
Hb≦10 g/dL	35
Cr≧1.3 mg/dL	81
Cr≧2.0 mg/dL	19
Ca≧10.2 mg/dL	28
Ca≧11.0 mg/dL	13

Mayo Clin Proc. 2003 Jan; 78(1): 21-33

▶ 骨痛（特に腰痛）は診断時に 58%（軽度が 29%，中等度 20%，重度が 9%）で認めるが，1 年以内の発症が 91% で，半年以内の発症が 73% である．

▶ 倦怠感（典型的には貧血によるもの）は 1 年以内の発症が 96% で，半年以内の発症が 90% である．

単純 X 線写真

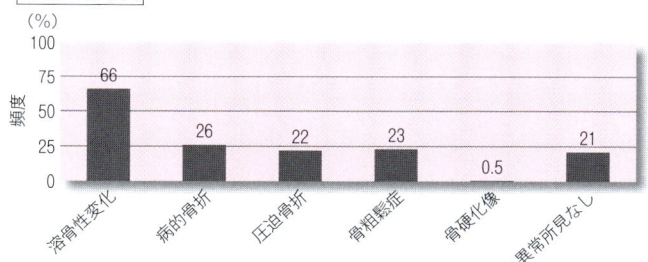

項目	頻度(%)
溶骨性変化	66
病的骨折	26
圧迫骨折	22
骨粗鬆症	23
骨硬化像	0.5
異常所見なし	21

Mayo Clin Proc. 2003 Jan; 78(1): 21-33

- 多発性骨髄腫の International Staging System

Stage	定義	平均余命
I	β_2 MG<3.5 mg/L かつ血清 Alb≧3.5 g/dL	62 か月
II	stage I でも III でもないもの	44 か月
III	β_2 MG≧5.5 mg/L	29 か月

J Clin Oncol. 2005; 23(15): 3412

MEMO　POEMS 症候群

- 単クローン性形質細胞増殖（M protein）と多発神経炎（polyneuropathy）に加え，硬化性骨病変，生検で Castleman 病と診断されるリンパ節腫脹，肝脾腫（organomegaly），内分泌疾患（endocrinopathy），皮膚変化（skin change：色素沈着や多毛），浮腫，乳頭浮腫のいずれかがあれば POEMS 症候群と考える．

（つづく）

- ▶糖尿病と甲状腺疾患は endocrinopathy ではあるが高頻度に見られる疾患であるため，これらが唯一の陽性所見である場合には POEMS 症候群を支持するものとは考えない．
- ▶血管内皮細胞増殖因子(vascular endothelial growth factor；VEGF)により血管透過性が亢進し，浮腫を呈する．
- ▶M 蛋白はほとんどが λ 型である．

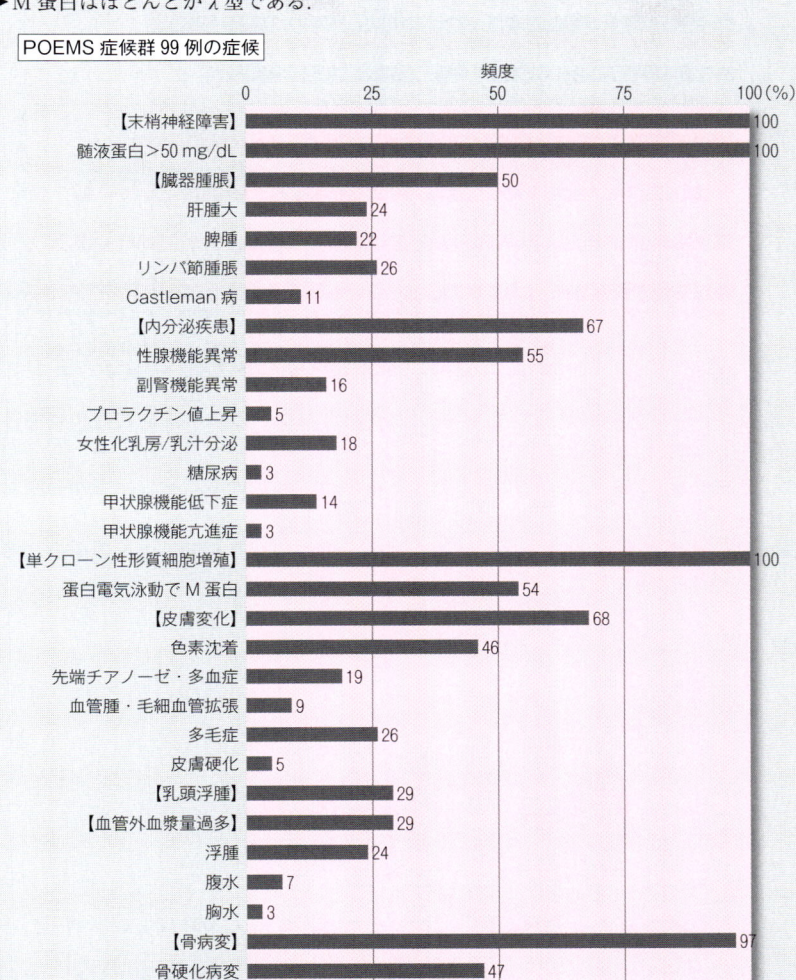

POEMS 症候群 99 例の症候

症候	頻度(%)
【末梢神経障害】	100
髄液蛋白>50 mg/dL	100
【臓器腫脹】	50
肝腫大	24
脾腫	22
リンパ節腫脹	26
Castleman 病	11
【内分泌疾患】	67
性腺機能異常	55
副腎機能異常	16
プロラクチン値上昇	5
女性化乳房/乳汁分泌	18
糖尿病	3
甲状腺機能低下症	14
甲状腺機能亢進症	3
【単クローン性形質細胞増殖】	100
蛋白電気泳動で M 蛋白	54
【皮膚変化】	68
色素沈着	46
先端チアノーゼ・多血症	19
血管腫・毛細血管拡張	9
多毛症	26
皮膚硬化	5
【乳頭浮腫】	29
【血管外血漿量過多】	29
浮腫	24
腹水	7
胸水	3
【骨病変】	97
骨硬化病変	47
骨硬化＋溶解病変	51

Blood. 2003 Apr 1; 101(7): 2496-506

- その他には体重減少>4.5 kg(37%)，倦怠感(31%)，血小板増多≧45 万/μL(54%)，多血症(女性>15 g/dL，男性>17 g/dL)(18%)，ばち指(5%)が見られる[Blood. 2003 Apr 1; 101(7): 2496-506]．
- 一方，高 Ca 血症>10.5 mg/dL(0%)，Cr>1.5 mg/dL(2%)，Hb<11.0 g/dL(4%)，血清 M 蛋白>2.0 g/dL(7%)，骨髄形質細胞>10%(14%)は稀であり，多発性骨髄腫の診断基準には当てはまらないことが多い[Blood. 2003 Apr 1; 101(7): 2496-506]．

M 蛋白の検出

- M 蛋白の検出には血清免疫電気泳動と尿免疫電気泳動による尿中 Bence Jones 蛋白の測定を行い，感度を高める必要がある．
- M 蛋白が検出されても M 蛋白が 3 g/dL 未満で，臓器障害がなければ MGUS である可能性が高い．

M蛋白の検出

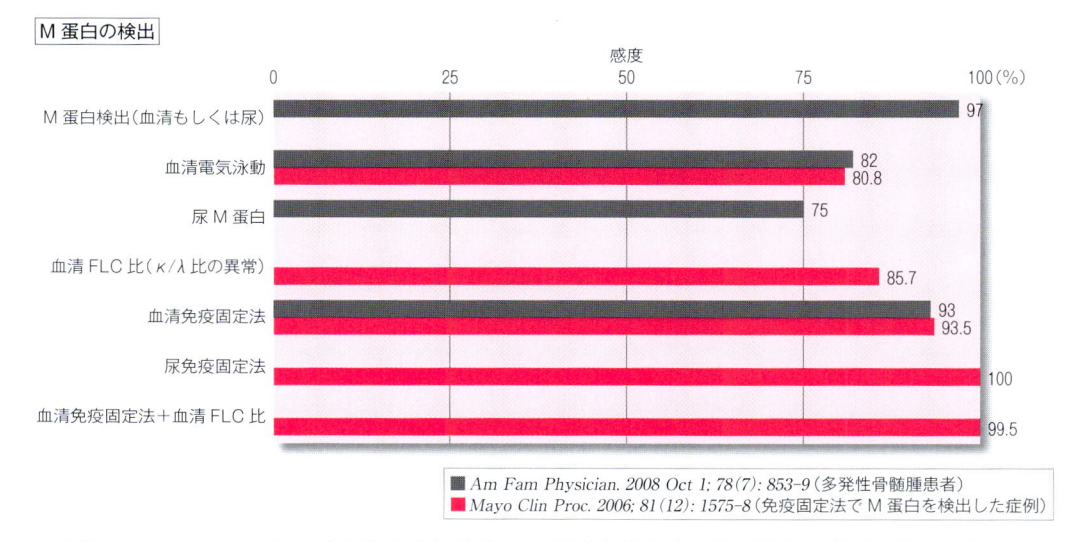

検査	Am Fam Physician. 2008 Oct 1; 78(7): 853-9（多発性骨髄腫患者）	Mayo Clin Proc. 2006; 81(12): 1575-8（免疫固定法でM蛋白を検出した症例）
M蛋白検出（血清もしくは尿）	97	
血清電気泳動	82	80.8
尿M蛋白	75	
血清FLC比（κ/λ比の異常）		85.7
血清免疫固定法	93	93.5
尿免疫固定法		100
血清免疫固定法＋血清FLC比		99.5

▶血清 free light chain（FLC）は免疫電気泳動でM蛋白が検出されない場合の診断に有用であるのみならず，迅速な治療効果判定にも有用である．
　□正常なFLC比は0.26-1.65であるが，特に腎不全がある場合は形質細胞増殖性疾患が存在しなくても3.2までの値をとりうる〔Am J Clin Pathol. 2009 Aug; 132(2): 309〕．
▶免疫固定法は保険適用外検査であるが感度に優れるため，免疫電気泳動が陰性でも臨床的に多発性骨髄腫を強く疑う場合には施行を検討する．

● 多発性骨髄腫の種類

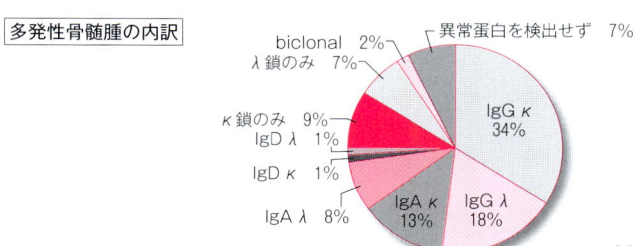

多発性骨髄腫の内訳

- IgG κ　34%
- IgG λ　18%
- IgA κ　13%
- IgA λ　8%
- IgD κ　1%
- IgD λ　1%
- κ鎖のみ　9%
- λ鎖のみ　7%
- biclonal　2%
- 異常蛋白を検出せず　7%

Mayo Clin Proc. 2003 Jan; 78(1): 21-33 より改変

▶軽鎖病は腎障害が多いという特徴がある．M蛋白を検出しない非分泌型では腎障害は稀である．
▶IgD型は稀であるがM蛋白量が少ないため電気泳動でM蛋白として検出しにくく，注意を要する．また腎障害やアミロイドーシスを来しやすいことが知られている．

● 血清M蛋白

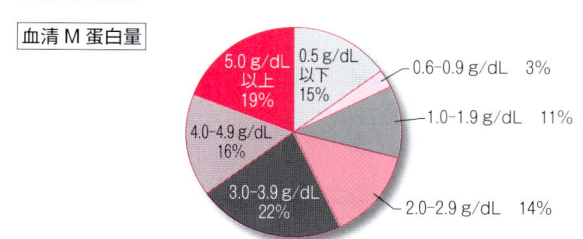

血清M蛋白量

- 0.5 g/dL以下　15%
- 0.6-0.9 g/dL　3%
- 1.0-1.9 g/dL　11%
- 2.0-2.9 g/dL　14%
- 3.0-3.9 g/dL　22%
- 4.0-4.9 g/dL　16%
- 5.0 g/dL以上　19%

Mayo Clin Proc. 2003 Jan; 78(1): 21-33

▶血清M蛋白量がIgGで3.5 g/dLもしくはIgAで2.0 g/dL以上ある場合，あるいは他の免疫グロブリン成分の低下が見られる場合は多発性骨髄腫であることが多い．

| **MEMO** | monoclonal gammopathy of undetermined significance（MGUS） |

- 臓器障害を伴わず，血清のモノクローナル蛋白が 3 g/dL 未満かつ骨髄中形質細胞が 10% 未満である場合には，多発性骨髄腫とは区別され MGUS と呼ばれる．
- MGUS は 50 歳以上の 1-2% で見られる．
- MGUS は平均余命にはさほど影響を与えないが，25 年で 30% の患者が多発性骨髄腫やマクログロブリン血症，アミロイドーシスを発症する〔*N Engl J Med. 2002 Feb 21; 346(8): 564-9*〕．
- MGUS は時として末梢神経障害を来すが，特に IgM 型 MGUS では認めやすい〔*Curr Opin Neurol. 2009 Oct; 22(5): 480-5*〕．IgM 型 MGUS による末梢神経障害では失調を呈しやすく，神経生理検査では脱髄所見が目立ち〔*Ann Neurol. 1991 Jul; 30(1): 54-61*〕，抗ミエリン糖蛋白抗体が検出されうるが〔*Neurology. 2010 Feb 2; 74(5): 406-12*〕，ステロイドの効果が認められないという特徴がある．
- IgG 以外の M 蛋白血症，FLC 比の異常，高 M 蛋白量（≧1.5 g/dL）のいずれも満たさなければ 20 年後に病態が進行するのは 5% のみであるが，1-3 項目満たす場合はそれぞれ 21，37，58% で進行する〔*Blood. 2005 Aug 1; 106(3): 812-7*〕．

- 尿中 M 蛋白
  - ▶尿蛋白は Bence Jones 蛋白の可能性と，腎障害による尿蛋白を検出している可能性がある．
  - ▶Bence Jones 蛋白は尿試験紙法では偽陰性となりやすいため，尿試験紙法で尿蛋白が陰性であっても Bence Jones 蛋白を測定する意義は高い．

尿中 M 蛋白量

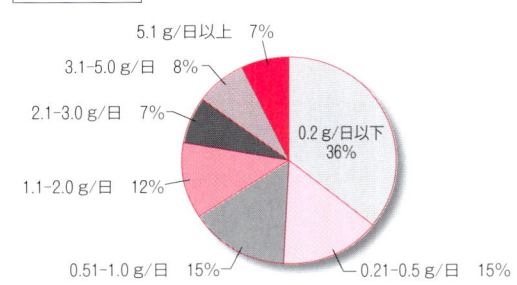

- 0.2 g/日以下　36%
- 0.21-0.5 g/日　15%
- 0.51-1.0 g/日　15%
- 1.1-2.0 g/日　12%
- 2.1-3.0 g/日　7%
- 3.1-5.0 g/日　8%
- 5.1 g/日以上　7%

Mayo Clin Proc. 2003 Jan; 78(1): 21-33

| **骨髄検査** |

- 形質細胞の腫瘍性増殖を確認するために骨髄穿刺を行う必要がある．
- 異形成を伴う形質細胞が 10% 以上を占めることが診断に必要である．

- 形質細胞血症
  - ▶多発性骨髄腫において末梢血に形質細胞が 10-99 個/μL 出現するのは 22%，100 個/μL 以上出現するのは 11% のみで，49% の症例では末梢血中の形質細胞は 3 個/μL 未満である〔*Mayo Clin Proc. 2003 Jan; 78(1): 21-33*〕．
  - ▶フローサイトメトリーを利用すれば末梢血の形質細胞が少数であっても検出することが可能であり，予後を反映するという報告がある〔*Blood. 2005 Oct 1; 106(7): 2276-9*〕．

- 骨髄中の形質細胞

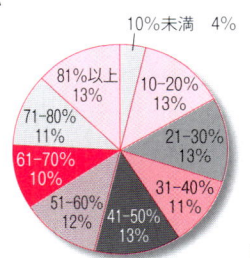

  - 10% 未満　4%
  - 10-20%　13%
  - 21-30%　13%
  - 31-40%　11%
  - 41-50%　13%
  - 51-60%　12%
  - 61-70%　10%
  - 71-80%　11%
  - 81% 以上　13%

Mayo Clin Proc. 2003 Jan; 78(1): 21-33

▶非分泌性多発性骨髄腫の場合は，骨髄の形質細胞が 30％を超えるか生検による形質細胞腫の確認によって多発性骨髄腫と診断する〔*Hematol J. 2003; 4(6): 379-98*/review. erratum in: *Hematol J. 2004; 5(3): 285*〕．

- フローサイトメトリーは形質細胞に発現が多い CD38 でゲーティングするのが一般的である．CD19（＋）・CD20（－）・CD56（－）となる正常な形質細胞とは異なる表面マーカーをもつ形質細胞が，腫瘍性増殖している（κ：λ の偏りが顕著である）のを確認する．
- 遺伝子検査で 17 番染色体短腕欠損（17p deletion），14 番と 16 番染色体の転座〔t(14；16)〕，4 番と 14 番染色体の転座〔t(4；14)〕がある場合などは予後が不良であることが知られている．これらは多発性骨髄腫で比較的高頻度に認められるが G-band 法で検出が困難であることから，FISH 法を行うことが望ましい．
  ▶遺伝子型による予後分類

high risk	intermediate risk	standard risk
17p deletion	t(4；14)	trisomies(hyperdiploidy)
t(14；16)	deletion 13	t(11；14)
t(14；20)	染色体数の減少（hypodiploidy）	t(6；14)

Am J Hematol. 2012 Jan; 87(1): 78-88

I 感染症

1. 菌血症　458
2. 伝染性単核球症　462
3. 肺結核と粟粒結核　467
4. 麻疹・風疹　474
5. HIV 感染症　476
6. 免疫抑制患者での感染症　478
7. 免疫抑制患者での肺感染症　479
8. 開発途上国からの帰国後熱発　486

1 菌血症

菌血症の予測

- 悪寒戦慄は菌血症の可能性を非常に高くする．
- 高熱，嘔吐，意識障害，低血圧，腎不全（尿量減少），白血球増多，CRP高値，プロカルシトニン高値は菌血症の予測因子ではあるがいずれも診断特性が高いわけではない．

- 悪寒戦慄の重要性
  ▶ 寒気（chilly sensation）は1枚服を羽織る程度，中等度の悪寒（moderate chill）は布団に入る程度，悪寒戦慄〔shaking chill（rigor）〕はガタガタ震えるもので区別する必要がある．

  chill と菌血症のリスク

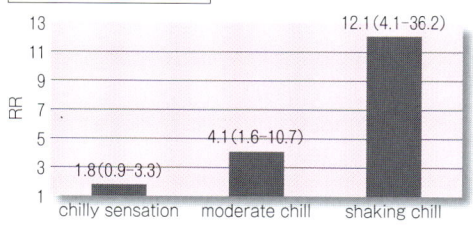

  （グラフ：chilly sensation 1.8(0.9-3.3)，moderate chill 4.1(1.6-10.7)，shaking chill 12.1(4.1-36.2)）

  shaking chill は特異度 90.3（89.2-91.5）％，LR＋＝4.65（2.95-6.86）で菌血症を示唆する．

  chill 全体では感度 87.5（74.4-94.5）％，LR－＝0.24（0.11-0.51）で，寒気がなければ菌血症の可能性は下がる．

  Am J Med. 2005 Dec; 118(12): 1417

- 菌血症の可能性

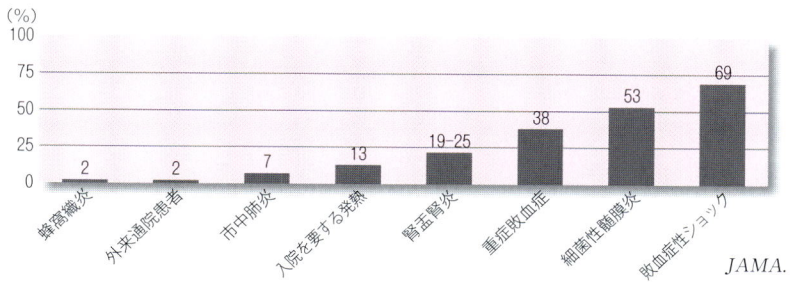

  （グラフ：蜂窩織炎 2，外来通院患者 2，市中肺炎 7，入院を要する発熱 13，腎盂腎炎 19-25，重症敗血症 38，細菌性髄膜炎 53，敗血症性ショック 69）

  JAMA. 2012 Aug 1; 308(5): 502-11

- 菌血症の予測

	感度	特異度	LR＋	LR－
SIRS	80-96	27-47	1.1-1.8	0.09-0.75
Shapiroのルール	97-98	29	1.4	0.07-0.10

  ▶ Shapiroのルール：1. 感染性心内膜炎の疑い，2. 体温＞39.4℃，3. 血管内デバイスが存在のいずれかがあるか，小基準（①体温＞38.3℃，②年齢＞65歳，③悪寒，④嘔吐，⑤収縮期血圧＜90 mmHg，⑥白血球数＞18,000/μL，⑦Cr＞2 mg/dL）のうち2つ以上を満たした場合に陽性．

  JAMA. 2012 Aug 1; 308(5): 502-11

  ▶ CRP高値よりもプロカルシトニン高値のほうが菌血症の予測に優れるという報告があるが〔*Clin Infect Dis. 2002 Jul 15; 35(2): 156-61*〕，プロカルシトニン≧0.4-0.5 ng/mLは感度 76（66-84）％，特異度 70（60-79）％で菌血症を示唆するのみ〔*Ann Emerg Med. 2007 Jul; 50(1): 34-41*〕である．

MEMO 敗血症の定義
- 敗血症とは感染症によりSIRS（全身性炎症反応症候群）を来している病態を示す．

（つづく）

▶以下の2項目以上を満たす病態を SIRS とする．
  □体温＞38℃ もしくは体温＜36℃
  □心拍数＞90/分
  □呼吸数＞20/分，もしくは PaCO$_2$＜32 mmHg
  □白血球＞12,000/μL もしくは白血球＜4,000/μL もしくは桿状球＞10%

- 敗血症ならば死亡率15%，重症敗血症ならば死亡率20%，敗血症性ショックならば死亡率は40%である〔N Engl J Med. 2002; 347(13): 966-7〕．
  ▶重症敗血症とは敗血症に循環不全〔低血圧もしくは臓器不全（意識障害・乏尿・乳酸アシドーシスなど）〕を伴ったものを指す．
  ▶敗血症性ショックとは敗血症で輸液に反応しない低血圧を呈した状態を指す．

敗血症性ショックの感染源（n＝5,715）

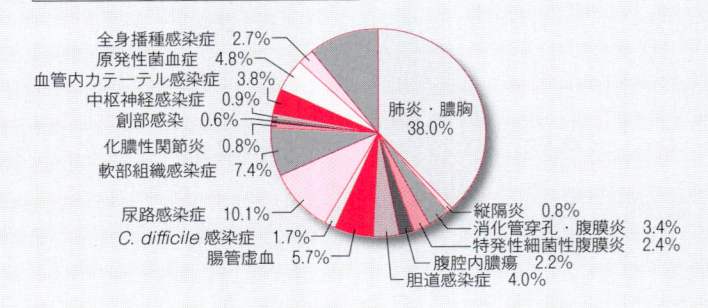

- 全身播種感染症　2.7%
- 原発性菌血症　4.8%
- 血管内カテーテル感染症　3.8%
- 中枢神経感染症　0.9%
- 創部感染　0.6%
- 化膿性関節炎　0.8%
- 軟部組織感染症　7.4%
- 尿路感染症　10.1%
- C. difficile 感染症　1.7%
- 腸管虚血　5.7%
- 胆道感染症　4.0%
- 腹腔内膿瘍　2.2%
- 特発性細菌性腹膜炎　2.4%
- 消化管穿孔・腹膜炎　3.4%
- 縦隔炎　0.8%
- 肺炎・膿胸　38.0%

Chest. 2009 Nov; 136(5): 1237-48

菌血症の原因

- 市中感染では尿路感染症，胆道感染症，腹腔内感染，肺炎が菌血症を来す主な原因である．
- 感染性心内膜炎とカテーテル感染は発熱以外の症候を伴わない場合もあるため，菌血症の証明が診断に非常に重要である．

市中病院における菌血症の原因（n＝489）

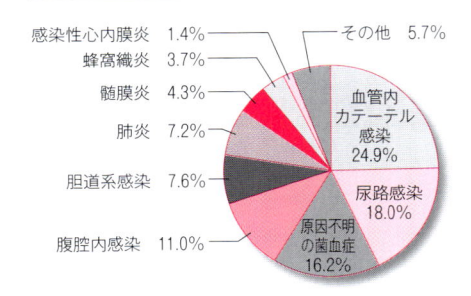

- 感染性心内膜炎　1.4%
- 蜂窩織炎　3.7%
- 髄膜炎　4.3%
- 肺炎　7.2%
- 胆道系感染　7.6%
- 腹腔内感染　11.0%
- 原因不明の菌血症　16.2%
- 尿路感染　18.0%
- 血管内カテーテル感染　24.9%
- その他　5.7%

Aust N Z J Med. 1999 Oct; 29(5): 684-92

一過性菌血症と持続的菌血症

- 一過性の菌血症は抜歯，歯磨き，痰の吸引，尿道カテーテル留置，消化管検査などで来しうる．
- 持続的菌血症では感染性心内膜炎やカテーテル感染などの血管内感染と膿瘍形成を考える必要がある．

感染症

各手技での一過性菌血症の頻度

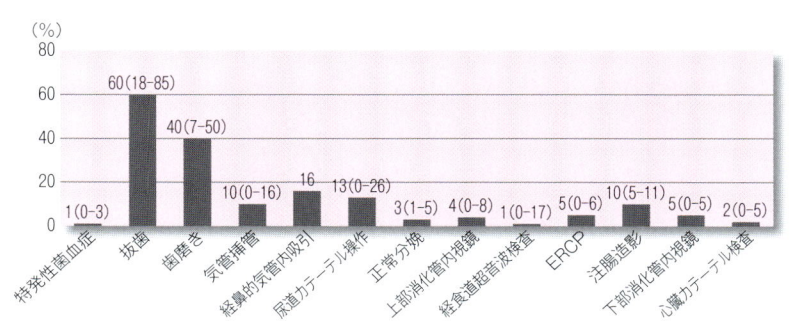

手技	頻度(%)
特発性菌血症	1 (0-3)
抜歯	60 (18-85)
歯磨き	40 (7-50)
気管挿管	10 (0-16)
経鼻的気管内吸引	16
尿道カテーテル挿入	13 (0-26)
正常分娩	3 (1-5)
上部消化管内視鏡	4 (0-8)
経食道超音波検査	1 (0-17)
ERCP	5 (0-6)
注腸造影	10 (5-11)
下部消化管内視鏡	5 (0-5)
心臓カテーテル検査	2 (0-5)

N Engl J Med. 1995 Jan 5; 332(1): 38-44

- 腸管からの菌血症（bacterial translocation）：低栄養や腸管不使用による腸管粘膜脆弱性や腸管閉塞による腸管内圧上昇がリスク．好中球減少などの免疫能に問題があると容易に菌血症となる．

血液培養

- 血液培養は感度を高め，コンタミネーションとの鑑別を容易にするためにも穿刺部位を替えて2セット採取を原則とする．
- 中心静脈カテーテルが留置されている場合は，1セットは逆血による採血でよい．

血液培養の感度

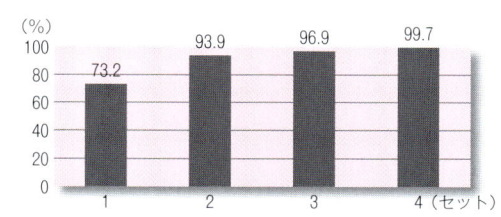

セット数	感度(%)
1	73.2
2	93.9
3	96.9
4	99.7

血液培養を4セット以上採取した場合のデータをもとに感度を算出．
ただし，ブドウ球菌の場合は1セットのみで感度は90%近い．

J Clin Microbiol. 2007 Nov; 45(11): 3546-8

- 血液培養の検体量が1mL増えると3%ずつ感度が上がる［*Ann Intern Med. 1993 Aug 15; 119(4): 270-2*］．
- 採血部位による血液培養の診断特性の違い

	感度	特異度	LR+	LR−
中心静脈カテーテルからの逆血	89 [78-95]	91 [81-86]	9.4 [4.3-19]	0.12 [0.06-0.23]
末梢静脈穿刺	83 [64-95]	97 [96-98]	29 [16-41]	0.18 [0.05-0.37]

J Med Microbiol. 2008 Jan; 57(Pt 1): 1-8 より改変

コンタミネーションとの鑑別

- 真の菌血症とコンタミネーションは臨床所見に加え採血箇所・菌種・菌量（培養陽性となるまでの時間と培養陽性率）で鑑別を行う．
- グラム陽性菌では黄色ブドウ球菌が最も多い真の菌血症の起因菌である．一方，コアグラーゼ陰性ブドウ球菌，*Bacillus*，*Corynebacterium* はコンタミネーションであることが多い．肺炎球菌やA群連鎖球菌が検出されれば真の菌血症と考えてよいが，腸球菌や緑色連鎖球菌はコンタミネーションでも見られる．
- グラム陰性桿菌や真菌が検出された場合は真の菌血症の可能性が高い．
- 嫌気性菌では *Bacteroides fragilis* は真の菌血症，*Propionibacterium* ならばコンタミネーションと考えるが，それ以外はどちらもありうる．

  - どんなに清潔操作を試みてもコンタミネーションは3-5%で起こる［*Clin Microbiol Rev. 1997 July; 10(3): 444-65*］．

1 菌血症

グラム陽性菌検出時の信頼性（数字は n を示す）

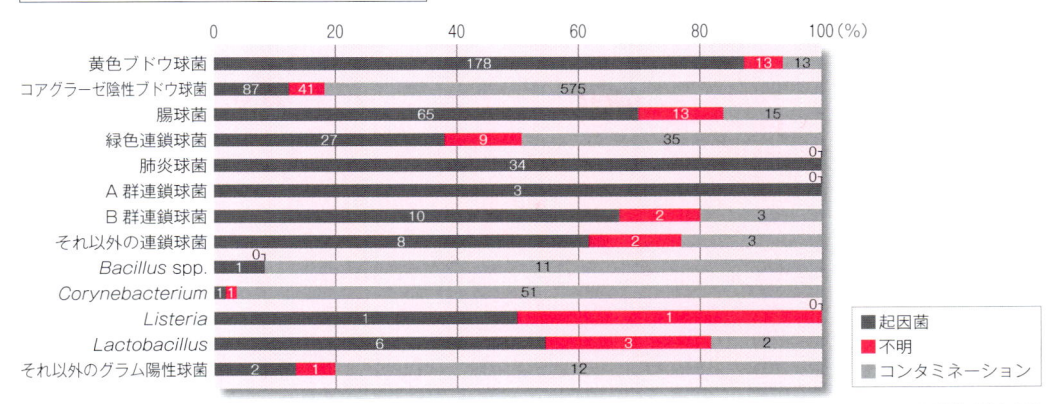

菌種	起因菌	不明	コンタミネーション
黄色ブドウ球菌	178	13	13
コアグラーゼ陰性ブドウ球菌	87	41	575
腸球菌	65	13	15
緑色連鎖球菌	27	9	35
肺炎球菌	34	0	0
A群連鎖球菌	3		
B群連鎖球菌	10	2	3
それ以外の連鎖球菌	8	2	3
Bacillus spp.	1	0	11
Corynebacterium	1	1	51
Listeria	1	1	0
Lactobacillus	6	3	2
それ以外のグラム陽性球菌	2	1	12

Clin Infect Dis. 1997 Apr; 24(4): 584-602

グラム陰性菌検出時の信頼性（数字は n を示す）

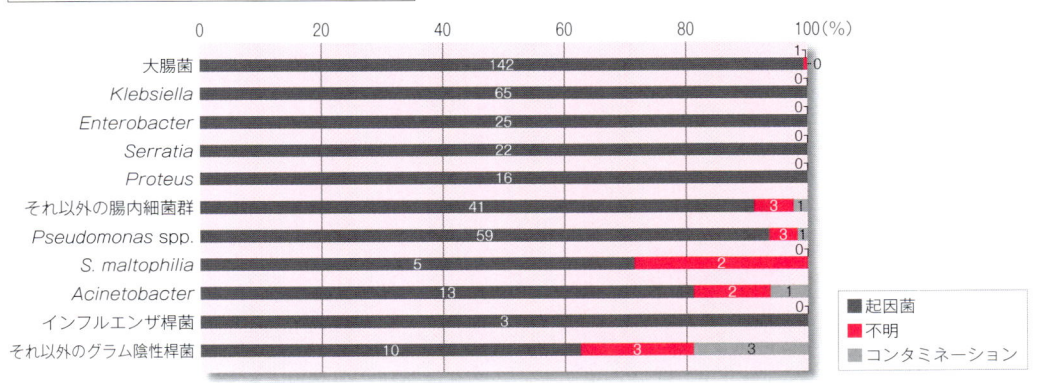

菌種	起因菌	不明	コンタミネーション
大腸菌	142	1	0
Klebsiella	65	0	
Enterobacter	25	0	
Serratia	22	0	
Proteus	16	0	
それ以外の腸内細菌群	41	3	1
Pseudomonas spp.	59	3	1
S. maltophilia	5	2	
Acinetobacter	13	2	1
インフルエンザ桿菌	3		
それ以外のグラム陰性桿菌	10	3	3

Clin Infect Dis. 1997 Apr; 24(4): 584-602

真菌類検出時の信頼性（数字は n を示す）

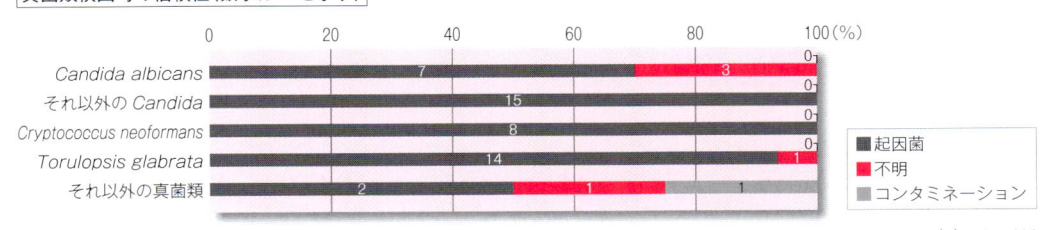

菌種	起因菌	不明	コンタミネーション
Candida albicans	7	3	0
それ以外の Candida	15	0	
Cryptococcus neoformans	8	0	
Torulopsis glabrata	14	1	
それ以外の真菌類	2	1	

Clin Infect Dis. 1997 Apr; 24(4): 584-602

嫌気性菌検出時の信頼性（数字は n を示す）

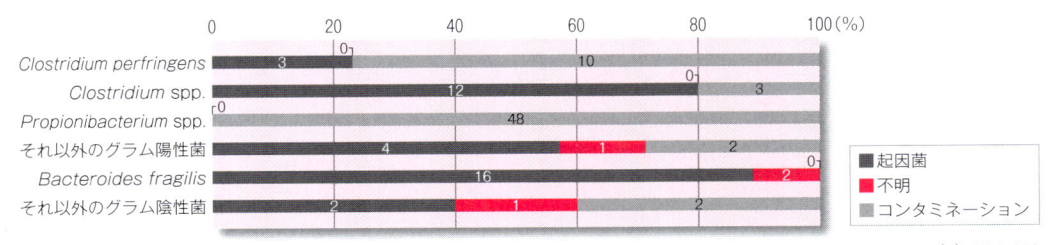

菌種	起因菌	不明	コンタミネーション
Clostridium perfringens	3	0	10
Clostridium spp.	12	0	3
Propionibacterium spp.	0		48
それ以外のグラム陽性菌	4	1	2
Bacteroides fragilis	16	2	0
それ以外のグラム陰性菌	2	1	2

Clin Infect Dis. 1997 Apr; 24(4): 584-602

2 伝染性単核球症

伝染性単核球症(IM)の原因
- 伝染性単核球症は思春期にEBウイルス(EBV)によって起こることが多いが、中高年ではサイトメガロウイルス(CMV)によるものが多い.
- 稀ではあるが急性HIV感染は見逃してはならない疾患であり、粘膜皮膚潰瘍，発熱48-72時間後の皮疹，下痢を伴えば特に疑う.

伝染性単核球症の原因

- サイトメガロウイルス 5-7%
- それ以外 数%
- EBウイルス >90%

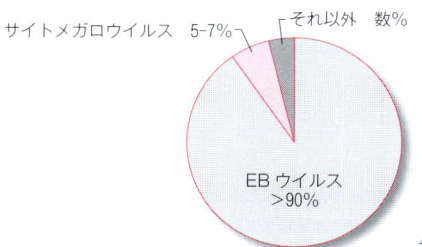

Am J Med Sci. 1978 Nov-Dec; 276(3): 325-39

- EBVによる伝染性単核球症は15-30歳に多く、咽頭炎の5-10%を占めるとされる.
  - ▶思春期までに80-90%が無症候性〜非特異的症状にて罹患する. 10%で思春期に初感染し4-6週間の潜伏期を経て伝染性単核球症を発症する.
  - ▶唾液中のウイルスによる伝播からkissing diseaseとして知られる.
- CMVによるIMはEBVよりも平均年齢が10歳ほど上で、高齢発症もある.
- それ以外の伝染性単核球症の原因としては*Toxoplasma*, HHV-6, HHV-7, HIV, アデノウイルス，風疹ウイルス，単純ヘルペスウイルス(HSV)がある.
  - ▶*Toxoplasma*は熱とリンパ節腫脹が優位で咽頭炎や肝障害は来さず、血液学的な異常も認めない. 稀な疾患であるので妊婦や免疫不全状態でなければ考えなくてよい[Br J Gen Pract. 1991 Sep; 41(350): 375-6].

伝染性単核球症の病歴
- 発熱、咽頭痛、リンパ節腫脹にて発症することが多く、頭痛や筋肉痛、咳、鼻汁もよく見られる.
- 感冒と比較して倦怠感が強く、症状持続期間も長い.
- 中高年ではリンパ節腫脹や咽頭痛が目立たず、急性肝炎として発症することが多い.

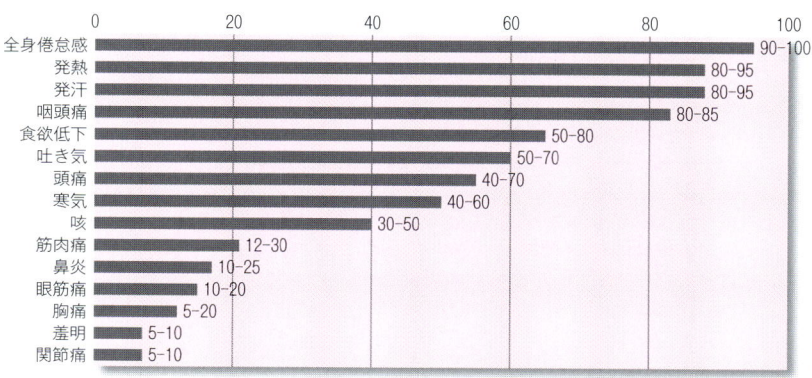

症状	%
全身倦怠感	90-100
発熱	80-95
発汗	80-95
咽頭痛	80-85
食欲低下	50-80
吐き気	50-70
頭痛	40-70
寒気	40-60
咳	30-50
筋肉痛	12-30
鼻炎	10-25
眼筋痛	10-20
胸痛	5-20
羞明	5-10
関節痛	5-10

Dis Mon. 1974 Dec: 1-29

年齢別 伝染性単核球症（EBV感染）の徴候

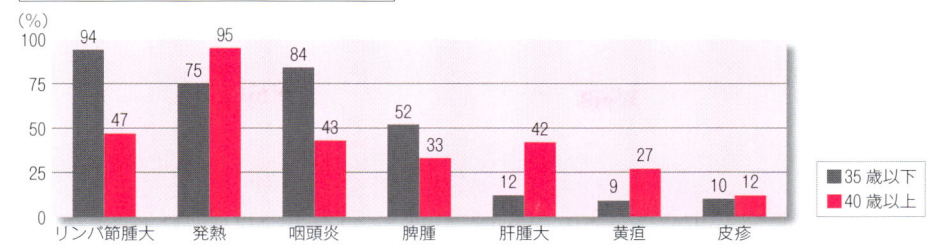

徴候	35歳以下	40歳以上
リンパ節腫大	94	47
発熱	75	95
咽頭炎	84	43
脾腫	52	33
肝腫大	12	42
黄疸	9	27
皮疹	10	12

Am Fam Physician. 1990 Dec; 42(6): 1599-606

- EBVはすべての臓器を侵しうるとされ，非特異的な徴候もとりうる．例えば肺炎や胸膜炎，心筋炎，腹膜炎，膵炎，腸間膜リンパ節炎，筋炎，急性腎不全・糸球体腎炎，胃偽性リンパ腫，性器潰瘍，血液学的異常（溶血性貧血，血小板減少症）の報告がある．神経症状も有名で，Guillain-Barré症候群，脳神経麻痺，脳炎・無菌性髄膜炎・横断性脊髄炎，末梢神経炎，視神経炎など多彩な神経症状を呈しうる．これらの神経所見は初期症状出現の2-4週間以降に発症しやすい．

伝染性単核球症の身体所見

- 扁桃白苔は溶連菌性扁桃腺炎よりも目立つこともある．口蓋点状出血があれば可能性が上がる．
- 頸部リンパ節腫脹を認めなければ可能性は下がり，前頸部以外のリンパ節腫脹や脾腫があれば可能性は高くなる．
- 眼瞼浮腫は見られれば特徴的である．
- アンピシリン疹が有名だがアンピシリンだけでなく種々の抗菌薬投与で皮疹を呈することがある．しかし抗菌薬の投与がない場合の皮疹は稀である．
- 脾腫は診察で分からないこともあるが，脾臓破裂の危険性があるため3-4週間はコンタクトスポーツをしないように注意を喚起する必要がある．

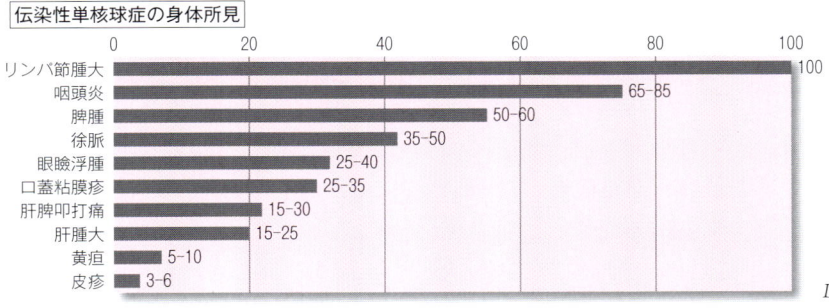

伝染性単核球症の身体所見

所見	%
リンパ節腫大	100
咽頭炎	65-85
脾腫	50-60
徐脈	35-50
眼瞼浮腫	25-40
口蓋粘膜疹	25-35
肝脾叩打痛	15-30
肝腫大	15-25
黄疸	5-10
皮疹	3-6

Dis Mon. 1974 Dec: 1-29

- EBVによる伝染性単核球症の診断

	感度	特異度	LR+	LR−
脾腫	7	99	7.0	0.94
口蓋点状出血	27	95	5.4	0.77
後頸部リンパ節腫脹	40	87	3.1	0.69
腋窩リンパ節腫脹	27	91	3.0	0.80
鼠径リンパ節腫脹	53	82	2.9	0.57
頸部リンパ節腫脹	87	58	2.1	0.22
体温≧37.5℃	27	84	1.7	0.87
頭痛	60	55	1.3	0.73
前頸部リンパ節腫脹	70	43	1.2	0.70
倦怠感	93	23	1.2	0.30

Am Fam Physician. 2004 Oct 1; 70(7): 1279-87

- アンピシリン使用にて伝染性単核球症の 70-90％に皮疹を呈するとされていたが，頻度はもっと低いという報告もある〔Rev Infect Dis. 1991 Jul-Aug; 13(4): 697-704〕．
  ▶ アンピシリンに対する抗体産生が機序とされ，投薬後 5-8 日後に皮疹が出現するのが典型的である．しかし，本当のペニシリンアレルギーとは異なり，落ち着いた段階でのペニシリン投与は安全である．

- 脾破裂
  ▶ 脾破裂の頻度は 0.1-0.5％．伝染性単核球症の発症から 4 日～3 週間で脾破裂の報告が多いが，脾破裂で発症することもある〔Emerg Radiol. 2003 Apr; 10(1): 51-2〕．
  ▶ 外傷を契機に起こすこともあるが，半数以上は外傷歴がない．

- 鼻咽頭に炎症の主座があるとされる．そのためリンパ流に沿って後頸部リンパ節が腫れやすく，眼瞼部のリンパ還流障害にて眼瞼浮腫も呈しやすい．また EBV は鼻咽頭癌の発生に関連がある．

伝染性単核球症の一般採血

- リンパ球≧50％や異型リンパ球≧10％があれば伝染性単核球症の可能性が高いが，成人での陽性率は低い．
- リンパ球数≧35％であれば細菌性扁桃炎は否定的である．
- 肝障害は肝逸脱酵素 (AST・ALT) 上昇も胆道系酵素 (ALP・GGT) 上昇も高頻度であるが，黄疸を呈することは少ない．肝障害は特に CMV 感染の唯一の所見であることもある．

- 血算
  ▶ EBV による伝染性単核球症の診断

	感度	特異度	LR+	LR−
異型リンパ球≧10％	75	92	9.4	0.27
異型リンパ球≧20％	56	98	28	0.44
異型リンパ球≧40％	25	100	50	0.75
リンパ球≧50％	66	84	4.1	0.40
リンパ球≧50％かつ異型リンパ球≧10％	61	95	12	0.41
16 歳以上	27	100	54	0.73

heterophil 抗体との比較：Am Fam Physician. 2004 Oct 1; 70(7): 1279-87

▶ 伝染性単核球症におけるリンパ球は 54±14％で，細菌性扁桃炎の 10±8％よりも有意に多く，35％以上のリンパ球数は伝染性単核球症の診断において感度 90％，特異度 100％である．

リンパ球数による伝染性単核球症の診断

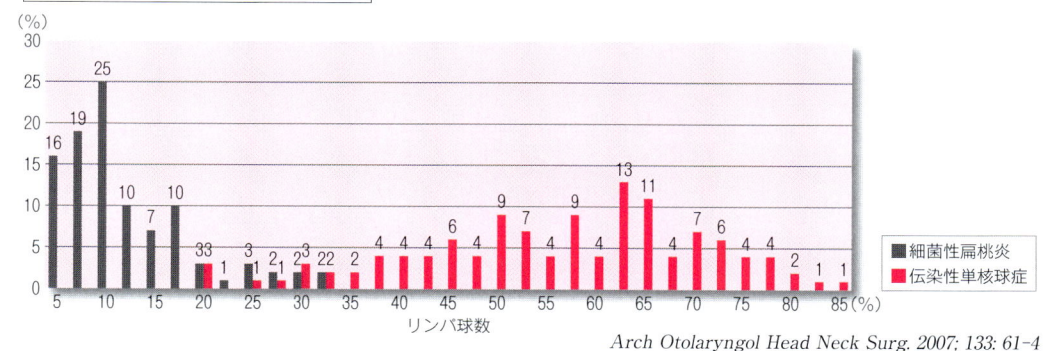

Arch Otolaryngol Head Neck Surg. 2007; 133: 61-4

- 異型リンパ球
  ▶ 異型リンパ球は EBV 以外に CMV，*Toxoplasma*，HIV，風疹，バラ疹（二期梅毒），B 型肝炎，C 型肝炎，ムンプス，急性上気道炎を含むウイルス感染，水痘，悪性リンパ腫，赤痢，マラリア，デ

ング熱，ツツガ虫病，喉頭癌，接触性皮膚炎，薬剤（フェニトイン，カルバマゼピン，イソニアジド，ミノサイクリン）で末梢血中に出現し，そもそも免疫の撹乱による非特異的な所見である．
▶特に異型リンパ球数が多くなく，CD4/CD8比の低下がなければEBV感染以外を考える必要がある．

	EBV感染	それ以外の異型リンパ症
リンパ球数（/μL）	7,900	4,800
異型リンパ球（％）	24	14
CD4/CD8比	0.44	0.67

Cytometry B Clin Cytom. 2003 Sep; 55(1): 22-8

伝染性単核球症における肝障害の頻度

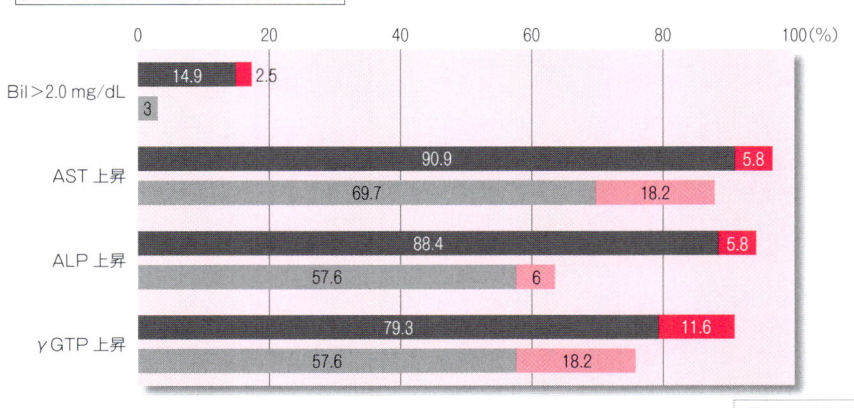

- Bil>2.0 mg/dL: 14.9 / 2.5 / 3
- AST上昇: 90.9 / 5.8 ; 69.7 / 18.2
- ALP上昇: 88.4 / 5.8 ; 57.6 / 6
- γGTP上昇: 79.3 / 11.6 ; 57.6 / 18.2

■ EBV感染初診時
■ EBV感染経過中
■ サイトメガロウイルス感染初診時
■ サイトメガロウイルス感染経過中

Clin Chem. 1980 Feb; 26(2): 243-6

EBV関連抗体

- VCA-IgM抗体≧10倍もしくはVCA-IgG抗体≧640倍で，EBNA抗体陰性であればEBV感染急性期と考える．

  - VCA-IgM抗体は発症時期には陽性化していることが多く，1-6週間でピーク，1-6か月で陰性化する．
  - 早期抗原（EA）抗体≧10倍でも急性期感染と考える．
    ▶early antigen anti-D抗体の高値は鼻咽頭癌と，early antigen anti-R抗体高値は慢性活動型EBV感染やBurkittリンパ腫と関連しており，これらの診断に有用である．
  - VCA-IgG抗体は発症時期には通常陽性化しているため，640倍以上かペア血清で4倍以上の上昇を示せば急性期感染と判断する．
  - EBV核抗原（EBNA）抗体
    ▶感染から6-12週間で陽性化し極端な免疫抑制状態とならなければ終生陽性で経過する．
    ▶急性期感染が疑われるがEBNAが陽性の場合は再賦活化の可能性を考える．
  - VCA-IgM，VCA-IgG，EBNAの3抗体をチェックすれば感度95-100％，特異度は87-90％でEBVの急性感染が診断できる〔*Clin Diagn Lab Immunol. 2000 May; 7(3): 451-6*〕．

EBVによる伝染性単核球症の自然経過

- EBV感染による発熱や肝障害は数週以内で改善するが，倦怠感や軽度の頭痛・咽頭痛は残存することがあり，慢性疲労の原因となりうる．
- 頸部リンパ節腫脹は遷延しやすいため，亜急性期の診断に役立つ可能性がある．

EBV感染の症状の持続

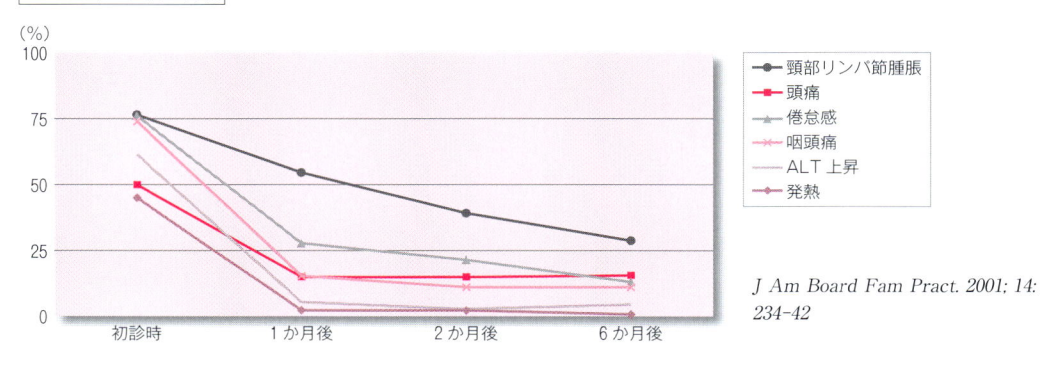

J Am Board Fam Pract. 2001; 14: 234-42

慢性活動型EBV感染症

- 慢性活動性EBV感染とは，適切な免疫反応が起こらずに伝染性単核球症様症状が持続的もしくは間欠的に3-6か月以上続くもので通常の感染とは一線を画する病態である．
- 血球貪食症候群，悪性リンパ腫，頭蓋内病変など種々の臓器障害を呈しうる．
- T細胞型ではVCA-IgG≧640倍，EA-IgG≧160倍を高頻度に認める．
- NK細胞型では脾腫や蚊過敏症・高IgE血症が特徴であるが，特異抗体の有用性は低いため，診断は組織（末梢血を含む）からのPCRに頼らざるをえない．
- 免疫不全状態のEBV再賦活化の場合も同様な病態となる．

慢性活動性EBV感染症の徴候

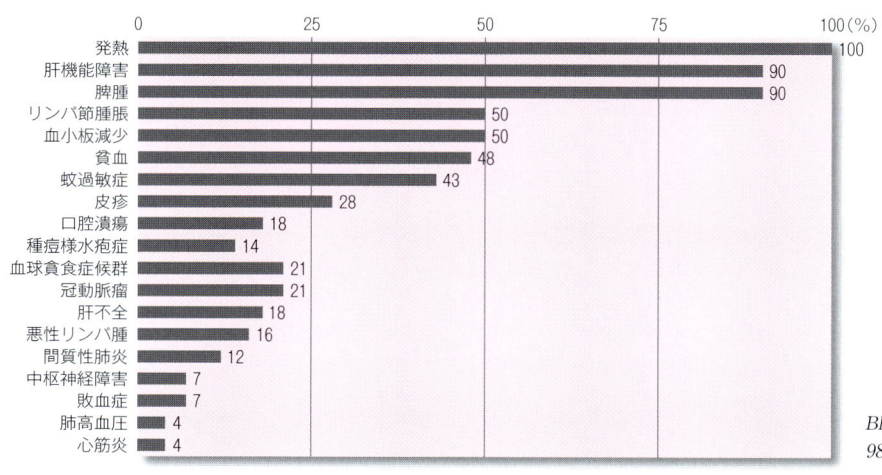

症状	%
発熱	100
肝機能障害	90
脾腫	90
リンパ節腫脹	50
血小板減少	50
貧血	48
蚊過敏症	43
皮疹	28
口腔潰瘍	18
種痘様水疱症	14
血球貪食症候群	21
冠動脈瘤	21
肝不全	18
悪性リンパ腫	16
間質性肺炎	12
中枢神経障害	7
敗血症	7
肺高血圧	4
心筋炎	4

Blood. 2001 Jul 15; 98(2): 280-6

	T細胞型 (n=20)	NK細胞型 (n=19)
発症年齢	12.6±9.5歳	8.0±4.9歳
発熱>1日/週	81%	38%
蚊過敏症	11%	68%
脾腫	79%	53%
リンパ節腫脹	58%	32%
大顆粒リンパ球増多症	11%	58%
IgE (IU/dL)	190±220	5,650±6,470
VCA-IgG≧640倍	94%	50%
≧5,120倍	50%	17%

（つづく）

	T細胞型（n=20）	NK細胞型（n=19）
EA-IgG≧10倍	100%	100%
≧160倍	94%	45%
≧640倍	75%	36%
EBNA<10倍	19%	25%

J Infect Dis. 2005 Feb 15; 191(4): 531-9
抗体陽性率については *Blood. 2001 Jul 15; 98(2): 280-6* より引用

3　肺結核と粟粒結核

結核症のリスク

- 日本は結核大国であり，遷延する呼吸器症状，リンパ節腫脹，不明熱では常に結核の可能性を考えねばならない．
- 塗抹陽性の結核患者との接触歴があれば新規感染のリスクが高く，感染者の 5% が 2 年間で結核を発症する．
- 成人では感染から年余を経て発症する二次結核の頻度が高く，発症リスク（糖尿病，末期腎不全，アルコール依存症，癌，免疫抑制剤使用，HIV 感染など）が重要である．
- 結核の既往がある場合は 1951 年以降に 6 か月以上の治療歴があるかどうかが重要である．

- 日本は毎年約 3 万人の結核症が新規発症している結核大国である．
- 感染のリスク

排菌者（培養陽性）との接触による感染危険度（カナダでのデータ）

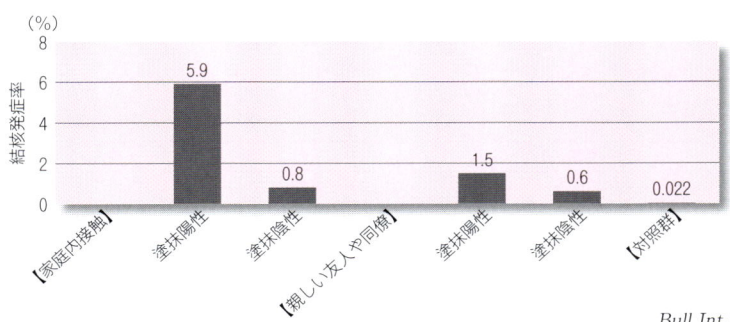

結核発症率（%）
【家庭内接触】塗抹陽性 5.9／塗抹陰性 0.8
【親しい友人や同僚】塗抹陽性 1.5／塗抹陰性 0.6
【対照群】0.022

Bull Int Union Tuberc. 1975; 50(1): 90-106

- 発症のリスク
  - 結核感染者のうち 5% は最初の 2 年間，残り 5% はそれ以降に発症する〔日本胸部臨床. 2000; 59(10): 761-75〕．
  - HIV 感染があれば発症は年間 5-9% である〔Clin Infect Dis. 1996 Apr; 22(4): 683-704〕．
  - BCG ワクチンの発症予防効果は 52(27-69)% で 50-60 年後も一定の効果は認める〔JAMA. 2004 May 5; 291(17): 2086-91〕とされる．

- 再発のリスク
  - 抗結核薬による治療を完遂していれば 95% は再発しない．再発する患者の半数は治療終了後 1 年以内で，治療終了して 3 年以上たってからの再発は少ない〔日本胸部臨床. 2000; 59(11): 855〕．
  - 日本での抗結核薬はストレプトマイシンと PAS が 1951 年に初めて使用可能となり，1952 年にはイソニアジド，1957 年にはピラジナミド，1967 年にエタンブトール，1971 年にリファンピシンが使用可能となった．

結核症の発症様式

- 肺結核が8割，肺外結核が2割を占める．
- 肺外結核は結核性リンパ節炎，結核性胸膜炎，脊椎カリエス，腎結核，結核性髄膜炎，粟粒結核などが代表的であるが，あらゆる臓器を侵しうる．

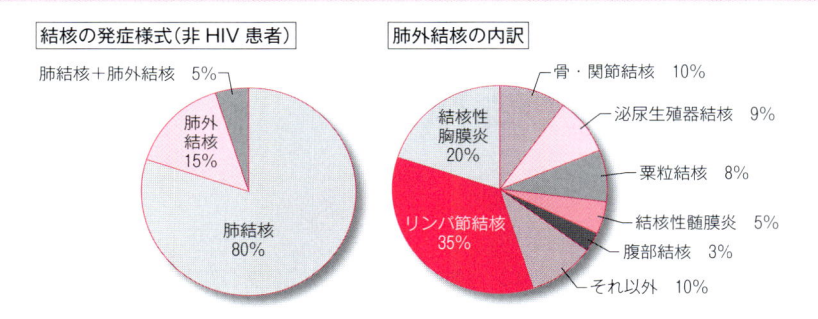

結核の発症様式（非HIV患者）
- 肺結核＋肺外結核 5%
- 肺外結核 15%
- 肺結核 80%

肺外結核の内訳
- 骨・関節結核 10%
- 泌尿生殖器結核 9%
- 結核性胸膜炎 20%
- 粟粒結核 8%
- 結核性髄膜炎 5%
- リンパ節結核 35%
- 腹部結核 3%
- それ以外 10%

Indian J Med Res. 2004 Oct; 120(4): 316-53

- 一方，HIV患者では肺外結核のほうが53-62%と多い〔*CMAJ. 1999 Jun 1; 160(11): 1597-603*〕．

ツベルクリン検査とIFNγ遊離試験（クォンティフェロン®，T-SPOT.TB）

- ツベルクリン反応は48時間後に発赤直径が10 mm以上あれば陽性とし，硬結や二重発赤・水疱があれば活動性結核が疑われる．簡便ではあるがBCG接種歴や非結核性抗酸菌症の影響を受けることもあり信頼性は高くない．
- ツベルクリン反応は活動性結核でも陽性率は8割で，特に粟粒結核での陽性率は5割と低い．
- クォンティフェロン®の感度はツベルクリン反応とほぼ同等である．BCG接種による偽陽性は見られないが，高齢者では既感染を反映して健常者でも陽性率が高い．T-SPOT.TBは感度も特異度も比較的高い．

- ツベルクリン反応判定基準
  ▶ 日本における判定基準

	48時間後の所見
陰性	発赤長径 0-9 mm
陽性	発赤長径 10 mm 以上

	48時間後の所見
中等度陽性	硬結あり（2＋）
強陽性	二重発赤あり水疱あり（3＋）

　□ WHOでは日本におけるツベルクリン反応液の約2倍の濃度を標準としており，判定も72時間後に硬結の大きさのみで判定する（10 mm以上で陽性）．欧米ではこの基準が採用されているため，ツベルクリン反応の解釈には注意を要する．

  ▶ 潜在性結核感染の判断基準〔2006年：日本結核学会予防委員会〕

	接触歴なし	接触歴あり
BCG接種歴なし	硬結 15 mm 以上または発赤 30 mm 以上	硬結 5 mm 以上または発赤 10 mm 以上
BCG接種歴あり	硬結 20 mm 以上または発赤 40 mm 以上	硬結 15 mm 以上または発赤 30 mm 以上

  ▶ 多くは感染後4-6週間で陽転化するため，急性発症例では偽陰性もある．

- ツベルクリン反応の解釈
  ▶ 非HIV患者の活動性結核のうち10-20%はツベルクリン反応が陰性である〔5-10%は他の抗原（streptokinase, streptodornase, *Proteus*, diphtheria toxoid, tetanus toxoid, *Candida*, *Trichophyton*）に対する反応は陽性でありアネルギーではない〕．よってツベルクリン反応が陰性であることをもって結核を否定することはできない〔*JAMA. 2000 Apr 19; 283(15): 2003-7*〕．

ツベルクリン反応陽性率

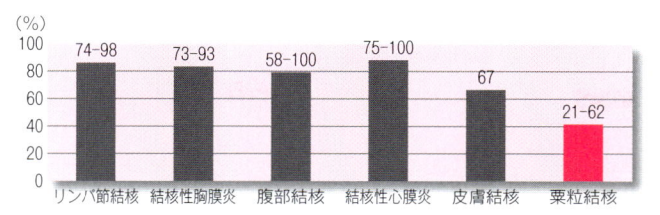

部位	陽性率(%)
リンパ節結核	74-98
結核性胸膜炎	73-93
腹部結核	58-100
結核性心膜炎	75-100
皮膚結核	67
粟粒結核	21-62

Indian J Med Res. 2004 Oct; 120(4): 316-53

- IFN-γ遊離試験(クォンティフェロン®, T-SPOT.TB)
  ▶ BCGには含まれないESAT-6とCFP-10(QuantiFERON®-TB Goldでは抗原としてTB7.7も追加され感度が高められた)に対する反応を見るので, BCG接種者でも信頼性が高い.

活動性結核の診断	感度	特異度	特異度(BCG接種者)
ツベルクリン反応	77(71-82)	97(95-99)	59(46-73)
QuantiFERON-TB Gold	78(73-82)	99(98-100)	96(94-98)
T-SPOT.TB	90(86-93)		93(86-100)

Ann Intern Med. 2008 Aug 5; 149(3): 177-84

  ▶ クォンティフェロン®と比較してT-SPOT.TBは簡便性にも優れる(必要な検体は採血管1本だけであり, 採血後32時間まで検査が可能).
  ▶ 日本での健康診断におけるクォンティフェロン®陽性率は特に既感染率の高い高齢者で高い

	40-49歳	50-59歳	60-69歳
QuantiFERON®-TB Gold 陽性率	3.1%	5.9%	9.8%
既感染推定率	11.1%	29.6%	53.1%

Int J Tuberc Lung Dis. 2007 Sep; 11(9): 1021-5

  ▶ ツベルクリン反応陽性でクォンティフェロン®陰性の場合はクォンティフェロン®偽陰性以外に, BCG接種歴と非結核性抗酸菌症を考える〔*JAMA. 2001 Oct 10; 286(14): 1740-7*〕.
    □ クォンティフェロン®は*M. avium, M. intracellulare*では陽性とならないが, *M. kansasii*をはじめとするそれ以外の非結核性抗酸菌症(*M. marinum, M. szulgai, M. flavescens, M. gastri*や*M. leprae*)では陽性となる.

肺結核の病歴・身体診察

- 3週間以上6か月以内の咳嗽や, 発症時期のはっきりしない亜急性発症の肺炎では結核を考える.
- 結核の既往, 消耗(体重減少, 寝汗), 血痰の存在, 呼吸困難やcracklesを認めないことは細菌性肺炎よりも肺結核の可能性を上げる.

- 咳嗽期間と肺結核

南インドの咳嗽患者における結核の頻度

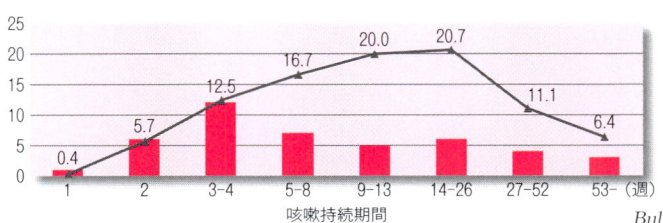

結核の可能性(%): 0.4, 5.7, 12.5, 16.7, 20.0, 20.7, 11.1, 6.4
咳嗽持続期間(週): 1, 2, 3-4, 5-8, 9-13, 14-26, 27-52, 53-

Bull World Health Organ. 1967; 37(6): 875-92

- 肺結核の診断

	感度	特異度	LR+	LR−
結核の接触歴, 施設入所	39(27-53)	89(77-96)	3.7(1.6-8.4)	0.7(0.6-0.8)
†	79(54-93)	40(35-44)	1.3(1.0-1.7)	0.5(0.2-1.3)

(つづく)

	感度	特異度	LR＋	LR−
3か月以上の消耗症状	41(28-55)	88(75-94)	3.3(1.5-7.0)	0.7(0.5-0.8)
血痰	14(7-27)	91(80-97)	1.6(0.6-4.6)	0.9(0.8-1.1)
†	26(10-51)	77(73-80)	1.1(0.5-2.4)	1.0(0.7-1.3)
呼吸困難	34(22-48)	30(19-44)	0.5(0.3-0.7)	2.2(1.7-2.7)
†	42(21-66)	31(27-35)	0.6(0.4-1.0)	1.9(1.3-2.8)
crackles	36(24-50)	45(32-58)	0.7(0.4-1.0)	1.4(1.2-1.8)
†	16(4-41)	71(66-75)	0.5(0.2-1.5)	1.2(1.0-1.5)
胸部X線写真所見				
上肺野陰影	34(22-48)	95(84-99)	6.3(2.0-20)	0.7(0.6-0.8)
†	53(30-75)	78(74-82)	2.4(1.5-3.8)	0.6(0.4-1.0)
網状結節陰影	14(7-27)	95(84-99)	2.7(0.8-9.5)	0.9(0.8-1.0)
†	16(4-41)	88(84-90)	1.3(0.4-3.7)	1.0(0.8-1.2)
リンパ節腫脹	27(16-41)	80(67-89)	1.4(0.7-2.7)	0.9(0.8-1.1)
†	16(4-41)	98(97-99)	9.8(2.8-34.1)	0.9(0.7-1.0)
空洞形成	20(11-33)	89(77-96)	1.8(0.7-4.6)	0.9(0.8-1.0)
†	0(0-21)	99(97-100)	4.4(0.6-34)	1.0(1.0-1.0)

Arch Intern Med. 2000 Sep 11; 160(16): 2471-6（結核疑いで入院となった112例）
† *Arch Intern Med. 2005 Feb 28; 165(4): 453-7*（結核疑いで入院となった516例）

肺結核の画像検査

- 上葉やS6の陰影や空洞形成があれば肺結核に典型的だが，1/4の症例では典型的ではない画像を呈する．特にHIV患者では典型例は半数に満たない．
- CTでtree-in-bud（小葉中心性陰影とそれをつなぐ末梢気道陰影）が見られれば抗酸菌感染症と*Mycoplasma*肺炎を考える．

肺結核の画像所見

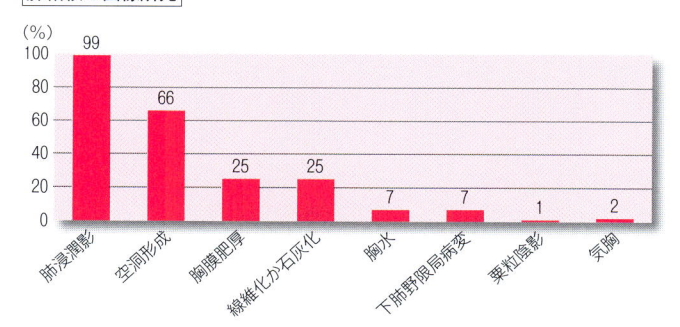

所見	(%)
肺浸潤影	99
空洞形成	66
胸膜肥厚	25
線維化か石灰化	25
胸水	7
下肺野限局病変	7
粟粒陰影	1
気胸	2

Eur Respir J. 1996 Oct; 9(10): 2031-5

- HIV感染症と肺結核

HIV感染の有無による肺結核像の違い

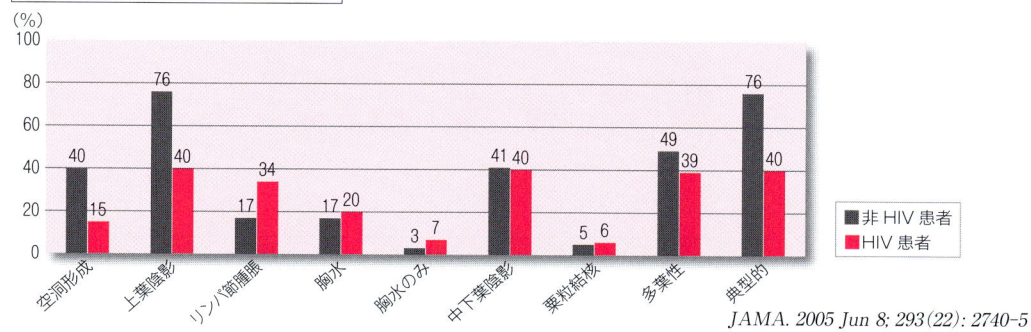

所見	非HIV患者	HIV患者
空洞形成	40	15
上葉陰影	76	40
リンパ節腫脹	17	34
胸水	17	20
胸水のみ	3	7
中下葉陰影	41	40
粟粒結核	5	6
多葉性	49	39
典型的	76	40

JAMA. 2005 Jun 8; 293(22): 2740-5

- HRCTによる肺結核症(喀痰抗酸菌塗抹陰性)の診断
  - ▶喀痰抗酸菌塗抹が陰性の場合でもCT所見は肺結核の迅速な診断に有用である．

	感度	特異度	LR＋	LR－
小葉中心性陰影†	89(76-96)	44(32-56)	1.6(1.3-2.0)	0.2(0.1-0.6)
tree-in-bud	40(25-57)	93(80-98)	5.9(1.9-19)	0.6(0.5-0.8)
†	45(31-60)	90(80-96)	4.4(2.0-9.5)	0.6(0.5-0.8)
小結節影	75(59-87)	77(62-88)	3.3(1.9-5.9)	0.3(0.2-0.6)
(＞8mm)†	85(71-93)	44(32-56)	1.5(1.2-1.9)	0.3(0.2-0.7)
空洞形成	43(27-59)	89(75-96)	3.7(1.5-9.2)	0.7(0.5-0.9)
†	26(14-41)	74(62-83)	1.0(0.5-1.8)	1.0(0.9-1.2)
大葉性陰影†	55(40-70)	80(68-88)	2.7(1.6-4.7)	0.6(0.4-0.8)
縦隔リンパ節腫脹	10(3-25)	96(83-99)	2.2(0.4-11)	0.9(0.9-1.1)
†	9(3-21)	90(80-96)	0.8(0.3-2.7)	1.0(0.9-1.1)
胸水†	15(7-29)	81(70-89)	0.8(0.3-1.8)	1.1(0.9-1.2)
S1, S2, S6を中心に分布†	92(79-97)	44(32-56)	1.6(1.3-2.0)	0.2(0.1-0.5)

Respiration. 2010; 79(6): 454-60
† *Eur J Radiol. 2010 Mar; 73(3): 545-50*

  - ▶tree-in-budは拡張・肥厚した末梢気道の粘液・膿などによる閉塞を反映しており，結核症以外に*Mycoplasma*肺炎，非定型性肺炎，HTLV-1，アレルギー性気管支肺アスペルギローシス，びまん性汎細気管支炎・びまん性誤嚥性細気管支炎でも認められる[*Chest. 2007 Dec; 132(6): 1939-48*]．
  - ▶一方，ぼやけた小葉中心性陰影は炎症や出血を反映しており，亜急性過敏性肺臓炎や血管炎でも見られる．
- 高齢者では発熱，寝汗，血痰が認められにくく，典型的な検査所見(空洞形成，ツベルクリン反応陽性)の感度も低い[*Chest. 1999 Oct; 116(4): 961-7*]．
- 40歳以上，完遂した結核治療歴があること，胸水がないこと，中下葉病変の存在は結核よりも非結核性抗酸菌症を示唆する[*Int J Tuberc Lung Dis. 2006 Sep; 10(9): 1001-7*]．

肺結核の細菌学的検査

- 活動性肺結核の1/3の症例では喀痰塗抹検査陰性である．
- PCRの特異度は非常に高く非結核性抗酸菌との迅速な鑑別に有用である．死菌も検出するため治療効果の判定には使えない．
- 培養は液体培地を用いても2週間程度の時間はかかるが，最も信頼性の高い検査で，薬剤感受性も分かる．
- 喀痰が採取できない場合は，誘発喀痰を3回採取し，それでも陰性ならば胃液採取を行う．

- 喀痰塗抹は5,000個/mLで初めて陽性となるとされ[*J Clin Pathol. 2000 Oct; 53(10): 727-32*]，たとえ塗抹が陰性であっても感染性はある[*Lancet. 1999 Feb 6; 353(9151): 444-9*]．
- PCRや液体培地は100個/mL程度で陽性となると考えられている．

	感度	特異度	LR＋	LR－
喀痰塗抹	60-70			
PCR	85[54-97]	99[95-100]	100以上[19-∞]	0.1[0-0.5]
塗抹染色陰性の場合	71[35-96]	99[96-100]	100以上[17-∞]	0.3[0-0.7]

J Clin Pathol. 2000 Oct; 53(10): 727-32より改変

  - ▶Ziehl-Neelsen染色と比較して蛍光染色は低倍率で観察可能なため感度が高く，観察に要する時間も短いメリットがある．
    - □両染色のいずれかで検出された抗酸菌に対して，蛍光染色の感度は98.2％で，Ziehl-Neelsen染色の感度は66.5％である[*Kekkaku. 2006 Sep; 81(9): 573-6*]．
- 結核菌は細胞分裂が15-20時間ごとであるために小川培地で2か月間の培養期間がかかるが，液体培

地(MGIT)では培養陽性まで2週間と早く感度も高い．
▶ MGITは平均14.4日で陽性となる〔J Clin Microbiol. 1999 Mar; 37(3): 748-52〕．また塗抹染色陰性でも平均20日で陽性となる〔Clin Microbiol. 1997 Feb; 35(2): 364-8〕．

- 肺結核に対してキノロン製剤を投与すると，診断が19(11-27)日遅れ，キノロン耐性結核菌を増やす〔OR＝2.7(1.3-5.6)〕ことが報告されている〔Int J Infect Dis. 2011 Mar; 15(3): e211-6〕．

- 誘発喀痰
  ▶ 3%食塩水で行うと誘発されやすい．誘発喀痰はBALに勝るとも劣らない感度を有する可能性があり，喀痰採取ができない場合はまず施行すべきである．

喀痰塗抹にて診断がつかない場合の結核培養陽性率

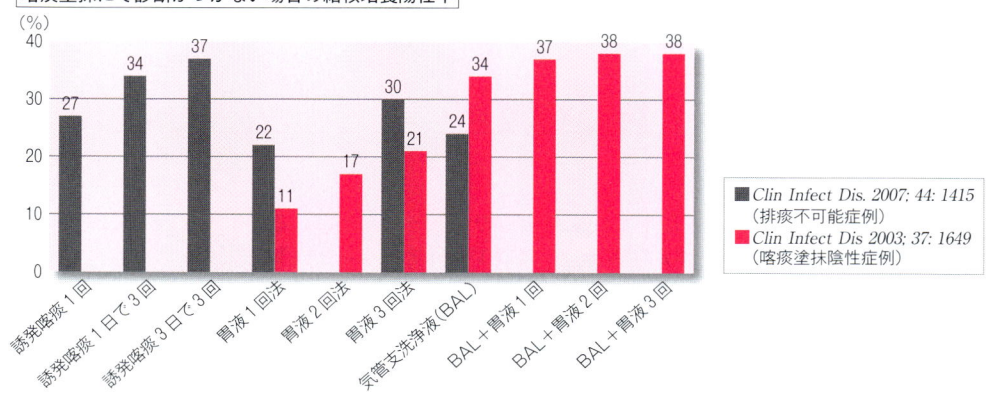

凡例：
- Clin Infect Dis. 2007; 44: 1415（排痰不可能症例）
- Clin Infect Dis 2003; 37: 1649（喀痰塗抹陰性症例）

検査法	陽性率(%)
誘発喀痰1回	27
誘発喀痰1日で3回	34
誘発喀痰3日で3回	37
胃液1回法	22 / 11
胃液2回法	17
胃液3回法	30 / 21
気管支洗浄液(BAL)	24 / 34
BAL＋胃液1回	37
BAL＋胃液2回	38
BAL＋胃液3回	38

粟粒結核

- 寝汗や体重減少などの消耗を伴った発熱患者では鑑別の上位にあがる疾患である．
- 咳や痰，消化管症状，リンパ節腫脹，肝脾腫，髄膜炎徴候などさまざまな症候を呈しうる．
- 胸部CTではランダムに分布する直径4 mm以下の粟粒陰影を多数認める．
- まず喀痰検査や胃液検査を行う必要があるが，それ以外に汎血球減少，肝脾腫や肝機能障害，リンパ節腫脹，無菌性膿尿，意識障害や頭痛，消化管症状があれば，各責任臓器のPCR・培養検査・組織病理検査を行う．
- 診断的治療が唯一の診断手段であることもある．

粟粒結核の病歴・身体診察

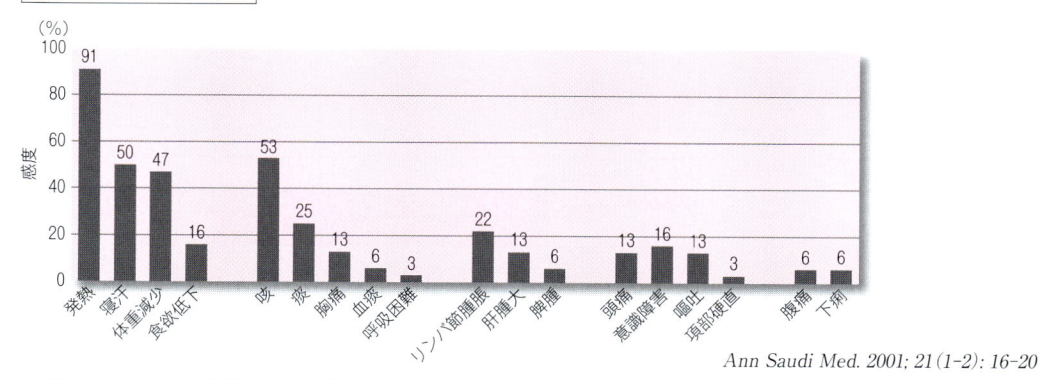

症候	感度(%)
発熱	91
寝汗	50
体重減少	47
食欲低下	16
咳	53
痰	25
胸痛	13
血痰	6
呼吸困難	3
リンパ節腫脹	22
肝腫大	13
脾腫	6
頭痛	13
意識障害	16
嘔吐	13
項部硬直	3
腹痛	6
下痢	6

Ann Saudi Med. 2001; 21(1-2): 16-20

- 胸部CTによる粟粒結核の診断
  ▶ 経気道的散布で起こる小葉中心性陰影と異なり，粟粒結核や悪性腫瘍の血行性転移ではランダムに分布(胸膜上にも分布)することが特徴である．

▶粟粒結核以外の小粒状陰影を来す疾患（悪性腫瘍，播種性真菌症，サルコイドーシス，塵肺，過敏性肺臓炎）との鑑別

	感度	特異度	LR+	LR−
体温＞37.7℃	49(33-65)	91(69-98)	5.4(1.4-20.9)	0.6(0.4-0.8)
0-4 mmまでの均一な粟粒陰影	73(57-85)	51(34-68)	1.5(1.0-2.2)	0.5(0.3-0.9)
境界明瞭な陰影	73(57-85)	43(27-61)	1.3(0.9-1.8)	0.6(0.4-1.1)
経気道散布病変	56(40-71)	86(69-95)	3.9(1.7-9.2)	0.5(0.4-0.7)
GGO病変≧肺野全体の25%	24(13-41)	97(83-100)	8.5(1.2-63.4)	0.8(0.7-0.9)
陳旧性結核病変	12(5-27)	86(69-95)	0.9(0.3-2.7)	1.0(0.9-1.2)
胸水	37(23-53)	71(54-85)	1.3(0.7-2.5)	0.9(0.7-1.1)
縦隔リンパ節腫脹	39(25-56)	43(27-61)	0.7(0.4-1.1)	1.4(1.1-1.9)
consolidation	42(27-58)	54(37-71)	0.9(0.5-1.5)	1.1(0.8-1.4)

BMC Infect Dis. 2008 Nov 26; 8: 160

粟粒結核での培養・生検陽性率

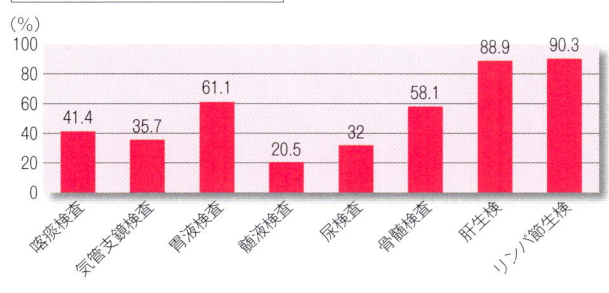

- 喀痰検査 41.4%
- 気管支鏡検査 35.7%
- 胃液検査 61.1%
- 髄液検査 20.5%
- 尿検査 32%
- 骨髄検査 58.1%
- 肝生検 88.9%
- リンパ節生検 90.3%

Indian J Med Res. 2004 Oct; 120(4): 316-53

▶免疫状態が正常でも血液培養が陽性となった報告例もあるが〔Arch Intern Med. 1993 Feb 22; 153(4): 496-500〕，HIV患者でなければ血液培養が陽性となるのは稀である〔J Infect Dis. 1999 Jul; 180(1): 87-92〕．また結核用の血液培養ボトルの設置がされている施設は少なく，不明熱のルーチン検査として血液を抗酸菌培養に提出することは不要である．

● 生検
▶骨髄や肝臓，リンパ節の生検を行った場合は，感度を高めるために培養と同時に病理にも検体を提出する．
▶肉芽腫の鑑別疾患は多いが，乾酪性肉芽腫であれば結核の可能性が高い．また非乾酪性類上皮肉芽腫であれば結核以外にサルコイドーシス，真菌，梅毒を考える．

MEMO　結核の治療

- 結核菌は空洞形成があれば1,000万〜10億個存在するとされ，突然変異での耐性化は薬剤により異なるが少なめに見積もっても100万匹に1匹程度は出現する．そのため複数の薬剤を併用することが必須である．
- 日本ではイソニアジド(INH)の耐性率が4％を超えているため，急速増殖細胞外菌(排菌に関与)に最も奏効するINH，半休止菌の細胞外菌(乾酪壊死の中)に効果的なリファンピシン(RFP)，そしてエタンブトール(EB)の3剤に加え，病初期の酸性環境下や半休止期の細胞内菌に最も奏効するピラジナミド(PZA)を初期に追加する4剤併用療法が最も一般的である．
- ほとんどの薬剤において，内服は1日1回でも効果・副作用に問題はない．
- INH，RFP，PZAは肝障害の頻度が高く，200 IU/Lまでのトランスアミナーゼ上昇は無症状なら許容されうる．肝障害が問題となる場合はレボフロキサシン，ストレプトマイシン，エタンブトールの3剤が使いやすい薬剤である．INHの末梢神経障害予防にはビタミンB_6を内服する．またEB使用中は視野障害に注意する．
- 初期増悪は4.5％で起こり，多くは3か月以内に見られる〔Kekkaku. 1992 Jun; 67(6): 449-56〕．

> **MEMO　非結核性抗酸菌症**
> - 結核菌感染の1/10の頻度．
> - 健常者から検出されることもあり，臨床症状と画像所見に加え，喀痰検査の場合は複数回の培養陽性をもって初めて診断がなされる．
> - ヒト-ヒト感染はしないので隔離の必要性はない．
> - 経過は緩徐であることが多いが抗菌薬の効果は乏しい（1/3で治癒，1/3は無効，1/3は再燃）．また，結核菌用の薬剤感受性検査は役に立たない．
> - 80%が*Mycobacterium avium* complex（MAC）すなわち *M. avium*, *M. intracellulare* が原因菌で，治療する場合はマクロライド系の抗菌薬を用いる．残りの多くは *M. kansasii* であるが，この菌は結核菌に似た特徴をもつ（空洞形成が多い．クォンティフェロン®が陽性となりうる．抗菌薬は結核に準じた治療）．

4　麻疹・風疹

> **麻疹**
> - 感染率が高く，不顕性感染は極めて少ないことから流行歴が重要である．ワクチン接種歴や罹患歴も参考になる．
> - 咳を中心とするカタル期は数日間続くが，この時期の診断には結膜炎と Koplik 斑が重要である．
> - 二相性の発熱とともに出現する発疹は顔面から始まり下行していく癒合傾向のある小丘斑疹で，色素沈着や落屑を残し治癒していく．手掌・足底に皮疹を認めることも特徴的な点である．
> - 採血では肝障害や白血球減少が見られることもあるが，白血球増多があれば細菌感染の合併を考える．
> - 修飾麻疹は不完全な免疫状態における感染で起こり，非典型的な症状を呈しうる．
> - 麻疹の臨床診断をしたら，特異的 IgM 抗体の測定と遺伝子検査を行う．

- ワクチン接種歴・麻疹罹患歴
  - ▶ 生後12か月でのワクチン接種は予防効果があると思われる抗体価を 90-95% で獲得する〔*Biologicals*. 1995 Mar; 23(1): 95-106〕．
  - ▶ 5% の症例ではワクチン接種後 10-15 年で有効な抗体価を喪失する〔*Pediatr Infect Dis J*. 1996 Jan; 15(1): 62-6〕．

ドイツの医学生における抗体保有率

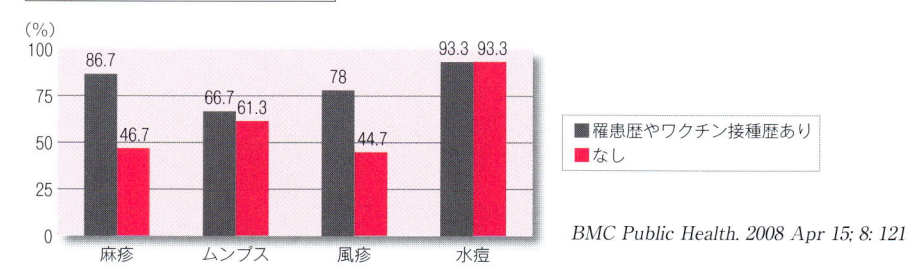

	麻疹	ムンプス	風疹	水痘
罹患歴やワクチン接種歴あり	86.7	66.7	78	93.3
なし	46.7	61.3	44.7	93.3

BMC Public Health. 2008 Apr 15; 8: 121

- 典型的な経過
1. 潜伏期は 10-12 日
2. カタル期：上気道症状（高熱，咳，鼻汁，咽頭痛）で発症
   - ▶ 上気道症状に結膜炎を伴えば麻疹や咽頭結膜熱，川崎病を考える．

3. Koplik 斑
    ▶口腔頬粘膜の小さな白斑で周囲に発赤を伴う.
    ▶発疹が出現する前後2日間のみに見られる.
    ▶比較的特異的な所見とされるが，エコーウイルス感染症での報告例もある〔*N Y State J Med. 1987 Dec; 87(12): 667*〕.
    ▶鵞口瘡はこすると発赤や出血を残し剥がれ落ちることから鑑別が可能である.
    ▶Fordyce 斑は異所性脂腺で1-2 mm の黄白色丘疹の集簇であり，色が異なる.
4. 発疹期
    ▶いったん解熱するが，発症から3-4日後に再度高熱とともに発疹が出現する.
    ▶耳後部より始まり顔面，体幹，四肢に広がる.
    ▶はじめは小さな紅斑状丘疹で，融合して大小不同の斑状疹になる.
    ▶感染性があるのはカタル期出現から発疹出現後5日までとされる..
5. 回復期
    ▶3-4日間高熱が続いた後，発疹は色素沈着を残し消褪する．枇糠状の落屑を見ることもある.

● 麻疹の症候・検査所見

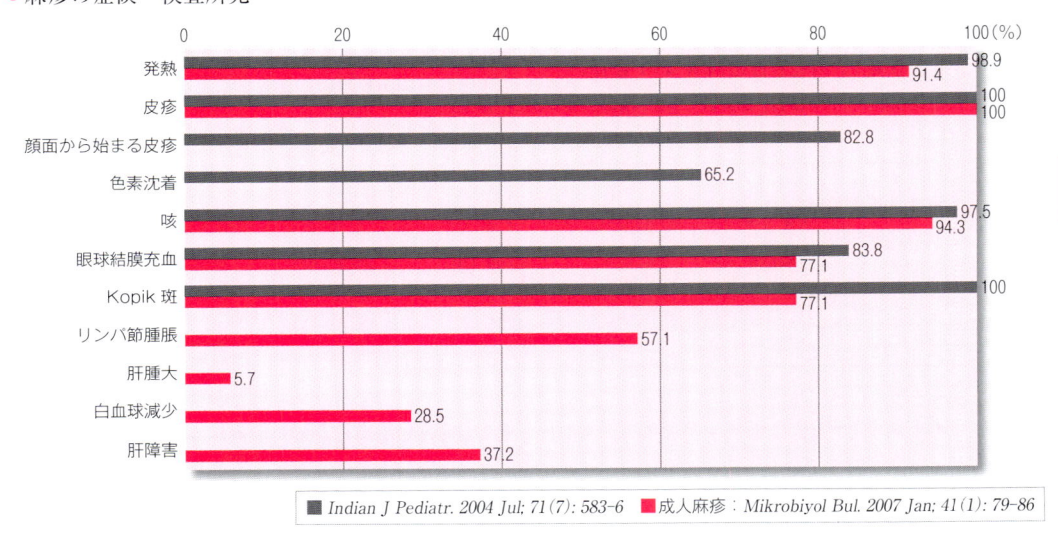

項目	Indian J Pediatr. 2004 Jul; 71(7): 583-6	成人麻疹: Mikrobiyol Bul. 2007 Jan; 41(1): 79-86
発熱	98.9	91.4
皮疹	100	100
顔面から始まる皮疹	82.8	
色素沈着	65.2	
咳	97.5	94.3
眼球結膜充血	83.8	77.1
Kopik 斑	100	77.1
リンパ節腫脹	57.1	
肝腫大	5.7	
白血球減少	28.5	
肝障害	37.2	

● 合併症
    ▶10-30％程度で見られ，5歳以下あるいは20歳以上で多い.
    ▶下痢，中耳炎，肺炎が多い.
        □成人麻疹では肺炎は20％，下痢17.1％，中耳炎は2.9％に見られる〔*Mikrobiyol Bul. 2007 Jan; 41(1): 79-86*〕.
        □肺炎は麻疹自体の肺炎や細菌性肺炎を合併する以外に，細胞性免疫障害にて結核を発症することがある.
    ▶脳炎は1/1,000例で起こる．麻疹罹患後4-7日の間に起こることが多い.
    ▶亜急性硬化性全脳炎(subacute sclerosing panencephalitis；SSPE)は麻疹罹患後数年を経て徐々に発症する脳炎だが，5-10/100万例と非常に稀である.

● 修飾麻疹(modified measles)
    ▶不完全な免疫で感染した場合に起こる非典型的な経過を呈する麻疹であり，母体からの移行抗体を保有する乳児，ワクチン接種者，γ-グロブリン投与後に起こる.
    ▶潜伏期が14-20日に延長し，前駆期症状は軽いか欠落し，Koplik 斑は出現しないこと多い．また発疹は急速に出現するが，融合することはないとされる.

- 麻疹の確定診断
    - 麻疹特異的 IgM 抗体検査はパルボウイルス，HHV-6，HHV-7 感染症やデング熱急性期に偽陽性となることが知られている．発疹出現後 4-28 日後に検体を採取し，麻疹特異的 IgM 抗体（ELISA）が 1.21 EU 未満ならば麻疹は否定的で，8.0 EU 以上であれば麻疹と診断するが，抗体価が 1.21-8.0 EU の場合は PCR 検査やペア血清の結果を参考にする必要がある．
    - 麻疹の臨床診断をした場合は，発疹出現後 7 日以内に血液，尿，咽頭拭い液の 3 検体による遺伝子検査が可能な限り薦められている．麻疹ウイルスの遺伝子検査は保険適用ではないが，保健所を介して地方衛生研究所に依頼すれば検査が可能である．

風疹

- 三日麻疹と形容されるように，カタル症状後に発熱と顔面より始まる発疹が見られ 2-3 日で消失するが，発熱は微熱であることが多い．
- 発疹は鮮紅色の斑丘疹で時に出血斑や瘙痒を伴うことはあるが，癒合は少なく，色素沈着や落屑は伴わない．
- 頸部や耳後部・後頭部リンパ節腫脹が見られれば診断に有用である．
- 若い女性では皮疹が消失するころから関節痛が出現することも多い．

- 潜伏期は 14-21 日と麻疹よりも長い．
- 15 歳以上の急性発疹性疾患における風疹の診断

	感度	特異度	LR+	LR−
発熱	62(48-74)	24(21-28)	0.8(0.7-1.0)	1.6(1.1-2.2)
リンパ節腫脹	71(57-82)	69(65-73)	2.3(1.9-2.8)	0.4(0.3-0.6)
関節痛	64(50-76)	49(44-53)	1.2(1.0-1.5)	0.8(0.5-1.1)
発熱＋リンパ節腫脹	46(32-59)	76(72-80)	1.9(1.4-2.6)	0.7(0.6-0.9)
発熱＋関節痛	42(29-56)	57(53-61)	1.0(0.7-1.4)	1.0(0.8-1.3)
発熱＋関節痛＋リンパ節腫脹	31(20-45)	86(83-89)	2.2(1.4-3.5)	0.8(0.7-1.0)
発熱・関節痛・リンパ節腫脹すべてなし	0(0-8)	89(86-91)	0	1.1(1.1-1.1)

Rev Saude Publica. 2006 Jun; 40(3): 450-6

- 合併症は麻疹と比較すると稀で，血小板減少性紫斑病が 1/3,000-5,000 人，脳炎が 1/4,000-6,000 人の頻度とされている．

5 HIV 感染症

HIV 感染症の疫学

- 日本でも HIV 新規感染者は毎年 1,000 人以上，AIDS 発症は 400 人以上と急増中である．
- HIV 患者の 90% 以上は男性である．
- HIV 感染症は 20-40 歳が多いが，AIDS 発症は 50 歳代まではよく見られる．
- 4-5 人に 1 人は異性間性的接触であり，男性間性交渉や静注薬物乱用のリスクがなくてもよい．

- 2011 年度の日本における HIV 新規感染者は 1,056 人，AIDS を発症した人は 473 人である．患者の 94% が男性であり国内感染が 84% と多い．
- 2011 年度の献血検体における HIV 抗体もしくは PCR 陽性率は 10 万件あたり 1.695 であった．

5 HIV 感染症

2011年度におけるHIV新規感染者の感染経路

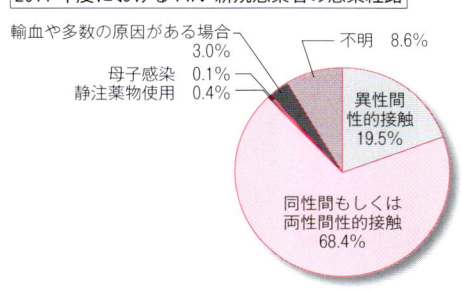

- 輸血や多数の原因がある場合 3.0%
- 母子感染 0.1%
- 静注薬物使用 0.4%
- 不明 8.6%
- 異性間性的接触 19.5%
- 同性間もしくは両性間性的接触 68.4%

厚生労働省エイズ動向委員会報告

急性HIV感染症の臨床所見

- 初感染より2-4週間後に半数で何らかの急性感染症状を呈する．ウイルス量が多いことから，この時期を見逃さないことがHIV感染症を蔓延させないために重要であるが，正しく診断されているのは1/4の症例のみである．
- ①インフルエンザ様症状が1週間以上遷延する場合，②伝染性単核球症様症候を呈する場合(咽頭痛・リンパ節腫脹・肝障害・脾腫)，③無菌性髄膜炎を診た場合には急性HIV感染症を鑑別に加えるべきである．
- これらの状態にⒶリスク(性行為・麻薬)のある場合，Ⓑ皮疹や下痢がある場合，Ⓒ口腔内潰瘍や鵞口瘡がある場合はさらに疑いは強くなる．

臨床徴候の出現頻度

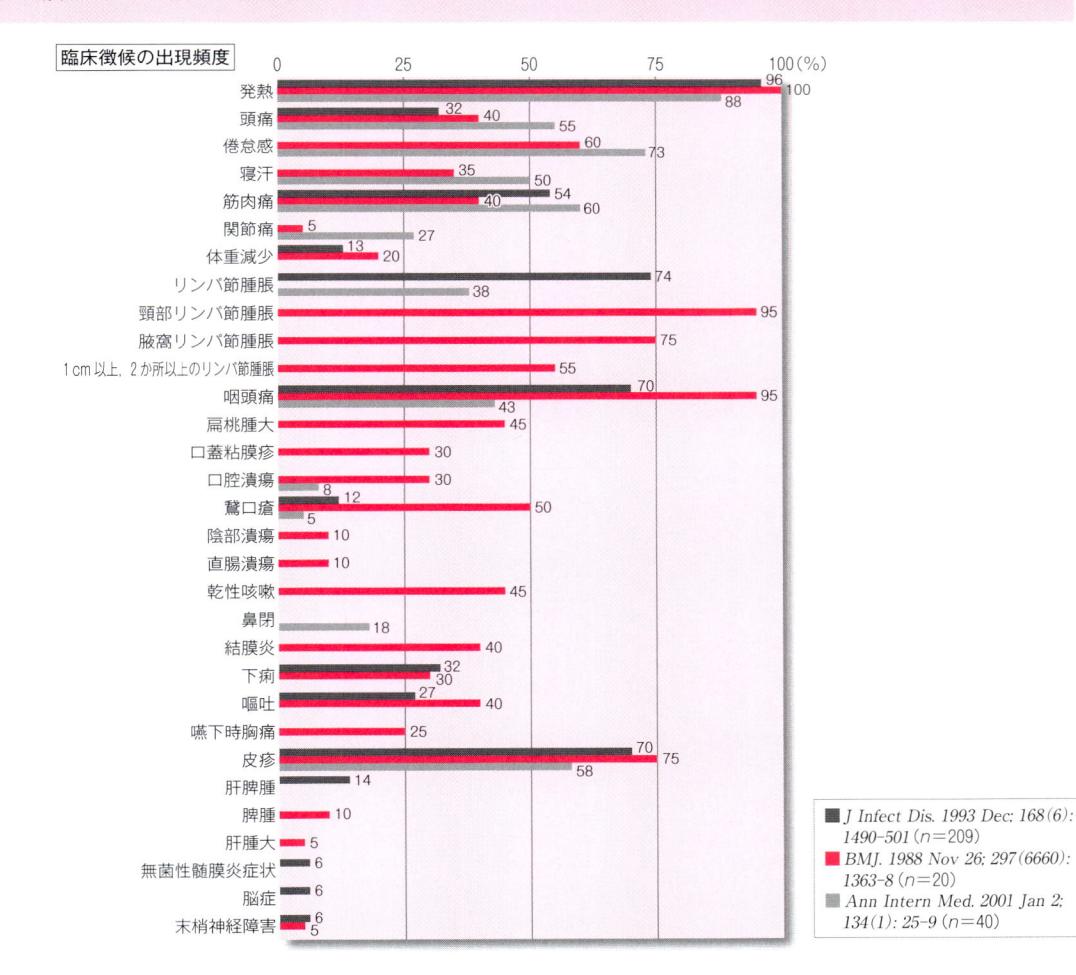

症状	J Infect Dis. 1993 (n=209)	BMJ. 1988 (n=20)	Ann Intern Med. 2001 (n=40)
発熱	96	100	88
頭痛	32	40	55
倦怠感		60	73
寝汗	35	50	54
筋肉痛	40		60
関節痛	5	27	
体重減少	13	20	
リンパ節腫脹	74		38
頸部リンパ節腫脹		95	
腋窩リンパ節腫脹		75	
1cm以上，2か所以上のリンパ節腫脹		55	
咽頭痛	70	95	43
扁桃腫大		45	
口蓋粘膜疹		30	
口腔潰瘍	8	30	
鵞口瘡	12	50	5
陰部潰瘍		10	
直腸潰瘍		10	
乾性咳嗽		45	
鼻閉			18
結膜炎		40	
下痢	32	30	
嘔吐	27	40	
嚥下時胸痛		25	
皮疹	70	75	58
肝脾腫			14
脾腫		10	
肝腫大	5		
無菌性髄膜炎症状	6		
脳症	6		
末梢神経障害	6	5	

■ J Infect Dis. 1993 Dec; 168(6): 1490-501 (n=209)
■ BMJ. 1988 Nov 26; 297(6660): 1363-8 (n=20)
■ Ann Intern Med. 2001 Jan 2; 134(1); 25-9 (n=40)

急性 HIV 感染症の検査所見

- 抗体検査は window period で偽陰性がありうるので，抗体が陰性でも疑いが高ければ HIV-RNA をチェックする．

  - 血球減少，肝障害などが見られることもあるが非特異的である．
  - 以前の HIV の抗体検査は最長 3 か月間の window period があった．IgM 抗体も検出する以外に，p24 抗原を検出できるようになった最近の HIV 抗原抗体検査であれば window period は 8 週間以下であるとされる．
    ▶ 急性 HIV 感染症に対しても p24 抗原は感度 89(77-96)％，特異度 100(99-100)％である〔Ann Intern Med. 2001 Jan 2; 134(1): 25-9〕．
    ▶ HIV 抗体（平均 22 日）や HIV 抗原（16 日）の window period は，HCV 抗体（66 日）や HBs 抗原（59 日），HTLV-1（抗体 51 日）より短いが〔CMAJ. 2003 Oct 14; 169(8): 767-73〕，予後の重篤性と感染拡大の問題から感染の否定は慎重に行う必要がある．
  - 急性 HIV 感染症では RNA 量は多く，PCR では全例陽性となる．

6 免疫抑制患者での感染症

免疫抑制患者での感染症

- 好中球減少者では細菌感染症や真菌感染症が多い．感染巣が明らかでない場合は，腸管や口腔内からの bacterial translocation による緑膿菌を含むグラム陰性桿菌・グラム陽性球菌感染症を考える必要があるが，嫌気性菌の関与は少ない．
- コントロール不良の糖尿病患者ではムコール症（有効な薬剤はアムホテリシン B のみであるため鑑別が重要である）の可能性も考えるべきである．
- T 細胞障害を来す化学療法やステロイド投与，HIV 感染症があればウイルス，真菌，寄生虫，細胞内寄生菌の感染を考える．
- B 細胞障害を来すような免疫抑制や多発性骨髄腫があれば莢膜をもつ細菌や *Salmonella* 感染を考える．
- 脾臓摘出患者では莢膜をもつ細菌や *Capnocytophaga* 感染を考える．

免疫抑制機序	代表疾患	代表起因菌
好中球減少	化学療法，白血病，AIDS Felty 症候群，ウイルス感染症	グラム陰性桿菌（腸内細菌・非腸内細菌） 黄色ブドウ球菌・コアグラーゼ陰性ブドウ球菌 連鎖球菌群 真菌（*Aspergillus*, *Candida*）
好中球遊走能低下	糖尿病 肝硬変，アルコール依存症，尿毒症，Hodgkin 病，外傷，熱傷，怠け者白血球症候群	黄色ブドウ球菌 *Candida* 連鎖球菌群 真菌（ムコール症）
好中球殺菌能低下	慢性肉芽腫症 ミエロペルオキシダーゼ欠損症	黄色ブドウ球菌 大腸菌 真菌（*Aspergillus*, *Candida*）
T 細胞機能低下	HIV/AIDS 悪性リンパ腫 化学療法 移植 ステロイド ウイルス感染症	ウイルス（ヘルペス科ウイルス，パピローマウイルス，呼吸器ウイルス） 細胞内寄生菌（*Legionella*・抗酸菌症） *Nocardia* 真菌（*Pneumocystis jiroveci*, *Cryptococcus*, *Histoplasma*） 寄生虫（糞線虫，*Toxoplasma*）

（つづく）

免疫抑制機序	代表疾患	代表起因菌
B細胞機能低下	多発性骨髄腫，急性白血病 薬剤（アザチオプリン，ミコフェノールなど） 熱傷，先天性，腸疾患 ステロイド，血漿交換	莢膜をもつ細菌（肺炎球菌，インフルエンザ桿菌 type B，髄膜炎菌） *Salmonella*, *Campylobacter* ランブル鞭毛虫
脾機能低下	脾臓摘出 鎌状赤血球症	莢膜をもつ細菌（同上） *Capnocytophaga*（動物咬創）
補体低下	補体欠損症	黄色ブドウ球菌 莢膜をもつ細菌（同上）

- 好中球減少症の中でも化学療法における好中球減少症が感染症を発症する頻度が高い．これは慢性好中球減少者と比較して組織における好中球数が少ないこと，単球減少も伴うこと，バリア機構である粘膜の障害を伴うことによる．

悪性腫瘍化学療法時の好中球減少者における菌血症に関連した感染症

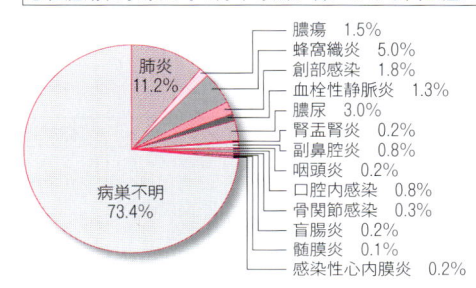

- 病巣不明 73.4%
- 肺炎 11.2%
- 膿瘍 1.5%
- 蜂窩織炎 5.0%
- 創部感染 1.8%
- 血栓性静脈炎 1.3%
- 膿尿 3.0%
- 腎盂腎炎 0.2%
- 副鼻腔炎 0.8%
- 咽頭炎 0.2%
- 口腔内感染 0.8%
- 骨関節感染 0.3%
- 盲腸炎 0.2%
- 髄膜炎 0.1%
- 感染性心内膜炎 0.2%

Clin Infect Dis. 1997 Aug; 25(2): 247-59

悪性腫瘍化学療法時の好中球減少者における菌血症の起因菌（真菌を除く）

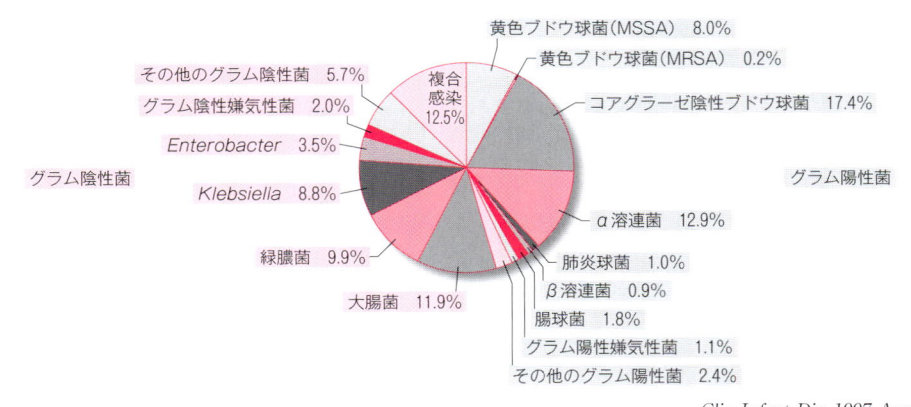

グラム陽性菌
- 黄色ブドウ球菌（MSSA） 8.0%
- 黄色ブドウ球菌（MRSA） 0.2%
- コアグラーゼ陰性ブドウ球菌 17.4%
- α溶連菌 12.9%
- 肺炎球菌 1.0%
- β溶連菌 0.9%
- 腸球菌 1.8%
- グラム陽性嫌気性菌 1.1%
- その他のグラム陽性菌 2.4%

グラム陰性菌
- その他のグラム陰性菌 5.7%
- グラム陰性嫌気性菌 2.0%
- *Enterobacter* 3.5%
- *Klebsiella* 8.8%
- 緑膿菌 9.9%
- 大腸菌 11.9%

複合感染 12.5%

Clin Infect Dis. 1997 Aug; 25(2): 247-59

7 免疫抑制患者での肺感染症

免疫抑制患者での肺感染症の画像診断

- 胸部X線が正常であっても肺炎は否定できず，CT検査が必要なこともある．

(つづく)

- consolidation であれば細菌感染を第一に考えるが，小葉中心性陰影，リンパ節腫脹，空洞形成がある場合は肺結核を念頭におく．
- 多数の小粒状陰影がランダムに分布していれば血行性散布する粟粒結核を第一に考える．
- 少数の結節性陰影が見られれば細菌や真菌の感染を考える．halo sign は侵襲型アスペルギルス症に特徴的である．
- すりガラス陰影が目立ち，気管支血管束の肥厚がなければニューモシスチス肺炎やサイトメガロウイルス肺炎を考える．通常，ニューモシスチス肺炎は両側性であり，モザイクパターンや，上肺野あるいは肺内層優位であれば典型的である．サイトメガロウイルス肺炎は小結節陰影を伴うことも多い．
- 腫瘍性病変，肺水腫，肺胞出血，薬剤性肺炎，器質化肺炎は感染性肺炎との鑑別が難しいことがある．

- 好中球減少者の発熱では胸部 CT は胸部 X 線よりも平均 5 日間病変を早く検出できる．胸部 X 線が正常でも好中球減少者の発熱では 1 週間で 31％が肺炎と判明する〔AJR Am J Roentgenol. 1997 Nov; 169 (5): 1347-53〕．

- 免疫抑制患者での肺野病変の鑑別

	急性＜24 時間	慢性
consolidation	細菌性肺炎が多いが それ以外何でもありうる	真菌感染症(特にアスペルギルス症) ノカルジア症，アクチノミセス症 抗酸菌感染 肺胞上皮癌 器質化肺炎(COP)
びまん性間質性陰影	ニューモシスチス肺炎 細菌性(特にインフルエンザ桿菌) ウイルス(CMV，インフルエンザ) 肺水腫 ARDS 薬剤性肺炎	抗酸菌感染 薬剤性肺炎 リンパ球性間質性肺炎 転移性腫瘍(癌性リンパ管症) 肺胞蛋白症
結節陰影	細菌性肺炎 真菌感染(特にアスペルギルス症) ただし 10 mm 未満の粒状陰影ではウイルス性が多い(J Comput Assist Tomogr. 2003 Jul-Aug; 27(4): 461-8) septic emboli	ノカルジア症，アクチノミセス症 真菌感染 結核 Kaposi 肉腫，Wegener 肉芽腫症 肺癌などの腫瘍 (Castleman 病)
リンパ節腫脹	結核	悪性リンパ腫 Kaposi 肉腫 Castleman 病 肺癌 結核 真菌感染
胸水	肺炎随伴胸水・膿胸 結核	悪性リンパ腫 Kaposi 肉腫
気胸	ニューモシスチス肺炎	

- 非 AIDS 免疫抑制患者における，HRCT 所見の頻度(％)

	細菌性	PCP	CMV肺炎	肺結核	粟粒結核	真菌	白血病	リンパ腫	癌腫症	腫瘍塞栓	薬剤	肺胞出血	肺水腫	COP	ARDS
すりガラス陰影(GGO)	50	100			67	17					100		100		
非区域性 consolidation			100							100		75	75	100	100
区域性 consolidation	42			75											
気管支血管束肥厚	77	19	0	75		0	70	100					75		
肺葉性病変	54	63						0							
小葉間隔壁肥厚	19				100	90						50	50		

(つづく)

	細菌性	PcP	CMV肺炎	肺結核	粟粒結核	真菌	白血病	リンパ腫	癌腫症	腫瘍塞栓	薬剤性	肺胞出血	肺水腫	COP	ARDS
結節影	0		63		100		57	57	100						
腫瘤陰影						83		>29	75						
小葉中心性陰影	69			100											
モザイクパターン	8	81													
胸水							60		50				75		
小葉内隔壁肥厚											100	100			
リンパ節腫脹							50	71	75						
末梢肺動脈拡張									75	50					
網状陰影									25		67	50			
halo					67										
空洞形成			50	33											
区域分布															
ランダム		0			100						83				
上肺野	4	50											75		
中肺野	24														
下肺野															
びまん性	0						60								
切断面分布															
ランダム									100			75			
末梢優位	62	6				83		0		100				50	
中心優位		50													
背側優位															100
解剖学的分布															
両側性		93	63		100		0	100					100		
対称性	4	75										100			

網掛けは有意をもって頻度が異なる所見. PcP：*Pneumocystis jiroveci* 肺炎

Radiat Med. 2003 Jan-Feb; 21(1): 7-15

▶reversed halo sign：すりガラス陰影が 2 mm 以上の厚さをもった壁（consolidation）で 3/4 周以上囲まれている所見. 器質化肺炎（COP）で多く認められるが，壁や内部のすりガラス陰影に結節を認める場合は肉芽腫性疾患（結核，クリプトコッカス，パラコクシジオイデス症などの感染症含む）を強く疑う〔Chest. 2012 May; 141(5): 1260-6〕.

● 侵襲型アスペルギルス症

侵襲型アスペルギルス症の CT 所見（n=235）

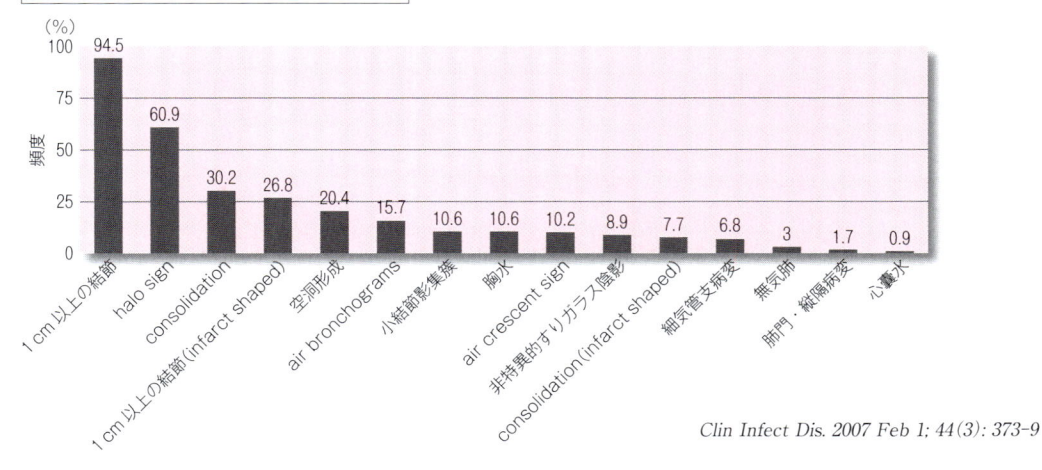

所見	頻度(%)
1 cm 以上の結節	94.5
halo sign	60.9
consolidation	30.2
1 cm 以上の結節(infarct shaped)	26.8
空洞形成	20.4
air bronchograms	15.7
小結節影集簇	10.6
胸水	10.6
air crescent sign	10.2
非特異的すりガラス陰影	8.9
consolidation(infarct shaped)	7.7
細気管支病変	6.8
無気肺	3
肺門・縦隔病変	1.7
心囊水	0.9

Clin Infect Dis. 2007 Feb 1; 44(3): 373-9

▶好中球減少者におけるアスペルギルス症($n=68$)の診断〔細菌感染($n=56$)との比較〕

	感度	特異度	LR+	LR−
結節影	77(64-86)	41(28-55)	1.3(1-1.7)	0.6(0.4-0.9)
consolidation	24(14-36)	59(45-72)	0.6(0.3-1.0)	1.3(1.1-1.5)
halo sign	25(16-37)	96(87-99)	7.0(1.7-29)	0.8(0.7-0.9)
楔状陰影(infarction-like)	4(1-13)	89(77-96)	0.4(0.1-1.6)	1.1(1.0-1.1)
空洞形成	32(22-45)	45(32-58)	0.6(0.4-0.9)	1.5(1.3-1.8)
air crescent	9(4-19)	57(43-70)	0.2(0.1-0.5)	1.6(1.5-1.7)

J Thorac Imaging. 2007 May; 22(2): 160-5

▶halo sign：結節周囲にすりガラス状陰影を認める所見．血管浸潤性 *Aspergillus* による梗塞巣と周囲の肺胞出血を反映しているとされる．

▶voriconazole の予防が無効であること(OR＝7.76)，副鼻腔病変(OR＝24.7)，胸水(OR＝5.1)，10個以上の結節陰影(OR＝19.8)はアスペルギルス症よりもムコール症を示唆する〔*Clin Infect Dis. 2005 Jul 1; 41(1): 60-6*〕．

気管支鏡検査

- 気管支鏡は感染性か非感染性かの鑑別には有用かも知れない．
- 感染性肺疾患の中ではニューモシスチス肺炎や喀痰塗抹陰性の肺結核の診断を行うことの意義が特に高い．
- 気管支鏡を行う場合は出血傾向がなければ肺胞洗浄に加えて生検も行うことが望ましい．

- 肺野浸潤影を伴う免疫抑制患者において，肺胞洗浄は原因の同定に対して感度82％，特異度53％であり，39％の症例で診断に寄与した．*Pneumocystis jiroveci* が検出されれば100％でニューモシスチス肺炎だが，CMV や *Aspergillus*，*Candida* が検出されても実際の診断に一致したのはそれぞれ24％，25％，0％のみである〔*Mayo Clin Proc. 1992 Mar; 67(3): 221-7*〕．
- 肺胞洗浄液による抗原検査は有用であると考えられている．
    ▶侵襲型アスペルギルス症の診断
        □血清の *Aspergillus* 抗原≧0.5 EU は感度42％であるが，肺胞洗浄液では感度88％である〔*Am J Respir Crit Care Med. 2008 Jan 1; 177(1): 27-34*〕．

	感度	特異度	LR+	LR−
肺胞洗浄液の *Aspergillus* 抗原≧1.0 EU	85(72-93)	94(89-97)	14(8.3-25)	0.16(0.08-0.31)

Chest. 2010 Oct; 138(4): 817-24

▶*Cryptococcus* 抗原が肺胞洗浄液で 1：8 以上ならばクリプトコッカス症の診断に対して感度100％，特異度98％〔*Am Rev Respir Dis. 1992 May; 145(5): 1226-9*〕との報告がある．

- 肺野中央 1/3 に陰影があれば肺胞洗浄で 70％の診断寄与が期待できるが，肺野中央 1/3 に陰影がなければ23％のみである〔*AJR Am J Roentgenol. 1993 Jan; 160(1): 21-4*〕．

非 HIV 患者　日和見感染症における気管支鏡検査の診断特性

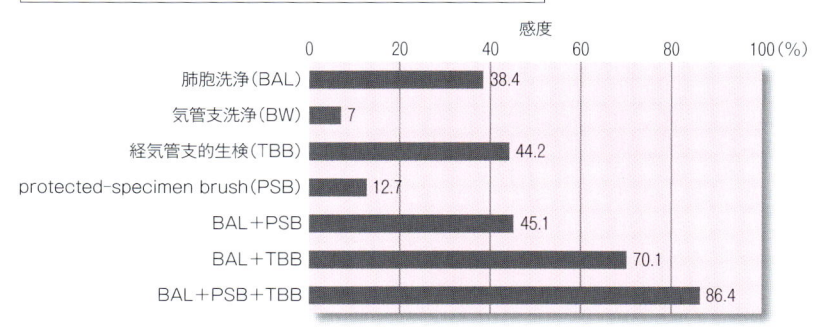

感度(%)

- 肺胞洗浄(BAL)：38.4
- 気管支洗浄(BW)：7
- 経気管支的生検(TBB)：44.2
- protected-specimen brush(PSB)：12.7
- BAL＋PSB：45.1
- BAL＋TBB：70.1
- BAL＋PSB＋TBB：86.4

Chest. 2004 Feb; 125(2): 712-22

ニューモシスチス肺炎(PcP)

- ニューモシスチス肺炎は HIV 感染者とステロイド投与中などの免疫抑制患者に起こるが, ST 合剤の予防内服をしていれば多くは予防が可能である.
- HIV 感染者では CD4＜200/μL であることがほとんどで, 5 日以上の亜急性の経過で発症し, 単純 X 線写真と比較して低酸素血症が顕著な傾向がある.
- 非 HIV 感染の免疫抑制患者では急性発症の肺炎として発症する.
- 自己免疫疾患ではプレドニン® 15 mg/日以上, リンパ球＜1,000/μL が発症のリスク要因である.

- *Pneumocystis carinii* から *Pneumocystis jiroveci* に菌名が変わり, カリニ肺炎から名称変更された.
- ST 合剤によるニューモシスチス肺炎の予防効果は HIV 感染者では 89-100％であり, 非 HIV 患者では ST 合剤を服用した 407 例にニューモシスチス肺炎を発症した症例はなかった. 一方, ST 合剤による副作用で 3.1％が内服を中止した〔Mayo Clin Proc. 2007 Sep; 82(9): 1052-9〕.
- 自己免疫疾患でのニューモシスチス肺炎
  ▶ 長期的には Wegener 肉芽腫症では 6-12％, 他の自己免疫疾患では 2％未満で PcP を発症するが, 天疱瘡, 類天疱瘡, 皮膚壊死性血管炎, Behçet 病での報告例は非常に少ない.
  ▶ PcP 発症まで平均 3-4 か月のステロイド投与期間がある.
    □ プレドニン® 16 mg/日を 8 週間でニューモシスチス肺炎のリスクが上昇する〔Mayo Clin Proc. 1996 Jan; 71(1): 5-13〕.
  ▶ PcP 発症予測
    □ ニューモシスチス肺炎患者の 91％はリンパ球＜1,000/μL で, CD4＜300/μL であるのが 91％である. CD4＜300/μL となるのは最近の臓器移植後(64％)や化学療法後(80％)と比較して長期ステロイド療法(39％)や免疫抑制剤の併用(46％)では頻度は高くはない〔Chest. 2000 Sep; 118(3): 712-20〕. これらのことから CD4 数を参考に ST 合剤の予防投与を行う症例を絞ることができるかも知れない.
  ▶ リンパ球数による PcP の発症予測

	感度	特異度	LR+	LR−
Wegener 肉芽腫症でリンパ球＜600/μL	83(51-97)	66(47-81)	2.4(1.4-4.2)	0.3(0.1-0.9)
SLE でリンパ球＜350/μL	67(24-94)	95(73-100)	13(1.8-98)	0.4(0.1-1.1)

BMC Infect Dis. 2004 Oct 16; 4: 42

ニューモシスチス肺炎の検査

- β-D グルカンは感度が高い検査であり有用である.

- β-D グルカン
  ▶ β-D グルカンの有用性は高く, 特に HIV 患者ではほぼ全例高値となることは経験的に知られている.
  ▶ β-D グルカンによる PcP の診断

	感度	特異度	LR+	LR−
β-D グルカン＞31.1 pg/mL	93.2	86.1	6.7	0.08
β-D グルカン(HIV 患者) †	95(90-98)	85(82-88)		
(非 HIV 患者) †	97(83-100)	83(81-85)		
LDH＞268 IU/L	86.0	45.3	1.6	0.31

Chest. 2007 Apr; 131(4): 1173-80(PcP 患者のうち 23％が HIV 患者)
† *J Clin Microbiol. 2012 Jan; 50(1): 7-15*(メタ解析)

  ▶ メトトレキサート肺との鑑別にも β-D グルカンは有用だが, 非 HIV 患者ではリンパ球数や KL-6 はあまり有用ではない.

▶PcP とメトトレキサート肺との比較

	メトトレキサート肺	関節リウマチでのPcP	AIDS でのPcP
診断までの日数	8.0±6.0	7.6±6.4	37.8±24.3
LDH(IU/L)	427±159	435±142	430±150
CRP(mg/dL)	11.6±6.2	8.6±4.8	2.3±2.2
KL-6(U/mL)	814±758	1,204±827	2,491±1,853
β-D グルカン(pg/mL)	6.4	99±95	970±1,065
リンパ球数(/μL)	1,096±793	1,029±600	963±685
CD4(/μL)	780±497	793±275	63±80

Intern Med. 2008; 47(10): 915-23

- 喀痰細胞診が陰性ならば肺胞洗浄液の細胞診を検討するが，非 HIV 患者の PcP では両者とも陰性となりうる．
- PCR 検査の感度は高いが，colonization を反映して偽陽性も多い．

- 検体別の Grocott 染色と PCR の感度(HIV 患者)

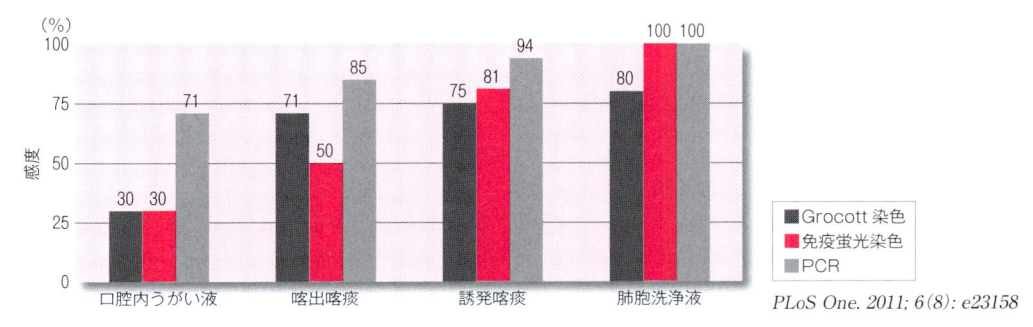

	口腔内うがい液	喀出喀痰	誘発喀痰	肺胞洗浄液
Grocott 染色	30	71	75	80
免疫蛍光染色	30	50	81	100
PCR	71	85	94	100

PLoS One. 2011; 6(8): e23158

- PCR の診断特性

	感度	特異度	LR+	LR−
HIV 患者	99(98-100)	91(86-95)	12(6.9-19)	0.01(0.00-0.03)
非 HIV 患者	99(33-100)	92(90-94)	12(9.6-16)	0.01(0.00-2.10)
肺胞洗浄液	100(98-100)	88(82-92)	8.0(5.4-12)	0.01(0.00-0.02)
口腔内うがい液	76(60-87)	93(88-96)	10(5.4-20)	0.26(0.14-0.47)

メタ解析: J Clin Microbiol. 2011 Dec; 49(12): 4361-3

▶HIV 患者では菌体量が多いが，非 HIV 患者では菌体量が少なく免疫応答反応が強いという違いがある．よって非 HIV 患者では HIV 患者と比較して Grocott 染色や PCR の陽性率は低い．
　□ ゴールド・スタンダードを虫体・嚢胞の検出ではなく臨床診断とすると非 HIV 患者では BAL の Grocott 染色の感度は 9(3-22)％，PCR の感度は 74(59-85)％という報告がある［Am J Med Sci. 2011 Sep; 342(3): 182-5］．
▶肺胞洗浄液の PCR は HIV 患者の 34％，非 HIV 免疫抑制患者の 24％，肺疾患をもつ患者の 16％，免疫機能正常な成人の 13％において colonization を反映して陽性となる［J Infect Dis. 2008 Jan 1; 197(1): 10-7 より改変］ことに注意を要する．
▶口腔内うがい液の PCR は誘発喀痰や肺胞洗浄液の採取ができない場合の参考所見として位置づけられる．

- CT 所見
  ▶HIV 患者における PcP では二次小葉に関連のないびまん性すりガラス陰影を呈する(91-100％)が，悪性腫瘍に合併する PcP の 48％はすりガラス陰影に consolidation を伴い［Intern Med. 2010; 49(4): 273-81］，関節リウマチに合併する PcP の 43％は汎小葉性の(小葉間隔壁で明瞭に境界付けられた)すりガラス陰影を呈する［Intern Med. 2008; 47(10): 915-23］という違いが報告されている．

侵襲型肺アスペルギルス症

- 好中球減少者や白血病で喀痰より Aspergillus が検出されれば侵襲型肺アスペルギルス症の可能性が高い.
- 血清 Aspergillus 抗原の感度は低いが特異度は高い. 通常 0.5 EU あれば有意と考えるがペニシリン投与後や好中球減少者では偽陽性に注意を要する.
- β-D グルカンの感度はやや優れるが特異度は低い.

- 喀痰検査による Aspergillus の検出
  - A. niger はコンタミネーションのことが多いが, A. fumigatus や A. flavus は感染と見なすべきである〔J Clin Microbiol. 1980 Apr; 11(4): 370-6〕.
  - Aspergillus spp. を検出した 108 例のうち, 免疫健常者や好中球減少のない固形癌患者ではすべてコンタミネーションであったが, 肺生検が行われた白血病や好中球減少者 17 例全例が侵襲性アスペルギルス症であった〔Am J Med. 1986 Aug; 81(2): 249-54〕.

侵襲型肺アスペルギルス症の診断

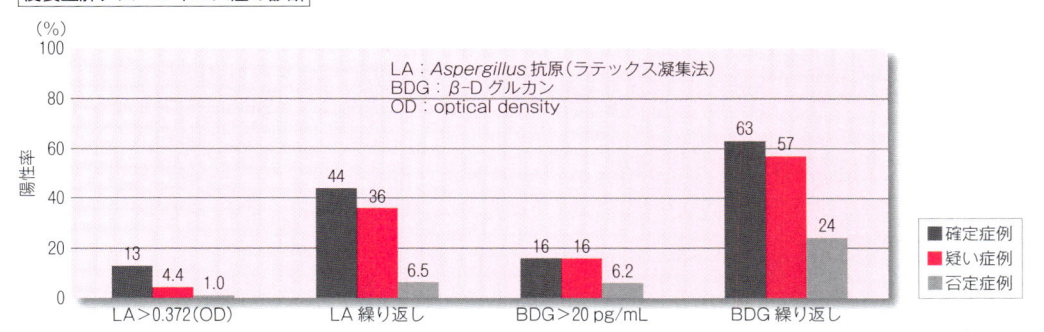

LA: Aspergillus 抗原(ラテックス凝集法)
BDG: β-D グルカン
OD: optical density

	LA>0.372(OD)	LA 繰り返し	BDG>20 pg/mL	BDG 繰り返し
確定症例	13	44	16	63
疑い症例	4.4	36	16	57
否定症例	1.0	6.5	6.2	24

陽性率(%)

Biol Blood Marrow Transplant. 2005 Jul; 11(7): 506-11

- 血清 Aspergillus 抗原検査
  - カットオフ値 1.0 EU では感度 54%(抗真菌薬投与あれば 18%, 抗真菌薬なければ 85%)のみであるが, 特異度は 99.8%で複数回繰り返しても 97.1%と高い. カットオフ値を 0.5 EU とすれば抗真菌薬投与があっても感度 82%. 特異度は健常者では 98.5%, それ以外の真菌症などを含んでも特異度は 97.0%, 複数回繰り返せば 74.4%である〔J Infect Dis. 2004 Aug 1; 190(3): 641-9 より改変〕.
  - PIPC/TAZ をはじめとした半合成ペニシリンは Penicillium 属に対する交差反応で抗原検査が陽性となりうる. 11 日間陽性となることもあるが数日単位で抗原値は低下する〔J Clin Microbiol. 2005 Oct; 43(10): 5214-20〕.

- 参考:深在性カンジダ症に対する β-D グルカンはある程度の診断能力が期待されるが, Candida 抗原検査であるカンジテックの診断能は低い.
  - β-D グルカンは Mucor や Cryptococcus 以外の真菌症感染全般で高値となりうるが, 他にアルブミン製剤やヒト免疫グロブミン製剤などの血液製剤で偽陽性となりうる.
  - 深在性カンジダ症の診断

	感度	特異度
WAKO beta-glucan test	84.8	85.9
CAND-TEC® test	60.9	80.0

Kansenshogaku Zasshi. 1999 Jan; 73(1): 1-6

サイトメガロウイルス肺炎

- CMV antigenemia テストが 15/15 万 WBC 以上であればサイトメガロウイルスの活動性が高い.

- CTによるサイトメガロウイルス肺炎の診断（血液腫瘍患者におけるニューモシスチス肺炎との比較）

	感度	特異度	LR+	LR−
GGOとconsolidation				
肺尖部	19(8-38)	30(15-50)	0.3(0.1-0.6)	2.7(2.1-3.5)
モザイクパターン	10(3-27)	48(29-68)	0.2(0.1-0.6)	1.9(1.6-2.2)
小葉間での境界が不鮮明	65(45-80)	78(57-91)	2.9(1.4-6.2)	0.5(0.3-0.7)
均一なGGO	16(6-35)	48(29-68)	0.3(0.1-0.8)	1.7(1.4-2.1)
小結節	48(31-67)	89(70-97)	4.4(1.4-13.4)	0.6(0.4-0.8)

▶ peripheral sparingや小葉間隔壁肥厚は鑑別に有用ではなかった． *Br J Radiol. 2007 Jul; 80(955): 516-23*

- サイトメガロウイルス肺炎の診断

	感度	特異度	LR+	LR−
迅速培養	8(0-38)	100(99-100)	∞	0.9(0.8-1.1)
Antigenemia®	48(28-68)	99(97-100)	64(15-268)	0.5(0.4-0.8)
PCR	79(62-91)	99(97-100)	63(26-154)	0.2(0.1-0.4)

J Clin Microbiol. 2000 Feb; 38(2): 768-72

▶ HIV患者においてCMV antigen陽性細胞＜10/10万WBCならば3か月でCMV感染症の発症は3％だが，CMV antigenemia≧10/10万WBCならば36％でCMV感染症を発症する〔*Scand J Infect Dis. 1997; 29(3): 223-7*〕．

▶ 135例の肝移植患者においてCMV antigen陽性細胞≧20/20万WBCは症候性CMV感染症8例の検出において，感度100(60-100)％，特異度98(94-100)％である〔*Am J Transplant. 2004 Aug; 4(8): 1331-7*〕．

8 開発途上国からの帰国後発熱

開発途上国からの帰国後発熱

- マラリアは特にアフリカ帰りでは圧倒的に多い疾患である．
- デング熱は2番目に多い疾患で特に東南アジア帰りでは最も多い．
- 腸チフスは南・中央アジア帰りで多い疾患である．
- 潜伏期が3週間以内の場合は腸チフス・デング熱・*Rickettsia*感染を考え，3週間以上では結核・A型肝炎を考える．マラリアはいずれでもありうる．
- マラリア，デング熱，腸チフスのいずれの疾患も呼吸器症状や消化管症状を伴うことも伴わないこともある．
- マラリア，デング熱，伝染性単核球症では肝脾腫，異型リンパ球を認めうるが，腸チフスでは異型リンパ球は出現せず白血球数は減少することが多い．

開発途上国からの帰国後発熱の原因

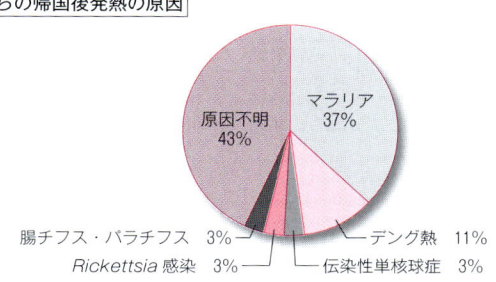

- マラリア 37%
- 原因不明 43%
- デング熱 11%
- 腸チフス・パラチフス 3%
- *Rickettsia*感染 3%
- 伝染性単核球症 3%

N Engl J Med. 2006 Jan 12; 354(2): 119-30

旅行地域による差

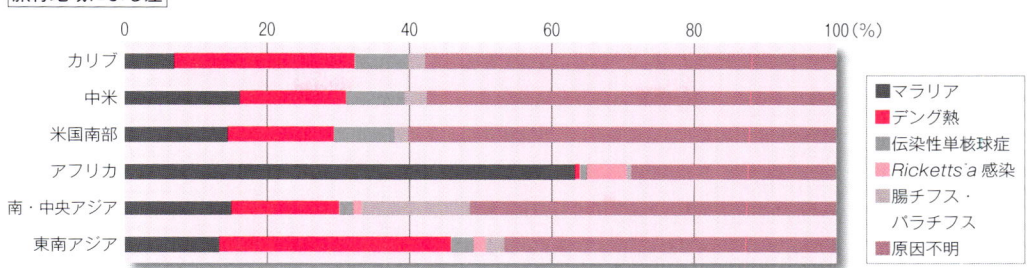

地域	マラリア / デング熱 / 伝染性単核球症 / Rickettsia感染 / 腸チフス・パラチフス / 原因不明
カリブ	
中米	
米国南部	
アフリカ	
南・中央アジア	
東南アジア	

N Engl J Med. 2006 Jan 12; 354(2): 119-30

- 上記疾患のうち異型リンパ球の報告があるのは伝染性単核球症の他にマラリアとデング熱，Rickettsia の中ではエーリキア症とツツガ虫病だけである．

マラリア

- 流行地域への渡航歴が1か月以内にある発熱患者では，蚊刺症の有無を確認する．
- 熱帯熱マラリアは連日の発熱を呈しうるので熱型による除外診断はできない．
- 発熱，頭痛が最も高頻度に認められる症状であるが，消化管症状や呼吸器症状もしばしば認められる．
- 肝脾腫，黄疸，眼瞼結膜蒼白は特異度の高い所見である．
- 皮疹やリンパ節腫脹，関節炎があればマラリアは否定的である．
- 診断には末梢血スメアが感度95％で最も重要である．

● 旅行者のマラリア

		感度	特異度	LR＋	LR－
症状	発熱	90(88-92)	82(82-83)	5.1(4.9-5.3)	0.12(0.10-0.15)
	嘔吐	31(27-35)	87(85-88)	2.0(1.4-2.8)	0.86(0.76-0.97)
	頭痛	83(79-85)	50(47-52)	1.8(1.4-2.3)	0.40(0.32-0.49)
	悪寒戦慄	74(69-79)	56(53-59)	1.7(1.3-2.3)	0.47(0.38-0.59)
	嘔気	38(29-49)	70(64-76)	1.3(0.93-1.8)	0.88(0.74-1.1)
	下痢	15(10-21)	75(72-78)	0.60(0.38-0.95)	1.1(1.0-1.3)
	呼吸困難	0(0-7)	92(88-95)	0.11(0.01-1.9)	1.1(1.0-1.1)
	咳	0(0-5)	74(68-80)	0.04(0-0.56)	1.3(1.2-1.5)
身体所見	脾腫	24(21-28)	96(95-97)	6.5(3.9-11.0)	0.79(0.76-0.83)
	黄疸	11(6-19)	98(95-99)	4.5(1.7-12.0)	0.91(0.85-0.98)
	眼瞼結膜蒼白	28(19-38)	90(85-94)	2.8(1.7-4.6)	0.80(0.70-0.91)
	肝腫大	8(4-13)	97(95-98)	2.4(0.86-6.4)	0.95(0.36-1.1)
採血所見	高Bil血症	38(33-43)	95(93-96)	7.3(5.5-9.6)	0.65(0.61-0.71)
	血小板減少	75(71-78)	88(86-90)	5.6(4.1-7.5)	0.32(0.26-0.41)

JAMA. 2010 Nov 10; 304(18): 2048-56

▶ 重症なマラリア200例のうち30％で肺病変が認められ，咳(24％)，呼吸困難(12％)，肺炎(1.5％)，ARDS(7％)の存在はマラリアを否定的にするものではない〔J Vector Borne Dis. 2011 Dec; 48(4): 219-23〕．

● 末梢血スメア
  ▶ 1度陰性でも疑いが高い場合は6-12時間ごとに48時間(数回)検査することが勧められる．
  ▶ 1つの赤血球内に多数の輪状体が見られたり，バナナのような形の生殖母体が見られれば熱帯熱マラリアである．輪状体・アメーバ体・分裂体・生殖母体と種々のものが見える場合はそれ以外の三日熱マラリアなどを考える．

□ 帯状体があれば四日熱マラリア，赤血球が卵円形であったり一端が鋸歯状ならば卵形マラリアと考える．

	熱帯熱マラリア	三日熱マラリア	卵形マラリア	四日熱マラリア
原因病原体	P. falciparum	P. vivax	P. ovale	P. malariae
感染する赤血球	すべての RBC	幼若	幼若	古い RBC
赤血球の大きさ	大きさ不変	RBC は拡大	卵形に拡大	大きさ不変
赤血球あたりの感染数	複数のことあり	通常は1つ	1つ	1つ
潜伏期間	12(8-25)日	14(10-30)日	15(10-20)日	18(15-35)日
サイクル	48時間	48時間	48時間	72時間
parasitemia level*	60%まであり	<2%	<2%	<<1%
肝臓からの再発	なし	あり	あり	なし

* parasitemia level：赤血球のうち何%が原虫を含んでいるか．5%以上は重症で死亡率が高い．

▶ 三日熱マラリアと卵形マラリアは形態による鑑別は難しいが，治療法は同じなので厳密に分ける必要はない．
▶ 熱帯熱マラリアと三日熱マラリアの頻度が多い．熱帯熱マラリアは重篤性から重要であるが，三日熱マラリアと卵形マラリアは肝のヒプノゾイトに対する根治治療を要することから重要である．

- マラリアの迅速診断キット（Binax Now® Malaria：保険適用外検査）は PCR と比較して熱帯熱マラリアに対して感度94%，それ以外のマラリアに対して感度84%，特異度98.7%である．末梢血スメアと比較すると若干感度が劣るが，熟練した技術を要さず簡易性・迅速性に優れる〔Am J Trop Med Hyg. 2003 Dec; 69(6): 589-92〕．

デング熱

- 都市部で蚊に刺され2週間以内に発熱で発症するが，通常は1週間以内に解熱する予後良好の疾患である．
- 顔面紅潮や発熱後に遅れて出現する猩紅熱様皮疹があれば強く疑う．目の奥の痛みもデング熱を示唆する．
- ウイルス感染なので血小板減少やリンパ球減少が見られるが，2回目以降の罹患では血管透過性亢進による血管外への血漿漏出のために多血傾向となることが他のウイルス感染症との鑑別点である．
- デング出血熱は下血，胸腹水やショックなどを呈しうる重篤な状態であるが，血小板>10万/μL であれば否定的である．
- デング熱の血清抗体価は国立感染症研究所で調べることが可能である．

- デング熱の臨床所見

  デング熱の臨床症状

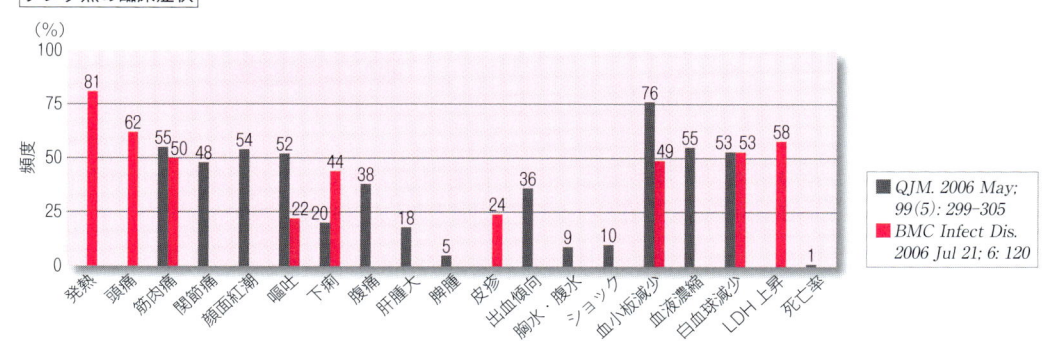

  (グラフ：発熱81, 頭痛62, 筋肉痛55/50, 関節痛48, 顔面紅潮54, 嘔吐52/22, 下痢20/44, 腹痛38, 肝腫大18, 脾腫5, 皮疹24, 出血傾向36, 胸水・腹水9, ショック10, 血小板減少76/49, 血液濃縮55, 白血球減少53/53, LDH上昇58, 死亡率1)

  ■ QJM. 2006 May; 99(5): 299-305
  ■ BMC Infect Dis. 2006 Jul 21; 6: 120

▶ 二相性（saddle back 型）に発熱を認めることが多いとされる．

- デング熱の診断

	感度	特異度	LR+	LR−
頭痛	71(62-79)	35(33-37)	1.1(1.0-1.2)	0.8(0.6-1.1)
†	62(49-74)	51(48-54)	1.3(1.0-1.6)	0.7(0.5-1.0)
眼の奥の痛み	35(26-45)	85(83-87)	2.4(1.8-3.1)	0.8(0.7-0.9)
筋肉痛	66(56-74)	50(48-52)	1.3(1.1-1.5)	0.7(0.5-0.9)
†	50(38-62)	62(59-65)	1.3(1.0-1.7)	0.8(0.6-1.0)
関節痛	44(35-54)	68(66-70)	1.4(1.1-1.7)	0.8(0.7-1.0)
嘔気・嘔吐	30(21-39)	72(70-74)	1.1(0.8-1.4)	1.0(0.9-1.1)
†	22(14-35)	80(77-83)	1.1(0.7-1.8)	1.0(0.9-1.1)
下痢	10(5-18)	91(90-93)	1.2(0.7-2.1)	1.0(0.9-1.1)
†	44(32-56)	62(59-65)	1.1(0.9-1.5)	0.9(0.8-1.1)
出血の既往	4(1-10)	99(99-100)	4.6(1.5-14)	1.0(0.9-1.0)
咽頭痛	38(29-48)	44(42-46)	0.7(0.5-0.9)	1.4(1.2-1.6)
咳	38(29-48)	38(36-40)	0.6(0.5-0.8)	1.6(1.4-1.9)
鼻閉	35(26-45)	41(39-43)	0.6(0.5-0.8)	1.6(1.4-1.8)
皮疹	21(14-30)	96(95-97)	5.3(3.5-8.1)	0.8(0.7-0.9)
†	24(14-36)	90(89-93)	2.6(1.6-4.2)	0.8(0.7-1.0)
リンパ球減少＋血小板減少†	40	97	13	0.6
LDH上昇†	58	87	4.6	0.5

† *BMC Infect Dis. 2006 Jul 21; 6: 120*（旅行者発熱患者）
Am J Trop Med Hyg. 2010 May; 82(5): 922-9（流行地域での発熱患者）

- デング出血熱
  ▶ 2-7日継続する発熱に加えて，血管透過性亢進（胸水・腹水，血液濃縮，血清蛋白の低下，ショック症状），血小板数＜10万/μL，出血傾向（ターニケット徴候陽性など）の4項目を満たした場合に診断される．
  ▶ デング出血熱は2回目以降の感染にて生じることがほとんどであり，渡航歴が複数回ある場合は解熱するまでデング出血熱に注意する．

腸チフス

- 2週間ほどの潜伏期を経て発熱で発症する．この時期であれば血液培養や骨髄培養での陽性率が高い．
- その後は腸チフスを疑う腹部症状やバラ疹が見られることもあるが，各種培養検査による菌体検出の感度が低いため，診断は困難である．
- 白血球は減少傾向であることが多く，突然の腹痛と白血球増多があれば腸穿孔合併を考える．

腸チフスの臨床所見

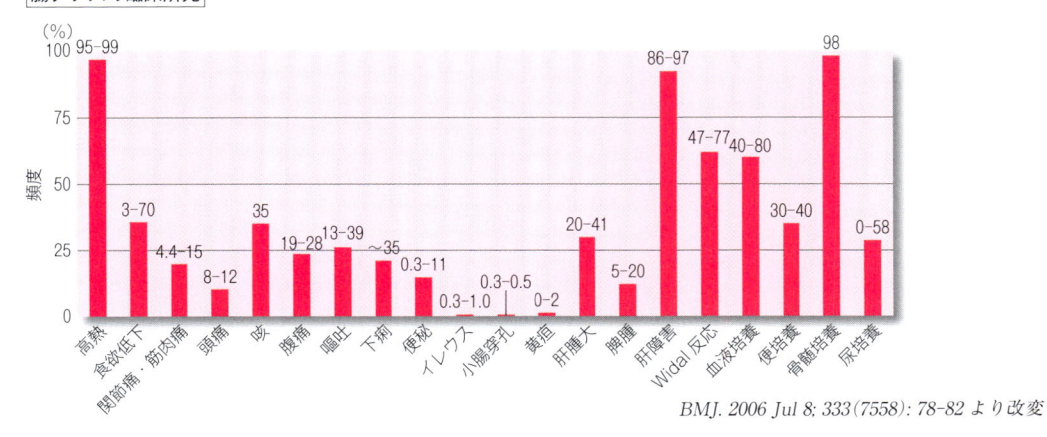

所見	頻度(%)
高熱	95-99
食欲低下	3-70
関節痛・筋肉痛	4.4-15
頭痛	8-12
咳	35
腹痛	19-28
嘔吐	13-39
下痢	~35
便秘	0.3-11
イレウス	0.3-1.0
小腸穿孔	0.3-0.5
黄疸	0-2
肝腫大	20-41
脾腫	5-20
肝障害	86-97
Widal反応	47-77
血液培養	40-80
便培養	30-40
骨髄培養	98
尿培養	0-58

BMJ. 2006 Jul 8; 333(7558): 78-82 より改変

- 2週間(5-21日)の潜伏期間を経て発熱・菌血症で発症し，第2週に腹痛・バラ疹，第3週に肝脾腫・腸管穿孔が出現するとされる．
    - ▶バラ疹は5-15%で認めるが，多くは胸腹部に径1-2 mm程度の淡い紅斑が数個見られるのみであり見落としやすい〔Arch Intern Med. 1984 Mar; 144(3): 533-7/Am J Dis Child. 1987 Aug; 141(8): 862-5〕．
    - ▶胆石・尿路結石保有患者では長期間保菌することがあり注意を要する．
- 腸チフス・パラチフスの診断

	感度	特異度	LR＋	LR－
脾腫	60(47-72)	66(52-77)	1.7(1.2-2.6)	0.6(0.4-0.8)
相対的徐脈	77(64-86)	76(63-86)	3.2(2.0-5.1)	0.3(0.2-0.5)
バラ疹	43(31-57)	76(63-86)	1.8(1.1-3.1)	0.8(0.6-0.9)
白血球数＜4,300/μL	53(40-66)	72(59-83)	1.9(1.2-3.1)	0.6(0.5-0.9)
血小板数＜13万/μL	73(60-84)	66(52-77)	2.1(1.5-3.1)	0.4(0.3-0.6)
好酸球≦1.0%	80(67-89)	48(35-62)	1.6(1.2-2.0)	0.4(0.3-0.7)
AST＞45 U/L	70(57-81)	55(42-68)	1.6(1.1-2.2)	0.5(0.4-0.8)

New Microbiol. 2009 Jan; 32(1): 25-30

- Widal反応の特異度は50-92%であり有用性は限られる〔BMJ. 2006 Jul 8; 333(7558): 78-82〕．

J 呼吸器

1. 喀血　492
2. ばち指　493
3. 急性咽頭炎・扁桃炎　495
4. インフルエンザ　500
5. 慢性咳嗽　503
6. 百日咳　505
7. 市中肺炎　507
8. レジオネラ肺炎　515
9. 院内肺炎　518
10. 誤嚥性肺炎　519
11. 膿胸・肺炎随伴胸水　523
12. 気管支喘息　525
13. 慢性閉塞性肺疾患　530
14. 気胸　535
15. 特発性縦隔気腫　538
16. 胸水の存在診断　541
17. 胸水の原因検索　543
18. 悪性腫瘍による胸水　548
19. 結核性胸膜炎　552
20. 肺癌　556

1 喀血

喀血と吐血との鑑別

- 泡沫状の血液やアルカリ性の血液, 呼吸器症状がある場合は喀血と考える.
- 喀痰全体が血性であれば下気道からの出血を考えるが, 喀痰に線状の血液が付着している場合は上気道からの出血の可能性が高い.

- 喀血と吐血の鑑別

	喀血	吐血
基礎疾患	肺疾患	消化管・肝臓疾患
随伴症状	咳, 呼吸困難, 胸痛	嘔気・腹痛
"喀血"の性状	少量鮮紅色 ピンク色・泡沫状	黒色 食物残渣を含む
"喀血"の検査	アルカリ性 白血球混在	酸性

▶ 大量喀血では喀血した血液が咽頭に溜まり, それを嘔吐するように吐き出すので吐血と間違えることがあるが, 呼吸状態が悪いことが鑑別点である. ただし高齢者や意識状態が悪い場合は吐血でも誤嚥して呼吸状態が悪いこともある. この場合は胃洗浄にてある程度鑑別が可能である.
▶ それ以外には後鼻腔からの鼻出血を喀血と誤ることもある.

喀血の原因疾患

- 気管支拡張症が最も多い原因である.
- 肺癌と肺結核が見逃してはならない 2 大疾患である.
- 急性疾患では血管系疾患 (肺塞栓, 胸部大動脈瘤破裂, 小〜中血管炎) や肺胞出血が見逃すと致死的な疾患であり重要である.

喀血の原因

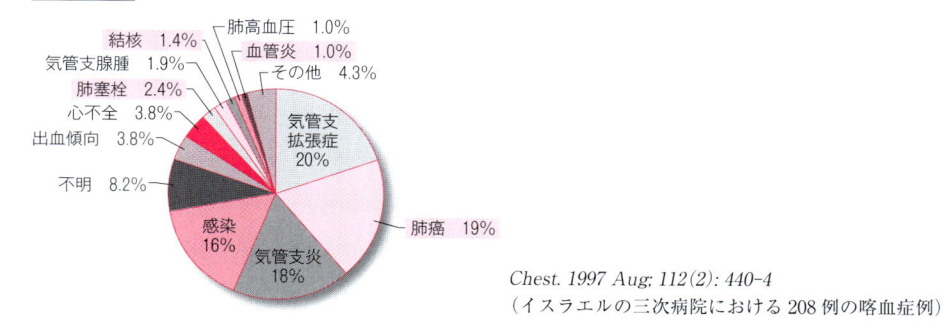

- 肺高血圧 1.0%
- 血管炎 1.0%
- 結核 1.4%
- 気管支腺腫 1.9%
- 肺塞栓 2.4%
- その他 4.3%
- 心不全 3.8%
- 出血傾向 3.8%
- 不明 8.2%
- 感染 16%
- 気管支炎 18%
- 肺癌 19%
- 気管支拡張症 20%

Chest. 1997 Aug; 112(2): 440-4
(イスラエルの三次病院における 208 例の喀血症例)

- かつては喀血の原因の 22% が結核とされたが〔*Dis Chest. 1948 Nov-Dec; 14(6): 824-42*〕, 現在では頻度は低くなっている. しかしながら日本では欧米に比べて結核が多いため, 現在でも喀血の 10% 程度が結核ともされる.

びまん性肺胞出血の原因（免疫不全患者を除く112例）

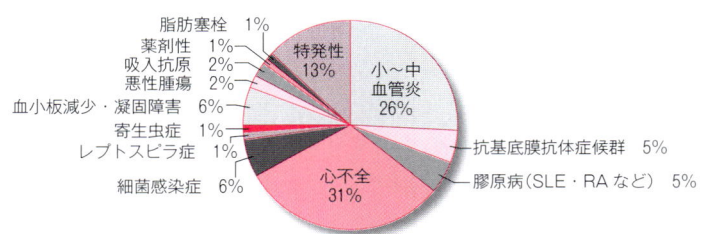

- 脂肪塞栓 1%
- 薬剤性 1%
- 吸入抗原 2%
- 悪性腫瘍 2%
- 血小板減少・凝固障害 6%
- 寄生虫症 1%
- レプトスピラ症 1%
- 細菌感染症 6%
- 心不全 31%
- 特発性 13%
- 小〜中血管炎 26%
- 抗基底膜抗体症候群 5%
- 膠原病（SLE・RAなど） 5%

Respir Med. 2012 Jul; 106(7): 1021-32

- 血管系疾患として肺動静脈瘻，肺塞栓症，胸部大動脈瘤破裂，Wegener肉芽腫症，多発性結節性動脈炎などが喀血の原因となりうる．またGoodpasture症候群も肺胞出血を来すが，Goodpasture症候群は血尿よりも肺胞出血が先行することが多いので血尿がなくても否定はできない．

喀血の検査

- 胸部単純X線写真と喀痰抗酸菌培養・細胞診を行い，その結果に応じて胸部CTや気管支鏡などを追加する．
- 止血困難な場合には気管支動脈造影・塞栓術を考慮する．

喀血の検査による診断効率

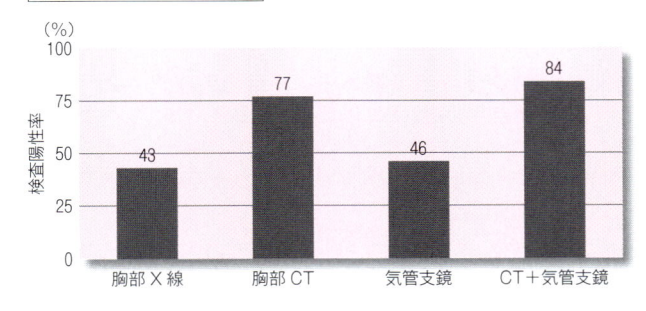

検査	検査陽性率(%)
胸部X線	43
胸部CT	77
気管支鏡	46
CT＋気管支鏡	84

Respiration. 2006; 73(6): 808-14

- 気管支鏡やCTを行う前に，胸部X線と細胞診を行い，その結果に従って精査を決めるのが効率がよい〔Chest. 1997 Apr; 111(4): 877-84〕．
- 90％は気管支動脈由来の出血であり，止血困難であれば気管支動脈造影・塞栓術が行われる〔Radiographics. 2002 Nov-Dec; 22(6): 1395-409〕．

2 ばち指

ばち指

- 3/4の症例では基礎疾患として肺疾患がある．
- 肺気腫だけではばち指は通常見られないので，喫煙者のばち指では肺癌を否定する必要がある．
- チアノーゼ性先天性心疾患や亜急性感染性心内膜炎，肝硬変症，炎症性腸疾患，甲状腺機能亢進症，POEMS症候群（Crow-Fukase症候群）でも見られる．

- 指頭部で血管増生・結合組織が増殖した結果，ばち指が生じると考えられている．

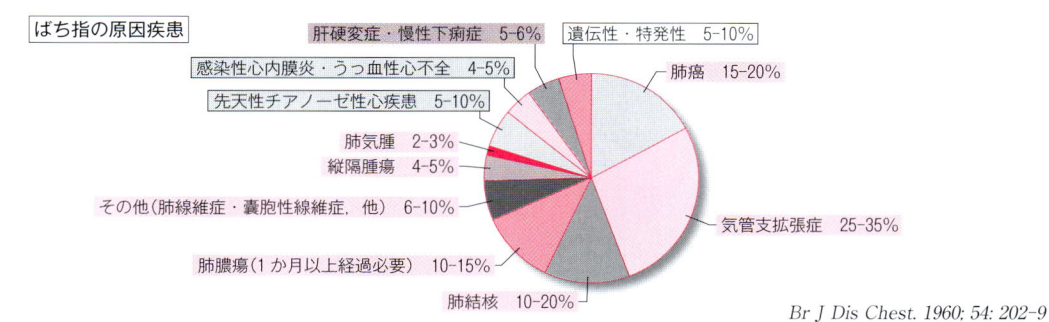

ばち指の原因疾患

- 肝硬変症・慢性下痢症 5-6%
- 感染性心内膜炎・うっ血性心不全 4-5%
- 先天性チアノーゼ性心疾患 5-10%
- 肺気腫 2-3%
- 縦隔腫瘍 4-5%
- その他(肺線維症・嚢胞性線維症, 他) 6-10%
- 肺膿瘍(1か月以上経過必要) 10-15%
- 肺結核 10-20%
- 気管支拡張症 25-35%
- 肺癌 15-20%
- 遺伝性・特発性 5-10%

Br J Dis Chest. 1960; 54: 202-9

- ばち指の発生機序

疾患	推定される機序
先天性チアノーゼ性心疾患 慢性肺疾患(低換気部分で肺内シャントあり) 肝硬変(多発性に細かい肺動静脈瘻を形成)	血小板由来成長因子(platelet derived growth factor; PDGF)などの体液性増殖因子が動静脈シャントによって不活性化されないことによる．
肺癌	異所性の体液性因子産生による paraneoplastic syndrome
肺膿瘍や膿胸	感染の近傍での血管拡張(→肺内シャント)や血小板凝集能亢進
感染性心内膜炎や動脈炎，シャント感染	血栓が指趾末端で塞栓し血管拡張を起こす 透析患者でシャント側のみに見られれば，シャント感染を疑う．
甲状腺機能亢進症	抗TSH受容体抗体など自己免疫異常の関与によるグリコサミノグリカンの蓄積

- ばち指を起こしやすい疾患としてはシャントが長期間あるような先天性チアノーゼ性心疾患(80-95%)，肺動静脈瘻(75%)，原発性肺線維症(70-75%)があげられ，塵肺(5-6%)，縦隔腫瘍(2-4%)，早期肺癌(3-4%)ではばち指は少ない．気管支拡張症(20-30%)，進行肺癌(15-25%)，肺結核(20%)，肺膿瘍(20%)，肺嚢胞(10%)，肝硬変症・慢性下痢(8-10%)，亜急性感染性心内膜炎(20-50%)はその中間である〔Br J Dis Chest. 1960; 54: 202-9〕．
- 肺気腫単独では，ばち指は見られず〔J Am Acad Dermatol. 2005 Jun; 52(6): 1020-8〕，90%で悪性腫瘍が見つかる〔Am J Med. 1995 Dec; 99(6): 662-71〕とされるので，肺気腫がばち指の原因とは考えない．
- 片側性のばち指では患肢の動脈瘤や動脈瘻，シャント感染，脳梗塞麻痺側を考える．
  ▶ 麻痺を伴う脳梗塞では2%で患側のみにばち指が生じる．また爪赤色縦線条やTerry's nail も見られる〔Br J Dermatol. 2001 Mar; 144(3): 557-60〕．
- 特発性では若年期から見られるため，いつからばち指が出現したかどうかも重要である．また家族歴を認めることもある．頭頸部の皮膚の肥厚を認めれば家族性を疑う．
- ばち指に長管骨の骨膜炎と，関節炎を呈したものを肥大性骨関節症と呼ぶ．家族歴(常染色体性優性遺伝)があり10歳代で発症する場合には先天性強皮骨膜症を考えるが，この場合は，皮脂腺過形成・顔面の深い皺も見られる．

ばち指の身体所見

- 人指し指同士を背面で合わせたときに爪母の部分に菱形の空間ができなければばち指と考える(Schamroth 徴候)．
- DIPよりも爪根のほうが厚い場合もばち指と考えられる．

● 基礎疾患と profile angle

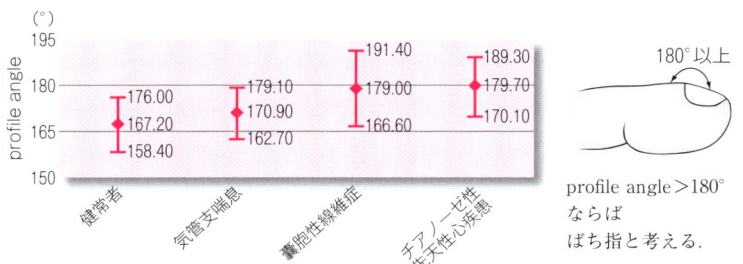

profile angle＞180°
ならば
ばち指と考える．

JAMA. 2001 Jul 18; 286(3): 341-7

● 人指し指同士を背面で合わせたときに爪母の部分に菱形の空間ができれば正常と考える Schamroth 徴候は再現性が高く，分かりやすい．

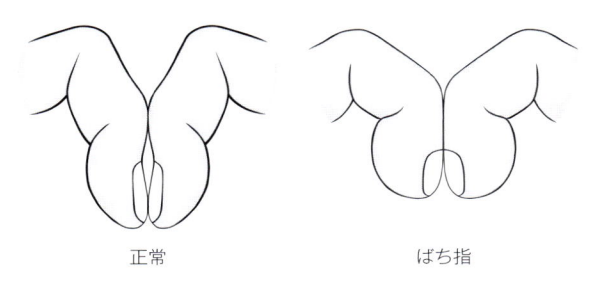

正常　　　ばち指

● 基礎疾患と DPD/IPD＝distal phalangeal finger depth÷interphalangeal finger depth の値

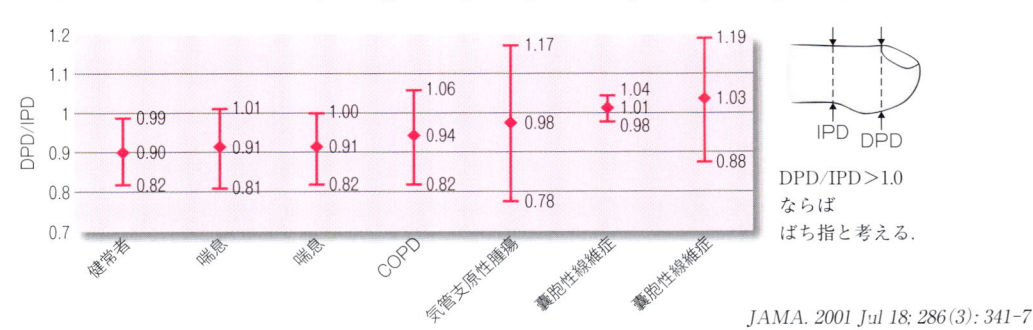

DPD/IPD＞1.0
ならば
ばち指と考える．

JAMA. 2001 Jul 18; 286(3): 341-7

▶肺癌の COPD からの鑑別

	感度	LR＋	LR－
DPD/IPD＞1	33	3.9(1.6-9.4)	0.7(0.6-0.8)

JAMA. 2001 Jul 18; 286(3): 341-7

3　急性咽頭炎・扁桃炎

咽頭炎・扁桃炎

- 咽頭炎患者の 90％がウイルス感染症である．
- A 群連鎖球菌（溶連菌）感染症は成人咽頭炎の 10％を占め，細菌性咽頭炎の中で最も重要である．
- 伝染性単核球症も重要な疾患であるがこれについては別記する．

- 咽頭痛で病院に来るのは1/10の患者だけではあるが，咽頭痛はプライマリ・ケアの4%を占める主訴である〔Can Fam Physician. 2007 Nov; 53(11): 1961-2〕．
- 急性咽頭炎の原因微生物
  ▶ 咽頭炎のうちウイルス性は成人の85-95%，5-16歳の70%，5歳以下の95%を占める〔Can Fam Physician. 2007 Nov; 53(11): 1961-2〕．
    □ ウイルス感染の場合は，51%は6日以内に改善し8日以内には91%が改善する〔Scand J Prim Health Care. 2006 Jun; 24(2): 93-7〕．

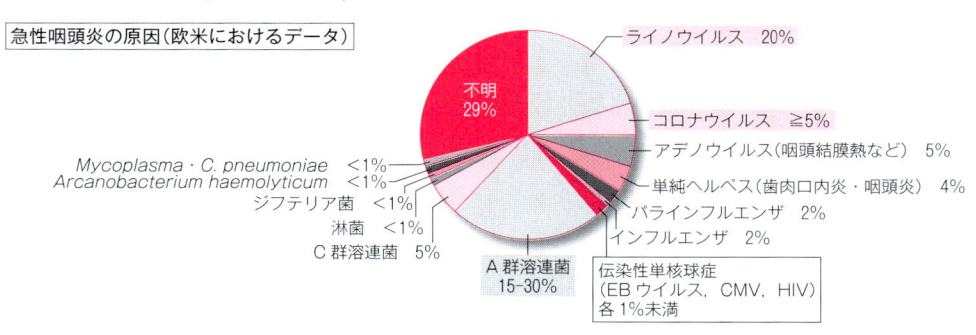

急性咽頭炎の原因（欧米におけるデータ）

- 不明 29%
- ライノウイルス 20%
- コロナウイルス ≧5%
- アデノウイルス（咽頭結膜熱など） 5%
- 単純ヘルペス（歯肉口内炎・咽頭炎） 4%
- パラインフルエンザ 2%
- インフルエンザ 2%
- 伝染性単核球症（EBウイルス, CMV, HIV）各1%未満
- A群溶連菌 15-30%
- C群溶連菌 5%
- 淋菌 <1%
- ジフテリア菌 <1%
- Arcanobacterium haemolyticum <1%
- Mycoplasma・C. pneumoniae <1%

J Clin Microbiol. 2003 Aug; 41(8): 3467-72

  ▶ 小児では咽頭炎患者における溶連菌感染の頻度は37(32-43)%，5歳未満では24(21-26)%である〔Pediatrics. 2010 Sep; 126(3): e557-64〕．
  ▶ 成人では溶連菌性咽頭炎の頻度はおおよそ10%程度と推測されている〔Ann Intern Med. 2001 Mar 20; 134(6): 506-8〕．

溶連菌感染の病歴・身体所見

- 若年者，溶連菌感染の既往，小児との接触歴は溶連菌感染症の可能性を高くする．
- 38℃以上の発熱，咳がない，扁桃白苔，前頸リンパ節腫脹の4項目はCentor scoreとして知られ，3項目以上あれば溶連菌感染症の可能性が高いと考えられる．
- 嚥下痛は高度で悪寒や頭痛も高頻度に見られる．
- 小児では猩紅熱様皮疹を認めれば診断に有用である．

- 成人咽頭炎患者における溶連菌感染症の予測

	感度	特異度	LR+	LR−
発熱≧38.0℃	50(39-62)	70(58-79)	1.7(1.4-2.0)	0.71(0.64-0.80)
咳がない	74(68-79)	49(40-58)	1.5(1.3-1.7)	0.53(0.46-0.61)
前頸リンパ節腫脹	65(55-74)	55(45-64)	1.5(1.3-1.7)	0.63(0.52-0.76)
前頸リンパ節圧痛	67(52-79)	59(49-69)	1.7(1.4-1.9)	0.56(0.41-0.76)
白苔	57(44-70)	74(63-82)	2.2(1.8-2.7)	0.58(0.47-0.72)
Centor score≧2	79(71-86)	55(45-65)	1.8(1.5-2.1)	0.37(0.29-0.48)
Centor score≧3	49(38-60)	82(72-88)	2.7(1.9-3.8)	0.62(0.52-0.74)

メタ解析：BMC Med. 2011 Jun 1; 9: 67

  ▶ 成人では猩紅熱様皮疹は0.6%と稀である〔CMAJ. 1998 Jan 13; 158(1): 75-83〕．

- 小児における溶連菌性咽頭炎の診断

	感度	特異度	LR+	LR−
発熱	71(58-82)	33(23-49)	1.1(0.96-1.2)	0.86(0.67-1.1)
咽頭白苔	38(32-44)	79(73-84)	1.9(1.6-2.2)	0.78(0.74-0.82)

（つづく）

	感度	特異度	LR+	LR−
扁桃白苔	46(27-67)	66(48-80)	1.4(0.98-1.9)	0.81(0.63-1.1)
口蓋点状出血	15(10-21)	95(91-97)	2.7(1.9-3.8)	0.90(0.86-0.94)
嚥下障害	72(55-85)	41(23-62)	1.2(1.0-1.5)	0.68(0.51-0.91)
頸部リンパ節圧痛	40(35-46)	77(71-82)	1.7(1.5-1.9)	0.78(0.75-0.81)
頸部リンパ節腫脹	64(50-76)	54(41-67)	1.4(1.2-1.7)	0.67(0.53-0.84)
咳がない	73(66-78)	46(38-55)	1.4(1.2-1.6)	0.59(0.48-0.73)
鼻水がない	72(64-79)	40(34-48)	1.2(1.1-1.4)	0.69(0.55-0.38)
嗄声	6(3-12)	90(85-93)	0.62(0.46-0.83)	1.0(1.0-1.1)
頭痛	39(28-51)	68(58-76)	1.2(0.95-1.6)	0.90(0.77-1.0)
猩紅熱様皮疹	8(5-14)	98(95-99)	3.9(2.0-7.6)	0.94(0.90-0.97)
結膜炎	5(2-11)	94(85-98)	0.76(0.46-1.2)	1.0(0.98-1.1)
腹痛	24(19-30)	79(75-83)	1.2(0.92-1.5)	0.95(0.89-1.0)
嘔吐	28(21-36)	84(79-89)	1.8(1.6-2.1)	0.85(0.81-0.90)
下痢	3(0-6)	93(86-100)	0.51(0.33-0.79)	1.0(0.99-1.1)
急性中耳炎	3(1-5)	94(84-100)	0.65(0.14-2.9)	1.0(0.93-1.2)
扁桃摘出術の既往	11(8-13)	84(81-86)	0.64(0.49-0.84)	1.1(1.0-1.1)

systematic review: *J Pediatr. 2012 Mar; 160(3): 487-93. e3*

- modified Centor score
  ▶ Centor score に 3-14 歳では 1 点追加，45 歳以上では 1 点減点するものを modified Centor score と呼ぶ．

modified Centor score による溶連菌性咽頭炎の可能性

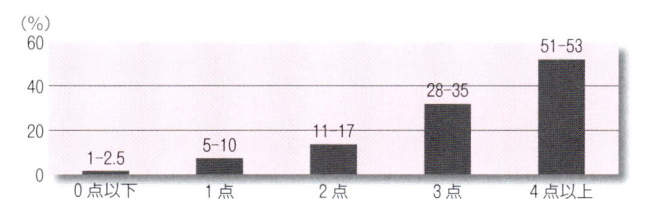

0点以下	1点	2点	3点	4点以上
1-2.5	5-10	11-17	28-35	51-53

JAMA. 2004 Apr 7; 291(13): 1587-95

溶連菌感染の検査

- Centor score が 2 点以上ならば迅速抗原検査を行い溶連菌感染症かどうか確認する．
- スワブは咽頭後壁と扁桃をぬぐう必要がある．
- 結果の解釈の際には抗菌薬投与で速やかに菌は陰性化することと，小児では無症候性キャリアも多いことに注意が必要である．

- 迅速抗原検査の有用性
  ▶ Centor score の点数にかかわらず迅速抗原検査の診断特性は非常に優れている．

Centor score	感度	特異度	LR+	LR−	PPV	NPV
2点	80(64-90)	97(91-99)	23(8.5-60)	0.2(0.1-0.4)	88(72-95)	94(88-97)
3点	95(87-98)	94(86-97)	15(6.7-32)	0.05(0.02-0.2)	91(82-96)	97(91-99)
4点	95(84-99)	96(82-99)	26(3.7-175)	0.05(0.01-0.2)	98(87-100)	93(77-98)

Arch Intern Med. 2006 Mar 27; 166(6): 640-4

▶ Centor score が 2 点以上ならば迅速抗原検査の結果に従い治療方針を決定するほうが適切な治療を行うことができる．

Centor score と迅速抗原検査による溶連菌感染の診断

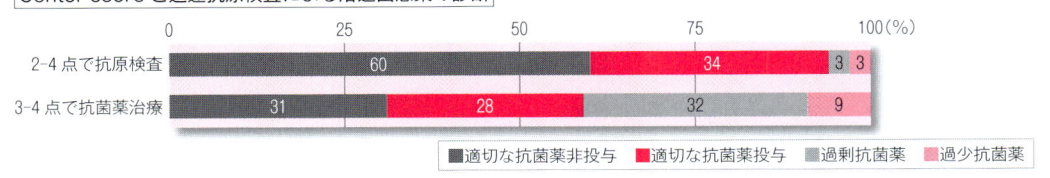

	0	25	50	75	100(%)
2-4点で抗原検査	60		34	3 3	
3-4点で抗菌薬治療	31	28	32	9	

■適切な抗菌薬非投与　■適切な抗菌薬投与　■過剰抗菌薬　■過少抗菌薬

Arch Intern Med. 2006 Mar 27; 166(6): 640-4

▶ 迅速抗原検査や培養が迅速にできない場合は Centor score が3点以上で治療を行う〔*Ann Intern Med. 2001 Mar 20; 134(6): 506-8*〕．

● 迅速抗原検査や培養検査の注意点
　▶ 後咽頭と扁桃から採取した DNA プローブ法と培養をゴールド・スタンダードとすると，口腔内（頬粘膜と舌）のぬぐい液は感度が低い．

検査施行部位による感度の違い

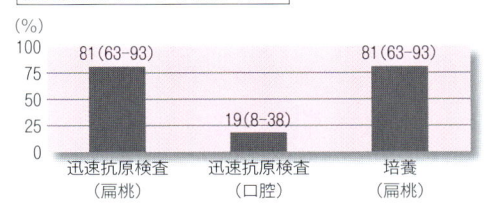

検査	感度(%)
迅速抗原検査（扁桃）	81 (63-93)
迅速抗原検査（口腔）	19 (8-38)
培養（扁桃）	81 (63-93)

J Clin Microbiol. 2006 July; 44(7): 2593-4

　▶ 迅速抗原検査だけでは感度は 87.6(83-92)％であるが，迅速抗原検査を2回繰り返すと感度は 91.4(88-95)％となり，迅速抗原検査に培養検査を追加すると感度を 95.7(93-99)％とすることができる〔*Pediatrics. 2003 Jun; 111: e666-70*〕．
　　□ 臨床的に溶連菌感染症の可能性が高くても迅速抗原検査が陰性の場合は培養検査を追加することで，A 群溶連菌が検出されることがある以外に C 群連鎖球菌が検出されることもある（A 群溶連菌迅速抗原検査は C 群溶連菌や G 群溶連菌に対しては感度が低い）．
　▶ 小児の 12(9-14)％，5歳未満の 4(1-7)％が溶連菌の無症候性キャリアであり〔*Pediatrics. 2010 Sep; 126(3): e557-64*〕，ランダムな検査で溶連菌培養が陽性となる．そのため特に小児では咽頭所見などの症候から疑われない場合に検査を提出することは勧められない．
　▶ 抗菌薬投与を行うと翌朝には 64％で培養は陰性となり，24 時間経つと 83％で陰性となる〔*Pediatrics. 1993 Jun; 91(6): 1166-70*〕．

MEMO　溶連菌性咽頭炎に対する抗菌薬投与の意義

● 症状を改善させるために抗菌薬を投与する意義は意外に少ない．
　▶ 抗菌薬投与で症状が短縮されるのは 16 時間のみと報告されている〔*Pediatr Infect Dis J. 1987 Jul; 6(7): 635-43*〕．
　▶ 病日3日目の疼痛は抗菌薬投与群で少ない（NNT＝6）が，抗菌薬の有無にかかわらず 90％の症例で1週間以内に症状は消失する〔*Cochrane Database Syst Rev 2006; 4: CD000023*〕．

● リウマチ熱よりは化膿性合併症の減少に抗菌薬投与の意義がある．
　▶ リウマチ熱は現在では稀になっており，急性咽頭炎全般に対し抗菌薬投与をしなくても 5/10,000 の頻度でしか起こらない．抗菌薬投与で 15/100,000 の頻度になるとされる〔*BMC Med Inform Decis Mak. 2006 Mar 13; 6: 14*〕．

	NNT			NNT
リウマチ熱	4,000		扁桃周囲膿瘍	27
中耳炎	29		急性糸球体腎炎	—
副鼻腔炎	50		髄膜炎	—

Can Fam Physician. 2007 Nov; 53(11): 1961-2

● 診断に迷う場合は抗菌薬投与を急がずに数日以内に再度診察を行えばよい．

（つづく）

▶ 2-3日間の経過観察は臨床所見，治療効果，合併症に有意差は認められない〔BMJ. 1997 Mar 8; 314(7082): 722-7/Ann Intern Med. 2003 Jul 15; 139(2): 113-22〕．
▶ 溶連菌感染に対して抗菌薬投与開始を3日間遅らせても，3週間以内の再燃を7%→2%，その後1か月の再発を16%→5%，4か月間の再発を13%→3%に減らせるという報告もある〔Pediatr Infect Dis J. 1991 Feb; 10(2): 126-30〕．

扁桃周囲膿瘍

- 頭頸部膿瘍で最も頻度が高い扁桃周囲膿瘍は扁桃炎の合併症として重要である．
- 片側性の扁桃腫大，口蓋垂偏位があれば疑い，開口障害や流涎があれば専門的加療を緊急に要する．
- 扁桃周囲膿瘍と扁桃周囲炎との鑑別には穿刺以外にも超音波検査やCTが有用である．

- 扁桃周囲膿瘍は最も多い頭頸部膿瘍である〔Med Clin North Am. 2006 Mar; 90(2): 329-53〕．

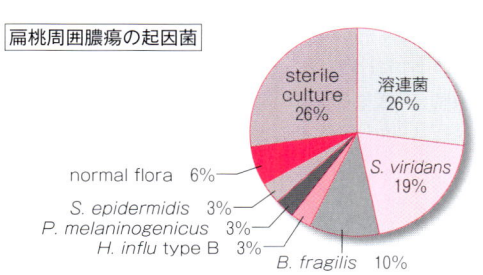

扁桃周囲膿瘍の起因菌
- sterile culture 26%
- 溶連菌 26%
- S. viridans 19%
- B. fragilis 10%
- normal flora 6%
- S. epidermidis 3%
- P. melaninogenicus 3%
- H. influ type B 3%

Arch Otolaryngol Head Neck Surg. 1988 Jun; 114(6): 661-3

- 扁桃周囲膿瘍の徴候
  ▶ 口蓋筋不全により熱いポテトを食べているときのような特徴的な声を呈する．また2横指以上開口できないことが多い．

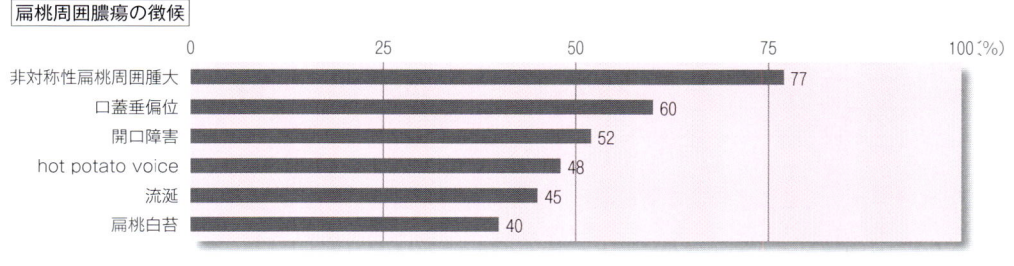

扁桃周囲膿瘍の徴候
- 非対称性扁桃周囲腫大 77
- 口蓋垂偏位 60
- 開口障害 52
- hot potato voice 48
- 流涎 45
- 扁桃白苔 40

Arch Otolaryngol Head Neck Surg. 1987; 113: 884

- 扁桃周囲膿瘍と扁桃周囲炎との鑑別
  ▶ 咽頭穿刺は治療的意義もあるが，侵襲性（頸動脈裂傷のリスク）があることが問題である．
  ▶ 超音波検査と穿刺法との比較
    □ 経皮的超音波検査は顎下からプローブを当てるが，舌を動かしてもらうとオリエンテーションがつけやすい．

	感度	特異度	LR+	LR−
経皮的超音波検査	80(59-92)	93(64-100)	11(1.7-75)	0.2(0.1-0.5)
口腔内超音波検査	95(74-100)	79(49-94)	4.4(1.6-12)	0.06(0-0.4)

Braz J Otorhinolaryngol. 2006 May-Jun; 72(3): 377-81

▶ エコーでは描出が不十分な場合や病変の広がりを評価する必要性がある場合には造影CTが優れた検査方法である．

4 インフルエンザ

> **インフルエンザ**
> - 毎年 1-2 月の流行期に 38.0℃ 以上の発熱と咳を認めれば大半はインフルエンザである.
> - 特に発症数日以内にインフルエンザ感染者と接触歴がある場合はインフルエンザの可能性が高い.
> - ワクチン接種は発症予防・重症化抑制には効果が期待できるが,ワクチン接種歴があってもインフルエンザの否定はできず,非典型的な軽症発症にも注意を要する.

- 流行歴は最も重要な臨床情報であり,流行時期に発熱 >38.0℃ と咳を認めれば PPV=86.8%,NPV=39.3% でインフルエンザであるとの報告や〔Clin Infect Dis. 2000 Nov; 31(5): 1166-9〕,流行時期に突然の高熱で咳を伴えば PPV=79-85%,発熱 >38.0℃ と咳に筋肉痛を伴えば PPV=79% でインフルエンザであるとの報告がある〔Arch Intern Med. 2000 Nov 27; 160(21): 3243-7〕.
- 家族の発症後 36 時間以内に予防を開始した場合,感染拡大はコントロール群の 12(7-18)% から手洗い群では 5(1-11)%,マスクも装着すれば 4(1-7)% に減らすことができる〔Ann Intern Med. 2009 Oct 6; 151(7): 437-46〕.

- ワクチン接種
  - ワクチン株が流行株に一致していれば 70-90% の予防率となるが,一致していない年は 0-50% の予防率のみ〔N Engl J Med. 2008 Dec 11; 359(24): 2579-85〕であり,年度ごとの予防効果の差は大きい.
  - 高齢者に対してのワクチン接種のメタ解析によると,RCT にてインフルエンザ様症状を 50% 以上減少させることが証明されており,症例対照研究では肺炎による入院を 32-45%,呼吸器疾患による入院死亡率を 43-50%,全死亡率を 27-30% 減少させることが示唆されている〔Ann Intern Med. 1995 Oct 1; 123(7): 518-27〕.
  - インフルエンザの診断におけるワクチン接種歴の影響

	感度	特異度	LR+	LR-
ワクチン接種あり	2-12	82-83	0.63(0.37-1.1)	1.1(1.0-1.2)

JAMA. 2005 Feb 23; 293(8): 987-97

  - ワクチン接種者では診断が困難になり,流行期には発熱がなくとも,筋肉痛がなくとも 10-15% 程度でインフルエンザウイルス感染が確認されたとの報告がある〔Clin Infect Dis. 2003 Jan 15; 36(2): 169-74〕.

> **インフルエンザの病歴・身体所見**
> - 特に若年者では発熱,咳,鼻汁/鼻閉の 3 徴候が揃っていることが多い.また消化管症状も伴いうる.
> - 他のウイルス感染よりも高熱,筋肉痛,倦怠感が目立ち,重篤感がある.
> - 高齢者では症状が揃いにくく,上気道症状を伴わない発熱や筋脱力でも疑う必要があるが,くしゃみがあれば可能性は下がる.
> - 後咽頭の発赤を伴うリンパ濾胞は診断に有用な可能性がある.

- 成人におけるインフルエンザの臨床診断

	感度	特異度	LR+	LR-
熱感	88	15	1.0(0.86-1.2)	0.70(0.27-2.5)
発熱	68-86	25-73	1.8(1.1-2.9)	0.40(0.25-0.66)
咳	84-98	7-29	1.1(1.1-1.2)	0.42(0.31-0.57)
筋肉痛	60-94	6-38	0.93(0.83-1.0)	1.2(0.90-1.6)

(つづく)

	感度	特異度	LR+	LR−
倦怠感	73	26	0.98(0.75-1.3)	1.1(0.51-2.2)
頭痛	70-91	11-43	1.0(1.0-1.1)	0.75(0.63-0.89)
咽頭痛	75-84	16-33	1.0(0.98-1.0)	0.96(0.83-1.1)
くしゃみ	33-50	59-69	1.2(1.0-1.5)	0.87(0.75-1.0)
鼻閉	68-91	19-41	1.1(1.1-1.2)	0.49(0.42-0.59)
寒気	83	25	1.1(1.0-1.2)	0.68(0.46-0.99)
発熱＋咳	64	67	1.9(1.8-2.1)	0.54(0.50-0.57)
発熱＋咳＋急性発症	63	68	2.0(1.8-2.1)	0.54(0.51-0.58)

JAMA. 2005 Feb 23; 293(8): 987-97

- ▶ 小児やインフルエンザB型，新型インフルエンザでは嘔吐・下痢が伴いやすいとされる．
- ▶ サイトカインの影響のため他のウイルス感染よりも高熱と筋肉痛が目立つ〔*Clin Infect Dis. 2005 Sep 15; 41(6): 822-8*〕．
- ▶ 筋症は時として重篤で横紋筋融解症・腎不全を来すこともある．
- ● 60歳以上におけるインフルエンザの臨床診断
  - ▶ 高齢者ではインフルエンザ後無力症（衰弱・倦怠）が数週間続くことがある．

	感度	特異度	LR+	LR−
熱感	47	78	2.1(1.2-3.7)	0.68(0.45-1.0)
発熱	34	91	3.7(2.8-5.0)	0.72(0.64-0.82)
咳	53-66	56-77	2.0(1.1-3.5)	0.57(0.37-0.87)
筋肉痛	45-47	81-83	2.4(1.9-2.9)	0.68(0.58-0.79)
倦怠感	57	78	2.6(2.2-3.1)	0.55(0.44-0.67)
頭痛	44-68	57-79	1.9(1.6-2.3)	0.70(0.60-0.82)
咽頭痛	40-58	36-81	1.4(0.81-2.5)	0.77(0.66-0.89)
くしゃみ	32	33	0.47(0.24-0.92)	2.1(1.4-3.1)
鼻閉	47	50	0.95(0.57-1.6)	1.0(0.67-1.7)
寒気	46	82	2.6(2.0-3.2)	0.66(0.55-0.77)
発熱＋咳	30	94	5.0(3.5-6.9)	0.75(0.66-0.84)
発熱＋咳＋急性発症	27	95	5.4(3.8-7.7)	0.77(0.68-0.85)

JAMA. 2005 Feb 23; 293(8): 987-97

- ● 咽頭後壁に発赤を伴う直径2-4 mmのリンパ濾胞はインフルエンザに対して感度95％，特異度98％，LR＋60，LR−0.05との報告がある〔*Gen Med. 2011; 12(2): 51-60*〕．
- ● リンパ節の圧痛や扁桃白苔があればインフルエンザよりは溶連菌感染症や伝染性単核球症を疑う．

インフルエンザ迅速抗原検査

- ● 鼻咽頭スワブでの迅速抗原検査が陽性であればインフルエンザと考えてよい．
- ● 発症後24-72時間の検出率は高いが，それ以外のタイミングでのインフルエンザ検出率は低い．

- ● 迅速抗原検査の検体
  - ▶ 鼻腔より綿棒をなるべく上咽頭後壁に突き当たるまで入れて検体採取する．鼻汁吸引も優れるが簡便性などの問題から成人ではあまり行われない．

	感度	特異度	LR+	LR−
鼻汁吸引	88[81-95]	94[69-100]	>100[2.8-∞]	0.1[0.05-0.2]
鼻咽頭スワブ	83[64-97]	95[76-99]	47[3.5-92]	0.2[0.03-0.4]
口蓋咽頭スワブ	67[48-85]	93[80-100]	>100[2.8-∞]	0.4[0.2-0.6]

小児科. 2003; 44: 1979 より改変

- ● 検体採取のタイミング
  - ▶ 発症24時間前からウイルスを検出しうるが，発症後24-72時間をピークとしてウイルス量が減少

し始め，5日程度でウイルス排泄が消失する．

> **MEMO　高病原性トリインフルエンザ**
> - 基本的にはインフルエンザA型H5N1であり，検査・治療も季節型のインフルエンザA型に準ずる．
> - 発症10日前までの渡航歴・接触歴が重要である．
> - 消化管症状が半数程度に見られる．
> - 肺での増殖効率が高く，肺炎の合併が多い(58%)．また同様の理由で迅速抗原検査は気管吸引液で行うのが望ましい．
> - サイトカインストームが問題であり，若年者で死亡率が高く，死亡原因はARDS，DIC，多臓器不全などである．

採血検査

- ウイルス感染なので細菌感染の合併がなければ白血球増多を認めることは稀である．
- サイトカインの影響でCRPは10 mg/dL程度まで高値となりうる．

- 採血によるインフルエンザの診断

	感度	特異度	LR+	LR−
白血球≦4,000/μL	19.5	92.1	2.48	
白血球≦6,000/μL	61.8	60.2	1.33	
白血球≦8,000/μL	92.1	29.3	0.98	
白血球≦10,000/μL	97.5	16.2	0.41	
白血球≦12,000/μL	98.8	13.1	0.40	
白血球>12,000/μL			0.10	
多核球>60%	41.1	68.1	1.29	0.87
リンパ球>40%	8.7	86.4	0.64	1.06

J Fam Pract. 2001; 50: 1051-6より改変

▶ インフルエンザでCRP>10 mg/dLとなるのは8.9(3.3-20.4)%という報告がある〔*Scand J Infect Dis. 1989; 21(5): 543-9*〕．

インフルエンザの合併症

- インフルエンザのみであれば3日間程度で解熱することが多いので，3日を超えて解熱傾向がない場合は二次細菌感染などの可能性を評価する必要がある．
- 合併症の中では肺炎が最も重要で高齢者に起こりやすい．ウイルス自体で起こる肺炎もあるが，二峰性経過をとる二次性細菌性肺炎の頻度が高く，特に黄色ブドウ球菌による肺炎に注意を要する．

- インフルエンザの発熱期間

インフルエンザによる発熱の経過(平均体温と90%点，10%点)

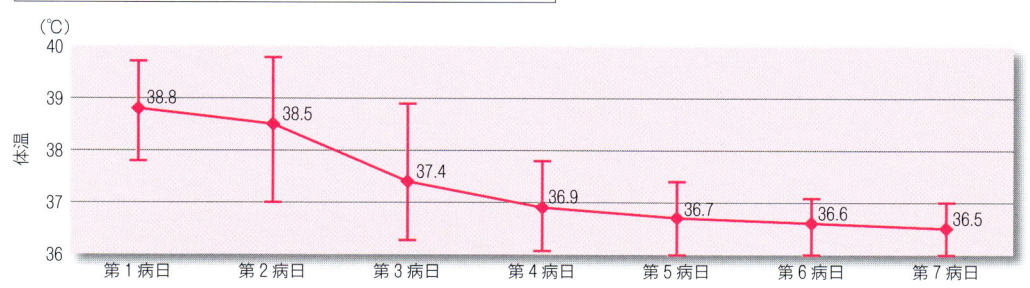

(℃)
- 第1病日: 38.8
- 第2病日: 38.5
- 第3病日: 37.4
- 第4病日: 36.9
- 第5病日: 36.7
- 第6病日: 36.6
- 第7病日: 36.5

厚生労働省によるインフルエンザに伴う随伴症状の発現状況に関する調査研究

▶ 3日間で解熱し5日間でウイルス排泄がなくなるのが目安であり，学校保健法では発症から5日間経過し，かつ解熱後2日間までを出席停止期間としている．

- 肺炎
  - ▶肺炎の合併率は血清 Alb≦3.0 g/dL では 60％，3.1-3.5 g/dL で 38％，3.6-4.0 g/dL で 20％，4.1 g/dL 以上で 0％と全身状態によりかなり異なる〔日本臨床. 2000; 58: 2244-8〕．
  - ▶インフルエンザ発症の数日後より急速に進行する下気道症状で発症する一次性インフルエンザウイルス肺炎と，肺疾患をもつ高齢者に 4-14 日後に起こる二次性細菌性肺炎がある．
  - ▶二次性細菌性肺炎では肺炎球菌・インフルエンザ桿菌といった一般的な肺炎起因菌以外に黄色ブドウ球菌による肺炎を考えなければならない〔Chest. 2001 Jun; 119(6): 1717-23〕．

- インフルエンザ脳症は小児では注意が必要．
  - ▶インフルエンザ発症から数日以内に異常行動などで発症するが，神経細胞からはウイルス分離はされず，サイトカインによる影響と考えられる．
  - ▶ジクロフェナクやメフェナム酸といった NSAID は PGE_2 抑制→$TNF\alpha$ 高値→エラスターゼ産生亢進→血管内皮細胞障害からインフルエンザ脳症を惹起しうるとされる．

MEMO ノイラミニダーゼ阻害薬について ～インフルエンザの特異的治療～

- 発症後 48 時間以内に投与することで，半日～1 日程度の有症状期間の短縮が期待できる．

症状改善までの日数減少	小児	成人	高齢者
リレンザ®	1.0(0.5-1.5)日	0.8(0.3-1.3)日	0.9(-0.1-1.9)日
タミフル®	0.9(0.3-1.5)日	0.9(0.3-1.4)日	0.4(-0.7-1.4)日

BMJ. 2003 Jun 7; 326(7401): 1235

- 通常は自然治癒する病態であること，健常者においては合併症を有意には減らさないこと〔RR＝0.55(0.2-1.35)〕，タミフル®は嘔気〔OR＝2.3(1.3-3.9)〕が多い〔BMJ. 2009 Dec 8; 339: b5106〕ことから，全例で投与すべきものではない

5 慢性咳嗽

遷延性咳嗽，慢性咳嗽

- 咳嗽が 3-8 週間継続するものを遷延性咳嗽，8 週間以上継続するものを慢性咳嗽と定義する．
- 喫煙者では smoker's cough と肺癌などの鑑別のためまずは禁煙させる必要がある．
- 一過性の発熱・咽頭痛・鼻汁で始まる遷延性咳嗽では感染後咳嗽を考えるが，百日咳，後鼻漏や咳喘息の可能性も検討する必要がある．
- 喫煙者と ACE 阻害薬内服者を除く慢性咳嗽患者において，胸部単純 X 線写真が正常であれば後鼻漏，咳喘息，胃食道逆流症がほとんどの原因を占める．

- 喫煙者では肺癌による咳嗽と，喀痰が多い場合は慢性気管支炎を念頭におく必要性があるが，圧倒的に多いのは喫煙の刺激による smoker's cough である．

- 慢性咳嗽の原因
  - ▶3 週間以上継続する咳嗽患者において，胸部単純 X 線写真が正常であれば 93.6％は後鼻漏，咳喘息，胃食道逆流症のいずれかが原因である〔Chest. 1999 Aug; 116(2): 279-84〕．
  - ▶喫煙者と ACE 阻害薬内服者を除く慢性咳嗽患者において，胸部単純 X 線写真が正常であれば 99.4％は後鼻漏，咳喘息，胃食道逆流症のいずれかが原因である〔Arch Intern Med. 1996 May 13; 156(9): 997-1003〕．

慢性咳嗽の原因

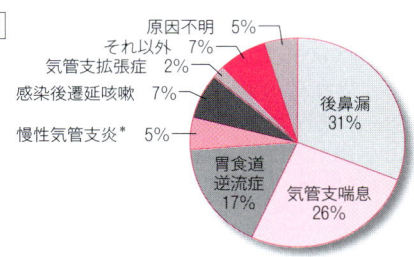

- 後鼻漏 31%
- 気管支喘息 26%
- 胃食道逆流症 17%
- 慢性気管支炎* 5%
- 感染後遷延咳嗽 7%
- 気管支拡張症 2%
- それ以外 7%
- 原因不明 5%

*日本では慢性気管支炎は少ない.

Am Fam Physician. 1998 Dec; 58(9): 2015-22

- ▶鼻症状があれば後鼻漏を，咳が食事に関連があったり胸やけがあれば胃食道逆流症を，夜間に目立つ咳（夜間は副交感神経優位となる）があれば咳喘息を考える〔Zhonghua Jie He He Hu Xi Za Zhi. 2009 Jun; 32(6): 418-21〕．
  - □夜間咳嗽は咳喘息だけではなく胃食道逆流症にも特徴的ではあるが，胃食道逆流症では胸やけ・胃酸逆流感のほうが高頻度に認められる〔Ann R Coll Surg Engl. 1989 Mar; 71(2): 117-9〕．また就寝後2-3時間で起こる夜間咳嗽では心不全も考える．
- ▶咳喘息では強制呼気での wheeze 聴取が診断の決め手となることがあるので，身体診察では強制呼気での聴診を省いてはならない．一方で呼吸機能検査が正常であれば強制呼気で wheeze 聴取をしても，メサコリン負荷試験陽性の予測においては感度57%，特異度37%と診断特性は低いという報告〔Ann Intern Med. 1989 Mar 15; 110(6): 451-5〕もあるため，wheeze を聴取した場合は呼吸機能検査やβ刺激薬への反応を確認することが望ましい．

● 咳喘息とその類似疾患
- ▶咳喘息に類似した好酸球性気管支炎には日本におけるアトピー咳嗽という概念と，欧米における非喘息性好酸球性気管支炎という概念がある．かなりの重なりがある概念であるが，前者は中枢気道に限局した病変であり気管支拡張剤は無効で喘息への移行は見られない．後者はメサコリン負荷による気道過敏性亢進が見られない以外は咳喘息と同様である．いずれも吸入ステロイドが有効である．

	咳喘息	アトピー咳嗽	非喘息性好酸球性気管支炎（NAEB）
病変	中枢＋末梢	中枢	中枢＋末梢
気道過敏性	亢進	正常	正常
治療	気管支拡張剤 吸入ステロイド	気管支拡張剤は無効 抗ヒスタミン薬・吸入ステロイド	（気管支拡張剤，抗ヒスタミン薬） 吸入ステロイド
喘息への移行	あり	なし	あり

慢性咳嗽の検査

- 胸部 X 線写真は簡便性から施行が薦められるが，それ以外に必ず行うべき検査というものはない．

- 慢性咳嗽の検査としては胸部 X 線写真以外には副鼻腔 X 線写真，肺機能検査，メサコリン吸入試験，バリウム食道造影，24時間食道 pH モニター，気管支鏡検査が施行されることがあるが，いずれの検査も病歴や身体所見で疑うべき疾患がなければ診断にはあまり有用ではない〔Arch Intern Med. 1998 Jun 8; 158(11): 1222-8/Am Fam Physician. 1998 Dec; 58(9): 2015-22〕．
- 経験的治療としては，疑われる疾患に応じて抗ヒスタミン薬，吸入β刺激薬，吸入ステロイド，PPIがあげられる．

6 百日咳

> **百日咳の病歴・身体所見**
> - 小児に多い病気ではあるが，成人においても慢性咳嗽では百日咳を鑑別に加えるべきである．
> - 急性上気道炎後の3-6週間の激しい咳が特徴的だが，発熱を伴うことは稀である．
> - 夜間〜明け方の発作性咳嗽，発作後嘔吐，吸気性笛声（whooping）が特徴的であるが，特にワクチン接種歴がある場合や成人では非典型例も多い．
> - 臨床症状だけでは診断は困難であり，流行歴や患者・小児との接触歴も重要である．

- 小児では2週間継続する咳嗽の37.2(30-44)％が百日咳であるとの英国における報告がある〔BMJ. 2006 Jul 22; 333(7560): 174-7〕．
- 日本では成人の百日咳の報告が増えており，2008-2011年度の報告例のうち40％前後が成人である．
- 感染から1-3週間（6-10日間のことが多い）の潜伏期間を経て，カタル症状が1-2週間継続し，徐々に咳が増強し痙咳期が3-6週間継続し，徐々に回復して咳がおさまるまで合計2-3か月かかるのが典型的な経過である．
    - ▶感染後3週間は感染性があると考えられているが，適切な抗菌薬を内服すると5-7日で感染性は消失する．カタル期を過ぎると抗菌薬による症状軽減の効果はなく，周囲への感染伝播を防ぐことが目的となる．
    - ▶小児において百日咳のPCRが陽性となった84例では，咳は平均45±26日継続した〔Pediatrics. 2000 Mar; 105(3): E31〕．

百日咳の症候

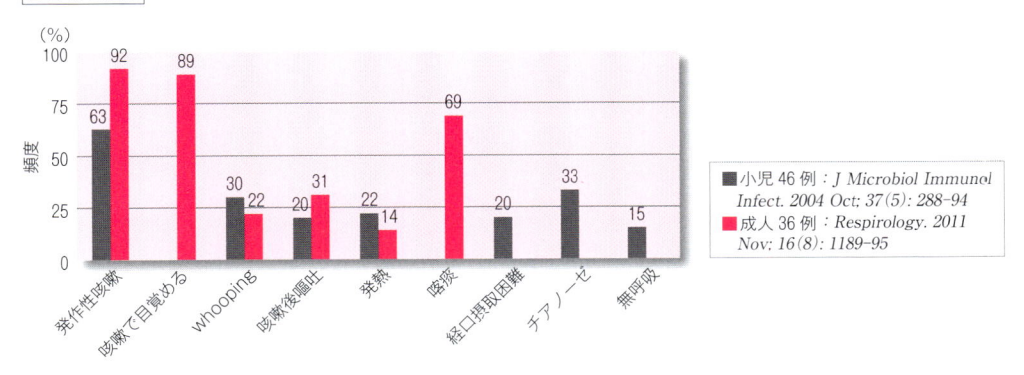

症候	小児46例	成人36例
発作性咳嗽	63	92
咳嗽で目覚める	89	
whooping	30	22
咳嗽後嘔吐	20	31
発熱	22	14
喀痰		69
経口摂取困難	20	
チアノーゼ	33	
無呼吸	15	

小児46例：J Microbiol Immunol Infect. 2004 Oct; 37(5): 288-94
成人36例：Respirology. 2011 Nov; 16(8): 1189-95

- ▶家族内発症は56％で認められるという報告がある〔IASR 2005; 26(301): 66-7〕．

- 成人の百日咳

	感度	特異度	LR+	LR−
発作性咳嗽	90	21	1.1(1.1-1.2)	0.52(0.27-1.0)
咳嗽後嘔吐	65	70	1.8(1.4-2.2)	0.58(0.44-0.77)
吸気性笛声	44	78	1.9(1.4-2.6)	0.78(0.66-0.93)

JAMA. 2010; 304(8): 890-6

- 合併症
    - ▶肺炎などの合併症は乳児に多い．生後6か月未満での合併症併発率は24％だが，それ以降では5％となる．一方，成人での肺炎合併率は30歳未満で2％だが，30歳以降では5-9％と加齢とともに合併症は増加する〔CMAJ. 2005 Feb 15; 172(4): 509-15〕．

百日咳の検査

- 小児ではリンパ球優位の白血球増多が高頻度に見られるが，成人では稀である．
- カタル期には鼻咽頭培養で百日咳菌を検出しうるが感度は低い．
- 抗体検査では抗 PT 抗体≧50 U/mL が最も簡便な指標であるが，診断にはペア血清を要することもある．

- 一般採血
  - 小児ではカタル期の終わり頃には白血球数は 20,000-45,000/μL，リンパ球≧75%となる．
  - 成人では白血球数は 6,825(3,470-11,820)/μL，リンパ球は 28(7-58)%とリンパ球優位の白血球増多は見られない〔IASR 2005; 26(301): 66-7〕．
  - CRP や赤沈は低値に留まることが多い．

- 鼻咽頭培養
  - 発症から 1-2 週間は感度が高いが，それ以降は感度が下がる．
  - 鼻咽頭スワブ培養では 95%で百日咳菌が検出されたが，口腔スワブ培養からは 44%のみであったという報告がある〔J Clin Microbiol. 1987 Jun; 25(6): 1109-10〕．グラム染色ではグラム陰性短桿菌を認めうる．
  - PCR はカタル期から痙咳期に高感度に百日咳菌を検出するとされ有望視されているが，保険適用がない．

	感度	特異度
鼻咽頭培養	15.2	100
PCR	93.5	97.1

J Clin Microbiol. 1999 Sep; 37(9): 2872-6

- 抗体検査
  - 3 種混合ワクチン接種にて 6-10 年は抗体価が残存するが，その後，抗体値は低下する．
  - 東浜株=旧ワクチン株，山口株=流行株であるが，1981 年からは死菌ワクチンが廃止されたので，ワクチン接種で旧ワクチン株があがるとは限らない．
  - PT(百日咳毒素)と FHA(線維状赤血球凝集素)
    - シングル血清では抗 PT 抗体高値が有用だが，抗 FHA 抗体は特異度が低い．
      - 特異度 99%とするためには抗 PT 抗体は 94 U/mL でよいが，抗 FHA 抗体は 358 U/mL 必要とする〔Clin Diagn Lab Immunol. 2004 Nov; 11(6): 1045-53〕．

- 百日咳の診断(4 倍以上の抗体価上昇した症例と健常者との比較)

	感度	特異度	LR+	LR−
発症から 2 週間以内				
山口株抗体≧640 倍	8(2-24)	94(90-96)	1.3(0.4-4.2)	0.98(0.89-1.1)
≧320 倍	14(5-30)	83(79-87)	0.8(0.4-2.0)	1.0(0.91-1.2)
≧160 倍	28(15-45)	70(65-75)	0.9(0.5-1.6)	1.0(0.84-1.3)
≧80 倍	53(36-69)	57(52-63)	1.2(0.9-1.7)	0.83(0.58-1.2)
抗 PT 抗体≧100U/mL	8(2-24)	96(93-98)	2.0(0.6-6.8)	0.96(0.87-1.1)
≧80U/mL	11(4-27)	95(92-97)	2.4(0.8-6.7)	0.93(0.83-1.1)
≧60U/mL	17(7-34)	93(90-96)	2.4(1.1-5.6)	0.90(0.77-1.0)
≧40U/mL	28(15-45)	88(84-91)	2.3(1.3-4.3)	0.82(0.67-1.0)
発症から 4-5 週				
山口株抗体≧1,280 倍	58(41-74)	98(96-99)	31(13-72)	0.42(0.29-0.63)
≧640 倍	69(52-83)	94(90-96)	11(6.9-18)	0.33(0.20-0.53)
≧320 倍	78(60-89)	83(79-87)	4.7(3.5-6.3)	0.27(0.14-0.49)
≧160 倍	89(73-96)	70(65-75)	3.0(2.4-3.7)	0.16(0.06-0.40)
≧80 倍	92(76-98)	57(52-63)	2.1(1.8-2.5)	0.15(0.05-0.43)

(つづく)

	感度	特異度	LR+	LR−
抗PT抗体≧100U/mL	81(63-91)	96(93-98)	19.7(11.3-34.4)	0.20(0.10-0.39)
≧80U/mL	83(67-93)	95(92-97)	17.7(10.6-29.6)	0.17(0.08-0.36)
≧60U/mL	86(70-95)	93(90-96)	12.5(8.2-19)	0.15(0.07-0.34)
≧40U/mL	89(73-96)	88(84-91)	7.4(5.4-10.2)	0.13(0.05-0.32)

Respirology. 2011 Nov; 16(8): 1189-95

7 市中肺炎

市中肺炎の病歴

- 一般外来における急性咳嗽の5%が肺炎による．
- 喘息患者の咳や呼吸困難は気管支喘息の1症状であることが多いが，発熱がある場合や難治性の喘息発作では肺炎合併を除外する必要がある．
- 急性の発熱と咳嗽で受診した患者の場合，鼻汁と咽頭痛を伴えば急性上気道炎の可能性が高く，胸痛や呼吸困難を伴えば肺炎の可能性が高い．
- 悪寒戦慄，寝汗や食欲低下を伴う場合も肺炎の可能性が高くなるが，3日以内に収束傾向であれば肺炎の可能性は低い．

- 咳で受診した患者の5(1-13)％が肺炎で，全身状態が不良であれば10％が肺炎で，咳に加え発熱，頻脈，cracklesがあれば32-60％で肺炎であったという報告がある〔Ann Intern Med. 2003 Jan 21; 138(2): 109-18〕．
- 肺炎の診断

	感度	特異度	LR+	LR−
喘息の既往	8	24	0.10	3.8
免疫抑制状態	24	89	2.2	0.85
認知症	7	98	3.4	0.94
咳	83	54	1.8	0.31
呼吸困難	63	55	1.4	0.67
痰	78	40	1.3	0.55
発熱	44-63	63-79	1.7-2.1	0.59-0.71
寒気	32-62	52-80	1.3-1.7	0.70-0.85
寝汗	34	80	1.7	0.83
筋肉痛	75	42	1.3	0.58
咽頭痛	57	27	0.78	1.6
鼻汁	67	14	0.78	2.4

JAMA. 1997 Nov 5; 278(17): 1440-5 より改変

市中肺炎の身体所見

- 一般外来において，体温・心拍数・呼吸数（＋SpO_2）のバイタルサインが正常であれば肺炎の可能性は1％のみである．
- 肺野の聴診ではcrackles以外にも呼吸音左右差と気管支呼吸音の増強にも注意を払う．
- 高齢者の肺底部で深吸気時に聴取するlate inspiratory cracklesは肺炎を示唆しないことが多いが，片側性にholo inspiratory cracklesを聴取すれば肺炎の可能性が非常に高い．

- バイタルサインによる肺炎の診断

	感度	特異度	LR+	LR-
体温≧37.8℃	26-67	52-94	1.4-4.4	0.58-0.78
呼吸数>20/分	76	37	1.2	0.66
>25/分	27-39	74-92	1.5-3.4	0.78-0.82
>30/分	29	89	2.6	0.8
心拍数>100/分	50-64	69-72	1.6-2.3	0.49-0.73
>120/分	21	89	1.9	0.89
体温≧37.8℃か心拍数≧100か呼吸数≧30	96	20	1.2	0.18

JAMA. 1997 Nov 5; 278(17): 1440-5 より改変

▶救急外来で呼吸器症状(咳・胸痛・呼吸困難のいずれか)がある場合の肺炎の予測

	感度	特異度	LR+	LR-
体温>38.0℃, 心拍数>100/分, 呼吸数>20/分, SpO$_2$<95%のいずれか	90(85-94)	76(74-78)	3.7(3.4-4.1)	0.13(0.08-0.19)

Emerg Med J. 2007 May; 24(5): 336-8

- 胸部理学所見による肺炎の診断

	感度	特異度	LR+	LR-
非対称性呼吸	4	100	∞	0.96
肺胞呼吸音減弱	33-48	81-86	2.3-2.5	0.64-0.78
気管支呼吸音	13	96	3.5	0.9
ヤギ音	5-28	94-99	2.0-8.6	0.76-0.96
crackles	19-49	76-92	1.6-2.7	0.62-0.87
rhonchi	35-53	63-77	1.4-1.5	0.76-0.85
打診(dull)	12-26	94	2.2-4.3	0.79-0.93
何かしらの所見	77	41	1.3	0.57

JAMA. 1997 Nov 5; 278(17): 1440-5 より改変

▶ヤギ音や打診での異常所見の特異度は高いが感度は低い.
▶呼吸音が減弱し打診が濁音の場合は, 大葉性肺炎であることが多い. 声音振盪は亢進することが多いが, 声音振盪が低下している場合は胸水貯留もしくは閉塞性肺炎の可能性がある.

- crackles

	吸気ごとのcrackle数	crackle の timing	type
肺線維症	6-14	late inspiratory	fine
心不全	4-9	late か pan-inspiratory	coarse か fine
肺炎	3-7	pan-inspiratory	coarse
慢性閉塞性肺疾患	1-4	early inspiratory	coarse か fine

Chest. 1991 May; 99(5): 1076-83

▶pan-inspiratory crackles は肺胞病変, early-to-mid inspiratory crackles は気道病変, late inspiratory crackles は間質病変を示唆する.
▶肺炎の回復過程では pan-inspiratory crackles から late inspiratory crackles に変化する.
▶crackles は健常者でも 45-64 歳では 11(5-18)%, 65-79 歳では 34(27-40)%, 80-95 歳では 70(58-82)% で聴取される〔Ann Fam Med. 2008 May-Jun; 6(3): 239-45〕. ただし健常者では 1 吸気あたりの crackles 数は少ないことが特徴である〔Respir Care. 2004; 49(12): 1490-7〕.
▶呼気の crackles は喀痰による気管支の狭窄を疑う. なお, 高度の肺線維症でも牽引性気管支拡張による気道内貯留物にて呼気の crackles を聴取することがある〔Chest. 1990 Feb; 97(2): 407-9〕.

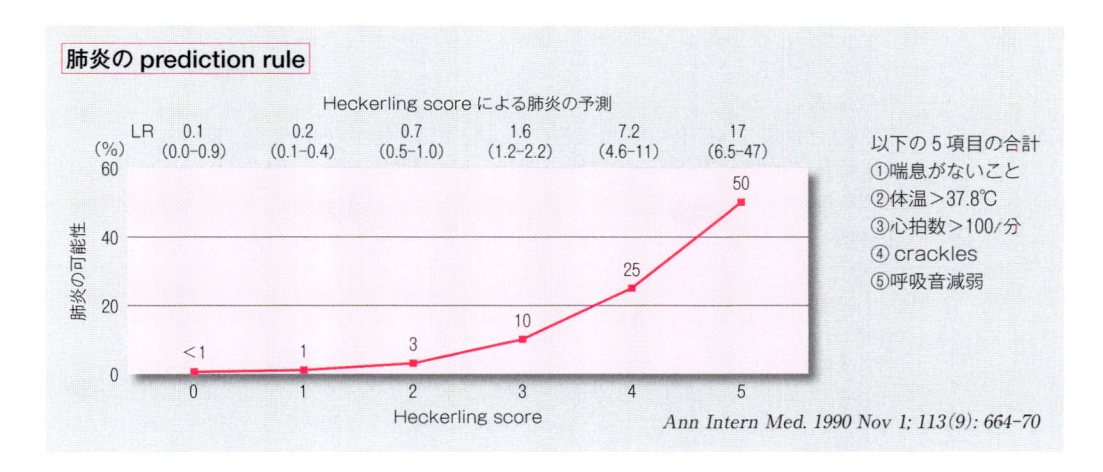

肺炎の prediction rule

Heckerling score による肺炎の予測

| LR | 0.1 (0.0-0.9) | 0.2 (0.1-0.4) | 0.7 (0.5-1.0) | 1.6 (1.2-2.2) | 7.2 (4.6-11) | 17 (6.5-47) |

Heckerling score: 0→<1%, 1→1%, 2→3%, 3→10%, 4→25%, 5→50%

以下の5項目の合計
① 喘息がないこと
② 体温＞37.8℃
③ 心拍数＞100/分
④ crackles
⑤ 呼吸音減弱

Ann Intern Med. 1990 Nov 1; 113(9): 664-70

市中肺炎の検査

- プロカルシトニンやCRPは肺炎の診断に有用ではあるが，臨床所見に勝るものではない．
- 一般的には胸部X線写真にて肺炎か否かは判断されるが，中葉や心陰影後方・横隔膜後方の病変評価に関しては側面像が有用である．

- 採血による肺炎の診断

	感度	特異度	LR+	LR-
白血球＞10,400-11,000/μL †			1.9-3.7	0.3-0.6
プロカルシトニン				
＞0.10 μg/L	90	59	2.2	0.16
＞0.25 μg/L	74	85	4.9	0.31
＞0.50 μg/L	57	93	8.2	0.46
＞1.0 μg/L	43	96	11	0.59
CRP				
＞5 mg/dL	87	65	2.4	0.21
＞10 mg/dL	69	86	4.9	0.36
＞20 mg/dL	36	96	8.8	0.67

† *Ann Intern Med. 2003 Jan 21; 138(2): 109-18/BMC Infect Dis. 2007 Mar 2; 7: 10*

- 画像診断

	感度	特異度	LR+	LR-
胸部単純X線写真（正・側）	93(89-96)	92(85-96)	11(6.4-20)	0.08(0.05-0.12)
肺エコーによる肺硬化像	93(89-96)	96(90-98)	21(9.5-45)	0.07(0.04-0.11)

Chest. 2012 Oct; 142(4): 965-72 より改変（判定保留所見も陽性所見として解析）

▶ 肺エコーでは肺硬化像は肝臓様の実質臓器として描出される．単純X線写真では7%が判定保留となるが，エコーでは1.7%のみであり，検者の能力や手間の問題はあるものの有用性が期待される．また肺炎では無気肺と異なり気管支が開通していることが多いので，吸気時に気管支の描出が良好となれば（dynamic air bronchogram）肺炎である可能性が高いが（感度61%，特異度94%）[*Chest. 2009 Jun; 135(6): 1421-5*]，気管支内部が液体で充満していれば中枢側の閉塞起点（肺癌など）を示唆するとされる．

市中肺炎のリスク分類

- CURB-65≧3点は重篤化するリスクが高く，入院加療とするのが無難である．

- PORT study の予後予測は死亡率予測に優れている〔N Engl J Med. 1997 Jan 23; 336(4): 243-50〕が，簡便な方法とはいえない．
    1. 50歳未満で，かつ
    2. 合併症(悪性疾患・CHF・脳血管系疾患・肝疾患・腎疾患)がなく，かつ
    3. 身体所見にて異常所見(精神状態の変化・脈拍数≧125/分，RR≧30/分，sBP<90 mmHg，T<35℃あるいはT≧40℃)がない

  ならばclass Iとする．それ以外の場合は下記の表で算定する．

1. 年齢(男性：点数＝年齢，女性：点数＝年齢－10)					
2. 施設入所者 ＋10					
3. 合併症あり		4. 身体所見		5. ラボ検査・X線	
(ア)悪性疾患	＋30	(ア)見当識障害	＋20	(ア)動脈血 pH<7.35	＋30
(イ)肝疾患	＋20	(イ)RR≧30/分	＋20	(イ)BUN≧30 mg/dL	＋20
(ウ)CHF	＋10	(ウ)sBP<90 mmHg	＋20	(ウ)Na<130 mEq/L	＋20
(エ)脳血管疾患	＋10	(エ)T<35℃ or ≧40℃	＋15	(エ)血糖≧250 mg/dL	＋10
(オ)腎疾患	＋10	(オ)脈拍数≧125/分	＋10	(オ)Ht<30%	＋10
				(カ)PO_2<60 mmHg	＋10
				(キ)胸水	＋10

	点数	30日後の死亡率(%)
class I	なし	0.1
class II	≦70	0.6
class III	71-90	2.8
class IV	91-130	8.2
class V	>130	29.2

- CURB-65
  ▶ 以下の5項目のうち urea を除く CRB-65 は臨床所見のみで判断が可能である．
    ① confusion(意識変容)
    ② urea(BUN>19 mg/dL)
    ③ respiration(呼吸数>30/分)
    ④ blood pressure(血圧<90/60 mmHg)
    ⑤ 65歳以上
  ▶ 0-1点の場合死亡率は1.5%で外来加療でよいが，2点では死亡率は9.2%で入院加療を検討，3点以上では死亡率22%で入院加療が望ましい〔Thorax. 2003 May; 58(5): 377-82〕．

- 肺炎による死亡の予測

	感度	特異度	LR＋	LR－	AUROC
PSI≧class III *	98	39	1.4(1.3-1.6)	0.08(0.06-0.12)	0.88
CURB-65≧2	89	52	1.7(1.5-1.9)	0.21(0.15-0.30)	0.81
CRB-65≧1	94	38	1.3(1.2-1.5)	0.15(0.10-1.22)	0.82

* Pneumonia Severity Index(PSI)：上記PORT studyで用いられた重症度分類
Thorax. 2010 Oct; 65(10): 878-83

市中肺炎の起因菌

- 細菌性肺炎は肺炎球菌，インフルエンザ桿菌，Moraxella(喫煙者や肺疾患患者に多い)の3つが多い．
- 非定型肺炎では Mycoplasma(若年者)，C. pneumoniae，Legionella の3つが多い．
- 特殊な状況として誤嚥のリスクのある患者での嫌気性菌，大酒家の Klebsiella，動物接触歴のあるオウム病・Q熱，インフルエンザウイルス感染後のブドウ球菌による肺炎が有名である．
- 亜急性の経過や血痰がある場合は結核菌も考える必要がある．
- 鼻汁を伴う場合，施設内流行がある場合はインフルエンザやパラインフルエンザウイルスによる肺炎も考える．

市中肺炎の起因菌

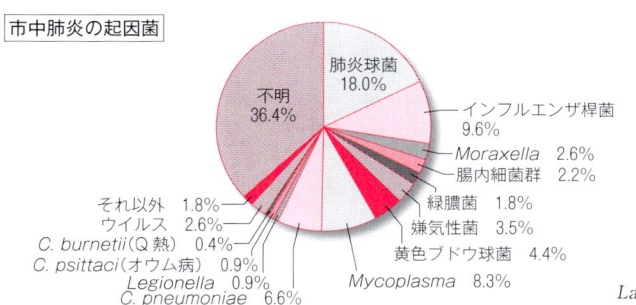

- 不明 36.4%
- 肺炎球菌 18.0%
- インフルエンザ桿菌 9.6%
- Moraxella 2.6%
- 腸内細菌群 2.2%
- 緑膿菌 1.8%
- 嫌気性菌 3.5%
- 黄色ブドウ球菌 4.4%
- Mycoplasma 8.3%
- C. pneumoniae 6.6%
- Legionella 0.9%
- C. psittaci (オウム病) 0.9%
- C. burnetii (Q熱) 0.4%
- ウイルス 2.6%
- それ以外 1.8%

Lancet. 2003 Dec 13; 362(9400): 1991-2001

- ▶ Moraxella による気道感染症は喫煙歴が71-89%で認められる〔Epidemiol Infect. 1987 Oct; 99(2): 445-53/Plucne Bolesti. 1990 Jul-Dec; 42(3-4): 144-7〕．
- ▶ Chlamydia pneumoniae と Chlamydia psittaci は Chlamydophila pneumonia と Chlamydophila psittaci に名称が変わった．

● ウイルス性肺炎
- ▶ 肺炎と関連する3大ウイルスはインフルエンザウイルス（成人で最も多い），パラインフルエンザウイルス，RSウイルス（小児で最も多い）であるが，他にはアデノウイルス，ライノウイルス，ヒトメタニューモウイルス，麻疹ウイルス，水痘・帯状疱疹ウイルスがある．免疫不全患者ではサイトメガロウイルス肺炎も重要である．

入院を要した成人の市中肺炎における呼吸器ウイルスの検出

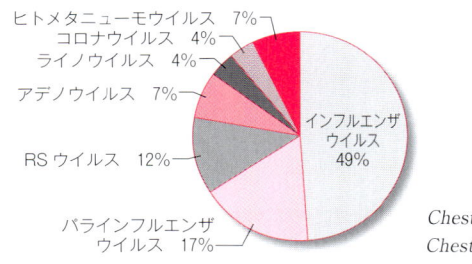

- インフルエンザウイルス 49%
- パラインフルエンザウイルス 17%
- RSウイルス 12%
- アデノウイルス 7%
- ライノウイルス 4%
- コロナウイルス 4%
- ヒトメタニューモウイルス 7%

Chest. 2004 Apr; 125(4): 1343-51
Chest. 2008 Dec; 134(6): 1141-8

- ▶ ウイルス性肺炎は冬から春に多いが，パラインフルエンザウイルス感染は通年性に見られる〔Bull World Health Organ. 1974; 51(5): 437-45〕．
- ▶ ウイルス性肺炎では咳や痰†，胸痛‡が細菌性肺炎よりも少ないが，これらの臨床所見や胸部X線写真の所見（胸水や間質性陰影，大葉性肺炎像の有無）による両者の鑑別は困難である．白血球数の異常（>12,000/μL もしくは <4,000/μL）は細菌性肺炎では74%に認めるが，ウイルス性肺炎では14%であることは鑑別に有用である‡〔† Chest. 2004 Apr; 125(4): 1343-51/‡ Chest. 2008 Dec; 134(6): 1141-8〕．

施設内流行の見られた呼吸器感染症の原因（同定されたもののみ）

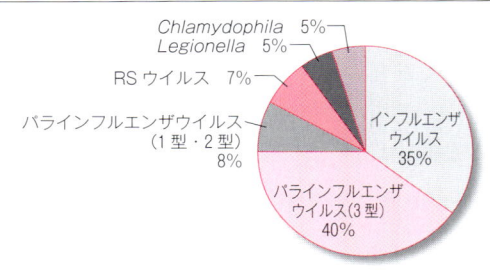

- インフルエンザウイルス 35%
- パラインフルエンザウイルス（3型）40%
- パラインフルエンザウイルス（1型・2型）8%
- RSウイルス 7%
- Legionella 5%
- Chlamydophila 5%

CMAJ. 2000 Apr 18; 162(8): 1133-7

- ▶ RSウイルス感染症は気管支壁肥厚や tree-in-bud など気管に親和性が高い所見が得られ，アデノウイルス感染症では多発性の浸潤影やすりガラス陰影を認めやすいが，インフルエンザやパライン

フルエンザウイルス感染症ではCT所見に決まったパターンはない〔AJR Am J Roentgenol. 2011 Nov; 197(5): 1088-95〕.

細菌性肺炎と非定型肺炎の鑑別

- 60歳未満,基礎疾患が軽微,頑固な咳,乏しい理学的所見,痰がないかグラム染色陰性,白血球数≦1万/μLのうち4項目以上あれば非定型肺炎と考える.
- 流行歴,動物接触歴や比較的徐脈も非定型肺炎を示唆する所見である.
- 汎吸気ラ音(pan-inspiratory crackles)は細菌性肺炎を示唆するが,吸気後期ラ音(late inspiratory crackles)は非定型肺炎を示唆する.
- 胸部CTで小葉中心性陰影や全般性気管支壁肥厚があればMycoplasma肺炎を考える.
- Chlamydophila肺炎は年齢が高く基礎疾患があっても考える必要がある.
- オウム病やコクシエラ症(Q熱)は動物との接触歴が重要である.
- Legionella肺炎は上記基準では鑑別不可能であり,別途考える必要がある.

- Mycoplasma肺炎(上段)やChlamydophila肺炎(下段)と細菌性肺炎の鑑別

	感度	特異度	LR＋	LR−
60歳未満	83(77-88)	73(69-77)	3.1(2.7-3.7)	0.2(0.2-0.3)
	52(42-61)	73(69-77)	1.9(1.5-2.5)	0.7(0.5-0.8)
基礎疾患なし	88(82-92)	71(67-75)	3.0(2.6-3.5)	0.2(0.1-0.3)
	62(52-71)	71(67-75)	2.1(1.7-2.6)	0.5(0.4-0.7)
激しい咳嗽	75(68-81)	77(73-81)	3.3(2.8-4.0)	0.3(0.3-0.4)
	70(60-78)	77(73-81)	3.1(2.5-3.8)	0.4(0.3-0.5)
乏しい胸部理学所見	70(63-77)	85(81-88)	4.6(3.7-5.8)	0.4(0.3-0.4)
	56(46-66)	85(81-88)	3.7(2.9-4.9)	0.5(0.4-0.6)
痰なし/グラム染色陰性	80(74-86)	73(69-76)	2.9(2.5-3.4)	0.3(0.2-0.4)
	79(69-86)	73(69-76)	2.9(2.4-3.4)	0.3(0.2-0.4)
白血球数<1万/μL	82(76-88)	64(59-68)	2.3(2.0-2.6)	0.3(0.2-0.4)
	72(62-80)	64(59-68)	2.0(1.7-2.3)	0.4(0.3-0.6)
上記4項目以上	77.0	93.0	11	0.2

Respirology. 2007 Jan; 12(1): 104-10 より改変

肺炎の原因別の各所見の頻度

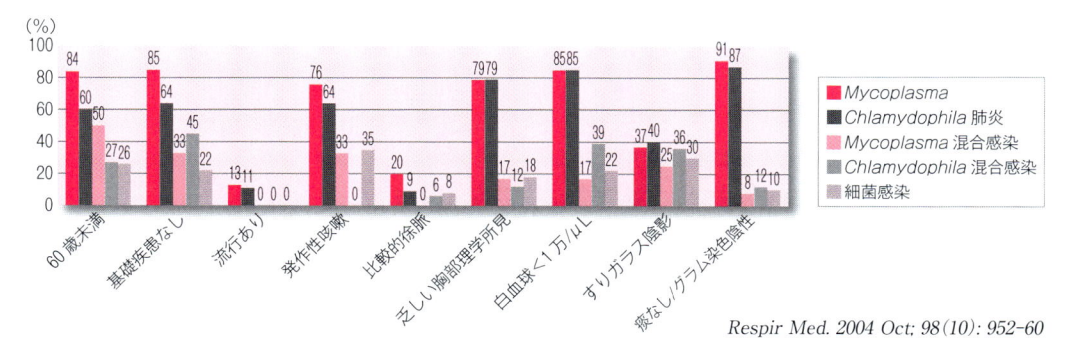

Respir Med. 2004 Oct; 98(10): 952-60

▶ 細菌性肺炎と非定型肺炎との合併があると鑑別は困難である.

- cracklesの特徴

	感度	特異度	LR＋	LR−
pan-inspiratory cracklesによる細菌性肺炎の診断	49(39-59)	94(86-98)	8.1(3.4-20)	0.5(0.5-0.7)
late-inspiratory cracklesによる非定型肺炎の診断	66(55-76)	91(83-96)	7.4(3.9-14)	0.4(0.3-0.5)

Postgrad Med J. 2008 Aug; 84(994): 432-6

- 非定型肺炎
    - ▶ *Mycoplasma* は潜伏期 2-3 週間で肺炎を来す以外に髄膜炎，脳炎，Guillain-Barré 症候群，片麻痺，小脳失調，心膜炎，心筋炎，膵炎，リウマチ熱様症状，咽頭炎，口内炎，副鼻腔炎，胸膜炎，気管支炎，クループ，肺膿瘍，中耳炎，結膜炎，水疱性鼓膜炎，皮疹（多形浸出性紅斑，水疱・丘斑疹，蕁麻疹，点状出血），溶血性貧血の報告がある．
    - ▶ *Chlamydophila* 肺炎は潜伏期 3-4 週間で *Mycoplasma* と比較して成人・高齢者発症も多い．*Mycoplasma* より咳が軽い傾向がある．
    - ▶ オウム病は潜伏期 1-2 週間で，病気のインコ・ハトなどから感染し，高熱・頭痛が目立つ．
    - ▶ *Coxiella* は潜伏期 1-3 週間でペットや種々の家畜から感染し，インフルエンザ様の症状や肺肝症候群を呈する．

- 胸部 CT による起因菌の推定

起因菌の違いによる CT 画像の特徴

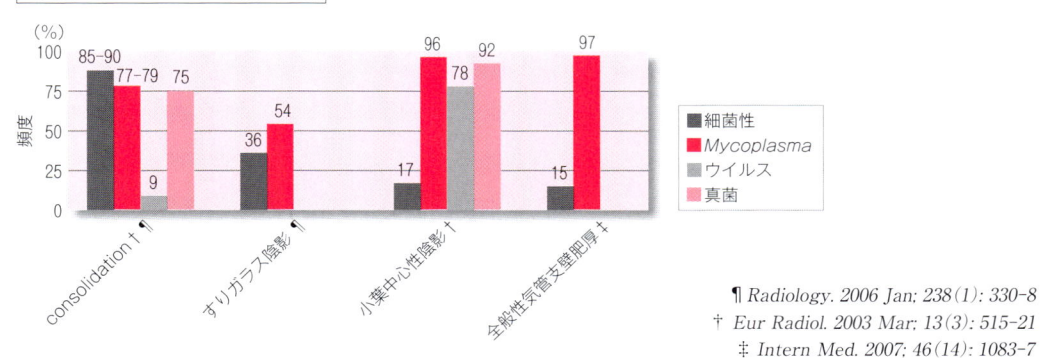

CT所見	細菌性	*Mycoplasma*	ウイルス	真菌
consolidation¶	85-90	77-79	9	75
すりガラス陰影¶		36	54	
小葉中心性陰影†	17	96	78	92
全般性気管支壁肥厚‡	15	97		

¶ Radiology. 2006 Jan; 238(1): 330-8
† Eur Radiol. 2003 Mar; 13(3): 515-21
‡ Intern Med. 2007; 46(14): 1083-7

細菌性肺炎の特異的検査

- 良質な喀痰検体であればグラム染色にて半数は起因菌の推定が可能である．またグラム染色は抗菌薬開始半日程度で効果判定が可能な利点がある．
- 良質な喀痰であるにもかかわらずグラム染色で起因菌が検出されなければ抗菌薬投与後，あるいは結核（稀にグラム陽性に一部が染まって見えることがある），*Legionella* を含む非定型肺炎（単球系が目立つ場合などはウイルス性も考える）を考える．
- 肺炎球菌尿中抗原は発症から 3 日以上経過した肺炎球菌性肺炎で高率に陽性となる．特異度も非常に高いが小児での鼻咽腔保菌や，3 か月以内の肺炎球菌感染の既往でも陽性となりうる．

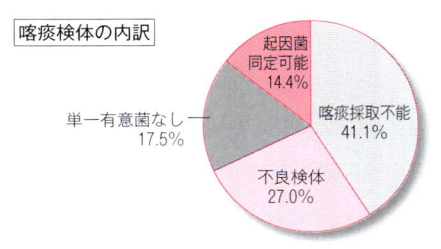

喀痰検体の内訳
- 起因菌同定可能 14.4%
- 喀痰採取不能 41.1%
- 不良検体 27.0%
- 単一有意菌なし 17.5%

Arch Intern Med. 2004 Sep 13; 164(16): 1807-11

- グラム染色による起因菌推定

	感度	特異度	LR+	LR−
肺炎球菌	68.2	93.8	11	0.3
インフルエンザ桿菌	76.2	100	∞	0.2

Med Sci Monit. 2008 Apr; 14(4): CR171-6

▶ グラム陽性双球菌は肺炎球菌を想定する．縦長でランセット型と称される形態が特徴である．莢膜を描出することもある．腎臓型と称されるグラム陰性双球菌は Moraxella を考える．グラム陰性小球桿菌であればインフルエンザ桿菌を考える．インフルエンザ桿菌は小さく染色性が悪いため見落とされやすいため注意を要する．結核菌はグラム染色でフォーカスを変えるとグラム陽性桿菌として見えたり，白く抜けて（ghost）見えることがある〔J Infect Chemother. 2011 Aug; 17(4): 571-4〕．
  ▶ 有効な抗菌薬投与 6 時間以内に菌量は減少し 24 時間経過するとグラム染色でも培養でも検出するのは困難となる〔Clin Infect Dis. 2004 Jul 15; 39(2): 165-9〕．

- 菌血症はおおよそ 5-10% に見られ，肺炎球菌に多い．

- 肺炎球菌尿中抗原

感度	特異度	LR+	LR−
80.4	97.2	29	0.2

Chest. 2001 Jan; 119(1): 243-9

  ▶ 症状発現から 3 日目以降より検出が可能となることが多い．成人で平均 7.3 週，最高 12 週間陽性が持続する〔J Infect Chemother. 2004 Dec; 10(6): 359-63〕．
  ▶ Streptococcus mitis との共通抗原がある他に，小児の鼻咽頭での保菌者でも 72.2% で陽性を呈するという報告がある〔J Clin Microbiol. 2007 Nov; 45(11): 3549-54〕．

非定型肺炎の特異的検査

- Mycoplasma 抗体は PA 法で 160 倍あれば単回検体でも有意と考える．
- Chlamydophila 肺炎の抗体価は IgG か IgA が 3.0 EU 以上であれば単回検体でも有意と考える．IgG も IgA も 1.1 EU 未満ならば Chlamydophila 肺炎の可能性は低い．

- 抗体値は 2-4 週間後の検体とペア血清で測定することが望ましいが，迅速な診断方法ではないため臨床的には単回の抗体価を参考にすることが多い．
- Mycoplasma 抗体
  ▶ PA 法は IgM，CF 法は IgM と IgG を主に反映している．1 週間で上昇し 1 か月後にピークがあるが，PA 法のほうが速やかに低下する．
  ▶ 寒冷凝集素は感度 50% 程度〔Clin Infect Dis. 1993 Aug; 17 Suppl 1: S79-82〕で特異度も 50% 程度とされ有用性は乏しい．

	感度	特異度	LR+	LR−
PA 法				
1：40	89(79-95)	83(78-87)	5.2(4-6.8)	0.1(0.1-0.3)
1：80	80(68-89)	92(88-95)	10.4(6.8-16)	0.2(0.1-0.4)
1：160	71(59-81)	96(93-98)	17.7(9.7-32.2)	0.3(0.2-0.4)
1：320	56(43-68)	97(95-99)	21.9(10.2-46.8)	0.5(0.3-0.6)
1：640 以上	50(38-62)	99(97-100)	68.3(16.8-277)	0.5(0.4-0.6)
CF≧64 倍†	33(25-43)	99(96-100)	25.2(8-79.9)	0.7(0.6-0.8)
ImmunoCard® Mycoplasma †‡	35-39	68-79	1.1-1.9	0.8-1.0

Clin Vaccine Immunol. 2006 Jun; 13(6): 708-10
† Eur J Clin Microbiol Infect Dis. 2011 Mar; 30(3): 439-46
‡ J Clin Microbiol. 2005 May; 43(5): 2277-85

- Chlamydophila 肺炎の抗体価
  ▶ 臨床的には ELISA による抗体価測定が通常行われるが，もともとの基準では偽陽性が多い．
    □ 高齢者や喫煙者〔Intern Med. 2003 Oct; 42(10): 960-6〕，リウマトイド因子陽性〔J Clin Microbiol. 1992 May; 30(5): 1287-90〕で偽陽性が多い．

	感度	特異度	LR+	LR−
IgG≧3.00 EU（ELISA 単位）	57(51-64)	95(93-97)	12(8.3-18)	0.4(0.4-0.5)
IgA≧3.00 EU	25(20-31)	94(92-96)	4.4(3-6.6)	0.8(0.7-0.9)
IgG≧3.00 EU もしくは IgA≧3.00 EU	65(58-71)	92(90-94)	8.5(6.3-12)	0.4(0.3-0.5)
IgG≧3.00 EU かつ IgA≧3.00 EU	17(13-23)	99(98-100)	26(9.3-71)	0.8(0.8-0.9)
IgG≧1.10 EU	87(82-91)	51(46-55)	1.8(1.6-1.9)	0.3(0.2-0.4)
IgA≧1.10 EU	86(81-90)	53(49-57)	1.8(1.7-2.0)	0.3(0.2-0.4)
IgA≧1.10 EU もしくは IgG≧1.10 EU	90(85-93)	37(33-41)	1.4(1.3-1.5)	0.3(0.2-0.4)
IgA≧1.10 EU かつ IgG≧1.10 EU	83(78-88)	67(63-70)	2.5(2.2-2.8)	0.2(0.2-0.3)

感染症誌. 1999; 73: 457-66

□ ペア血清の4倍以上はELISAではIgGで1.35 EU，IgAで1.00 EU以上の上昇に相当する（感染症誌. 1999; 73: 457-66）．
▶ IgMに関しては健常者で2.0 EU以上あれば有意だが，肺疾患がある場合はあてにならない．

Chlamydophila 肺炎以外の患者における抗体陽性率

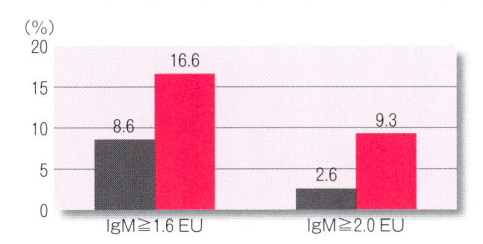

肺疾患がある場合，IgM≧5.0 EUでなければ有意とはいい切れない．

■ 健常者　■ 安定した慢性肺疾患

Intern Med. 2006; 45(20): 1127-31

8　レジオネラ肺炎

Legionella 肺炎

- 市中肺炎の1%を占めるが，重症肺炎では鑑別の上位にあがる．
- 感染経路は水回り（温泉・24時間風呂・加湿器など）が重要で，10-20%は集団感染で発症する．
- 潜伏期は2-10日であり，院内で孤発した肺炎では，入院早期なら持ち込み感染の可能性がある．
- 中年のアルコール依存症で多いが，若年者には少ない．

- *Legionella* 感染症はポンティアック熱と *Legionella* 肺炎に分けられる．
  ▶ ポンティアック熱（Pontiac fever）は *Legionella* 感染の90%を占めるともされるが，実際の頻度はよく分かっていない．
  ▶ ポンティアック熱はインフルエンザ様症状（発熱・頭痛・咽頭痛・筋肉痛・関節痛）を呈するが，5-7日以内で自然回復する疾患である．肺炎は呈さない．
  ▶ 稀ではあるが細胞性免疫不全患者では心筋炎・心外膜炎・開心術後症候群・人工弁心内膜炎・副鼻腔炎・蜂窩織炎・膵炎・腹膜炎・腎盂腎炎といった肺外病変を起こすことがある．

- 市中肺炎の中で日本では1%程度〔*Lancet. 2003 Dec 13; 362(9400): 1991-2001*〕という報告が多いが，欧米では8%程度〔*Am J Respir Crit Care Med. 2007 May 15; 175: 1086-93*〕と多い．
  ▶ 呼吸不全を呈する肺炎では肺炎球菌性肺炎（18.2%）についで *Legionella* 肺炎が多い（14.4%）〔*Chest. 1991 Oct; 100(4): 1007-11*〕．

- 感染経路
  - ▶ 市中感染の感染源：クーリングタワーの冷却水，循環式浴槽水，温泉，加湿器，工事現場の塵埃・腐葉土
  - ▶ 院内肺炎の感染源：老朽化した給湯設備の水，病室の加湿器，レスピレーターの水
  - ▶ ヒト-ヒト感染の報告はない．

- リスク要因

	感度	特異度	LR＋	LR−
30歳未満	4(1-15)	81(73-87)	0.2(0.1-0.9)	
30-59歳	56(41-70)	73(64-80)	2.1(1.4-3.0)	
60歳以上	40(26-55)	46(38-56)	0.7(0.5-1.1)	
アルコール依存症	19(9-33)	95(89-98)	3.9(1.5-10.4)	0.9(0.7-1.0)
基礎疾患	42(28-57)	31(23-40)	0.6(0.4-0.9)	1.9(1.5-2.4)

Chest. 1998 May; 113(5): 1195-200

Legionella肺炎の臨床所見

- 39℃以上の発熱を呈することが多い．
- 重症の肺炎を来すことが多い割に膿性痰や胸痛の程度は軽微な傾向がある．
- 頭痛，意識障害，下痢を20-30％の症例で認める．
- βラクタム剤が無効であればさらに疑いは強くなる．

	感度	特異度	LR＋	LR−
発熱	100(91-100)	6(3-13)	1.1(1.0-1.1)	0
咳	69(54-81)	10(6-18)	0.8(0.6-0.9)	3.0(1.8-4.9)
排痰	42(28-57)	30(23-39)	0.6(0.4-0.9)	1.9(1.5-2.5)
胸痛	25(14-40)	58(48-66)	0.6(0.4-1.0)	1.3(1.1-1.5)
頭痛	29(17-44)	86(79-92)	2.1(1.2-4.0)	0.8(0.7-1.0)
意識障害	21(11-35)	90(84-95)	2.2(1.0-4.7)	0.9(0.8-1.0)
下痢	25(14-40)	94(87-97)	3.9(1.7-9.0)	0.8(0.7-0.9)
腹痛	4(1-15)	94(88-98)	0.7(0.2-3.5)	1.0(1.0-1.1)
嘔気・嘔吐	10(4-23)	91(84-95)	1.2(0.4-3.2)	1.0(0.9-1.1)
関節痛	15(7-28)	90(84-95)	1.5(0.6-3.6)	0.9(0.8-1.1)
抗菌薬投与歴	33(21-49)	82(74-88)	1.9(1.1-3.3)	0.8(0.7-1.0)

Chest. 1998 May; 113(5): 1195-200

重症肺炎における起因菌推定

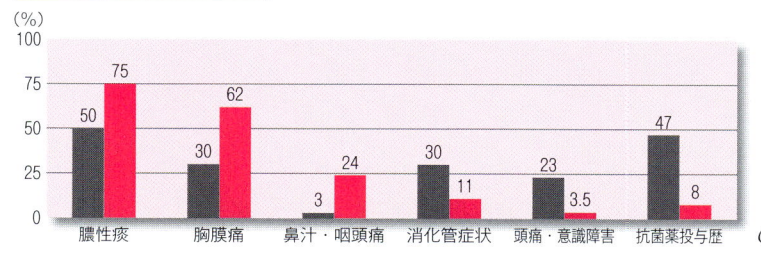

	膿性痰	胸膜痛	鼻汁・咽頭痛	消化管症状	頭痛・意識障害	抗菌薬投与歴
Legionella肺炎	50	30	3	30	23	47
肺炎球菌性肺炎	75	62	24	11	3.5	8

Chest. 1991 Oct; 100(4): 1007-11

▶ 肺炎球菌性肺炎では副鼻腔炎を合併しやすいためか鼻汁を呈しうる．

Legionella肺炎の検査

- 肝障害を認めることも多いが特異度は高くない．
- 低Na血症や高CK血症があればLegionella肺炎を疑う．

- 採血結果による Legionella 肺炎の診断

	感度	特異度	LR＋	LR−
WBC＜4,000/μL	8(3-21)	86(79-92)	0.6(0.2-1.7)	1.1(1.0-1.2)
WBC＞2万/μL	8(3-21)	81(73-87)	0.4(0.2-1.2)	1.1(1.0-1.2)
Na＜130 mEq/L	27(16-42)	94(87-97)	4.2(1.9-9.6)	0.8(0.7-0.9)
AST＞37 U/L	56(41-70)	59(50-68)	1.4(1.0-1.9)	0.7(0.5-1.0)
CK＞232 U/L	23(13-38)	91(84-95)	2.6(1.2-5.6)	0.9(0.7-1.0)
BUN＞45 mg/dL	10(4-23)	87(80-92)	0.8(0.3-2.1)	1.0(0.9-1.1)
PaO$_2$＜60 mmHg	58(43-72)	48(39-57)	1.1(0.8-1.5)	0.9(0.6-1.2)

Chest. 1998 May; 113(5): 1195-200

▶ 上表以外に低P血症，蛋白尿，血尿，Cr上昇がLegionella肺炎を示唆する所見として知られている〔Chest. 2001 Oct; 120(4): 1049-53〕．

- 横紋筋融解症を来すのは Legionella 肺炎とオウム病が多い．

市中肺炎で横紋筋融解症を来す率

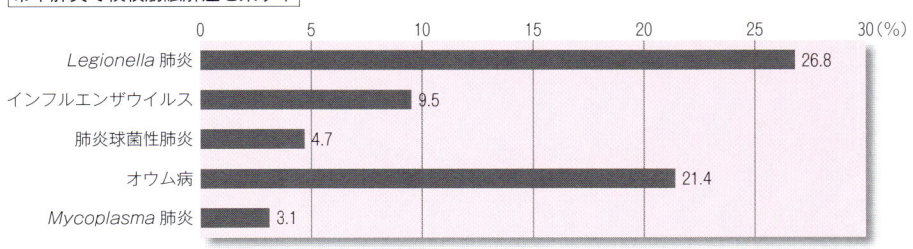

	(%)
Legionella 肺炎	26.8
インフルエンザウイルス	9.5
肺炎球菌性肺炎	4.7
オウム病	21.4
Mycoplasma 肺炎	3.1

Nihon Kokyuki Gakkai Zasshi. 2005 Dec; 43(12): 731-5

Legionella の特異的検査

- 尿中抗原は迅速性と特異度に優れた検査であるが，血清型によっては感度が低い．
- 尿中抗原が陰性でも疑いが高い場合は，喀痰のPCRや特殊染色・培養の施行と，発症1週間後に尿中抗原の再検査を行うのが望ましい．

- Legionella の特異的検査
  ▶ 2011年10月から喀痰中 Legionella 核酸同定検査（LAMP法）が保険適用となった．

	感度	特異度	＋LR	−LR
培養				
喀痰・BALF	75-90	100		
肺生検	90-99	100		
血液	10-30	100		
血清学的検査(IFA法：ペア血清で4倍以上)	75	95-99		
DFA染色				
喀痰・BALF	25-75	95-99		
肺生検	80-90	99		
尿中抗原	80-90	99		
PCR(喀痰・BALF・鼻咽頭スワブ)	＞90	＞90		
Legionella 核酸同定検査(LAMP法)†	95(75-100)	100(94-100)	100以上	0.05(0.0-0.3)

Ann Intern Med. 1996 Mar 15; 124(6): 585-99
† 医学と薬学. 2007; 58(4): 565-71

- 尿中抗原は血清型1以外の Legionella 肺炎には感度が低いため，日本では尿中抗原の感度が低い可能性がある．
  ▶ 血清型1は重症 Legionella 肺炎の大部分を占めるとされる．

- 日本における *Legionella* 肺炎では血清型 1 が 44-80％を占める〔*Mod Media. 2004; 50(4): 86-91/J Med Microbiol. 2010 Jun; 59(Pt 6): 653-9*〕.
- BinaxNOW®（イムノクロマト法）は簡易キットにて 15 分で検査が可能である．一方 Biotest®（EIA 法）は血清型 1 以外もある程度は検出可能であるが測定に 3 時間はかかる．

Legionella 血清型別の尿中抗原の感度

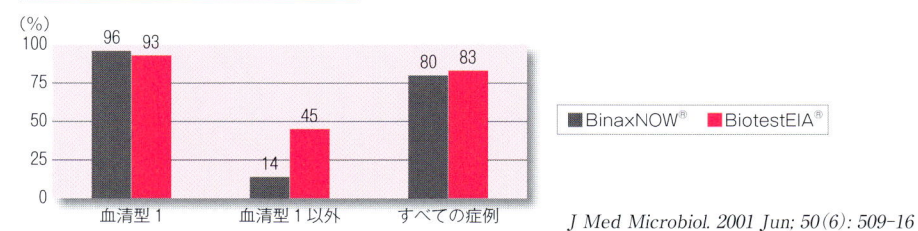

	BinaxNOW®	BiotestEIA®
血清型 1	96	93
血清型 1 以外	14	45
すべての症例	80	83

J Med Microbiol. 2001 Jun; 50(6): 509-16

- 尿中抗原は発症数日後より検出可能で，感度のピークは 5-10 日後とされる．多くは 21 日で陰性化し，60 日後に陽性なのは 10％以下だが，1 年以上陽性が継続したという報告もある．

9 院内肺炎

院内肺炎の起因菌

- 院内肺炎は入院後 48 時間以降に発症した肺炎と定義される．
- 入院後 5 日以内の発症では市中肺炎と起因菌はほとんど同じである．
- 入院後 5 日を超えると緑膿菌肺炎や MRSA 肺炎が問題となるが，特に後者の診断には慎重を要する．
- *Legionella* 肺炎の潜伏期は 2-10 日間なので入院早期には孤発例もありうる．

肺炎の起因菌（複数菌感染あり合計は 100％とならない）

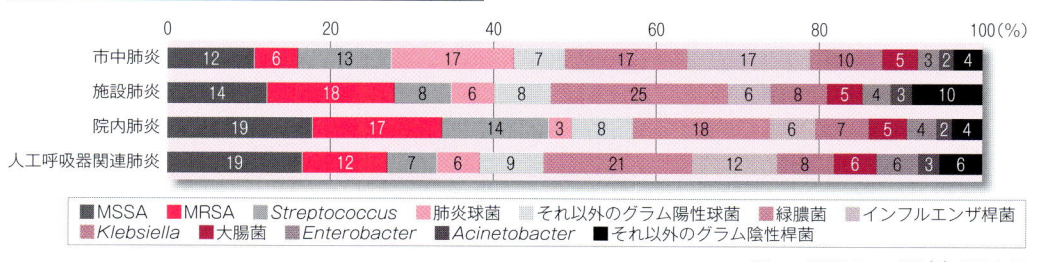

	MSSA	MRSA	*Streptococcus*	肺炎球菌	それ以外のグラム陽性球菌	緑膿菌	インフルエンザ桿菌	*Klebsiella*	大腸菌	*Enterobacter*	*Acinetobacter*	それ以外のグラム陰性桿菌
市中肺炎	12	6	13	17	7	17	17	10	5	3	2	4
施設肺炎	14	18	8	6		25		8	5	4	3	10
院内肺炎	19	17		14	3	18		8	7	5	4	2
人工呼吸器関連肺炎	19	12	7	6	9	21	12	8	6	6	3	6

Chest. 2005 Dec; 128(6): 3854-62
（ブドウ球菌は単独感染のみを有意とした場合）

- 抗菌薬を使用すると菌交代現象から上気道にブドウ球菌が colonize するが，気道に親和性が高いわけではないので肺炎を起こすことは少ない．喀痰から MRSA 同定時，真の起因菌であるのは 5％程度とされる〔*感染と抗菌薬. 2001; 4: 38-43*〕.

人工呼吸器関連肺炎（ventilator-associated pneumonia；VAP）

- 人工呼吸を開始して 48-72 時間以降に起こる肺炎で，早期にはおおよそ 1 日 1％程度の発症頻度とされる．
- 臨床診断は困難であり，発熱や白血球増多，膿性痰，低酸素血症は参考所見にしかならない．

（つづく）

- 胸部X線にて肺葉で区分される air bronchogram を認めれば典型的だが，多くは"肺炎疑いの透過性低下"を認めるに過ぎない．
- 喀痰グラム染色の信頼性は低く，正確な診断をつける必要があれば肺胞洗浄液（BALF）の採取を行う．

  - 発熱と胸部X線透過性低下を認める人工呼吸器管理患者であっても肺炎（気管支鏡による細菌学的検査で定義）や膿胸であるのは 40％ のみであり，残りは ARDS，心不全，無気肺による X 線透過性低下であった〔Chest. 1994 Jul; 106(1): 221-35〕．

		感度	特異度	LR+	LR−
臨床評価項目	発熱	46-67	42-65	1.2(0.76-1.9)	0.86(0.54-4.1)
	白血球数異常	50-77	45-58	1.3(0.76-2.4)	0.74(0.34-1.6)
	肉眼的膿性痰	69-83	33-42	1.3(0.88-1.8)	0.63(0.28-1.4)
	聴診で crepitation	73	40	1.2(0.75-2.0)	0.68(0.27-1.7)
	低酸素血症	64	40	1.1(0.63-1.8)	0.91(0.40-2.1)
肺分泌物検査	BALF				
	細胞数>40万/mL	90	94	15(2.3-103)	0.11(0.03-0.40)
	好中球数>50%	100	53	2.0(1.4-3.0)	0.09(0.01-1.4)
	好中球細菌貪食像	33-54	53-60	1.0(0.59-1.9)	1.0(0.64-1.6)
	グラム染色				
	盲目的気管吸引	56	74	2.1(0.81-5.5)	0.60(0.28-1.3)
	mini-BALF	56	89	5.3(1.3-22)	0.50(0.24-1.0)
	BALF	44	100	18(1.1-302)	0.56(0.32-0.99)
	培養				
	盲目的気管吸引(>10^6)	56-69	92-95	9.6(2.4-38)	0.42(0.27-0.67)
	BALF(>10^4)	11-77	42-95	1.4(0.76-2.35)	0.78(0.51-1.2)
胸部X線	新たな浸潤影	78-100	33-75	1.7(1.1-2.5)	0.35(0.14-0.87)
	air-bronchogram				
	単一陰影	17	96	3.8(0.74-19)	0.87(0.72-1.1)
	単一〜複数陰影	83	58	2.0(1.3-2.9)	0.29(0.11-0.73)
	シルエットサイン陽性	79	33	1.2(0.89-1.6)	0.63(0.26-1.5)
	肺胞浸潤影	88	27	1.2(0.95-1.5)	0.47(0.15-1.5)
	葉間隣接(fissure abutment)	8	96	1.9(0.3-12.5)	1.0(0.84-1.1)
	無気肺	29	62	0.77(0.37-1.6)	1.1(0.81-1.6)
combination	浸潤影＋痰培養陽性＋（発熱か白血球増加）	54	62	1.4(0.85-2.4)	0.74(0.45-1.2)
	膿性分泌物＋（白血球増加か浸潤影）	72	42	1.2(0.71-2.2)	0.67(0.25-1.8)
	発熱・白血球増加・膿性痰≧2つ	69	75	2.8(0.97-7.9)	0.41(0.17-0.99)
	発熱＋浸潤影＋膿性痰＋血液ガス変化	100	62	2.5(1.3-4.8)	0.06(0-0.87)

肺生検もしくはそれに培養検査を加えたものをゴールド・スタンダードとした場合：JAMA. 2007 Apr 11; 297(14): 1583-93

- CT を施行しても ARDS との鑑別は困難なこともあるが ARDS のほうが左右対称性で，重力に沿った分布となる〔Radiology. 1998 Jul; 208(1): 193-9〕．

10 誤嚥性肺炎

誤嚥性肺炎と誤嚥性肺臓炎

- 口腔内の細菌を誤嚥する誤嚥性肺炎（aspiration pneumonia）と，胃液の誤嚥による無菌性の誤嚥性肺臓炎（aspiration pneumonitis）の 2 種類がある．

（つづく）

- 誤嚥性肺炎は嚥下障害や胃運動低下のある高齢者に多いが，誤嚥性肺臓炎は薬物中毒や術後などで意識レベルが低下した状態で嘔吐すると起こりやすい．
- 誤嚥性肺炎では一般の細菌性肺炎の起因菌に加え，腸内細菌群が重要な起因菌であり，他には嫌気性菌やブドウ球菌が関与しうる．
- 誤嚥性肺臓炎の多くは重症化せず抗菌薬も必須ではないが，重症化すると死亡率が高い（Mendelson 症候群）

- 誤嚥性肺炎と誤嚥性肺臓炎

	誤嚥性肺炎 (aspiration pneumonia)	誤嚥性肺臓炎 (aspiration pneumonitis)
好発患者	嚥下障害や胃運動低下 高齢者	意識レベルが悪い 嘔吐に伴い発生 若年者
頻度	市中肺炎の5%，施設では15%	薬物中毒入院患者の10% 全身麻酔の1/3,000

N Engl J Med. 2001 Mar 1; 344(9): 665-71

- 誤嚥性肺炎の起因菌

高齢者の誤嚥性肺炎の起因菌
起因菌が同定された54症例，67菌種（22.2%は混合感染）の内訳

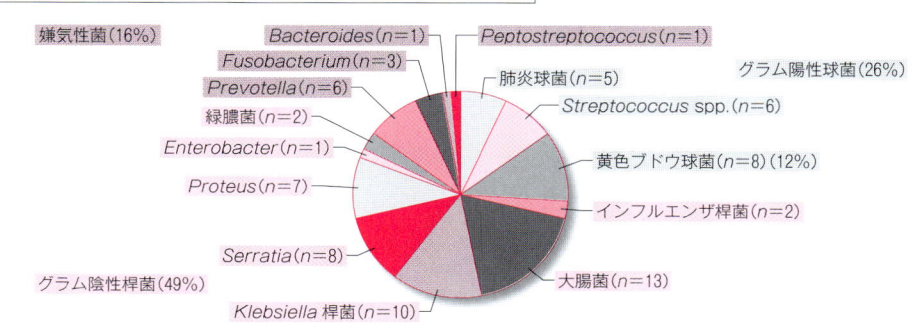

嫌気性菌(16%)：Bacteroides(n=1)，Fusobacterium(n=3)，Prevotella(n=6)，Peptostreptococcus(n=1)
グラム陽性球菌(26%)：肺炎球菌(n=5)，Streptococcus spp.(n=6)，黄色ブドウ球菌(n=8)(12%)
グラム陰性桿菌(49%)：緑膿菌(n=2)，Enterobacter(n=1)，Proteus(n=7)，Serratia(n=8)，Klebsiella桿菌(n=10)，大腸菌(n=13)，インフルエンザ桿菌(n=2)

Am J Respir Crit Care Med. 2003 Jun 15; 167(12): 1650-4

  - ▶経口摂取している高齢者の7.5%，胃瘻栄養している44%，経鼻胃管栄養している71%でグラム陰性桿菌が口腔内に常在する〔Antimicrob Agents Chemother. 2005 Aug; 49(8): 3566-8〕．
  - ▶嫌気性菌の関与は稀であるという報告もある〔Chest. 1999 Jan; 115(1): 178-83〕．

- 誤嚥性肺臓炎
  - ▶pH≦2.5の胃内容物を0.3 mL/kg以上誤嚥するのが発症の目安である〔N Engl J Med. 2001 Mar 1; 344(9): 665-71〕．
  - ▶誤嚥を来しうる状態から2時間経過しても徴候が出現しなければその後に呼吸状態が増悪することはない〔Anesthesiology. 1993 Jan; 78(1): 56-62〕．
  - ▶重症例では肺胞内と肺胞間質に血漿が滲み出すため，数時間で循環血漿量減少・血液濃縮・ショックに陥る．細菌感染の合併がなければ24時間程度で呼吸機能増悪はピークを迎え，その後は徐々に改善する〔Ann Surg. 1970 Jan; 171(1): 73-6〕．
  - ▶胸部X線はおおよそ4-7日で改善する．

誤嚥性肺炎のリスク

- 健常者でも不顕性誤嚥は高頻度に見られる．
- 口腔内が不衛生であったり，仰臥位・嚥下障害・咳嗽反射低下・意識障害があると防御機構が破綻して誤

（つづく）

嚥性肺炎となる.
- 臨床的に最も多い誤嚥性肺炎の素因としては脳梗塞が重要で，基底核の脳梗塞には特に注意を要する.

  - 誤嚥の頻度
    - ▶健常者でも45％で睡眠中に不顕性誤嚥しており，意識障害があれば70％で不顕性誤嚥がある〔Am J Med. 1978 Apr; 64(4): 564-8〕.
    - ▶市中肺炎を起こした高齢者は71％で不顕性誤嚥がある（肺炎の既往のない同年齢では10％のみ）〔Am J Respir Crit Care Med. 1994 Jul; 150(1): 251-3〕.

  - 誤嚥性肺炎のリスク
    - ▶歯周病は肺炎のリスク〔J Dent Res. 2008 Apr; 87(4): 334-9〕で，歯がないことは肺炎のリスクを下げる〔Clin Infect Dis. 1993 Jun; 16 Suppl 4: S314-6〕とされる.
    - ▶仰臥位での経管栄養は臨床的に問題となる誤嚥を21％から98％に引き上げる〔Chest. 1993 Jan; 103(1): 117-21〕．また45°の頭位挙上は臨床的な人工呼吸器関連肺炎を34％から8％に減らした（$p<0.003$）という報告がある〔Lancet. 1999 Nov 27; 354(9193): 1851-8〕.

  - 脳梗塞と誤嚥性肺炎
    - ▶脳卒中の38％が1か月で死亡しているが，そのうち34％は肺炎が原因である〔Stroke. 1999 Jun; 30(6): 1203-7〕.
    - ▶脳卒中の急性期の22-65％で嚥下障害を呈するが，嚥下障害は2-4週間で80％が回復する〔Stroke. 2003 May; 34(5): 1252-7〕.
    - ▶片側基底核に梗塞があれば肺炎の頻度は12.9％→27.4％となり，両側基底核に梗塞があれば47.0％となる〔Arch Intern Med. 1997 Feb 10; 157(3): 321-4〕.

> **MEMO　サブスタンスPと誤嚥性肺炎**
> - サブスタンスPは嚥下反射に関与しており，誤嚥予防に重要な因子である.
> - ドパミン-サブスタンスP系ニューロンが障害されると誤嚥性肺炎を来す.
>   - ▶基底核の脳梗塞はドパミンを低下させて嚥下機能低下から誤嚥を来す.
>   - ▶アマンタジンをはじめとした抗Parkinson病薬は誤嚥性肺炎を減らす.
>   - □アマンタジン100 mg/日はRCTにて肺炎を減少させる〔RR＝0.17(0.04-0.40)〕という報告がある〔Lancet. 1999 Apr 3; 353(9159): 1157〕.
>   - ▶しかし，これらは副作用との兼ね合いで誤嚥性肺炎の予防だけを目的に投与することは推奨されない.
> - 口腔ケアは口腔内衛生を保つだけではなく，サブスタンスPを介して嚥下機能を改善し〔JAMA. 2001 Nov 14; 286(18): 2235-6〕，気道感染・肺炎・致死的肺炎を減らす（NNT＝8.6-15.3）という報告がある〔J Am Geriatr Soc. 2008 Nov; 56(11): 2124-30〕.
> - ACE阻害薬もサブスタンスPを介して誤嚥を減らすことが期待されている．RCTでは肺炎のRRRは19(−3-37)％で有意差がないが，遺伝子多型の影響でアジア人種に限ればRRRは47(14-67)％で有意に肺炎を減らす．しかしNNTは200人/年であり，効果は大きいものではない〔Am J Respir Crit Care Med. 2004 May 1; 169(9): 1041-5〕.

嚥下評価
- 痰が絡んだ声の場合は誤嚥のリスクが高く，構音障害がない場合は誤嚥のリスクは低い.
- 30秒間で3回唾液あるいは空気を嚥下できれば誤嚥のリスクはかなり低いと考える.
- 水を嚥下しても咳嗽が出現したり声が変化することなくSpO_2が低下しなければ，誤嚥の可能性は低い.
- 嚥下ファイバー検査は嚥下する様子を直接観察でき，摂取可能な食餌形態の選択に有用である.

  - 反復唾液嚥下テスト
    - ▶健常者における30秒間の平均空嚥下回数は若年者で7.4±1.7回，高齢者で5.9±2.3回であり，2回

だったのは30人の高齢者のうち1例のみであった〔リハビリテーション医学. 2000; 37: 375-82〕.
▶ 131例のビデオX線造影との比較すると30秒間に2回以下の空嚥下は誤嚥に対して感度98%，特異度66%との報告がある〔リハビリテーション医学. 2000; 37: 383-8〕.

- 嚥下障害(食物誤嚥)の診断(嚥下造影検査もしくは嚥下ファイバー検査との比較)

	感度	特異度	LR+	LR−
水飲みテスト	27-85	63-88	2.1-3.6	0.2-0.8
試験的嚥下	41-100	57-82	1.3-3.7	0-0.8
SpO_2 低下≧2%	56-87	39-97	1.4-18.9	0.3-0.5
嚥下試験と酸素化低下	73-98	63-76	2.5-3.3	0-0.3
発声障害(dysphonia)	73-98	27-72	1.3-2.7	0.1-0.4
構音障害(dysarthria)	77-85	55	1.7-1.9	0.3-0.4
咽頭反射消失	33-54	67-81	1.6-1.7	0.7-0.8
口蓋左右差	50	53	1.1(0.6-1.8)	1.0(0.6-1.5)
随意咳嗽障害	42-68	45-85	1.2-2.8	0.7
湿性声	60	79-84	2.4-3.2	0.6

〔J Adv Nurs. 2009 Mar; 65(3): 477-93〕

▶ 水飲みテスト
  □ 30 mL の水分を嚥下させ(改訂水飲みテスト)，口からの水分の流出，喉頭挙上，咳嗽の出現や声の変化を嚥下直後と1分後に評価する．特に咳嗽の出現や声の変化が嚥下ファイバーの結果予測に有用である〔J Rehabil Med. 2005 Jul; 37(4): 247-51〕．
  □ 誤嚥時に咳嗽を伴わない silent aspiration が55%を占めるとの報告〔J Neurosci Nurs. 2009 Aug; 41(4): 178-85〕もあり，ムセがないことが誤嚥の否定とはならず，SpO_2 検査との併用が有用であると考えられる．

経管栄養患者の誤嚥

- 気道分泌物に対して尿定性用紙にて糖陽性(±以上)であれば経管栄養の逆流と考える．

- 喀痰の糖は経管栄養の誤嚥に対して感度95%(25-90 mg/dL となるのが38%，130 mg/dL 以上が57%)であるが，青色の色素を経管栄養に混ぜて肉眼的に逆流を確認する方法では喀痰の糖を検出する方法と比較して感度は13%のみである〔Chest. 1993 Jan; 103(1): 117-21〕．
- 健常者における喀痰の糖濃度は5 mg/dL 以下である．臨床的に誤嚥を来していない経管栄養患者の80%で，喀痰の糖は検出されない〔Chest. 1997 Mar; 111(3): 724-31〕．
- 一般的な尿定性の糖(±)は50 mg/dL，糖(+)は100 mg/dL に相当する．

MEMO 経鼻胃管挿入の確認には尿定性用紙が有用である

- 経鼻胃管の気管挿入は0.3-15%で起こる〔Am J Crit Care. 2006 Mar; 15(2): 188-95〕．
- 聴診法は感度95%〔Am J Crit Care. 2007 Nov; 16(6): 544-9〕，特異度は6.3%〔J Clin Gastroenterol. 1995 Jun; 20(4): 293-5〕であり診断に有用とはいえない．
- 肉眼的な吸引物の確認では気管支吸引物を46-57%でしか判断できない〔Nurs Res. 1994 Sep-Oct; 43(5): 282-7〕．
- カプノメーターは非常に有用で，感度100(81-100)%，特異度100(91-100)%という報告があるが〔Crit Care Med. 2002 Oct; 30(10): 2255-9〕，簡便性に劣る．
- 吸引物を尿定性用紙でチェックし，pH≦5 ならば胃内と判断し，Bil(3+)ならば十二指腸内と判断する．
  ▶ 吸引物の pH>5.0 で Bil<5 mg/dL ならば100%で気道分泌液，pH≦5.0 で Bil<5 mg/dL ならば98%で胃液，pH>5.0 で Bil≧5 mg/dL ならば88%で腸液である〔Nurs Res. 2000 Nov-Dec; 49(6): 302-9〕．
    □ 尿定性用紙の Bil(1+)はおおよそ0.8 mg/dL に，Bil(2+)は1.6 mg/dL に，Bil(3+)は3.2 mg/dL に相当する．

(つづく)

	気道分泌物	唾液	胃液	腸液
pH	7.73 † [6.0-8.5 ¶]	6.78±0.04 §	4.8±2.3 ‡	7.1±1.0 ‡
胃酸抑制あり‡			5.0±2.3	7.2±1.0
胃酸抑制なし‡			4.0±2.5	6.7±1.1
Bil(mg/dL) †	0.08		1.28	12.73

† Nurs Res. 1999 Jul-Aug; 48(4): 189-97/ ‡ Nutr Clin Pract. 2004 Dec; 19(6): 640-4
¶ Am Rev Respir Dis. 1972 Jul; 106(1): 86-96/ § Oral Dis. 2006 Jul; 12(4): 420-3

11 膿胸・肺炎随伴胸水

- 胸腔内に肉眼的な膿を認めるか，胸水のグラム染色で細菌が認められる場合に膿胸と考える．

膿胸の原因

- 肺炎・肺化膿症からの波及が多いが，横隔膜下からの感染波及（肝膿瘍，横隔膜下膿瘍など），食道穿孔などによる膿胸も考える必要がある．
- 無菌性膿胸では関節リウマチも考える．

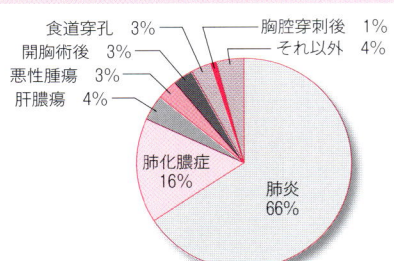

肺炎 66%
肺化膿症 16%
肝膿瘍 4%
悪性腫瘍 3%
開胸術後 3%
食道穿孔 3%
胸腔穿刺後 1%
それ以外 4%

Chest. 1999 Mar; 115(3): 751-6 (n=121)

膿胸の起因菌

- 起因菌は口腔内のグラム陽性球菌，グラム陰性桿菌，嫌気性菌が多く，誤嚥性肺炎の起因菌と類似する．

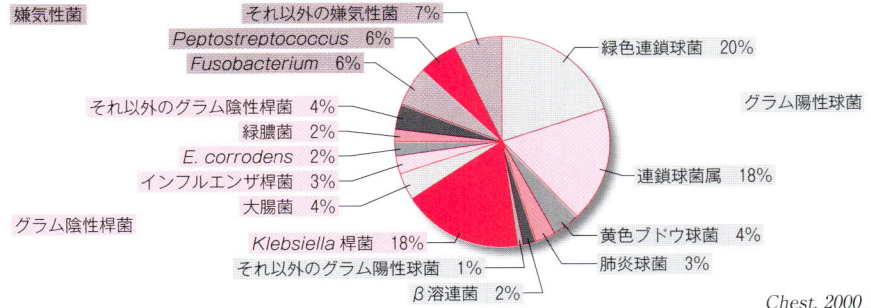

嫌気性菌
　それ以外の嫌気性菌 7%
　Peptostreptococcus 6%
　Fusobacterium 6%
グラム陰性桿菌
　それ以外のグラム陰性桿菌 4%
　緑膿菌 2%
　E. corrodens 2%
　インフルエンザ桿菌 3%
　大腸菌 4%
　Klebsiella 桿菌 18%
グラム陽性球菌
　緑色連鎖球菌 20%
　連鎖球菌属 18%
　黄色ブドウ球菌 4%
　肺炎球菌 3%
　β溶連菌 2%
　それ以外のグラム陽性球菌 1%

Chest. 2000 Jun; 117(6): 1685-9

胸水検査・胸腔ドレナージ

- 肺炎随伴胸水ではドレナージを要する複雑性肺炎随伴胸水の見極めが重要である．
- 胸水の量が胸腔の1/2以上あれば持続ドレナージを要することが多い．
- 肉眼的膿胸やグラム染色で細菌が陽性，胸水 pH＜7.00-7.20，胸水中の糖＜40 mg/dL のいずれかがあればドレーン留置が必要である．
- 胸水 pH が低くても胸水アミラーゼや糖が高ければ食道破裂を考える．

- 市中肺炎の 20-57％に胸水を認めるが〔Chest. 1978 Aug; 74(2): 170-3〕，そのうち 10％が胸腔ドレナージなど外科的治療を要する複雑性肺炎随伴胸水である．膿胸は胸腔内に膿が貯留した状態と定義されており，複雑性肺炎随伴胸水のさらに一部が膿胸となる．

- 胸水量と複雑性肺炎随伴胸水
  - ▶ 肺炎随伴胸水は側臥位正面像にて厚さ1cmまでの量なら内科的加療で十分に反応するので，穿刺は一般的に不要と考えられている〔Am J Med. 1980 Oct; 69(4): 507-12〕．
  - ▶ 胸水の量（立位胸部 X 線写真にて鏡面像の高さで判断）とドレナージ必要性の診断

胸水/胸腔	LR
-10%	0.43(0.25-0.74)
11-20%	0.44(0.19-1.03)

胸水/胸腔	LR
21-35%	1.18(0.79-1.77)
36%-	2.52(1.64-3.86)

Respiration. 2005 Jul-Aug; 72(4): 357-64

　□ 片側の胸腔の1/2を超える胸水量や多房性の場合，部分的に肥厚した胸膜を認める場合はドレナージの適応とされる〔Chest. 2000 Oct; 118(4): 1158-71〕．

- 胸水検査と複雑性肺炎随伴胸水
  - ▶ pH（AUC＝0.92）が LDH（AUC＝0.84）や糖（AUC＝0.82）よりも診断特性がよい〔メタ解析：Am J Respir Crit Care Med. 1995 Jun; 151(6): 1700-8〕．

胸水検査項目	感度	特異度	LR+	LR-
グラム染色	18(5-44)	96(85-99)	4.3(0.8-23)	0.9(0.7-1.1)
pH＜7.00	44(21-69)	92(78-98)	5.5(1.6-19)	0.6(0.4-0.9)
糖＜40 mg/dL	25(10-49)	87(71-95)	1.9(0.6-5.8)	0.9(0.7-1.1)
LDH＞1,000 IU/L	47(24-72)	82(68-91)	2.6(1.2-5.6)	0.7(0.4-1.0)
CRP≧8.0 mg/dL †	71(57-83)	71(56-82)	2.4(1.5-3.9)	0.4(0.3-0.6)

Chest. 1991 Oct; 100(4): 963-7 / † Respirology. 2008 Jan; 13(1): 58-62

  - ▶ pH による複雑性肺炎随伴胸水の診断

pH	LR
-7.00	15.80(7.04-35.45)
7.01-7.20	2.55(0.93-6.40)

pH	LR
7.20-7.40	0.33(0.17-0.64)
7.41-	0.13(0.04-0.40)

Respiration. 2005 Jul-Aug; 72(4): 357-64

　□ 胸水の pH が低値となる疾患

胸水の pH と原因疾患

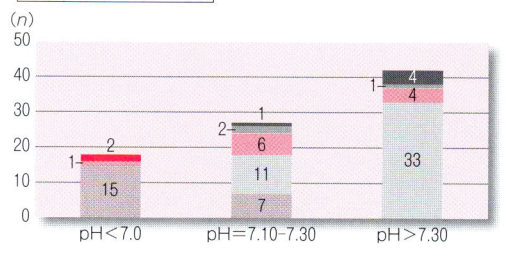

(n)
pH＜7.0: 膿胸15, 悪性疾患2, 食道破裂1
pH=7.10-7.30: 膿胸7, 悪性疾患11, 結核6, 食道破裂2, 血胸1
pH＞7.30: 膿胸33, 悪性疾患4, 結核4, 血胸1

凡例：血胸　食道破裂　結核　膠原病　悪性疾患　膿胸

Chest. 1980 Jul; 78(1): 55-9

膿胸の画像所見

- 胸膜の造影効果・胸膜肥厚は膿胸の診断に有用である．
- 縦隔リンパ節＞2 cm であれば他の疾患の存在を考える必要がある．

- 膿胸とそれ以外の胸水貯留との鑑別

造影 CT 所見陽性率

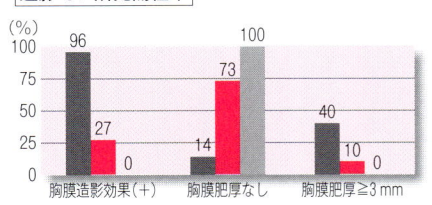

■ 膿胸* ■ 癌性胸膜炎 ■ 漏出性胸水

胸膜造影効果（＋）: 96, 27, 0
胸膜肥厚なし: 14, 73, 100
胸膜肥厚≧3 mm: 40, 10, 0

*退院時診断が膿胸であった 35 症例．
胸水培養陽性率は 70%．

Radiology. 1990 Apr; 175(1): 145-50

- 肺炎随伴胸水・膿胸の 36% で縦隔リンパ節腫脹があるが，直径は 2 cm までであり〔Br J Radiol. 2000 Jun; 73(870): 583-7〕，2 cm 以上あれば悪性疾患や結核症などの可能性を考える．
- 肺化膿症との鑑別
  - CT において壁厚が均一（感度 93%），胸壁との角度が鈍角（70%），形態がレンズ状（63%） split pleura sign（壁側および臓側の胸膜のいずれもが肥厚：68%），肺の圧排がある（47%）場合はいずれも肺化膿症には認めがたい所見であり膿胸を強く示唆する〔AJR Am J Roentgenol. 1983 Jul; 141(1): 163-7〕．
  - 超音波では受動的無気肺（感度 47%）や隔壁（40%）があれば膿胸と考え，カラードップラーで周囲の肺硬化病変内に血管血流（感度 94%）があれば肺化膿症と考えてよい〔Chest. 2009 Jun; 135(6): 1425-32〕．
- 隔壁があるとドレナージ失敗のリスク〔OR＝10.29（2.18-79.65）〕が高い〔Chest. 1999 Mar; 115(3): 751-6〕．

12 気管支喘息

気管支喘息の疫学

- 気管支喘息は人口の 3-5% を占める高頻度の疾患である．
- 小児喘息は特にダニなどに対するアトピー体質が関与し，小学校入学までに発症し，小学校を卒業する頃に改善することが多い．
- 子供の喘息の 15% は親の喫煙が原因とされ，受動喫煙の害を強調した両親への禁煙指導が肝要である．
- 成人喘息は通年性アレルギー性鼻炎や慢性副鼻腔炎，鼻茸の合併が多く，アスピリン喘息も多い．
- 高齢者喘息は時として心不全や肺気腫と鑑別が困難なことと，アドヒアランス不良で死亡例が多いことが問題である．

気管支喘息の発症年齢とアトピーの頻度

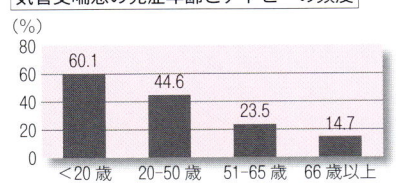

＜20 歳: 60.1
20-50 歳: 44.6
51-65 歳: 23.5
66 歳以上: 14.7

Respiration. 2002; 69(3): 223-8

- 高齢者ではアドヒアランスが低いことが重症度と関連している〔Arch Intern Med. 2002 Aug 12-26; 162(15): 1761-8〕.

アスピリン喘息

- 慢性鼻炎や鼻茸の合併症例, 成人発症の喘息, 重症な喘息ではアスピリン喘息の可能性を考える.
- NSAID内服後数時間以内に重篤な喘息発作を来す.

アスピリン喘息の頻度

	病歴での頻度	誘発試験での頻度
小児喘息	1.9	5
成人喘息	2.7	21
病歴でアスピリンへの過敏性なし		9
病歴で過敏性あり		30
副鼻腔炎あり†		34

BMJ. 2004 Feb 21; 328(7437): 434 / † Thorax. 2000 Oct; 55 Suppl 2: S42-4

- 29.7±12.5歳で慢性鼻炎が出現し, 31.9±13.5歳で喘息初回発作を来す. 60.4％の症例では35.2±12.1歳で鼻茸が診断され, 35.2±12.5歳で初回の喘息などのアスピリン不耐症状が出現する. 男女比は1：2.3で女性に多く, 女性ではより若年で重症な傾向がある〔Eur Respir J. 2000 Sep; 16(3): 432-6〕.
- アスピリン喘息の50％はステロイド依存性の重度喘息で, 30％が吸入ステロイドを要する中等度喘息患者, 軽症なのは20％のみである〔Chest. 2000 Nov; 118(5): 1470-6〕.
- NSAID内服3時間以内に鼻汁・結膜充血・眼瞼浮腫・顔面紅潮が出現し, 喘息発作が見られる.
- 人工呼吸器管理される症例の25％までがNSAID内服で喘息発作が起きている〔Am Rev Respir Dis. 1992 Jul; 146(1): 76-81〕.
- NSAIDは93-100％で交差反応あるが, アセトアミノフェンは6.5％のみと比較的安全である〔BMJ. 2004 Feb 21; 328(7437): 434〕.
- NSAID以外にも添加物(食用黄色4号, 安息香酸ナトリウム, パラベン)でも交差反応が見られることがある. 理論上コハク酸エステルのステロイド(ソル・コーテフ®, ソル・メドロール®)静注も禁忌であり, アスピリン喘息と分かっている場合の治療にはリン酸エステルであるリンデロン®・デカドロン®が好まれる.
  - ▶実際はステロイド全身投与で気管支攣縮を誘発するのは喘息患者のうち0.3％のみではある〔J Gen Intern Med. 2006 Feb; 21(2): C11-3〕.

気管支喘息の病歴

- 気管支喘息の既往は診断に有用ではあるが, 高齢者の喘息であっても気管支喘息の既往を認めないことがある.
- 慢性咳嗽や, 喘鳴, 呼吸困難発作が気管支喘息を疑う症状である.
- 発作間に無症状とならない場合や, 夜間〜早朝の喘鳴発作がない場合は気管支喘息よりも肺気腫を考える.

- 家族歴とアトピー(花粉症やアトピー性皮膚炎)歴は診断の参考になる.

	OR
両親の喘息	4.5(2.5-8.4)
通年性アトピー	10(4.2-25)
季節性アトピー	12(4.6-29)

アトピーの有無は, 特異的IgE抗体や皮内試験により判断.

Eur Respir J. 1997 Nov; 10(11): 2490-4

- 喘息の診断

	感度	特異度	LR＋	LR－
喘鳴	74.7	87.3	5.9	0.29
喘鳴＋呼吸困難	65.2	95.1	13.3	0.37
感冒罹患なく喘鳴	59.8	93.6	9.3	0.43
夜間胸部締め付け感	49.3	86.4	3.6	0.59
安静時呼吸困難	47.1	94.9	9.2	0.56
労作時呼吸困難	69.3	75.7	2.9	0.41
夜間呼吸困難	46.2	96.0	12	0.56
夜間咳嗽	49.3	72.3	1.8	0.7
慢性咳嗽	21.5	95.2	4.5	0.82
慢性排痰	22.7	93.3	3.4	0.83
慢性気管支炎	12.5	98.2	6.9	0.89
喘息の既往†	70(48-100)	94(77-100)	3.3-∞	0.0-0.5

Eur Respir J. 2001 Feb; 17(2): 214-9 / † *Chest. 1993 Aug; 104(2): 600-8*

▶ 65歳以上の高齢者喘息の52％は40歳以降の発症である〔*Chest. 1991 Oct; 100(4): 935-42*〕．
▶ 高齢者では喘息患者の27.3％が気管支喘息の既往を告げず，19.5％が慢性閉塞性肺疾患（COPD）と誤診される〔*Chest. 2003 Apr; 123(4): 1066-72*〕．

喘息やCOPD患者で認められる既往歴や症状の頻度

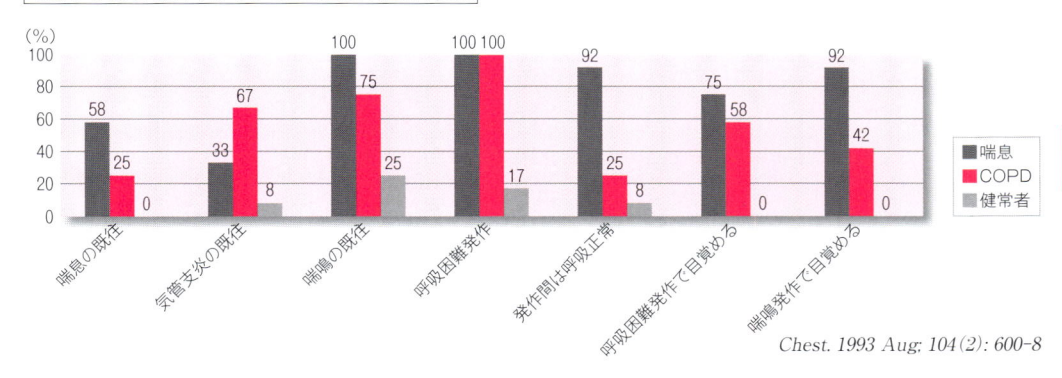

Chest. 1993 Aug; 104(2): 600-8

- 夜間は副交感神経優位となるため健常者でも気道流量は5-10％減少するが，喘息患者では50％近く減少する．

気管支喘息の増悪因子

- 薬剤（NSAIDやβ阻害薬），アルコール摂取，吸入抗原（喫煙，ペット飼育，職業関連）は喘息を誘発する回避可能な因子として重要である．
- 職業喘息が疑われれば就業日と休日とのPEFを比較する必要がある．

- 急性気道感染に伴い気管支喘息の急性増悪を来すことは多いが，気道感染罹患を避けることは難しく，それ以外の因子を避けることが重要である．
- 運動による喘息誘発
  ▶ 運動すると喘息患者の50-90％，喘息がなくても10％で気管攣縮を来す〔*Respir Care. 2008 May; 53(5): 568-80*〕．
    □ 運動や過換気発作では，冷たく乾燥した空気を過剰に吸入することで熱や水分が失われ，短時間の喘息発作を引き起こす．
- 月経中は気管支喘息の30-40％が増悪する〔*Respir Care. 2008 May; 53(5): 568-80*〕．
- アルコール摂取による気管支喘息誘発の機序は，アルコール→アセトアルデヒド→ヒスタミン遊離→気管支攣縮と考えられており，アルデヒドデヒドロゲナーゼ（ALDH）の活性の低さから日本人に多い．

- ▶ 日本人では ALDH-2 変異がなければ 19％，ヘテロ変異では 71％，ホモ変異あれば 100％でアルコールが気管支喘息を誘発する〔J Allergy Clin Immunol. 1998 May; 101(5): 576-80〕．逆にアルコール摂取後 30 分以内に喘息を誘発する場合，ALDH-2 変異が 78％であるが，1 時間以上して誘発する場合に変異はなかった〔Alcohol Alcohol. 1994 Nov; 29(6): 719-27〕．
  - ▶ 日本人では喘息はアルコール摂取後に 55％で増悪するが〔J Allergy Clin Immunol. 1996 Jan; 97: 74-84〕，欧米ではアルコールと気管支喘息との関連性は乏しいとされている〔Br J Dis Chest. 1983 Oct; 77(4): 370-5〕．
- 吸入抗原曝露の確認のためペット飼育歴や居住環境，職歴も重要である．
  - ▶ 成人喘息の 9-20％が職業喘息であるとされる〔Respir Care. 2008 May; 53(5): 568-80〕．

気管支喘息の身体所見

- 気管支喘息は可逆性の下気道狭窄を来す疾患であり，発作時にのみ身体診察で異常所見を認める．
- 軽症の場合は強制呼気にのみ wheeze を聴取するが，重症化すると吸気時にも出現する．さらに重症化すると wheeze とともに呼吸音すら聴取できなくなる．
- 呼吸補助筋の使用がなければ高 CO_2 血症は否定的だが，silent chest や会話ができない場合には高 CO_2 血症を伴っている可能性が高い．

- wheeze の分類

	I	II	III	IV
Johnson 分類	強制呼気のみ	呼気時	呼気時＋吸気時	silent chest

  - ▶ 呼気のみならず吸気にも聴取する wheeze，呼気時間の中で wheeze を聴取する時間が長い wheeze，音が高い wheeze は気管支攣縮が高度と考える〔Arch Intern Med. 1983 May; 143(5): 890-2〕．

- 高 CO_2 血症＞37.5 mmHg の予測

	感度	特異度	LR＋	LR－
silent chest	31	98	13(4.6-37)	0.71(0.59-0.84)
会話不能	39	93	6.0(3.1-12)	0.65(0.53-0.80)
チアノーゼ	21	96	5.1(2.1-12)	0.82(0.72-0.94)
酸素が必要な状態	46	91	5.1(3.0-9.0)	0.59(0.47-0.75)
呼吸補助筋の使用	98	18	1.2(1.1-1.3)	0.11(0.02-0.76)

Am Rev Respir Dis. 1988 Sep; 138(3): 535-9

気管支喘息の検査

- 発作時に $β_2$ 刺激薬を吸入することで FEV_1 が 12％以上改善した場合に気管支喘息と確定診断できる．
- 喀痰好酸球≧3％も診断に有用である
- 非発作時にはメサコリン負荷試験の信頼性が最も高い．
- 血中好酸球が高ければ気管支喘息の可能性は上がるが，好酸球≧2,000/$μL$ であれば Churg-Strauss 症候群やアレルギー性気管支肺アスペルギルス症を考える．
- 重症例や難治例では肺炎，心不全，気胸，無気肺，気道異物などとの鑑別や合併の確認のため胸部単純 X 線写真を行う．

- 気管支喘息の診断

	感度	特異度	LR＋	LR－
発作時 FEV_1＜予想値の 80％	29(11-56)	100(86-100)	∞	0.7(0.5-1.0)
＜予想値の 90％	35(15-61)	93(77-99)	5.3(1.2-23)	0.7(0.5-1.0)

(つづく)

	感度	特異度	LR+	LR−
発作時 FEV₁/FVC 比<70%	35(15-61)	100(86-100)	∞	0.7(0.5-0.9)
≦76.6% †	61(50-73)	60(39-82)	1.5	0.65
<80%	47(24-72)	80(61-92)	2.4(1.0-5.6)	0.7(0.4-1.0)
気管支拡張薬にて FEV₁ 改善>12%	41(19-67)	100(86-100)	∞	0.6(0.4-0.9)
ステロイドにてピークフロー回復>15%	24(8-50)	100(85-100)	∞	0.8(0.6-1.0)
ステロイドにて PEF₁ 回復>15%	12(2-38)	100(85-100)	∞	0.9(0.7-1.1)
ピークフロー日内変動≧21.6% †	43(31-55)	75(56-94)	1.7	0.76
喀痰好酸球>3%	86(56-98)	89(69-97)	7.4(2.5-22)	0.2(0.04-0.6)
≧1% †	72(61-83)	80(63-98)	3.6	0.35
血中好酸球≧6.3% †	21(11-31)	100	∞	0.79
メサコリン試験(⊿FEV₁=20%)≦8 mg/mL †	91(84-98)	90(77-100)	9.1	0.10

Am J Respir Crit Care Med. 2004 Feb 15; 169(4): 473-8/ † *Chest. 2002 Apr; 121(4): 1051-7*

▶ 気管支喘息とは異なり COPD では DL_{CO} が低下する〔*Am J Respir Crit Care Med. 2003 Feb 1; 167(3): 418-24*〕.
▶ ピークフローの日内変動は毎日2回2週間チェックするが,患者が慣れていないと操作に起因する誤差が生じる.
▶ 喀痰好酸球の正常上限は 2.5% とされるが,鼻炎患者(one airway, one disease)や COPD 患者でも喀痰好酸球増加は見られることがある.

喀痰好酸球≧2.5%となる頻度

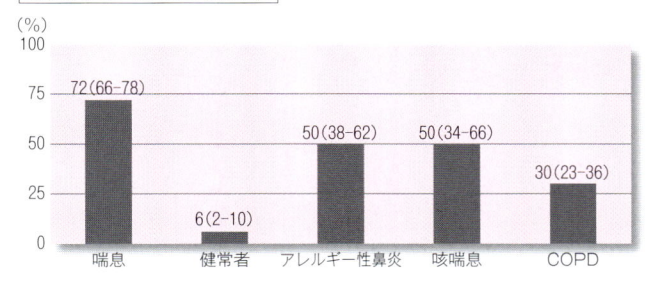

- 喘息: 72(66-78)
- 健常者: 6(2-10)
- アレルギー性鼻炎: 50(38-62)
- 咳喘息: 50(34-66)
- COPD: 30(23-36)

Thorax. 2002 Feb; 57(2): 178-82

  □ 喘息では喀痰好酸球が多いが,COPD では好中球が 48(1-80)% と多い.一方健常者ではマクロファージが 89(73-97)% と多い〔*Thorax. 1996 Oct; 51(10): 1000-4*〕.

● 胸部 CT では気管支壁肥厚,air trapping,小葉中心性陰影を認めうる〔*Chest. 2004 Dec; 126(6): 1840-8*〕.

気管支喘息による死亡

● 年間 3,000 人が死亡しているが,適切な管理がなされていれば喘息による死亡はほとんどが予防可能であると考えられている.
● 喘息の重症度,挿管歴,入院歴,救急外来受診歴,アドヒアランスや社会心因的背景で致死的な発作を来すリスクを予想できる.
● 死亡例の 15-20% は発症数時間以内に意識レベル低下〜死亡に至り急性発症型と呼ばれる.NSAID 内服や吸入刺激の回避や,重篤な発作時はすぐに救急外来受診することを指導することが重要である.

喘息死の予測

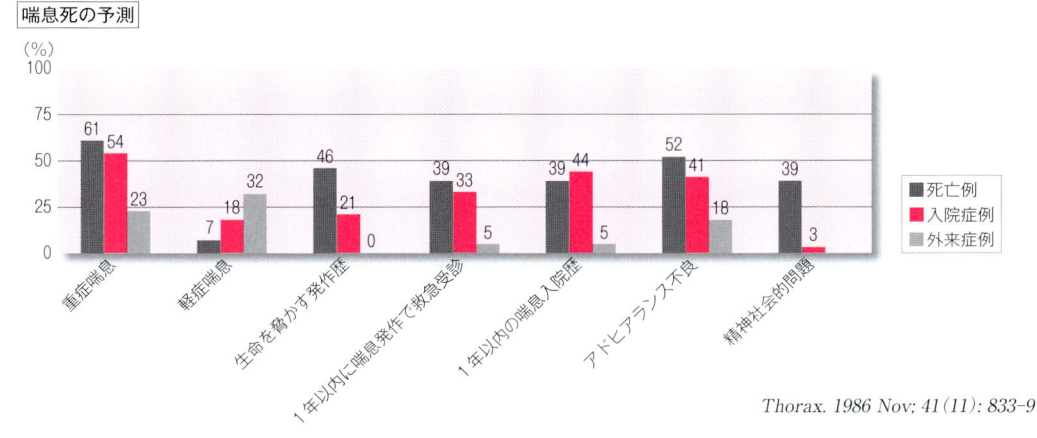

(%)

	死亡例	入院症例	外来症例
重症喘息	61	54	23
軽症喘息	7	18	32
生命を脅かす発作歴	46	21	0
1年以内に喘息発作で救急受診	39	33	5
1年以内の喘息入院歴	39	44	5
アドヒアランス不良	52	41	18
精神社会的問題	39	3	

Thorax. 1986 Nov; 41(11): 833-9

急性発症型喘息の特徴

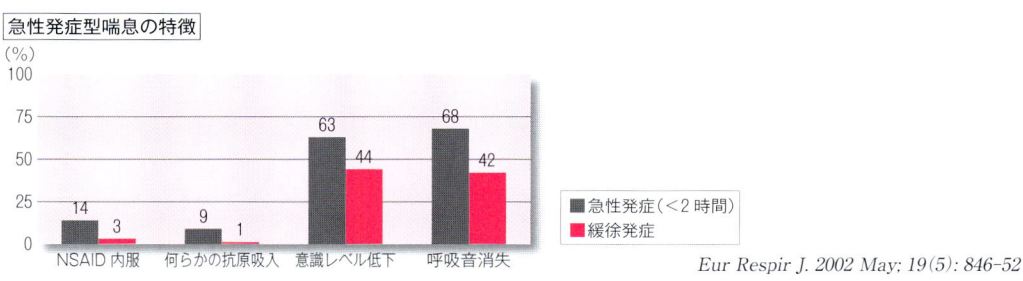

(%)

	急性発症（<2時間）	緩徐発症
NSAID内服	14	3
何らかの抗原吸入	9	1
意識レベル低下	63	44
呼吸音消失	68	42

Eur Respir J. 2002 May; 19(5): 846-52

13　慢性閉塞性肺疾患

呼吸困難の鑑別診断

- 呼吸困難の原因は心疾患と肺疾患が多いが，上気道閉塞，神経筋疾患，労作時ならさらに貧血も考える必要がある．
- 中年以降では特に慢性閉塞性肺疾患（COPD）と心不全が増加する．

呼吸困難の原因疾患

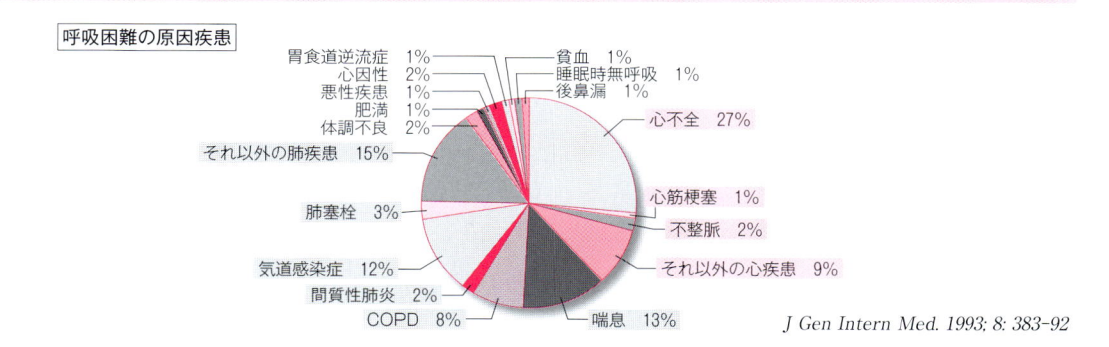

疾患	割合
心不全	27%
それ以外の肺疾患	15%
喘息	13%
気道感染症	12%
それ以外の心疾患	9%
COPD	8%
肺塞栓	3%
間質性肺炎	2%
体調不良	2%
不整脈	2%
心因性	2%
胃食道逆流症	1%
悪性疾患	1%
肥満	1%
貧血	1%
睡眠時無呼吸	1%
後鼻漏	1%
心筋梗塞	1%

J Gen Intern Med. 1993; 8: 383-92

13 慢性閉塞性肺疾患

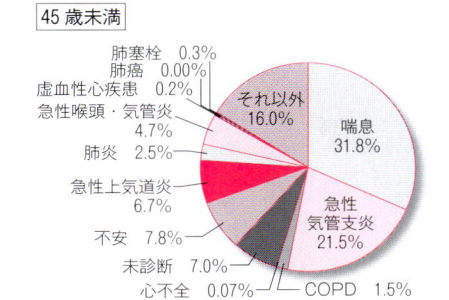

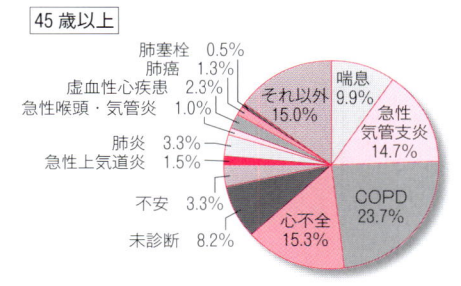

[45歳未満]
- 肺塞栓 0.3%
- 肺癌 0.00%
- 虚血性心疾患 0.2%
- 急性喉頭・気管炎 4.7%
- 肺炎 2.5%
- 急性上気道炎 6.7%
- 不安 7.8%
- 未診断 7.0%
- 心不全 0.07%
- COPD 1.5%
- 急性気管支炎 21.5%
- 喘息 31.8%
- それ以外 16.0%

[45歳以上]
- 肺塞栓 0.5%
- 肺癌 1.3%
- 虚血性心疾患 2.3%
- 急性喉頭・気管炎 1.0%
- 肺炎 3.3%
- 急性上気道炎 1.5%
- 不安 3.3%
- 未診断 8.2%
- 心不全 15.3%
- COPD 23.7%
- 急性気管支炎 14.7%
- 喘息 9.9%
- それ以外 15.0%

Can Fam Physician. 2007 Aug; 53(8): 1333

- COPD の中でも毎年 3 か月以上の痰排出が 2 年以上連続で見られる場合は慢性気管支炎と考えるが，ここではおもに日本人に多い肺気腫について扱う．
  - ▶ 慢性気管支炎では気道に痰がからんでいるので主訴は咳・痰であり，吸気早期のラ音を聴取することが多い．肺気腫と比較して気管短縮や胸郭変形などの徴候は伴いがたいが，1 秒量の割に酸素化は悪く肺性心を伴いやすい．
- COPD は肺に限局した疾患ではなく，炎症・サイトカインなど全身性のプロセスを伴い低栄養に陥る重篤な疾患である．

COPDの病歴

- COPD は高齢・男性・喫煙者の慢性咳嗽や呼吸困難を訴える症例では高頻度に見られる．
- 40-50 歳未満や非喫煙者における COPD は非常に稀である．

- COPD と年齢

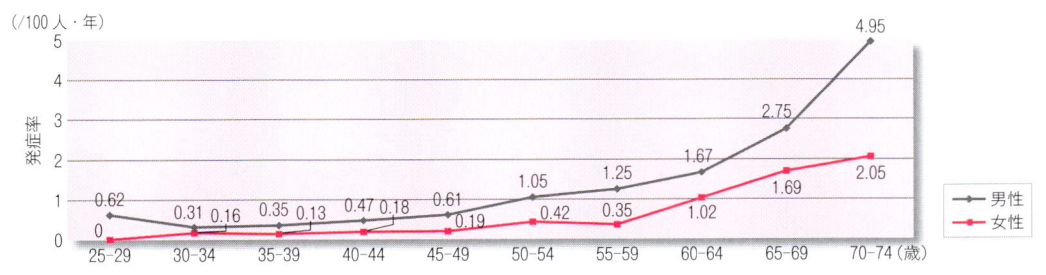

(/100人・年)

年齢	男性	女性
25-29	0.62	
30-34	0.31	0.16
35-39	0.35	0.13
40-44	0.47	0.18
45-49	0.61	0.19
50-54	1.05	0.42
55-59	1.25	0.35
60-64	1.67	1.02
65-69	2.75	1.69
70-74	4.95	2.05

J Epidemiol. 2007 Mar; 17(2): 54-60

- COPD の診断

	感度	特異度	LR+	LR−
45 歳以上 §			1.3	0.4
喫煙歴				
>70 箱/年	40	95	8.0	0.63
≧40 箱/年 §			8.3	0.8
喫煙歴が 1 度でもある	92	49	1.8	0.16
痰排出 1/4 カップ以上	20	95	4.0	0.84
wheezing 自覚	51	84	3.8	0.66
労作時呼吸困難				
90 メートル歩行すると休む	3	99	3.0	0.98
少しでもある	27	88	2.2	0.83
起座呼吸 †	19	88	1.6	0.92
呼吸困難	82	33	1.2 (1.0-1.5)	0.55 (0.31-0.98)
咳	51	71	1.8 (1.2-2.6)	0.69 (0.52-0.90)

JAMA. 1995 Jan 25; 273(4): 313-9/ † J Gen Intern Med. 1993 Feb; 8: 63-8/ § JAMA. 2000 Apr 12; 283(14): 1853-7

▶喫煙と COPD
  □ 喫煙者では1秒量は 60-100 mL/年，非喫煙者は 25-50 mL/年で低下する．禁煙した時点から肺機能低下速度は非喫煙者と同等まで戻るが，減煙では効果は期待できない〔Eur Respir J. 2005 Jun; 25(6): 1011-7〕．
  □ 60歳以上の咳を伴う喫煙者は 48％が COPD である〔BMJ. 2002 Jun 8; 324(7350): 1370〕．
  □ 日本では α_1アンチトリプシン欠損症患者は非常に稀であり，喫煙歴がない COPD はまず受動喫煙を考える．

COPDの身体所見

- 肺胞呼吸音低下，打診上過共鳴音，心濁音界縮小あるいは消失，気管短縮，Hoover 徴候，心窩部心尖拍動はいずれも特異度の高い所見である．
- 口元に放散する吸気早期の crackles は高度の末梢気道閉塞病変を示唆する．

- COPD の診断

	感度	特異度	LR＋	LR－
樽状胸	10	99	10	0.90
右前胸部で過共鳴音 hyperresonance	33	94	5.1	0.73
肺胞呼吸音減弱	37	90	3.7	0.70
Hoover 徴候 ¶	58(46-70)	86(80-93)	4.2(2.5-7.0)	0.49(0.36-0.67)
心濁音消失	13	99	10	0.88
心窩部に心尖拍動	8	98	4.6	0.94
気管短縮 §			2.8	0.8

JAMA. 1995 Jan 25; 273(4): 313-9/ ¶ Chest 2002; 122: 651-5/ § JAMA. 2000 Apr 12; 283(14): 1853-7

▶樽状胸：前後径/横径＝75％までが正常だが，加齢で上昇し 90％まではありうるとされる．しかし診断特性についての成人でのデータは乏しい．
▶肺胞呼吸音は半定量にすればさらに意義は高い．

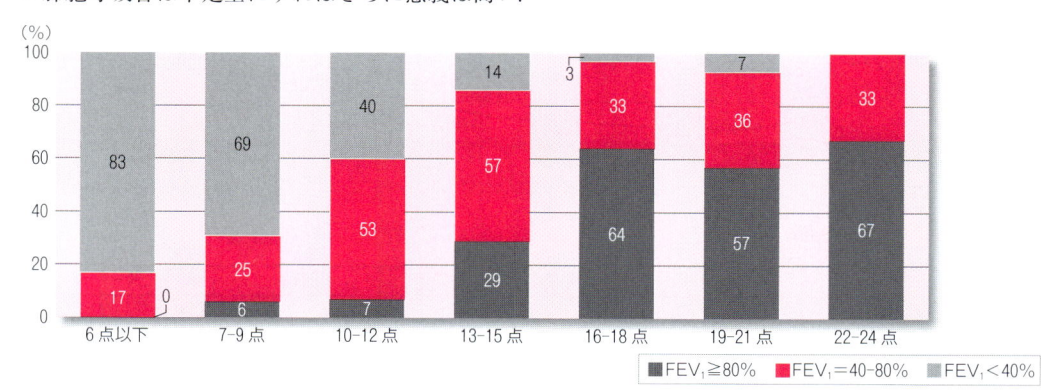

前胸部上部・中腋窩線上・背部基部両側で6か所の肺胞呼吸音の合計点数．
0点：聴取せず，1点：かろうじて聴取，2点：減弱，3点：正常，4点：亢進．

Chest. 1976 Sep; 70(03): 341-4

▶Hoover 徴候：吸気時に下位側胸部が，横隔膜平底化のため横隔膜収縮により奇異性に，内方に運動すること．
  □ 軽症では認めないが，中等症の 36％，重症の 36％，最重症の 76％で認められる〔Int J Clin Pract. 2006 May; 60(5): 514-7〕．
▶気管短縮(short trachea)：甲状軟骨頂点と胸骨との距離が 4 cm 未満で陽性．輪状軟骨と胸骨の距離が健常者では 3 cm 以上であること〔Thorax. 1969 Jan; 24(1): 1-3〕を目安にすることもある．

- 末梢気道閉塞所見
  - 吸気早期の crackles (early inspiratory crackles)
    - 呼気時に閉じた末梢気道が吸気時に解放される音と考えられるが，聴取すれば1秒率≦31[19-39]%の重症と考えられる[Thorax. 1974 March; 29(2): 223-7].

COPD の診断	感度	特異度	LR+	LR−
吸気早期の crackles	75(55-89)	93(74-99)	10(2.6-39)	0.3(0.1-0.5)
1秒率<45%	95(73-100)	91(71-99)	11(2.9-41)	0.05(0.01-0.4)
wheeze ‡	28	90	2.9	0.8

Thorax. 1974 March; 29(2): 223-7 / ‡ J Gen Intern Med. 2002 Sep; 17(9): 684-8

- 強制呼気時間は大きく口を開けてあくびをするようにして，深吸気位から全呼気の呼出に要する時間を測定する(頸部の聴診にて確認する).

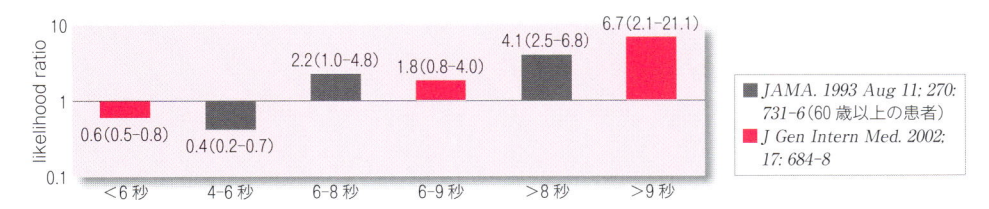

[グラフ: likelihood ratio vs 強制呼気時間
- <6秒: 0.6(0.5-0.8)
- 4-6秒: 0.4(0.2-0.7)
- 6-8秒: 2.2(1.0-4.8)
- 6-9秒: 1.8(0.8-4.0)
- >8秒: 4.1(2.5-6.8)
- >9秒: 6.7(2.1-21.1)
JAMA. 1993 Aug 11; 270: 731-6 (60歳以上の患者)
J Gen Intern Med. 2002; 17: 684-8]

- 努力呼吸を反映して呼吸補助筋の安静時使用や肥大，鎖骨上窩陥凹，奇脈などが知られているが，データが乏しく診断に対する有用性は確立していない.

	感度	特異度	LR+	LR−
奇脈≧15 mmHg	45	88	3.7	0.6
安静時の呼吸補助筋使用	24	100		0.7
鎖骨上窩の陥凹	31	100		0.7

JAMA. 1995 Jan 25; 273(4): 313-9

- 有効な咳嗽・排痰ができるためには肺活量が 15 mL/kg 必要とされる.

MEMO 肺気腫の慢性期治療

	分類基準		治療
0: at risk	spiro は正常	慢性症状のみ	インフルエンザワクチン 禁煙
I: mild	FEV₁/FVC<70%	予測値の 80%≦FEV₁	+必要に応じて短時間作動型気管支拡張薬
II: moderate		50%≦FEV₁<80%	+抗コリン薬/β作動薬/テオフィリンのうち1つ以上 +リハビリ
III: severe		30%≦FEV₁<50%	+再発性急性増悪(目安は3回/3年)があれば吸入ステロイド
IV: very severe		FEV₁<50%+慢性呼吸不全もしくは，FEV₁<30%	+慢性呼吸不全があれば酸素療法(≧15時間/日) +外科的治療考慮

- 生命予後を改善するのは禁煙と酸素療法のみである.
- 酸素療法は PaO_2≦55 mmHg，あるいは PaO_2 が 55-60 mmHg でも肺性心や二次性肺高血圧・多血症(Ht>55%)・心不全を示唆する浮腫がある場合に適応となり，目標は PaO_2≧60 mmHg，SpO_2≧90% とされる.
- 吸入薬では一般的には $β_2$ 刺激薬よりも抗コリン作動薬のほうが効果があるが[N Engl J Med. 2000 Jul 27; 343(4): 269-80]，β刺激薬には線毛運動亢進・線毛剥離防御効果が期待されている[Chest. 2001 Jul; 120(1): 258-70].

COPD の急性増悪

- 心不全との鑑別には胸部 X 線写真やピークフローの測定が有用である.
- 急性増悪の半数が細菌感染であり起因菌としては *Moraxella*，肺炎球菌，インフルエンザ桿菌が重要であ

(つづく)

るが，緑膿菌は喀痰培養が陽性でも起因菌とは断定できない．
- 急性増悪の原因が不明で，$PaCO_2$ が低下しており，気管支拡張薬に反応しない場合は，肺塞栓も考える必要がある．

- 病歴・身体所見・胸部単純 X 線写真で呼吸困難の原因が同定されるのは 66-92％である〔J Gen Intern Med. 1993 Jul; 8(7): 383-92〕．
- 急性呼吸不全における肺疾患（COPD の急性増悪や肺炎，気管支喘息）と心原性呼吸不全との鑑別

	感度	特異度	LR＋	LR－
PEF＜200 L/分	72(55-85)	71(49-87)	2.5(1.3-4.7)	0.4(0.2-0.7)
%PEF＜42%	59(42-74)	79(57-92)	2.8(1.2-6.4)	0.5(0.3-0.8)
PEF×PaO_2/1,000＜13	82(66-92)	75(53-89)	3.3(1.6-6.7)	0.2(0.1-0.5)

Chest. 1999 Oct; 116(4): 1100-4

▶ 心不全では PEF は 224±82 L/分，COPD の急性増悪では 108±49 L/分であり両者の鑑別に有用であったが，バイタルサイン（心拍数・血圧・呼吸数），発汗，起座呼吸は鑑別に有用ではなかった〔Chest. 1992 Jan; 101(1): 129-32〕．

- COPD の急性増悪における起因菌
    ▶ 急性増悪の 50％で細菌感染が関与している〔Chest. 1998 Apr; 113: 242S-248S〕．
    ▶ 喀痰培養陽性の予測
        □ 喀痰の性状やグラム染色で痰培養の意義があるかどうか推定が可能である．

	感度	特異度	LR＋	LR－
緑色痰	84(75-91)	60(42-76)	2.1(1.4-3.2)	0.3(0.2-0.4)
白血球≧25/LPF	99(92-100)	23(11-41)	1.3(1.1-1.5)	0.05(0.01-0.4)
グラム染色	84(74-91)	80(63-91)	4.2(2.1-8.2)	0.2(0.1-0.3)

Chest. 2000 Jun; 117(6): 1638-45

▶ 細菌感染による急性増悪である可能性（RR）

	喀痰培養陽性
H. influenzae	1.14(0.94-1.38)
M. catarrhalis	1.99(1.52-2.62)
S. pneumoniae	1.40(1.05-1.87)
P. aeruginosa	1.09(0.74-1.60)
S. aureus	0.15(0.04-0.60)
それ以外のグラム陰性桿菌	0.76(0.49-1.16)

N Engl J Med. 2002 Aug 15; 347(7): 465-71

- COPD の急性増悪と肺塞栓症
    ▶ 救急外来から COPD の急性増悪で入院となった患者の 3.3％〔Thorax. 2007 Feb; 62(2): 121-5〕，重症で原因不明な急性増悪で入院となった 25％が肺塞栓であったとの報告がある〔Ann Intern Med. 2006 Mar 21; 144(6): 390-6〕．
        □ 肺気腫では多血症，ADL 低下，右心不全による静脈うっ滞などが深部静脈血栓症のリスクとなる．
    ▶ 以前より $PaCO_2$ が 5 mmHg 以上低下していれば感度 27％，特異度 92％，RR＝2.1(1.2-3.6)で肺塞栓を疑う〔Ann Intern Med. 2006 Mar 21; 144(6): 390-6〕．
    ▶ 1 秒量≧1.5 L では肺性心となるのは 8％のみで，呼吸機能が比較的保たれているのにもかかわらず肺性心を伴っていれば肺塞栓を除外する必要がある〔Chest. 1981 Jan; 79(1): 92-5〕．
    ▶ D ダイマー，造影 CT，換気・血流シンチグラフィの診断能は COPD 患者でもさほど変わらないが，換気・血流シンチグラフィは判定不能が 21％→ 46％と多くなることが問題である〔Am J Respir Crit Care Med. 2000 Dec; 162(6): 2232-7〕．

14 気胸

原発性自然気胸

- 10代後半〜20代のやせ型男性に多い．
- 喫煙はリスク要因であり，30%で起こる再発を禁煙により減らすことができる．

- 原発性自然気胸の疫学
  ▶ 88%が男性で，十代後半〜20歳代での発症が多い．

  自然気胸発生数

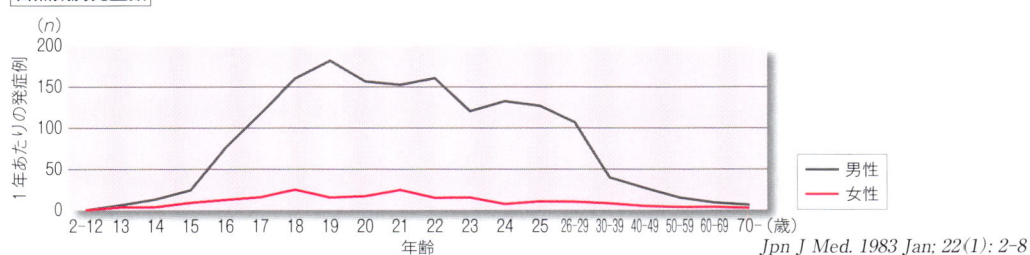

  Jpn J Med. 1983 Jan; 22(1): 2-8

  ▶ 自然気胸患者のKaup指数〔$\sqrt{10}×$体重(kg)÷身長(cm)×100〕は男性で13.78，女性で13.76であり，健常者比較の14.59，14.60よりも低い〔*Jpn J Med. 1983 Jan; 22(1): 2-8*〕のでやせ型に多いといえる．

  喫煙と自然気胸との関係

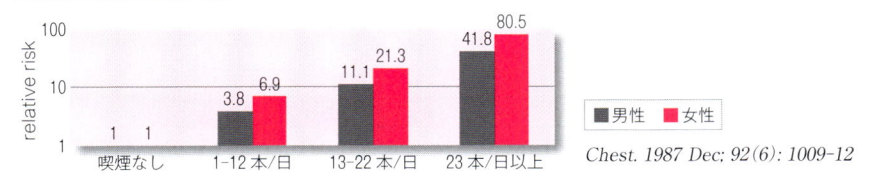

  Chest. 1987 Dec; 92(6): 1009-12

- 再発
  ▶ 再発は30%であるが，胸腔鏡下手術(VATS)や開胸術ではそれぞれ4%，1.5%まで再発率を下げることができる〔*Eur Respir J. 1997 Jun; 10(6): 1372-9*〕．
  ▶ 禁煙は再発率を70%から40%にするという報告もある〔*Thorax. 1997 Sep; 52(9): 805-9*〕．

続発性自然気胸

- 原因疾患としては肺気腫が多いが，肺悪性腫瘍を除外する必要がある．
- 稀ではあるが女性では月経関連気胸(胸郭子宮内膜症)の可能性も考える．
- HIV患者ではニューモシスチス肺炎(PcP)を考える．

気胸の原因

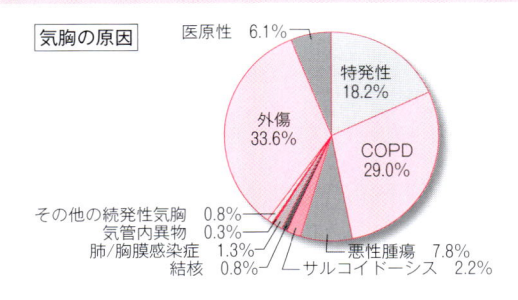

Chest. 2000 May; 117(5): 1279-85

- ▶ 細菌性肺炎でも気胸は起こりうるが，感染症の中ではHIV患者におけるニューモシスチス肺炎（PcP）に続発する気胸が有名である［Chest. 1990 Aug; 98(2): 266-70］．

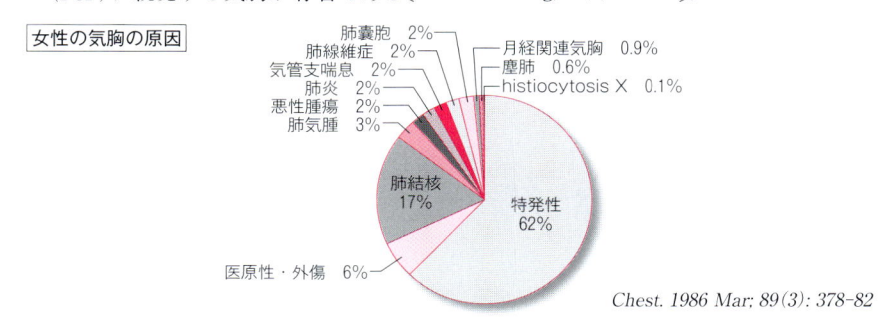

女性の気胸の原因

- 肺嚢胞　2%
- 肺線維症　2%
- 気管支喘息　2%
- 肺炎　2%
- 悪性腫瘍　2%
- 肺気腫　3%
- 肺結核　17%
- 医原性・外傷　6%
- 特発性　62%
- 月経関連気胸　0.9%
- 塵肺　0.6%
- histiocytosis X　0.1%

Chest. 1986 Mar; 89(3): 378-82

- ▶ 月経関連気胸
  - □ 子宮内膜症の2%が胸部に発症し，うち80%が気胸として発症，20%が喀血で発症する．骨盤内子宮内膜症の合併は20%とされる．
  - □ 16-40歳女性の月経開始後48-72時間以内に多い．右側が90-95%と圧倒的に多い［Chest. 1990 Sep; 98(3): 713-6］．

気胸の症候

- 主訴は胸痛であることが一番多く，呼吸困難，咳が続く．
- 身体所見では片側の呼吸音低下と打診上の鼓音が最もよく見られる徴候である．

- 病歴
  - ▶ 胸痛は88.2%，呼吸困難は26.6%で見られるとの報告がある［Emerg Med J. 2005 Jun; 22(6): 415-7］．
  - ▶ 胸腔穿刺後の気胸の診断

	感度	特異度	LR+	LR−
咳・呼吸苦・胸膜痛のいずれか	72(46-89)	99(98-100)	70(28-177)	0.3(0.1-0.6)

Am J Med. 1999 Oct; 107(4): 340-3

- 身体所見
  - ▶ 外傷患者での気胸・血胸の予測

	感度	特異度	LR+	LR−
呼吸音低下	58-84	97-98	27-31	0.2-0.4

J Trauma. 1997 Jan; 42(1): 86-9/Eur J Surg. 1998 Sep; 164(9): 643-5

  - ▶ 聴診以外には視診（胸郭運動の左右差），打診（鼓音），触診（皮下気腫）も併せて評価するがいずれも単独では感度は低い．
  - ▶ 仰臥位では胸骨を打診しながら前胸部を聴診するとよいという報告がある［Br J Anaesth. 1999 Dec; 83(6): 960-1］．
  - ▶ 外傷患者においても仰臥位の単純X線写真で分からないような気胸患者では皮下気腫は15%でしか伴わない［Can J Surg. 2009 Oct; 52(5): E173-9］．

気胸の画像検査

- 胸部単純X線写真は吸気の撮影でよい．
- 仰臥位単純X線写真は感度が低いためdeep sulcus signに注意して読影するが，より感度の高い代替方法として超音波検査が期待されている．

(つづく)

- 超音波検査は臓側胸膜のスライディングが見えなければ気胸と診断するが，COPD で偽陽性となることがある．

	感度	特異度	LR+	LR−	
立位 X 線	81	96	20	0.2	*Radiology. 1993 Jan; 186(1): 19-22*
	56	100	∞	0.4	*Radiology. 1992 Apr; 183(1): 193-9*
吸気	83.1	99.6	208	0.2	*AJR Am J Roentgenol. 1996 Feb; 166 (2): 313-6*
呼気	83.9	99.7	280	0.2	*AJR Am J Roentgenol. 1996 Feb; 166 (2): 313-6*
左側臥位 X 線	60	97	20	0.4	*Radiology. 1993 Jan; 186(1): 19-22*
	90	100	∞	0.1	*Radiology. 1992 Apr; 183(1): 193-9*
仰臥位 X 線	37	100	∞	0.6	*Radiology. 1992 Apr; 183(1): 193-9*
	36(12-68)	100(76-100)	∞	0.6(0.4-1.0)	*Radiology. 2002 Oct; 225(1): 216-4*
	28(13-48)	100(96-100)	∞	0.7(0.6-0.9)	*Crit Care. 2006; 10(4): R112*
超音波検査	88[49-100]	97[89-100]	8.2-∞	0.12[0-0.5]	*Chest. 2012 Mar; 141(3): 703-8*
COPD 患者	78-100	65-71	2.2-3.4	0-0.34	*Chest. 2006 Mar; 129(3): 545-50*

- 胸部単純 X 線写真は呼気のほうが感度がよいとの報告もあるが，特にコントラストがよくなるわけではなく〔*Eur Respir J. 1996 Mar; 9(3): 406-9*〕，吸気に呼気を加えても付加的価値はないとする報告が多い〔*AJR Am J Roentgenol. 1996 Feb; 166(2): 313-6／Arch Emerg Med. 1991 Jun; 8(2): 115-6*〕．
- 左側臥位は立位に比べて優れるかは報告により異なる．
- 仰臥位胸部単純 X 線写真での気胸の診断には限界があるが，肋骨横隔膜角の深い切れ込み（deep sulcus sign）が最も重要視される〔*J Trauma. 2006 Feb; 60(2): 294-8*〕．それ以外には心陰影辺縁の異常透亮像（medial stripe sign），横隔膜の下方変位（depression of diaphragm），肺底部の透過性亢進（basilar hyperlucency），横隔膜の二重輪郭像（double diaphragm sign）が知られている．
- 健常者では超音波検査にて臓側胸膜が呼吸性に動くことと，胸膜から肺実質深部まで達する帯状の高輝度のアーチファクト（comet tail artifact）が確認される．これらがなければ気胸と診断する．また健常者では肺実質の不均一な反響エコーが M モードでは砂状エコーと称されるが，気胸ではこれが消失する．

緊張性気胸

- 外傷患者と陽圧人工呼吸患者の重度な呼吸困難や低血圧では除外しなければならない疾患である．
- 人工呼吸管理患者において急激に血圧が低下し，皮下気腫もしくは呼吸音低下と打診上鼓音があれば即処置に移る．
- 血行動態が安定していれば，X 線写真にて確認するほうがよい．

- 重症外傷の 5.4％，ICU で亡くなった症例の 1.1-3.8％が診断されていない緊張性気胸とされる〔*Emerg Med J. 2005 Jan; 22(1): 8-16*〕．
- 診断基準は統一されていないが，通常は重度な臨床所見／血行動態破綻に加え，縦隔偏位もしくは胸腔穿刺にて空気排出を確認することで診断される．
  ▶ 胸腔穿刺だけでは 38％で緊張性気胸を解除できない可能性があり〔*J Thorac Cardiovasc Surg. 1974 Jan; 67(1): 17-23*〕，穿刺だけで循環呼吸状態が改善しなくても否定はできない．つまり引き続いて速やかなドレナージが必要である．

- 気管偏位や頸静脈怒張は見られないことのほうが多い．
  ▶ 覚醒している緊張性気胸の患者において，50-75％の症例で見られるのは頻脈・同側の呼吸音低下であるが，酸素化低下・気管偏位・低血圧は 1/4 未満の症例にしか見られない．さらにチアノー

ゼ・打診で hyperresonance・意識レベル低下・同側の過膨張・胸郭運動の低下・心窩部痛・心尖拍動偏位・胸骨打診清音が見られるのはそれぞれ 10% 以下である〔Emerg Med J. 2005 Jan; 22(1): 8-16〕.
▶ 挿管患者においては,気道内圧上昇や同側肺過膨張・胸郭運動低下・呼吸音低下が 1/3 の症例で見られるが,顕著な皮下気腫や頸静脈怒張を認めるのは 1/5 の症例のみとされる〔Emerg Med J. 2005 Jan; 22(1): 8-16〕.
▶ 気管偏位は診断に有用ではない〔Lancet. 1988 Apr 16; 1(8590): 873-5〕.

● 縦隔偏位が X 線写真で確認されても血行動態が安定していた 30 例は胸腔ドレーン留置まで状態増悪はなかった〔Emerg Med J. 2005 Jan; 22(1): 8-16〕.

MEMO 再過膨張性肺水腫（reexpansion pulmonary edema）

● 気胸解除後に呼吸状態が増悪すれば疑う.
● 若年者の重度な気胸で発症が多い.
  ▶ 20-39 歳では 23.4% と発症率が高いが,19 歳未満では 8.6%,40 歳以上では 2.2% の頻度である.また気胸腔が 1/3 以下の場合の発症率は 0% だが,1/3 以上の場合 7.2%,完全虚脱ならば 17.4%,緊張性気胸ならば 44.4% で起こる〔Chest. 1991 Dec; 100(6): 1562-6〕.
● 64% は 1 時間以内に発症し,24-48 時間かけて増悪し,5-7 日かけて徐々に改善することからびまん性肺胞障害（DAD）が起きていると考えられている〔Radiographics. 1999 Nov-Dec; 19(6): 1507-31〕.

---

15 特発性縦隔気腫

特発性縦隔気腫の疫学

● 特発性縦隔気腫は自然気胸と類似し,やせ型の若年男性に多い.
● 予後は非常に良好である.

  ● 頻度
    ▶ 入院 12,850 人中 1 例の頻度〔Thorax. 1983 May; 38(5): 383-5〕.
    ▶ 救急外来では 29,670 人中 1 例〔Chest. 2005 Nov; 128(5): 3298-302〕〜44,511 人中 1 例〔Eur J Cardiothorac Surg. 2007 Jun; 31(6): 1110-4〕の頻度.

  ● 特発性縦隔気腫の疫学
    ▶ 縦隔気腫の原因による患者層の違い

基礎疾患	特発性	気管支喘息	呼吸器疾患
年齢（歳）	19.5±6.4	22.5±9.1	65.4±13.5
男性（%）	70.6	52.9	44.4
BMI	19.1±1.8	21.9±3.7	22.5±3.5
喫煙（%）	11.8	17.6	33.3

Intern Med. 2002 Apr; 41(4): 277-82

    ▶ 34% に喫煙歴を認めた〔Eur J Cardiothorac Surg. 2007 Jun; 31(6): 1110-4〕という報告もある.

  ● 予後は良好であり,入院はおろか X 線写真のフォローなども不要との意見もある〔Ann Emerg Med. 1992 Oct; 21(10): 1222-7〕.

特発性縦隔気腫の誘因

- 胸腔内圧が上昇するような労作，咳，嘔吐が発症の誘因となることが6割を占める．
- 嘔吐後の発症では特発性食道破裂(Boerhaave症候群)との鑑別が重要である．

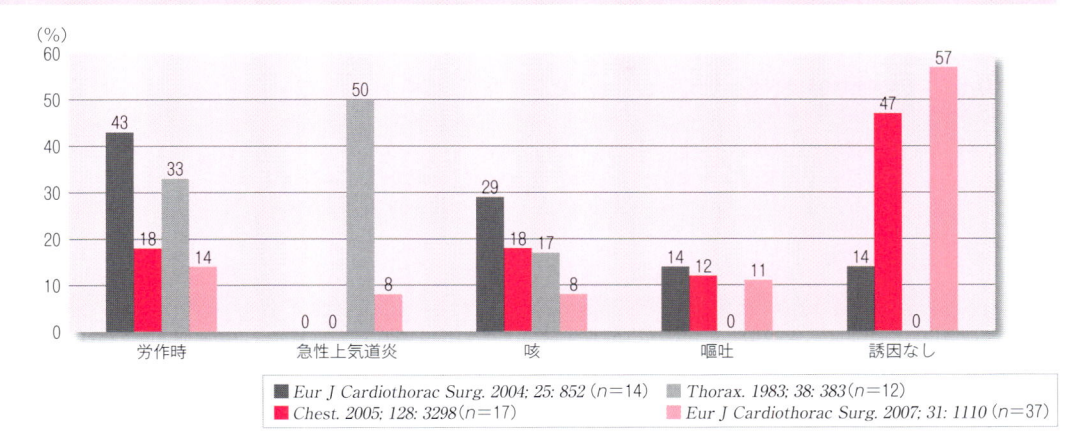

凡例:
- Eur J Cardiothorac Surg. 2004; 25: 852 ($n=14$)
- Chest. 2005; 128: 3298 ($n=17$)
- Thorax. 1983; 38: 383 ($n=12$)
- Eur J Cardiothorac Surg. 2007; 31: 1110 ($n=37$)

労作時: 43, 18, 33, 14
急性上気道炎: 0, 0, 50, 8
咳: 29, 18, 17, 8
嘔吐: 14, 12, 0, 11
誘因なし: 14, 47, 0, 57

- 基礎疾患
  - 呼吸器症状が強ければ，喘息や気胸の合併などを考える．
  - 糖尿病性ケトアシドーシスや神経因性食思不振症では嘔吐の際の胸腔内圧上昇と栄養障害のためか縦隔気腫を生じやすい．
  - 海外では報告が多いエクスタシー(MDMA)乱用による縦隔気腫は運動量過剰・胸腔内圧上昇が機序と考えられている〔Ann R Coll Surg Engl 2007; 89: 389-93〕．また吸入薬剤使用が76％で見られたとの報告もある〔Ann Emerg Med. 1992 Oct; 21(10): 1222-7〕．
  - 皮膚筋炎〔Ann Rheum Dis. 2000 May; 59(5): 372-6〕や，歯科処置後〔Ann Emerg Med. 1993 Feb; 22(2): 248-50〕の報告例もある．

特発性縦隔気腫の病歴

- 頸部〜前胸部痛が最も多い症状で，呼吸困難が続く．声の変化を自覚する者もいる．
- 咽頭痛は嚥下痛を伴うことも多く，急性上気道炎と間違われることがある．
- 軽度な呼吸困難・会話困難感・発語障害・嚥下困難感・頸部腫脹感は他覚所見に乏しいことがあるが心因性と誤診してはならない．

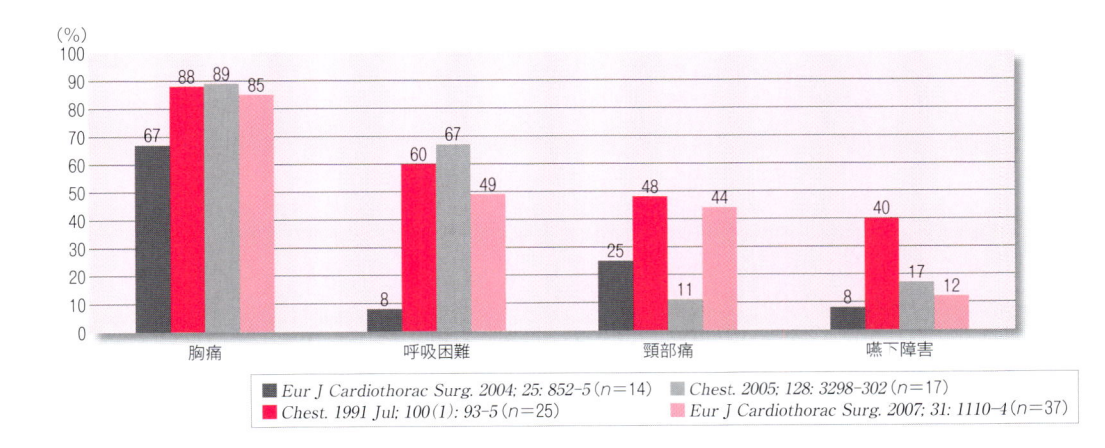

凡例:
- Eur J Cardiothorac Surg. 2004; 25: 852-5 ($n=14$)
- Chest. 1991 Jul; 100(1): 93-5 ($n=25$)
- Chest. 2005; 128: 3298-302 ($n=17$)
- Eur J Cardiothorac Surg. 2007; 31: 1110-4 ($n=37$)

胸痛: 67, 88, 89, 85
呼吸困難: 8, 60, 67, 49
頸部痛: 25, 48, 11, 44
嚥下障害: 8, 40, 17, 12

- 頸部/咽頭痛は80％で嚥下痛を伴う〔*Eur J Cardiothorac Surg. 2007 Jun; 31(6): 1110-4*〕.
- 疼痛部位は頸部〜前胸部だけではなく，背部痛（16％），肩痛（8％），腹痛（4％）として訴えることもある〔*Chest. 1991 Jul; 100(1): 93-5*〕.
- 他の症候としては，しゃべりにくさ（12％）や，ぷつぷつという音や振動を自覚（12％）したり〔*Eur J Cardiothorac Surg. 2007 Jun; 31(6): 1110-4*〕，頸部腫脹（6％），嗄声（6％）を呈することがある〔*Chest. 2005 Nov; 128(5): 3298-302*〕.

特発性縦隔気腫の身体所見

- 皮下気腫は比較的感度の高い徴候で特に頸部で触知することが多い.
- Hamman 徴候の感度は低いが縦隔気腫を示唆する特徴的所見である.

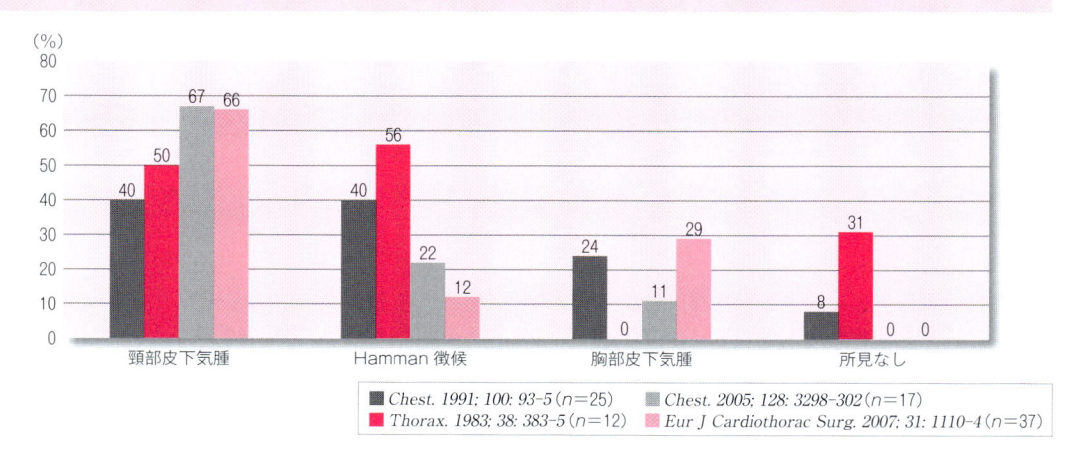

	頸部皮下気腫	Hamman 徴候	胸部皮下気腫	所見なし
Chest. 1991; 100: 93-5 (n=25)	40	40	24	8
Thorax. 1983; 38: 383-5 (n=12)	50	56	0	31
Chest. 2005; 128: 3298-302 (n=17)	67	22	11	0
Eur J Cardiothorac Surg. 2007; 31: 1110-4 (n=37)	66	12	29	0

- Hamman 徴候とは下部前胸部に心拍動に同期した雪を握るような音を聴取することであり縦隔気腫を示唆する．吸気時や左側臥位で聴取しやすい.
- 稀に奇脈（8％）や心音減弱（4％）など，心嚢水貯留に似た所見を認めることもある〔*Chest. 1991 Jul; 100(1): 93-5*〕.

特発性縦隔気腫の検査

- 単純写真では縦隔気腫だけでなく，皮下気腫にも目を配る.
- 胸部単純Ｘ線写真だけではなく頸部側面像も有用である.

- 胸部単純Ｘ線写真
  ▶ 縦隔を念入りに読影することが重要だが，縦隔気腫は感度63％のみで皮下気腫のほうが感度100％とよく見られる所見である〔*Ann Thorac Cardiovasc Surg. 2003 Jun; 9(3): 188-91*〕.
  ▶ 頸部の皮下気腫と咽頭後壁の縦隔気腫は頸椎側面単純Ｘ線写真のほうが描出しやすい.
  ▶ 左右横隔膜が連続して見える所見（continuous diaphragm sign）や，側面像で肺動脈周囲にhaloが見える所見（ring around the artery sign）も知られている.

- 臨床的に特発性食道破裂との鑑別が困難な場合は食道造影検査がなされる.
- 採血上はWBC＝4,230-9,800，CRP＝0.11-1.7 mg/dLと炎症は軽度に留まる〔*Ann Thorac Cardiovasc Surg. 2003 Jun; 9(3): 188-91*〕.

16 胸水の存在診断

胸水の身体所見

- 呼吸音が低下していれば，声音振盪が低下（胸水や気胸）しているか亢進（肺実質充満病変）しているかを確認する．
- 声音振盪が低下している場合は打診で胸水（濁音）と気胸（鼓音）を鑑別する．
- 聴性打診は少量の胸水も検出しうる有用な方法である．
- 胸水貯留のみでは低 O_2 血症を来すことは少なく，心不全や肺炎，無気肺の合併を考える．

- 胸水に対する身体所見（立位 PA 胸部単純写真との比較）

	感度	特異度	LR+	LR−	κ
呼吸音減弱〜消失	88(76-95)	83(78-88)	5.2(3.8-7.1)	0.2(0.1-0.3)	0.89(0.77-1.00)
打診にて濁音	90(78-96)	81(76-86)	4.8(3.6-6.5)	0.1(0.1-0.3)	0.84(0.71-0.94)
（メタ解析‡）	73(61-82)	91(88-93)	8.7(2.2-34)	0.3(0.03-3.3)	
聴性打診	58(44-71)	85(80-89)	3.9(2.6-5.7)	0.5(0.4-0.7)	0.76(0.64-0.84)
（メタ解析‡）	77(71-83)	92(89-94)	7.7(2.4-25)	0.3(0.07-1.0)	
側臥位で変化することを確認†	96(90-98)	100(97-100)	∞	0.04(0.02-0.1)	
非対称性胸郭拡大	74(60-84)	91(86-94)	8.1(5.2-13)	0.3(0.2-0.5)	0.85(0.73-0.98)
声音振盪低下	82(69-91)	86(80-90)	5.7(4.0-8.0)	0.2(0.1-0.4)	0.86(0.74-0.97)
聴性声音振盪低下	76(63-86)	88(83-92)	6.5(4.4-9.6)	0.3(0.2-0.4)	0.78(0.66-0.89)
crackles 欠如	56(42-69)	62(55-68)	1.5(1.1-2.0)	0.7(0.5-1.0)	0.67(0.56-0.79)
胸膜摩擦音	5(1-16)	99(96-100)	3.9(0.8-19)	1.0(0.9-1.0)	−0.02(−0.57-0.78)

Respir Med. 2007; 101: 431-8/† J Gen Intern Med. 1994 Feb; 9(2): 71-4/‡ JAMA. 2009; 301(3): 309-17

▶ 聴性打診（auscultatory percussion）
- 第 12 肋骨先端の 3 cm 尾側，背部鎖骨中線上に聴診器を置く．肺尖部から尾側へ向かっていくつかのレベルで打診する．
- 第 12 肋骨よりも頭側で突然 dull から loud になる水平面を認めれば胸水があると考える．
- 50 mL の胸水でも陽性となりうる［*J Gen Intern Med. 1994 Feb; 9(2): 71-4*］．

▶ ヤギ音は胸水による肺の虚脱を反映しており少量の胸水では陽性とならない．また診断特性に対するデータも乏しい［*Cleve Clin J Med. 2008 Apr; 75(4): 297-303*］．

▶ 呼吸音が減弱した側の胸郭が拡大していれば胸水や気胸を疑い，縮小していれば無気肺を考える．

胸水の画像診断

- 胸部単純 X 線写真による胸水の検出感度は，側臥位正面像＞側面立位像（50 mL）＞正面立位像（200 mL）の順番である．
- 仰臥位 X 線写真では肋骨横隔膜角の鈍化だけではなく片側透過性低下や横隔膜の不鮮明化も組み合わせ，検出感度を高める必要がある．
- 超音波検査は胸部単純 X 線写真よりも感度が高く，生理的な胸水を検出することすらある．

- 胸部立位単純 X 線写真と胸水

	胸水量目安
側面像で肋骨横隔膜角鈍化	50 mL
正面像（PA）で肋骨横隔膜角鈍化	200 mL
横隔膜不鮮明化	500 mL

Acad Radiol. 1996 Feb; 3(2): 103-9

- ▶透過性低下病変があっても心臓，横隔膜，大動脈，胸膜の辺縁が鮮明なら，胸膜腔を自由に移動できる胸水ではない可能性が高い．
  - □稀に見られる肺下胸水の場合は偽横隔膜が肺野と明瞭な辺縁を形成するため胸水との判断が困難であるが，横隔膜の頂点が外側 1/3 へ偏位，偽横隔膜に重なる気管支血管構造なし，胃泡と横隔膜の距離＞2 cm，側面像で meniscus があり，横隔膜の石灰化（あれば）の位置で判断する．

● 側臥位正面像
- ▶胸水を認める 20 例のうち 4 例は立位 X 線では分からずに側臥位正面像で判明する〔Chest. 1978; 74: 170-3〕．
- ▶側臥位正面像では 5-10 mL の胸水が検出が可能であった〔Radiology. 1973 Oct; 109(1): 33-5〕．
- ▶側臥位正面像において 15 mm 以下の胸水では，86％は呼気のほうが描出良好で，16％では呼気でのみ描出する〔Clin Radiol. 1999 Sep; 54(9): 595-7〕．

● 仰臥位単純 X 線写真
- ▶以下の所見を合わせると感度 66％，特異度 89％，LR＋5.9，LR－0.4 である．

仰臥位単純 X 線写真による胸水の検出

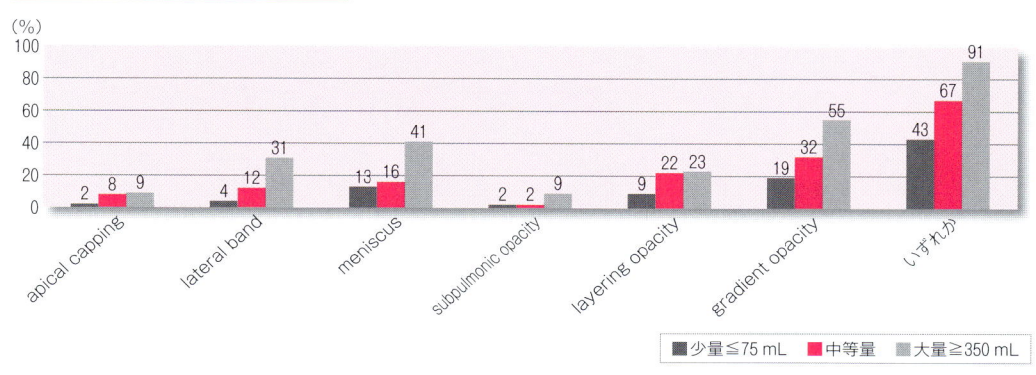

所見	少量≦75 mL	中等量	大量≧350 mL
apical capping	2	8	9
lateral band	4	12	31
meniscus	13	16	41
subpulmonic opacity	2	2	9
layering opacity	9	22	23
gradient opacity	19	32	55
いずれか	43	67	91

AJR Am J Roentgenol. 2010 Feb; 194(2): 407-12

- ▶肺尖部や胸壁との間，CP angle に胸水が貯留すると apical capping, lateral band, meniscus と呼ばれる境界明瞭な透過性低下領域を形成する．横隔膜直上に胸水が貯留すると片側の横隔膜挙上に見えることもある（subpulmonic opacity）．また，体位によって肺野全体が均一もしくは重力分布に従って透過性が低下する layering/gradient opacity はよく認める所見である．

● 超音波検査
- ▶胸部単純写真（立位正面像や呼気側臥位正面像）よりも超音波検査のほうが診断特性は優れる〔J Clin Ultrasound. 2003 Feb; 31(2): 69-74〕．
- ▶健常者でも 2-10 mL の胸水は生理的胸水として存在するが〔Eur J Radiol. 2000 May; 34(2): 87-97〕，健常者に側臥位で超音波検査を行うと 2 mm 以上の胸水は 28 例/106 例で確認される（平均 2.9±0.4 mm）．17 例は両側性だが 11 例は片側性であったという報告がある〔J Clin Ultrasound. 2005 Oct; 33(8): 386-9〕．
- ▶外傷性血胸の診断において，仰臥位では胸部単純 X 線写真より超音波検査のほうが胸水の検出に優れる．

	感度	特異度	LR＋	LR－
超音波検査	96-98	99-100	120-∞	0.02-0.04
胸部単純 X 線写真	76-96	100	∞	0.04-0.25

Ann Emerg Med. 1997 Mar; 29(3): 312-5/Acad Emerg Med. 2005 Sep; 12(9): 844-9 より改変

17 胸水の原因検索

胸水の原因疾患

- 大量胸水ならば悪性疾患，肺炎随伴胸水・膿胸，結核が原因であることが多い．
- 漏出性胸水は左心不全，肝硬変，ネフローゼ症候群，低栄養の4つが多く，胸水の特殊検査や胸膜生検などの検査は必要としない．
- 滲出性胸水は細菌感染症，結核，悪性疾患が3大疾患だが鑑別は多い．
- 甲状腺機能低下症や肺塞栓症は漏出性胸水，滲出性胸水のどちらも取りうる．

大量胸水の原因

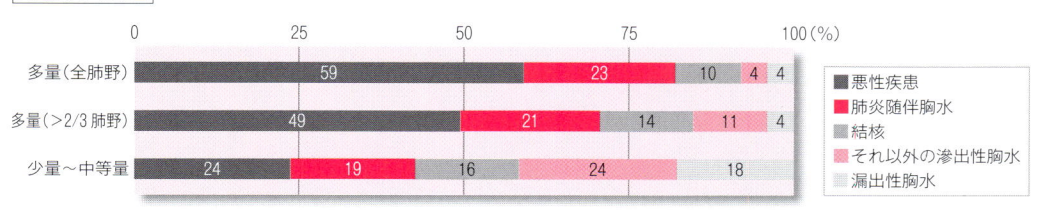

	悪性疾患	肺炎随伴胸水	結核	それ以外の滲出性胸水	漏出性胸水
多量（全肺野）	59	23	10	4	4
多量（>2/3肺野）	49	21	14	11	4
少量〜中等量	24	19	16	24	18

Chest. 2003 Sep; 124(3): 978-83

漏出性胸水の原因

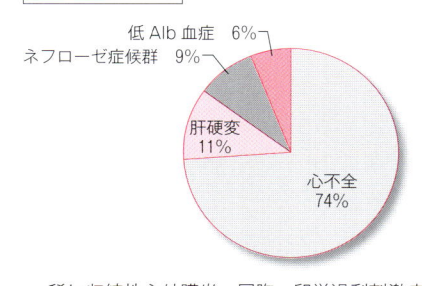

- 心不全 74%
- 肝硬変 11%
- ネフローゼ症候群 9%
- 低Alb血症 6%

稀に収縮性心外膜炎，尿胸，卵巣過剰刺激症候群・Meigs症候群がある．

滲出性胸水の原因

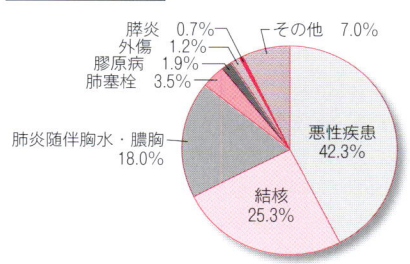

- 悪性疾患 42.3%
- 結核 25.3%
- 肺炎随伴胸水・膿胸 18.0%
- 肺塞栓 3.5%
- 膠原病 1.9%
- 外傷 1.2%
- 膵炎 0.7%
- その他 7.0%

上記以外に良性アスベスト症，心筋梗塞後症候群，yellow nail症候群，薬剤性胸膜炎（アミオダロン・ニトロフラントイン・フェニトイン・メトトレキサートの報告が多い），真菌感染症などがある．

Chest. 2002 Jun; 121(6): 1916-20／Am J Respir Crit Care Med. 2003 Jun 15; 167(12): 1591-9 より改変

- **漏出性胸水**
  - ▶心不全では左胸腔は心拍動にてリンパ還流が促進されるため右に胸水が貯留しやすいとされるが〔Am J Med. 1957 Jan; 22(1): 83-9〕，左右いずれに優位に貯留してもよい．

X線写真における心不全による胸水の左右差

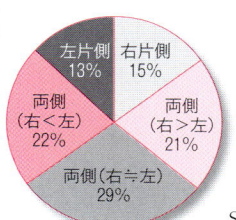

- 右片側 15%
- 左片側 13%
- 両側（右>左）21%
- 両側（右<左）22%
- 両側（右≒左）29%

South Med J. 2005 May; 98(5): 518-23（n=120）

- □胸水は肺動脈圧と肺動脈楔入圧には関連あるが右房圧には関連なく〔Am Rev Respir Dis. 1985 Dec; 132(6): 1253-6〕，純粋な右心不全で胸水が貯留するのは稀である〔Chest. 1987 Dec; 92(6): 967-70〕．

▶肝硬変症では横隔膜の小さな欠損から腹水が胸腔の陰圧で吸い上げられることにより 5-10％で胸水を呈する．胸水は右が 85％，左 13％，両側 2％と右側に多い．胸水の性状はほぼ腹水と同じだが濃縮傾向がある〔Aliment Pharmacol Ther. 2004 Aug 1; 20(3): 271-9〕．
  □腹膜透析でも同様のメカニズムで右に胸水がたまることが 2％である〔Am J Nephrol. 1989; 9(5): 363-7〕．
▶尿胸は外傷や水腎などがある場合に疑う．蛋白は 0.06-0.7 g/dL と低いが，LDH は 58-2,475 U/L，糖は 0-172 mg/dL，pH は 7.00-7.50 と多様である．診断には胸水 Cr/血清 Cr＞1（平均は 9.15〔1.09-19.8〕）が有用である〔Respiration. 2004 Sep-Oct; 71(5): 533-6〕．

- 甲状腺機能低下症の胸水の性状は一定しない〔Chest. 1990 Nov; 98(5): 1130-2〕．
- 肺塞栓症
  ▶胸水は片側性でも両側性でもよいし，胸水の程度はさまざまである．
    □単純 X 線写真では 32％，CT では 47％に胸水を認める．片側性（85％）で 1/3 以下の少量であることが多い（90％）〔Respirology. 2007 Mar; 12(2): 234-9〕．
    □胸部単純 X 線写真では片側大量胸水（21％），片側少量胸水（16％），両側大量胸水（12％），両側少量胸水（8％），胸水なし（36％）とさまざまな胸水貯留を呈する（横隔膜ドームより 1 cm までの胸水を少量と定義）〔J Nucl Med. 1996 Aug; 37(8): 1310-3〕．
  ▶胸水の性状もさまざまである．
    □60 例の症例報告では全例が滲出性胸水で，67％で RBC＞10 万/μL，60％で好中球優位で，好酸球＞10％も 18％認める．中皮細胞活性化を認めることが多いという報告〔Chest. 2002 Feb; 121(2): 465-9〕や，26 例全例が滲出性胸水で 58％が RBC＞1 万/μL，46％が好中球優位であるという報告がある〔Respirology. 2007 Mar; 12(2): 234-9〕．
    □一方で 25％近くは漏出性であるという報告もある〔Clin Chest Med. 1985 Mar; 6(1): 77-81〕．

滲出性胸水の診断

- Light 基準（蛋白比＞0.5，LDH 比＞0.6，LDH＞血清 LDH 正常上限 2/3 のうち，1 つでも満たせば滲出性と判断）は滲出性胸水（癌性胸膜炎，結核性胸膜炎，肺炎伴胸水）に対して感度が高い．
- 漏出性胸水でも利尿剤による胸水濃縮で滲出性と判定されることがある．
- カットオフ値に値が近い場合の判断は慎重に行う必要がある．

- Light 基準（蛋白比＞0.5，LDH 比＞0.6，LDH＞血清 LDH 正常上限 2/3 のうち，1 つでも満たせば滲出性と判断）
  ▶心不全，肝硬変，ネフローゼ症候群による胸水を漏出性と定義し，それ以外の癌性胸膜炎，肺炎随伴胸水，結核性胸膜炎などを滲出性と定義した場合

	感度	特異度	LR+	LR−	PPV	NPV
Light 基準	98.3(96.6-100)	76.1(65.1-87.1)	4.1	0.02	94.7(92.0-97.4)	91.1(82.7-99.4)

Chest. 1999 Dec; 116(6): 1833-6

  ▶通常は漏出性胸水ならばそれ以上の胸水検査や胸膜生検は必要ないが，悪性疾患の 1-10％が Light 基準では漏出性であり，漏出性胸水の原因が不明であれば細胞診はオーダーしてよい〔Chest. 1999 Dec; 116(6): 1836-7〕．

- 利尿剤を使用すると漏出性胸水は偽性滲出性胸水となりうる．

	利尿剤投与前	利尿剤投与後
TP(g/dL)	2.3±0.7	3.3±0.9
Alb(g/dL)	1.3±0.4	1.8±0.6
LDH(U/L)	177±62	288±90

Am J Med. 2001 Jun 15; 110(9): 681-6

- 胸水の性状による滲出性胸水の診断
  - 心不全，肝硬変，ネフローゼ症候群，低アルブミン血症による胸水を漏出性と定義し，それ以外の癌性胸膜炎，結核性胸膜炎，肺炎随伴胸水，肺塞栓，膠原病，外傷，膵炎などを滲出性と定義した場合．

胸水/血清蛋白	SSLR*	感度	特異度
0.71≦	93(2.3-371)	43.0	99.5
0.66-0.70	32(7.9-128)	57.7	99.1
0.61-0.65	4.2(2.4-7.4)	70.4	96.1
0.56-0.60	3.6(2.1-6.3)	81.1	93.1
0.51-0.55	1.5(0.94-2.4)	88.4	88.2
0.46-0.50	0.48(0.32-0.70)	92.9	78.8
0.41-0.45	0.27(0.18-0.41)	95.7	68.1
0.36-0.40	0.15(0.09-0.25)	97.2	58.0
0.31-0.35	0.07(0.03-0.13)	98.0	46.2
≦0.30	0.04(003-0.06)	100.0	0.0

*SSLR：stratum-specific likelihood ratio（層別尤度比）

LDH胸水/血清上限	SSLR	感度	特異度
1.01≦	28(15-51)	62.1	97.7
0.91-1.00	5.2(1.9-14)	66.8	96.8
0.81-0.90	2.6(1.2-5.7)	70.9	95.3
0.71-0.80	2.3(1.2-4.3)	76.6	92.8
0.61-0.70	1.7(1.0-2.8)	83.5	88.7
0.51-0.60	0.56(0.9-0.8)	88.5	79.7
0.41-0.50	0.34(0.25-0.47)	93.5	65.1
0.31-0.40	0.21(0.15-0.29)	97.8	44.8
0.21-0.30	0.06(0.04-0.10)	99.2	21.8
≦0.20	0.04(0.02-0.07)	100.0	0.0

胸水/血清LDH	SSLR	感度	特異度
1.11≦	21(12-36)	63.6	97.0
1.01-1.10	6.5(2.1-21)	8.1	96.3
0.91-1.0	7.2(2.2-23)	73.1	95.6
0.81-0.90	2.5(1.3-4.9)	79.0	93.3
0.71-0.80	1.3(0.78-2.1)	84.9	88.7
0.61-0.70	0.91(0.58-1.44)	89.9	83.1
0.51-0.60	0.42(0.27-0.64)	93.4	74.8
0.41-0.50	0.18(0.12-0.27)	96.2	59.5
0.31-0.40	0.08(0.05-0.12)	98.2	33.8
≦0.30	0.05(0.04-0.08)	100.0	0.0

Am J Respir Crit Care Med. 2003 Jun 15; 167(12): 1591-9

滲出性胸水の原因鑑別

- 好中球優位であれば細菌感染と肺塞栓，膠原病を考える．
- リンパ球優位であれば結核，悪性疾患，肺塞栓，膠原病と鑑別は多岐にわたり，原因不明も多い．
- 血性胸水は悪性腫瘍・肺塞栓・外傷が多い．
- 好酸球性胸水であることはあまり鑑別には有用ではない．
- 乳び胸は悪性リンパ腫をはじめとする悪性疾患，外傷，医原性が多い．

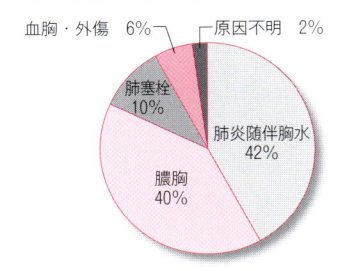

好中球優位（n=48）
- 肺炎随伴胸水 42%
- 膿胸 40%
- 肺塞栓 10%
- 血胸・外傷 6%
- 原因不明 2%

関節リウマチやSLEではリンパ球優位だけでなく，好中球優位の場合もある．特に関節リウマチではpH低値・糖低値・LDH高値を伴い一見膿胸を疑わせることがある．

Medicina(Kaunas). 2002; 38(12): 1171-8

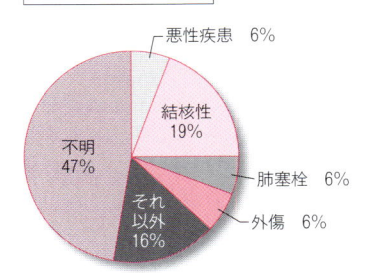

リンパ球優位（n=63）
- 不明 47%
- 結核性 19%
- それ以外 16%
- 悪性疾患 6%
- 肺塞栓 6%
- 外傷 6%

リンパ腫，関節リウマチ，サルコイドーシス，乳び胸など鑑別は多岐にわたる．

Medicina(Kaunas). 2002; 38(12): 1171-8

血性胸水(赤血球>10万/μL)(n=22)

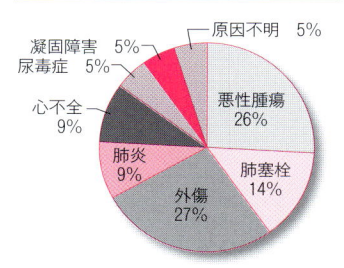

- 悪性腫瘍 26%
- 肺塞栓 14%
- 外傷 27%
- 肺炎 9%
- 心不全 9%
- 尿毒症 5%
- 凝固障害 5%
- 原因不明 5%

左の血性胸水は大動脈解離あるいは大動脈瘤からのリークであることもある〔Chest. 1994 Aug; 106 (2): 636-8〕.

Medicina(Kaunas). 2002; 38(12): 1171-8

好酸球性胸水(>10%)(n=45)

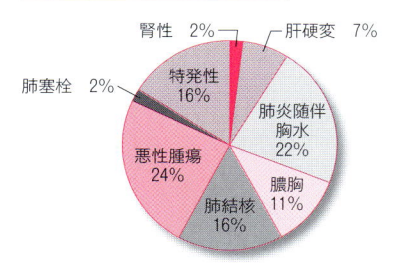

- 腎性 2%
- 肝硬変 7%
- 特発性 16%
- 肺炎随伴胸水 22%
- 膿胸 11%
- 肺結核 16%
- 悪性腫瘍 24%
- 肺塞栓 2%

以前の穿刺との関連が12.5%であり，空気(31%)・血液(12.5%)の混入が関連する〔Medicina(Kaunas). 2002; 38(12): 1171-8〕. 初回穿刺でも良性疾患の診断に有用ではない．好酸球の程度にもよらない〔Eur Respir J. 2000 Jan; 15(1): 166-9〕. 薬剤性・寄生虫の診断には有用かも知れない．

Eur Respir J. 2000 Jan; 15(1): 166-9

● 乳び胸

乳び胸(中性脂肪>110 mg/dL)(n=191)

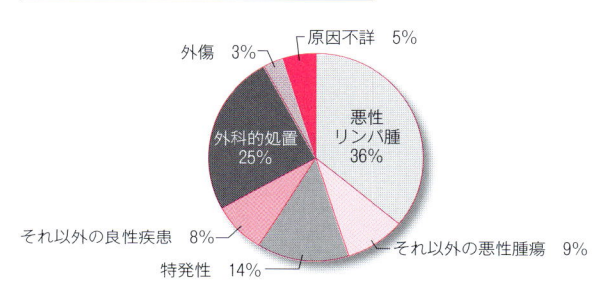

- 悪性リンパ腫 36%
- それ以外の悪性腫瘍 9%
- 特発性 14%
- それ以外の良性疾患 8%
- 外科的処置 25%
- 外傷 3%
- 原因不詳 5%

Chest. 1992 Aug; 102(2): 586-91

▶ 他に結核，サルコイドーシス，アミロイドーシス，リンパ血管筋腫症(LAM)，肝硬変症，静脈閉塞が原因として知られる．

▶ 外傷後1-2週間遅れて発症してもよく，脂肪摂取が制限されていた場合は数か月遅れて見つかることもある．

▶ 胸水中の中性脂肪が50-110 mg/dLではボーダーラインなので胸水中のコレステロール低値を確認する〔Mayo Clin Proc. 1980 Nov; 55(11): 700-4〕．慢性炎症があるとコレステロールが蓄積するため〔Respiration. 1991; 58(5-6): 294-300〕，偽性乳び胸では胸水中の総コレステロールが200 mg/dL以上となる．

▶ リンパ管損傷のみであれば，リンパ球優位で蛋白は高いがLDHは低いはずであり，蛋白が低かったりLDHが高ければ別の併存疾患を考えるべきである〔Chest. 2008 Jun; 133(6): 1436-41〕.

胸水追加検査による滲出性胸水の分類

- 胸水中のアミラーゼ高値は軽度であれば膵炎や食道破裂よりも悪性疾患を考える．
- SLEによる胸膜炎であれば胸水中の抗核抗体は高値となる．
- リウマチ性の胸水にはリウマトイド因子陽性以外に胸水糖が低いことや胸水C4(mg/dL)<胸水蛋白(g/dL)であることが診断に有用である．

●胸水中アミラーゼ高値

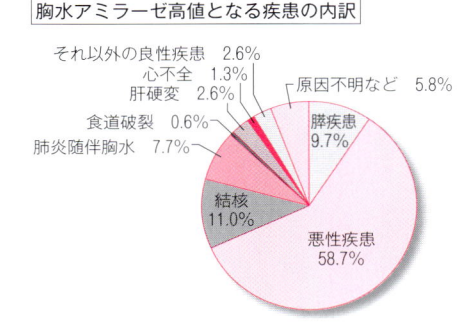

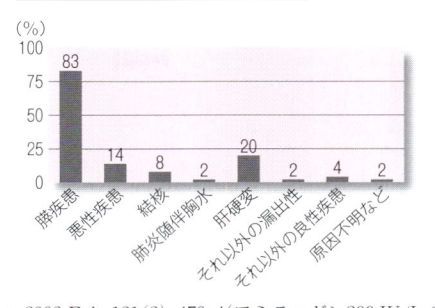

胸水アミラーゼ高値となる疾患の内訳
- それ以外の良性疾患 2.6%
- 心不全 1.3%
- 肝硬変 2.6%
- 食道破裂 0.6%
- 肺炎随伴胸水 7.7%
- 結核 11.0%
- 悪性疾患 58.7%
- 膵疾患 9.7%
- 原因不明など 5.8%

胸水アミラーゼが高値となる頻度 (%)
- 膵疾患 83
- 悪性疾患 14
- 結核 8
- 肺炎随伴胸水 2
- 肝硬変 20
- それ以外の漏出性 2
- それ以外の良性疾患 4
- 原因不明など 2

Chest. 2002 Feb; 121(2): 470-4(アミラーゼ>200 IU/L の 66 例)
Arch Intern Med. 2001 Jan 22; 161(2): 228-32(アミラーゼ>正常上限の 88 例)

▶ 膵疾患では胸水/血清アミラーゼ比は 18±6.3 で，それ以外の疾患の 4.8±1.3 よりも高値となる．また，膵型アミラーゼが高値なのが特徴である〔*Chest. 1992 Nov; 102(5): 1455-9*〕．

●胸水中抗核抗体(ANA)による SLE における胸水貯留の診断

	感度	特異度	LR+	LR−	
胸水中 ANA≧40 倍	100(52-100)	90(80-95)	9.5(4.9-18)	0	*Chest. 1994 Sep; 106(3): 866-71*
胸水中 ANA≧160 倍	100(75-100)	94(90-96)	16(9.8-25)	0	*Lupus. 2007; 16(1): 25-7*

●関節リウマチによる胸水貯留の診断

	感度	特異度	LR+	LR−
リウマトイド因子≧20 倍	100(40-100)	88(67-97)	8.0(2.8-23)	0

J Clin Pathol. 1971 Mar; 24(2): 95-106

●胸水中補体

	結核性胸膜炎	リウマチ性胸膜炎	悪性疾患
血清 C3(mg/dL)	98[86-111]	99[85-108]	109[98-116]
血清 C4(mg/dL)	43[26-55]	36[31-42]	44[38-51]
胸水 C3(mg/dL)	50[33-63]	28[25-36]	44[33-53]
胸水 C4(mg/dL)	20[7-30]	5[4-6]	14[9-18]

Chest. 1998 Sep; 114(3): 723-39

各疾患群における胸水 C4 (平均値± SD で表示)

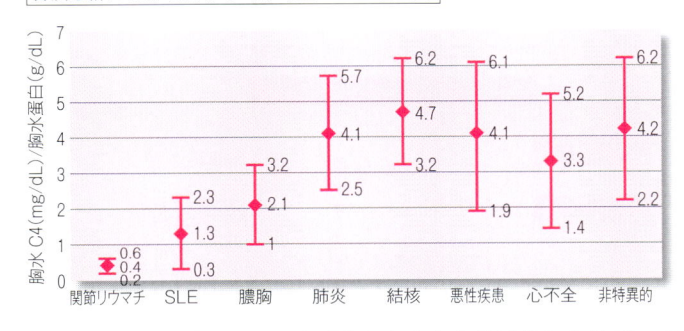

胸水 C4 (mg/dL)/胸水蛋白 (g/dL)

- 関節リウマチ: 0.4 (0.2-0.6) / 0.3
- SLE: 1.3 (0.3-2.3)
- 膿胸: 2.1 (1-3.2)
- 肺炎: 4.1 (2.5-5.7)
- 結核: 4.7 (3.2-6.2)
- 悪性疾患: 4.1 (1.9-6.1)
- 心不全: 3.3 (1.4-5.2)
- 非特異的: 4.2 (2.2-6.2)

Thorax. 1982 May; 37(5): 354-61

▶ 関節リウマチと SLE では両者とも胸水中低補体となるが，pH や糖が低く LDH が高ければ関節リウマチを考える．例えば関節リウマチによる胸水では 70-80% の症例で胸水糖は 30 mg/dL 以下であるという報告がある〔*Arch Intern Med. 1971 Nov; 128(5): 764-8*〕．ただしリウマチ性胸膜炎の 15-20% ではこれらの所見を認めず，特に急性経過ではその傾向がある〔*Chest. 1993 Jul; 104(1): 262-70*〕．

▶ 一方血清の 2 倍以上の胸水 C3 値があれば悪性腫瘍を疑う〔*Respir Med. 1997 Oct; 91(9): 517-23*〕．

▶ 胸水中の免疫複合体 C1q が高値であれば SLE よりは関節リウマチを考える〔Ann Intern Med. 1980 Jun; 92(6): 748-52〕.

18 悪性腫瘍による胸水

悪性腫瘍による胸水
- 肺癌, 乳癌, リンパ腫, 卵巣癌, 胃癌によるものが多い.

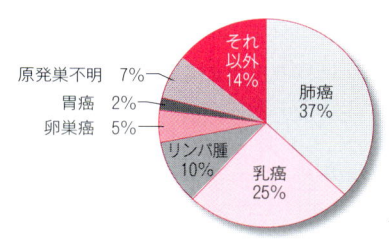

Eur Respir J. 1997 Aug; 10(8): 1907-13 (n=1,783)

悪性腫瘍による胸水の特徴
- 悪性腫瘍の既往があり片側性胸水貯留を認めれば, 違うと分かるまでは悪性腫瘍による胸水を疑う.
- 慢性経過, 体重減少を伴う場合, 大量胸水, 血性胸水であれば可能性は高くなるが, 発熱を伴っていれば可能性は下がる.

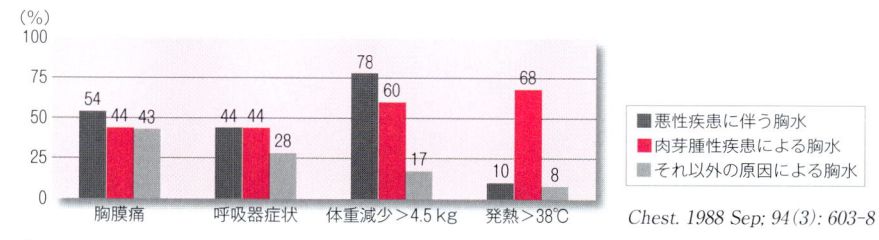

Chest. 1988 Sep; 94(3): 603-8

- 胸水貯留患者における癌性胸水の診断

	感度	特異度	LR＋	LR−
悪性腫瘍の既往	39	98.4	24	0.6
7 日以上の経過	70	50	1.4	0.6
30 日以上の経過†	90	46.6	1.7	0.2
発熱なし	63	73	2.3	0.5
発熱なし（<37℃）†	94	34.9	1.4	0.2
胸痛†	68	60.5	1.7	0.5
鈍い胸痛	34	89	3.1	0.7
胸膜痛	24	49	0.5	1.6
大量胸水（75％以上）†	40	86.1	2.9	0.7
胸水血液混入†	70	81.4	3.8	0.4
胸部 X 線異常陰影†＊	38	86.1	2.7	0.7
胸部 CT にて異常陰影†＊	92	81.4	4.9	0.1

＊異常陰影とは肺内/胸膜腫瘤, 無気肺, 縦隔リンパ節腫脹を指す.
Chest. 1995 Jun; 107(6): 1598-603 / † Chest. 2005 Mar; 127(3): 1017-22

胸水の腫瘍マーカー

- 胸部に明らかな腫瘍がなければ CEA が有用である．CYFRA 21-1 や CA 15-3 を加えて測定してもよい．
- 原発性肺癌の鑑別であれば，CEA と ProGRP，CYFRA 21-1 の組み合わせがよい．

● 胸水中腫瘍マーカーによる悪性疾患による胸水の鑑別

	感度	特異度	LR+	LR−	accuracy
CEA (>5 ng/mL)	63.6	98.6	45	0.4	85.3
CA 15-3 (>30 U/mL)	41.5	96.9	13	0.6	75.2
CYFRA 21-1 (>3.3 ng/mL)	59.1	80.5	3.0	0.5	72.4
CA 19-9 (>37 U/mL)	25	100	∞	0.8	71.5
CA 125 (>35 U/mL)	97.7	5.5	1.0	0.4	40.5
CEA+CYFRA 21-1	82	82	4.6	0.2	81.9
CEA+CA 15-3	73	82	4.1	0.3	78.5
CEA+CA 15-3+CYFRA 21-1	91	78	4.1	0.1	82.8

Oncologist. 2005 Aug; 10(7): 501-7

▶ メタ解析では CEA〔感度 45.9(43.2-48.5)％，特異度 97.0(96.0-97.8)％〕と，CYFRA 21-1〔47.3(44.0-50.6)％，91.8(89.5-93.7)％〕の診断特性は同等である〔J Clin Lab Anal. 2007; 21(6): 398-405〕．

▶ メタ解析では CYFRA 21-1（感度 55％，特異度 91％），CA 15-3（51％，96％），CA 19-9（25％，96％），CA 125（48％，85％）のうち前 2 者がより有用である〔Thorax. 2008 Jan; 63(1): 35-41〕．

▶ カットオフ値については，CEA は 3-50 ng/mL，CYFRA は 8-175 ng/mL と報告はさまざまである〔Chest. 2005 Oct; 128(4): 2298-303〕．

▶ 非悪性胸水のうち 9％で CEA>10 ng/mL となる〔特に膿胸(100％)，複雑性肺炎随伴胸水(50％)をはじめとして，結核，膵炎，肝硬変など〕〔Chest. 1997 Mar; 111(3): 643-7〕．

▶ CA 125 は単なる漿膜刺激のマーカーといえる．

● 胸水腫瘍マーカー陽性率

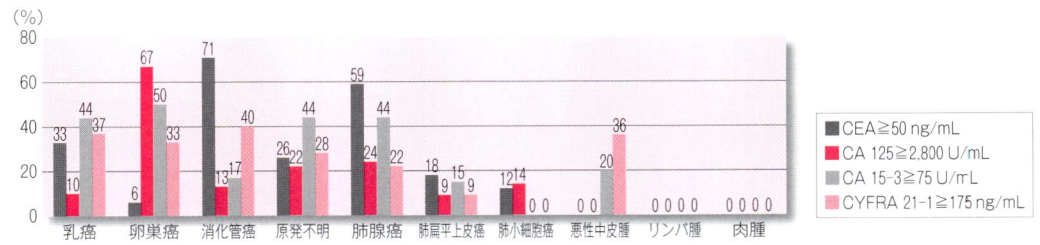

Chest. 2004 Dec; 126(6): 1757-63

● 原発性肺癌の鑑別

	肺腺癌	扁平上皮癌	小細胞癌	良性疾患	カットオフ	感度	特異度
血清 CEA(ng/mL)	37±58	4.7±2.1	42±60	2.1±1.7	5	67.6	92.9
胸水 CEA(ng/mL)	766±1,435	355±764	572±1,346	1.6±2.1	5	82.4	93.8
血清 NSE(ng/mL)	18±19	142±265	54±59	12.4±4.7	20	34.4	92.9
胸水 NSE(ng/mL)	22±31	11±13	91±86	9.2±7.2	20	36.4	93.8
血清 CYFRA 21-1(ng/mL)	14±39	19±18	12±25	0	3.3	45.2	100
胸水 CYFRA 21-1(ng/mL)	60±50	94±57	45±44	23±23	45	60.6	81.3

Chest. 2005 Oct; 128(4): 2298-303

▶ CEA>(8.1 ng/mL)，ProGRP(>23.2 pg/mL)，CYFRA 21-1(>65 ng/mL)，CA 125(>660 U/mL)，NCC-ST-439(>2.6 U/mL)，CA 19-9(>10 U/mL)，SLX(>140 U/mL)，SCC(>0.6 ng/mL)，NSE(>5 ng/mL)のうち，CEA〔±ProGRP(±CYFRA)〕が良い組み合わせである〔Nihon Kokyuki Gakkai Zasshi. 2002 Feb; 40(2): 106-12〕．

▶ 肺癌による胸水の診断には ProGRP，NSE，CYFRA 21-1，CEA，CA 15-3，CA 19-9 のうち，CEA と ProGRP，CYFRA 21-1 の組み合わせがよい〔Zhonghua Lao Dong Wei Sheng Zhi Ye Bing Za Zhi. 2008 Jan; 26(1): 34-8〕．

細胞診・生検・造影 CT

- 細胞診は 50 mL 以上を検体として提出するが，感度は 60% と高くはないので癌性胸膜炎を除外するためには繰り返して検査を行う．
- 胸膜生検は画像ガイド下で施行すれば 90% の感度を誇る．
- 造影 CT にて縦隔を含み 1 周する胸膜肥厚，胸膜結節や胸膜不整で 1 cm 以上の肥厚，周囲組織への浸潤のいずれかがあれば悪性腫瘍の可能性が非常に高い．石灰化病変がある場合は悪性疾患の可能性は下がる．

- 細胞診
  ▶ 胸水細胞診は感度 61.6% である〔Thorax. 2003; 58: ii8-ii17〕．胸水細胞診は繰り返すことでさらに 10% で陽性の結果が得られる〔BMJ. 2007 Jan 27; 334(7586): 206-7〕．
  ▶ 検体は最低 50 mL 以上を採取する．
    □ 10 mL よりも 60 mL のほうが感度は高いが，150 mL としても感度は変わらない〔Chest. 2010 Jan; 137(1): 68-73〕．
    □ 50 mL でも 250 mL でも感度は変わらない〔Chest. 2009 Apr; 135(4): 999-1001〕．

- 胸膜生検
  ▶ ブラインド胸膜生検では細胞診より感度が 7-27% 高い．最低 4 か所からの検体採取が必要である〔Postgrad Med J. 2005 Nov; 81(961): 702-10〕．

	感度	特異度	LR+	LR−
ブラインド生検	47(24-72)	100(60-100)	∞	0.5(0.3-0.8)
画像ガイド下生検	87(58-98)	100(66-100)	∞	0.13(0.04-0.5)

Lancet. 2003 Apr 19; 361(9366): 1326-30

- 胸部 CT

	感度	特異度	LR+	LR−
胸膜肥厚が縦隔まで波及	74(53-88)	93(66-100)	11(1.7-75)	0.3(0.2-0.5)
胸郭を 1 周する胸膜肥厚	30(15-50)	100(75-99)	∞	0.7(0.6-0.9)
結節形成	48(29-68)	87(58-98)	3.6(0.9-14)	0.6(0.4-0.9)
不整な胸膜	37(20-58)	93(66-100)	5.6(0.8-39)	0.7(0.5-0.9)
胸壁や横隔膜への浸潤	30(15-50)	100(75-99)	∞	0.7(0.6-0.9)
石灰化病変	4(0-21)	67(39-87)	0.1(0-0.9)	1.4(1.3-1.6)
胸膜結節や胸膜不整で 1 cm 以上の肥厚†	84(67-94)	100(60-100)	∞	0.2(0.07-0.4)

Chest. 2000 Sep; 118(3): 604-9/ † Clin Radiol. 2001 Mar; 56(3): 193-6

悪性リンパ腫

- 多くは縦隔腫瘤性病変などの他の病変を伴っているが，primary effusion lymphoma (PEL) と pyothorax associated lymphoma (PAL) は腫瘤形成を伴わない．
- PEL の多くは HIV 患者に発症し HHV-8 と関連が強く，PAL は慢性膿胸から発症し EBV と関連が強い主に B 細胞系のリンパ腫である．
- 細胞診以外にフローサイトメトリーや遺伝子検査が診断に有用である．

  - 細胞診は 22.2-94.1% の感度．形態的には感度 85%，特異度 95% 以上で診断できるが，フローサイトメトリーを併用すればほぼ 100% の診断特性であるとされる〔Diagn Cytopathol. 2006 May; 34(5): 335-47〕．

しかしながらフローサイトメトリーだけでは診断がつかずに免疫関連遺伝子再構成の検査を必要としたという報告もある〔Acta Cytol. 2008 Mar-Apr; 52(2): 231-4〕.

- primary effusion lymphoma(PEL)
  ▶ HIV 患者では非 Hodgkin リンパ腫(NHL)の発症リスクは 60-200 倍で，HIV 患者のうち 5-20％が一生のうちに非 Hodgkin リンパ腫を発症する．AIDS 関連疾患の 3-4％が NHL であり，HIV による NHL の 5％未満が PEL である．
  ▶ PEL では CD4 は平均 84-192/μL，Kaposi 肉腫先行が 27-71％，multicentric Castleman 病の先行が 9-43％であり，胸膜病変が 60-89％，心膜病変が 0-32％，腹膜病変が 27-61％，体腔外病変が 13-71％．平均寿命は半年程度である〔Oncologist. 2007 May; 12(5): 569-76〕．
  ▶ HIV 患者では HHV-8 は 100％で関連があり，EBV は 50-90％で関連があるが，HIV 患者でない場合はそうとも限らず，多くは non-T，non-B で高悪性度とされる．

悪性中皮腫

- 過去の職歴のみならず家族の職歴や住居周囲にある工場を含んだアスベストの曝露歴の聴取が重要である．
- 細胞診と胸水ヒアルロン酸≧75,000 ng/mL の両者を合わせても感度は 70％しかなく，診断には生検を必要とすることも多い．
- 胸水 pH＜7.30 や胸水 CYFRA 21-1 高値は悪性中皮腫に矛盾しないが，胸水 CEA が高値ならば悪性中皮腫は否定的である．

- 胸水ヒアルロン酸（単位に注意が必要）

	感度	特異度	LR＋	LR－
胸水ヒアルロン酸≧100 mg/L	73(45-91)	90(80-96)	7.3(3.4-15.8)	0.3(0.1-0.7)

Chest. 1988 Nov; 94(5): 1037-9

▶ 各種疾患と胸水ヒアルロン酸値（最低値，平均値，最高値を記す）

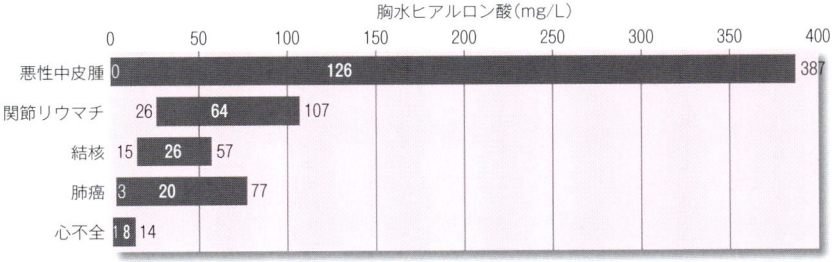

胸水ヒアルロン酸(mg/L)

疾患	最低値	平均値	最高値
悪性中皮腫	0	126	387
関節リウマチ	26	64	107
結核	15	26	57
肺癌	3	20	77
心不全	1	8	14

Eur Respir J. 1999 Mar; 13(3): 519-22

悪性中皮腫におけるヒアルロン酸と細胞診の結果

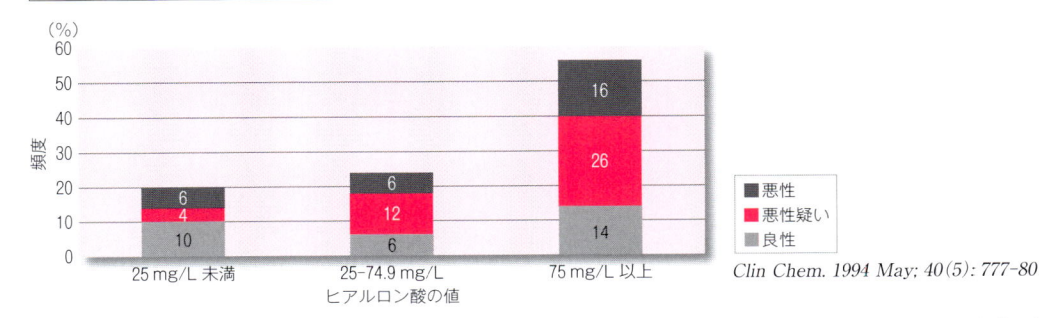

ヒアルロン酸の値	良性	悪性疑い	悪性
25 mg/L 未満	10	4	6
25-74.9 mg/L	6	12	6
75 mg/L 以上	14	26	16

Clin Chem. 1994 May; 40(5): 777-80

- 悪性中皮腫は胸水 pH が平均 7.22±0.06 と他の悪性腫瘍の 7.33±0.01 と比較して低い．また胸水/血清の糖低下や pH 低下は予後不良因子でもある〔Chest. 1991 Oct; 100(4): 1003-6〕．

悪性中皮腫における胸水中腫瘍マーカー陽性率

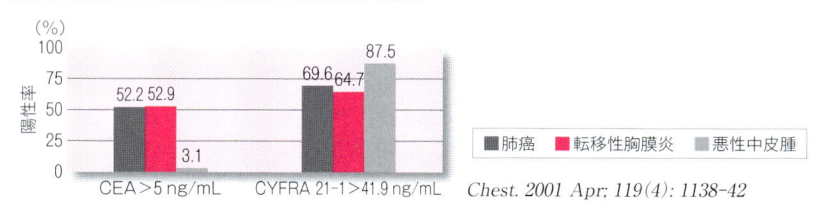

	CEA>5 ng/mL	CYFRA 21-1>41.9 ng/mL
肺癌	52.2	69.6
転移性胸膜炎	52.9	64.7
悪性中皮腫	3.1	87.5

Chest. 2001 Apr; 119(4): 1138-42

- 胸膜生検

	感度
画像ガイド針生検	86(64-96)
胸腔鏡生検	94(83-98)
開胸生検	100(80-100)

Radiology. 2006 Nov; 241(2): 589-94

19 結核性胸膜炎

結核性胸膜炎の臨床症状

- 1/3の症例が1週間以内，1/3の症例が1か月以上の発熱や咳嗽，胸痛で発症する．
- 結核の既往がなくツベルクリン反応が陰性であっても結核性胸膜炎は否定できない．

- 1/3が1週間以内の経過で，2/3は1か月以内の経過である〔Arch Intern Med. 1968 Oct; 122(4): 329-32〕．

結核性胸膜炎の症候 (n=106)

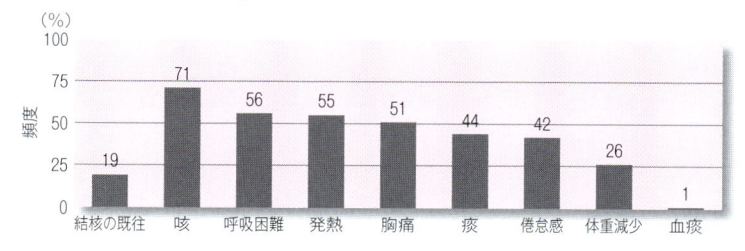

結核の既往	咳	呼吸困難	発熱	胸痛	痰	倦怠感	体重減少	血痰
19	71	56	55	51	44	42	26	1

注：単純X線写真で67%，胸部CTで86%に肺実質陰影ある症例の報告で，純粋な胸膜炎のみではない．

Chest. 2006 May; 129(5): 1253-8

診断根拠

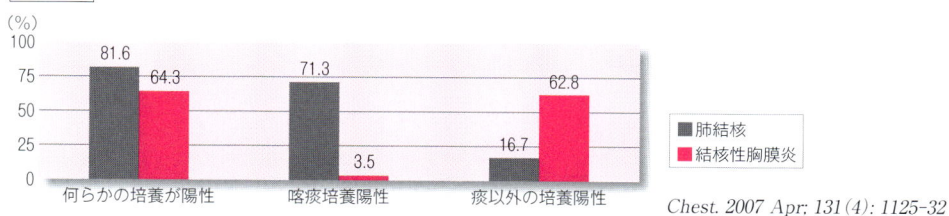

	肺結核	結核性胸膜炎
何らかの培養が陽性	81.6	64.3
喀痰培養陽性	71.3	3.5
痰以外の培養陽性	16.7	62.8

Chest. 2007 Apr; 131(4): 1125-32

- ツベルクリン反応

	感度	特異度	LR+	LR-
ツベルクリン反応	57	64	1.6	0.7

Chest. 2000 Nov; 118(5): 1355-64

▶ 発症6-8週間後にはほとんどの症例でツベルクリン反応は陽性となるとされるが〔Chest. 2007 Mar; 131(3): 880-9〕，発症初期における感度は高くない．

結核性胸膜炎の胸水検査

- 胸水は蛋白含有量が多く濃黄色であることが多い．血性や乳び胸水であれば結核よりは悪性腫瘍を疑う．
- 滲出性胸水でリンパ球優位であれば結核性胸膜炎を念頭におく．
- 多数の中皮細胞を認めれば結核性胸膜炎の可能性は低い．
- アデノシンデアミナーゼ（ADA）≧40-50 U/L が非特異的検査では最も有用な指標だが，膿胸・関節リウマチ・悪性リンパ腫でも高値となる．

- 結核性胸膜炎と癌性胸膜炎における胸水の違い

	結核	悪性腫瘍
肉眼的所見の内訳（％）		
濃黄色	88.5	47.9
淡血性	11.5	50.7
乳び	0	1.4
中皮細胞（％）	1.3±2.2	6.1±1.6
蛋白（g/dL）	5.3±0.8	4.2±1.0

Clinics (Sao Paulo). 2007 Oct; 62(5): 585-90

▶ 心不全患者では 65.3％で多数の中皮細胞を認めるが結核性胸膜炎では 1.2％のみである〔S Afr Med J. 1980 Jun 7; 57(23): 937-9〕．

- 胸水一般検査による結核性胸膜炎の診断

	カットオフ値	感度	特異度	LR+	LR−
リンパ球（％）	>40	100	30	1.4	0.00
	>60	95	35	1.5	0.14
	>72	90	43	1.6	0.23
	>81	88	58	2.1	0.20
	>90	59	80	2.9	0.51
	>98	28	91	2.1	0.99
蛋白（g/dL）	>3.0	99	31	1.4	0.03
	>3.5	95	38	1.5	0.13
	>4.1	86	56	2.0	0.26
	>4.5	65	70	2.2	0.49
	>5.0	32	83	1.8	0.83
	>6.0	3	95	0.53	1.0

Braz J Infect Dis. 2004 Aug; 8(4): 311-8

▶ pH は 7.40 を超えることは稀で，7.30 を下回ることは 20％のみである．また胸水の糖は 80-85％で 60 mg/dL 以上であるが，30 mg/dL 未満のことも 15％である〔Chest. 2007 Mar; 131(3): 880-9〕．

- 胸水中 ADA
  ▶ HIV 患者でも ADA は 50.1〔21.7-94.6〕U/L と，非 HIV 患者の 62.9〔22.4-114.5〕U/L よりは低いものの高値となる〔Clin Chem. 1996 Feb; 42(2): 218-21〕．

疾患	漏出性	結核性	悪性腫瘍	悪性中皮腫	肺塞栓	肺炎随伴胸水	膿胸	リウマチ性
Eur Respir J. 1996 Apr; 9(4): 747-51	12	128	42			27	135	
Clin Chem. 1996 Feb; 42(2): 218-21	8	61	14	21	24	19		175
S Afr Med J. 1982 Oct 9; 62(16): 556-8		92	23	35				

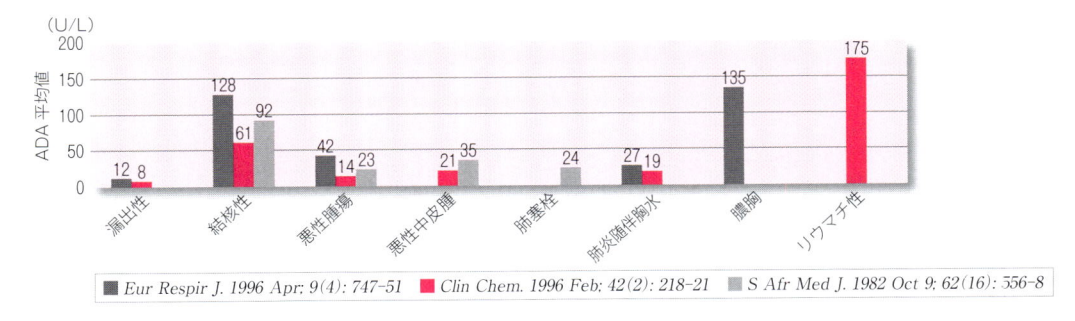

▶ ADAのカットオフ値による結核性胸膜炎の診断

U/L	感度	特異度	LR+	LR−
>26	99	72	3.6	0.01
>30	98	76	4.2	0.03
>39	95	83	5.6	0.06
>45	91	85	5.9	0.11
>60	83	87	6.1	0.20
>80	53	90	5.3	0.52

Braz J Infect Dis. 2004 Aug; 8(4): 311-8

- 胸水中CRPはリンパ球優位の胸水の鑑別において有用であるが，血清CRP値の影響を強く受けることに注意が必要である．

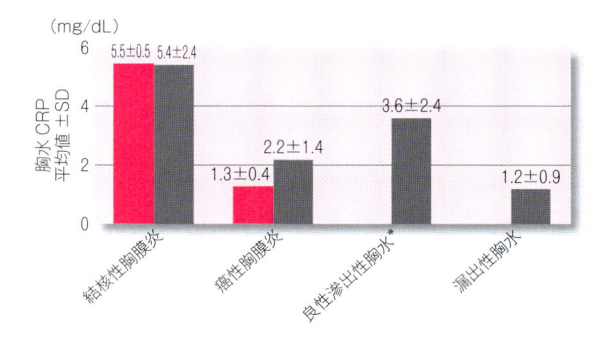

■ *Respirology. 2004 Mar; 9(1): 66-9*
■ *Respiration. 2005 Sep-Oct; 72(5): 486-9*

*肺炎随伴胸水，CABG後，肺塞栓，外傷後，開胸術後，SLE，関節リウマチ，横隔膜下膿瘍，心外膜炎，甲状腺機能低下症

結核性胸膜炎の診断において胸水中CRPのカットオフ値を3 mg/dLとすると，感度95%，45 mg/dLとすると特異度95%である〔*Respiration. 2005 Sep-Oct; 72(5): 486-9*〕．

結核性胸膜炎の細菌学的検査

- 自発喀痰がない場合でも喀痰を誘発すれば半数で抗酸菌の検出が可能である．胃液検査も試みる価値がある．
- 胸水の抗酸菌検査（塗抹・培養・PCR）は感度が低いため，診断がつかなければ胸膜生検を検討する．

- 抗酸菌染色・培養の感度

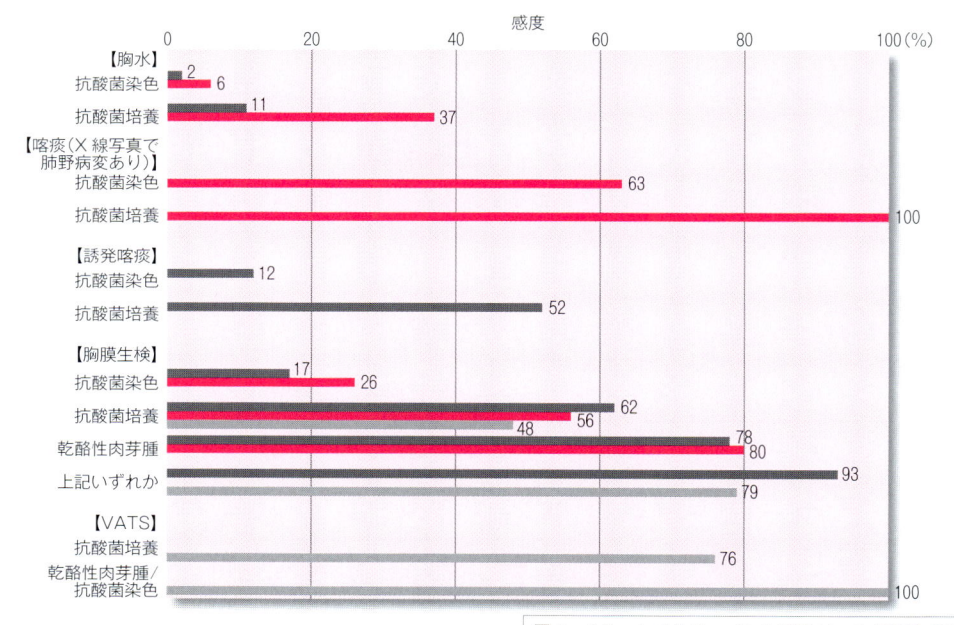

■ *Am J Respir Crit Care Med. 2003 Mar 1; 167(5): 723-5* (n=84)
■ *Arch Intern Med. 1998 Oct 12; 158(18): 2017-21* (n=254)
■ *Eur Respir J. 2003 Oct; 22(4): 589-91* (n=51)

- ▶ 単純X線写真で肺野病変が認められなくても誘発喀痰の感度は劣らない〔Am J Respir Crit Care Med. 2003 Mar 1; 167(5): 723-5〕.
- ▶ Cope針による胸膜生検でも診断がつかない場合は,最も感度の高いビデオ補助下胸部手術（VATS）を検討するが,診断的治療が試みられることも多い.

- 胸水中インターフェロンγは有用であるが,保険適用外検査である.
  - ▶ なお,クォンティフェロン®は胸水で測定するよりは血中で測定するほうがよい〔BMC Infect Dis. 2008 Mar 14; 8: 35〕.

	感度	特異度	LR+	LR−
胸水 PCR †	57.5[20-90]	95.3[78-100]	12[3.7-∞]	0.45[0.1-0.8]
胸水インターフェロンγ≧0.3-10 U/mL ‡	89(87-91)	97(96-98)	23.5(17.3-31.8)	0.11(0.07-0.16)

† Chest. 2007 Mar; 131(3): 880-9 より改変／‡ Chest. 2007 Apr; 131(4): 1133-41

結核性胸膜炎の画像診断

- CTでは肺野異常陰影を認めることが多い.
- 異常陰影を認めても上葉に異常陰影がなければ結核の可能性は下がる.

- 胸部単純写真では20-50%の症例で肺実質異常陰影を認める〔Chest. 2007 Mar; 131(3): 880-9〕.

結核性胸膜炎のCT所見

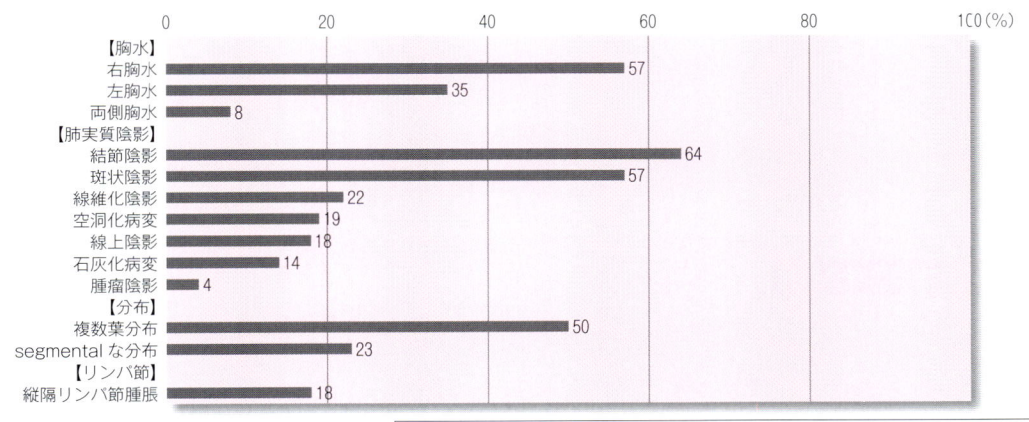

【胸水】
- 右胸水 57
- 左胸水 35
- 両側胸水 8

【肺実質陰影】
- 結節陰影 64
- 斑状陰影 57
- 線維化陰影 22
- 空洞化病変 19
- 線上陰影 18
- 石灰化病変 14
- 腫瘤陰影 4

【分布】
- 複数葉分布 50
- segmentalな分布 23

【リンパ節】
- 縦隔リンパ節腫脹 18

造影CTでは86%の症例で肺実質性病変を認め37%は活動性肺結核病変であった.

Chest. 2006 May; 129(5): 1253-8

肺実質陰影の分布
- 全肺野 14%
- 中葉＋下葉 2%
- 上葉＋下葉 10%
- 上葉＋中葉 2%
- 下葉のみ 7%
- 中葉のみ 1%
- 上葉のみ 64%

90%の症例では上葉に陰影を認める.

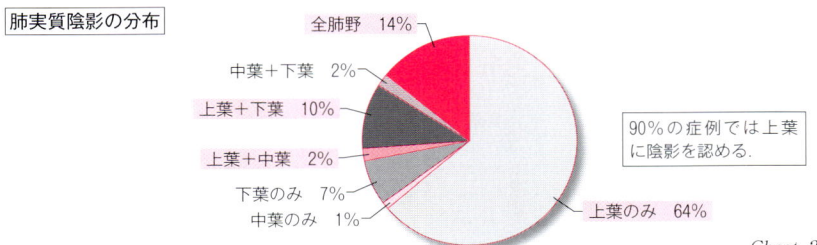

Chest. 2006 May; 129(5): 1253-8

20 肺癌

肺癌の疫学

- 肺癌は日本での罹患者は 7 万人，死亡者は 6 万人で悪性腫瘍の中ではそれぞれ第 3 位と第 1 位と重要な疾患である．
- 高齢・男性・喫煙がリスクとして最も重要であるが，アスベスト曝露歴も確認する必要がある．

[1 年間の肺癌罹患率]

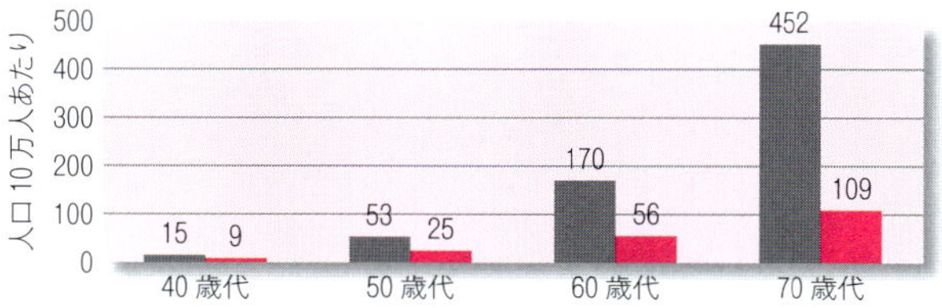

有効性評価に基づく肺がん検診ガイドライン
平成 18 年度　厚生労働省がん研究助成金
「がん検診の適切な方法とその評価法の確立に関する研究」班

- 肺癌の 85％は喫煙で説明が可能である〔Am J Public Health. 1992 Jan; 82(1): 37-40〕．

[喫煙量と肺癌のリスク]

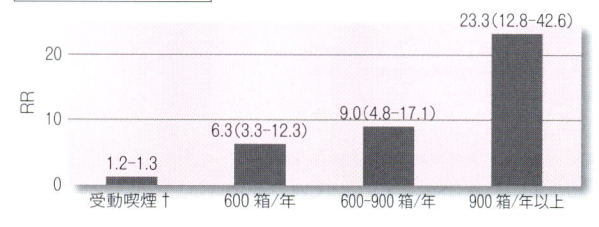

† IARC Monogr Eval Carcinog Risks Hum. 2004; 83: 1-1438
Am J Public Health. 1992 Jan; 82(1): 37-40

肺癌の病歴・身体所見

- 呼吸器症状（血痰，咳，呼吸困難，胸痛），消耗症状（倦怠感，食欲低下，体重減少），ばち指が肺癌の症候として重要であるがいずれも感度が高いわけではない．
- 腫瘍随伴症候群により多種多様の症候を呈することがあり，原因不明の神経筋疾患や電解質異常を契機に肺癌が見つかることもある．

- 2 年以内に呈した症候による肺癌の予測

	感度	特異度	LR+	LR−
血痰	20(16-26)	99(98-99)	13(7.9-22)	0.8(0.8-0.9)
咳が初発症状	65(58-71)	71(68-73)	2.2(1.9-2.5)	0.5(0.4-0.6)
呼吸困難	56(50-63)	85(82-86)	3.6(3.1-4.3)	0.5(0.5-0.6)
胸痛	41(34-47)	88(86-90)	3.3(2.7-4.1)	0.7(0.6-0.8)
体重減少	27(22-33)	96(94-97)	6.2(4.5-8.6)	0.8(0.7-0.8)
食欲低下	19(14-25)	96(95-97)	4.8(3.3-7.0)	0.8(0.8-0.9)
倦怠感	35(29-42)	85(83-87)	2.3(1.9-2.9)	0.8(0.7-0.8)
ばち指	5(2-8)	99.9(99.5-100)	55(7.1-424)	1.0(0.9-1.0)
血小板増多症	14(10-19)	99(98-99)	9.0(5.2-15)	0.9(0.8-0.9)
呼吸機能検査異常	10(7-14)	99(98-99)	8.6(4.5-16)	0.9(0.9-1.0)

Thorax. 2005 Dec; 60(12): 1059-65

- 腫瘍随伴症候群
  - ▶小細胞癌では神経筋関連の腫瘍随伴症候群が多く，辺縁系脳炎，亜急性小脳変性症，オプソクローヌス・ミオクローヌス症候群，亜急性感覚性ニューロパチー，Eaton-Lambert症候群，重症筋無力症が知られる．
  - ▶SIADH・低Na血症も小細胞癌に多いが，高Ca血症は扁平上皮癌に多い．
  - ▶大細胞癌ではサイトカインの影響で炎症性疾患を思わせる高熱と白血球増加を呈することもある．
- 肥大性肺性骨関節症では深部の灼けるような痛みを四肢末端に訴え，多発関節炎・骨膜下の骨新生を認める．
- 腫瘍の直接浸潤・圧迫による結果として上大静脈症候群，Pancoast症候群，Horner徴候を来すことがある．

肺癌の存在診断

- スクリーニングでは感度を高めるために喀痰細胞診と胸部単純X線写真を組み合わせるが，それでも感度は70%程度である．
- 喫煙者の血痰など肺癌のリスクが高い場合，肺癌の除外のためにはCT検査を必要とする．

- 検診における診断特性

	感度	特異度	LR+	LR-	参考文献
喀痰細胞診のみ	53.8	99.8	>100	0.5	日臨細胞誌．1994；33(3)：448-51 より改変
	36	99.6	90	0.6	J Clin Pathol. 1997 Jul; 50(7): 566-8 より改変
胸部単純X線写真のみ	49.7	98.6	>30	0.5	*
胸部単純X線写真＋喀痰細胞診	67.2	98.5	>40	0.3	*
	70.4	99.6	>100	0.3	Cancer 1993; 72(8): 2341-6 より改変

  * Tockman MS, Levin ML, Frost JK, Ball WC Jr, Stitik FP, Marsh BR. Screening and detection of lung cancer. Lung Cancer, Contemporary Issues in Clinical Oncology. Vol. 3, ed. J. Aisner. New York, Churchill Livingstone. 1985; 25-40 より改変

- 喀痰細胞診は中心型早期肺癌の唯一の発見法であり，欠かすことはできない検査である．
- 検診のX線写真における肺野結節の見落とし
  - ▶見落とし率は19%で見落とし症例の71%が肋骨や血管陰影などとの重なりがある場合に起こっている．10mm以下の場合は見落とされることのほうが多い〔Chest. 1999; 115(3): 720-4〕．
  - ▶stage Iの腺癌はretrospectiveに見直すと1年前に85%，2年前に58%，3年前に29%でX線にて異常陰影が描出されている．扁平上皮癌の場合は1年前に43%で描出されているが，2年前には描出されている症例はなかった〔Chest. 1993; 72(8): 2341-6〕．

- 胸部単純X線写真と喀痰細胞診によるスクリーニングの有益性はRCTでは否定的で，CTを用いた場合は早期発見が可能となるが死亡率低下は明らかでない〔Ann Intern Med. 2004 May 4; 140(9): 740-53〕ため，無症候患者に対するスクリーニングは積極的には薦められていない．

結節性陰影の画像精査

- 結節影が5mm以下であれば肺癌の可能性は低いが，10mm以上あれば肺癌を疑う．
- すりガラス陰影，spicula，胸膜陥入，気管支や肺血管との連続性がある場合には肺癌の可能性が高くなる．
- PETはCT検査の結果がはっきりしない場合に考慮される他に，リンパ節転移や骨転移の有無の評価には非常に有用である．

- 孤発性結節陰影における年齢と肺癌の関係

年齢と肺癌の可能性

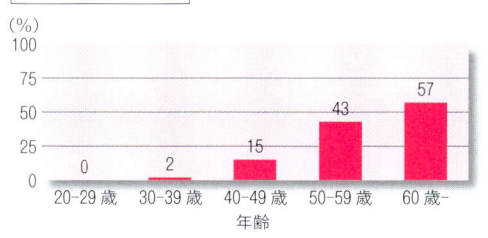

(%) 20-29歳: 0, 30-39歳: 2, 40-49歳: 15, 50-59歳: 43, 60歳-: 57

Chest. 1974 Sep; 66(3): 236-9

- 結節影の大きさ

結節陰影の大きさと肺癌の可能性

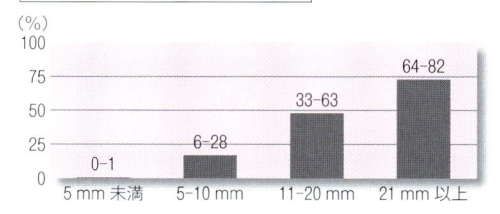

(%) 5 mm 未満: 0-1, 5-10 mm: 6-28, 11-20 mm: 33-63, 21 mm 以上: 64-82

Chest. 2007 Sep; 132(3 Suppl): 94S-107S

- 結節の性状

結節陰影の性状による肺癌の可能性

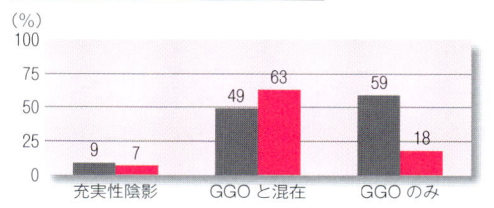

充実性陰影: 9 / 7, GGOと混在: 49 / 63, GGOのみ: 59 / 18

GGO：淡いすりガラス陰影

■ Radiology. 2004 Dec; 233(3): 793-8
■ AJR Am J Roentgenol. 2002 May; 178(5): 1053-7

- HRCT による孤発性肺結節陰影における原発性肺悪性腫瘍の診断

	感度	特異度	LR＋	LR−
充実成分優位	28(13-50)	10(3-25)	0.3(0.2-0.6)	7.2(4.5-11.5)
分葉化	32(16-54)	73(56-85)	1.2(0.5-2.5)	0.9(0.7-1.2)
各辺が陥凹(収縮性病変)	8(1-28)	53(36-68)	0.2(0-0.7)	1.8(1.5-2.0)
多角形型	0(0-17)	73(56-85)	0.2(0-1.1)	1.4(1.4-1.4)
空洞形成	4(0-22)	95(82-99)	0.8(0.1-8.4)	1.0(0.9-1.1)
石灰化‡	5(2-12)	94(86-98)	0.9(0.3-2.9)	1.0(1.0-1.1)
spicula	12(3-32)	78(61-89)	0.5(0.2-1.8)	1.1(1.0-1.3)
air bronchogram	24(10-46)	88(72-95)	1.9(0.7-5.6)	0.9(0.7-1.1)
satellite lesion	8(1-28)	75(59-87)	0.3(0.1-1.3)	1.2(1.1-1.4)
bronchus sign ‡	22(15-31)	69(58-78)	0.7(0.5-1.2)	1.1(1.0-1.3)
vessel sign ‡	54(44-63)	69(58-78)	1.7(1.2-2.5)	0.7(0.6-0.8)
胸膜陥入	16(5-37)	70(53-83)	0.5(0.2-1.5)	1.2(1.0-1.4)
‡	58(48-67)	69(58-78)	1.9(1.3-2.7)	0.6(0.5-0.8)

AJR Am J Roentgenol. 2003 Apr; 180(4): 955-64 (1 cm 以下の肺癌と良性疾患との比較)
‡ Acta Radiol. 2011 May 1; 52(4): 401-9

▶ 1 cm 以下の肺癌では上表のように spicula や分葉化を認めることは多くはないが，進行すればこれらの所見は肺癌を示唆する所見として重要である．例えば転移性肺腫瘍を半数で含む解析であるが，孤立性肺結節陰影で切除術を受けた 104 例において spicula は感度 70％，特異度 78％，LR＋ 3.2，LR− 0.4 で肺悪性腫瘍を示唆するという報告がある〔Lung Cancer. 2000 Aug; 29(2): 105-24〕．

- 腫瘍容積倍加時間(volume doubling time：VDT)
    - ▶容積が2倍となるのは，直径ではおおよそ 1.3 倍に相当する．
    - ▶肺癌の VDT は 20-400 日であることが多い．
    - ▶実質成分の肺小結節陰影(5-10 mm)において，1 年後に VDT が 400 日未満であれば悪性腫瘍と判明する可能性は 63％であるが，VDT が 400 日以上ならば 0.8％である〔Radiology. 2009 Jan; 250(1): 264-72〕．
    - ▶喫煙者(292±297 日)では非喫煙者(607±392 日)よりも VDT が短く，密な経過観察が望ましい．充実性結節(149±125 日)よりもすりガラス陰影が混在している場合(457±260 日)やすりガラス陰影のみの場合(813±375 日)は VDT が長く，2 年間の経過観察では不十分な可能性がある〔Br J Radiol. 2000 Dec; 73(876): 1252-9〕．

- 肺癌の存在診断
    - ▶PET はカルチノイド腫瘍や肺胞上皮癌で偽陰性が多く，肉芽腫は偽陽性となりうる．

	感度	特異度	PPV	NPV
造影 CT にて造影効果が 15-20 HU 以上	99(98-100)	66(60-100)	90(83-97)	91(85-98)
造影 MRI	99(98-99)	62(57-67)	83(77-88)	95(93-98)
PET	99(99-100)	67(63-72)	91(89-94)	90(86-94)

Radiology. 2008 Mar; 246(3): 772-82

- 縦隔リンパ節転移の有無の診断

	感度	特異度	LR+	LR−
CT にてリンパ節の短径≧1 cm	60(50-71)	79(66-89)	2.8	0.5
FDG-PET	85(67-91)	90(82-96)	8.1	0.2

Ann Intern Med. 2003 Dec 2; 139(11): 879-92

- 転移巣検索
    - ▶非小細胞癌の初診時に副腎転移は 6.9％であり〔Am J Respir Crit Care Med. 1995 Jul; 152(1): 225-30〕，CT 施行時には副腎のスライスまで撮影しておくとよい．
    - ▶切除適応となる可能性がある非小細胞癌のデータでは，無症候患者での脳転移は 4.0(2.0-6.0)％，骨転移は 3.0(1.1-4.9)％，肝転移は 1.5(0.1-3.0)％で認められる〔Thorax. 1994 Jan; 49(1): 14-9〕．

肺癌の腫瘍マーカー

- CYFRA 21-1 ≧3.3 ng/mL ならば非小細胞癌(特に扁平上皮癌)，ProGRP≧50-100 pg/mL ならば小細胞癌の可能性が高くなる．
- ProGRP は腎不全による偽陽性がありうる．

肺癌の腫瘍マーカー

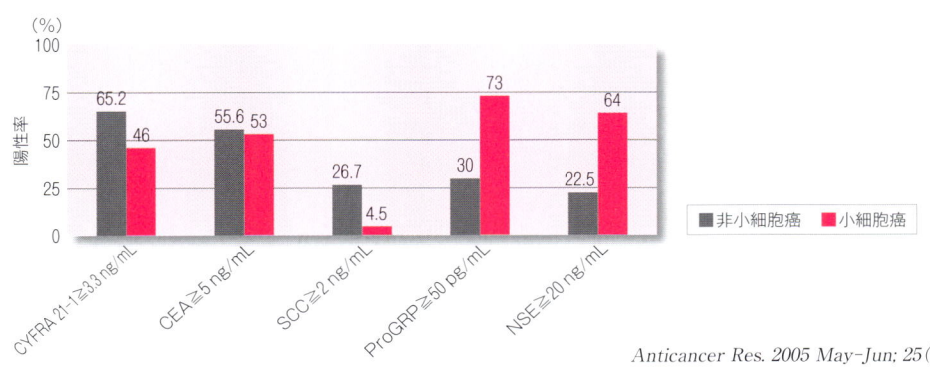

陽性率(％) — 非小細胞癌 / 小細胞癌
- CYFRA 21-1≧3.3 ng/mL: 65.2 / 46
- CEA≧5 ng/mL: 55.6 / 53
- SCC≧2 ng/mL: 26.7 / 4.5
- ProGRP≧50 pg/mL: 30 / 73
- NSE≧20 ng/mL: 22.5 / 64

Anticancer Res. 2005 May-Jun; 25(3A): 1773-8

- CYFRA 21-1≧3.3 ng/mL の診断特性

	感度	特異度	LR+	LR−
扁平上皮癌	68	94	11.3	0.3
非小細胞癌	59	94	9.8	0.4
小細胞癌	19	94	3.2	0.9

▶ ROC 解析にて CYFRA 21-1 は非小細胞癌には NSE, CEA より優れ, 扁平上皮癌において SCC, NSE, CEA よりも優れた.

Chest. 1995 Jul; 108(1): 163-9 より改変

- ProGRP
  ▶ 小細胞癌の診断において, ProGRP は NSE よりも優れる〔*Anticancer Res. 1999; 19(4A): 2673-8*〕.
  ▶ ProGRP≧45.1 pg/mL となるのは良性肺疾患の 0％, 非小細胞癌の 5％のみであるが〔*Clin Chem. 1995 Apr; 41(4): 537-43*〕, 腎不全患者（非担癌患者）では 51.6％で 50 pg/mL 以上である〔*Tumour Biol. 2004 Jan-Apr; 25(1-2): 56-61*〕.
  ▶ 限局型小細胞癌の診断（非小細胞癌や神経内分泌腫瘍以外の悪性腫瘍との比較）

	感度	特異度	LR+	LR−
ProGRP≧120 pg/mL	60-70	95-96	14	0.4

Clin Biochem. 2004 Jul; 37(7): 505-11 より改変

肺癌の病理診断

- 喀痰検査にて診断がつかない場合, 中心型肺癌には気管支鏡検査を施行するが末梢型肺癌の場合は経胸壁針生検も有用である.

肺癌の特異的診断

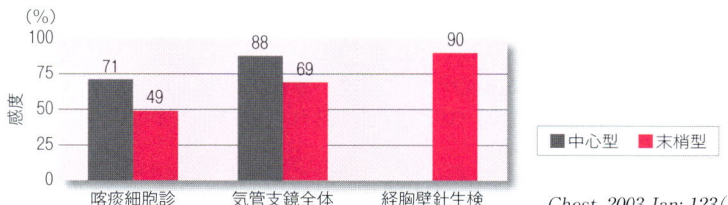

	中心型	末梢型
喀痰細胞診	71	49
気管支鏡全体	88	69
経胸壁針生検		90

Chest. 2003 Jan; 123(1 Suppl): 115S-128S

- 病変が 2 cm 未満の場合は気管支鏡検査による感度は 33％と, 2 cm 以上の場合（感度 62％）の半分の検出率しかない〔*Chest. 2003 Jan; 123(1 Suppl): 115S-128S*〕.
- 気管支鏡検査を行うと中心型肺癌では 50 mL 以上の出血が 2％で起こる. 末梢型肺癌での出血率は 0.2％だが, 気胸が 4％で起こる. 一方, 経胸壁針生検は 20％で気胸を来す.
- これらの検査で診断がつかない場合は胸腔鏡検査を検討する.

原発性肺癌と転移性肺腫瘍との鑑別

- 悪性腫瘍の既往（特に大腸癌, 腎細胞癌など）がある場合は, 転移性肺癌の可能性が高い.
- 多発性であれば転移性腫瘍の可能性が高くなるが, 結節性陰影の大きさは両者の鑑別にあまり有用ではない.

悪性腫瘍の既往と，肺結節性陰影の鑑別

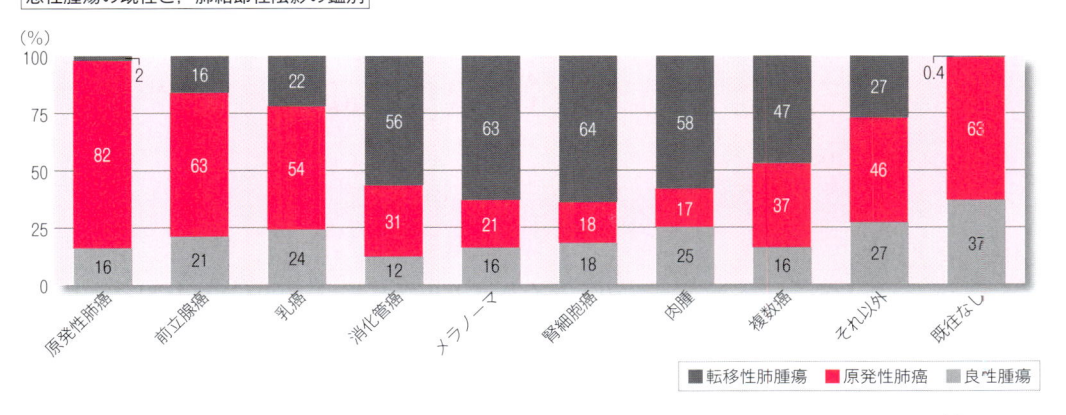

(棒グラフ：原発性肺癌，前立腺癌，乳癌，消化管癌，メラノーマ，腎細胞癌，肉腫，複数癌，それ以外，既往なし について，転移性肺腫瘍・原発性肺癌・良性腫瘍の割合)

- 原発性肺癌：転移性肺腫瘍 2，原発性肺癌 82，良性腫瘍 16
- 前立腺癌：16，63，21
- 乳癌：22，54，24
- 消化管癌：56，31，12
- メラノーマ：63，21，16
- 腎細胞癌：64，18，18
- 肉腫：58，17，25
- 複数癌：47，37，16
- それ以外：27，46，27
- 既往なし：0.4，63，37

■ 転移性肺腫瘍　■ 原発性肺癌　■ 良性腫瘍

Chest. 2004 Jun; 125(6): 2175-81

▶ メラノーマ，肉腫，精巣腫瘍，唾液腺腫瘍，副腎腫瘍，大腸癌，腎細胞癌，甲状腺癌，子宮体癌では転移性肺腫瘍のほうが多いが，血液腫瘍，頭頸部扁平上皮癌，尿路癌，乳癌，子宮頸癌，胆道癌，食道癌，卵巣癌，前立腺癌，胃癌では原発性肺癌の可能性が高い〔*Radiology. 2000 Oct; 217(1): 257-61*〕．

悪性腫瘍の既往がある場合の肺結節影の鑑別

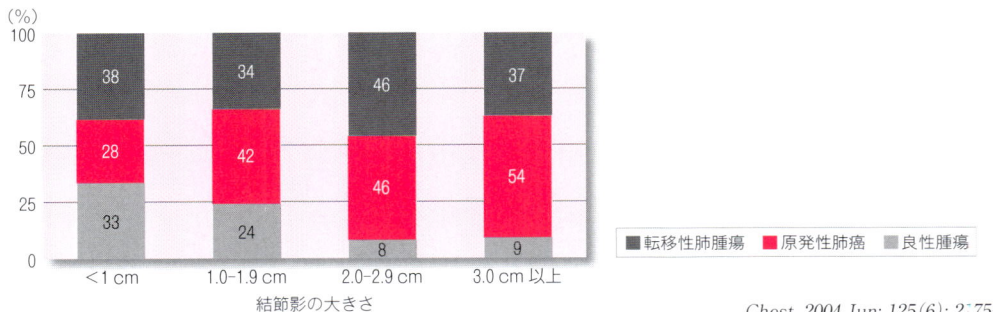

- <1 cm：転移性肺腫瘍 38，原発性肺癌 28，良性腫瘍 33
- 1.0-1.9 cm：34，42，24
- 2.0-2.9 cm：46，46，8
- 3.0 cm 以上：37，54，9

結節影の大きさ

■ 転移性肺腫瘍　■ 原発性肺癌　■ 良性腫瘍

Chest. 2004 Jun; 125(6): 2175-81

● 肺転移の病型は，孤立結節型，多発結節型，塊状型，粟粒型，リンパ管型，肺門・縦隔リンパ節腫大型，胸水貯留型に分類されることから分かるように，多種多様な画像所見を呈しうる．

K 神経

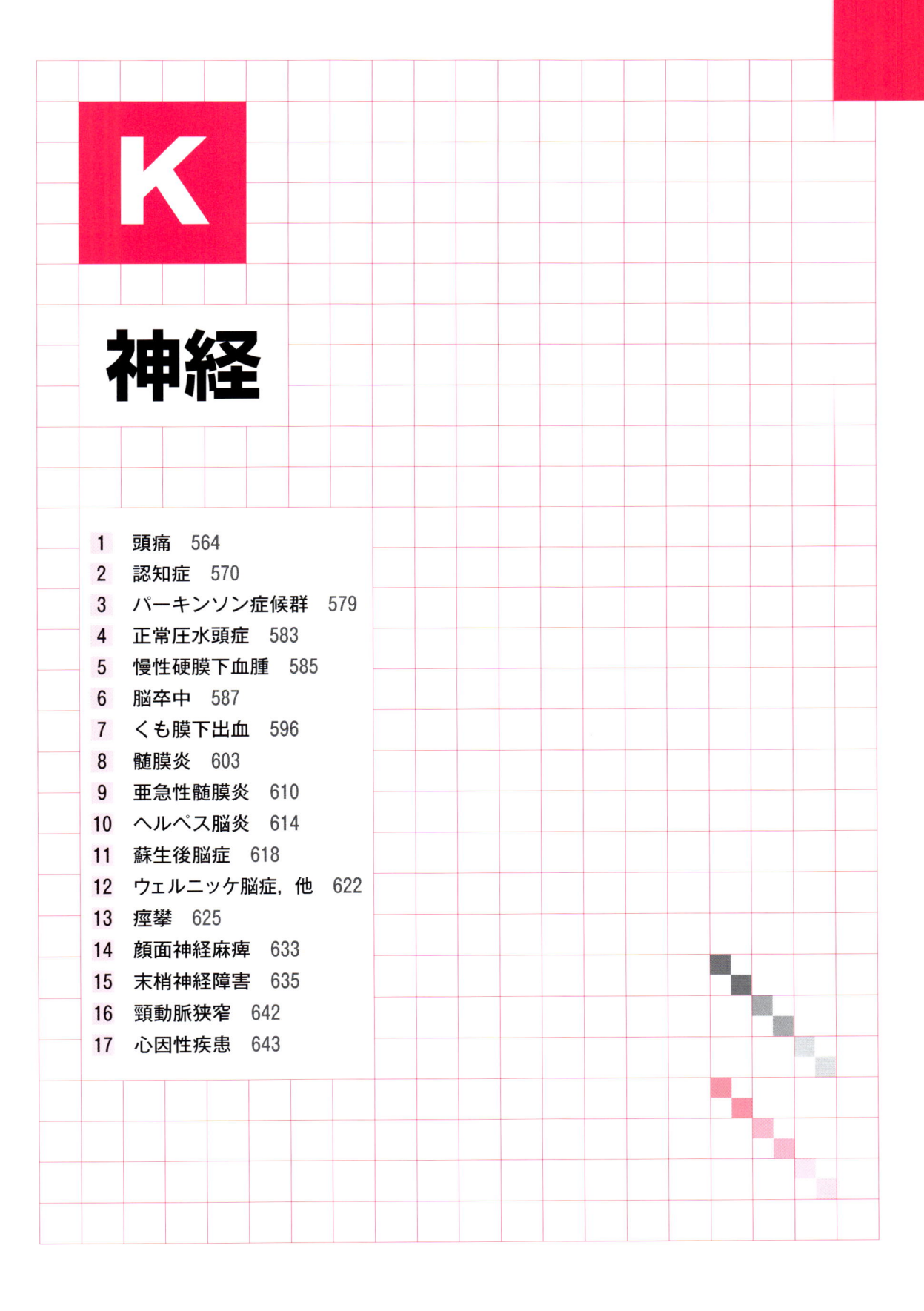

1. 頭痛　564
2. 認知症　570
3. パーキンソン症候群　579
4. 正常圧水頭症　583
5. 慢性硬膜下血腫　585
6. 脳卒中　587
7. くも膜下出血　596
8. 髄膜炎　603
9. 亜急性髄膜炎　610
10. ヘルペス脳炎　614
11. 蘇生後脳症　618
12. ウェルニッケ脳症,他　622
13. 痙攣　625
14. 顔面神経麻痺　633
15. 末梢神経障害　635
16. 頸動脈狭窄　642
17. 心因性疾患　643

1 頭痛

頭痛の診療

- 頭痛症は14分類，194サブタイプに分類される壮大な鑑別疾患があるが，二次性頭痛を除外することと，頻度の高い一次性頭痛の適切な管理を行うことが第一の目標となる．
- 二次性頭痛の代表的疾患は脳血管障害（くも膜下出血，脳内出血，静脈洞血栓症など），脳腫瘍，感染症（髄膜炎，脳膿瘍，副鼻腔炎），側頭動脈炎，緑内障発作，一酸化炭素中毒，帯状疱疹などである．

- 国際頭痛分類第2版（International Classification of Headache Disorders 2nd Edition; ICHD-Ⅱ）によると一次性頭痛：4分類(45サブタイプ)，二次性頭痛：8分類(120サブタイプ)，頭部神経痛，中枢性・一次性顔面痛，およびその他の頭痛：2分類(29サブタイプ)に分類され，これによると頭痛の99.7%が分類可能となる〔Headache. 2004 Jul-Aug; 44(7): 692-705〕．

プライマリ・ケアにおける新規頭痛の原因

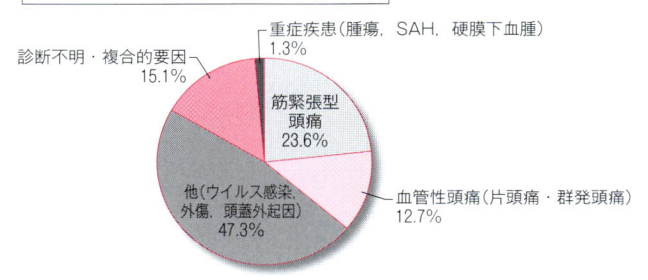

- 重症疾患（腫瘍，SAH，硬膜下血腫） 1.3%
- 診断不明・複合的要因 15.1%
- 筋緊張型頭痛 23.6%
- 他（ウイルス感染，外傷，頭蓋外起因） 47.3%
- 血管性頭痛（片頭痛・群発頭痛） 12.7%

J Fam Pract. 1988 Jul; 27(1): 41-7
J Fam Pract. 1993 Aug; 37(2): 135-41

- 頭痛の鑑別疾患は患者群によって大きく変わり，大学病院の救急患者では重症疾患は18%で見られたとの報告がある〔日本頭痛学会誌. 2001; 28(1): 4-5〕．

二次性頭痛の診断

- 以下の項目は二次性頭痛を示唆する．

頭痛の性状	突然発症，最悪，増悪傾向 普段と異なる頭痛，Valsalva法で増悪する頭痛
随伴症状	発熱，嘔吐，精神症状，麻痺
リスク要因	50歳以上で初発，悪性疾患や免疫不全，頭部外傷歴
身体所見	神経脱落徴候，髄膜刺激徴候

- 上記項目がなく，筋緊張型頭痛や片頭痛のタイプであれば二次性頭痛は否定的である．

- 頭痛患者における頭部CTはルーチンでは不要で，頭部CTでの異常所見は症状，身体所見で予想できるとされる〔Headache. 1993 Feb; 33(2): 82-6〕．

二次性頭痛を示唆する所見

- 突然の頭痛
- 今まで経験したことがない頭痛
- いつもと様子の異なる頭痛
- 頻度と程度が増していく頭痛
- 50歳以降に初発の頭痛
- 神経脱落症状を有する頭痛
- 癌や免疫不全の病態を有する患者の頭痛
- 精神症状を有する患者の頭痛
- 発熱・項部硬直・髄膜刺激症状を有する頭痛

Neuroimaging Clin N Am. 2003 May; 13(2): 225-35

- 頭部画像評価を要する頭痛の診断

		感度	特異度	LR+	LR−
リスク	男性	41	68	1.3(0.89-1.8)	0.86(0.68-1.1)
	50歳以上†	52	78	2.3(1.7-3.2)	0.62(0.48-0.81)
頭痛の性状	突然発症の頭痛	54	59	1.3(0.33-5.1)	0.79(0.14-4.4)
	†	66	62	1.7(1.4-2.2)	0.55(0.39-0.78)
	新しい頭痛	43	65	1.2(0.74-2.0)	0.89(0.63-1.3)
	頭痛の増強	45	46	0.83(0.54-1.3)	1.2(0.91-1.4)
	増悪する頭痛	<1	100	1.6(0.23-10)	1.0(0.78-1.2)
	労作・Valsalva にて増悪する頭痛	43	81	2.3(1.4-3.8)	0.70(0.56-0.88)
随伴症状	前兆のある頭痛*	58	82	3.2(1.6-6.6)	0.51(0.24-1.1)
	嘔気を伴う頭痛	64	42	1.1(0.87-1.3)	0.86(0.63-1.2)
	嘔吐を伴う頭痛	72	60	1.8(1.2-2.6)	0.47(0.29-0.76)
	神経脱落症状のある頭痛	28	91	3.1(0.37-25)	0.79(0.51-1.2)
	神経学的所見に異常	33	94	5.3(2.4-12)	0.71(0.60-0.85)
	†	56	84	3.6(2.5-5.1)	0.52(0.38-0.72)
頭痛のタイプ分類	筋緊張型頭痛,片頭痛,群発頭痛ではない	41	89	3.8(2.0-7.1)	0.66(0.44-0.97)
	片頭痛型	17	69	0.55(0.28-1.1)	1.2(0.84-1.7)
	群発頭痛	5	100	11(2.2-52)	0.95(0.84-1.1)
組み合わせ	50歳以上,突然発症,神経学的異常所見†	98.6	34.4	1.50	0.04

*前兆のある頭痛では,その前兆が片頭痛の前兆に典型的かどうかが重要である.片頭痛の前兆については後述する.
JAMA. 2006 Sep 13; 296(10): 1274-83 より改変/† Headache. 2006 Jun; 46(6): 954-61

MEMO 早朝の頭痛

- 夜間〜早朝の頭痛は脳腫瘍の診断に有用ではなかった〔Neurology. 1993 Sep; 43(9): 1678-83/Cancer. 2002 Apr 1; 94(7): 2063-8〕.
- 最も多い原因は薬物乱用頭痛である〔Pract Neurol. 2009 Apr; 9(2): 80-4〕.
- 閉塞型睡眠時無呼吸症候群では起床時の頭痛を29%で認める〔Arch Intern Med. 1999 Aug 9-23; 159(15): 1765-8〕.
- 夜間痙攣発作は舌咬創や失禁,シーツが乱れベッドの下に落下しているエピソードがあれば疑う.
- うつ病などの精神疾患も朝からの頭痛と関連が高い〔Arch Intern Med. 2004 Jan 12; 164(1): 97-102〕.
- 片頭痛は午前4-9時に発症することが多く〔Headache. 1998 Jun; 38(6): 436-41〕,一次性頭痛でもよい.

筋緊張型頭痛と片頭痛

- 慢性再発性頭痛では一次性頭痛を中心に考えるが,中でも筋緊張型頭痛と片頭痛が圧倒的に多い.
- 日常生活に支障のある頭痛,嘔気,光過敏,片側性頭痛,拍動性頭痛,チョコレート・チーズ・ワインによる増悪,片頭痛の家族歴は片頭痛を示唆する.
- 夕方に増強し入浴で改善する頭痛は筋緊張型頭痛を考える.

- 筋緊張型頭痛は4-5人に1人,片頭痛は12人に1人は見られる疾患だが,群発頭痛は800人に1人の稀な疾患である.

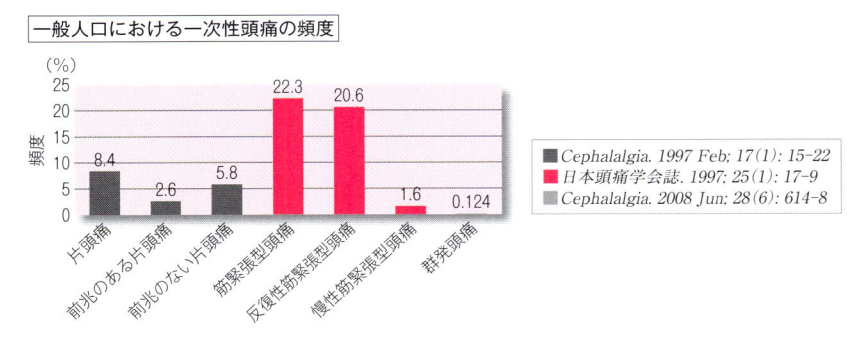

一般人口における一次性頭痛の頻度

頭痛タイプ	頻度(%)
片頭痛	8.4
前兆のある片頭痛	2.6
前兆のない片頭痛	5.8
筋緊張型頭痛	22.3
反復性筋緊張型頭痛	20.6
慢性筋緊張型頭痛	1.6
群発頭痛	0.124

Cephalalgia. 1997 Feb; 17(1): 15-22
日本頭痛学会誌. 1997; 25(1): 17-9
Cephalalgia. 2008 Jun; 28(6): 614-8

- 片頭痛は頭痛の程度が強く，臨床的に問題となることが多いため，頭痛外来では筋緊張型頭痛よりも高頻度に見られる．

片頭痛と筋緊張型頭痛の程度の差

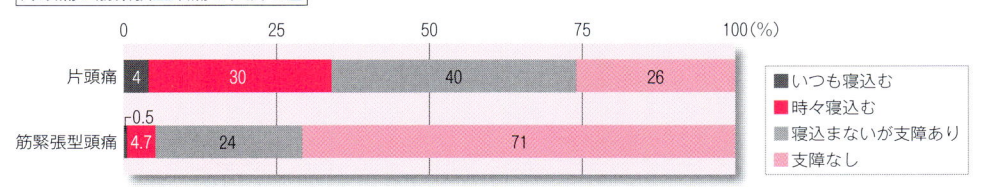

	いつも寝込む	時々寝込む	寝込まないが支障あり	支障なし
片頭痛	4	30	40	26
筋緊張型頭痛	0.5	4.7	24	71

片頭痛：Cephalalgia. 1997 Feb; 17(1): 15-22
筋緊張型頭痛：日本頭痛学会誌. 1997; 25(1): 17-9

- 片頭痛と筋緊張型頭痛の比較

	片頭痛	筋緊張型頭痛
持続期間	4-72 時間	サブタイプによるが，反復性では 30 分-7 時間
頭痛の性状（2項目以上満たす）	片側性 拍動性 中等度〜重度の頭痛 日常動作で頭痛増悪か日常生活支障あり	両側性，全周性，項〜後頭部 非拍動性 軽度〜中等度の頭痛 日常動作で増悪なし
随伴症状	悪心・嘔吐，もしくは 光過敏かつ音過敏	なし （光過敏か音過敏いずれかはあってもよい）

国際頭痛分類第2版 診断基準より改変

▶片頭痛の診断

	感度	特異度	LR＋	LR−
嘔気	81	96	19.2(15.0-24.5)	0.20(0.19-0.21)
羞明	79	86	5.8(5.1-6.6)	0.25(0.24-0.26)
聴覚過敏	67	87	5.2(4.5-5.9)	0.38(0.36-0.40)
身体活動で増悪	81	78	3.7(3.4-4.0)	0.24(0.23-0.26)
片側性	65	82	3.7(3.4-3.9)	0.43(0.41-0.44)
拍動性	73	75	2.9(2.7-3.1)	0.36(0.34-0.37)
持続時間＜4時間	26	51	0.52(0.44-0.61)	1.5(1.3-1.6)
持続時間 4-24 時間	57	67	1.7(1.5-2.0)	0.64(0.58-0.71)
持続時間 24-72 時間	13	91	1.4(1.0-2.0)	0.96(0.92-1.0)
片頭痛の家族歴	58	88	5.0(4.4-5.6)	0.47(0.46-0.49)
日常動作を妨げるような頭痛，嘔気，羞明のうち2つ†	81	75	3.2(2.7-3.9)	0.25(0.22-0.28)

Arch Intern Med. 2000 Oct 9; 160(18): 2729-37/ † Neurology. 2003 Aug 12; 61(3): 375-82

- 誘発因子，増悪・寛解因子
  ▶チョコレート，チーズ，ワインなどにより片頭痛は誘発しうるが，これはチラミンなどのアミンの関与が機序として疑われている．

片頭痛誘発因子	感度	特異度	LR＋	LR−
チョコレート	33	95	7.1(4.5-11.2)	0.70(0.68-0.73)
チーズ	38	92	4.9(1.9-12.5)	0.68(0.62-0.73)
何らかの食餌	49	86	3.6(2.8-4.6)	0.59(0.56-0.62)
ストレス	60	57	1.4(1.3-1.5)	0.70(0.65-0.76)
アルコール	29	77	1.3(1.1-1.5)	0.92(0.88-0.96)
季節変化	35	74	1.4(1.1-1.6)	0.87(0.82-0.94)
月経	56	54	1.2(1.0-1.4)	0.82(0.72-0.93)
絶食	62	46	1.1(0.89-1.8)	0.83(0.61-1.1)
不眠	31	62	0.83(0.73-0.94)	1.1(1.0-1.2)
香水・におい	32	44	0.58(0.44-0.76)	1.5(1.1-2.1)

Arch Intern Med. 2000 Oct 9; 160(18): 2729-37

▶片頭痛などの血管性頭痛では冷やして血管を収縮させたり側頭動脈を圧迫(診察室では駆血帯を頭に巻いてもらう方法が有用である)すると頭痛は改善することがあるが,入浴すると心拍出量は増大し血管が拡張するので頭痛は増悪する.筋緊張型頭痛では筋緊張が高まる平日夕方に頭痛が強い傾向があるが,入浴にて緊張がほぐれると頭痛が楽になる.
　□疼痛が良好にコントロールされるのは8%のみだが,頭痛時には患者は無意識にでも頭痛が寛解するような行動をとる.

	感度	特異度	LR+	LR−
片頭痛(前兆なし)で頭部を圧迫する	33	86	2.4	0.8
片頭痛(前兆なし)で頭部を冷やす	36	84	2.3	0.8
筋緊張型頭痛で頭部をマッサージする	33	80	1.7	0.8

Cephalalgia. 2001 Sep; 21(7): 718-26 より改変

MEMO　高齢発症の片頭痛は稀

- 65歳以上で発症した頭痛の15%に重大な疾患が潜んでいる[*Clin Geriatr Med. 2007 May; 23(2): 291-305*].
- 高齢発症の頭痛では片頭痛は稀であり,片頭痛の診断の前に他の疾患の可能性を探らなければならない.

65歳以上で発症した頭痛の原因(n=193)

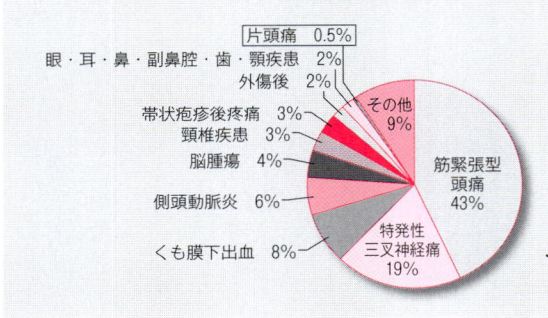

- 片頭痛 0.5%
- 眼・耳・鼻・副鼻腔・歯・顎疾患 2%
- 外傷後 2%
- 帯状疱疹後疼痛 3%
- 頸椎疾患 3%
- 脳腫瘍 4%
- 側頭動脈炎 6%
- くも膜下出血 8%
- その他 9%
- 特発性三叉神経痛 19%
- 筋緊張型頭痛 43%

J Neurol Neurosurg Psychiatry. 1994 Oct; 57(10): 1255-7

片頭痛の前兆

- 前兆は5-60分持続し,前兆開始後60分以内に頭痛が始まる.
- 視覚症状以外に感覚症状・失語性言語障害が完全可逆性に出現しうるが,運動障害は稀である.
- 前兆を伴う片頭痛は卵円孔開存,脳梗塞との関連が報告されている.

- 稀に脳幹症状が出現する脳底型片頭痛もある.

片頭痛の前兆

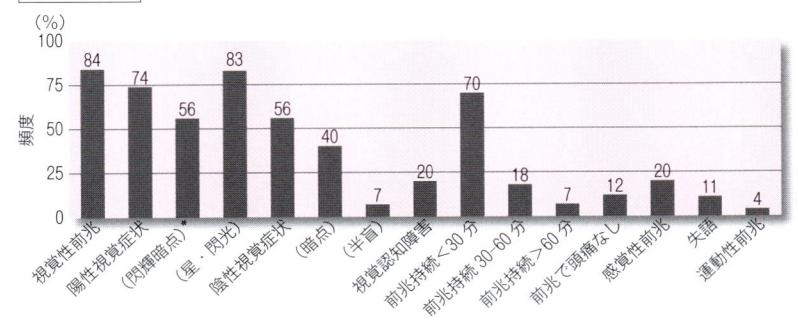

前兆	頻度(%)
視覚性前兆	84
陽性視覚症状	74
(閃輝暗点)*	56
(星・閃光)	83
陰性視覚症状	56
(暗点)	40
(半盲)	7
視覚認知障害	20
前兆持続<30分	70
前兆持続30-60分	18
前兆持続>60分	7
前兆で頭痛なし	12
感覚性前兆	20
失語	11
運動性前兆	4

*閃輝暗点とはジグザグ様に輝く暗点を示す.

Arch Intern Med. 2000 Oct 9; 160(18): 2729-37

- 前兆を伴う片頭痛と卵円孔開存,脳梗塞の関係
　▶チョコレートなどの食品成分やステロイド・プロスタグランジンなどの化学成分が右→左シャント

（卵円孔開存）により肺での初回通過を免れると前兆を伴う片頭痛を来すという機序が提案されている［*Tex Heart Inst J. 2005; 32(3): 362-5*］.

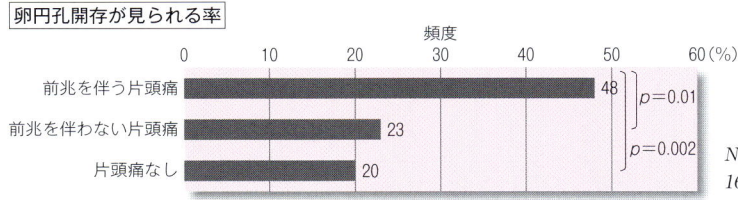

卵円孔開存が見られる率

	頻度
前兆を伴う片頭痛	48
前兆を伴わない片頭痛	23
片頭痛なし	20

$p=0.01$（前兆を伴う片頭痛 vs 片頭痛なし）
$p=0.002$（前兆を伴わない片頭痛 vs 片頭痛なし）

Neurology. 1999 May 12; 52(8): 1622-5

▶ 前兆がある片頭痛は OR＝2.5（1.5-4.1）で脳梗塞のリスク要因であるが，前兆のない片頭痛は OR＝1.3（0.8-2.1）で有意なリスク要因ではない［*Am J Med. 2010 Jul; 123(7): 612-24*］.
▶ 卵円孔を閉鎖すると片頭痛は75％で消失するという報告もあるが，脳梗塞予防に手術を行うには寄与率が低い［*Neurology. 1996 May; 46(5): 1301-5*］.

群発頭痛

- 若年男性で，非常に重度の片側性頭痛で，流涙や鼻汁を伴い，発作を繰り返せば群発頭痛を考える.

MEMO 国際頭痛分類第2版による群発頭痛の診断基準

A. B〜Dを満たす発作が5回以上
B. 未治療で一側性の重度〜極めて重度の頭痛が眼窩部，眼窩上部または側頭部のいずれか1つ以上の部位に15-180分間持続する

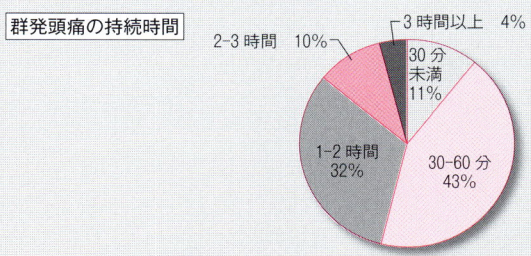

群発頭痛の持続時間
- 30分未満 11%
- 30-60分 43%
- 1-2時間 32%
- 2-3時間 10%
- 3時間以上 4%

Arch Intern Med. 2000 Oct 9; 160(18): 2729-37

C. 頭痛と同側に少なくとも以下の1項目を伴う
  1. 結膜充血または流涙
  2. 鼻閉または鼻漏
  3. 眼瞼浮腫
  4. 前頭部および顔面の発汗
  5. 縮瞳または眼瞼下垂
  6. 落ち着きがない，あるいは興奮した様子

群発頭痛の特徴

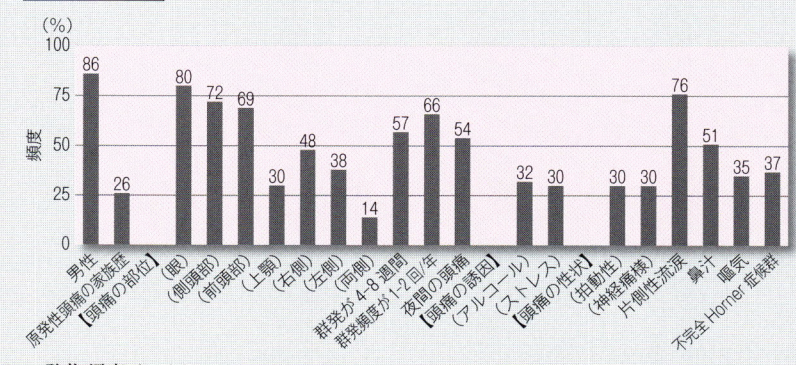

項目	頻度(%)
男性	86
原発性頭痛の家族歴	26
頭痛の部位（眼）	80
（側頭部）	72
（前頭部）	69
（上顎）	30
（右側）	48
（左側）	38
（而側）	14
群発が4-8週間	57
群発頻度が1-2回/年	66
夜間の頭痛	54
頭痛の誘因（アルコール）	32
（ストレス）	30
頭痛の性状（拍動性）	30
（神経痛様）	30
片側性流涙	76
鼻汁	51
嘔気	35
不完全Horner症候群	37

Arch Intern Med. 2000 Oct 9; 160(18): 2729-37

D. 発作頻度は1回/2日〜8回/1日

MEMO 慢性連日性頭痛(chronic daily headache;CDH)

- 月15日以上の頭痛が3か月以上持続しているものを指し，薬物乱用頭痛，慢性筋緊張型頭痛，慢性片頭痛が3大疾患である．

慢性連日性頭痛

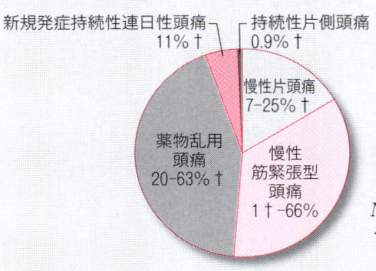

- 新規発症持続性連日性頭痛 11%†
- 持続性片側頭痛 0.9%†
- 慢性片頭痛 7-25%†
- 慢性筋緊張型頭痛 1†-66%
- 薬物乱用頭痛 20-63%†

Neurology. 2004 Sep 14; 63(5): 843-7
† Neurology. 2006 Jan 24; 66(2): 193-7

▶ 新規発症持続性連日性頭痛(new daily persistent headache)は最初の3日間は全く改善が見られない筋緊張型頭痛様の頭痛．80%で発症日が明確であり，EBVなどのヘルペス科ウイルス感染や外傷などの関与が示唆されている．
▶ 持続性片側頭痛(hemicrania continua)は片側性頭痛で対側に移動しない頭痛で，増悪時には群発頭痛のような自律神経症状(結膜充血・流涙・鼻汁・鼻閉・眼瞼下垂・縮瞳)を伴うことが特徴である．インドメタシンが著効する．

薬剤乱用頭痛

- 慢性連日性頭痛であることが多い．
- 頓服用に処方されている鎮痛薬を3か月以上乱用(2-3日に1日以上服用)しており，薬物使用頻度が増加した時期に一致して頭痛が増悪していれば薬物乱用頭痛と考える．
- 市販鎮痛薬やカフェインを含む飲料も原因となりうる．

- 女性に多い．ほぼ連日，深夜～早朝に頭痛があることが多いとされる．
- もともと頭痛の既往がある患者にしか発症はしない(他疾患でアスピリンやNSAIDを内服している場合には発症しない)．
- エルゴタミンやトリプタン，オピオイドであれば，乱用の定義は「3か月を超えて，月に10日以上服用していること」と定義されるが，重要なのは治療が頻繁かつ定期的に行われていることである．鎮痛薬であれば「3か月を超えて，月に15日以上の服用」で乱用と考えるが，カフェインを同時に服用している場合は複合薬物乱用と考えられ，月に10日以上の服用で乱用と定義される．
- 片頭痛が週に2回以上あれば，薬物乱用頭痛を防ぐ観点からも片頭痛の予防投与を検討すべきである．
  ▶ 塩酸ロメリジン，アミトリプチリン 10-60 mg/日，バルプロ酸 500-600 mg/日，プロプラノロールなどが使用される．

- 薬物乱用中止後の反跳頭痛は3か月以上の乱用を中止した場合に起こり，中止後48時間以内に頭痛が増悪するが7日以内に消失する．
  ▶ 2週間を超えて200 mg/日以上のカフェイン摂取があり，カフェイン摂取中止後24時間以内に発症する頭痛はカフェイン離脱頭痛を疑う．100 mgのカフェインにより1時間以内に軽快し，カフェイン完全離脱後7日以内に消失する．カフェイン離脱頭痛の症状は軽微であることが多いが〔Cephalalgia. 2004 Apr; 24(4): 241-9〕，術後頭痛の原因となりうる〔Mayo Clin Proc. 1993 Sep; 68(9): 842-5〕．
    □ 栄養ドリンク1本，コーラや紅茶・緑茶(350 mL)，インスタントコーヒー(150 mL)は50 mgのカフェインを含む．焙煎コーヒー(150 mL)や玉露(150 mL)はそれぞれカフェインを100 mg，180 mgと高用量で含む．市販の鎮痛薬は1日量で75-240 mgのカフェインを含む．

MEMO アイスクリーム頭痛

- 冷たいものを嚥下すると数秒で起こり30-60秒でピークに達する頭痛で，2-5分続くことは稀．

(つづく)

- 13-15歳ではアイスクリーム頭痛は40.6％の頻度で片頭痛患者では55.2％（vs 39.6％）と特に多い〔Cephalalgia. 2003 Dec; 23(10): 977-81〕.
- 関連痛である可能性と，血管拡張の機序（手指血流が増加し紅斑が出現しうる）などが考えられており〔BMJ. 1997 May 10; 314(7091): 1364〕，片頭痛患者では74％と筋緊張型頭痛患者の32％と比較して頻度が高いだけではなく，側頭部に拍動性に頭痛が生じることが多い〔Cephalalgia. 2004 Apr; 24(4): 293-7〕.

2 認知症

認知症の疫学

- 認知症とは記憶障害に失語や失行・失認などの高次脳機能障害を伴う病態で，日常生活に支障を呈する状態を指す.
- 85歳以上の40％で認知症を認める.

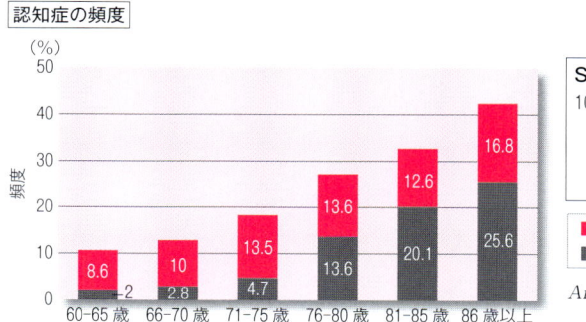

認知症の頻度

Short Portable Mental Status Questionnaire
10項目の質問にて
　3-4点ならば軽症
　5点以上で中等症以上
　8点以上で重症

■ 軽度の認知症
■ 中等度以上の認知症

Ann Intern Med. 1995 Mar 15; 122(6): 422-9

認知症ではないが，認知症と間違えられやすい疾患

- 記憶力の低下を自覚しており日常生活が営めていれば生理的な老化による物忘れ（良性健忘）と考えるが，この場合は認知症を発症するリスクが高い.
- 急激に認知機能の低下が見られた場合や，不眠・食欲低下を伴っていれば認知症以外を考える.
- 認知症では分からないこと自体を認めようとせず，弁解したり誤った答えをすることが多い．自己の能力低下を悲観したり，「分からない」と答える場合にはうつ病や甲状腺機能低下症を考える必要がある.
- 急性発症で変動あり（夜間に強い），注意力が低下しており，分裂した思考や幻覚・意識変容があればせん妄を考える.

  - 認知症がなくても記憶力の低下の自覚があれば15％，自覚がなければ6％の高齢者（平均75歳）が5年以内に認知症を発症する〔J Am Geriatr Soc. 2004 Dec; 52(12): 2045-51〕.
  - せん妄の診断（以下の1-3を満たす）
    1. 急性発症で変動がある.
    2. 注意力が低下している.
    3. 分裂した思考，幻覚・意識変容がある.

感度	特異度	LR+	LR−	PPV	NPV
94-100	90-95	9.4-20	0-0.07	91-94	90-100

Ann Intern Med. 1990 Dec 15; 113(12): 941-8 より改変

認知症の診断

- スクリーニングする方法としては3項目の記憶，時計描画，serial 7s が有用である．
- 改訂長谷川式簡易知能評価スケール(HDS-R)や mini mental state examination(MMSE)が定量的な指標として汎用される．

- スクリーニング方法
  - 3項目の記憶は桜・猫・電車や，身近にあるものの3つを記憶してもらい，別のタスクをさせた後で想起してもらう．
  - 時計描画は○の中に12までの数字を書いてもらい，その後11時10分を示す時計の針を書いてもらう．
  - serial 7s は100から7を順に引き算してもらい，79まで正答できるか確認する．

	serial 7s	3項目の記憶	時計描画
LR	0.06(0.01-0.2)	0.06(0.02-0.2)	0.14(0.09-0.23)

Ann Intern Med. 1991 Jul 15; 115(2): 122-32

  - 3項目の記憶と時計描画を組み合わせた Mini-Cog は MMSE に匹敵する検査である．
    - 3つの物を記憶させ復唱させる．その後，時計描画試験を施行した後に3つの記憶を確認する．
    - 3項目とも思い出せないか，1-2個のみ思い出せず時計もうまく描けない場合に陽性と判断する．

認知症の診断	感度	特異度	LR+	LR−
Mini-Cog	76	89	6.9	0.3
MMSE(カットオフ値25点)	79	88	6.6	0.2

J Am Geriatr Soc. 2003 Oct; 51(10): 1451-4

  - これらの3項目で記憶力，劣位半球高次脳機能，優位半球高次脳機能を評価することができるが，Mini-Cog との兼ね合いで3項目の記憶→時計描画→3項目の記憶再生→serial 7s の順に評価するとよい．

- 改訂長谷川式簡易知能評価スケール(HDS-R)と mini mental state examination(MMSE)
  - HDS-R のほうが MMSE よりも初期の Alzheimer 病の診断には有用〔*Dement Geriatr Cogn Disord. 2005; 19(5-6): 324-30*〕という報告もあるが，どちらがより良いというデータは乏しい．
  - 両者を同時に評価可能な評価表を本項目末(578頁)に付記する．

認知症の原因

- Alzheimer 型認知症と血管性認知症が古典的な2大疾患である．
- 緩徐の進行であれば Alzheimer 型認知症が多いが，段階的増悪，動揺性変化，高血圧，脳卒中の既往，局所神経症候があれば血管性認知症の可能性が高い．

認知症の原因
- Alzheimer 型認知症 57%
- 血管性認知症 20%
- 混合型 6%
- それ以外 17%

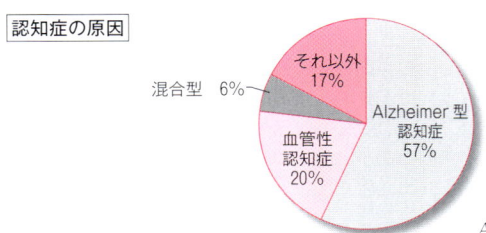

Arch Intern Med. 2003 Oct 13; 163(18): 2219-29

- Hachinski の虚血スコア
  - 7点以上あれば血管性認知症，4点以下では Alzheimer 型認知症と判断する．

Hachinski の虚血スコア

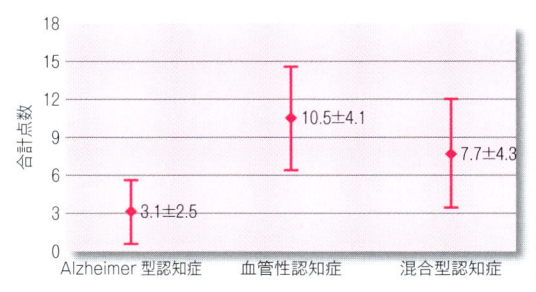

急激な発症(2), 段階的増悪(1),
動揺性の経過(2), 夜間せん妄(1)
人格保持(1), 抑うつ(1), 具体的訴え(1)
感情失禁(1), 高血圧(1), 脳卒中の既往(2)
動脈硬化合併(1), 局所神経症状(2)
局所神経学的徴候(2)の合計点数.

血管性認知症と Alzheimer 型認知症の鑑別に感度 89.0％, 特異度 89.3％と優れるが, 混合型との鑑別は難しい.
Neurology. 1997 Oct; 49(4): 1096-105

- 同じ Alzheimer 型認知症でも, 若年発症(＜65歳)では海馬萎縮が顕著で, 高齢発症では側頭頭頂接合部を中心とした新皮質の萎縮が目立つという違いがある〔*J Neurol Neurosurg Psychiatry. 2005 Jan; 76(1): 112-4/Brain. 2007 Mar; 130(Pt 3): 720-30*〕.
- 血管性認知症は高頻度なものから小血管病変性認知症, 皮質性血管性認知症, 認知症発現に戦略的な部位の単一性病変によるもの, 脳出血性血管性認知症, 低灌流性血管性認知症に大別される.
    - 認知症発現に戦略的な部位とは海馬, collateral isthmus, 脳梁膨大後部, 視床(前内側視床, 傍正中視床中脳), レンズ核後部の側頭葉深部白質, 中下側頭回や側頭茎(temporal stem), 前脳基底部, 内包膝部を指す〔*老年精神医学雑誌. 1999; 10(1): 27-33*〕.
    - 小血管病変性認知症の中で主要な病型である Binswanger 病(進行性皮質下血管性脳症)や多発性ラクナ梗塞を皮質下血管認知症と定義することもある〔*J Neural Transm Suppl. 2000; 59: 23-30*〕.

MEMO　遺伝性脳小血管病

- 広範な白質病変, ラクナ梗塞, 微小脳出血, 脳萎縮を示す遺伝性疾患で, 血管性認知症の1つである.
- 最も高頻度なのは CADASIL (cerebral autosomal dominant arteriopathy with subcortical infarcts and leukoencephalopathy) である. 常染色体優性遺伝. 30歳代で片頭痛発作, 40歳代で躁うつ病や脳卒中発作, 50〜60歳代で進行性の認知症を発症する. 側頭極の白質病変は特徴的所見である〔*Dement Geriatr Cogn Disord. 2006; 21(3): 162-9*〕.
- 常染色体劣性遺伝である CADASIL は30歳代で進行性の認知症を発症する. 変形性脊椎症に伴う反復性腰痛や禿頭症を合併することが多い.

Lewy 小体型認知症 (dementia with Lewy bodies ; DLB)

- Lewy 小体型認知症は認知症の原因として2番目に多い可能性がある.
- 認知症に加え日内変動, 幻視, REM 睡眠行動障害, パーキンソニズム, 抗精神病薬過剰反応のうち2つあれば強く疑う.
- MIBG シンチグラフィは客観的な検査として期待されている.

- Lewy 小体型認知症は認知症の原因として2番目に多いともされる〔*Neuropathology. 2000 Sep; 20 Suppl: S73-8*〕. 正確な頻度はよく分かっていないが高齢者認知症の 15-25％程度を占めると考えられている.

		頻度(％)
必須徴候	進行性の認知機能低下	100
主徴候	変動する認知機能	60-80
	再発性の明確な幻視	50-75
	パーキンソニズム	80-90
副徴候	REM 睡眠行動障害	85
	抗精神病薬過剰反応	30-50
	SPECT や PET で基底核にドパミン取り込み低下	
参考徴候	再発性転倒	33
	一過性意識消失発作	

(つづく)

		頻度(%)
参考徴候	重度な自律神経障害	
	幻覚	20
	系統的な妄想	65-75
	抑うつ	30-40
	画像評価で側頭葉内側が保たれる	
	SPECTやPETで後頭葉活動性低下を伴う全体的なuptake減少†	65
	MIBG心筋シンチグラフィで取り込み低下‡	100
	脳波で著明な徐波と側頭葉一過性鋭波	

▶ 主徴候1項目以上で副徴候を合わせ2項目以上あればLewy小体型認知症を強く疑い，主徴候1項目か副徴候のみの場合は疑い症例となる．

Neurology. 2005 Dec 27; 65(12): 1863-72 より改変
† Neurology. 2001 Mar 13; 56(5): 643-9/ ‡ Neurology. 2006 Jun 27; 66(12): 1850-4

- 認知機能低下としては，記憶障害よりも注意力低下や行動・視空間機能障害が目立つとされる．
- 注意や覚醒レベルの顕著な変動を伴う動揺性の認知機能については，昼寝・うたた寝や放心している様子を家人に確認する．

【日内変動の問診】

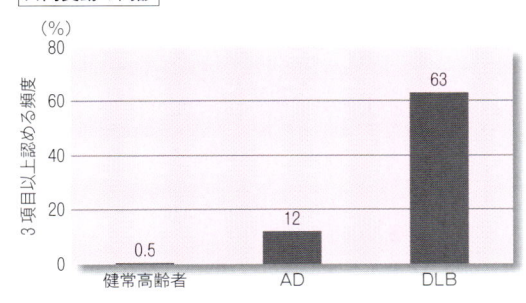

1) 夜眠れたにもかかわらず1日に数回以上，あるいはずっと傾眠
2) 19:00前に2時間以上の昼寝
3) 空間を長いこと眺めている
4) 思考がばらばらで論理的でない

AD：Alzheimer型認知症
DLB：Lewy小体型認知症

Neurology. 2004 Jan 27; 62(2): 181-7

- パーキンソニズムは両側性で振戦は軽度である傾向がある．パーキンソニズムが出現し1年以上経過してから認知症が発症した場合は，Lewy小体型認知症とは呼ばず認知症を伴うParkinson病と考えるが，両者はαシヌクレインで構成されるLewy小体が多数出現する同じスペクトラム上にある．
- 幻視は鮮明な幻視を経験するが，本人は幻視と分かっており驚いたり怖がったりしないことが多い．
- REM睡眠は夢を見ている状態で，覚醒時に近い脳波で急速眼球運動を認めるが正常では骨格筋緊張は低下している状態である．REM睡眠行動障害は特に怖い夢を見ているときに骨格筋の抑制が効かずに異常行動をとるが，このときに覚醒させると夢の中での行動と実際の行動が一致していることが分かる．多系統萎縮症やParkinson病でも報告がある．
- 抗精神病薬で錐体外路症状(パーキンソニズム)が顕著に出現するが(抗精神病薬過剰反応)，その中ではクエチアピン(セロクエル®)が比較的副作用が少ない．
- ドネペジル(アリセプト®)は認知機能改善よりも精神症状や行動異常の改善が期待できる[Psychiatry Clin Neurosci. 2006 Apr; 60(2): 190-5]．

- 心筋MIBGシンチグラフィ・SPECT
  ▶ Lewy小体型認知症と他の認知症やパーキンソニズムを来す疾患との鑑別において，心筋MIBGシンチグラフィによるheart-to-mediastinum uptake ratio(H/M ratio)≦1.77の感度は94％，特異度は91％である[Mov Disord. 2011 Jun; 26(7): 1218-24]．
  ▶ 進行したParkinson病でもH/M ratioの低下が見られ，H/M ratio≦1.8[1.6-2.0]は他のパーキンソニズムとの鑑別において感度88(86-90)％，特異度85(81-88)％である[Clin Auton Res. 2012 Feb; 22(1): 43-55]．

認知症やパーキンソニズムを呈する疾患とH/M ratio

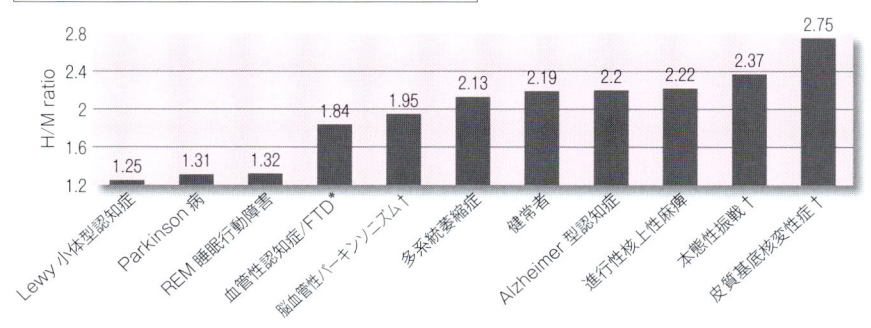

疾患	H/M ratio
Lewy 小体型認知症	1.25
Parkinson 病	1.31
REM 睡眠行動障害	1.32
血管性認知症/FTD*	1.84
脳血管性パーキンソニズム†	1.95
多系統萎縮症	2.13
健常者	2.19
Alzheimer 型認知症	2.2
進行性核上性麻痺	2.22
本態性振戦†	2.37
皮質基底核変性症†	2.75

＊FTD：前頭側頭型認知症
Mov Disord. 2011 Jun; 26(7): 1218-24/† *Clin Auton Res. 2012 Feb; 22(1): 43-55*

▶SPECT による後頭葉灌流低下は Alzheimer 型認知症との鑑別において感度65％，特異度87％である〔*Neurology. 2001 Mar 13; 56(5): 643-9*〕．

認知症を来す変性疾患（Alzheimer 型認知症を除く）

- 社会行動・感情の変化，言語理解障害，非流暢性失語が顕著であれば前頭側頭葉変性症（前頭側頭型認知症，意味性認知症，進行性非流暢性失語）を疑う．
- 錐体外路徴候を認める場合は Lewy 小体型認知症，皮質基底核症候群，進行性核上性麻痺，Huntington 舞踏病を考える．

- 前頭側頭葉変性症
  ▶比較的若年で発症する．
  □65歳未満で発症した認知症の21.4％が前頭側頭葉変性症であるとの報告がある〔*Dement Geriatr Cogn Disord. 2007; 24(1): 42-7*〕．
  ▶前頭側頭葉変性症（frontotemporal lobar degeneration；FTLD）は臨床的に前頭側頭型認知症（frontotemporal dementia；FTD），進行性非流暢性失語（progressive non-fluent aphasia；PA），意味性認知症（semantic dementia；SD）の3型に分類される．意味性認知症では左側頭葉前方が主に障害され，言葉の意味理解や対象物の同定障害が病初期から認められるのが特徴である．
  ▶FTD の特徴としては病識の欠如，感情・情動変化，被影響性の亢進（反響症状），脱抑制・反社会的行動，常同行動，食行動異常（食欲増加），自発性の低下・無関心，注意の転導性の亢進があげられる．

初期症状

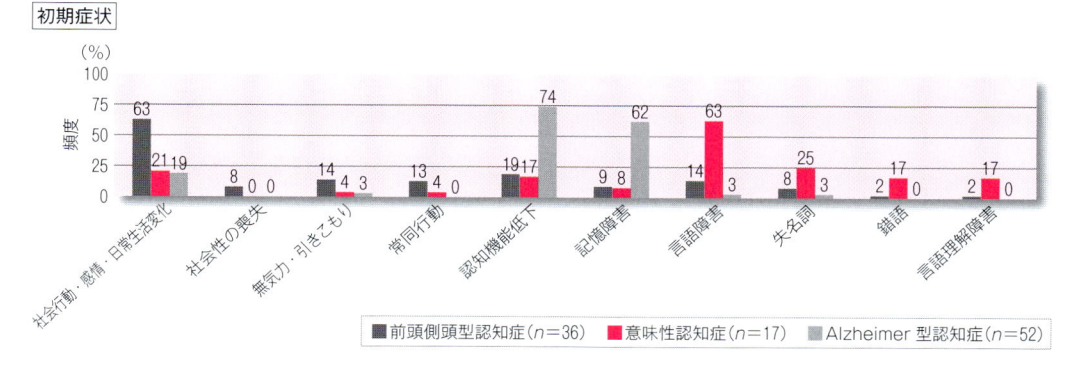

症状	前頭側頭型認知症(n=36)	意味性認知症(n=17)	Alzheimer 型認知症(n=52)
社会行動・感情・日常生活変化	63	21	19
社会性の喪失	8	0	0
無気力・引きこもり	14	4	3
常同行動	13	4	0
認知機能低下	19	17	74
記憶障害	9	8	62
言語障害	14	63	3
失名詞	8	25	3
錯語	2	17	0
言語理解障害	2	17	0

Dement Geriatr Cogn Disord. 2006; 21(2): 74-80

▶前頭葉機能評価としては frontal assessment battery (FAB) が有用とされる.

	Alzheimer 病	前頭側頭型認知症
MMSE	22.1±3.6	21.1±5.9
FAB	12.6±3.7	7.6±4.2

Arch Neurol. 2004 Jul; 61(7): 1104-7

▶画像所見では脳回が"ナイフの歯形萎縮(knife-blade atrophy)"と称される尖ったような萎縮をするとされる.

MEMO　Frontal Assessment Battery (FAB)

● 5 分程度で評価が可能であり簡便性に優れる. 以下の 6 項目を評価する.

評価項目	具体的な内容
類似性の理解 (概念化能力)	「次のものはどの点で同じですか」 ①バナナとリンゴ　②テーブルとイス　③チューリップ, バラ, 菊 (共通カテゴリーを述べることができた回答数を加算する.)
語の流暢性 (思考の柔軟性)	「"かくきけこ"の"か"から始まる言葉をできるだけたくさんあげてください. 人の名前はいけません.」 (60 秒の間に 0-2 語ならば 0 点, 3-5 語で 1 点, 6-9 語で 2 点, 10 語以上で 3 点)
運動系列 (運動のプログラミング)	「私がやることをよく見ていてください」①右手掌を上にして机の上に置いて, 左の拳で右手掌を叩く, ②左手刀で右手掌を叩く, ③両手掌を合わせる(拍手)を見てもらう.「さあ, あなたの番です. 右手で同じことをやってみましょう. まず, 私と一緒にやります. 次に一人でやってみてください.」一緒に連続動作を 3 回繰り返す.「今度は一人でやってみましょう」 (一緒に連続動作を 3 回以上できれば 1 点, 1 人で連続動作を 3 回以上できれば 2 点, 1 人で連続動作を 6 回以上できれば 3 点)
葛藤指示 (干渉刺激に対する敏感さ)	練習①:「私が 1 回指でポンと叩いたら, 続けて自分の指で 2 回ポンポンと叩いてください.」ポン・ポン・ポン(1-1-1)とタップし, 1 回ごとに被験者に続けて指をタップさせる (正解は 2-2-2). これを 3 回繰り返す. 練習②:「今度は私が 2 回指でポンと叩いたら, 続けて自分の指で 1 回ポンポンと叩いてください.」(2-2-2)と指をタップし, (1-1-1)とタップさせる. これを 3 回繰り返す. 本番:「では, 今の約束を使って, 私に続いて, 自分の指で叩いてください.」 1-1-2-1-2-2-2-1-1-2 (失敗なし 3 点, 失敗 2 回まで 2 点, 失敗 3 回以上 1 点, テスターと同じ回数指をタップしてしまうことが連続 4 回以上あれば 0 点)
抑制コントロール	練習①「私が 1 度指でポンと叩いたら, 同じように 1 回ポンと自分の指で叩いてください.」ポン・ポン・ポン(1-1-1)とタップし, 1 回ごとに被検者に続けて指をタップさせる. これを 3 回繰り返す. 練習②「私が 2 回指でポンポンと叩いたら, 自分の指は動かさないでください」(2-2-2)と指をタップし, これを 3 回繰り返す. 本番③「では, 今の約束を使って, 私に続いてやってみましょう.」 1-1-2-1-2-2-2-1-1-2 (失敗なし 3 点, 失敗 2 回まで 2 点, 失敗 3 回以上 1 点, テスターと同じ回数指をタップしてしまうことが連続 4 回以上あれば 0 点)
把握行動 (環境に対する被影響性)	「私の手を握らないでください.」自分の両手を被検者の手のそばによせ, 手のひらを合わせるようにそっとつけ, 手を握らないでじっとしていられるか数秒間観察する. (手を握らなければ 3 点, 躊躇しどうしたらよいのか尋ねれば 2 点, 躊躇せずに手を握れば 1 点, 注意しても手を握れば 0 点)

● 大脳皮質基底核変性症(CBD)や進行性核上性麻痺(PSP)も認知症として発症しうる. Parkinson 症候群の項で言及する.
　▶これらの認知症は皮質下性認知症と呼ばれ, 基底核, 視床, 脳幹などの皮質下核の障害によって生じるもので認知機能自体は保たれているが, その活用・操作に障害が見られる. 本項目末(578 頁)の評価シートに鑑別ポイントとなりうる点を記載してあるので参考にしてほしい.
　▶活動性低下や情動失禁を伴うこともあり前頭側頭葉変性症の 1 つに加えられることもある. 拍手を 3 回だけするように指示しても, よりたくさん手を叩いてしまう applause sign は前頭側頭型認知症や CBD, PSP で共通して認める所見であり前頭葉徴候の 1 つとして捉えられる.

applause sign の頻度

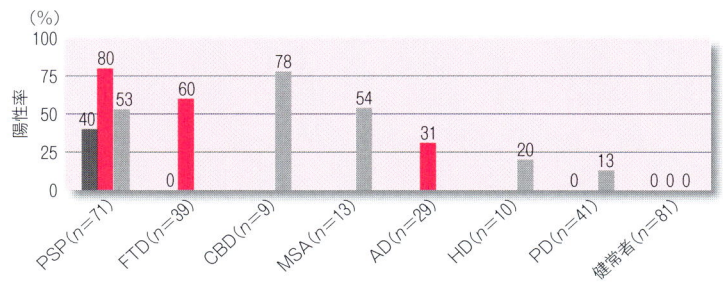

PSP (n=71)	40, 80, 53
FTD (n=39)	60, 0
CBD (n=9)	78
MSA (n=13)	54
AD (n=29)	31
HD (n=10)	20
PD (n=41)	0, 13
健常者 (n=81)	0, 0, 0

AD：Alzheimer 型認知症
CBD：大脳皮質基底核変性症
FTD：前頭側頭型認知症
HD：Huntington 舞踏病
MSA：多系統萎縮症
PD：Parkinson 病
PSP：進行性核上性麻痺

■ *Neurology. 2005 Jun 28; 64(12): 2132-3*
■ *J Neurol Neurosurg Psychiatry. 2011 Aug; 82(8): 830-3*
■ *Mov Disord. 2008 Dec 15; 23(16): 2307-11*

- Huntington 舞踏病は 35-40 歳で舞踏病，性格変化，認知症で発症する非常に稀な疾患である．常染色体優性遺伝する疾患であり家族歴が重要である．画像上は尾状葉の萎縮が特徴的である．

可逆性かも知れない認知症（potentially reversible dementia）

- Alzheimer 型認知症などの変性疾患と血管性認知症は可逆性とはいいがたいが，それ以外は可逆性である可能性があり，認知機能低下を見たときは常に下記を除外する習慣をつける．

脳外科的疾患	正常圧水頭症，脳腫瘍，慢性硬膜下血腫
頭蓋内感染症	神経梅毒，亜急性髄膜炎（結核，クリプトコッカス症）
免疫疾患	SLE，神経 Behçet，脳血管炎，神経サルコイドーシス，橋本脳症，傍腫瘍症候群
精神疾患	うつ病
全身疾患	代謝性疾患（電解質異常，肝性昏睡，ビタミンＢ群欠乏症），内分泌疾患（甲状腺機能低下症），薬剤（アルコール，中枢神経作動薬や抗コリン薬）

- 特に若年発症，亜急性経過・急性増悪では potentially reversible dementia の可能性が高い．

- treatable dementia ともいわれていたが，ある報告では認知症で回復の見込みがある疾患であっても部分的に改善したのは 3.2％，完全に回復したのは 3.4％だけであるため〔*Arch Intern Med. 2003 Oct 13; 163(18): 2219-29*〕，potentially reversible dementia という用語のほうが適切である．
- Alzheimer 型認知症と血管性認知症以外の認知症

Alzheimer 型認知症と血管性認知症以外の認知症の原因（n=954）

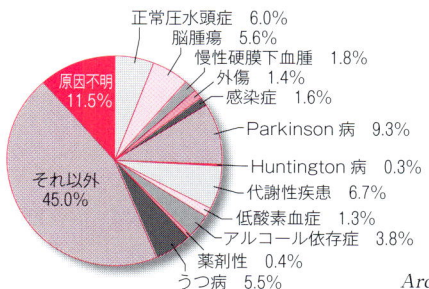

- 正常圧水頭症　6.0%
- 脳腫瘍　5.6%
- 慢性硬膜下血腫　1.8%
- 外傷　1.4%
- 感染症　1.6%
- Parkinson 病　9.3%
- Huntington 病　0.3%
- 代謝性疾患　6.7%
- 低酸素血症　1.3%
- アルコール依存症　3.8%
- 薬剤性　0.4%
- うつ病　5.5%
- 原因不明　11.5%
- それ以外　45.0%

Arch Intern Med. 2003 Oct 13; 163(18): 2219-29

▶頭蓋内感染症としては神経梅毒，結核性髄膜炎，*Cryptococcus* 髄膜炎があげられる．
　□HIV 脳症や進行性多巣性白質脳症（PML：免疫不全患者における JC ウイルス活性化にて数か月で無動無言症，半年程度で死亡），亜急性硬化性全脳炎〔SSPE：麻疹ウイルス感染後 6-8 年を経て（小児期に発症），進行性の行動・知能障害，ミオクローヌスなどで発症，1-2 年で四肢麻痺・

死亡〕，Creutzfeldt-Jakob 病（歩行障害や認知症が進行，半年〜2年程度で死亡）も鑑別にあがるが，これらにおいて可逆性は現在の医学では望めない．
- ▶孤発性 Creutzfeldt-Jakob 病は 100 万人に 1 人見られる．脳波での周期性同期性放電（感度 66％，特異度 74％）や髄液中の 14-3-3 蛋白（感度 94％，特異度 84％）は診断に有用である〔Neurology. 2000 Sep 26; 55(6): 811-5〕．MRI では皮質・皮質下・辺縁系に拡散強調画像で（FLAIR と比較して）高信号となるのが特徴的であり，厳密な基準を用いれば感度 96％，特異度 93％と報告されている〔Neurology. 2011 May 17; 76(20): 1711-9〕．
- ▶代謝性疾患としては電解質異常（高 Ca 血症，高 Na 血症，低 Na 血症，血糖異常），肝性昏睡（若年者では Wilson 病も考える），ビタミン B 群欠乏症，尿毒症を，内分泌疾患としては甲状腺機能低下症を考える．
  - □ビタミン B_{12} 欠乏性神経障害では，貧血を伴わない症例が 27.4％，MCV が正常なのは 23.0％で，好中球減少や血小板減少は貧血患者でもないことが多い〔Medicine(Baltimore). 1991 Jul; 70(4): 229-45〕ため，血算が正常でも否定はしてはならない．
- ▶薬剤は中枢神経作動薬（ベンゾジアセピン，抗精神病薬，三環系抗うつ薬，抗痙攣薬）が多いが，抗コリン薬や H_2 ブロッカーも原因となる． *JIM: Journal of Integrated Medicine. 2011; 21(2): 128-31*

- ●60 歳未満での発症，1 か月〜2 年以内の亜急性発症，1-2 か月以内の急性増悪，局所症候，視覚異常や眼底異常，頭痛，外傷歴，悪性腫瘍，構音障害，痙攣，脳梗塞の既往，尿失禁，歩行障害の随伴は頭蓋内病変を示唆するが，残念ながら感度・特異度に十分優れる組み合わせは現時点ではない〔Arch Intern Med. 2000 Oct 9; 160(18): 2855-62〕．

年齢別　可逆性認知症の可能性

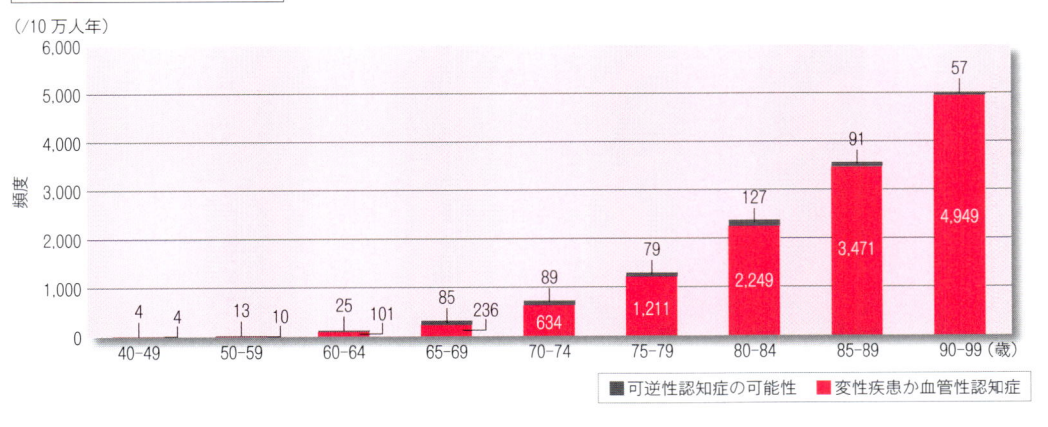

Arch Neurol. 2006 Feb; 63(2): 218-21

Dementia Check Sheet

眼を閉じなさい

検査日：　　　年　　月　　日

No.	質問内容	配点	HDS-R	MMSE
1.	お歳はいくつですか？（2年までの誤差は正解）	1		
2.	見当識：今日は何年の何月何日ですか？			
	年	1		
	季節	1		
	月	1		
	日	1		
	曜日	1		
3.	見当識：私達が今いるところはどこですか？ 自発的にでれば2点，5秒おいて，家・病院・施設のヒントで1点	1, 2		
	何地方ですか（例：関東地方）	1		
	何県ですか	1		
	何市ですか	1		
	何病院ですか	1		
	何階ですか	1		
4.	即時記憶：これから言う3つの言葉を言ってみてください． 後でまた聞きますのでよく覚えていてください． 1：a）．桜　b）．猫　c）．電車　2：a）．梅　b）．犬　c）．自動車	1 1 1		
5.	計算：100から7を順番にひいてください．　　　　　　（93） 　　　　　　　　　　　　　　　　　　　　　　　　（86） 　　　　　　　　　　　　　　　　　　　　　　　　（79） 　　　　　　　　　　　　　　　　　　　　　　　　（72） 　　　　　　　　　　　　　　　　　　　　　　　　（65）	1 1 1 1 1		
6.	即時記憶：これから言う数字を逆から言ってください．　2-8-6 （6-8-2, 3-5-2-9）　　　　　　　　　　　　　　9-2-5-3	1 1		
7.	近時記憶：先ほど覚えた言葉をもう一度言ってみてください． HDS-Rでは自発的で2点，MMSEでは1点ずつ 想起障害：HDS-Rではヒント：a）植物　b）動物　c）乗り物で1点	1, 2 1, 2 1, 2		
8.	失名辞：（時計を見せながら）これは何ですか 　　　　（鉛筆を見せながら）これは何ですか	1 1		
9.	短期記憶：5つの品物を隠し，名前を言ってもらう （必ず相互に関係のないもの）	5		
10.	語想起：知っている野菜の名前をできるだけ多く言ってください． （途中で詰まり，約10秒待っても出ない場合にはそこで打ち切る） 5個までは0点，6個＝1点，7個＝2点，8個＝3点，9個＝4点，10個＝5点	1-5		
11.	復唱：次の文章を繰り返す 「みんなで，力を合わせて綱を引きます」	1		
12.	失行：（3段階の命令） 「右手にこの紙を持ってください」 「それを半分に折りたたんでください」 「机の上に置いてください」	3		
13.	失読：（この文章を読んで，その指示に従ってください．）	1		
14.	失書：なにか文章を書いてください	1		
15.	視空間認識：次の図形を書いてください	1		
	HDS-Rは20点以下で，MMSEが23点以下でDementiaと判定 淡塗りつぶし＝皮質認知症，網掛け＝皮質下認知症に強く見られる傾向あり	合計		

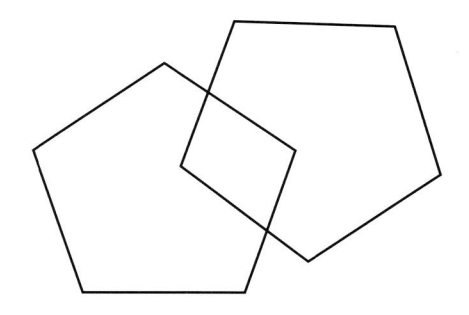

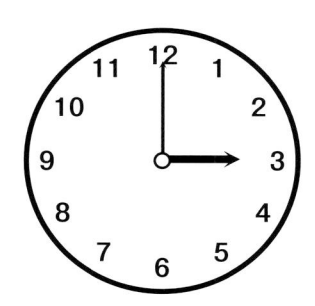

3 パーキンソン症候群

Parkinson病

- 安静時振戦，歯車様固縮，無動，姿勢反射障害が4徴候の高齢者に多い疾患である．
- Parkinson病での振戦は安静時に強い 4-6 Hz の pill-rolling tremor であるが，姿勢時に強い振戦・頭部振戦・声が震える場合は本態性振戦を考える．
- 無動は日常生活動作を確認する以外に，仮面様顔貌・小声・小字症に注意する．
- 歩行障害は診断に重要であり手の振りが小さい小刻み歩行，すくみ足，突進現象，逆説的歩行を確認する．
- 4徴候以外には Myerson 徴候も診断に有用である．

Parkinson病とParkinson症候群の頻度

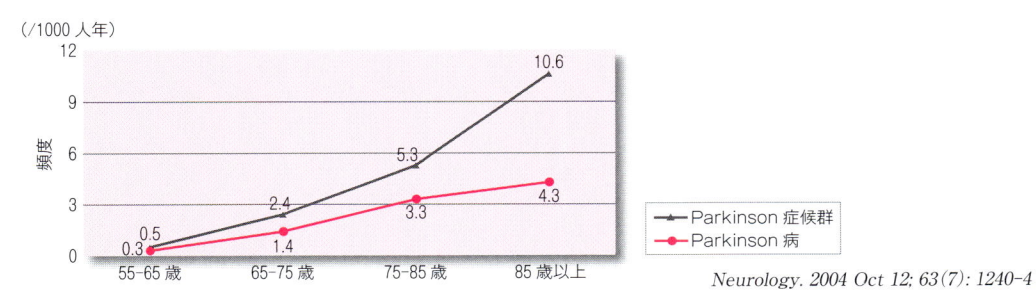

(／1000人年)

	55-65歳	65-75歳	75-85歳	85歳以上
Parkinson症候群	0.5	2.4	5.3	10.6
Parkinson病	0.3	1.4	3.3	4.3

Neurology. 2004 Oct 12; 63(7): 1240-4

- Parkinson病の家族歴〔OR＝4.5(3.4-5.8)〕，振戦の家族歴〔OR＝2.7(2.1-3.6)〕，便秘の既往〔RR＝2.3(1.6-3.5)〕，喫煙歴がないこと〔喫煙のRR＝0.44(0.39-0.50)〕はParkinson病の可能性を高くする〔*Ann Neurol. 2012 Dec; 72(6): 893-901*〕．

- Parkinson病の診断

		LR＋	LR－
振戦	上肢・下肢の震え	17(6.3-44)	0.25(0.08-0.78)
		1.4(1.2-1.6)	0.24(0.13-0.44)
	初期症状での振戦	1.3(0.90-2.0)	0.60(0.34-1.1)
	頭部か下肢の振戦	11(4.8-24)	0.26(0.12-0.55)
	身体診察で振戦	1.5(1.0-2.3)	0.47(0.27-0.84)
固縮	筋固縮	2.3(1.3-4.3)	0.73(0.54-0.97)
	麻痺や脱力	1.3(0.60-2.8)	0.93(0.75-1.2)
	初期症状での固縮	0.53(0.35-0.80)	1.6(1.1-2.4)
	身体診察で固縮	2.8(1.8-4.4)	0.38(0.19-0.76)
無動	すくみ足	3.7(2.1-6.7)	0.55(0.39-0.79)
	仮面様顔貌	2.1(1.4-3.2)	0.54(0.35-0.84)
	小声	3.7(2.4-5.6)	0.25(0.13-0.49)
	小字症	5.9(3.1-9.4)	0.44(0.27-0.71)
		2.8(1.8-4.2)	0.30(0.17-0.53)
	椅子から立ち上がりが困難	5.2(2.9-9.5)	0.58(0.38-0.90)
		1.9(1.3-2.7)	0.39(0.25-0.63)
	引きずり歩行	15(4.7-47)	0.32(0.18-0.58)
		3.3(2.1-5.0)	0.50(0.36-0.71)
	ボタンかけが困難	3.0(2.0-4.4)	0.33(0.19-0.60)
	開口困難	6.1(3.4-11)	0.26(0.14-0.48)
	寝返り困難	13(4.1-43)	0.56(0.41-0.76)

(つづく)

		LR＋	LR－
組み合わせ	身体診察で固縮・無動	4.5(2.9-7.1)	0.12(0.03-0.45)
	身体診察で振戦・固縮・無動	2.2(1.2-4.2)	0.50(0.34-0.75)
姿勢・運動	平衡障害	6.6(3.4-12.8)	0.29(0.13-0.68)
		1.6(1.3-2.2)	0.35(0.21-0.57)
	継ぎ足歩行不可能	2.9(1.9-4.5)	0.32(0.15-0.70)
	下肢自制不可	1.3(0.53-3.1)	0.93(0.72-1.2)
錐体外路反射	Myerson 徴候	4.5(2.8-7.4)	0.13(0.03-0.47)

JAMA. 2003 Jan 15; 289(3): 347-53

- ▶突進現象は病歴で確認できることもあるが，診察室では軽度の外力での突進・転倒しないかどうかを確認する．
- ▶逆説的歩行は，すくみ足があっても障害物などを乗り越えるときはスムーズに足が出ることで，Parkinson 病に特徴的とされる．
- ▶姿勢反射障害の評価：被検者には検者の手に対して背中からもたれ掛かってもらい，突然その手の支えを放したときに足を動かさずに踏ん張れるかどうかを評価する "push & release test" は，伝統的な "pull test" よりも（転倒の既往の予測において）優れた感度・特異度と再現性をもつという報告がある〔Mov Disord. 2008 Jul 30; 23(10): 1453-7〕．
- ▶Myerson 徴候は額を（視覚的な影響を受けないように頭側から）軽く叩くと，5-10 回以上してもまばたきを続ける場合を陽性とする．
- ▶姿勢異常として高度な頸部前屈（首下がり；antecollis），前屈姿勢（腰曲がり；camptocormia），側屈姿勢（ピサの斜塔症候群），pen-holding と称される手指肢位などを認めうる．

MEMO　Parkinson 病の薬物治療

- 高齢者（通常 70-75 歳以上）では L-DOPA 合剤，若年者では DA 受容体作用薬が第 1 選択である．
  - ▶L-DOPA 合剤〔レボドパ＋カルビドパ（ネオドパストン®・メネシット®）やレボドパ＋ベンセラジド（マドパー®・イーシー・ドパール®・ネオドパゾール®）〕は運動症状の改善効果は高いものの，作用時間が短く吸収が不安定で日内変動が生じやすいことと，不随意運動の頻度が高いため若年者では DA 受容体作用薬のほうがよい．
  - ▶DA 受容体作用薬
    - □神経保護作用が期待されているが，精神症状が多く高齢者では使いにくい．使い始めの消化管症状や長期使用での浮腫も高頻度に認められる．
    - □麦角系〔メシル酸ペルゴリド（ペルマックス®）・ブロモクリプチン（パーロデル®）・カベルゴリン（カバサール®）〕は心臓弁膜症が副作用として重要である．非麦角系〔プラミペキソール（ビ・シフロール®）・タリペキソール（ドミン®）・ロピニロール（レキップ®）〕は眠気や突発性睡眠が知られている．
    - □ペルマックス®はパーロデル®より強力で立ち上がりが急峻である．カバサール®は作用時間が長く 1 日 1 回でよいが，立ち上がりは遅い．
- L-DOPA の半減期を延長する COMT 阻害薬〔エンタカポン（コムタン®）〕や MAO-B 阻害作用のあるゾニサミド（トレリーフ®）は wearing off 現象に最も効果が期待される薬剤である．
- L-DOPA や DA 受容体作用薬で効果不十分な場合は MAO-B 阻害薬であるセレギリン（エフピー®）を使用することもあるが薬剤相互作用に注意する．
- 若年者の振戦にはトリヘキシフェニジル（アーテン®）を使うこともあるが，抗コリン薬であるがゆえに Alzheimer 病変との関連性が示唆されており 6 mg/日×2 年までに留める．
- off 時に関連しないすくみ足にはドロキシドパ（ドプス®）を検討する．
- peak-dose ジスキネジアで他剤の調節でうまくいかない場合はアマンタジン（シンメトレル®）を検討する．

Parkinson 症候群

- 初期から転倒する場合，左右対称性に発症した場合，振戦がない場合，あるいはレボドパに反応がない場合は Parkinson 病よりもそれ以外の Parkinson 症候群を考える．
- Parkinson 症候群は脳血管性パーキンソニズム，薬剤性パーキンソニズム，変性疾患の 3 つを考える．

（つづく）

- 脳血管性パーキンソニズムは下半身優位で歩行障害が目立つが振戦は稀である．前頭葉徴候や認知症を伴いやすいことも特徴である．
- 薬剤性パーキンソニズムは内服歴が最も重要であることはいうまでもないが，薬剤中止で速やかには改善しないことがある．
- 変性疾患は特徴的な徴候を見逃さないことが重要であるが，進行性で5-10年で寝たきりとなる疾患が多い．

- Parkinson 病の診断

	LR+	LR−
非対称性の所見	1.8(0.98-3.2)	0.61(0.41-0.91)
レボドパへの反応あり	1.2(0.87-1.6)	0.63(0.31-1.3)

JAMA. 2003 Jan 15; 289(3): 347-53

▶ 嗅覚障害は Parkinson 病の診断に有用だが〔*Neurology. 2006 Apr 11; 66(7): 968-75*〕，簡便にベッドサイドでどのように検査するかは決まったものがない．

- 脳血管性パーキンソニズム
  ▶ 大脳基底核の多発性ラクナ梗塞や大脳白質の広範な虚血性白質脳症により起こるため，画像にてこれらの変化を検出することが診断に有用である．脳血管障害のリスク要因を高頻度に認める他，階段状増悪が確認できる場合もある．
  ▶ 神経学的所見としては錐体路徴候に注意する．パーキンソニズムは下半身優位で歩行障害が目立つが，筋固縮・無動は軽度で左右差は乏しく，安静時振戦は通常見られない〔*Acta Neurol Scar.d. 1992 Dec; 86(6): 588-92*〕．
  ▶ 前頭葉徴候〔把握反射や paratonia（独語：Gegenhalten），すなわち力を抜こうとすると逆説的に力が入ってしまう徴候〕や，Binswanger 型認知症の合併も多く見られる〔*Mov Disord. 2010 Jan 15; 25(1): 50-6*〕．

- 薬剤性パーキンソニズム
  ▶ 発症・進行が急速だが，左右差は目立たず，安静時振戦は軽微である．
  ▶ 抗精神病薬・抗うつ薬・制吐剤〔スルピリド（ドグマチール®），メトクロプラミド（プリンペラン®）〕で多い．
  ▶ 薬剤を中止しても長期間遷延することはあるが，通常は可逆性とされる．

変性疾患による Parkinson 症候群

- 自律神経症状，小脳症状，錐体路症状や球症状があれば多系統萎縮症（MSA）を考える．
- 認知症や幻視があれば Lewy 小体型認知症を考える．
- 進行性核上性麻痺（PSP）は眼球の下方向への注視麻痺と，頸部の筋緊張が強い頸部後屈が見られ，姿勢反射障害から歩行障害・転倒が顕著なことが特徴である．MRI の矢状断・冠状断による中脳〜上小脳脚の萎縮は診断に有用である．
- 左右差が強い固縮・無動で発症し，失行や他人の手徴候，ミオクローヌスなどが見られれば大脳皮質基底核変性症（CBD）を考える．

- 多系統萎縮症（MSA）
  ▶ 平均 55.4±8.3 歳で発症．平均 2[1-10]年でパーキンソニズムと自律神経障害の合併が見られる．平均 3 年で独歩不能，5 年で車椅子，8 年で寝たきり，9 年で死亡する〔*Brain. 2002 May; 125(Pt 5): 1070-83*〕．
  ▶ 便秘や脂漏はパーキンソニズムでよく見られる自律神経障害だが，初期から高度の自律神経症状（起立性低血圧や神経因性膀胱）があれば Shy-Drager 症候群を考える．

	感度	特異度	LR＋	LR－
55歳以下の発症	42(27-59)	80(71-87)	2.1(1.2-3.6)	0.7(0.6-1.0)
初期から固縮	57(40-73)	70(60-78)	1.9(1.2-2.8)	0.6(0.4-0.9)
初期にレボドパ無効	58(39-75)	77(67-85)	2.5(1.6-4.0)	0.6(0.4-0.8)
振戦	61(44-76)	24(16-34)	0.8(0.6-1.1)	1.6(1.1-2.5)
自律神経症状	84(68-93)	74(64-82)	3.2(2.2-4.6)	0.2(0.1-0.5)
小脳症状	32(19-50)	99(94-100)	32(4.3-238)	0.7(0.6-0.9)
錐体路症状	50(33-67)	93(86-97)	7.1(3.2-15.5)	0.5(0.4-0.8)
会話障害・球症状	87(71-95)	79(69-86)	4.1(2.8-6.1)	0.2(0.1-0.4)
認知症	17(7-34)	45(35-56)	0.3(0.2-0.7)	1.8(1.6-2.2)
薬剤で昏迷	16(6-34)	28(20-38)	0.2(0.1-0.5)	3.0(2.5-3.6)
対称性	34(20-51)	46(36-56)	0.6(0.4-1.0)	1.5(1.1-1.8)
転倒	86(70-95)	44(34-55)	1.6(1.2-1.9)	0.3(0.1-0.7)

J Neurol Neurosurg Psychiatry. 2000 Apr; 68(4): 434-40

▶MRI所見
　□T2強調画像で淡蒼球の外側縁が高信号となっていれば診断に有用である．
　□橋中央部水平断にて橋被蓋中央部と橋底部横行性線維がT2強調画像もしくはFLAIR画像で高信号となる徴候は，"さいころの4の目徴候"やhot cross bunsと呼ばれる〔*Radiology. 2007 Nov; 245(2): 606-7*〕．

	感度	特異度†
hot cross buns	63.3	100
淡蒼球の外側縁がT2WI高信号	34.5	98.9

Brain. 2002 May; 125(Pt 5): 1070-83（MSA 139例）
† *J Neurol Neurosurg Psychiatry. 1998 Jul; 65(1): 65-71*（Parkinson病47例，健常者45例）

● Lewy小体型認知症（DLB）
　▶認知症や幻視があれば疑うが，Parkinson病治療薬によるせん妄を除外する必要がある．Lewy小体型認知症に関しては認知症の項で扱う．

● 進行性核上性麻痺（PSP）
　▶20％程度は注視麻痺を伴わないとされ，注視麻痺を認めなくても否定はできない．
　▶偽性球麻痺や認知症も生じる．
　▶MRIでは中脳（特に中脳被蓋）の萎縮が特徴的で，hummingbird sign（矢状断で脳幹上部がハチドリ様に見える）やmorning glory sign（軸位断での中脳の側面の膨らみが消失）が出現する．

MRI画像所見

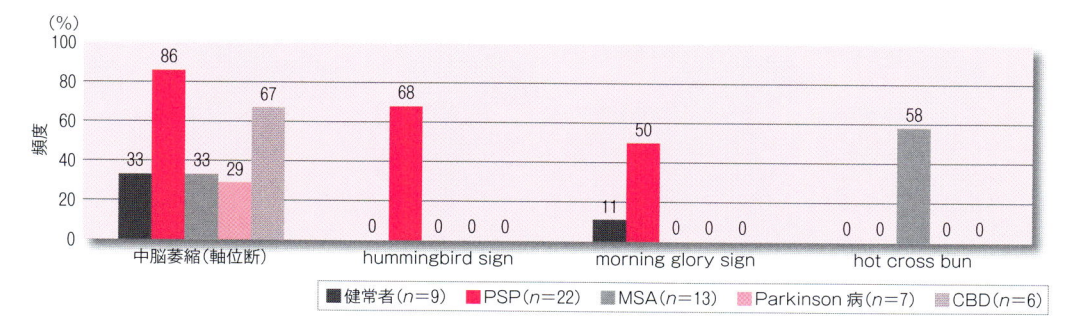

	中脳萎縮（軸位断）	hummingbird sign	morning glory sign	hot cross bun
健常者(n=9)	33	0	11	0
PSP(n=22)	86	68	50	0
MSA(n=13)	33	0	0	58
Parkinson病(n=7)	29	0	0	0
CBD(n=6)	67	0	0	0

Mov Disord. 2012 Dec; 27(14): 1754-62

矢状断における中脳・橋の面積

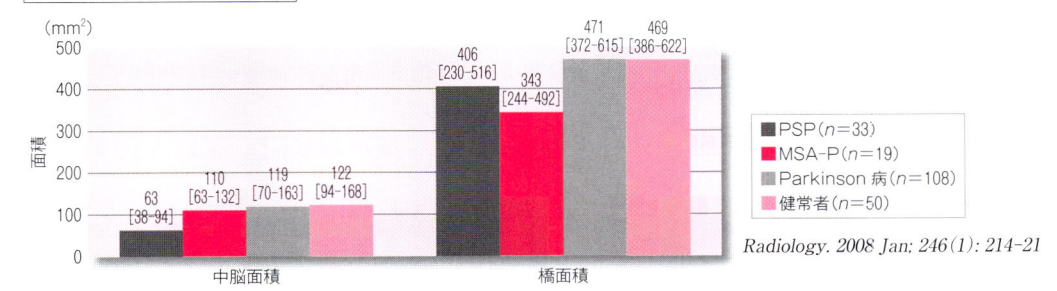

Radiology. 2008 Jan; 246(1): 214-21

- 大脳皮質基底核変性症(CBD)
  - ▶ 50-60歳代で左右差が非常に目立つ錐体外路症状と大脳皮質徴候で発症し、平均4-5年で寝たきりとなり、6-8年で死亡する.
  - ▶ 他人の手徴候(alien hand): 肘を屈曲し、手で何かを握るような仕草をしたり、腕を背側にひねるような動作が見られる. また拮抗失行といって目的の動作をしようとすると、無意識にこれを邪魔する動作が加わることがある.
  - ▶ 晩期にはCTやMRIで中心回領域を中心として左右差のある局所性の萎縮を認める. 早期にはSPECTで同部に血流低下が捉えられる.

大脳皮質基底核変性症の症候

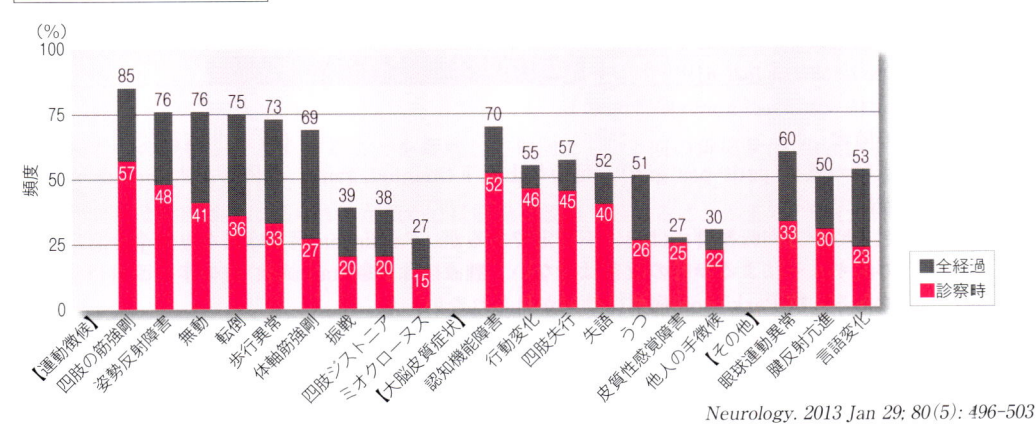

Neurology. 2013 Jan 29; 80(5): 496-503

- それ以外には正常圧水頭症や、一酸化炭素中毒、マンガン中毒、Wilson病などでParkinson症候群を呈する.

4 正常圧水頭症

特発性正常圧水頭症
- 認知症、歩行障害、尿失禁が3症候である.
- 認知症は亜急性発症で、前頭葉機能障害が強く出る傾向があり、評価にはFABが有用である.
- 歩行障害はParkinson病様小刻み歩行に足の挙上低下(magnet gait)、歩隔の拡大(broad-based gait)が加わっている. 歩行障害は治療に最も反応する項目であり、Up & Go試験で評価を行う.

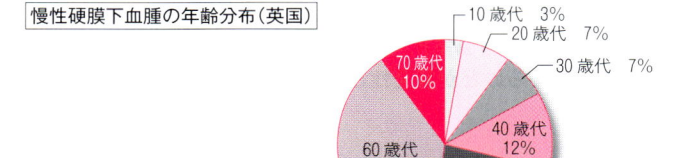

慢性硬膜下血腫の年齢分布（英国）

- 10歳代　3%
- 20歳代　7%
- 30歳代　7%
- 40歳代　12%
- 50歳代　23%
- 60歳代　38%
- 70歳代　10%

J Neurol Neurosurg Psychiatry. 1978 Sep; 41(9): 834-9

- 一般的に外傷後3週間～3か月程度で出現する場合を慢性硬膜下血腫と呼ぶ．脳萎縮などにより架橋静脈が伸展されている状態でわずかな外傷を契機に出血することが多い．
- 認知機能が正常な高齢者でも3か月後には30%が転倒の既往を覚えておらず，50%は目撃情報もない［Postgrad Med J. 1997 Oct; 73(864): 635-9］ことから，頭部外傷歴が聴取できなくても慢性硬膜下血腫は考えなければならない．
- アルコール依存症や抗凝固療法はリスクとしてあげられる．

慢性硬膜下血腫の原因

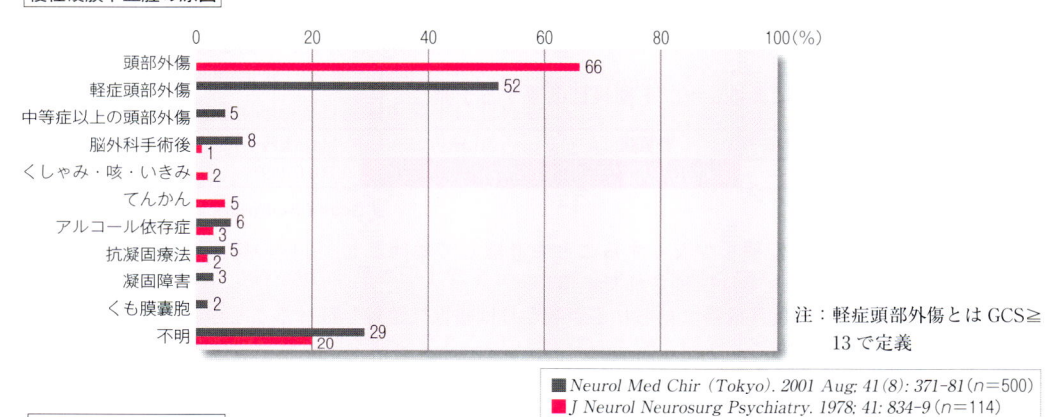

原因	%
頭部外傷	66
軽症頭部外傷	52
中等症以上の頭部外傷	5
脳外科手術後	8 / 1
くしゃみ・咳・いきみ	2
てんかん	5
アルコール依存症	6 / 3
抗凝固療法	5 / 2
凝固障害	3
くも膜嚢胞	2
不明	29 / 20

注：軽症頭部外傷とはGCS≧13で定義

■ *Neurol Med Chir (Tokyo). 2001 Aug; 41(8): 371-81 (n=500)*
■ *J Neurol Neurosurg Psychiatry. 1978; 41: 834-9 (n=114)*

慢性硬膜下血腫の症候

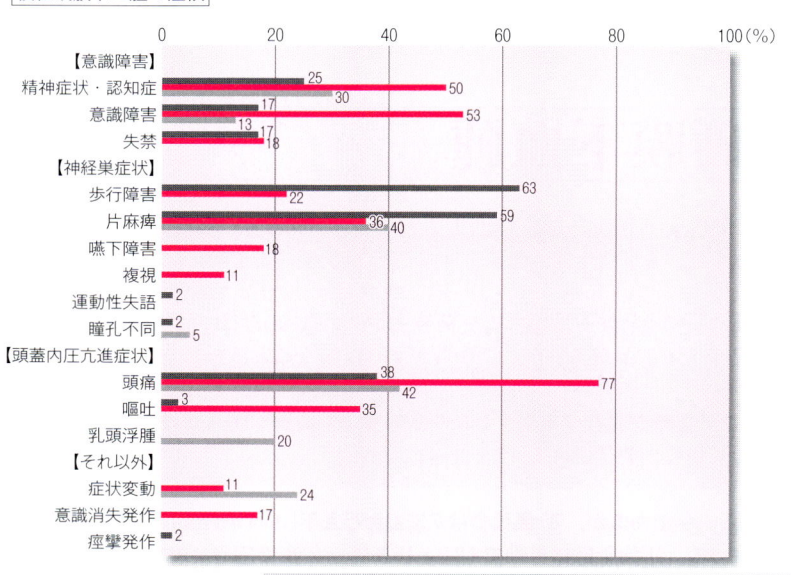

【意識障害】
- 精神症状・認知症　25 / 50 / 30
- 意識障害　17 / 53 / 13
- 失禁　17 / 18

【神経巣症状】
- 歩行障害　22 / 63
- 片麻痺　36 / 40 / 59
- 嚥下障害　18
- 複視　11
- 運動性失語　2 / 2
- 瞳孔不同　5

【頭蓋内圧亢進症状】
- 頭痛　38 / 77 / 42
- 嘔吐　3 / 35
- 乳頭浮腫　20

【それ以外】
- 症状変動　11 / 24
- 意識消失発作　17
- 痙攣発作　2

■ *Neurol Med Chir (Tokyo). 2001 Aug; 41(8): 371-81 (n=500)*　■ *QJM. 1979; 48: 43-53 (n=194)*
■ *J Neurol Neurosurg Psychiatry. 1978; 41: 834-9 (n=114)*

臨床所見の組み合わせ（n=500）

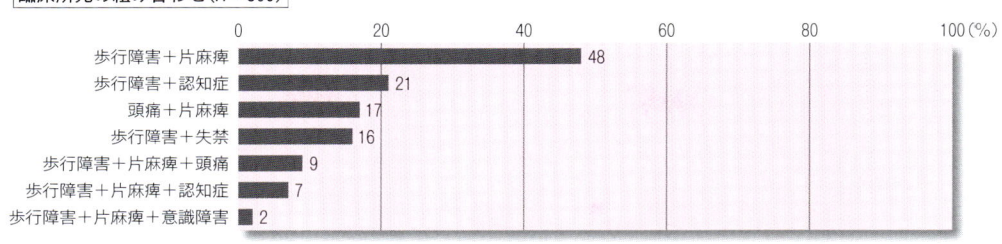

- 歩行障害＋片麻痺: 48
- 歩行障害＋認知症: 21
- 頭痛＋片麻痺: 17
- 歩行障害＋失禁: 16
- 歩行障害＋片麻痺＋頭痛: 9
- 歩行障害＋片麻痺＋認知症: 7
- 歩行障害＋片麻痺＋意識障害: 2

Neurol Med Chir (Tokyo). 2001 Aug; 41(8): 371-81

- 聴性打診
  ▶ 頭蓋内腫瘤の検出において聴性打診は非常に有効である可能性がある．
  ▶ 前頭洞に一致する部位に聴診器をあてて，左右の頭蓋を打診していく．
  ▶ 打診にて濁音で，減弱していれば腫瘤（血腫）があると判断する．

	感度	特異度	LR+	LR−
聴性打診	86(73-94)	93(74-99)	12(3.1-44)	0.15(0.07-0.3)

Br Med J (Clin Res Ed). 1982 Apr 10; 284(6322): 1075-7

慢性硬膜下血腫の検査

- CTにおいて脳組織と等吸収値を示す硬膜下血腫であることが30％近くあり，その場合は脳溝消失や大脳皮質・脳室の圧排・偏位にて判断する必要がある．

慢性硬膜下血腫のCT（脳実質との比較）

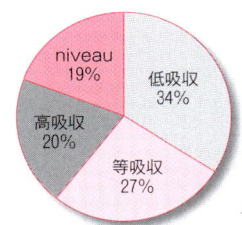

- niveau 19%
- 低吸収 34%
- 等吸収 27%
- 高吸収 20%

Neurol Med Chir (Tokyo). 2001 Aug; 41(8): 371-81

- 両側の慢性硬膜下血腫では脳浮腫によりくも膜下スペースが減少し充血も加わることで，一見くも膜下出血に似た画像となることもある〔J Neurol Neurosurg Psychiatry. 2003 Aug; 74(8): 1131-2〕．

6 脳卒中

脳卒中の疫学

- 脳卒中患者は平成20(2008)年時点で日本に150万人以上いると推定され，寝たきり原因の1位で死因の3位を占める．
- 50歳以降に多い．

  - 平成20年度の患者調査にて134万人の脳卒中患者が確認されており，未受診の患者を含めると150万人以上と推定されている．

年齢別の脳卒中発症率

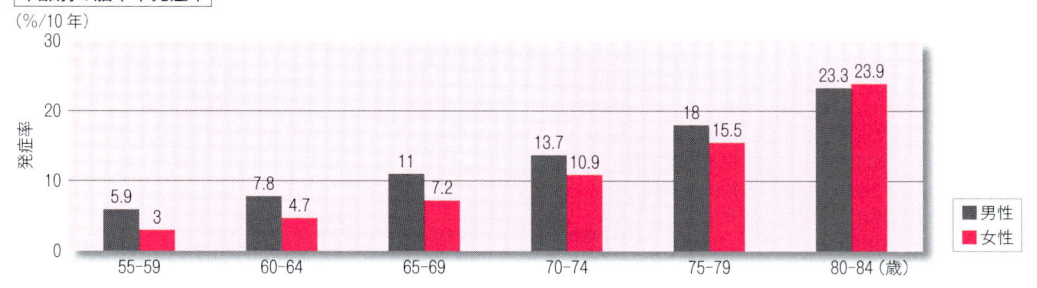

(%/10年)

年齢	男性	女性
55-59	5.9	3
60-64	7.8	4.7
65-69	11	7.2
70-74	13.7	10.9
75-79	18	15.5
80-84	23.3	23.9

JAMA. 2002 Sep 18; 288(11): 1388-95

日本における初回脳卒中発作の発症年齢

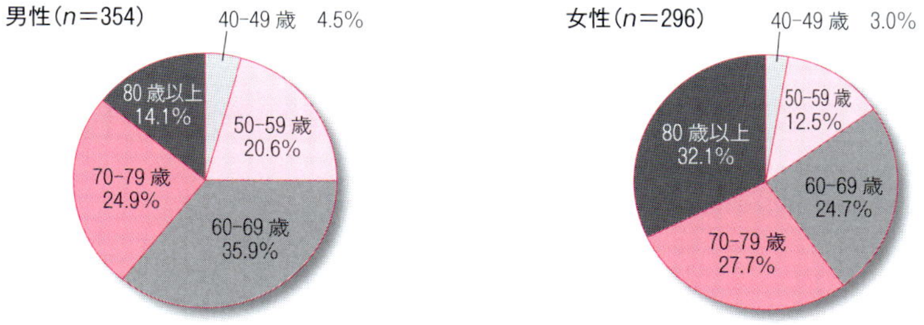

男性 (n=354)
- 40-49歳: 4.5%
- 50-59歳: 20.6%
- 60-69歳: 35.9%
- 70-79歳: 24.9%
- 80歳以上: 14.1%

女性 (n=296)
- 40-49歳: 3.0%
- 50-59歳: 12.5%
- 60-69歳: 24.7%
- 70-79歳: 27.7%
- 80歳以上: 32.1%

Stroke. 2006 Jun; 37(6): 1374-8

脳卒中のリスク要因

- 高血圧・脂質異常症・喫煙・肥満は頻度が高く，修正可能なリスク要因として重要である．
- 心房細動の頻度は高くはないが相対危険度は最も高いリスク要因である．

脳卒中のリスク要因の頻度とRR

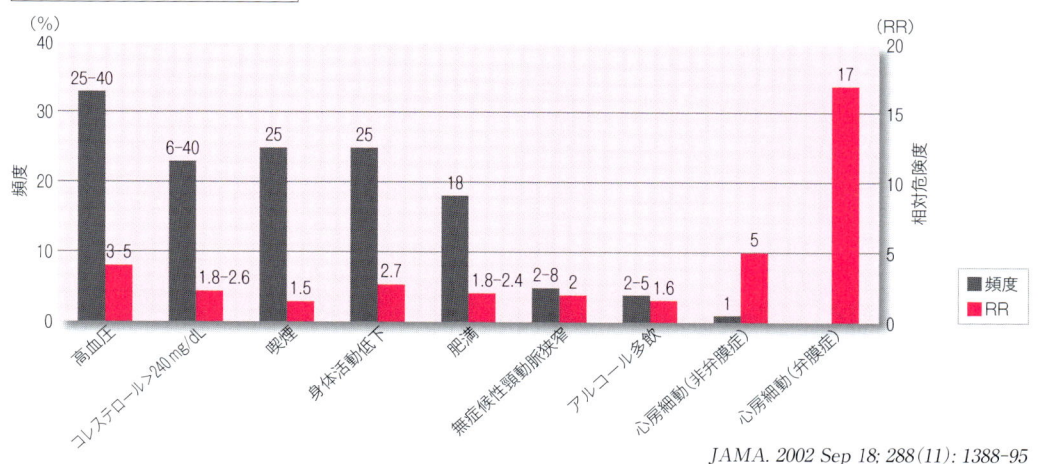

リスク要因	頻度(%)	RR
高血圧	25-40	3-5
コレステロール>240 mg/dL	6-40	1.8-2.6
喫煙	25	1.5
身体活動低下	25	2.7
肥満	18	1.8-2.4
無症候性頸動脈狭窄	2-8	2
アルコール多飲	2-5	1.6
心房細動(非弁膜症)	1	5
心房細動(弁膜症)		17

JAMA. 2002 Sep 18; 288(11): 1388-95

脳卒中の分類

- 脳卒中は脳梗塞が5-6割と最も多く，脳出血が3割，くも膜下出血が1-2割を占める．
- 脳梗塞の中ではラクナ梗塞が5-6割と最も多く，アテローム血栓性が3割，塞栓症が1-2割を占める．

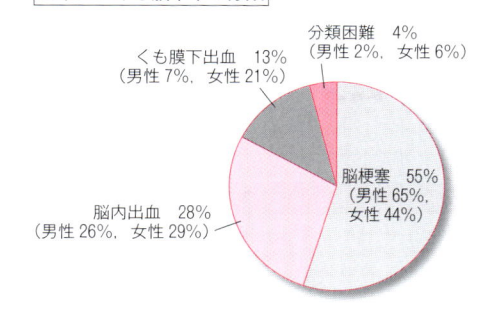

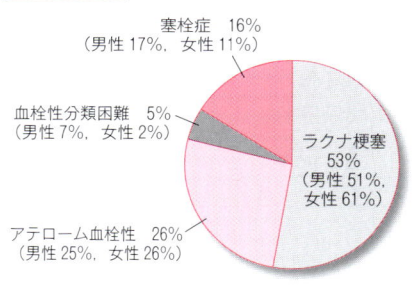

日本における脳卒中の分類
- 分類困難 4%（男性 2%，女性 6%）
- くも膜下出血 13%（男性 7%，女性 21%）
- 脳内出血 28%（男性 26%，女性 29%）
- 脳梗塞 55%（男性 65%，女性 44%）

脳梗塞の分類
- 塞栓症 16%（男性 17%，女性 11%）
- 血栓性分類困難 5%（男性 7%，女性 2%）
- ラクナ梗塞 53%（男性 51%，女性 61%）
- アテローム血栓性 26%（男性 25%，女性 26%）

Stroke. 2006 Jun; 37(6): 1574-8

脳卒中の存在診断

- 急性発症の神経症状があっても 15% は脳卒中ではない．
- 低血糖を除外するために血糖の迅速測定を行うべきである．
- 急性発症でない場合（頭蓋内占拠性病変），発症時に痙攣があった場合（Todd 麻痺），左右差のある神経学的徴候を認めない場合や意識障害を伴う場合（低血糖，敗血症，薬物中毒など）は，脳卒中ではない可能性が高くなる．
- ラクナ梗塞では片側運動障害や感覚障害，小脳失調を呈するのが典型的であり，めまい感のみ，嚥下障害のみ，構音障害のみの症状の場合は脳梗塞ではない可能性が高い．
- 脳梗塞の診断が確実であっても低血圧や胸背部〜頸部痛があれば大動脈解離，発熱があれば感染性心内膜炎を除外する必要がある．

- 初診時脳卒中と診断されたうち 19% は脳卒中ではない〔*Arch Neurol. 1995 Nov; 52(11): 1119-22*〕．
- Cincinnati prehospital stroke scale (CPSS)
  ▶ 上肢保持不能，構音障害，顔面神経麻痺のうち 1 つでもあれば脳梗塞を強く疑うが，1 項目だけでは PPV=72%，3 項目揃っても PPV=85% のみである．

脳卒中の診断	感度	特異度	LR+	LR−
上肢保持不能，構音障害，顔面神経麻痺のうち 1 つ以上	66	87	5.1	0.39

Ann Emerg Med. 1999 Apr; 33(4): 373-8

脳梗塞と誤診された疾患の内訳
- 脊髄病変 2%
- 認知症 3%
- 心因性 7%
- 前庭神経障害 6%
- 失神・前失神 7%
- 頭蓋内占拠性病変 13%
- 代謝性疾患・薬物 12%
- 敗血症 14%
- てんかん 20%
- それ以外 16%

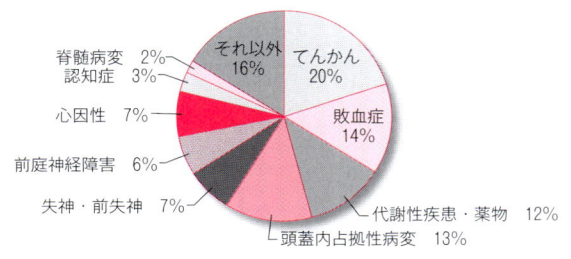

Stroke. 2006 Mar; 37(3): 769-75/Arch Neurol. 1995 Nov; 52(11): 1119-22 より改変

▶ 脊髄病変では麻痺肢に疼痛を伴うことが多い．

- Los Angeles prehospital stroke screen (LAPSS)
  1. 45 歳以上（あるいは不明）
  2. てんかん，痙攣の既往がない（あるいは不明）
  3. 症状持続が 24 時間以内（あるいは不明）
  4. もともと車椅子やベッド上生活ではない（あるいは不明）

5. 血糖値が 60-400 mg/dL
6. いずれかの非対称性な所見
   □ 顔面表情筋左右差
   □ 握力減弱
   □ 上肢保持不能

脳卒中の診断	感度	特異度	LR+	LR−	PPV	NPV
上記6項目すべてを満たす	91(76-98)	97(93-99)	31(16-147)	0.09(0-0.21)	86(70-95)	98(95-99)

Stroke 2000 Jan; 31(1): 71-6

● 脳卒中の診断

		感度	特異度	LR+	LR−
病歴	正確な発症時刻	77(71-82)	43(34-53)	1.4(1.1-1.6)	0.5(0.4-0.7)
	発症時痙攣なし	89(84-93)	30(21-40)	1.3(1.2-1.3)	0.4(0.2-0.6)
	顔面感覚障害	10(7-15)	98(93-100)	5.7(1.4-23.5)	0.9(0.9-10)
	手脱力	61(55-68)	84(76-90)	3.9(2.5-6.2)	0.5(0.4-0.5)
身体所見	収縮期血圧>150 mmHg	62(55-68)	51(42-61)	1.3(1.0-1.6)	0.8(0.6-0.9)
	錯乱	25(20-31)	62(51-72)	0.7(0.5-0.9)	1.2(1.1-1.3)
	神経学的局所徴候	98(95-99)	36(27-46)	1.5(1.5-1.6)	0.1(0-0.1)
	左右差あり	96(92-98)	15(9-23)	1.1(1.1-1.2)	0.3(0.1-0.6)
	症状に徴候が矛盾しない	90(86-94)	31(21-44)	1.3(1.3-1.4)	0.3(0.2-0.5)
	脳血流分布で説明可能	94(90-97)	37(26-49)	1.5(1.4-1.6)	0.2(0.1-0.3)
	半盲	28(23-35)	95(89-98)	5.9(2.5-14.3)	0.8(0.7-0.8)
	眼球偏位	10(6-14)	99(94-100)	10.5(1.4-76.7)	0.9(0.9-10)

Stroke. 2006 Mar; 37(3): 769-75 より抜粋・改変

▶ 意識レベル低下は stroke mimic(脳卒中ではないが脳卒中様症状を呈するもの)の可能性を OR = 3.63(1.59-8.29)で上げる〔Arch Neurol. 1995 Nov; 52(11): 1119-22〕.

▶ ラクナ症候群は古典的には 26 分類されているがその中では純粋運動性片麻痺(pure motor hemiparesis),純粋感覚性脳卒中(pure sensory stroke),感覚運動性脳卒中(sensorimotor stroke),運動失調不全片麻痺(ataxic hemiparesis),構音障害・手不器用症候群(dysarthria-clumsy hand syndrome)が多い.また単麻痺を呈することは稀である.

ラクナ梗塞の分類

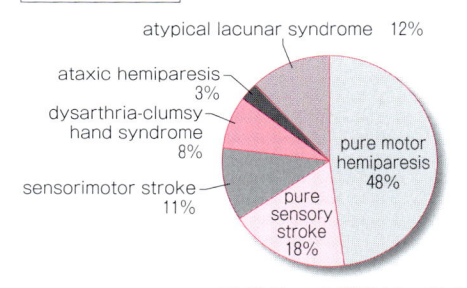

- atypical lacunar syndrome 12%
- ataxic hemiparesis 3%
- dysarthria-clumsy hand syndrome 8%
- sensorimotor stroke 11%
- pure sensory stroke 18%
- pure motor hemiparesis 48%

BMC Neurol. 2010 May 18; 10: 31

ラクナ梗塞による運動感覚障害の罹患部位

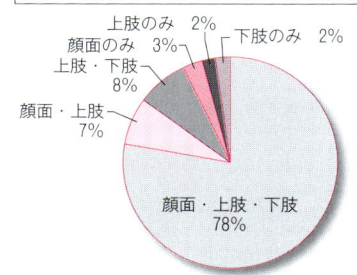

- 上肢のみ 2%
- 顔面のみ 3%
- 下肢のみ 2%
- 上肢・下肢 8%
- 顔面・上肢 7%
- 顔面・上肢・下肢 78%

Stroke. 1990 Jun; 21(6): 842-7

● 続発性脳梗塞

▶ 大きなサイズの脳梗塞では血圧は高いことが通常である.血圧が低い場合は大動脈解離を否定する必要がある.

▶ 頸動脈解離では発汗異常を伴わない不完全 Horner 症候群(縮瞳と眼瞼下垂に関連する神経は内頸動脈周囲に位置するが,発汗の低下は外頸動脈に沿っているため)が見られることがある.

▶ 発熱を伴う脳梗塞の鑑別では感染性心内膜炎,心房粘液腫,血管炎,血管内悪性リンパ腫を鑑別にあげるが,実際には感染症の併存(感染症による血行動態性脳梗塞,脳卒中による嚥下機能低下での誤嚥など)による発熱であることが多い.

画像診断

- 画像所見と臨床所見が一致しなければ脳梗塞との診断は下してはならない．
- CTでは頭蓋内出血を否定することと，early CT sign〔高輝度の中大脳動脈(MCA)と，レンズ核陰影不明瞭化，皮質髄質境界不明瞭化，脳溝不明瞭化〕がないかを確認する．
- MRIでは数時間以内に拡散強調画像(DWI)で高信号となるが，急性期脳梗塞と診断するためにはADC mapでの低下を確認する必要がある．

- 画像所見の信頼性
  - ▶ CTで脳梗塞と診断がされても4％は脳梗塞ではない〔Lancet. 1982 Feb 6; 1(8267): 328-31〕．
  - ▶ 低血糖でもMRIにてDWI/ACD mapで異常像を呈することがあるが48時間後には消失する〔Stroke. 2005 Mar; 36(3): e20-2〕．

- CT検査
  - ▶ 急性頭蓋内出血に対してはCTでもMRIでも診断特性は変わらない．CTは撮像が容易であることが，MRIは慢性期の出血に対しても感度が高いことが利点である．

急性頭蓋内出血の診断	感度	特異度	LR+	LR−
CT	90(73-98)	99.4(96-100)	153(22-1081)	0.1(0.03-0.3)
MRI(gradient recall echo)	90(73-98)	99.4(96-100)	153(22-1081)	0.1(0.03-0.3)

〔JAMA. 2004 Oct 20; 292(15): 1823-30〕

  - ▶ 脳梗塞の発症後数時間でレンズ核陰影の不明瞭化，皮質髄質境界の不明瞭化，脳溝の不明瞭化，hyperdense MCA sign(断面ではMCA dot signと呼ばれる)といったearly CT signが出現しうる．
    - □ 中大脳動脈領域の1/3以上でearly CT signがあればt-PAは原則禁忌となる．

- MRI検査
  - ▶ 拡散強調画像(DWI)は脳梗塞発症から1-3時間程度で高信号となる．
    - □ 椎骨脳底動脈系では発症24時間以内のDWIで偽陰性が多い〔AJNR Am J Neuroradiol. 2000 Sep; 21(8): 1434-40〕とされる．また内頸動脈系であっても虚血の程度(側副血行路の程度)や撮影条件により異常信号が出現するタイミングには個人差があるので，発症当日のMRI検査が陰性であっても臨床的に脳梗塞が強く疑われる場合はMRI検査を繰り返す必要がある．
  - ▶ DWIは2-4週間で正常化することが多いが，T2の影響を受ける(T2 shine through)ため，時に長期間高信号となり続ける．このような場合ではADC mapの低下が見られないことが急性期脳梗塞との鑑別点となる．
    - □ 脳梗塞の初期は虚血でダメージを受けた細胞内に水分が流入する細胞毒性浮腫で，ADC mapは低下する．1-4日でADC mapは最低値となり5-10日で正常化，その後高値となる〔Ann Neurol. 1995 Feb; 37(2): 231-41/Neurology. 1992 Sep; 42(9): 1717-23〕．
    - □ その後は血液脳関門破綻により血管原性浮腫が出現(3-7日間でピーク)するためT2強調画像は高信号となる．

一過性脳虚血発作(TIA)

- 局所脳虚血または網膜虚血による神経機能障害の症状が短時間(典型的には1時間以内)で，梗塞病変が画像上認められないものと定義される．
- ABCD2 score(60歳以上，高血圧，片側性脱力や構音障害，10-60分以上の持続，糖尿病)で今後の脳梗塞発症の予測がある程度できる．

TIA後の脳梗塞発症率

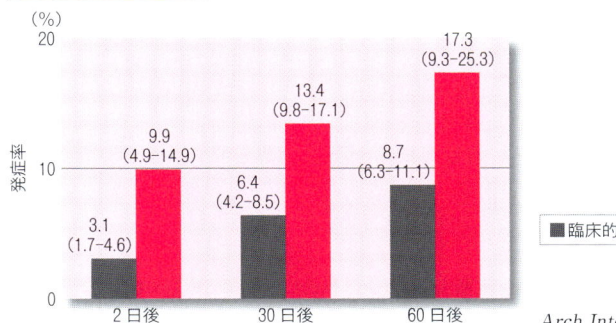

臨床的な発症率 / 積極的な検索をした場合の発症率

	2日後	30日後	60日後
臨床的な発症率	3.1 (1.7-4.6)	6.4 (4.2-8.5)	8.7 (6.3-11.1)
積極的な検索をした場合の発症率	9.9 (4.9-14.9)	13.4 (9.8-17.1)	17.3 (9.3-25.3)

Arch Intern Med. 2007 Dec 10; 167(22): 2417-22

TIA後の脳梗塞発症率予測(ABCD2 score)

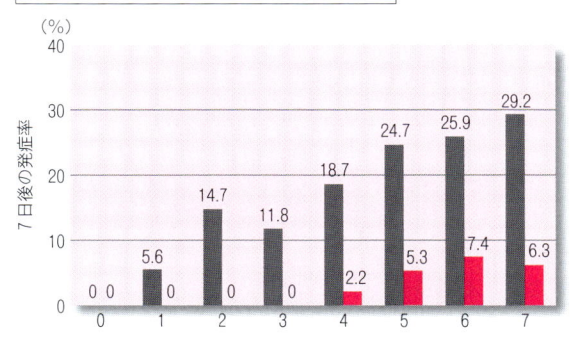

A(age): 60歳以上で1点
B(BP): 血圧≧140/90で1点
C(clinical features): 片側性脱力で2点, 脱力のない構音障害で1点
D(duration): 10分以上で1点, 60分以上で2点
D(diabetes mellitus): 糖尿病があれば1点

score	脳梗塞	援助を要する後遺症
0	0	0
1	5.6	0
2	14.7	0
3	11.8	0
4	18.7	2.2
5	24.7	5.3
6	25.9	7.4
7	29.2	6.3

Ann Emerg Med. 2010 Feb; 55(2): 201-10

- ABCD2 scoreと拡散強調画像による90日以内の後遺症を残す脳梗塞の予測

	拡散強調画像正常	拡散強調画像陽性
ABCD2 score≦3	0例/178例 (0%)	2例/32例 (6.3%)
ABCD2 score≧4	3例/498例 (0.6%)	36例/236例 (15.3%)

Stroke. 2009 Oct; 40(10): 3252-7

臨床所見による脳出血と脳梗塞の鑑別

- 高血圧以外の動脈硬化リスクやTIAの既往,心房細動があれば脳梗塞の可能性が上がり,意識障害・痙攣・頭痛・嘔吐・高血圧は脳出血の可能性を上げる.

- 脳出血の診断(脳梗塞との鑑別)

		感度	特異度	LR+	LR−
リスク要因	年齢≦60歳	50(43-56)	70(68-73)	1.7(1.4-1.9)	0.71(0.63-0.82)
	飲酒	48(29-67)	70(62-77)	1.6(1.0-2.5)	0.75(0.5-1.1)
	男性	57(53-61)	51(47-54)	1.2(1.1-1.3)	0.85(0.77-0.94)
	高血圧	68(60-75)	40(33-47)	1.1(1.0-1.2)	0.88(0.77-1.01)
	喫煙	38(22-55)	52(45-79)	0.79(0.45-1.4)	1.2(0.79-1.8)
	糖尿病	17(9-25)	74(66-81)	0.64(0.43-0.95)	1.1 1.0-1.2)
	脳卒中の既往	11(4-18)	79(67-91)	0.59(0.17-2.0)	1.1(0.88-1.4)
	脂質異常	7(0-15)	78(68-89)	0.48(0.2-1.1)	1.1(1.1-1.1)
	冠動脈疾患	6(0-13)	83(67-100)	0.44(0.31-0.61)	1.1(1.0-1.3)
	心房細動	4(0-7)	90(89-91)	0.44(0.25-0.78)	1.1(1.05-1.1)
	末梢動脈疾患	3(1-5)	91(86-96)	0.41(0.20-0.83)	1.1(1.0-1.1)
	TIAの既往	7(3-11)	79(75-84)	0.34(0.18-0.65)	1.2(1.1-1.3)

(つづく)

		感度	特異度	LR+	LR−
症状	痙攣発作	9(6-12)	98(97-100)	4.7(1.6-14)	0.93(0.9-0.96)
	嘔吐	34(17-52)	93(90-96)	3.0(1.7-5.5)	0.73(0.59-0.91)
	頭痛	46(41-52)	82(75-89)	2.9(1.7-4.8)	0.66(0.56-0.77)
	意識消失	47(35-58)	82(74-89)	2.6(1.6-4.2)	0.65(0.52-0.82)
	神経所見の急性発症	44(35-53)	32(29-35)	0.65(0.52-0.81)	1.7(1.4-2.1)
身体所見	拡張期血圧＞110 mmHg	48(27-68)	89(77-100)	4.3(1.4-14)	0.59(0.39-0.89)
	昏睡	35(19-50)	94(89-99)	6.2(3.2-12)	
	傾眠	32(20-44)	82(69-96)	2.0(1.0-3.9)	
	意識清明	23(15-30)	31(12-51)	0.35(0.24-0.5)	
	Kernig 徴候か Brudzinski 徴候	15(0-29)	98(93-100)	8.2(0.44-150)	0.87(0.73-1.0)
	項部硬直	20(12-28)	97(93-100)	5.0(1.9-12.8)	0.83(0.75-0.92)
	片麻痺	63(25-100)	33(0-66)	0.96(0.9-1.0)	1.1(1.0-1.2)
	Babinski 反射両側陽性	16(9-23)	92(89-96)	1.8(0.99-3.4)	
	Babinski 反射片側陽性	62(44-81)	39(27-51)	1.0(0.87-1.2)	
	Babinski 反射両側陰性	11(5-17)	74(69-80)	0.45(0.25-0.81)	
	頸部血管雑音	1(0-2)	93(91-94)	0.12(0.03-0.47)	1.1(1.0-1.1)
心電図	心房細動	2(0-4)	82(64-100)	0.19(0.06-0.59)	1.2(1.0-1.5)

JAMA. 2010 Jun 9; 303(22): 2280-6

脳塞栓症の診断

- 塞栓症では心疾患（心房細動，心室内血栓，弁膜症，感染性心内膜炎）を通常認める．心疾患を認めない塞栓症であれば頸動脈のアテローム血栓が剝離する動脈原性塞栓症（A-to-A embolism）の可能性も考える．
- 昏睡，嘔吐，痙攣，瞳孔異常を伴うような重篤な症状で突然発症するのが典型的だが，再開通すると24時間以内に急速に臨床症状が改善することがある．
- 画像診断では血管領域（特に血流の多い中大脳動脈領域）に沿った多発性梗塞や出血性梗塞を来す大梗塞では塞栓症の可能性が高い．
- 血管造影所見では栓子の描出（MRA だけでなく，CT や FLAIR にて血管内血栓像を描出しうる）と再開通所見が重要である．

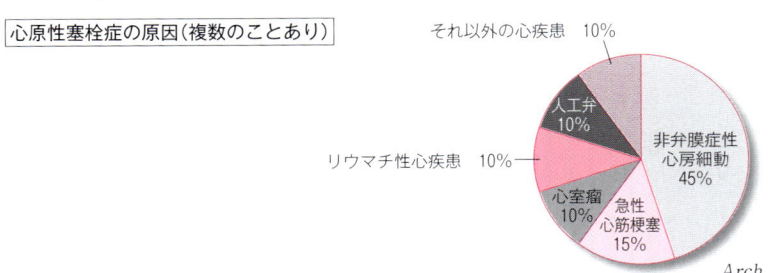

心原性塞栓症の原因（複数のことあり）

- 非弁膜症性心房細動 45%
- 急性心筋梗塞 15%
- 心室瘤 10%
- リウマチ性心疾患 10%
- 人工弁 10%
- それ以外の心疾患 10%

Arch Neurol. 1986 Jan; 43(1): 71-84

▶原因の1つとして感染性心内膜炎を忘れてはならない．

- 脳塞栓症の診断（非塞栓性急性脳梗塞との比較）

		感度	特異度	LR+	LR−
発症様式	突然発症	72(61-80)	91(83-95)	7.7(4.2-14)	0.3(0.2-0.4)
	潜行性発症	3(1-10)	68(58-77)	0.1(0-0.3)	1.4(1.4-1.5)
	階段状発症	4(1-11)	55(45-65)	0.1(0-0.3)	1.7(1.7-1.8)
意識レベル	清明	11(6-20)	69(59-78)	0.4(0.2-0.7)	1.3(1.2-1.4)
	昏睡	10(5-18)	99(94-100)	10.5(1.4-81.1)	0.9(0.9-1.0)
症状	嘔吐	20(12-31)	96(89-99)	5.0(1.7-14.2)	0.8(0.8-0.9)
	痙攣	5(2-14)	100(95-100)	∞	1.0(0.9-1.0)

(つづく)

		感度	特異度	LR＋	LR－
症状	頸部動脈雑音	4(1-11)	83(74-90)	0.3(0.1-0.7)	1.2(1.1-1.2)
	瞳孔不同	25(17-35)	96(90-99)	6.7(2.4-19)	0.8(0.7-0.9)
	対光反射消失	9(4-17)	99(94-100)	9.3(1.2-73)	0.9(0.9-1.0)
	感覚障害	88(77-94)	52(41-62)	1.8(1.4-2.3)	0.2(0.1-0.5)
病変部位	皮質	79(69-87)	70(60-78)	2.7(2.0-3.6)	0.3(0.2-0.4)
	分水嶺領域	0(0-5)	64(54-73)	0.0	1.6(1.6-1.6)
	1週間以内に出血性梗塞	10(5-18)	99(94-100)	10.5(1.4-81.1)	0.9(0.9-1.0)

Intern Med. 1998 Feb; 37(2): 141-8 より抜粋・改変

- 初診時の心電図が洞調律の場合の発作性心房細動の予測
  ▶ 左房径≧40 mm や D ダイマー≧1.0 μg/mL があれば発作性心房細動が存在する可能性が高い．

	左房径(cm)	Dダイマー(μg/mL)
慢性心房細動	4.7	
発作性心房細動	4.1	2.1
非心房細動	3.5	0.6

左房系≧3.8 cm は感度 68.6％，特異度 73.8％で発作性心房細動を予測できる．
Rinsho Shinkeigaku. 2009 Oct; 49(10): 629-33

ラクナ梗塞とアテローム血栓性脳梗塞の鑑別

- ラクナ梗塞とは主幹動脈から分岐する穿通枝動脈閉塞により生じる径 15 mm 以下の小梗塞で，皮質症候（失語・失行・失認）や意識障害（視床梗塞は例外）は呈さない．
- アテローム血栓性脳梗塞は主幹動脈が閉塞する病気であり，ラクナ梗塞より重度な症状を呈する．
- アテローム血栓性脳梗塞では動脈硬化で徐々に血管が狭窄していくため，TIA が先行したり，数日かけて進行したり，再発することが多く，積極的な治療を要する．また血行動態の破綻を契機に起こることもある．
- 小梗塞巣であっても径が 15 mm 以上の場合や主幹動脈狭窄＞50％があればラクナ梗塞よりも branch atheromatous disease(BAD)を考えるべきで，アテローム血栓性脳梗塞に準じた対応が必要となる．

- ラクナ梗塞と branch atheromatous disease(BAD)の違い

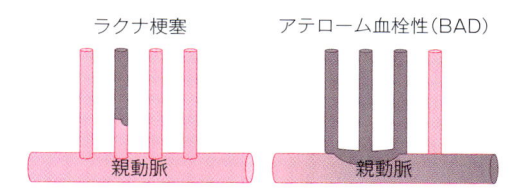

- 脳梗塞再発率

脳梗塞タイプ別再発率

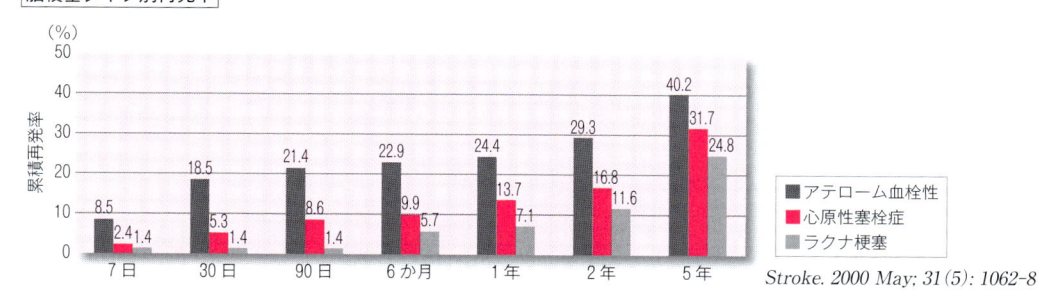

	7日	30日	90日	6か月	1年	2年	5年
アテローム血栓性	8.5	18.5	21.4	22.9	24.4	29.3	40.2
心原性塞栓症	2.4	5.3	8.6	9.9	13.7	16.8	31.7
ラクナ梗塞	1.4	1.4	1.4	5.7	7.1	11.6	24.8

Stroke. 2000 May; 31(5): 1062-8

MEMO 脳梗塞急性期の治療

- 発症 4.5 時間以内では rt-PA の適応をまず考える．3 時間以内のヘパリン投与も有用性が示唆されている〔*Stroke. 2005; 36: 2415-20*〕が，これは専門医の判断によって使用されているレベルであるので割愛する．

(つづく)

- t-PA以外の脳梗塞治療薬

	心原性	アテローム血栓	ラクナ梗塞	
エダラボン	◎	○	△	発症24時間以内．フリーラジカルの抑制．重度腎機能障害は禁忌
アルガトロバン	×	○	－	発症48時間以内で最大径>1.5 cmの脳血栓症に．抗凝固療法であり出血傾向・脳塞栓・大梗塞では禁忌
アスピリン	－	◎	◎	抗血小板薬．1日2錠(160-300 mg/日)
オザグレル	×	○	○	抗血小板薬．発症5日以内の脳血栓症に．内服困難症例に．出血傾向・脳塞栓・大梗塞では禁忌．
グリセオール®	△	△	－	頭蓋内圧亢進を伴う場合

- リハビリの開始時期の目安

	増悪頻度	増悪日数	リハビリ開始目安
ラクナ梗塞	1割未満	3日以内	診断日から
アテローム血栓性	1/3の症例	10日以内	頸動脈領域で2日後，椎骨脳底動脈領域で3日後，主幹動脈閉塞では1週間後から
心原性塞栓症	1-2割	14日以内	左房内血栓と心不全徴候がないことを確認したい

▶ 回復期リハビリは3か月間が回復の目安(95%は13週間以内にプラトーに達する)．

MEMO　脳梗塞の再発予防

- 高血圧，高LDL血症，糖尿病，肥満，喫煙，飲酒といったリスク要因への介入を行う．
- 心原性塞栓症ではワルファリンが原則推奨され，2週間以内に開始が目安である(今後はdabigatranなどの直接トロンビン阻害薬やXa阻害薬を使用する方向に移行する可能性がある)．
- それ以外の病型ではアスピリン投与が治療の中心となる．アスピリンと比較して，クロピドグレルの単独投与やアスピリン＋徐放性ジピリダモール，シロスタゾールの単独投与は効果がやや優れるが副作用が増える．
- 頸動脈高度狭窄(非侵襲的検査で70%以上の狭窄)では，頸動脈内膜剥離術(CEA)を行う〔Circulation. 2011 Jul 26; 124 (4): e54-e130〕．
  ▶ 頸動脈内膜剥離術(CEA)の手術合併症が高いと考えられる場合は頸動脈ステント留置術(CAS)が選択される．
  ▶ 無症候性の頸動脈狭窄ではCEAやCASの有用性は明らかにされてはいない〔Ann Intern Med. 2013 May 7; 158(9): 676-85〕．

若年者の脳梗塞

- 脳梗塞において若年発症するものは全体の5%と稀であり，心原性塞栓症や動脈解離をはじめとして血管炎や凝固障害，もやもや病，MELASなど多数の鑑別疾患をあげなければならない．

- 明確な定義はないが45歳未満の場合は若年者の脳梗塞と考える．

15-49歳の脳梗塞の原因(n=1,008)

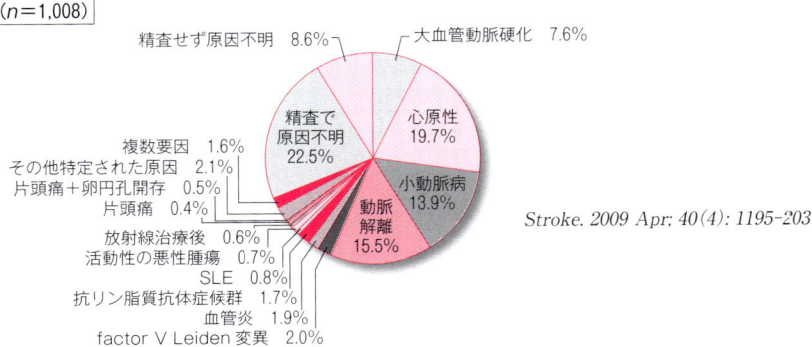

- 大血管動脈硬化　7.6%
- 精査せず原因不明　8.6%
- 心原性　19.7%
- 精査で原因不明　22.5%
- 小動脈病　13.9%
- 動脈解離　15.5%
- 複数要因　1.6%
- その他特定された原因　2.1%
- 片頭痛＋卵円孔開存　0.5%
- 片頭痛　0.4%
- 放射線治療後　0.6%
- 活動性の悪性腫瘍　0.7%
- SLE　0.8%
- 抗リン脂質抗体症候群　1.7%
- 血管炎　1.9%
- factor V Leiden変異　2.0%

Stroke. 2009 Apr; 40(4): 1195-203

7 くも膜下出血

くも膜下出血

- 脳血管障害の1割を占める.
- 女性に多く,他の脳血管障害と比べると若年者にも多い.
- 1/4の症例で初診時に誤診されるが,特に軽症例で誤診が多い.また,予後が悪いくも膜下出血のうち1/4が誤診のために予後不良となっていると推定されている.

くも膜下出血の頻度

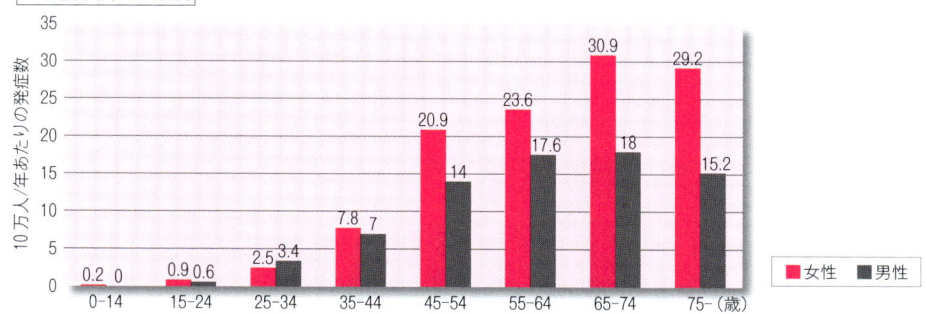

年齢	女性	男性
0-14	0.2	0
15-24	0.9	0.6
25-34	2.5	3.4
35-44	7.8	7
45-54	20.9	14
55-64	23.6	17.6
65-74	30.9	18
75-	29.2	15.2

(10万人/年あたりの発症数)

J Neurol Neurosurg Psychiatry. 2001 Mar; 70(3): 340-3

- 誤診症例の解析

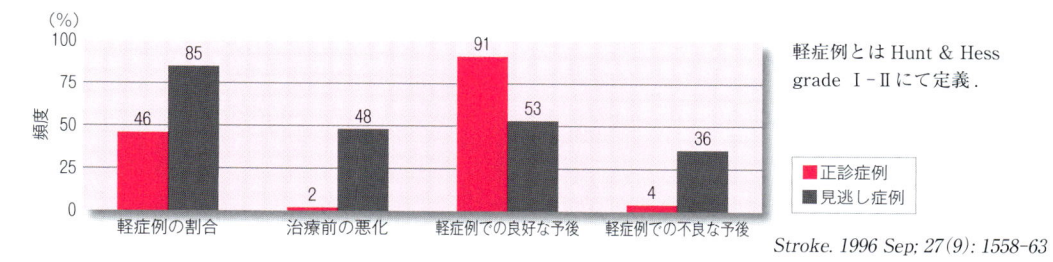

	正診症例	見逃し症例
軽症例の割合	46	85
治療前の悪化	2	48
軽症例での良好な予後	91	53
軽症例での不良な予後	4	36

軽症例とはHunt & Hess grade I-Ⅱにて定義.

Stroke. 1996 Sep; 27(9): 1558-63

▶ Hunt & Hess grade I-Ⅱの症例では初診時に見逃すと死亡率はOR=3.4(1.0-11.2)で上昇する〔JAMA. 2004 Feb 18; 291(7): 866-9〕.

□ Hunt & Hess 分類(1968)

grade I	無症状か,最小限の頭痛および軽度の項部硬直を見る
grade Ⅱ	中等度から強度の頭痛,項部硬直を見るが,脳神経麻痺以外の神経学的失調は見られない
grade Ⅲ	傾眠状態,錯乱状態,または軽度の巣症状を示すもの
grade Ⅳ	昏迷状態で,中等度から重篤な片麻痺があり,早期除脳硬直および自律神経障害を伴うこともある
grade Ⅴ	深昏睡状態で除脳硬直を示し,瀕死の様相を示すもの

くも膜下出血のリスク要因

- 第一度近親者にくも膜下出血の家族歴がある場合および多発嚢胞腎やMarfan症候群はくも膜下出血のリスク要因である.
- 喫煙,高血圧,アルコール多飲は修正可能な3大リスク要因である.

7 くも膜下出血

くも膜下出血のリスク要因

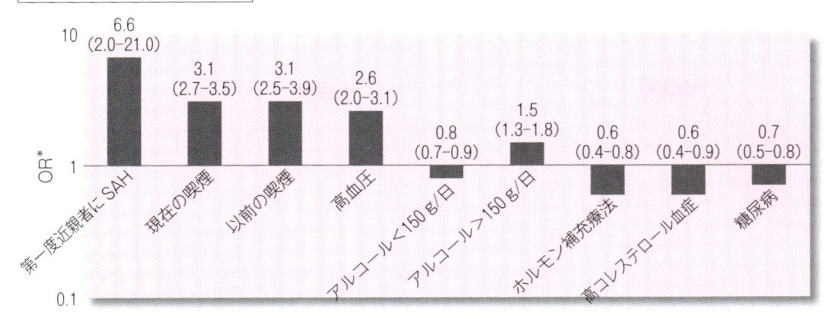

（棒グラフ：OR値）
- 第一度近親者にSAH: 6.6 (2.0–21.0)
- 現在の喫煙: 3.1 (2.7–3.5)
- 以前の喫煙: 3.1 (2.5–3.9)
- 高血圧: 2.6 (2.0–3.1)
- アルコール<150 g/日: 0.8 (0.7–0.9)
- アルコール>150 g/日: 1.5 (1.3–1.8)
- ホルモン補充療法: 0.6 (0.4–0.8)
- 高コレステロール血症: 0.6 (0.4–0.9)
- 糖尿病: 0.7 (0.5–0.8)

5-20%に家族歴があるとされるが，第二度近親者の家族歴は有意なリスク要因ではない〔Brain. 2001 Feb; 124: 249-78〕.
*注：第一度近親者の家族歴のみRRで記す.
Stroke. 2005 Dec; 36(12): 2773-80 より改変

- 多発嚢胞腎はくも膜下出血の2%を占める.
- Marfan症候群，Ehlers-Danlos症候群やneurofibromatosis type 1もくも膜下出血と関連するが，くも膜下出血の中で占める割合は高いものではない.

くも膜下出血の病歴

- 頭痛が主訴であることが多いが，意識障害にて受診した場合は頭痛を訴えないこともある.
- 頭痛は突発（数分以内に最大に達する）で重度（疼痛スケールで8/10以上）なことが特徴である.
- 1-2週間以内に先行する突然の頭痛は警告出血（warning leak）と呼ばれ，くも膜下出血の40%に先行して見られる症状だが，誤診の理由となりやすく注意を要する.
- 脳圧亢進と髄膜刺激で嘔吐を伴いやすい.

- くも膜下出血の症候

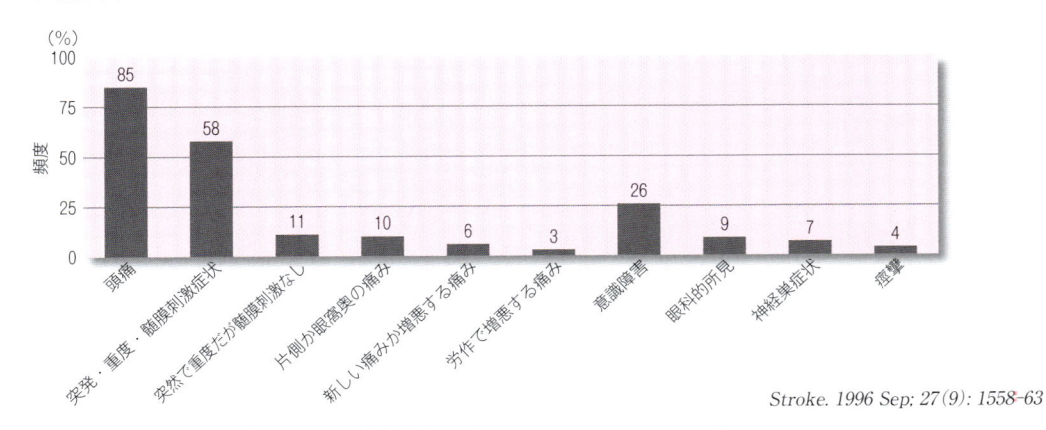

（棒グラフ：頻度%）
- 頭痛: 85
- 突発，重度・髄膜刺激症状: 58
- 突然で重度だが髄膜刺激なし: 11
- 片側か眼窩奥の痛み: 10
- 新しい痛みか増悪する痛み: 6
- 労作で増悪する痛み: 3
- 意識障害: 26
- 眼科的所見: 9
- 神経巣症状: 7
- 痙攣: 4

Stroke. 1996 Sep; 27(9): 1558-63

▶ 1-2%は急性昏迷状態で頭痛の訴えを欠く〔Brain. 2001 Feb; 124: 249-78〕.
▶ 嘔気・嘔吐は77%で伴う〔Ann Emerg Med. 1989 Nov; 18(11): 1199-205〕.

- thunderclap headache
  ▶ 1/3以上は排便・性交・興奮時などに発症しており，何をしていたときに起こったか言えることが多いが，一瞬での発症は半数のみで，残りの半分は秒単位もしくは数分の経過を経て発症する〔Brain. 2001 Feb; 124: 249-78〕.
  ▶ 突然で激しい頭痛は英語ではthunderclap headacheと称され，くも膜下出血が代表的疾患である.

thunderclap headache の原因（英国）

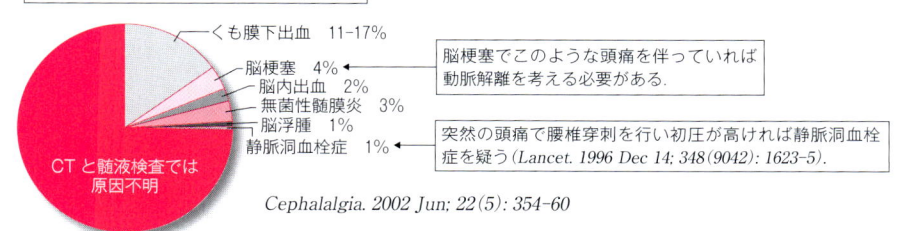

- くも膜下出血 11-17%
- 脳梗塞 4% ← 脳梗塞でこのような頭痛を伴っていれば動脈解離を考える必要がある．
- 脳内出血 2%
- 無菌性髄膜炎 3%
- 脳浮腫 1%
- 静脈洞血栓症 1% ← 突然の頭痛で腰椎穿刺を行い初圧が高ければ静脈洞血栓症を疑う（Lancet. 1996 Dec 14; 348(9042): 1623-5）．
- CTと髄液検査では原因不明

Cephalalgia. 2002 Jun; 22(5): 354-60

□ くも膜下出血は日本では欧米の3倍程度多いので，日本では上グラフよりもくも膜下出血は多い可能性がある．

	発生率/10万人年
日本	23.0 (19.0-28.0)
フィンランド	22.0 (20.0-23.0)
それ以外の欧米諸国	7.8 (7.2-8.4)

Brain. 2001 Feb; 124: 249-78

□ くも膜下出血や前駆出血以外に thunderclap headache を呈するものには静脈洞血栓症，頸動脈解離，下垂体卒中，特発性低髄圧症候群，錐体骨斜台部出血，第3脳室コロイド嚢胞，reversible posterior leukoencephalopathy syndrome (RPLS)，reversible cerebral vasoconstriction syndrome (RCVS)，脳梗塞・脳内出血，髄膜炎，急性複雑性副鼻腔炎（特に蝶形骨洞からの頭蓋内波及）が知られており，これらを除外した場合に原発性と判断される．

□ 臨床所見ではくも膜下出血と良性の thunderclap headache の鑑別は困難だが，発症時にきっかけや嘔吐があればくも膜下出血を疑う．

● くも膜下出血の診断

	感度	特異度	LR+	LR−
女性	46 (34-59)	65 (47-79)	1.3 (0.8-2.2)	0.8 (0.7-1.1)
労作やいきみ時に発症	46 (34-59)	78 (61-90)	2.1 (1.1-4.2)	0.7 (0.5-0.9)
破裂感	9 (4-20)	87 (70-95)	0.7 (0.2-2.1)	1.1 (1-1.1)
人生最大の痛み†	83	36	1.3	0.47
一瞬での発症	45 (33-57)	32 (19-50)	0.7 (0.5-0.9)	1.7 (1.3-2.3)
1分以上かけての発症	26 (16-39)	78 (61-90)	1.2 (0.6-2.5)	0.9 (0.8-1.1)
嘔気	79 (66-87)	24 (12-42)	1.0 (0.8-1.3)	0.9 (0.5-1.5)
嘔吐	74 (61-84)	57 (40-73)	1.7 (1.2-2.5)	0.5 (0.3-0.7)
以前に同様な頭痛	14 (7-25)	87 (70-95)	1.0 (0.4-2.8)	1.0 (0.9-1.1)
一過性意識障害	19 (10-30)	84 (67-93)	1.1 (0.5-2.8)	1.0 (0.9-1.1)
一過性神経巣症状	25 (15-37)	78 (61-90)	1.1 (0.5-2.4)	1.0 (0.8-1.1)

J Neurol Neurosurg Psychiatry. 1998 Nov; 65(5): 791-3 / † Cephalalgia. 2002 Jun; 22(5): 354-60

● 警告出血（warning leak）
  ▶ おおよそ40%（5-70%）で見られ，半数が医療機関を受診するが，16-60%が見逃される〔Stroke. 1996 Sep; 27(9): 1558-63〕．
  ▶ 警告出血の出現後平均10.5日でくも膜下出血を起こす〔J Neurol Neurosurg 1973; 38: 575-80〕．
  ▶ 警告出血があるとくも膜下出血の頭痛が"最悪の頭痛"と見なされずに見落とされやすい〔OR＝2.7 (1.4-4.9)〕ことに注意する〔JAMA. 2004 Feb 18; 291(7): 866-9〕．

MEMO reversible cerebral vasoconstriction syndrome (RCVS)

● 脳血管の攣縮により，重度で急な頭痛を呈する疾患である．
● 妊娠後期〜産褥期や子癇に関連することや，カテコラミン類（点鼻抗充血薬など）やSSRI，トリプタン，覚醒剤により誘発することがある．

(つづく)

- 両側性（96%）で平均 9.5/10 の強さの頭痛が 1 分以内にピークに達し（98.5%），5 分〜36 時間持続する．嘔気（57%）や嘔吐（38%），光線過敏（30%）を伴うこともある．94%の症例で平均 4.5[2-18]回の突発性頭痛を 7.4[1-26]日の間に繰り返す．
- 麻痺などの神経学的症候を 21%で認める．二次性に脳表のくも膜下出血（28%）や脳出血（6%）や脳梗塞（4%）を来しうる．
- 髄液検査はほぼ正常（蛋白＜80 mg/dL，白血球＜10/μL，糖正常）であり，動脈瘤性くも膜下出血の証拠がないことが診断に必要である．
- 血管造影や CTA，MRA にて多発性分節状脳動脈血管攣縮を認めるが，12 週間以内に血管攣縮の改善を認める．
  - ▶ 発症より 5.5[2-9]日後の MRA では 89%で血管攣縮を検出可能であるが，13.6[9-20]日後の follow でさらに 9%の症例で検出が可能であることが報告されている．
  　　　　　　　　　　　　　　　　　　　　　　　　　　　　　　　Brain. 2007 Dec; 130(Pt 12): 3091-101

くも膜下出血の身体所見

- 突然の頭痛や意識障害で脳血管障害が疑われるが神経巣症状がない場合はくも膜下出血の可能性が高いので，Babinski 徴候など刺激のある身体診察よりも画像検査を先に行う．
- 外眼筋運動よりも瞳孔散大が目立つ動眼神経麻痺は後交通動脈分岐部の動脈瘤の徴候として重要である．

- 突然の頭痛で神経所見がなければ 10%でくも膜下出血である〔*Lancet 1994; 344: 590-3*〕．
- 髄膜刺激徴候や網膜前出血は出現頻度が低いうえに，所見が出現するまでに時間がかかる．
- 動眼神経麻痺
  - ▶ 動脈瘤による圧迫のため表層を走る動眼神経副交感神経線維が障害を受けやすいため瞳孔散大が目立つ．一方糖尿病性動眼神経麻痺では表層は虚血を免れやすいため，瞳孔散大は目立たない．

見逃されやすいくも膜下出血のパターン

- くも膜下出血の患者では心電図異常（広範囲の誘導で陰性 T 波・QT 延長）やたこつぼ型の壁運動異常を認めることが多い．
- 神経原性肺水腫やショック，心肺停止で受診した場合は心疾患と間違われやすい．
- 失神発作やそれに伴う二次性の外傷で受診した場合は，軽微な頭痛や意識障害に気を配りくも膜下出血を見逃さないように注意を要する．

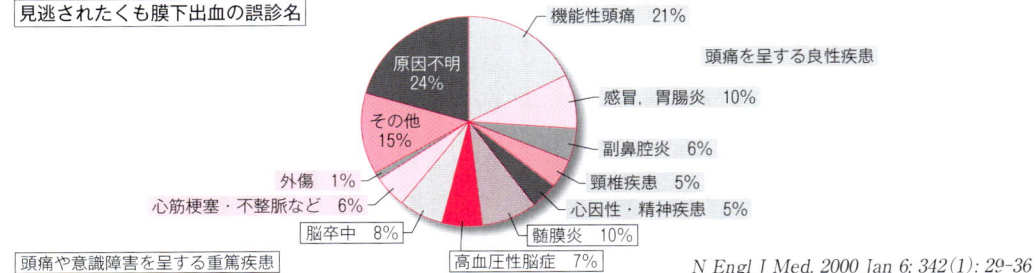

見逃されたくも膜下出血の誤診名

- 機能性頭痛 21%
- 原因不明 24%
- その他 15%
- 外傷 1%
- 心筋梗塞・不整脈など 6%
- 脳卒中 8%
- 高血圧性脳症 7%
- 髄膜炎 10%
- 心因性・精神疾患 5%
- 頸椎疾患 5%
- 副鼻腔炎 6%
- 感冒，胃腸炎 10%

頭痛を呈する良性疾患／頭痛や意識障害を呈する重篤疾患
N Engl J Med. 2000 Jan 6; 342(1): 29-36

- クモ膜下出血と心電図変化
  - ▶ 心電図変化は視床下部に点状出血を起こすことによるカテコラミン大量放出が機序の 1 つとされている．
  - ▶ 心電図変化を認める症例の半数で壁運動異常を認める〔*N Engl J Med. 1996 Jun 6; 334(23): 1530-4*〕．

くも膜下出血における心電図所見

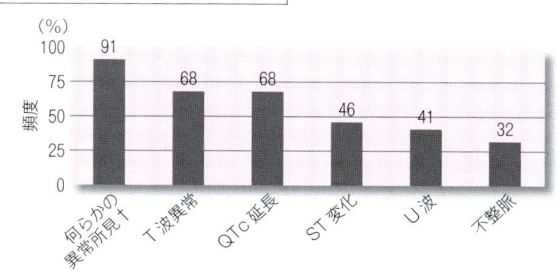

† 経時的に心電図検査を行った場合

Acta Anaesthesiol Scand. 1982 Aug; 26(4): 344-50

くも膜下出血の画像診断

- 発症 12 時間以内の CT の感度は非常に高いが，貧血があったり発症後 12 時間を超えている場合は CT だけではくも膜下出血の否定はできない．
- CT の読影ではペンタゴンとその 5 つの角の延長上をチェックする．半球間溝や Sylvius 裂の描出が不良であればくも膜下出血の可能性が高い．
- MRI の FLAIR や T2* は，急性期では CT とほぼ同等の感度だが時間の経過したくも膜下出血の検出に優れる．

- CT の感度
  - 発症後 12 時間以内では感度は 100 (95-100) %だが，発症後 12 時間を超えると感度は 82 (70-90) %となる〔*Acad Emerg Med. 1996 Sep; 3(9): 827-31*〕．
  - 発症後 12 時間以内で CT が陰性ならば LR = 0.02，24 時間以内ならば LR = 0.07，24 時間を超えると LR = 0.18 である〔*Eur J Emerg Med. 2006 Apr; 13(2): 80-3*〕．

- CT の読影
  - ペンタゴン（鞍上槽）の前方は半球間溝であり前交通動脈（ACom）からの出血をよく反映する．ペンタゴンの側方角は Sylvius 裂へとつながり，後方は迂回槽から四丘体槽へつながる．
  - 半球間溝や Sylvius 裂は通常髄液で低濃度となっているため，脳実質と等濃度であれば異常と考える．
  - 側脳室下角の拡大（顕在化）はくも膜下出血患者の 66％で認められる（健常者では 2％）との報告がある〔*Neuroradiology. 1992; 34(3): 207-9*〕．

- MRI

頭部 CT と頭部 MRI によるくも膜下出血の検出感度

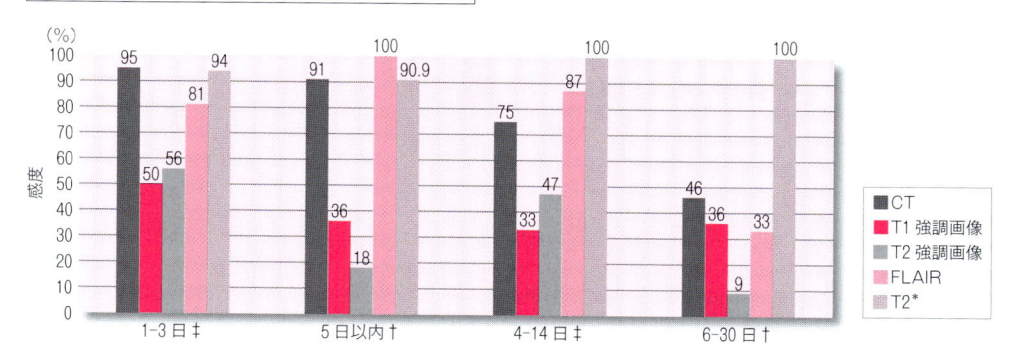

	1-3 日‡	5 日以内†	4-14 日‡	6-30 日†
CT	95	91	75	46
T1 強調画像	50	36	33	36
T2 強調画像	56	18	47	9
FLAIR	81	100	87	33
T2*	94	90.9	100	100

† *J Chin Med Assoc. 2005 Mar; 68(3): 131-7*
‡ *J Neurol Neurosurg Psychiatry. 2001; 70: 205-11*

  - MRI（FLAIR，T2* を含むシーケンス）の特異度は 98.5 (96.8-100) %以上という報告がある〔*J Neurol*

- ▶ CT 陰性のくも膜下出血では FLAIR でも 2/12 でしか陽性とならないため MRI だけでは腰椎穿刺の代わりにならない〔AJNR Am J Neuroradiol. 2004 Apr; 25(4): 545-50〕.
- ▶ T2*は 3 か月以上経過していても感度 72.4%,特異度 100%である〔Stroke. 2003 Jul; 34(7): 1693-8〕.

くも膜下出血における髄液検査

- 臨床的に強く疑うが CT や MRI ではくも膜下出血が指摘できない場合には腰椎穿刺を行う.
- 健常者でも腰椎穿刺では赤血球が 20%で混入(traumatic tap)するため赤血球があってもくも膜下出血とはいえない.
- 肉眼的にキサントクロミーがあればくも膜下出血と考える.肉眼的に血性でもなく,キサントクロミーもなければくも膜下出血は否定的である.

- CT が陰性の場合の髄液検査

	感度	特異度	LR+	LR−	
赤血球>5/μL	100(94-100)	67(63-71)	3.0(2.7-3.5)	0	Ann Emerg Med. 2008 Jun; 51(6): 707-13
肉眼的キサントクロミー	93(64-100)	95(88-98)	19(8.0-46)	0.07(0-0.5)	Mayo Clin Proc. 2008 Dec; 83(12): 1326-31

- traumatic tap
  - ▶ 初めての手技や救急外来での手技でも馴れた人の手技でも traumatic tap の頻度は変わらない.肉眼的に血性と分かる赤血球>400/μL となるのは 13-20%であり,赤血球>1,000/μL となるのは 9-14%.一方赤血球が全く混入しない"champagne tap"と呼ばれるのは 24-34%という報告がある〔Acad Emerg Med. 2003 Feb; 10(2): 151-4〕.
  - ▶ 髄液を 3 本採取し赤血球が減少するかどうかは traumatic tap の判断に有用ではない.

traumatic tap の診断	感度	特異度	LR+	LR−
4 本採取して赤血球が 25%減少	21(6-51)	75(36-96)	0.9(0.2-4.1)	1.1(0.8-1.4)

AJNR Am J Neuroradiol. 2005 Apr; 26(4): 820-4

- キサントクロミー
  - ▶ キサントクロミーの出現には発症後 4-12 時間程度の経過が必要であるが,1 度出現すれば 2 週間は陽性となる.

くも膜下出血における発症時期別キサントクロミー検出率

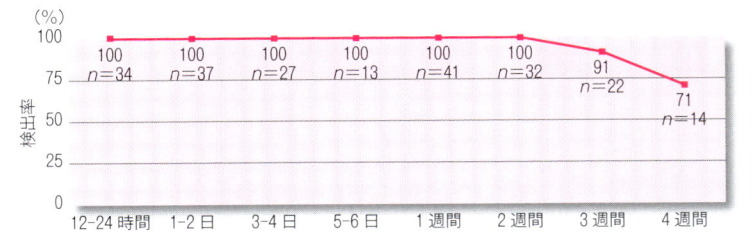

発症時期	12-24 時間	1-2 日	3-4 日	5-6 日	1 週間	2 週間	3 週間	4 週間
検出率(%)	100	100	100	100	100	100	91	71
n	34	37	27	13	41	32	22	14

J Neurol Neurosurg Psychiatry. 1989 Jul; 52(7): 826-8

  - ▶ キサントクロミーは遠心した検体を肉眼で判断する.これは spectrophotometry 法と比較すると感度は低いが,臨床的には偽陽性を増やさないという意味では十分有用である〔Stroke. 2006 Oct. 37(10): 2467-72〕.

spectrophotometry 法と比較	感度	特異度	LR+	LR−	
肉眼的なキサントクロミー	26.6(16-38)	97.9(95-100)	13	0.8	Ann Emerg Med. 2005 Jul; 46(1): 51-5
肉眼的なキサントクロミー	50(3.0-81)	97(92-99)	17	0.5	Stroke. 2006 Oct; 37(10): 2467-72

- ▶ キサントクロミーは青空を背景として見るよりもシャウカステン(Schaukasten)を背景として確認するべきである〔Mayo Clin Proc. 2005 Apr; 80(4): 550-9〕.
- ▶ 偽陽性は血清総 Bil＞10-15 mg/dL や髄液中蛋白＞150 mg/dL で起こる.

● 髄液中の D ダイマーは traumatic tap との鑑別に有用な可能性がある.
  - ▶ くも膜下出血の診断(traumatic tap との鑑別)
      □ くも膜下出血では髄液中の D ダイマーは 4.2±2.9 μg/mL であるが，traumatic tap では 0.5±1.0 μg/mL である．髄液中の D ダイマーが低値であればくも膜下出血は否定的である．

	感度	特異度	LR+	LR−
D ダイマー≧0.5 μg/mL	100(88-100)	70(50-86)	3.4	0

Clin Chem. 2007 May; 53(5): 993

くも膜下出血における脳動脈瘤検出

- くも膜下出血は前交通動脈(ACom)，内頸動脈交通動脈分岐部(IC-PC)，中大脳動脈(MCA)の動脈瘤が破裂することで起こることが多いが，15％の症例では動脈瘤を認めない．
- 健常者の数％で無症候性脳動脈瘤がある．
- 血管造影は最も信頼性の高い検査の1つで血管内手術もそのまま施行が可能である．CTA は血管造影に劣らない感度で開頭手術のシミュレーションが可能である．MRA は血管造影よりは感度は劣るが侵襲性が低い．

● くも膜下出血は脳動脈瘤破裂によるものが85％と多く，10％が中脳周囲の非動脈瘤性出血，5％が AVM や椎骨動脈解離などによる〔Brain. 2001 Feb; 124: 249-78〕.
  - ▶ 軽度のくも膜下出血が中脳周辺に限局している場合は動脈瘤の破裂を出血源としない中脳周囲非動脈瘤性出血を疑うが，この場合は再発が少なく予後は良好である．ただしこの出血パターンでも5％は後頭蓋窩の動脈瘤によるとされ，動脈瘤の検索は必要である．

● 一般人口における動脈瘤の有病率

脳動脈瘤の頻度

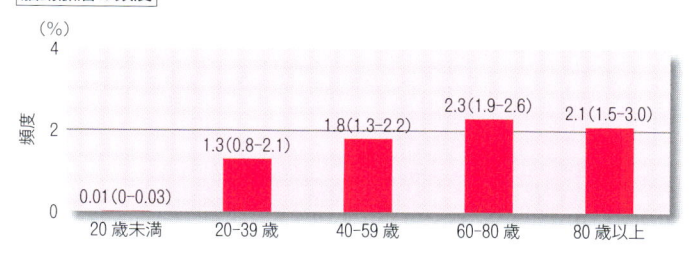

年齢	頻度(%)
20歳未満	0.01 (0-0.03)
20-39歳	1.3 (0.8-2.1)
40-59歳	1.8 (1.3-2.2)
60-80歳	2.3 (1.9-2.6)
80歳以上	2.1 (1.5-3.0)

Brain. 2001 Feb; 124: 249-78

● 脳血管造影
  - ▶ 多発性動脈瘤は 20-25％に見られるため，必ず four vessels study を行う．
  - ▶ 発症後6時間以内の脳血管造影中の再破裂率は 4.8％である〔AJNR Am J Neuroradiol. 1995 Mar; 16(3): 539-42〕.
  - ▶ 初回血管造影にて動脈瘤が60.4％で，AVM が 3.4％で見つかる．初回検査が陰性のうち 4.5％では再検査で異常が見つかるが，いずれも初回検査での見落としであり，血管造影の合併症として永続的神経学的異常が 0.2％，一過性神経学的異常が 1.8％で見られることから再検査は不要であるとされている〔Radiology. 1997 Mar; 202(3): 798-800〕.

- CTA や MRA の脳血管造影との比較

	感度	特異度	LR+	LR−	
CTA	99(93-100)	90(67-98)	9.9(2.7-37)	0(0-0.1)	AJNR Am J Neuroradiol. 2008 Jan; 29(1): 134-9
3 mm 未満の動脈瘤	38(18-61)				
MRA	83(65-94)	97(94-98)	28	0.2	AJR Am J Roentgenol. 1999 Dec; 173(6): 1469-75

8 髄膜炎

髄膜炎の病歴

- 発熱・頭痛・嘔吐のうち2つが揃えば髄膜炎を考える必要がある．羞明があればなおさらである．
- 特に亜急性髄膜炎では頭痛ではなく肩こりとして自覚することも多い．

- 成人の髄膜炎診断における病歴

	感度	特異度	LR+	LR−
頭痛	92(83-97)	19(14-25)	1.1(1.0-1.2)	0.4(0.2-0.9)
発熱の既往	71(59-80)	33(27-40)	1.1(0.9-1.3)	0.9(0.6-1.3)
嘔気・嘔吐	70(59-80)	47(40-54)	1.3(1.1-1.6)	0.6(0.5-0.9)
羞明	71(59-80)	49(42-56)	1.4(1.1-1.7)	0.6(0.4-0.9)
肩こり	48(37-60)	55(48-62)	1.1(0.8-1.4)	0.9(0.8-1.2)
局所運動障害	6(2-15)	91(86-94)	0.7(0.3-1.7)	1.0(1.0-1.1)
局所感覚障害	3(1-10)	95(90-97)	0.5(0.1-2.2)	1.0(1.0-1.1)
痙攣	9(4-18)	94(90-97)	1.6(0.7-3.9)	1.0(0.9-1.0)

Clin Infect Dis. 2002 Jul 1; 35(1): 46-52

- 頭痛の性状が診断に有用であるかどうかは分かっていない．
- 髄膜刺激症状として羞明や聴覚過敏，疼痛刺激に対する閾値低下などが出現しうる．

髄膜炎の身体所見

- 発熱，髄膜刺激徴候，意識障害が髄膜炎を示唆する所見として重要であるが，すべてが揃う症例は半数に満たない．
- 項部硬直の判断が難しい高齢者では左右回旋と比較して項部硬直の有無を判断する．またより客観性に優れる頸部前屈試験と頭部振盪試験も確認するとよい．
- 皮疹はウイルス性髄膜炎でも見られるが，点状出血斑・紫斑は髄膜炎菌感染症を強く示唆する．

成人の髄膜炎の身体所見

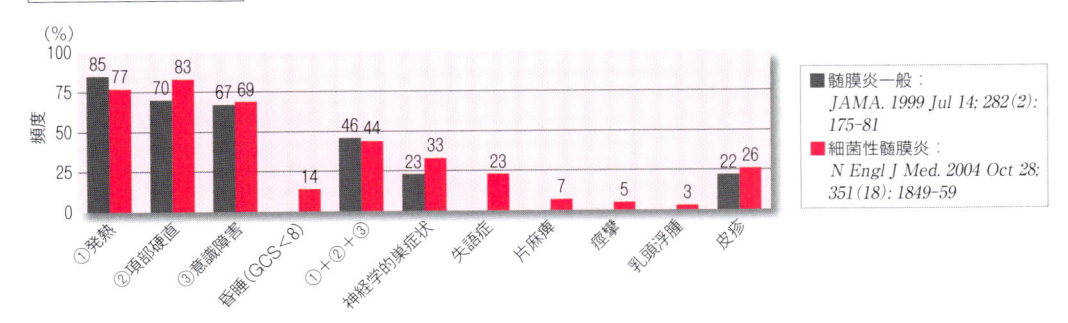

所見	髄膜炎一般	細菌性髄膜炎
①発熱	85	77
②項部硬直	70	83
③意識障害	67	69
昏睡(GCS<8)		14
①+②+③	46	44
神経学的巣症状	23	33
失語症		23
片麻痺		7
痙攣		5
乳頭浮腫		3
皮疹	22	26

髄膜炎一般：JAMA. 1999 Jul 14; 282(2): 175-81
細菌性髄膜炎：N Engl J Med. 2004 Oct 28; 351(18): 1849-59

- 成人の髄膜炎診断における身体所見

	感度	特異度	LR＋	LR－
体温＞38℃	43（32-54）	48（42-55）	0.8（0.6-1.1）	1.2（1.0-1.4）
GCS＜13点	10（5-19）	93（88-96）	1.4（0.6-3.1）	1.0（0.9-1.1）
項部硬直	30（21-41）	68（62-74）	0.9（0.6-1.4）	1.0（0.9-1.2）
†	15（6-32）			
‡	39（30-50）	70（60-80）	1.3（0.9-2.0）	0.9（0.7-1.1）
頭部振盪試験 †	97（83-100）	60（36-80）	2.4（1.4-4.2）	0.05（0-0.35）
‡	6（2-13）	99（94-100）	5.5（0.7-45）	1.0（1.0-1.0）
Kernig 徴候	5（1-14）	95（91-98）	1.0（0.3-3.6）	1.0（1.0-1.1）
†	15（6-32）			
‡	14（8-23）	92（85-97）	1.8（0.8-4.4）	0.9（0.8-1.0）
Brudzinski 徴候	5（1-14）	95（91-98）	1.0（0.3-3.5）	1.0（1.0-1.1）
‡	11（6-19）	93（86-98）	1.7（0.7-4.4）	1.0（0.9-1.0）

Clin Infect Dis. 2002 Jul 1; 35(1): 46-52
† *Headache. 1991 Mar; 31(3): 167-71*
‡ *Clin Neurol Neurosurg. 2010 Nov; 112(9): 752-7*

▶ Kernig 徴候や Brudzinski 徴候（仰臥位で首を曲げると膝や股関節が曲がる，片側の股関節と膝を曲げると対側の下肢が曲がるという2つの種類がある）は感度が低いため有用性は低い．
▶ 項部硬直は高齢健常者でも1/3で陽性となるため，頸部前屈と左右回旋とを比較することで髄膜刺激徴候かどうか判断するが，回旋でも硬い場合には判断が難しい．
▶ 項部硬直よりも顎を胸に付けることができないことを確認する頸部前屈試験のほうが感度は高く（可動域制限ではなく疼痛の誘発で陽性とすれば感度はさらに高い），客観的な評価に優れる可能性がある．

	感度	特異度	LR＋	LR－
項部硬直	56（31-78）	56（31-79）	1.3（0.6-2.5）	0.8（0.5-1.4）
頸部前屈試験	81（54-95）	39（15-68）	1.3（0.8-2.2）	0.5（0.2-1.5）

家庭医療. 1999; 6: 11-5

▶ 頭部振盪試験は1秒に2-3回の頻度で頭を左右に振ると頭痛が増悪した場合に陽性とするが，診断特性は報告により大きく異なる．

- 髄膜炎菌血症の皮疹は点状出血斑や紫斑が特徴的である．紅斑性丘疹が1/4の症例で先行し急速に点状出血斑となる．四肢体幹だけでなく粘膜・結膜，手掌足底にも出現しうることも特徴的とされる．

髄液検査

- 髄液細胞数は正常≦5/μLで，50/μLまでは髄膜炎以外でもありうる．髄液細胞数≧500/μLであれば細菌性髄膜炎と考える．
- リンパ球優位の場合や蛋白上昇が見られない場合は細菌性髄膜炎より無菌性髄膜炎の可能性が高いが，*Listeria* による細菌性髄膜炎の可能性は否定できない．またウイルス性髄膜炎でも発症後48時間は好中球優位となりうる．
- 髄液糖/血清比≦0.4ならばエンテロウイルスによる髄膜炎の可能性は低い．

- 髄液圧は 18-20 cmH$_2$O が正常上限で，髄液圧が高い場合は細菌性髄膜炎以外に，脳炎や頭蓋内占拠性病変を考える．

- 髄液所見による細菌性髄膜炎の診断

	感度	特異度	LR+	LR−
白血球≧500/μL †			15(10-22)	
≧300/μL	50	94	8.3	0.5
好中球≧75%	78	75	3.1	0.3
好中球優位 ‡	90	43	1.6	0.2
髄液/血清糖比≦0.4 †			18(12-27)	
髄液/血清糖比≦0.15	33	42	0.6	1.6
蛋白≧131 mg/dL	63	94	11	0.4
乳酸≧3.5 mmol/L †			21(14-32)	
≧3.7 mmol/L ¶	80	98	>30	0.2

Am J Emerg Med. 2007 Feb; 25(2): 179-84
(培養陽性や抗原陽性，髄液好中球≧500/μL で抗菌薬に速やかな反応があった場合に細菌性髄膜炎と診断)
† JAMA. 2006 Oct 25; 296(16): 2012-22 (髄液培養や抗原検査がゴールド・スタンダード)
‡ Pediatrics. 2000 Feb; 105(2): 316-9 (髄液培養がゴールド・スタンダード)
¶ Presse Med. 1997 Apr 12; 26(12): 551-4 より改変

- 髄液細胞数
  ▶ 細胞数が 50/μL までは硬膜外膿瘍，サルコイドーシス，Behçet 病，多発性硬化症などでも見られる．てんかん重積発作でも 80/μL まで増加しうる (631 頁参照)．
  ▶ 細菌性髄膜炎の 18-23% では細胞数≧5,000/μL となるが，10-17% の症例は細胞数<100/μL である．また 66-79% の症例では好中球≧80% であり，好中球<20% となるのは 2% のみである [N Engl J Med. 1993 Jan 7; 328(1): 21-8]．
  ▶ 髄液培養検体は冷所保存してはならないが，髄液一般検体は冷蔵保存すべきである．
    □ 室温では髄液好中球数が 1 時間で 32%，2 時間で 50% 減少するが単核球系は 3 時間経過しても減少しない [J Clin Microbiol. 1986 May; 23(5): 965-6]．

- 髄液蛋白

疾患別髄液蛋白濃度

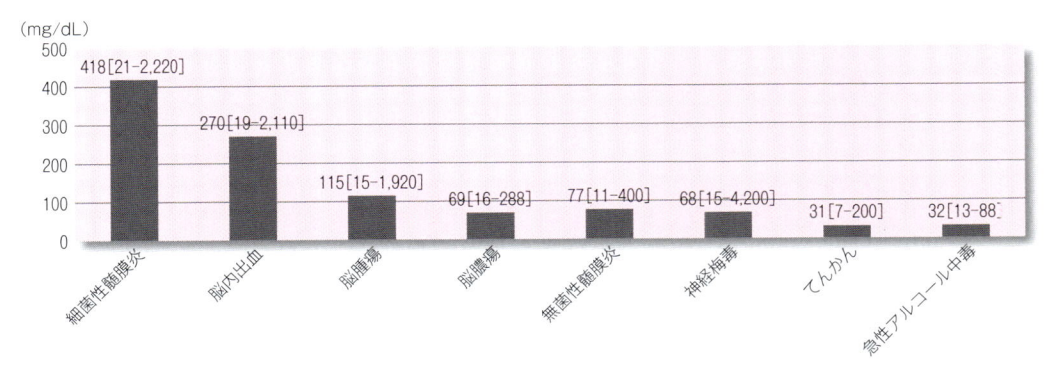

(mg/dL)
- 細菌性髄膜炎: 418 [21-2,220]
- 脳内出血: 270 [19-2,110]
- 脳腫瘍: 115 [15-1,920]
- 脳膿瘍: 69 [16-288]
- 無菌性髄膜炎: 77 [11-400]
- 神経梅毒: 68 [15-4,200]
- てんかん: 31 [7-200]
- 急性アルコール中毒: 32 [13-88]

Am Fam Physician. 2003 Sep 15; 68(6): 1103-8

  ▶ 細菌性髄膜炎では蛋白≦45 mg/dL なのは 4-6% のみで 52-56% の症例では 200 mg/dL 以上である [N Engl J Med. 1993 Jan 7; 328(1): 21-8]．

- 髄液糖
  ▶ 細菌性髄膜炎の 45-50% で髄液糖<40 mg/dL となる [N Engl J Med. 1993 Jan 7; 328(1): 21-8]．
  ▶ ウイルス性髄膜炎や癌性髄膜炎では低値とはならないのが普通であるが，ムンプスウイルスや単純ヘルペスウイルスによる髄膜炎では低値となりうる．

- 髄液乳酸値
  - ▶ 髄液の細胞数や蛋白，糖，CRP よりも細菌性髄膜炎の診断において診断特性が優れるという報告もある[Eur J Clin Microbiol Infect Dis. 1988 Jun; 7(3): 374-80].
  - ▶ 乳酸値は Listeria を含む細菌性髄膜炎，真菌[J Clin Microbiol. 1986 Dec; 24(6): 982-5]，結核[J Infect Dis. 1978 Apr; 137(4): 384-90]で高値となるが，ウイルス性では高値とならない．

- 髄液検査が迅速に行えない施設では，尿定性試験紙の白血球エステラーゼ定性試験が有用である．
  - ▶ 肉眼では白血球数≧200/μL で混濁が確認でき，蛋白≧150 mg/dL で黄色に見えるのが目安である．
  - ▶ 細菌性髄膜炎の診断

	感度	特異度	LR+	LR−
白血球定性(+)	73-86	77-95	3.8-19	0.19-0.3

Indian Pediatr. 1999 Sep; 36(9): 955-6/Ann Emerg Med. 1989 Nov; 18(11): 1191-8

MEMO 腰椎穿刺後頭痛
- 腰椎穿刺後の 10-30％では髄液圧が下がることで頭痛が起こる．
- 起立時に架橋静脈が牽引されることなどにより頭痛が引き起こされるのが機序と考えられている．
- 頭痛の予防にはスタイレットを入れてから針を抜くと ARR＝1.3(6.5-16.2)％で有用だが，安静維持は ARR＝2.9(−3.4-9.3)％で有意差なく，穿刺後の安静は不要と考えられている[JAMA. 2006 Oct 25; 296(16): 2012-22].
- 細い針で，針穴の向きを側方に向けて，できるだけ 1 回で，必要量だけ検体量を採取することで頭痛の発症を減らす試みがされているが，これらの因子は頭痛発症とは関連がないという報告もある[Pediatrics. 2004 Jun; 113(6): 1588-92].

頭部画像診断
- 髄膜炎における画像診断の役割は，①腰椎穿刺が可能かどうかの判断，②髄膜炎以外の細菌感染巣の検索，③脳炎との鑑別を行うことである．
- 頭部 CT 検査は免疫不全や悪性疾患，外傷，痙攣の既往がなく，身体診察で異常（意識障害，神経巣症状，乳頭浮腫）がなければ省くことができる．

- 髄膜炎の存在診断には画像診断はあくまで参考所見である．
  - ▶ MRI の FLAIR 強調像は脳表の炎症の検出に優れる．造影 CT/MRI 検査も髄膜の炎症を描出しうるが，いずれも感度は低く十分ではない．
  - ▶ 肉芽腫性疾患による髄膜炎では脳底部に造影効果を伴う髄膜肥厚を描出しうる．

- 腰椎穿刺前の頭蓋内病変予測，すなわち CT の適応
  - ▶ 組み合わせ①：60 歳以上，免疫不全状態（HIV 患者，免疫抑制剤投与，移植後），局在性中枢神経疾患，1 週間以内の痙攣，意識障害，2 つの質問に適切に答えられず，2 つの指示に適切に応じず，注視障害，視野異常，顔面麻痺，上肢脱力，下肢脱力，言語障害
  - ▶ 組み合わせ②：HIV 感染のリスク，HIV 患者，免疫不全状態，悪性疾患，72 時間以内の外傷歴，頭蓋内病変の既往，72 時間以内の痙攣歴，意識障害，神経巣症状，乳頭浮腫

	感度	特異度	LR+	LR−
組み合わせ①	95(84-99)	52(44-59)	2.0(1.7-2.3)	0.1(0.03-0.3)
組み合わせ②†	100	37	1.6(1.2-1.9)	0.0(0.0-0.6)
60 歳以上	48(35-62)	92(86-95)	5.8(3.3-10)	0.6(0.4-0.7)
免疫不全状態（HIV 患者，免疫抑制剤投与，移植後）	43(30-57)	74(67-80)	1.7(1.1-2.5)	0.8(0.6-1.0)
局在性中枢神経疾患	36(24-50)	97(93-99)	13(5-33)	0.7(0.5-0.8)
1 週間以内の痙攣	23(13-37)	96(91-98)	5.2(2.3-12)	0.8(0.7-0.9)
意識障害	43(30-57)	89(83-93)	3.8(2.3-6.4)	0.6(0.5-0.8)
†	12	99	2.2(1.5-3.2)	0.4(0.2-0.9)

（つづく）

	感度	特異度	LR+	LR−
2つの質問に適切に答えられず	50(37-64)	88(82-92)	4.3(2.6-6.9)	0.6(0.4-0.7)
2つの指示に適切に応じず	45(32-58)	92(86-95)	5.3(3.0-9.4)	0.6(0.5-0.8)
神経巣症状†	41	90	4.3(1.9-10)	0.6(0.4-1.0)
注視障害	9(3-20)	99(96-100)	8.0(1.6-40)	0.9(0.9-1.0)
視野異常	11(4-23)	99(97-100)	19(2.4-156)	0.9(0.8-1.0)
顔面麻痺	18(9-31)	100(97-100)	∞	0.8(0.7-0.9)
上肢脱力	32(21-46)	96(92-98)	8.2(3.6-18.7)	0.7(0.6-0.9)
下肢脱力	43(30-57)	94(90-97)	7.7(3.9-15.1)	0.6(0.5-0.8)
言語障害	50(37-64)	91(86-95)	5.6(3.3-9.6)	0.6(0.4-0.7)
乳頭浮腫†	18	87	11(1.1-120)	0.9(0.8-1.1)

N Engl J Med. 2001 Dec 13; 345(24): 1727-33/ † Arch Intern Med. 1999 Dec 13-27; 159(22): 2681-5

細菌性髄膜炎の特徴

- 数日以内の経過の急性髄膜炎では細菌性髄膜炎をまず考える．特に意識障害や神経学的巣徴候，CRP高値があればなおさらである．
- 成人の細菌性髄膜炎は肺炎球菌によるものが多く，原因となる中耳炎・副鼻腔炎・肺炎の確認が重要である．
- 感染性心内膜炎の合併症の1つとして細菌性髄膜炎を呈することがある．
- 50歳以上の患者やアルコール依存症などの免疫不全がある場合は Listeria 感染も考える．Listeria 感染は亜急性発症でリンパ球優位の髄液所見となりうることに注意する．

- 急性髄膜炎における細菌性髄膜炎の診断

	感度	特異度	LR+	LR−
意識障害や神経学的巣症状	39	87	2.9	0.7
血清CRP≧2.2 mg/dL	78	74	3.0	0.3

Am J Emerg Med. 2007 Feb; 25(2): 179-84

▶ 細菌性髄膜炎の48%が24時間以内の発症である〔N Engl J Med. 2004 Oct 28; 351(18): 1849-59〕．
　□ 一方，Listeria 感染は亜急性発症となる傾向があり，髄液所見は好中球優位でもリンパ球優位でもよい〔Postgrad Med J. 1984 Apr; 60(702): 267-9〕．
▶ 頭蓋内の病変のみの場合は，肝に作用してCRP産生を促す体循環中のインターロイキンの増加に依存せず，直接体温中枢に作用して発熱するため，血清CRPは上昇しないことが多い．細菌性髄膜炎は炎症の程度の問題だけではなく，菌血症や他の頭頸部感染巣を認めることが多いことからCRPが高値となると考えられる．

- 成人の急性細菌性髄膜炎患者におけるリスク，合併感染症

成人の急性細菌性髄膜炎のリスク

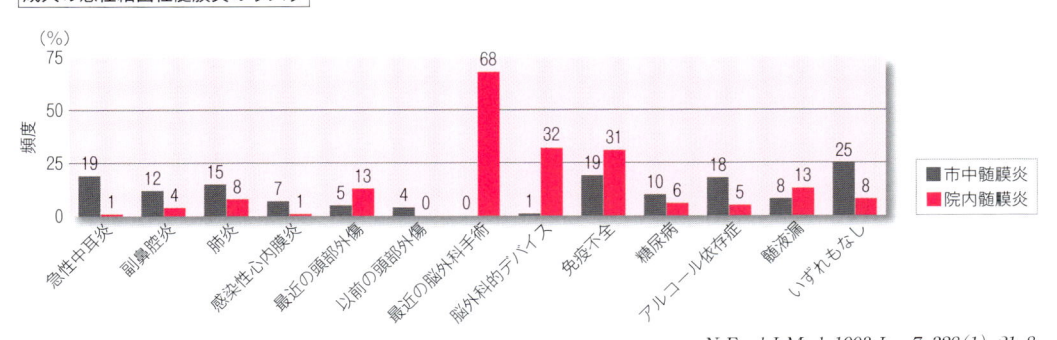

	市中髄膜炎	院内髄膜炎
急性中耳炎	19	1
副鼻腔炎	12	4
肺炎	15	8
感染性心内膜炎	7	1
最近の頭部外傷	5	13
以前の頭部外傷	4	0
最近の脳外科手術	0	68
脳外科的デバイス	1	32
免疫不全	19	31
糖尿病	10	6
アルコール依存症	18	5
髄液漏	8	13
いずれもなし	25	8

N Engl J Med. 1993 Jan 7; 328(1): 21-8

▶感染性心内膜炎の25％で何らかの中枢神経症状を呈する．感染性心内膜炎の1-4％で髄膜炎を合併している〔Arch Intern Med. 2000 Oct 9; 160(18): 2781-7/J Thorac Cardiovasc Surg. 1995 Dec; 110(6): 1745-55〕．
▶肺炎球菌による肺炎，髄膜炎，感染性心内膜炎の合併はAustrian syndromeと呼ばれ，アルコール依存症に多く致死率が高い．

● 細菌性髄膜炎の起因菌
▶日本ではHibワクチン導入がされたばかりであり，いまだにインフルエンザ桿菌が小児の髄膜炎の原因として重要である．

年齢と髄膜炎の起因菌の割合

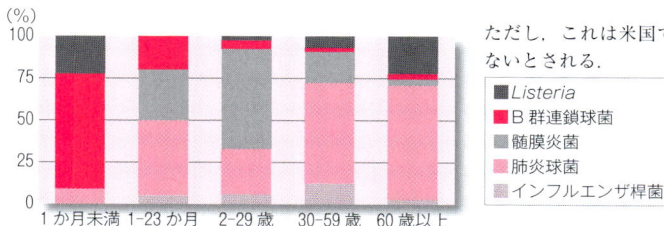

ただし，これは米国でのデータであり，髄膜炎菌は日本では少ないとされる．

N Engl J Med. 1997 Oct 2; 337(14): 970-6

● 成人の細菌性髄膜炎の起因菌

成人の急性細菌性髄膜炎の起因菌

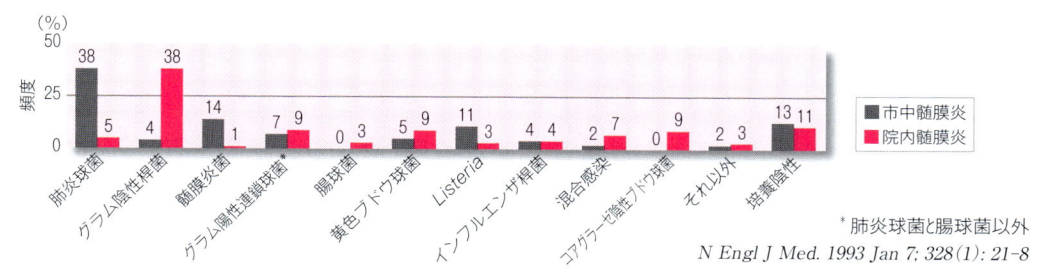

*肺炎球菌と腸球菌以外
N Engl J Med. 1993 Jan 7; 328(1): 21-8

▶脳神経外科手術・外傷後ではブドウ球菌や緑膿菌が原因となる．

細菌性髄膜炎の細菌学的検査
● 2/3の症例で血液培養は陽性となるので血液培養は必ず施行する．
● 髄液のグラム染色は起因菌の推定に非常に有用であるが，陽性率は2/3に満たない．
● 髄液抗原検査は抗菌薬投与後でも高頻度で陽性となり特異度も高い．

細菌性髄膜炎の検査

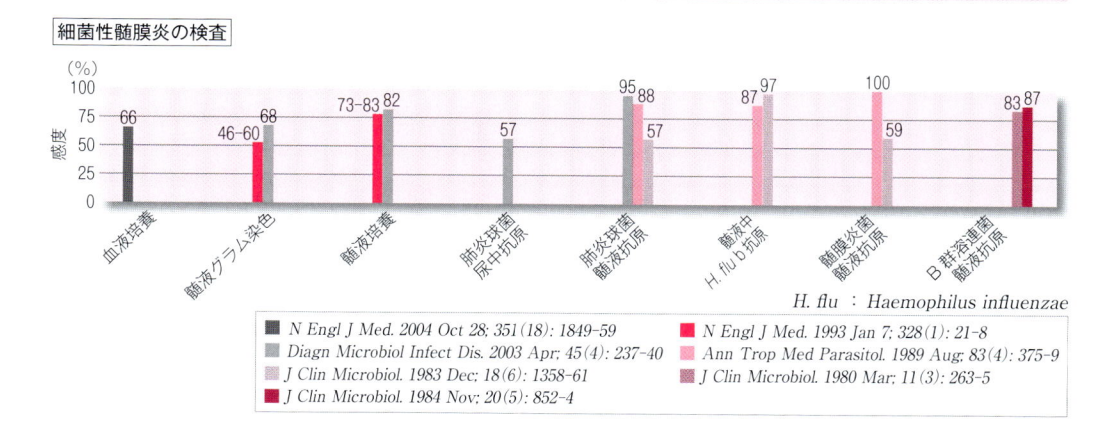

H. flu：Haemophilus influenzae

- N Engl J Med. 2004 Oct 28; 351(18): 1849-59
- Diagn Microbiol Infect Dis. 2003 Apr; 45(4): 237-40
- J Clin Microbiol. 1983 Dec; 18(6): 1358-61
- J Clin Microbiol. 1984 Nov; 20(5): 852-4
- N Engl J Med. 1993 Jan 7; 328(1): 21-8
- Ann Trop Med Parasitol. 1989 Aug; 83(4): 375-9
- J Clin Microbiol. 1980 Mar; 11(3): 263-5

- 髄液グラム染色でグラム陽性双球菌を検出すれば肺炎球菌，グラム陽性桿菌ならばListeria，グラム陰性小桿菌ならばインフルエンザ桿菌，グラム陰性双球菌ならば髄膜炎菌が起因菌であると推定が可能である．

- 髄液中抗原検査の特異度は高く，肺炎球菌で100%〔Diagn Microbiol Infect Dis. 2003 Apr; 45(4): 237-40/Ann Trop Med Parasitol. 1989 Aug; 83(4): 375-9〕，Haemophilus influenzae b 抗原は96%，髄膜炎菌に98-100%〔Ann Trop Med Parasitol. 1989 Aug; 83(4): 375-9〕，B群溶連菌は96.4-100%〔J Clin Microbiol. 1980 Mar; 11(3): 263-5/J Clin Microbiol. 1984 Nov; 20(5): 852-4〕という報告がある．

無菌性髄膜炎

- 急性発症の無菌性髄膜炎のほとんどはウイルス性髄膜炎で自然軽快する．
- ウイルス性髄膜炎の多くがエンテロウイルスによるもので小児〜学童に多く，夏から秋に多い．
- 神経梅毒と急性HIV感染症は特異的な治療方法があることから見逃してはならない．
- 感染症以外には自己免疫疾患(SLE，Behçet病，Vogt-小柳-原田病)や悪性疾患，薬剤が無菌性髄膜炎の原因となる．
- 薬剤性無菌性髄膜炎はNSAIDやST合剤などの抗菌薬投与後に発症することが多い．顔面の浮腫を伴うことがある．髄液所見は好中球優位なことが多い．

- 無菌性髄膜炎の病原体

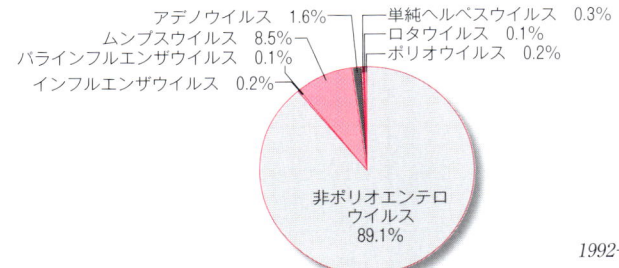

  アデノウイルス 1.6%　単純ヘルペスウイルス 0.3%
  ムンプスウイルス 8.5%　ロタウイルス 0.1%
  パラインフルエンザウイルス 0.1%　ポリオウイルス 0.2%
  インフルエンザウイルス 0.2%
  非ポリオエンテロウイルス 89.1%

  1992-1993年　厚生省感染症サーベイランス事業年報

- ヘルパンギナ・手足口病・発疹性熱性疾患の流行がある場合，下痢を伴う場合，全身症状に遅れて二相性に中枢神経症状が起こる場合は特にエンテロウイルスを疑う．

- それ以外の無菌性髄膜炎の原因
  - 神経梅毒の発症時期は個人差が大きいため過去に性交渉があれば神経梅毒の否定はできず，血清学的検査による確認が必要である．
  - 単純ヘルペスによる髄膜炎
    - 自然軽快することが多く治療を要するかどうかは明確なエビデンスがない．
    - 単純ヘルペス2型で起こることがほとんどであり，1週間ほど前から先行する陰部ヘルペスを85%で認める．
    - 脊髄炎やElsberg症候群(仙髄神経根障害による尿閉)を伴いうる．
    - 再発性(3回以上繰り返す)の無菌性髄膜炎はMollaret髄膜炎と呼ばれるが，最も多い原因は単純ヘルペスである．この場合は皮疹の出現率は低く〔Clin Infect Dis. 1995 Apr; 20(4): 842-8〕，診断には髄液中の大型形質細胞(Mollaret細胞)の検出や単純ヘルペスPCRが有用である．

	疑われる病原体
耳下腺腫脹，おたふくかぜとの接触	Mumpus
野生動物生息域での水泳	Leptospira
ダニへの曝露	Rickettia, Borreria(回帰熱・ライム病)

(つづく)

	疑われる病原体
肺炎	*Mycoplasma*
帯状疱疹後	水痘・帯状疱疹
海外渡航歴	アルボウイルス(チクングニヤウイルス,日本脳炎ウイルス,西ナイル熱ウイルス,デング熱ウイルス)
再発性髄膜炎	Mollaret 髄膜炎(単純ヘルペス 2 型)

● 薬剤性無菌性髄膜炎

薬剤性無菌性髄膜炎の徴候

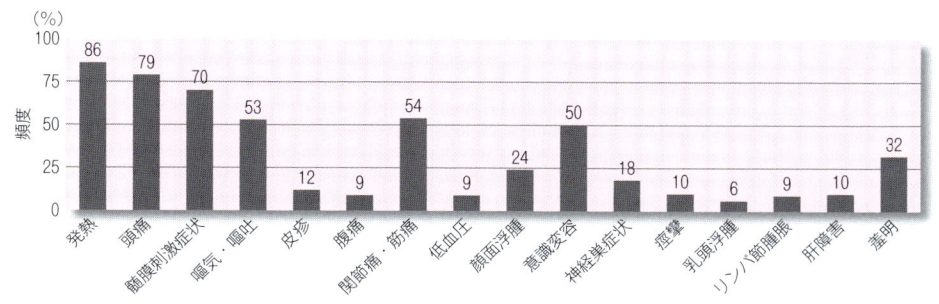

頻度(%): 発熱 86, 頭痛 79, 髄膜刺激症状 70, 嘔気・嘔吐 53, 皮疹 12, 腹痛 9, 関節痛・筋痛 54, 低血圧 9, 顔面浮腫 24, 意識変容 50, 神経巣症状 18, 痙攣 10, 乳頭浮腫 6, リンパ節腫脹 9, 肝障害 10, 羞明 32

Arch Intern Med. 1999 Jun 14; 159(11): 1185-94

	報告例	潜伏期間	以前の曝露(%)	細胞数(/μL)	好中球(%)	糖(mg/dL)	蛋白(mg/dL)
NSAID	43	4 時間 (30 分~4 か月)	45	280 (8-5,000)	73	57 (27-109)	124 (5-857)
抗菌薬	39	3 時間 (10 分~10 日)	35	147 (8-19,000)	73	61 (43-156)	120 (4-390)
IVIG	33 (0-7%)	36 時間 (10 時間~8 日)	35	651 (16-3,500)	78	58 (19-80)	560 (15-450)
OKT3	39 (1-7%)	72 時間 (3 時間~7 日)	3	80 (8-3,850)	57	72 (85-132)	660 (27-112)

▶ NSAID による髄膜炎の報告例は SLE や混合性結合組織病(MCTD)が基礎疾患としてあることが多い.
▶ 原因となる抗菌薬は ST 合剤が多いが種々の抗菌薬で報告がある.
▶ 72(24-336)時間で回復する.

Arch Intern Med. 1999 Jun 14; 159(11): 1185-94

9 亜急性髄膜炎

亜急性髄膜炎
● 亜急性の経過をとる髄膜炎は癌性髄膜炎,結核性髄膜炎,*Cryptococcus* 髄膜炎が多い.

● その他には *Listeria* による髄膜炎や神経梅毒も亜急性の経過をとりうる.

結核性髄膜炎
● 6 日以上の経過がある髄膜炎で脳神経障害を伴う場合は結核性髄膜炎の可能性が高い.

(つづく)

- 髄液所見はリンパ球優位の細胞数増多と糖低下を高頻度に認める.
- 髄腔ブロックを伴うと髄液の蛋白濃度は高度に上昇する.
- 胸部 X 線写真では 2/3 の症例で異常所見を認める.
- 進行した症例では頭部 CT で脳底部髄膜造影,結核腫,水頭症を認める.
- 髄液中 ADA は 7-10 U/L がカットオフ値とされ,15 U/L 以上であれば結核性髄膜炎の可能性が非常に高い.
- 髄液の抗酸菌染色・培養の感度は低いため,髄液は 5 mL 以上採取し十分時間をかけて染色を確認する.また検査が陰性であっても髄液検査は 3 回繰り返し行う必要がある.
- single PCR と比較して nested PCR の感度は非常に高い.

- 結核性髄膜炎の症候
  - 脳底部に肉芽腫を形成し,脳神経麻痺などの神経障害が見られやすい.
  - 45％で SIADH を合併する〔Epidemiol Infect. 2008 Nov; 136(11): 1455-62〕.

結核性髄膜炎の症候

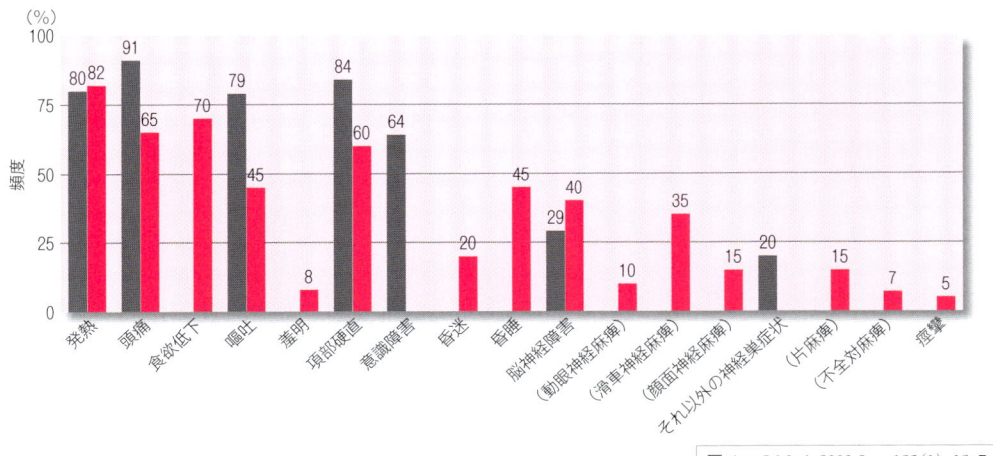

(グラフ: Am J Med. 2009 Jan; 122(1): 12-7 / Lancet Neurol. 2005 Mar; 4(3): 160-70)

発熱 80/82, 頭痛 91/65, 食欲低下 70, 嘔吐 79/45, 羞明 8, 項部硬直 84/60, 意識障害 64, 昏迷 20, 昏睡 45, 脳神経障害 29/40, (動眼神経麻痺) 10, (滑車神経麻痺) 35, (顔面神経麻痺) 15, それ以外の神経異常症状 20, (片麻痺) 15, (不全対麻痺) 7, 痙攣 5

- 髄液一般検査
  - 髄腔ブロックを伴うと髄液蛋白は 5,000 mg/dL まで上昇することがある.
  - 糖は 95％で髄液/血清比が 0.5 以下となる〔Lancet Neurol. 2005 Mar; 4(3): 160-70〕.

初圧	10-25 cmH$_2$O
白血球数	120-500/μL
リンパ球優位	70-92%

蛋白	50-200 mg/dL
糖	2-48 mg/dL

  - 髄液 Cl 低値は SIADH や cerebral salt wasting を反映して認めることがある.

- 結核性髄膜炎の診断(細菌性髄膜炎との比較)

prediction rule	点数
年齢＜36 歳	2
病期≧6 日	5
末梢血白血球数＜15,000/μL	4

prediction rule	点数
髄液白血球数＜900/μL	3
髄液好中球＜75%	4

	感度	特異度	LR+	LR−
prediction rule≧9 点	86-99	68-79	3.1-4.1	0.02-0.2

Lancet. 2002 Oct 26; 360(9342): 1287-92 / † Am J Trop Med Hyg. 2007 Sep; 77(3): 555-9 より改変(ベトナムでのデータ)

●結核性髄膜炎に対する検査陽性率

結核性髄膜炎の検査所見

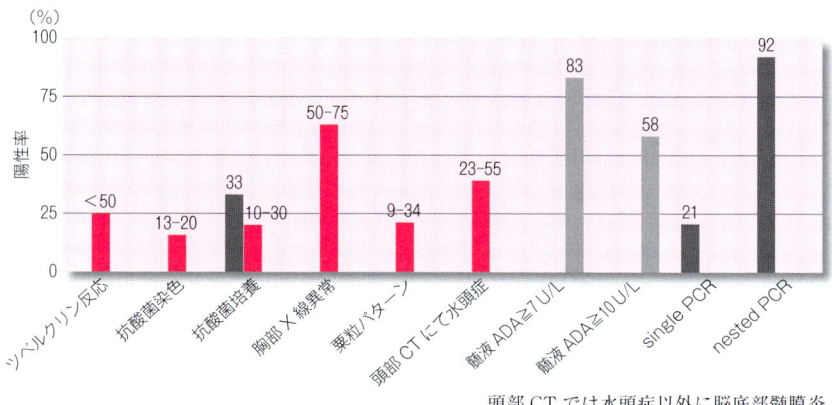

検査項目	陽性率
ツベルクリン反応	<50%
抗酸菌染色	13-20%
抗酸菌培養	33% / 10-30%
脳部X線異常	50-75%
粟粒パターン	9-34%
頭部CTにて水頭症	23-55%
髄液ADA≧7U/L	83%
髄液ADA≧10U/L	58%
single PCR	21%
nested PCR	92%

頭部CTでは水頭症以外に脳底部髄膜炎，結核腫が見られうる．

- ■ J Clin Microbiol. 2008 May; 46(5): 1698-1707（培養もしくはPCR陽性例）
- ■ Am J Med. 2009 Jan; 122(1): 12-7 (review)
- ■ Clin Neurol Neurosurg. 2002 Jan; 104(1): 10-5（抗酸菌染色/培養陽性）

●髄液採取量や検体チェック時間と抗酸菌検出感度の関係

髄液採取量と抗酸菌検出率

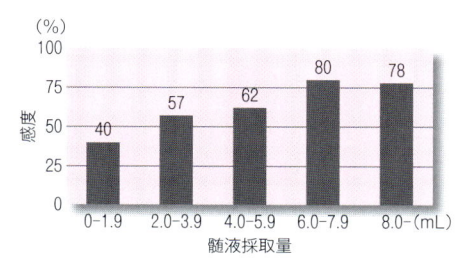

髄液採取量(mL)	感度(%)
0-1.9	40
2.0-3.9	57
4.0-5.9	62
6.0-7.9	80
8.0-	78

J Clin Microbiol. 2004 Jan; 42(1): 378-9

検鏡にかけた時間と抗酸菌塗抹検出率

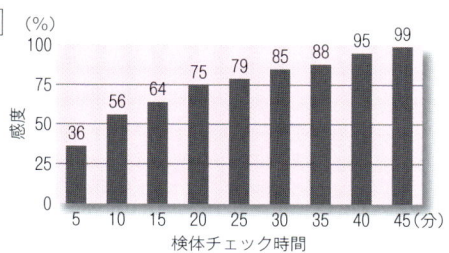

検体チェック時間(分)	感度(%)
5	36
10	56
15	64
20	75
25	79
30	85
35	88
40	95
45	99

J Clin Microbiol. 2004 Jan; 42(1): 378-9

●十分な検体採取後に治療を開始すべきである．

抗結核薬治療開始と抗酸菌検査陽性率

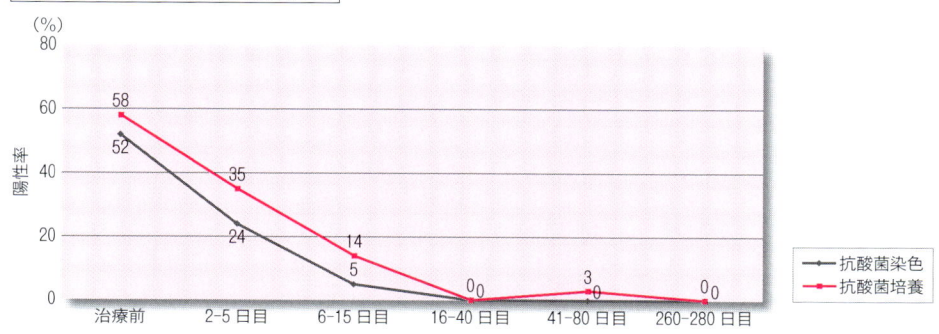

	治療前	2-5日目	6-15日目	16-40日目	41-80日目	260-280日目
抗酸菌染色	52	24	5	0	0	0
抗酸菌培養	58	35	14	0	3	0

J Clin Microbiol. 2004 Mar; 42(3): 996-1002

▶PCR は治療開始 4 週間後でも陽性となることがある〔Scand J Infect Dis. 1993; 25(5): 613-7〕.

● 髄液中 ADA

各種疾患における髄液中 ADA（平均値と最低値～最高値を示す）

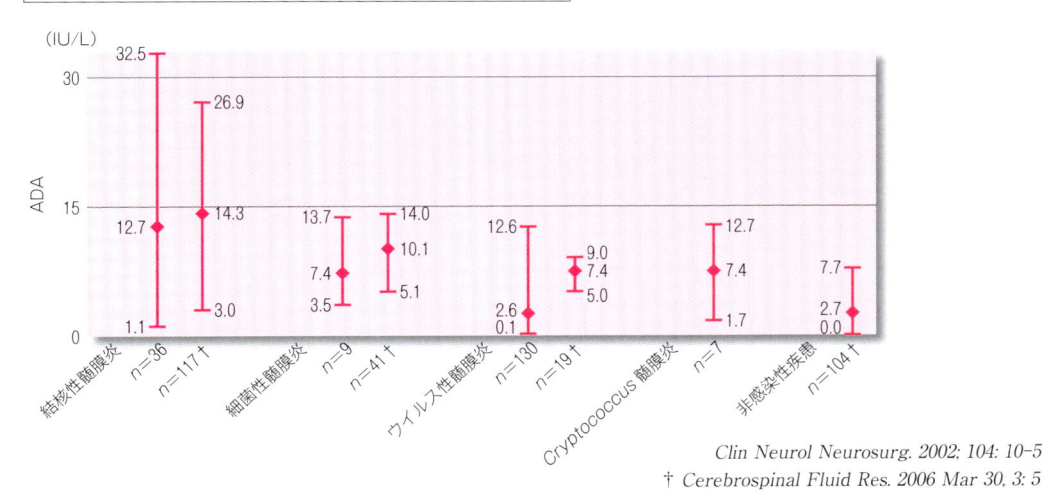

結核性髄膜炎	細菌性髄膜炎	ウイルス性髄膜炎	Cryptococcus 髄膜炎	非感染性疾患
n=36: 1.1–32.5, 平均 12.7	n=117†: 3.0–26.9, 平均 14.3	n=9: 3.5–13.7, 平均 7.4	n=19†: 5.0–9.0, 平均 7.4	n=7: 1.7–12.7, 平均 7.4
		n=41†: 5.1–14.0, 平均 10.1	n=130: 0.1–12.6, 平均 2.6	n=104†: 0.0–7.7, 平均 2.7

Clin Neurol Neurosurg. 2002; 104: 10-5
† Cerebrospinal Fluid Res. 2006 Mar 30, 3: 5

	感度	特異度	LR＋	LR−	
ADA≧7 IU/L	85	70	2.8	0.2	Nepal Med Coll J. 2007 Jun; 9(2): 104-6
無菌性髄膜炎と比較	83	95	17	0.2	Clin Neurol Neurosurg. 2002 Jan; 104(1): 10-5
ADA≧10 IU/L					
無菌性髄膜炎と比較	48	100	∞	0.5	Clin Infect Dis. 1995 Mar; 20(3): 525-30
細菌性髄膜炎と比較	58	89	5.3	0.5	Clin Neurol Neurosurg. 2002 Jan; 104(1): 10-5
	48	70	1.6	0.7	Clin Infect Dis. 1995 Mar; 20(3): 525-30
Cryptococcus 髄膜炎と比較	58	71	2.0	0.6	Clin Neurol Neurosurg. 2002 Jan; 104(1): 10-5

Cryptococcus 髄膜炎

- 結核性髄膜炎より神経巣症状は少ないが，臨床所見や髄液一般検査での鑑別は困難である．
- 墨汁染色は迅速性に優れるが陽性率は高くなく，診断には血清もしくは髄液中の Cryptococcus 抗原が有用である．

Cryptococcus 髄膜炎の症候

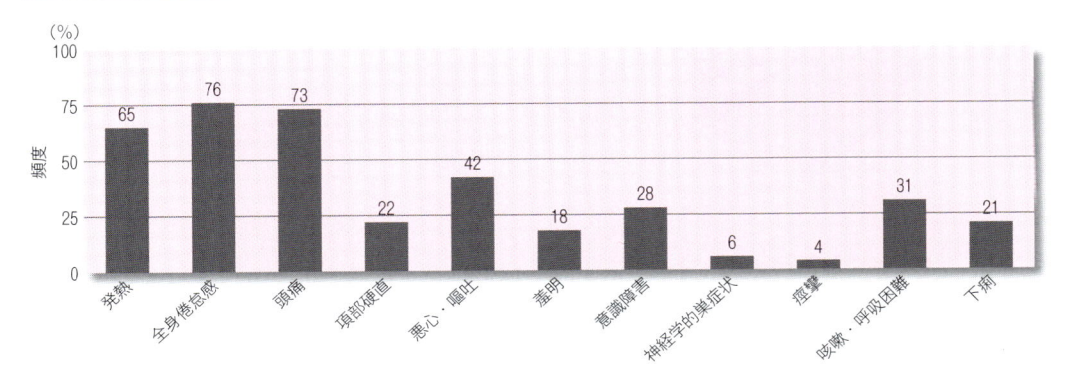

症候	頻度(%)
発熱	65
全身倦怠感	76
頭痛	73
項部硬直	22
悪心・嘔吐	42
羞明	18
意識障害	28
神経学的巣症状	6
痙攣	4
咳嗽・呼吸困難	31
下痢	21

N Engl J Med. 1989 Sep 21; 321(12): 794-9

Cryptococcus 髄膜炎の検査所見

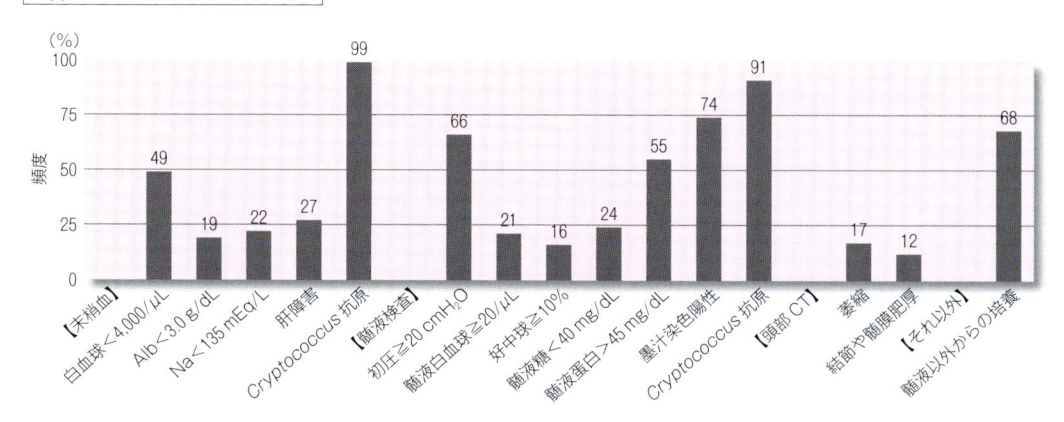

項目	頻度(%)
【末梢血】白血球＜4,000/μL	49
Alb＜3.0 g/dL	19
Na＜135 mEq/L	22
肝障害	27
Cryptococcus 抗原	99
【髄液検査】初圧≧20 cmH₂O	66
髄液白血球≧20/μL	21
好中球≧10%	16
髄液糖＜40 mg/dL	24
髄液蛋白＞45 mg/dL	55
墨汁染色陽性	74
Cryptococcus 抗原	91
【頭部CT】萎縮	17
結節や髄膜肥厚	12
【それ以外】髄液以外からの培養	68

N Engl J Med. 1989 Sep 21; 321(12): 794-9

● Cryptococcus 抗原（LA 法）

	感度	特異度	LR+	LR−
血清 Cryptococcus 抗原	95[83-99]	98[93-100]	＞50	0.05
髄液 Cryptococcus 抗原	99[93-100]	97[93-100]	＞20	0.02

J Clin Microbiol. 1994 Jul; 32(7): 1680-4/J Clin Microbiol. 1993 Jan; 31(1): 97-101 より平均値を算出

10 ヘルペス脳炎

ヘルペス脳炎
- ウイルス性脳炎の中で最も多い．
- 単純ヘルペスウイルス1型の再燃による発症が多い．
- 適切な治療を行うことで死亡率を70%から20-30%にすることができるが，多くは後遺症を残す．

● 感染性脳炎の原因（1989-91年, 1,971例）

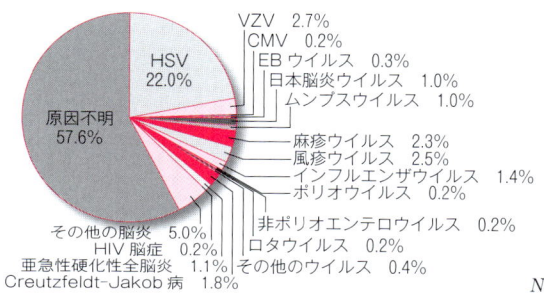

- HSV 22.0%
- VZV 2.7%
- CMV 0.2%
- EBウイルス 0.3%
- 日本脳炎ウイルス 1.0%
- ムンプスウイルス 1.0%
- 麻疹ウイルス 2.3%
- 風疹ウイルス 2.5%
- インフルエンザウイルス 1.4%
- ポリオウイルス 0.2%
- 非ポリオエンテロウイルス 0.2%
- ロタウイルス 0.2%
- その他のウイルス 0.4%
- その他の脳炎 5.0%
- HIV脳症 0.2%
- 亜急性硬化性全脳炎 1.1%
- Creutzfeldt-Jakob病 1.8%
- 原因不明 57.6%

Nihon Rinsho. 1997 Apr; 55(4): 839-48

▶日本におけるヘルペス脳炎の頻度は3.5/100万人年[Intern Med. 2002 Jun; 41(6): 420-8]．

- 20歳以下が1/3，50歳以上が1/2であり[Lancet. 2002 Feb 9; 359(9305): 507-13]，いかなる年齢にも発症しうる．
- 再感染・再燃（70%）が初感染（30%）より多い[J Infect Dis. 1982 Jun; 145(6): 829-36]．

- ヘルペス脳炎の90%以上はHSV-1が原因である．HSV-2は髄膜炎・脊髄炎を起こすことが多いが，新生児やHIV患者には初感染で脳炎が起こりうる．
- ヘルペス脳炎の予後

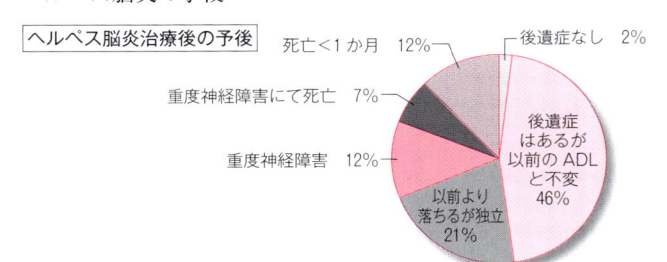

[ヘルペス脳炎治療後の予後]
- 死亡<1か月 12%
- 後遺症なし 2%
- 重度神経障害にて死亡 7%
- 重度神経障害 12%
- 以前より落ちるが独立 21%
- 後遺症はあるが以前のADLと不変 46%

J Neurol Neurosurg Psychiatry. 1997 Sep; 63(3): 321-6

[ヘルペス脳炎の病歴・身体所見]
- 数日の経過で進行する発熱と精神神経症状で発症する．
- 発熱・意識障害・神経巣症候は高頻度であるが，髄膜刺激徴候は半数でのみ認める．
- 側頭葉〜辺縁系脳炎として発症することが多く，記憶障害，性格変化・行動異常，痙攣，嗅覚や味覚の変化，Klüver-Bucy症候群を来しうる．
- 口唇ヘルペスの既往や皮疹がなくても否定的根拠とはならない．

- 単純ヘルペスウイルスによる中枢神経感染症のタイプ

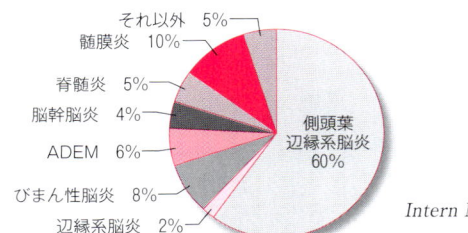

- それ以外 5%
- 髄膜炎 10%
- 脊髄炎 5%
- 脳幹脳炎 4%
- ADEM 6%
- びまん性脳炎 8%
- 辺縁系脳炎 2%
- 側頭葉辺縁系脳炎 60%

Intern Med. 2002 Jun; 41(6): 420-8

▶辺縁系脳炎は単純ヘルペス以外のウイルスによる辺縁系脳炎(VZV，CMV，HHV-6，エンテロウイルス)，傍腫瘍性辺縁系脳炎(肺小細胞癌，精巣癌，卵巣奇形腫が多い)，自己免疫疾患関連性辺縁系脳炎(橋本病，SLE，Vogt-小柳-原田病)，その他(骨髄移植合併辺縁系脳炎)が知られている〔JIM. 2011; 21(2): 100-3〕．

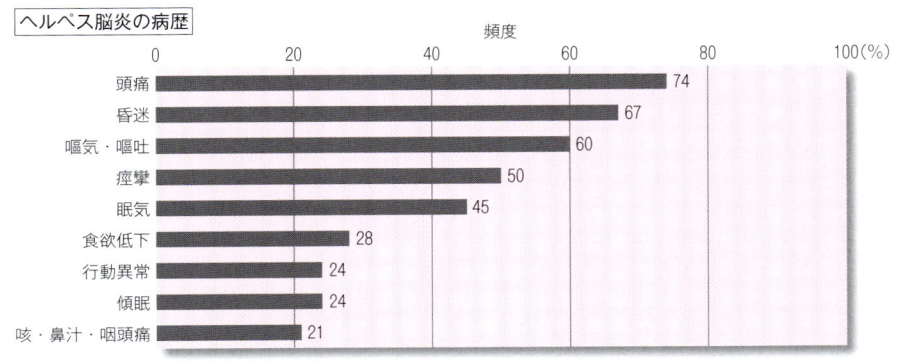

[ヘルペス脳炎の病歴]

頻度 0 20 40 60 80 100(%)
- 頭痛 74
- 昏迷 67
- 嘔気・嘔吐 60
- 痙攣 50
- 眠気 45
- 食欲低下 28
- 行動異常 24
- 傾眠 24
- 咳・鼻汁・咽頭痛 21

J Neurol Neurosurg Psychiatry. 1997 Sep; 63(3): 321-6

▶90%以上は発熱と神経症状(意識レベル変化，脳神経障害，片麻痺，構音障害，無言，失調，部分発作)で発症するという報告もある〔Heart Lung. 1998 May-Jun; 27(3): 209-12〕．

K 神経

▶ 口唇ヘルペスの既往は診断に有用ではない〔J Neurol Neurosurg Psychiatry. 2004; 75: i10-5〕.

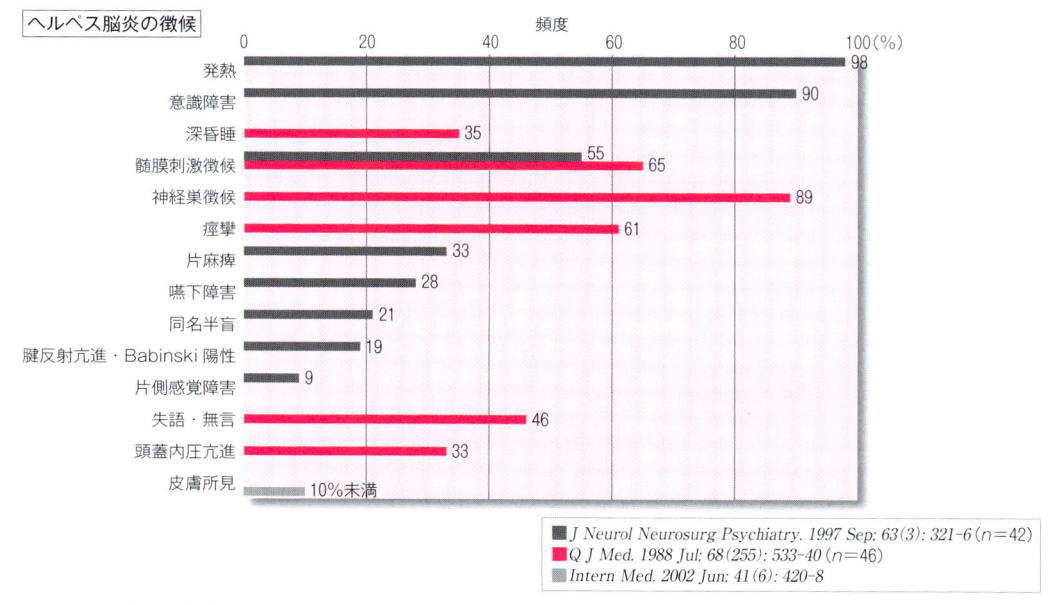

|ヘルペス脳炎の徴候|

徴候	頻度(%)
発熱	98
意識障害	90
深昏睡	35
髄膜刺激徴候	55 / 65
神経巣徴候	89
痙攣	61
片麻痺	33
嚥下障害	28
同名半盲	21
腱反射亢進・Babinski陽性	19
片側感覚障害	9
失語・無言	46
頭蓋内圧亢進	33
皮膚所見	10%未満

■ J Neurol Neurosurg Psychiatry. 1997 Sep; 63(3): 321-6 (n=42)
■ Q J Med. 1988 Jul; 68(255): 533-40 (n=46)
■ Intern Med. 2002 Jun; 41(6): 420-8

● ヘルペス脳炎の後遺症

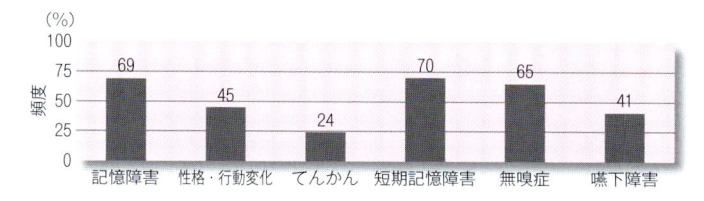

後遺症	頻度(%)
記憶障害	69
性格・行動変化	45
てんかん	24
短期記憶障害	70
無嗅症	65
嚥下障害	41

Neurol Neurosurg Psychiatry. 1997 Sep; 63(3): 321-6

ヘルペス脳炎の髄液検査

- 細胞数増多や蛋白増多は見られないこともあるため,髄液圧上昇や赤血球増多の有無も確認する必要がある.
- 髄液の HSV real-time PCR が最も診断に有用である.PCR は発症後72時間以内の偽陰性に注意を要するが,治療開始後1週間は感度が落ちない.

● 髄液検査
　▶ 白血球数は 10-500/μL と上昇しているのが85%だが,8%未満の症例では白血球増多は認めない.蛋白は80%の症例で 60-700 mg/dL と上昇している.また,糖 30-40 mg/dL と軽度低下はあってもよい〔Herpes. 2004 Jun; 11 Suppl 2: 57A-64A〕.

	ヘルペス脳炎	ヘルペス性髄膜炎
初圧(mmH$_2$O)	80-450 †	
蛋白(mg/dL)	73[22-146] 15-1,390 †	129[75-281]
赤血球数(/μL)	2,518[0-27,566] 0-20,700 †	65[0-711]
白血球数(/μL)	202[2-667] 0-1,089 †	484[58-1,888]
多核球(%)	0-85 †	
キサントクロミー(%)	30 †	

† Rinsho Shinkeigaku. 1989 Feb; 29(2): 131-7/Clin Infect Dis. 2002 Aug 15; 35(4): 414-9

▶ 血清/髄液抗体価≦20，抗体 index（髄液抗体価×血清 Alb/血清抗体価×髄液 Alb）≧1.91 も参考となる〔Intern Med. 2002 Jun; 41(6): 420-8〕．80％の症例で血清/髄液抗体価≦20 となるが〔Herpes. 2004 Jun; 11 Suppl 2: 48A-56A〕，発症から 10 日以上経過した時点での検体採取が望ましい．

- 髄液 PCR

	感度	特異度	LR+	LR−
PCR	96(91-98)	99.3(98-100)	133(43-410)	0.04(0.02-0.09)

Am J Med. 1998 Oct; 105(4): 287-95

  □ 発症 72 時間以内は偽陰性がありうる〔Rev Neurol Dis. 2004 Fall; 1(4): 169-78〕．
  □ 治療開始後 7 日以内では 100％，8-14 日では 47％，15 日以降では 21％で PCR は陽性となる〔J Infect Dis. 1995 Apr; 171(4): 857-63〕．
▶ PCR の中でも real-time PCR の診断特性が高い．
  □ 発症 1-7 日目の検体では single PCR の感度は 75％だが nested PCR の感度は 100％である　いずれも特異度 100％であった〔J Neurol Neurosurg Psychiatry. 1999 Nov; 67(5): 596-601〕．
  □ real-time PCR は nested PCR と同等の診断特性がある〔Microbiol Immunol. 2004; 48(5): 411-5〕．
  □ nested PCR では 1 回目の PCR の産物をもう 1 度 PCR にかけることで感度を高めるが，陽性となった場合はハイブリダイゼーションか塩基配列の決定による確認検査を行う必要がある．手技上の問題でコンタミネーションの可能性が高くなることと検査に時間がかかることが問題である．real-time PCR とは，核酸増幅とプローブによるハイブリダイゼーションを同時に行いリアルタイムにプローブからの発光を定量する方法である．

ヘルペス脳炎の画像検査・脳波検査

- CT よりも MRI のほうが感度は高く，側頭葉内側を中心に異常信号域を認める．
- 脳波異常の頻度は高いが，特徴的とされる PLEDs（periodic lateralised epileptiform discharges）が見られるのは半数のみである．

- 画像検査

PCR 陽性 9 例の解析

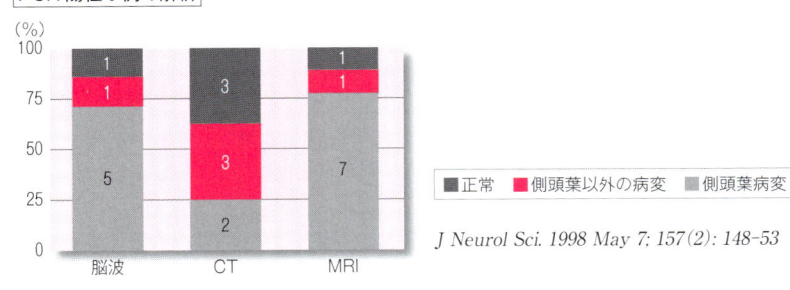

	脳波	CT	MRI
側頭葉病変	1	3	1
側頭葉以外の病変	1	3	1
正常	5	2	7

J Neurol Sci. 1998 May 7; 157(2): 148-53

- 脳波検査

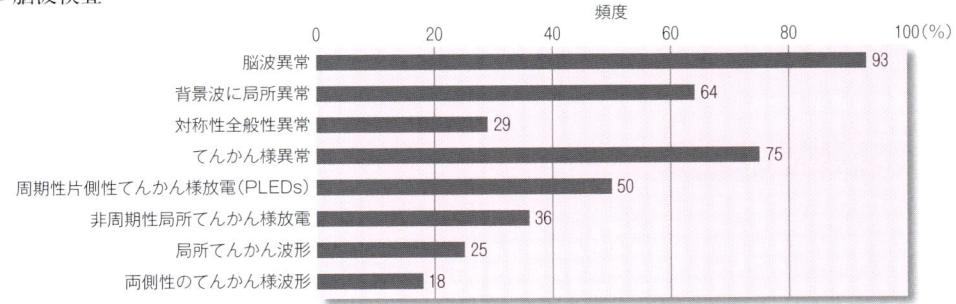

項目	頻度(%)
脳波異常	93
背景波に局所異常	64
対称性全般性異常	29
てんかん様異常	75
周期性片側性てんかん様放電（PLEDs）	50
非周期性局所てんかん様放電	36
局所てんかん波形	25
両側性のてんかん様波形	18

J Neurol Neurosurg Psychiatry. 1997 Sep; 63(3): 321-6

▶ PLEDs はヘルペス脳炎以外に脳血管障害，脳腫瘍，硬膜下血腫などの器質的障害に伴う症候性てんかんや代謝性脳症でも見られる所見である．

11 蘇生後脳症

蘇生後の予後

- 蘇生された患者の半数は1か月以内に死亡し，意識を回復するのは10-20%のみである．
- bystander CPR の有無，心肺蘇生時間，初回心電図波形が予後予測の最も重要な因子である．

- 心肺蘇生時間が10分以下ならば48%の生存退院率であるが，心肺蘇生時間が10分を超えた場合は2%の生存退院率となる〔Resuscitation. 1996 Nov; 33(1): 13-7〕．
- 1か月後の生存率は年齢，速やかな心肺蘇生の開始（屋外での発症，目撃された心肺停止，bystander CPR の存在）と来院までの時間に関連する〔Heart. 2004 Oct; 90(10): 1114-8〕．
- 喘ぎ呼吸がある場合は心肺停止からの時間が短いことと関連し，喘ぎ呼吸がある場合は生存退院率が39%（vs 9%）と高い〔Circulation. 2008 Dec 9; 118(24): 2550-4〕．

- 初回心電図と予後

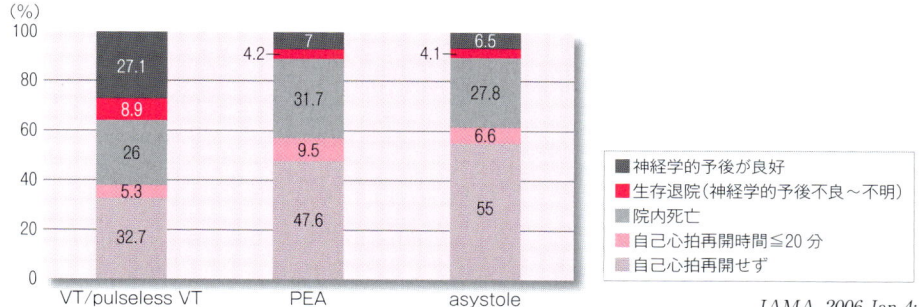

[グラフ：VT/pulseless VT, PEA, asystole の予後内訳。凡例：神経学的予後が良好／生存退院（神経学的予後不良〜不明）／院内死亡／自己心拍再開時間≦20分／自己心拍再開せず]

JAMA. 2006 Jan 4; 295(1): 50-7

- 蘇生された患者の64%が28日以内に死亡し，27%は昏睡状態が継続，9%が意識を回復する．蘇生後6時間生存していれば34%で意識を回復するが，昏睡が2週間継続すれば13%のみで意識を回復する〔Intensive Care Med. 2003 Nov; 29(11): 1911-5〕．
- 上記の報告は現在推奨される心肺蘇生法とは若干異なる蘇生法がされており低体温療法も一般的ではなかった時代のものであることに留意する必要がある．
- 来院時に無侵襲脳局所酸素飽和度〔rSO_2；regional cerebral oxygen saturation〕を測定することで，蘇生処置中の脳組織に酸素が供給されていたかが推測可能であり，$rSO_2 \leq 25\%$ であれば感度77（66-86）%，特異度100（75-100）%で神経学的予後は不良であるとの報告がある〔Resuscitation. 2012 Jan; 83(1): 46-50〕．

自己心拍再開後の生命予後予測

- 脳幹反射のすべてが消失し自発呼吸がなければ，生命予後は数日以内の可能性が高い．

- 脳幹反射消失かつ無呼吸は蘇生後のいかなるタイミングであっても脳死を強く示唆する〔Resuscitation. 1999 Jul; 41(2): 145-52〕．

11 蘇生後脳症

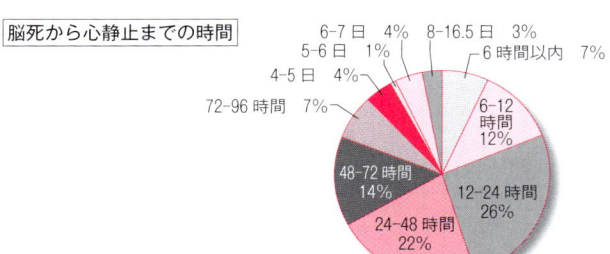

脳死から心静止までの時間
- 6時間以内 7%
- 6-12時間 12%
- 12-24時間 26%
- 24-48時間 22%
- 48-72時間 14%
- 72-96時間 7%
- 4-5日 4%
- 5-6日 1%
- 6-7日 4%
- 8-16.5日 3%

J Neurol Neurosurg Psychiatry. 1995 Jan; 58(1): 75-80

神経学的予後予測

- 24時間以内に脳幹反射(対光反射・角膜反射・咳嗽反射・咽頭反射)が出現しない場合，72時間後に疼痛に逃避反応が見られない場合は神経学的な予後は不良である．

- アトロピンやエピネフリンは散瞳させるが，対光反射は保たれると考えられている．
- 死亡もしくは神経学的な重大な後遺症(日常生活が自立できない)を残す可能性．

	蘇生直後		12時間後		24時間後		72時間後		1週間後	
	LR+	LR−	LR+	LR−	LR+	LR−	LR+	LR−	LR+	LR−
対光反射消失	7.2 (1.9-28)	0.5 (0.4-0.6)	4.0 (2.5-6.6)	0.5 (0.5-0.6)	10.2 (1.8-49)	0.8 (0.4-1.4)	3.4 (0.5-24)	0.9 (0.4-2.1)		
角膜反射消失	3.2 (1.1-9.5)	0.7 (0.6-0.8)	9.1 (3.9-21)	0.3 (0.2-0.4)	12.9 (2.0-69)	0.6 (0.2-1.9)				
咳嗽反射消失			13.4 (4.4-40)	0.3 (0.2-0.4)	84.6 (5.3-1342)	0.4 (0.3-0.5)				
咽頭反射消失			8.7 (4.0-19)	0.4 (0.4-0.5)	24.9 (6.3-98)	0.4 (0.4-0.5)				
人形の目消失	2.5 (1.3-4.8)	0.4 (0.3-0.6)			2.9 (1.8-4.6)	0.5 (0.5-0.6)				
自発的眼球運動消失	2.2 (1.1-4.5)	0.4 (0.3-0.6)			3.5 (1.4-8.8) / 2.7 (2.1-3.4)	0.5 (0.4-0.7) / 0.3 (0.2-0.4)	11.5 (1.7-79)	0.6 (0.5-0.7)		
GCS<5	1.4 (1.1-1.6)	0.3 (0.2-0.5)	3.5 (2.4-4.6)	0.4 (0.3-0.4)	8.8 (5.1-15)	0.4 (0.3-0.4)				
痛みで開眼せず					5.9 (3.9-9.0) / 0.3 (0.3-0.4)	3.0 (1.5-6.2) / 0.4 (0.3-0.5)	6.9 (1.8-27)	0.5 (0.4-0.6)		
運動反応なし	3.5 (1.4-8.6)	0.6 (0.4-0.7)	3.2 (2.2-4.6)	0.4 (0.3-0.5)	4.9 (1.6-13)	0.6 (0.3-1.3)	9.2 (2.1-49)	0.7 (0.3-1.3)		
疼痛逃避反応なし	1.7 (0.7-4.2)	0.4 (0.1-1.1)	2.4 (1.9-3.1)	0.2 (0.1-0.2)	4.7 (2.2-9.8)	0.2 (0.1-0.6)	36.5 (2.3-570)	0.3 (0.2-0.4)	29.7 (1.9-466)	0.4 (0.3-0.6)
発語努力なし	1.2 (0.9-1.6)	0.1 (0.0-0.7)	1.6 (1.4-1.9)	0.1 (0.0-0.1)	2.4 (2.0-2.9)	0.1 (0.0-0.1)	7.4 (2.0-28)	0.3 (0.2-0.5)	14.1 (2.0-98)	0.4 (0.2-0.6)

JAMA. 2004 Feb 18; 291(7): 870-9

- 昏睡直後に予後が判定できるのは52-84%の症例のみであり，3日後を目途に予後判定がされることが多い〔Lancet. 1994 Apr 30; 343(8905): 1055-9〕．
- 痙攣自体は予後との関連が乏しいが，痙攣重積，特にミオクローヌス痙攣重積は予後不良〔Neurology 1988; 38: 401-5〕であり，40症例が全例死亡したことから治療の中断を検討すべきとの意見もある〔Ann Neurol. 1994 Feb; 35(2): 239-43〕．しかし良性のLance-Adams症候群との鑑別には他の臨床所見に頼らざるをえず〔Anaesthesia. 2009 Aug; 64(8): 908-11〕，ミオクローヌスの有無のみで予後を推測はできない．
- 除皮質肢位〔Br J Anaesth. 2000 Oct; 85(4): 632-4〕のみならず除脳肢位〔Brain. 1970; 93(2): 381-92〕からの完全

回復も報告があるため，これらの異常肢位があったとしても治療を中断すべきではない．
- 低体温療法を行っている場合は筋弛緩剤や鎮静剤投与がされることが多く解釈に注意を要するが，評価に有用な項目は変わらない．

▶低体温療法を行った場合に神経学的予後が良好（日常生活が自立）となる予測

	感度	特異度	LR＋	LR－
初日にGCS＞4	61	89	5.7	0.43
3日目にGCS＞6	72	87	5.6	0.31
3日目にM1-2か対光反射もしくは角膜反射消失†	11(4-27)	19(11-31)	0.1(0.1-0.4)	4.6(3.8-5.5)
3日目にM1-2で対光反射と角膜反射の消失†	0(0-12)	85(74-92)	0	1.2(1.2-1.2)
自発的なミオクローヌス†	6(1-20)	64(52-75)	0.2(0-0.6)	1.5(1.4-1.6)

Resuscitation. 2009 Jun; 80(6): 658-61／† Resuscitation. 2011 Jun; 82(6): 696-701 より改変

蘇生後脳症の検査

- 24-72時間後の神経特異エノラーゼ（NSE）≧30 ng/mL であれば神経学的予後は不良だが，低体温療法を行っている場合はこの限りではない．
- 体性感覚誘発電位（SSEP）が消失している場合の神経学的予後は不良である．

- 神経特異エノラーゼ（NSE）
  ▶NSE＞33 ng/mL による1か月後の昏睡継続の予測

心肺停止後の検体採取時間	感度	特異度	LR＋	LR－
24時間後	42(36-48)	100(97-100)	36(2-563)	0.58
48時間後	52(46-59)	100(97-100)	45(3-715)	0.48
72時間後	46(40-53)	100(96-100)	39(3-610)	0.54

Neurology. 2006 Jan 10; 66(1): 62-8

- 神経学的予後良好（ADL自立）の予測

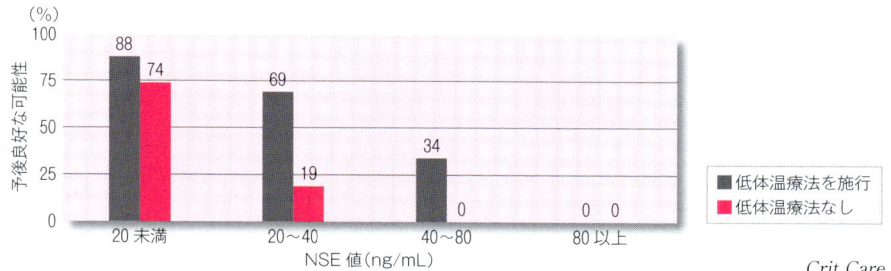

NSE値（ng/mL）別 予後良好な可能性（%）
- 20未満: 低体温療法を施行 88, 低体温療法なし 74
- 20～40: 低体温療法を施行 69, 低体温療法なし 19
- 40～80: 低体温療法を施行 34, 低体温療法なし 0
- 80以上: 低体温療法を施行 0, 低体温療法なし 0

Crit Care. 2010; 14(2): R69

- 脳波・体性感覚誘発電位（SSEP）
  ▶神経学的予後不良の予測
    □ 発症から24時間を超えていれば脳波やSSEPより臨床診断のほうが神経学的な予後不良の予測に有用である．

	AUROC	
	発症1日目	発症2-3日目
運動なし（M1）	0.786	0.874
運動なし～異常肢位（M≦3）	0.805	0.948
対光反射消失	0.744	0.825
SSEP（両側性N20の消失）	0.891	0.912
脳波（burst suppressionか平坦脳波）	0.837	0.800

Neurology. 2010 Feb 16; 74(7): 572-80

▶ SSEP は脳波と比べ鎮静剤の影響を受けにくく，蘇生後の低体温療法中であっても SSEP で N20 が消失していれば予後は不良である〔Neurology. 2009 Nov 3; 73(18): 1457-61〕.

▶ 1 か月後における昏睡継続の予測

	感度	特異度	LR+
SSEP にて N20 が両側消失(24-72 時間後)	45(40-51)	100(97-100)	25(2-383)
脳波にて活動電位＜20 μV(72 時間後)	28(23-33)	100(95-100)	17(1-272)
脳波にて痙攣重積(72 時間後)	9(6-13)	93(76-99)	1.0(0-5)
SSEP 消失(1 週間後)†	33	98-100	12.0(5.3-27.6)
等電位か burst suppression(1 週間後)†	33	94.1-99.8	9.0(2.5-33.1)
てんかん波形(1 週間後)†	16-85	25-92	n.s.

Neurology. 2006 Jan 10; 66(1): 62-8／† Lancet. 1998 Dec 5; 352(9143): 1808-12

24 時間以内の脳波による 1 か月後予後予測（鎮静剤なし）

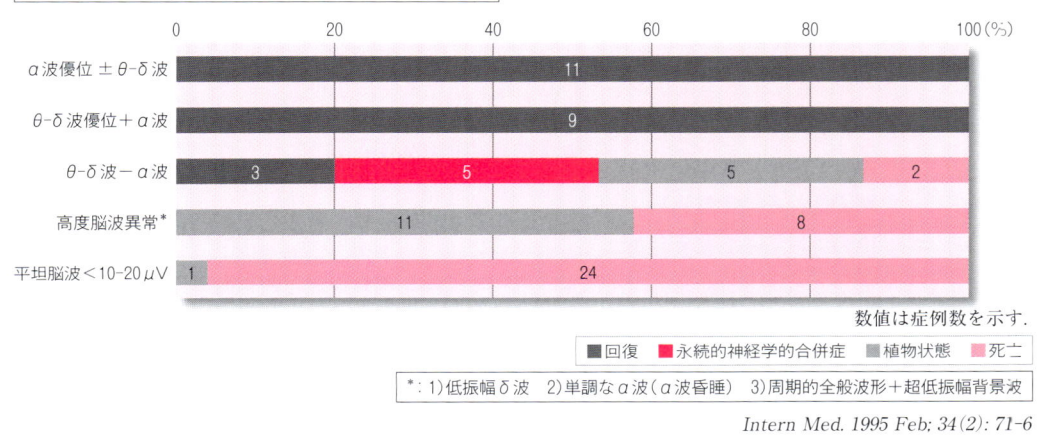

脳波所見	回復	永続的神経学的合併症	植物状態	死亡
α 波優位 ± θ-δ 波	11			
θ-δ 波優位 + α 波	9			
θ-δ 波 − α 波	3	5	5	2
高度脳波異常*	11		8	
平坦脳波＜10-20 μV	1	24		

数値は症例数を示す．

■ 回復　■ 永続的神経学的合併症　■ 植物状態　■ 死亡

＊：1) 低振幅 δ 波　2) 単調な α 波（α 波昏睡）　3) 周期的全般波形＋超低振幅背景波

Intern Med. 1995 Feb; 34(2): 71-6

▶ 24 時間後の bispectral index(BIS) が 40 点以上ならば感度 79％，特異度 68％で神経学的予後が良好との報告がある〔Resuscitation. 2010 Sep; 81(9): 1133-7〕.

● 頭部 CT
  ▶ 蘇生後脳症による神経学的予後予測において 48 時間後の CT は脳波に劣る〔J Clin Neurosci. 2004 Aug; 11(6): 616-8〕.
  ▶ 蘇生後脳症による頭部 CT 画像の所見は数日をピークに皮髄境界不鮮明，脳溝消失，基底核の低吸収域(酸素消費量が多く低酸素に弱い)が出現する．数か月後にはこれらの所見は消失するが，脳萎縮は数か月を経て徐々に出現する．
  ▶ 窒息による CPA 患者において基底核の灰白質・白質境界が不明瞭な 31 例は全例死亡退院であったとの報告がある〔Emerg Radiol. 2011 Aug; 18(4): 295-8〕.

心肺蘇生術による合併症

- 心肺蘇生に成功した場合は蘇生術による合併症にも目を配らなければならない．
- 心肺蘇生術にて 1/3 の症例で肋骨を骨折する．誤嚥も多い合併症である．
- 重大なものとしては気胸や，食道・胃・肝臓・脾臓・心臓の破裂などが報告されている．

心肺蘇生術による合併症

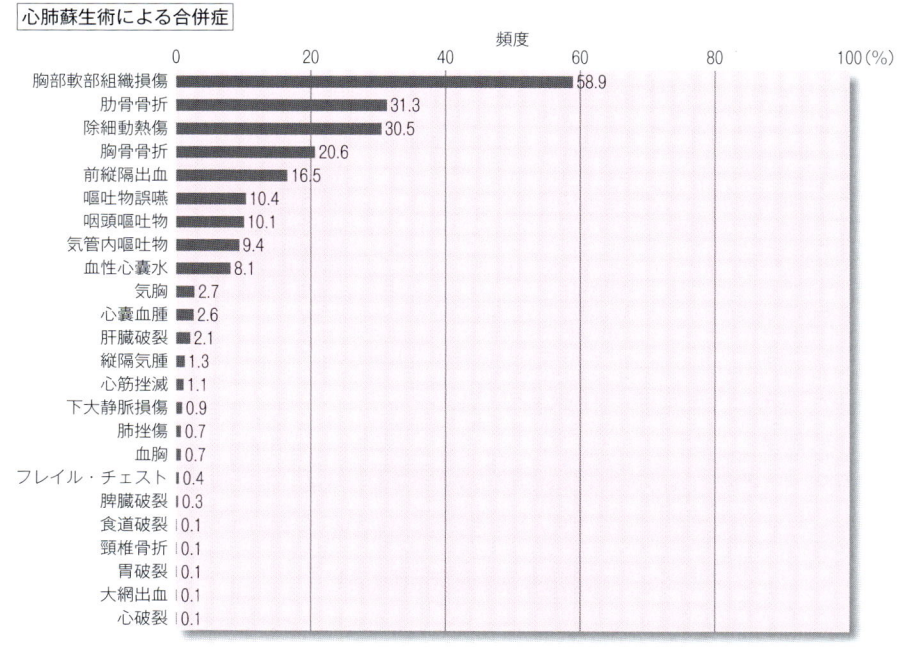

合併症	頻度(%)
胸部軟部組織損傷	58.9
肋骨骨折	31.3
除細動熱傷	30.5
胸骨骨折	20.6
前縦隔出血	16.5
嘔吐物誤嚥	10.4
咽頭嘔吐物	10.1
気管内嘔吐物	9.4
血性心囊水	8.1
気胸	2.7
心囊血腫	2.6
肝臓破裂	2.1
縦隔気腫	1.3
心筋挫滅	1.1
下大静脈損傷	0.9
肺挫傷	0.7
血胸	0.7
フレイル・チェスト	0.4
脾臓破裂	0.3
食道破裂	0.1
頸椎骨折	0.1
胃破裂	0.1
大網出血	0.1
心破裂	0.1

Chest. 1987 Aug; 92(2): 287-91

- それ以外に気腹〔*Resuscitation. 1993 Oct; 26(2): 177-81*〕や空気塞栓〔*J Clin Neurosci. 2005 May; 12(4): 468-9*〕の報告もある．
- 長期間のマスク換気〔*J Burn Care Res. 2006 Sep-Oct; 27(5): 757-9*〕や，Heimlich 法〔*Hepatogastroenterology. 2001 Jan-Feb; 48(37): 109-11*〕で胃穿孔を来したという報告もある．

12 ウェルニッケ脳症，他

Wernicke 脳症の臨床所見

- 古典的3徴(外眼筋麻痺，失調性歩行，意識障害)のすべては揃わないことのほうが多い．
- 食餌不摂生，眼球運動異常(眼振・外眼筋運動障害)，小脳失調，意識変容あるいは軽度記憶障害のうち2項目以上あれば Wernicke 脳症を疑う．
- 痙攣や末梢神経障害，高心拍出性心不全といった脚気の症候が見られることもある．低体温も起こりうる．

アルコール性 Wernicke 脳症の臨床所見

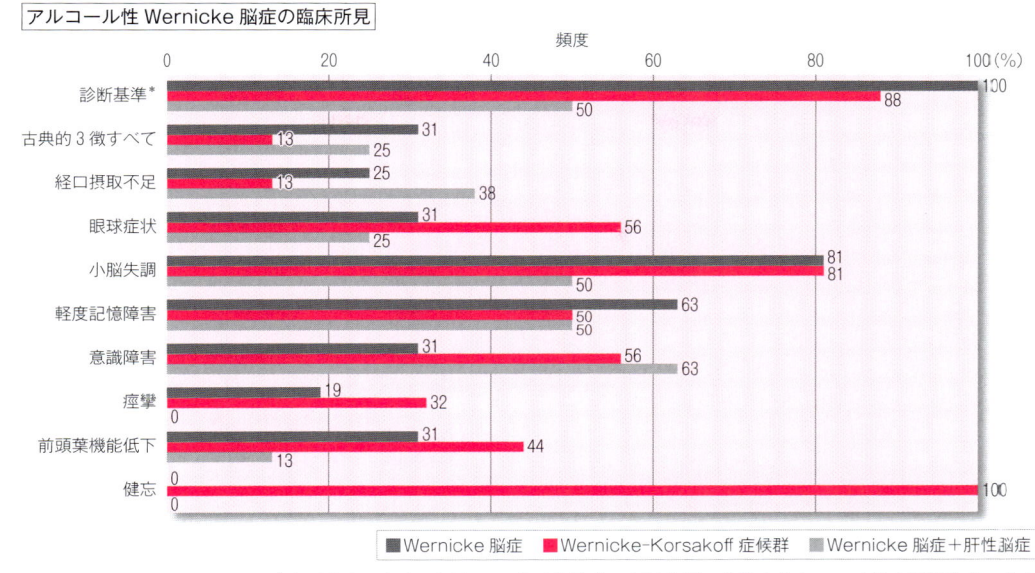

項目	Wernicke 脳症	Wernicke-Korsakoff 症候群	Wernicke 脳症＋肝性脳症
診断基準*	100	88	50
古典的3徴すべて	31	13	25
経口摂取不足	25	13	38
眼球症状	31	56	25
小脳失調	81	81	50
軽度記憶障害	63	50	50
意識障害	31	56	63
痙攣	19	32	0
前頭葉機能低下	31	44	13
健忘	0	100	0

*診断基準：食事不摂生，眼球運動異常，小脳失調，意識変容あるいは軽度記憶障害のうち2項目以上あれば感度94％，特異度99％で Wernicke 脳症である．

J Neurol Neurosurg Psychiatry. 1997 Jan; 62(1): 51-60

▶ 経口摂取不足のみならず，上部消化管手術後〔*Arch Neurol. 2006 Jul; 63(7): 1026-7*〕や，ビタミン B_1 の尿中排泄を促進する利尿剤投与〔*Am J Med. 1991 Aug; 91(2): 151-5*〕はビタミン B_1 欠乏症のリスクである．

▶ 視床下部が障害され，低体温が起こる〔*Jpn J Pharmacol. 1990 Nov; 54(3): 339-43*〕．

眼球症状の内訳

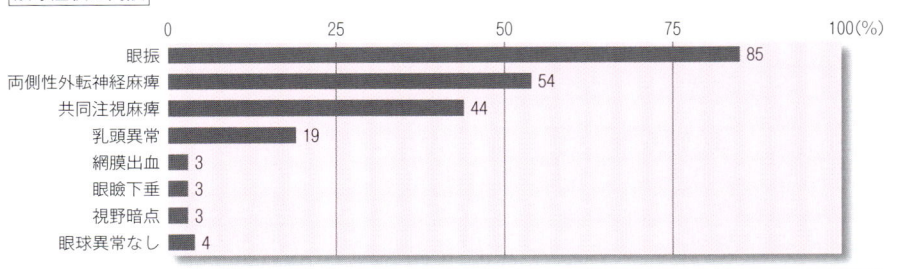

項目	％
眼振	85
両側性外転神経麻痺	54
共同注視麻痺	44
乳頭異常	19
網膜出血	3
眼瞼下垂	3
視野暗点	3
眼球異常なし	4

Ann Emerg Med. 2007 Dec; 50(6): 715-21

- ビタミン B_1 を 100 mg 投与し 1-6 時間以内に症状が改善することは診断的価値があるとされるが，眼球運動が改善しても意識障害の改善は遅れることもあることに注意を要する．
- 一般健診患者において血中ビタミン B_1 < 20 ng/mL となるのは 2-3％ のみであり〔*Trace Nurtients Research. 2004; 23: 124-7*〕，ビタミン B_1 < 20 ng/mL ならばビタミン B_1 欠乏症の可能性が高いと考えられる．一方ビタミン B_1 が 21-27 ng/mL であっても Wernicke 脳症発症の報告があり〔*臨床化学. 1977; 26: 210-4*〕，ビタミン B_1 欠乏症を否定するにはビタミン B_1 ≧ 28 ng/mL が必要である．

Wernicke 脳症の MRI 所見

- T2 強調画像や FLAIR 法，拡散強調画像で視床・視床下部の脳室周囲や中脳水道周囲に認める高信号域は Wernicke 脳症に特異的な所見である．
- 乳頭体萎縮も Wernicke 脳症で見られる特異的な所見であるが，過去に Wernicke 脳症の既往があれば萎縮は見られてもよい．

急性 Wernicke 脳症の MRI 所見

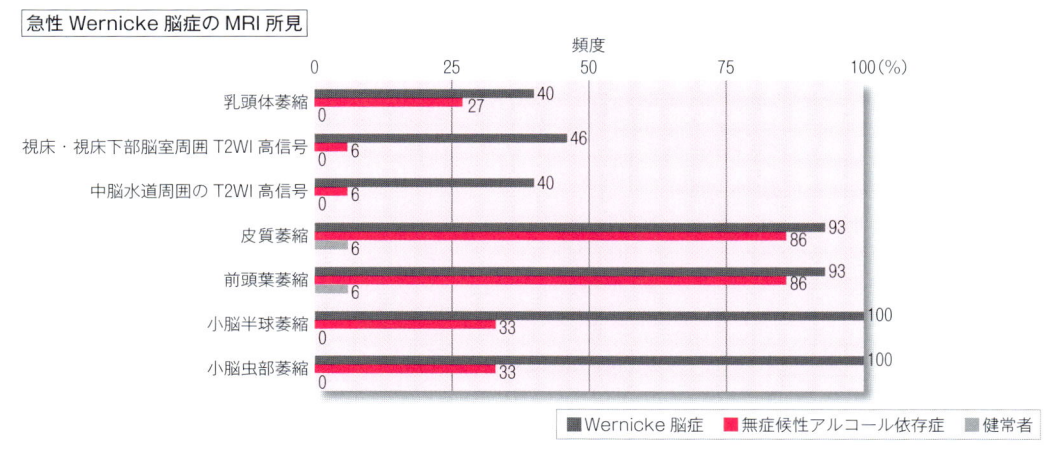

所見	Wernicke 脳症	無症候性アルコール依存症	健常者
乳頭体萎縮	40	27	0
視床・視床下部脳室周囲 T2WI 高信号	46	6	0
中脳水道周囲の T2WI 高信号	40	6	0
皮質萎縮	93	86	6
前頭葉萎縮	93	86	6
小脳半球萎縮	100	33	0
小脳虫部萎縮	100	33	0

AJR Am J Roentgenol. 1998 Oct; 171(4): 1131-7

- T2 強調画像での異常信号域は治療開始後 48 時間で消失する〔J Neuroimaging. 2001; 11(4): 406-11〕．
- 乳頭体萎縮は Wernicke 脳症の発症後 1 週間以降に見られ〔J Neuroimaging. 2001; 11(4): 406-11〕，慢性 Wernicke 脳症の 81% で見られる特徴的な所見である〔Ann Neurol. 1987; 22(5): 595-600〕．

Wernicke 脳症以外に特徴的な画像所見を呈する脳症

- 急激な高血圧・腎機能障害があり，頭痛や嘔吐・盲・痙攣・意識障害を呈すれば reversible posterior leukoencephalopathy syndrome を疑う．MRI では後方循環系領域の ADC map 上昇が見られる．
- 低 Na 血症の急速な補正後 2-6 日して意識障害・構音障害・嚥下障害・四肢弛緩性麻痺が出現すれば橋中心髄鞘崩壊症を疑う．MRI では橋に異常信号域を認める．
- 他疾患精査中に偶発的に脳梁膨大部に異常信号域を認めれば一過性脳梁膨大部病変と考える．

- reversible posterior leukoencephalopathy syndrome (RPLS), posterior reversible encephalopathy syndrome (PRES)
    - 高血圧脳症，子癇，免疫抑制剤・抗癌剤・抗ウイルス薬投与が誘因となる．
    - 80% で急激な高血圧があり，53% で腎機能障害がある〔N Engl J Med. 1996 Feb 22; 334(8): 494-500〕．
    - 交感神経系の支配が内頸動脈系に比べ椎骨脳底動脈系には弱く破綻を招きやすいため椎骨脳底動脈系を中心に障害されると考えられているが，前頭葉・基底核などにも病変を生じることがある．また白質だけではなく皮質も障害しうる．
    - 脳幹には 27% で異常信号域を認めるが〔Mayo Clin Proc. 2010 May; 85(5): 427-32〕，脳幹に単独で異常信号を認めることもある．
    - RPLS では ADC map にて高信号となるのが特徴的〔Diagn Interv Radiol. 2007 Sep; 13(3): 125-8〕で，血管原性浮腫を反映しているものと考えられる．細胞障害性浮腫ではないので予後は良い．

	血管原性浮腫	細胞障害性浮腫	RPLS	脳梗塞急性期
T2 強調像	↑	↑	↑	→その後↑
FLAIR 法	↑	↑	↑	→その後↑
拡散強調画像	↓〜やや↑	↑	→〜↓	↑その後↑↑
ADC map	↑	↓	↑	↓

- 橋中心髄鞘崩壊症 (central pontine myelinolysis)
    - 低 Na 血症の急速な補正が最も重大なリスクで，慢性経過でアルコール依存症や低栄養・低 K 血症があれば 1 日あたり 8 mEq/L までの補正に留めたほうがよい．
    - 47% で橋のみに病変を呈するが，橋以外に起こることもあり (22% は橋以外の病変のみ)，この場合は橋外髄鞘崩壊症と呼ぶ．両者を合わせ浸透圧性髄鞘崩壊症と総称する．橋，小脳，外側膝状体，

外包，最外包，海馬，被殻，皮質～皮質下，視床，尾状核，の順に多い〔Clin Neuropathol. 1987 Nov-Dec; 6(6): 262-70〕.

- 一過性脳梁膨大部病変(transient callosal splenium lesion)
  - 明らかな神経症状は伴わず(軽い脳症や一過性全健忘の報告はある)，数日～数か月ほどで消失する予後良好な病変.
  - 3大要因はてんかん/抗てんかん薬，ウイルス性脳炎，低栄養/電解質異常である.

一過性脳梁膨大部病変113例の原因

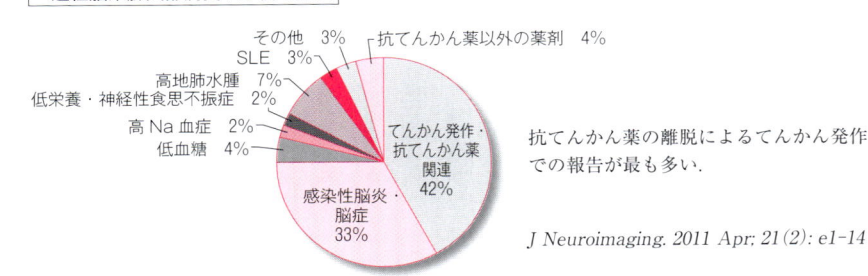

- その他 3%
- SLE 3%
- 高地肺水腫 7%
- 低栄養・神経性食思不振症 2%
- 高Na血症 2%
- 低血糖 4%
- 感染性脳炎・脳症 33%
- てんかん発作・抗てんかん薬関連 42%
- 抗てんかん薬以外の薬剤 4%

抗てんかん薬の離脱によるてんかん発作での報告が最も多い.

J Neuroimaging. 2011 Apr; 21(2): e1-14

  - 機序として脳梁を介したてんかん発作伝播に伴う白質の浮腫や，抗てんかん薬による白質障害〔AVP：arginine-vasopressin(局所の脳血流制御)→水分バランス異常〕が推測されている.
  - 脳梁膨大部正中にT2強調画像およびFLAIR法で境界明瞭な卵円形の淡い高信号を認める．拡散強調画像で強い高信号，ADC mapは低下を呈し，造影効果は乏しい.

- スギヒラタケ脳症
  - 新潟・山形・秋田において，9-10月に多く見られる．透析患者に好発する.
  - 摂食後数日から4週間で発症する．振戦・脱力・構語障害にて発症するが，消化器症状は目立たない.
  - スギヒラタケに含まれるアジリジン誘導体がグリア細胞を障害すると考えられている.
  - 髄液細胞蛋白解離が見られることがある.
  - MRIでは基底核最外側・外包部分を中心にT2強調画像で高信号となる点状病変を認める.

13 痙攣

てんかん発作・てんかんの頻度

- 一生のうち数％の人は痙攣発作(熱性痙攣を除く)を経験する．1-2%の人は再発してんかんとされる.
- てんかんの発症年齢はもともと素因のある25歳未満が多いが，脳器質的疾患の増える高齢者にも多い.

- ここでは大脳皮質に存在する神経細胞の異常で，過剰な電気的放電が同期して発生することにより突然現れる行動の変化をてんかん発作(seizure)と呼び，全身または一部の筋肉が過剰な収縮をするに至った場合を痙攣発作(convulsion)と呼ぶ．また非誘発性にてんかん発作を繰り返す疾患をてんかんと定義する.

- てんかん発作の頻度
  - 熱性痙攣は欧米では2.3%の人が経験するが〔Br Med J (Clin Res Ed). 1985 May 4; 290(6478): 1307-10〕，日本人では7%と多い〔Epilepsia. 1987; 28 Suppl 1: S71-81〕.

- ▶ 無熱性てんかん発作は人口の 2-5% が経験する〔*Ann Emerg Med. 2004 May; 43(5): 605-25*〕.
- ▶ てんかんは 1.1-2.2% の有病率である〔*MMWR Morb Mortal Wkly Rep. 2005 Oct 28; 54(42): 1080-2*〕.

● てんかん発症年齢

治療を受けているてんかん患者の有病率・罹患率

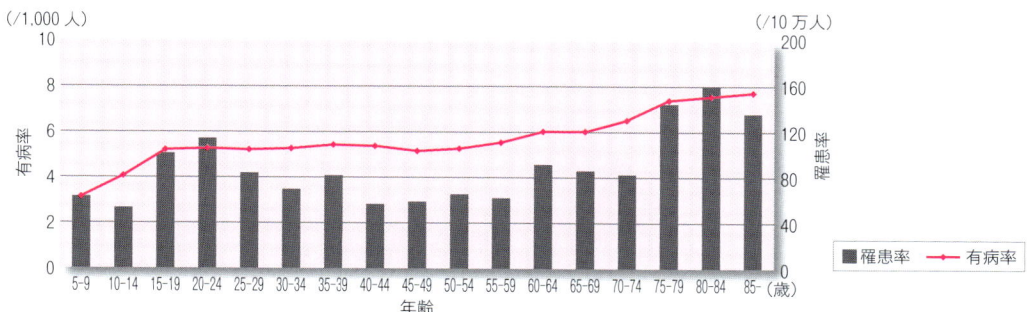

Lancet. 1998 Dec 19-26; 352(9145): 1970-3

てんかん診断例の初回痙攣発作様式（n=1,942）

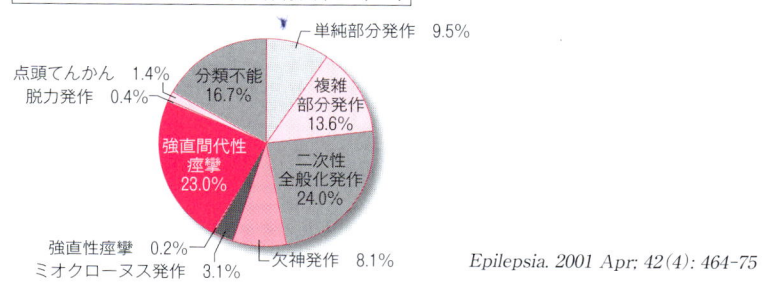

- 単純部分発作 9.5%
- 複雑部分発作 13.6%
- 二次性全般化発作 24.0%
- 欠神発作 8.1%
- ミオクローヌス発作 3.1%
- 強直性痙攣 0.2%
- 強直間代性痙攣 23.0%
- 脱力発作 0.4%
- 点頭てんかん 1.4%
- 分類不能 16.7%

Epilepsia. 2001 Apr; 42(4): 464-75

原因

- ● てんかん発作の原因としては頭蓋内病変，薬物（アルコールを含む）の過量あるいは離脱，代謝性疾患を考える．
- ● 頭蓋内病変は脳血管障害，外傷，脳腫瘍，感染症（脳炎・髄膜炎・頭蓋内膿瘍・感染性心内膜炎）を考える．
- ● 抗てんかん薬服用中の場合は抗てんかん薬へのアドヒアランスの確認が重要である．
- ● 代謝性疾患の中では低血糖が最も重要である．

● てんかん重積発作の原因

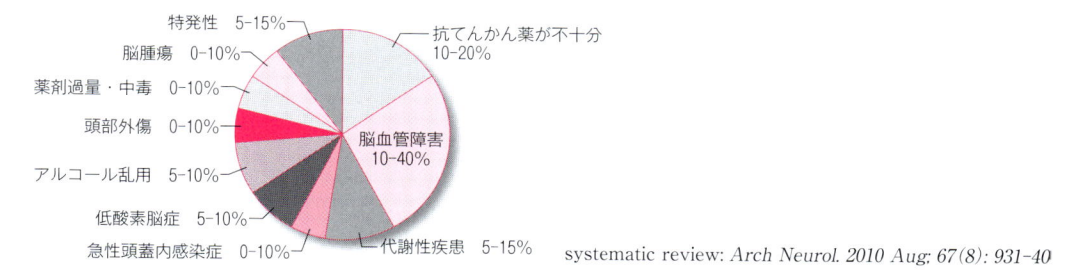

- 特発性 5-15%
- 脳腫瘍 0-10%
- 薬剤過量・中毒 0-10%
- 頭部外傷 0-10%
- アルコール乱用 5-10%
- 低酸素脳症 5-10%
- 急性頭蓋内感染症 0-10%
- 抗てんかん薬が不十分 10-20%
- 脳血管障害 10-40%
- 代謝性疾患 5-15%

systematic review: Arch Neurol. 2010 Aug; 67(8): 931-40

- ▶ てんかんの診断が既にされている場合は，てんかん重積発作の原因の48-67%が抗てんかん薬の中断や不規則な服用である〔*Am J Med. 1980 Nov; 69(5): 657-66/J Neurol. 1998 Oct; 245(10): 640-6*〕.

● 初回てんかん発作の 25-30% で発熱・薬剤・アルコール・電解質異常・頭蓋内疾患などの誘発因子がある〔*BMJ. 2006 Feb 11; 332(7537): 339-42*〕.

▶ アルコール50g/日以上の摂取はてんかん発作のリスクであり，飲酒はてんかん発作の1/3で関与している〔Emerg Med J. 2005 Apr; 22(4): 237-42〕．
- てんかん発作を来す薬剤で特に重要なものには抗精神病薬や三環系抗うつ薬中毒，リドカイン中毒，テオフィリン中毒，カルバペネム系（イミペネム）とバルプロ酸の併用，ニューキノロン製剤とNSAIDの併用がある．
- 代謝性疾患では低血糖，高浸透圧性高血糖性非ケトン性昏睡，高Na血症，低Na血症，低Ca血症，低Mg血症，腎不全，低酸素血症，呼吸性アルカローシス（過換気）がてんかん発作を来す．
  ▶ 低酸素血症後のミオクローヌスは，Lance-Adams症候群として知られている．
    □ 喘息発作や心肺蘇生意識回復後に発症し，四肢を動かそうとするとミオクローヌスが誘発される．予後は良好である．
  ▶ 心肺蘇生後に昏睡状態でのミオクローヌスは死亡率が89%であり，Lance-Adams症候群とは区別される〔Eur Neurol. 2005; 54(1): 10-3〕．
- 女性ホルモンはてんかん発作の閾値に影響を与える（プロゲステロンはてんかん発作の閾値を上げ，エストロゲンは閾値を下げる）．

脳血管障害後の症候性てんかん

- 脳血管障害は中年以降に発症するてんかんで最も多い原因である．
- 脳内出血やくも膜下出血，皮質梗塞で症候性てんかんを来しやすい．
- 脳血管障害後2週間以上経過して起こる晩期てんかん発作は再発率が高い．

50歳以上で診断されるてんかんの原因（n=130）

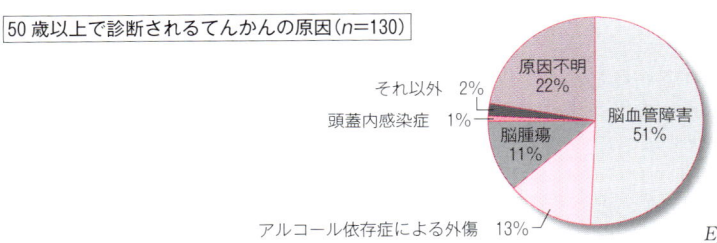

- 原因不明 22%
- それ以外 2%
- 頭蓋内感染症 1%
- 脳腫瘍 11%
- 脳血管障害 51%
- アルコール依存症による外傷 13%

Epileptic Disord. 2005 Jun; 7(2): 91-5

脳血管障害後のてんかん発作累積発生率

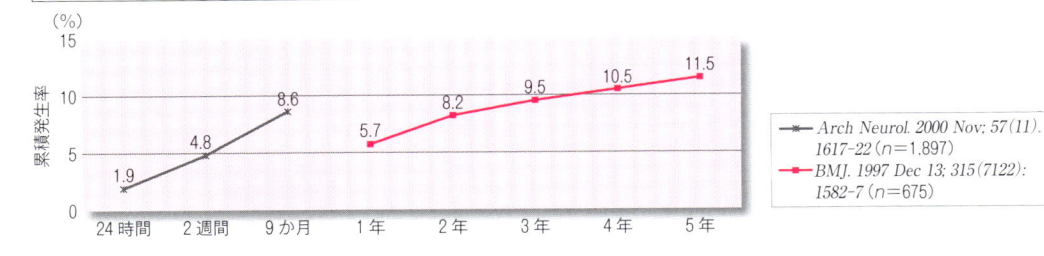

- Arch Neurol. 2000 Nov; 57(11): 1617-22 (n=1,897): 24時間 1.9, 2週間 4.8, 9か月 8.6
- BMJ. 1997 Dec 13; 315(7122): 1582-7 (n=675): 1年 5.7, 2年 8.2, 3年 9.5, 4年 10.5, 5年 11.5

- 脳血管障害の種類と症候性てんかん発生率

	%
脳出血	0.6-15.4
TIA	3.7

	%
くも膜下出血	8.5
脳梗塞	6.5-8.5

Postgrad Med J. 2006 Sep; 82(971): 568-72

  ▶ 脳梗塞患者における症候性てんかんの予測

	感度	特異度	LR+	LR-
CT正常	9 (5-15)	73 (71-75)	0.3 (0.2-0.6)	1.3 (1.2-1.3)
皮質下梗塞	20 (14-28)	68 (65-70)	0.6 (0.4-0.9)	
皮質梗塞	63 (54-71)	59 (56-61)	1.5 (1.3-1.8)	
出血性梗塞	9 (5-15)	97 (96-97)	2.5 (1.4-4.6)	

Arch Neurol. 2000 Nov; 57(11): 1617-22.

- 早期てんかん発作（発症後2週間未満）はてんかんへの移行は1/3程度だが，晩期てんかん発作は55％でてんかんに移行する〔Arch Neurol. 2000 Nov; 57(11): 1617-22〕．

失神発作との鑑別

- 失神発作でもミオクローヌス様運動は認めることがあり，特に運動後・採血後・立位後の発症であれば失神発作の可能性が高い．
- 前駆症状に神経精神症状（振戦・無心没頭・幻覚・既視感・気分変化）があればてんかん発作を考える．一方，胸部症状（呼吸困難・動悸・胸痛），発汗，嘔気，温かい感じ，失神感，回転性めまいがあればてんかん発作の可能性は低い．
- 四肢の痙攣のみではてんかん発作に特異的とはいえず，異常な体位となっているか，頭部が回旋していることがてんかん発作の診断には重要である．
- 発作後の昏迷状態がなければてんかん発作は否定的である．
- 舌咬創（特に片側性）があればてんかん発作に特徴的である．また尿失禁，発作後の頭痛や筋肉痛もあればてんかん発作を示唆する．

- 痙攣発作であっても失神発作との鑑別が必要である．
  ▶ 健康な人の誘発失神発作におけるてんかん様症候の出現頻度

	%
ミオクローヌス様運動	90
頸部回旋運動・口部自動症	79
幻視・幻聴	60

Ann Neurol. 1994 Aug; 36(2): 233-7

  ▶ てんかんと診断されている患者のうち20-30％で異なる原因が見つかる可能性があり，特に抗てんかん薬に反応がなかったり痙攣様式が非典型的な場合は42％で失神の原因となる疾患が見つかる〔J Am Coll Cardiol. 2000 Jul; 36(1): 181-4〕．

- てんかん発作を失神発作から鑑別する所見

		感度	特異度	LR+	LR−
発症状況	ストレスに関与した意識消失	57(47-67)	85(81-88)	3.8(2.9-5.0)	0.51(0.41-0.63)
	暖かいところでの失神感	8(4-15)	73(69-77)	0.29(0.15-0.58)	1.3(1.2-1.3)
	採血後の失神感	4(1-10)	86(83-89)	0.28(0.11-0.77)	1.1(1.1-1.2)
	運動後の失神感	8(4-15)	71(67-75)	0.27(0.14-0.54)	1.3(1.2-1.4)
	長時間の座位・立位での失神感	6(2-13)	68(63-72)	0.18(0.08-0.40)	1.4(1.3-1.5)
	長時間の座位・立位での意識消失	2(0-8)	60(56-65)	0.05(0.01-0.20)	1.6(1.6-1.7)
前駆症状	振戦	29(21-39)	94(91-96)	5.0(3.1-8.1)	0.75(0.66-0.85)
	無心没頭	8(4-15)	98(96-99)	4.3(1.7-11.3)	0.94(0.89-0.99)
	幻覚	8(4-15)	98(96-99)	4.3(1.7-11.3)	0.94(0.89-0.99)
	既視感(déjà vu)	14(8-22)	96(94-98)	3.3(1.7-6.5)	0.90(0.83-0.97)
	気分変化	24(16-33)	92(89-94)	2.9(1.8-4.6)	0.83(0.75-0.93)
	意識消失前の失神感	28(19-37)	27(23-32)	0.38(0.27-0.52)	2.7(2.3-3.0)
	回転性めまい	6(2-13)	79(74-82)	0.27(0.12-0.61)	1.2(1.1-1.)
	何かしらの失神感	24(16-33)	14(11-17)	0.27(0.19-0.39)	5.6(4.9-6.3)
	発作前の温かさ	8(4-15)	66(62-71)	0.23(0.12-0.46)	1.4(1.3-1.5)
	発作前の嘔気	6(2-13)	72(68-76)	0.21(0.10-0.47)	1.3(1.2-1.4)
	発作前の発汗	6(2-13)	65(61-70)	0.17(0.08-0.37)	1.4(1.4-1.5)
	発作前の胸痛	2(0-8)	87(84-90)	0.16(0.04-0.62)	1.2(1.1-1.2)
	意識消失前の動悸	4(1-10)	66(62-71)	0.12(0.04-0.31)	1.5(1.4-1.5)
	意識消失前の呼吸困難	2(0-8)	76(72-80)	0.08(0.02-0.33)	1.3(1.3-1.3)

（つづく）

		感度	特異度	LR+	LR−
発作後の症状	覚えていない行動	53(43-63)	87(83-90)	4.0(3.0-5.4)	0.54(0.44-0.67)
	意識消失時の記憶あり	12(7-20)	43(38-47)	0.21(0.12-0.35)	2.1(1.9-2.2)
	筋肉痛	16(10-25)	95(93-97)	3.4(1.8-6.4)	0.88(0.81-0.96)
	胸痛	10(5-18)	54(50-59)	0.21(0.12-0.39)	1.7(1.6-1.8)
	発作後の頭痛	49(39-59)	84(80-87)	3.0(2.2-4.0)	0.61(0.5-0.74)
身体所見	舌咬創	45(35-55)	97(95-99)	17(9.2-31)	0.56(0.47-0.67)
	頸部回旋	43(34-53)	97(95-98)	14(7.7-24)	0.59(0.50-0.70)
	異常な体位	35(26-46)	97(95-99)	13(7.0-24)	0.66(0.58-0.77)
	ベッドが湿っている	24(16-33)	96(94-98)	6.5(3.6-12)	0.79(0.71-0.88)
	チアノーゼの目撃	33(24-43)	94(92-96)	5.8(3.62-9.4)	0.71(0.62-0.82)
	四肢の痙攣目撃	69(59-77)	88(84-91)	5.6(4.20-7.4)	0.36(0.27-0.48)
	観察された無反応	77(67-84)	75(71-79)	3.1(2.5-3.7)	0.31(0.22-0.45)
	発作後の昏迷	94(87-98)	69(64-73)	3.0(2.6-3.5)	0.09(0.04-0.13)
	異常行動が目撃されている	92(85-96)	67(62-71)	2.8(2.4-3.2)	0.12(0.06-0.23)

〔J Am Coll Cardiol. 2002 Jul 3; 40(1): 142-8〕

▶ 片側性の舌咬創は特異度100%という報告もある〔Arch Intern Med. 1995 Nov 27; 155(21): 2346-9〕.

痙攣患者における画像検査

- 典型的な小児の熱性痙攣ならば画像検査は省略してよいが,それ以外の初回無熱性てんかん発作では画像検査が必要である.
- MRIはCTよりもてんかん発作の原因となりうる脳腫瘍などの器質的頭蓋内病変の検出に優れる.

● CTでの異常所見の頻度

	異常所見	診療内容を変更しうる異常所見
成人無熱性初回てんかん発作	34-56%	9-41%
小児初回痙攣	0%	0%
単純熱性痙攣を除く	17-21%	3-7%
生後6か月未満	39%	39%
外傷直後	16%	5%
AIDS患者の初回てんかん発作	96%	28%

〔Neurology. 2007 Oct 30; 69(18): 1772-80〕

▶ 成人のてんかん発作では最大41%の症例でCTに異常所見を認めるが,神経巣症状がなければ6-10%のみである〔Emerg Med J. 2005 Apr; 22(4): 237-42〕.
▶ アルコール離脱関連のてんかん発作と思われても,CTを施行すると3.9%で治療変更を必要とする画像異常が見つかる.外傷歴と頭痛,意識レベル,神経学的所見による予測は難しい〔Neurology. 1988 Oct; 38(10): 1561-5〕.

● 画像検査異常の内訳

	%
脳血管障害	26
脳腫瘍	12
外傷後	5
それ以外	4

〔Lancet. 1998 Dec 5; 352(9143): 1855-6〕

- MRI と CT の比較

  てんかん発作の原因の検出

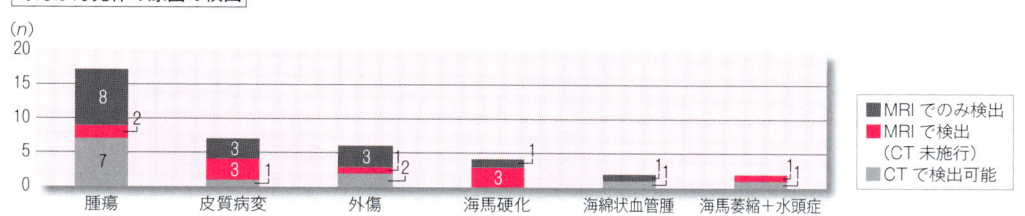

  （グラフ：腫瘍、皮質病変、外傷、海馬硬化、海綿状血管腫、海馬萎縮＋水頭症について、MRIでのみ検出／MRIで検出（CT未施行）／CTで検出可能）

  Lancet. 1998 Sep 26; 352(9133): 1007-11

  ▶ てんかん発作後には MRI の拡散強調画像にて海馬，脳皮質，視床枕，小脳に高信号域が見られうる〔*Brain. 2009 Apr; 132: 999-1012 / Epilepsia. 2009 Feb; 50(2): 265-75*〕．

てんかん発作の診断に対する血液検査

- 一過性に改善する乳酸アシドーシスや高アンモニア血症はてんかん発作の診断に有用である．
- プロラクチンを1時間以内に採血し，24時間後の基礎値と比較して2倍以上ならばてんかん発作の可能性が高い．
- CK は急性期には上昇していないことも多いが，翌日に上昇していれば痙攣があった可能性が高い．

- 意識障害患者における乳酸値測定によるてんかん発作の診断

	感度	特異度	LR+	LR−
静脈血乳酸＞2.5 mmol/L	73(50-88)	97(83-10)	25(3.5-173)	0.28(0.14-0.56)

Presse Med. 1998 Apr 4; 27(13): 604-7

- てんかん発作後には68%で高アンモニア血症は認められ，平均7.8時間で250 μg/dL から 47 μg/dL に低下する〔*Epilepsia. 2011 Nov; 52(11): 2043-9*〕．

- プロラクチン
  ▶ プロラクチンはてんかん発作後15-25分でピークを迎え，1時間を超えると正常化する．

	1時間後	3時間後	6時間後	24時間後
プロラクチン(ng/mL)	30.2±23.8	5.3±3.6	5.5±4	5.8±2.3

Epilepsia. 1999 Jun; 40(6): 713-8

  ▶ プロラクチン＞20-45 ng/mL もしくは，24時間後の値と比較して2倍以上で陽性とする†．
  ▶ 1時間以内の値が24時間後の基礎値と比較して3倍以上ならば陽性とする‡．

	感度	特異度	LR+	LR−
てんかん発作†	53(47-58)	93(90-96)	13	0.6
強直間代性痙攣†	60(49-71)	96(91-100)	7.3	0.5
複雑部分発作†	46(37-56)	93(90-96)	15	0.4
心因性痙攣との鑑別‡	50-74	83-95	3.0-15	0.27-0.60
非心原性失神との鑑別‡	71(49-87)	85(54-97)	4.6(1.3-17)	0.34(0.18-0.65)

† *Neurology. 2005 Sep 13; 65(5): 668-75* / ‡ *Emerg Med J. 2004 Mar; 21(2): e3*

- CK
  ▶ CK は発作後3時間以内では22%でしか上昇しないが，3時間を超えると80%で上昇する〔*J Gen Intern Med. 1991 Sep-Oct; 6(5): 408-12*〕．

	感度	特異度	LR+	LR−
救急外来受診時＞188 IU/L	43(28-59)	98(89-100)	23(3.2-166)	0.58(0.5-0.8)
救急外来受診時＞200 IU/L †	13(2-40)	94(69-100)	2.1(0.2-21)	0.93(0.8-1.1)
24時間後＞200 IU/L †	25(8-53)	100(77-100)	∞	0.75(0.6-1.0)
⊿CK＞15 IU/L/24時間 †	69(42-88)	94(69-100)	12(1.7-81)	0.33(0.2-0.7)

J Gen Intern Med. 1991 Sep-Oct; 6(5): 408-12 / † Acta Neurol Scand. 1997 Mar; 95(3): 137-9

- てんかん発作により感染症がなくても発熱，白血球増多や軽度の髄液細胞数増多は見られうる．

てんかん重積発作を来した90例（うち3例は感染症の合併あり）の直腸温

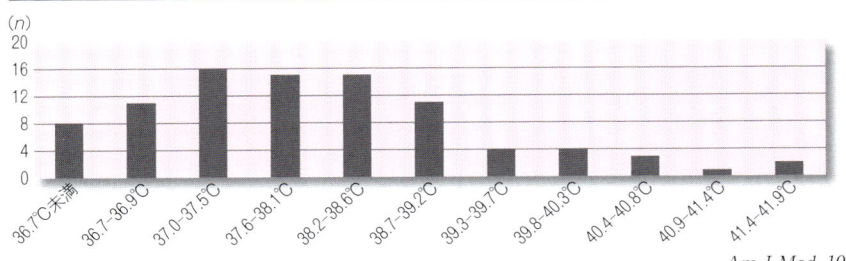

Am J Med. 1980 Nov; 69(5): 657-66

▶ てんかん重積発作では感染症がなくても白血球数≧12,000/μL なのは62％，白血球数が25,000-29,000/μL となるのが13％である．また発作から3日後までは髄液細胞数は80/μL，髄液蛋白は99 mg/dL までは他に原因がなくても上昇しうる〔*Am J Med. 1980 Nov; 69(5): 657-66 / Ann Neurol. 1981 Jan; 9(1): 81-4*〕．

脳波

- 発症から24時間以内であればおおよそ半数で脳波の異常を認める．
- 健常者の脳波でも数％の頻度で異常所見を認め，検査前確率が低い場合の陽性適中率は低い．

- 初回特発性てんかんに対して単回の脳波は感度が25-50％，特異度は98％である〔*Can Fam Physician. 1993 Apr; 39: 885-8*〕．
  ▶ 脳波は発症後24時間以内では感度51％であるが24時間以上経過すると34％となる〔*Lancet. 1998 Sep 26; 352(9133): 1007-11*〕．
  ▶ 脳波は0.5-4％の偽陽性があり，若年健常者における脳波の陽性適中率（PPV）は2-3％である〔*Emerg Med J. 2005 Apr; 22(4): 237-42*〕．

- 脳波の感度

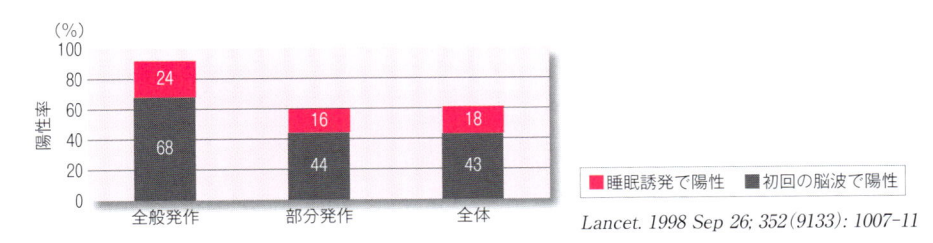

Lancet. 1998 Sep 26; 352(9133): 1007-11

再発予測

- 初回特発性てんかん発作では治療は必須ではないため再発のリスク評価が重要である．
- 再発の半数は3か月以内に起き，3年以上してからの再発は稀である．
- 誘発因子がないてんかん発作や，2回以上のてんかん発作の既往，脳波異常がある場合の再発率は高い．

- 30歳以下の症例のてんかんを早期治療しても予後は変化しない〔Lancet. 2005 Jun 11-17; 365(9476): 2007-13〕.

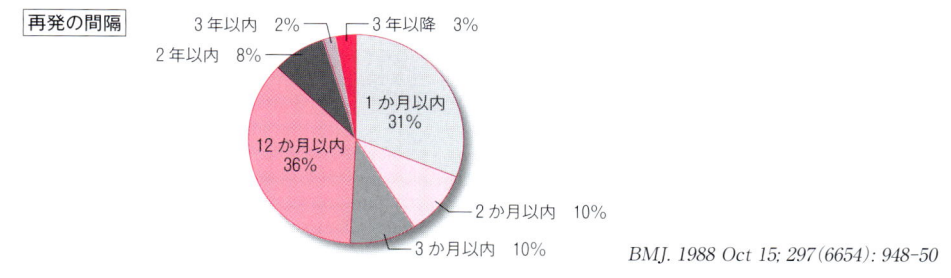

再発の間隔
- 3年以内 2%
- 3年以降 3%
- 2年以内 8%
- 1か月以内 31%
- 12か月以内 36%
- 2か月以内 10%
- 3か月以内 10%

〔BMJ. 1988 Oct 15; 297(6654): 948-50〕

- 再発率
  ▶ 初回てんかん発作において急性疾患など誘発因子がある場合の再発率は3-10%だが,誘発因子がない場合は30-50%の再発率である〔BMJ. 2006 Feb 11; 332(7537): 339-42〕.

てんかん発作の再発率

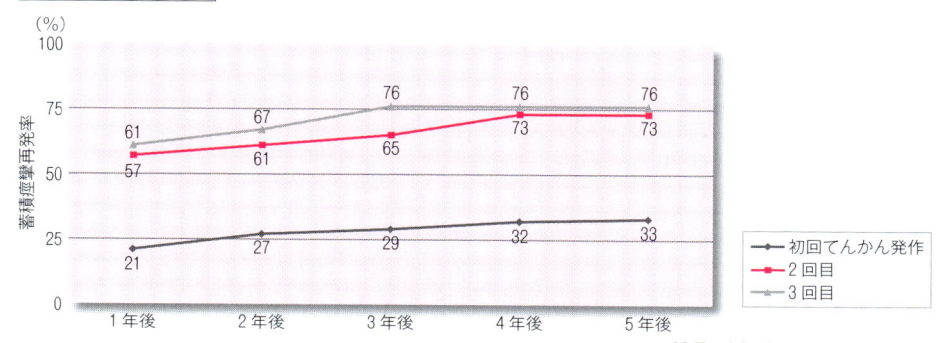

	1年後	2年後	3年後	4年後	5年後
初回てんかん発作	21	27	29	32	33
2回目	57	61	65	73	73
3回目	61	67	76	76	76

〔N Engl J Med. 1998 Feb 12; 338(7): 429-34〕

  ▶ 24時間以内の再発の有無は長期的な再発の有無には関連が乏しい〔Neurology. 2006 Sep 26; 67(6): 1047-9〕.
  ▶ 脳波でてんかん波形があれば再発は83(69-97)%,それ以外の異常があれば41(29-53)%,脳波異常がなければ12(3-21)%の再発率である〔Arch Neurol. 1992 Mar; 49(3): 231-7〕.

MEMO てんかん重積発作

- 30分以上継続するてんかん発作を指すが,通常のてんかん発作は平均42秒で2分を超えることは少ないことから,5分以上継続する発作で重積と考えるべきともされる〔N Engl J Med. 1998; 338(14): 970-6〕.また,意識が完全に回復することなく次の発作が起これば,持続したてんかん発作と見なし,重積状態と判断する.
- てんかん重積発作はてんかん発作の3-7%で起こるが,成人てんかんの20-30%が重積発作で発症している.
- 死亡率は20%で特に80歳以上では60%と非常に高いが,死亡原因の90%が基礎疾患によるものであり,てんかん重積自体が死因のことは2%のみである〔Can Fam Physician. 2000 Sep; 46: 1817-23〕.
- 治療方針
  ▶ 目の前で痙攣が起こった場合は,頸動脈が触れることを確認し(心室性頻拍などによる痙攣を否定),バイタルチェックを行う.
  ▶ 同時に酸素投与・ルート確保・心電図モニターの装着と低血糖を否定するために血糖のチェックを行う.
  ▶ ジアゼパム0.2 mg/kgを静注(小児では0.4 mg/kgを坐剤で投与),5分ごとに2回まで.
  ▶ それでも止まらなければフェニトイン15-20 mg/kgを50 mg/分(1 Aあたり5分)以上かけて静注.糖質を含む溶液と混ぜると混濁することと,血圧低下に注意する.
  ▶ ミダゾラムもよく使用され,ジアゼパムの代わりに5-10 mg投与する他に,維持に2-10 mg/時で使用される.
    □ ミダゾラムの優れた点としては点滴がとれない場合に筋注・点鼻・口腔内投与などが可能で,ジアゼパムよりも速効性に優れ,副作用も多くないことがあげられる〔Pediatr Emerg Care. 1997 Apr; 13(2): 92-4/BMJ. 2000 Jul 8; 321(7253): 83-6/Lancet. 2005 Jul 16-22; 366(9481): 205-10/Pediatrics. 2008 Jan; 121(1): e58-64〕.
  ▶ フェノバルビタール静注やチオペンタール・プロポフォールの持続静注も使用される.

> **MEMO** 抗痙攣薬について

- てんかん4大分類における特徴

		発作タイプ	
		局在関連性	全般性
原因	特発性	浅眠時に頻発する中心・中側頭部鋭波 睡眠時大発作，Rolando発作 成人では自然治癒していることが多い	強直間代発作，ミオクローヌス発作，定型欠神発作 3 c/s以上の速度の全般性棘徐波
	症候性	明瞭な前兆がある 睡眠時のみの発作 発作後の神経学的巣症状	強直発作，脱力発作，転倒発作，非定型欠神発作，ミオクローヌス発作，全般性遅棘徐波のうち2つ以上がある

- 予防薬第1選択：局在関連てんかんではカルバマゼピン，全般てんかんではバルプロ酸が第1選択だが，症候性全般てんかんでは単剤では効果が不十分なのでフェニトインなどを併用することが多い．
  - ▶バルプロ酸は20 mg/kg 分2(徐放剤は分1)．副作用は嘔気(200 mg/日で1週間様子を見る)，本態性振戦，脱毛，肥満，無月経，高 NH_3 血症，血小板減少など．
  - ▶フェニトインは6 mg/kg 分2．血中濃度管理が難しい．低Alb血症があれば，実測濃度/$(0.2×Alb+0.1)$にて補正．副作用は耐糖能低下，逆説的な発作頻度増大，歯肉増殖，粗毛，眼振，小脳失調，不随意運動，SLE様症状，中毒性表皮壊死症(0.03%)など．
  - ▶カルバマゼピンは10 mg/kg 分2．開始時副作用多い(分解酵素を自己誘導する)ので50-100 mgから開始する．副作用は小脳症状，発疹(遅発性にSLE様皮疹ありうる)，肝炎，DIHS(drug-induced hypersensitivity syndrome)，低Na血症，不整脈など．
  - ▶いずれの薬剤も薬物相互作用にも注意する．
  - ▶近年ではカルバマゼピンの代替薬として薬物相互作用の少ないガバペンチンや，効果はほぼ同等で副作用が少ないラモトリギンが注目されているが〔Neurology. 2005 Jun 14; 64(11): 1868-73/Lancet. 2007 Mar 24; 369(9566): 1000-15〕，日本では単剤療法としては認められていない．

14 顔面神経麻痺

顔面神経麻痺の症候

- 表情筋の障害で前額部の皺よせ不能，眼瞼閉鎖不全(以上末梢性のみ)，鼻唇溝消失，口角下垂，流涎が出現する．
- 顔面・後耳介・咽頭の異常感覚や痛みは高頻度に見られる．
- 味覚障害，聴覚過敏，涙液分泌異常も認められることがある．

  - 眼瞼閉鎖不全の徴候の1つとして眼裂が閉鎖しなくても眼瞼を閉じようとすると眼球が上転するBell現象が見られる．眼瞼閉鎖不全に加え涙液が減少することで角膜炎を来しやすい．
  - 麻痺側の舌前方2/3の味覚消失・唾液分泌障害(鼓索神経の障害)，聴覚過敏(アブミ骨筋への分枝障害)，涙腺分泌障害が見られることがある．
    - ▶涙液は基礎分泌が減少していても，刺激への反射性分泌は残存し，眼瞼運動異常により涙管へ正常に涙液が排出されないため，涙液が増加していると感じることが多い．

Bell 麻痺における表情筋以外の神経障害

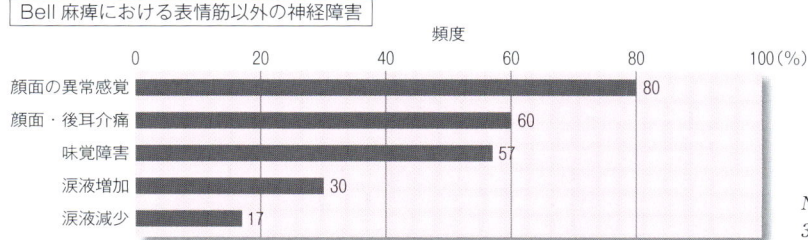

症状	頻度 (%)
顔面の異常感覚	80
顔面・後耳介痛	60
味覚障害	57
涙液増加	30
涙液減少	17

N Engl J Med. 1982 Aug 5; 307(6): 348-51

顔面神経麻痺の原因

- 楽しくて反射的に笑うときには麻痺が改善する場合(随意運動と情動による運動では関与する中枢神経が異なる)は皮質性,他の神経徴候を伴う場合は皮質から脳幹までの原因を考え画像評価をする.
- 前額部を含めた一側性顔面神経麻痺であれば末梢性神経麻痺と考えられる.
- 急性の末梢性顔面神経麻痺では特発性の Bell 麻痺が最も多い.
- 重度の疼痛や,耳道や咽頭の水疱があれば帯状疱疹ウイルスによる Ramsay Hunt 症候群と考える.
- 緩徐進行(3週間以上増悪,6か月間改善がない場合)ならば真珠腫,耳下腺腫瘍を考える.
- 両側性ではサルコイドーシス,ライム病,Guillain-Barré 症候群を考える.

急性顔面神経麻痺の原因

原因	割合
Bell 麻痺	72%
Ramsay Hunt 症候群	7%
外傷	4%
腫瘍	4%
中耳炎・真珠腫	3%
先天性	6%
それ以外	4%

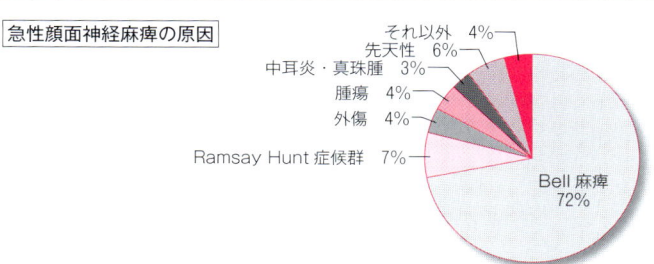

BMJ. 2004 Sep 4; 329(7465): 553-7

- 中枢性顔面神経麻痺の原因としては脳梗塞,腫瘍,多発性硬化症を考える.

- Bell 麻痺
  - 頻度は 15-30/10 万人年〔Am Fam Physician. 2007 Oct 1; 76(7): 997-1002〕.
  - 40歳以下に多いがいかなる年齢でも起こる.男女差はないが妊婦(45/10 万人年)と糖尿病患者に多い.
    - Bell 麻痺の 10% で糖尿病があるともされる〔Diabetes. 1975 May; 24(5): 449-51〕.
  - 単純ヘルペスウイルス1型が関与していると考えられている.
  - 典型的には48時間以内に麻痺はピークに達するが7日間は増悪することがある.未治療でも85%の症例が3週間で改善傾向を呈し(うち71%は完全回復,12%は軽微,13%が軽度,4%が重度の後遺症),残りの15%は3-6か月で改善傾向となる.後遺症として半顔面の拘縮が17%,病的共同運動(眼輪筋,口輪筋など)が16%で残る〔Acta Otolaryngol Suppl. 2002; (549): 4-30〕.
  - 再発は8%と比較的多い.

- Ramsay Hunt 症候群
  - Ramsay Hunt 症候群の 14% は皮疹が数日〜1週間遅れて出現〔J Neurol Neurosurg Psychiatry. 2001 Aug; 71(2): 149-54〕する.また,無疱疹性帯状疱疹が顔面神経麻痺の 2.4% であり〔Ann Neurol. 2000; 48: 254-6〕,強い疼痛があれば Ramsay Hunt 症候群と見なすべきである.

- サルコイドーシスでは発熱,顔面神経麻痺,耳下腺腫脹,ぶどう膜炎の4徴候があれば Heerfordt 症候群と呼ばれるが,日本では稀である.

- それ以外には耳痛・発熱・難聴があれば中耳炎を考える他に，流行地域ではライム病を考える必要がある．また近年では HIV 感染症による顔面神経麻痺の報告も増えている．
- 高齢者の糖尿病患者で激しい耳痛を伴っている場合は悪性外耳道炎による顔面神経麻痺を考える．

> **MEMO** 末梢性顔面神経麻痺の治療
>
> - 発症後 72 時間以内ならばステロイドを使用し，Ramsay Hunt 症候群ならばバラシクロビルを併用する．
>   ▶ 発症 72 時間以内であればプレドニゾロン 25 mg　1 日 2 回 10 日間により完全回復が 3 か月で 64%→83%，9 か月で 82%→94% となる．アシクロビルの使用は単独でも併用でも有意差を認めなかった〔*N Engl J Med. 2007 Oct 18; 357(16): 1598-607*〕．
>   ▶ プレドニン® 60 mg　5 日間→30 mg　3 日間→10 mg　2 日間にバラシクロビル 1,000 mg を 5 日間追加すると 6 か月後の完全回復は 86.6%→95.7% となるが，発症後 4 日以上経過している場合は無効である〔*Otol Neurotol. 2007 Apr; 28(3): 408-13*〕．
> - ビタミン B_{12} は明確なエビデンスに乏しい．
> - 眼帯や眼軟膏，人工涙液は角膜炎予防に必要に応じて処方する．

15　末梢神経障害

> **末梢神経障害の分類**
>
> - 末梢神経障害は単神経障害(focal neuropathy)，多発単神経障害(multiple mononeuropathy)，多発神経障害(polyneuropathy)に分類する．
> - 単神経障害は神経圧迫によるもの(神経根・神経叢障害や絞扼性神経障害)が多い．
> - 多発単神経障害は血管炎に典型的である．多発神経障害と見誤らないように神経障害の分布を注意深く確認する必要がある．
> - 多発神経障害の鑑別診断は多岐にわたり，①遺伝性疾患，②代謝性疾患，③免疫異常，④悪性腫瘍関連，⑤感染症関連などに分類できる．
> - 急性発症した場合は血管炎，Guillain-Barré 症候群，悪性腫瘍，薬物・毒物を考える．
> - 左右対称で遠位優位の多発神経障害ならば代謝性疾患や遺伝性疾患を考える．左右非対称もしくは遠位優位ではない場合は血管炎や免疫異常(Guillain-Barré 症候群・CIDP)，悪性腫瘍関連を疑う．

- 多発神経障害は一般人口の 2-3%，55 歳以上では 8% の有病率と報告されている〔*Lancet. 2004 Jun 26; 363(9427): 2151-61*〕．

- 多発神経障害の特徴

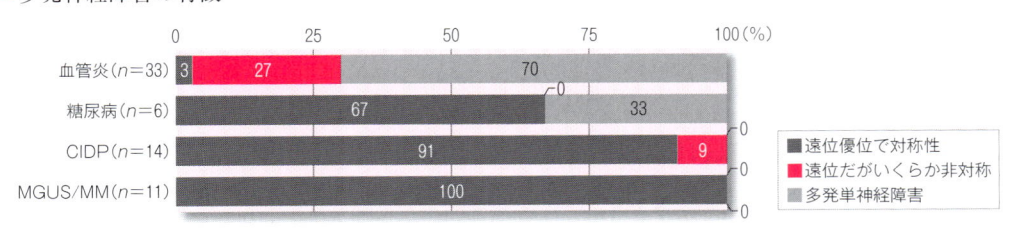

	遠位優位で対称性	遠位だがいくらか非対称	多発単神経障害
血管炎 (n=33)	3	27	70
糖尿病 (n=6)	67		33
CIDP (n=14)	91	9	
MGUS/MM (n=11)	100		

CIDP：chronic inflammatory demyelinating polyneuropathy (慢性炎症性脱髄性多発根神経炎)
MGUS：monoclonal gammopathy of undetermined significance
MM：multiple myeloma (多発性骨髄腫)
Brain. 1996 Aug; 119(Pt 4): 1091-8

- 急性発症した場合は血管炎，Guillain-Barré症候群，悪性腫瘍，薬物・毒物，糖尿病性筋萎縮症，ポルフィリア症を考える〔Pract Neurol. 2011 Apr; 11(2): 62-70 より改変〕．ビタミンB群欠乏症，尿毒症，低血糖による末梢神経障害も比較的急性に発症しうる．

運動神経障害が中心となる多発神経障害

- 近位筋の運動障害が強ければ筋疾患の可能性が高いが，腱反射消失や脳神経障害，自律神経障害を伴っていればAIDPやCIDPを考える．
- 遠位筋の運動障害が中核症状の場合，慢性の経過であれば遺伝性ポリニューロパチーや運動ニューロン病，Charcot-Marie-Tooth病，CIDPを考え，急性の経過ならばGuillain-Barré症候群，critical illness polyneuropathy（重症疾患多発ニューロパチー）を考える．精神症状や腹痛発作の既往があれば急性ポルフィリン症や鉛中毒を鑑別に加える．

- 運動神経障害が有意となる疾患

pure motor neuropathy （感覚障害の症状があっても徴候なし）	顕著な脱力に加え多少の感覚障害
・運動ニューロン病（筋萎縮性側索硬化症（ALS），脊髄性筋萎縮症（SMA），球脊髄性筋萎縮症など） ・多巣性運動ニューロパチー ・遺伝性疾患 ・Dapson ・（糖尿病，多発性骨髄腫の報告あり）	・critical illness polyneuropathy ・AIDP・CIDP ・急性ポルフィリン症 ・鉛中毒 ・Charcot-Marie-Tooth病 ・水銀中毒 ・有機リン中毒 ・低血糖

AIDP（acute inflammatory demyelinating polyradiculoneuropathy；急性炎症性脱髄性多発ニューロパチー）．AIDPと急性運動軸索ニューロパチー（AMAN），急性運動感覚軸索ニューロパチー（AMSAN）の総称がGuillain-Barré症候群である．

Pract Neurol. 2011 Apr; 11(2): 62-70/Lancet. 2004 Jun 26; 363(9427): 2151-61 より改変

▶ 筋原性疾患では近位筋優位に障害され（遠位型ミオパチー，筋強直性ジストロフィーは例外），神経原性疾患では遠位筋優位に障害される（脊髄性進行性筋萎縮症は例外）．
▶ Guillain-Barré症候群や慢性炎症性脱髄性多発根神経炎（CIDP）では遠位筋のみならず近位筋まで障害されやすい〔Acta Neurol Scand. 2012 Jan; 125(1): 47-53/Neurology. 1993 Nov; 43(11): 2202-9〕．
▶ 急性間欠性ポルフィリアでは末梢神経障害よりも腹痛・嘔吐・便秘を高頻度に認める．また精神症状も認めることが多い．
▶ 鉛中毒では有痛性運動神経障害を呈し，手足に症状（wrist/ankle drop）を認めるのが典型的である〔J Neurol Neurosurg Psychiatry. 2001 Aug; 71(2): 200-4〕．曝露歴，歯肉青灰色変色（lead line），腹痛，好塩基性斑点を伴う小球性貧血，中枢神経障害があれば疑う．
▶ 遺伝性ポリニューロパチー
  □ 最も多いCharcot-Marie-Tooth病（CMT）の日本人おける有病率は人口10万人に1.5〜4人程度と推測され，欧米（40人/10万人）に比べ少ない〔神経進歩. 2003; 47(4): 563-76〕．
  □ 遺伝性ポリニューロパチーには一般的に以下の特徴がある．
    ・家族歴（CMT type Iの25％は家族歴を認めないことに留意）
    ・慢性で非常に緩徐な遠位筋筋力低下
    ・高度な衰弱
    ・感覚障害の訴えは少ないが，身体所見では明らか
    ・足の変形
    ・再発性の圧迫性単神経障害（pressure sensitive neuropathy） *Pract Neurol. 2011 Apr; 11(2): 62-70*

感覚性ポリニューロパチー

- 運動神経障害を伴わない多発神経障害には糖尿病やアルコール症を初めとして，ビタミンB群欠乏症，甲状腺機能低下症，M蛋白血症，Sjögren症候群，傍腫瘍症候群，薬剤・毒物など多くの原因がある．
- 原因が不明な感覚性ポリニューロパチー患者では耐糖能検査も行う．
- 糖尿病性ポリニューロパチーの診断には5.07 monofilamentによる感覚障害の評価が優れる．

イタリアの大病院における感覚性ポリニューロパチーの原因（n＝363）

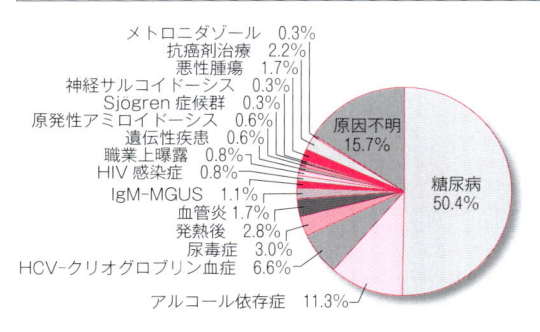

原因	割合
糖尿病	50.4%
原因不明	15.7%
アルコール依存症	11.3%
HCV-クリオグロブリン血症	6.6%
尿毒症	3.0%
発熱後	2.8%
抗癌剤治療	2.2%
悪性腫瘍	1.7%
血管炎	1.7%
IgM-MGUS	1.1%
HIV感染症	0.8%
職業上曝露	0.8%
原発性アミロイドーシス	0.6%
遺伝性疾患	0.6%
神経サルコイドーシス	0.3%
Sjögren症候群	0.3%
メトロニダゾール	0.3%

Arch Neurol. 1998 Jul; 55(7): 981-4

- 感覚性ポリニューロパチーに対する検査の診断寄与率

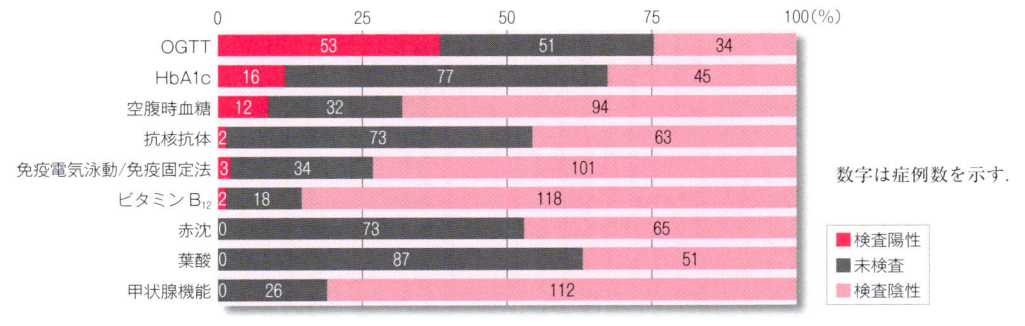

検査	検査陽性	未検査	検査陰性
OGTT	53	51	34
HbA1c	16	77	45
空腹時血糖	12	32	94
抗核抗体	2	73	63
免疫電気泳動/免疫固定法	3	34	101
ビタミンB_{12}	2	18	118
赤沈	0	73	65
葉酸	0	87	51
甲状腺機能	0	26	112

数字は症例数を示す．

経口ブドウ糖負荷試験（OGTT）は耐糖能異常も陽性と判定．抗核抗体は健常者群と同等の陽性率であり，診断に寄与することは稀である．
Arch Intern Med. 2004 May 10; 164(9): 1021-5（n＝133）

- 原因が不明な多発神経障害に対して何を検査すべきかは分かっていないが，血算，赤沈（もしくはCRP），ビタミンB_{12}，葉酸，血糖，腎機能，肝機能，甲状腺機能，免疫電気泳動，尿定性，尿Bence Jones蛋白，（病歴で疑われれば）薬物・毒物のスクリーニングの施行が提案されている〔*Neurology. 2009 Jan 13; 72(2): 185-92* より改変〕．

- 糖尿病性末梢神経障害
  - 糖尿病における末梢神経障害は8.3％で認められる．さらに10年後には41.9％の罹患率となる〔*N Engl J Med. 1995 Jul 13; 333(2): 89-94*〕．
  - 糖尿病のみならず耐糖能異常でも多発神経障害を来しうる〔*Neurology. 2003 Jan 14; 60(1): 108-11*〕．
  - 糖尿病末梢神経障害の診断

	感度	特異度	LR＋	LR－
母趾における振動覚（128 Hzの音叉）				
持続時間＞20秒			0.33（0.26-0.43）	
持続時間 11-20秒			1.1（0.89-1.5）	
持続時間≦10秒			16（5.3-51）	

（つづく）

	感度	特異度	LR＋	LR－
5.07 monofilament による感覚障害	57-93	95-100	11-16	0.09-0.49
深部腱反射異常*	71(51-86)	80(56-93)	3.6(1.4-8.8)	0.36(0.19-0.66)

*深部腱反射の異常については明確な定義がされていない．
JAMA. 2010 Apr 21; 303(15): 1526-32 より改変

- □ 5.07 monofilament による感覚障害は 10 か所のうち 4 か所以上の触覚消失が一般的な定義であるが，第 3・第 5 中足骨頭のいずれかで触覚が低下していることを定義としても，神経伝導速度によって確認された神経障害の診断において同等の診断特性〔感度 93(76-99)％，特異度 100(60-100)％〕という報告がある〔J Korean Med Sci. 2003 Feb; 18(1): 103-7〕．
  - □ 健常者におけるアキレス腱反射
    - ・高齢者ではアキレス腱反射が消失していても病的とはいえない．

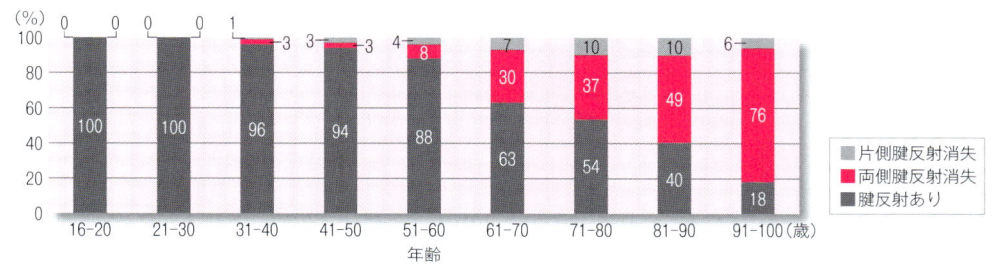

J Bone Joint Surg Br. 1996 Mar; 78(2): 276-9

▶ 糖尿病患者に生じた末梢神経障害のうち 27％は糖尿病とは関連のない疾患が原因であり〔J Neurol. 2002 May; 249(5): 569-75〕，特に上肢にまで症状がある場合には，糖尿病以外の疾患の合併を疑うべきである〔J Neurol Neurosurg Psychiatry. 2006 Mar; 77(3): 354-8〕．

有痛性ポリニューロパチー

- 疼痛が強い場合は血管炎と糖尿病やアルコール症などの small fiber neuropathy を考える．
- 遺伝性ポリニューロパチーは否定的である．

- 高度の神経障害で神経生検された高齢者 100 人

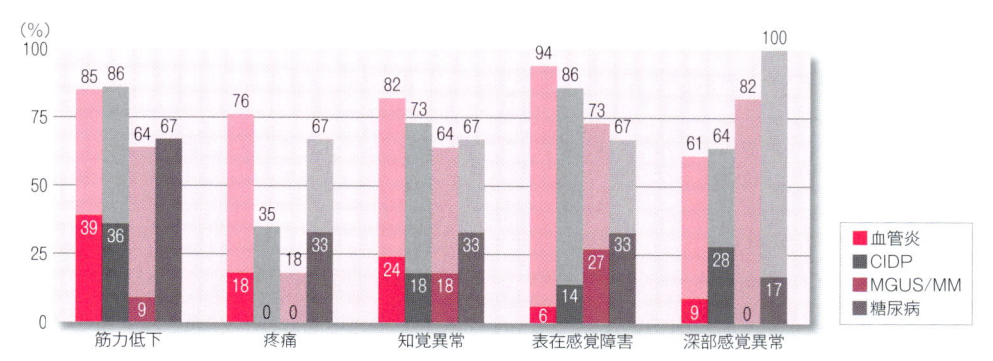

注：強い症状を濃色で示す．
Brain. 1996 Aug; 119(Pt 4): 1091-8

- small fiber neuropathy
  - ▶ 無髄性 C 線維と Aδ 線維の障害による疼痛を中心とする多発神経障害．自律神経障害も高頻度に伴うが，深部感覚障害や運動障害は伴いにくい〔Neurology. 1999 Nov 10; 53(8): 1641-7〕．
  - ▶ 激しい灼熱痛を訴えるのが典型的で，感覚過敏 allodynia が出現することもある〔Brain. 2008 Jul; 131 (Pt 7): 1912-25〕．

▶原因としては糖尿病・耐糖能異常やアルコール依存症，アミロイドーシス，Fabry病，遺伝性感覚自律神経性ニューロパチー，HIV感染症，ビタミンB_{12}欠乏症，甲状腺機能低下症などがあげられ，small fiber neuropathyと判明したところで鑑別疾患を狭めることは困難である〔Cleve Clin J Med. 2009 May; 76(5): 297-305/J Neurol Sci. 2004 Dec 15; 227(1): 119-30/Muscle Nerve. 2012 Jan; 45(1): 86-91〕.

MEMO　アルコール性ポリニューロパチー

- エタノールを100 g(女性は80 g)×2年以上摂取することにより生じた多発神経障害.
- スペインの報告では238±128 gのエタノールを22.7±10.2年摂取した患者の32％で認められた〔Arch Neurol. 1995 Jan; 52(1): 45-51〕.
- 病理所見ではsmall fiberの変性が認められる〔Neurology. 2001 Jun 26; 56(12): 1727-32〕.
- 筋力低下で発症したり，1か月以内で急速に進行する場合はビタミンB_1欠乏症の合併を考えるべきである〔Ann Neurol. 2003 Jul; 54(1): 19-29〕.

自律神経ニューロパチー(autonomic neuropathy)

- 自律神経障害が緩徐に出現すれば糖尿病，アルコール依存症，アミロイドーシス，尿毒症を考える.
- 急性に自律神経障害が生じればGuillain-Barré症候群，腫瘍随伴症候群を考える.

  - 自律神経障害のみで感覚障害がなく，パーキンソニズムや小脳症状があればParkinson病，多系統萎縮症，Lewy小体型認知症を考える.
  - 自律神経ニューロパチーを来す疾患はsmall fiber neuropathyと類似しているが，small fiber neuropathyの中でもアミロイドーシスは自律神経障害が目立つ.
    ▶アミロイドーシスによる多発神経障害のパターン

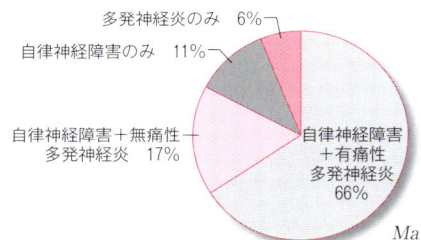

多発神経炎のみ　6%
自律神経障害のみ　11%
自律神経障害＋無痛性多発神経炎　17%
自律神経障害＋有痛性多発神経炎　66%

Mayo Clin Proc. 2008 Nov; 83(11): 1226-30

  - アミロイドーシスの診断
    ▶全身性アミロイドーシスの診断に脂肪組織の生検は侵襲性が低く感度は高い.

全身性アミロイドーシスの生検部位による検出率の違い

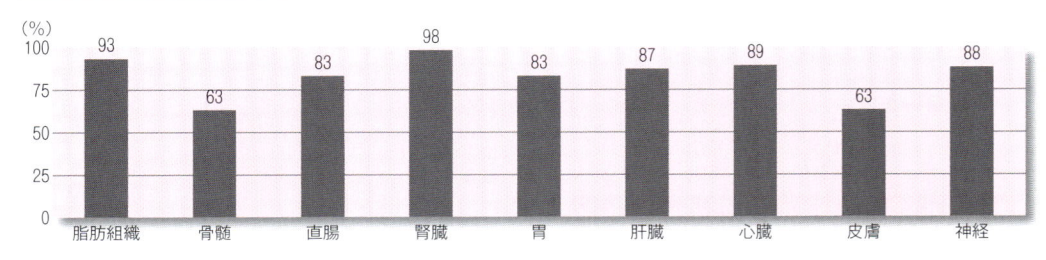

部位	検出率(%)
脂肪組織	93
骨髄	63
直腸	83
腎臓	98
胃	83
肝臓	87
心臓	89
皮膚	63
神経	88

Arthritis Rheum. 2006 Jun; 54(6): 2015-21

▶皮下脂肪吸引細胞診は感度80-93％，特異度100(92-100)％と報告されている〔Arthritis Rheum. 2006 Jun; 54(6): 2015-21〕.
▶家族歴，M蛋白，臨床所見(自律神経障害や手根管症候群，吸収不良症候群，体重減少，巨舌，紫斑など)で疑われれば307例中17例で皮下脂肪吸引細胞診が陽性となるが，臨床的に疑われない

143例で陽性例はなかった〔*Mayo Clin Proc. 2002 Dec; 77(12): 1287-90*〕.

感覚性失調を呈するニューロパチー

- 急性に起これば Guillain-Barré 症候群を，亜急性ならば腫瘍随伴症候群・IgM 型 M 蛋白血症，慢性の経過ならばビタミン B_{12} 欠乏症を考える．
- 貧血や MCV 高値を認めなくてもビタミン B_{12} 欠乏性ポリニューロパチーは否定できない．

- 感覚性失調を呈するニューロパチー

急性(日～週単位)	亜急性(週～月単位)	慢性(年単位)
Guillain-Barré 症候群(Miller Fisher 症候群を含む) HIV 感染症 半合成ペニシリン中毒 ビタミン B_6 中毒(亜急性のこともある)	sensory variants CIDP(急性のこともある) IgM-M 蛋白血症(慢性のこともある) 腫瘍随伴症候群 Sjögren 症候群 HTLV-1 感染症 シスプラチン・タキソール・メチル水銀・サリドマイド	ビタミン B_{12} 欠乏症 ビタミン B_6 欠乏症 ビタミン E 欠乏症 銅欠乏症 遺伝性疾患(遺伝性感覚自律神経ニューロパチー, Friedreich 失調症, OPCA, 無 β リポ蛋白血症など)

Curr Opin Neurol. 1997 Oct; 10(5): 366-70 より改変

- IgM 型の M 蛋白血症による末梢神経障害の特徴
  - 神経障害を伴わない MGUS のうち 15％が IgM 型だが，神経障害あれば 50％が IgM 型であり，IgM 型の M 蛋白血症では末梢神経障害の合併率が高い〔*Curr Opin Neurol. 2009 Oct; 22(5): 480-5*〕．
  - IgG/IgA 型で失調を伴うのは 6％だが，IgM 型では失調を伴うことが 26％と多い〔*Ann Neurol. 1991 Jul; 30(1): 54-61*〕．
  - 抗ミエリン糖蛋白(MAG)抗体が 44％で陽性であり〔*Neurology. 2010 Feb 2; 74(5): 406-12*〕，神経伝導速度検査では脱髄所見が主体である〔*Acta Neurol Scand. 2010 Jul; 122(1): 52-7/Ann Neurol. 1991 Jul; 30(1): 54-61*〕．

- ビタミン B_{12} 欠乏症によるニューロパチー

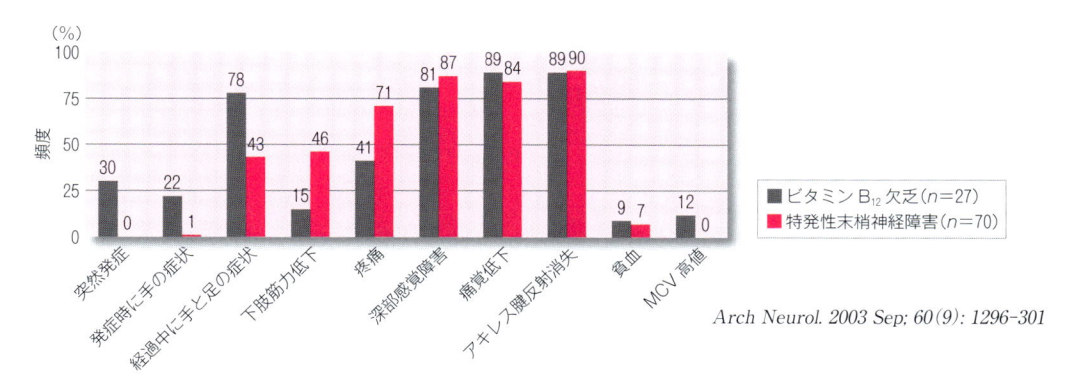

	突然発症	発症時に手の症状	経過中に手と足の症状	下肢筋力低下	疼痛	深部感覚障害	痛覚低下	アキレス腱反射消失	貧血	MCV 高値
ビタミン B_{12} 欠乏 (n=27)	30	22	78	15	41	81	89	89	9	12
特発性末梢神経障害 (n=70)	0	1	43	46	71	87	84	90	7	0

Arch Neurol. 2003 Sep; 60(9): 1296-301

- 銅欠乏症では白血球減少，貧血，脊髄後索障害を来しビタミン B_{12} 欠乏症と類似した臨床所見をとる．原因は消化管手術後，IVH 管理，Zn 製剤投与中が多い．

靴下・手袋型ではないポリニューロパチー

- 亜急性に進行する場合，上肢から始まる場合，左右非対称な場合は腫瘍随伴症候群を疑う．
- 左右対称性であっても遠位優位ではない場合(non-length-dependent)は，膠原病(特に Sjögren 症候群)の可能性が高くなる．

- 腫瘍随伴性感覚性ニューロパチー（paraneoplastic sensory neuropathy）
  - ▶原因不明の感覚性ニューロパチー 53 例のうち 18 例（34％）で平均 2.4 年後にさまざまな悪性腫瘍が見つかったという報告がある〔Arch Neurol. 1998 Jul; 55(7): 981-4〕.
  - ▶腫瘍随伴性感覚性ニューロパチーの 26 例のうち 19 例（73％）が肺小細胞癌，4 例（15％）が乳癌であった．77％が女性．半数が有痛性で，58％は上肢から始まり，42％で著明な左右差がある．中枢神経症状（23％），自律神経障害（19-38％），髄液異常（50％）を伴いうる〔Can J Neurol Sci. 1992 Aug; 19 (3): 346-51〕.
  - ▶抗 Hu 抗体陽性（肺小細胞癌）の腫瘍随伴性神経障害 20 症例の検討では亜急性（55％）や進行性（40％）の感覚性（70％）〜感覚運動性（25％）の末梢神経障害（95％）を呈し，顕著な疼痛（80％）を呈することが多い．発症時に非対称性（25％）であったり多巣性（10％）であれば強く疑うべきである．中枢神経症状（40％）や自律神経障害（30％）を伴いうる〔Brain. 2002 Jan; 125(Pt 1): 166-75〕.

- non-length-dependent small fiber sensory neuropathy（NLD-SFSN）
  - ▶靴下・手袋型に沿わず，顔面（22％）や体幹（21％）にも感覚症状を認めうる〔Muscle Nerve. 2012 Jan; 45 (1): 86-91〕.
  - ▶NLD-SFSN は自己免疫的機序による神経節障害（ganglionopathy）を示唆する．
  - ▶原因疾患

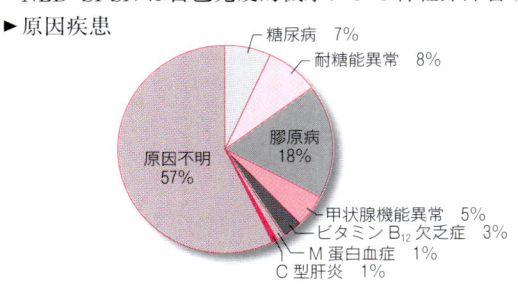

  糖尿病 7％
  耐糖能異常 8％
  膠原病 18％
  甲状腺機能異常 5％
  ビタミン B_{12} 欠乏症 3％
  M 蛋白血症 1％
  C 型肝炎 1％
  原因不明 57％

  Muscle Nerve. 2012 Jan; 45(1): 86-91（n＝63）
  J Peripher Nerv Syst. 2010 Mar; 15(1): 57-62（n＝44）

- Sjögren 症候群による末梢神経障害
  - ▶Sjögren 症候群（n＝1,010）の 11％で末梢神経障害を伴う〔Medicine (Baltimore). 2008 Jul; 87(4): 210-9〕.
  - ▶末梢神経障害のパターンはさまざまで運動感覚障害，高度失調を伴う神経節障害，純感覚障害，多発単神経障害，慢性多発神経根障害の報告がある〔Medicine (Baltimore). 2004 Sep; 83(5): 280-91〕.
  - ▶Sjögren 症候群による末梢神経障害の 60％が non-length-dependent な感覚障害である〔Neurology. 2005 Sep 27; 65(6): 925-7〕.

神経伝導速度検査

- 末梢神経障害と筋疾患，神経筋接合部の障害，脊髄・中枢性病変，心因性疾患との鑑別に有用である．
- 脱髄所見を認めれば末梢神経障害の原因を推定するうえで有用である．

- small fiber neuropathy では神経伝導速度検査にて異常を認めなくてもよく，確定診断には皮膚生検が有用である〔Brain. 2008 Jul; 131(Pt 7): 1912-25〕.

- 神経伝導速度検査による末梢神経障害を来す全身性疾患や薬物・毒物の鑑別

	全身性疾患	薬剤	毒物・毒素
脱髄所見 （伝導速度低下や時間的分散）	IgM 型 M 蛋白血症 POEMS 症候群		ジフテリア毒素
軸索損傷±脱髄所見	糖尿病 ビタミン B_{12} 欠乏症 慢性肝疾患 悪性リンパ腫	アミオダロン クロロキン	ヒ素 ヘキサン（n-hexane）・メチル n-ブチルケトン

（つづく）

	全身性疾患	薬剤	毒物・毒素
軸索損傷（振幅の低下）	腎不全 栄養障害（ビタミンB群欠乏症） ポルフィリア症 セリアック病 原発性全身性アミロイドーシス 末端肥大症 COPD Hansen病 ライム病 HIV感染症 サルコイドーシス 腫瘍随伴症候群 多発性骨髄腫 IgG/IgA型MGUS クリオグロブリン血症	クロラムフェニコール コルヒチン ダプソン ジスルフィラム エタンブトール ヒドララジン イソニアジド メトロニダゾール 笑気 抗HIV薬（ddC, ddI, d4T） フェニトイン プラチナ製剤 ピリドキシン（ビタミンB_6） タキソール サリドマイド ビンクリスチン	アクリルアミド 二硫化炭素 酸化エチレン 鉛 水銀 有機リン タリウム

Lancet. 2004 Jun 26; 363(9427): 2151-61 より改変

▶ ビタミンB_{12}欠乏症では軸索損傷のみを認める場合も，脱髄所見のみを認める場合もある〔*J Neurol Neurosurg Psychiatry. 1998 Dec; 65(6): 822-7*〕．

▶ POEMS症候群で軸索損傷のみの所見が得られる症例も報告されており〔*J Neurol Sci. 2012 Feb 15; 313 (1-2): 185-8*〕，上表の分類は絶対的なものではない．

16 頸動脈狭窄

頸動脈狭窄
- 頸動脈雑音の聴取の信頼性は低い．
- 超音波検査やMRA検査がスクリーニングに有用であるが，信頼性が高いのは造影MRA検査である．

- 頸動脈雑音
  ▶ 心筋梗塞のORは2.15（1.67-2.78），心血管系死亡のORは2.27（1.49-3.49）であり血管イベントのリスクが高い患者であることを示す〔*Lancet. 2008 May 10; 371(9624): 1587-94*〕．
  ▶ 45-54歳の2.3%，75歳以上の8.2%で聴取するとされ，無症候性患者では病的意義は明らかでないことから〔*JAMA. 1993; 270(23): 2843-5*〕，頸動脈狭窄のスクリーニングは不要である〔*Ann Intern Med. 2007 Dec 18; 147(12): 860-70*〕．
  ▶ 症候性患者では治療効果の重要性から頸動脈雑音の有無だけによって決めるべきでなく，エコー検査が必要である．
    □ 症候ある患者での頸動脈雑音による頸動脈狭窄検出

感度	特異度	LR+	LR-
29-76	61-94	1.6-3.2	0.3-0.6

JAMA. 1993; 270(23): 2843-5

- 高安病
  ▶ 血管造影を行うと鎖骨下動脈に次いで頸動脈に病変を認めることが多い〔*Arthritis Rheum. 2005 Feb 15; 53(1): 100-7*〕．
  ▶ 高安病では平均5.3年の経過中に80%で血管雑音を聴取するが，そのうち88%の症例で頸動脈雑音を認め，大腿動脈（4%）や腎動脈（2%）の血管雑音を聴取することは少ない．なお診断時（発症か

ら診断まで平均10か月)の頸動脈血管雑音は20％の症例で聴取したという報告がある〔Ann Intern Med. 1994 Jun 1; 120(11): 919-29〕．
▶ 18歳以下の症例では発熱，高血圧，関節痛が主症候となり，血管雑音を聴取するのは成人より少ない(16.5% vs 48.4%)〔Rheumatology(Oxford). 2010 Oct; 49(10): 1806-14〕が，若年者や動脈硬化の素因が乏しい患者において頸動脈や鎖骨下動脈の血管雑音を聴取した場合は高安病を疑うべきである．

- 非侵襲的検査(70-99％狭窄の予測)

	感度	特異度	LR+	LR−
造影 MRA	94	93	13.4	0.06
超音波検査	89	84	5.6	0.13
†内頸動脈収縮期ピーク流速≧230 cm/s	90(83-96)	85(77-92)	6.0	0.12
†内頸動脈/総頸動脈血流速度比≧4.0	80(70-90)	88(83-93)	6.7	0.23
†内頸動脈拡張期血流≧100 cm/s	82(70-93)	90(82-99)	8.2	0.20
単純 MRA	88	84	5.5	0.14
CT 血管造影	77	95	15.4	0.24

メタ解析：Lancet. 2006 May 6; 367(9521): 1503-12
メタ解析：† J Vasc Surg. 2005 Jun; 41(6): 962-72 より改変

17 心因性疾患

心因性意識障害

- 目を開けている場合，視覚的に脅かして閉眼すれば心因性と考える．
- 薄目を開けている場合，眉毛の小刻みの震えがあれば心因性と考える．
- 目を閉じている場合，Bell 現象陽性ならば心因性と考える．
- 常に医師と反対側への共同偏視や，常に地面側を向く共同偏視ならば心因性と考える．
- arm-dropping test で顔面に手が落ちないならば心因性と考える．

  - Bell 現象とは，上眼瞼を他動的に挙上させると眼球が上転することを指し，無意識下でも診察に抵抗していることを示唆する．
  - Henry and Woodruff sign：心因性では左右いずれの側臥位にても地面を固視する〔Lancet. 1978 Oct 28; 2(8096): 920-1〕．

心因性運動障害

- 診察室の外での行動や，とっさの行動を注意深く観察する必要がある．
- 身体所見では本当の麻痺ならあるべき協調運動がないことを検出すること(Hoover 試験など)が最も重要である．
- 器質的疾患による半身麻痺では顎先を患側に向けることはできる．
- 引きずり歩行，常に検者側に転倒する歩行障害は心因性を疑う．

  - 女性が79％で，下肢を含む運動障害であることが94％と多い〔Brain. 2010 May; 133: 1537-51〕．

● 機能性運動障害の診断

		感度	特異度	LR＋	LR－
病歴	精神疾患(axis I)の既往	95(89-98)	30(18-46)	1.4(1.1-1.7)	0.2(0.1-0.4)
	倦怠感	82(73-89)	35(22-50)	1.3(1-1.6)	0.5(0.3-0.8)
	睡眠障害	75(65-82)	59(43-73)	1.8(1.3-2.6)	0.4(0.3-0.6)
	患肢以外の部位の疼痛	64(54-73)	65(50-78)	1.8(1.2-2.8)	0.6(0.4-0.7)
	消化管症状	49(39-58)	80(66-90)	2.5(1.3-4.6)	0.6(0.5-0.8)
	病気のため働けない	64(54-73)	67(52-80)	2.0(1.3-3.0)	0.5(0.4-0.7)
身体所見	la belle indifférence	3(1-9)	98(87-100)	1.3(0.1-12)	1.0(1.0-1.0)
	努力指示で脱力増強	69(59-78)	98(87-100)	32(4.6-222)	0.3(0.2-0.4)
	Hoover 徴候	56(46-66)	98(87-100)	26(3.7-181)	0.5(0.4-0.6)
	引きずり歩行	8(4-16)	100(90-100)	∞	0.9(0.9-1.0)
	感覚障害が midline split	19(12-28)	98(87-100)	8.6(1.2-62.2)	0.8(0.8-0.9)

Brain. 2010 May; 133: 1537-51

▶axis I の精神疾患とは増悪・寛解を伴ううつや不安障害などの精神疾患群を指す.
▶la belle indifférence とは症状に無関心であることを指す.

● 協調運動の検出
  ▶Hoover 試験：仰臥位で片側の下肢を挙上してもらうと，対側の下肢には逆向きの力が働く．心因性片側下肢麻痺の場合，健側の下肢挙上で患側の下肢に逆向きの力が働くことがあったり，患側の下肢を挙上しようとさせても健側の下肢に逆向きの力が入っていない(努力していない)ことが確認される．
    □比較試験もなされている数少ない診察手技であるが〔J Neurol. 1998 Dec; 245(12): 797-802〕，疼痛による回避や，器質的疾患でも"誇張"しようと陽性になることがある．
  ▶Babinski trunk-thigh test：臥位から起き上がる際に本当に下肢麻痺があれば協調運動としての股関節伸展ができないため，腹筋収縮で膝が立つことが器質性疾患を示唆する〔Arch Neurol. 2004 May; 61(5): 778-83〕が心因性ではそれが起こらない．
  ▶Souques phenomenon：手背面を上にして手が落下するときに指を開排する動きが見られなければ心因性を疑う．
● 眼瞼下垂：器質的疾患では眼瞼下垂側の前頭筋は過剰収縮するので，眼瞼下垂側で眉毛が下がっていれば心因性を示唆する．
● 胸鎖乳突筋は両側性支配であり，片側性の麻痺であれば心因性の可能性が高くなる．また顎先を側方に向けるのは対側の胸鎖乳突筋であり，器質的疾患であれば顎を患側に向けることは可能である．
● 深部腱反射や筋緊張の異常は器質的疾患を示唆する．
● 心因性歩行障害
  ▶ふらつきが強い場合は倒れる方向が検者の位置に左右されれば心因性を疑う．
  ▶筋力が正常でも膝が折れて転倒するならば心因性を疑う(通常は膝が折れるだけならば転倒に至らない)〔J Neurol Neurosurg Psychiatry. 2002 Sep; 73(3): 241-5〕．

心因性感覚障害

● デルマトームで説明できない分布や，身体の正中でしっかり境界線が引けるような感覚障害ならば心因性を疑う．
● 両手指を絡ませ左右を混乱させると心因性では感覚障害の部位を間違いうる．
● 患側においた音叉であっても胸骨や前頭部で骨導で健側に伝わるはずの振動を感じなければ心因性を疑う．
● 位置覚を(偶然に正解することもなく)常に間違えるならば心因性を疑う．

- 心因性感覚障害の診断

	感度	特異度	LR＋	LR－
midline splitting	20(7-44)	93(84-97)	2.7(0.8-8.6)	0.9(0.7-1.1)
額で振動覚に左右差がある	95(73-100)	14(7-24)	1.1(1.0-1.3)	0.4(0.1-2.7)

J Nerv Ment Dis. 1988 Nov; 176(11): 686-7

▶ midline splitting：正中の1-2 cmは両側支配で，この部分の感覚は器質的疾患であれば保たれる．
▶ 振動覚：胸骨や前頭部では患側においた音叉でも骨伝導にて振動を感じることができるはずである．

- Bowlus and Currier test：手をクロスさせて両手を合わせる．その状態で180°捻り，親指だけはクロスさせずに，感覚検査を行うと，心因性の場合であれば右手か左手か被検者は混乱し感覚障害の部位を間違える〔N Engl J Med. 1963 Dec 5; 269: 1253-4〕．

偽性てんかん発作

- 失禁や咬創はてんかん発作と失神発作の鑑別には有用だが，偽性てんかん発作との鑑別には有用ではない．
- 痙攣発作中に閉眼していたり，眼徴候を伴わないことは偽性てんかん発作の診断に感度が高い．
- 両側性の痙攣にもかかわらず意識・記憶がある場合，骨盤が前方に動く場合，痙攣中に全身の筋緊張が亢進していない場合，左右交互にバタバタさせる痙攣や頭部が左右交互に動く場合は偽性てんかん発作の可能性が非常に高い．

- 大脳皮質の過剰な同期した電気活動を伴わず，心因的要素により起こる痙攣様発作を偽性てんかん発作（pseudoseizure）と呼ぶ．
- 抗てんかん薬を偽性痙攣発作に投与すると，呼吸抑制が61％に，感染が54％に見られるが，2年間にわたって70％の患者がこのような投与をされていたという報告がある〔Q J Med. 1989 Jun; 71(266): 507-19〕．
- 偽性てんかん発作の診断

	感度	特異度	LR＋	LR－
精神疾患の既往	77(46-94)	92(62-100)	10(1.5-67)	0.3(0.1-0.7)
発作時の記憶がある ψ	＞30	＞95		
意識があるのに，両側性の痙攣	61	92	8.0(1.2-55)	0.4(0.2-0.8)
診察に抵抗(1度でも)	69(39-90)	85(54-97)	4.5(1.2-17)	0.4(0.2-0.8)
発声なし §	56(35-75)	84(63-95)	3.5(1.3-9.2)	0.5(0.3-0.8)
痙攣の開始時に発声 §	44(25-65)	76(55-90)	1.8(0.8-4.2)	0.7(0.5-1.1)
痙攣中の発声 §	0(0-17)	40(22-61)	0	2.5(2.4-2.7)
	62(32-85)	85(54-97)	4.0(1.0-15.4)	0.5(0.2-0.9)
発作間の吃音 Φ	9(4-16)	100(96-100)	∞	0.9(0.9-1.0)
眼症状(粗動・眼振・凝視)なし §	88(68-97)	64(43-81)	2.4(1.4-4.2)	0.2(0.06-0.6)
発作中の閉眼 †	96(86-99)	97(93-99)	38(14-99)	0.04(0.01-0.2)
左右交互の痙攣 §	56(35.3-75)	100(83.4-100)	∞	0.4(0.3-0.7)
Babinski反射(1度でも)	31(10-61)	15(3-46)	0.4(0.2-0.9)	4.5(2.1-9.9)
頸部運動なし §	20(8-41)	96(78-100)	5.0(0.6-40)	0.8(0.7-1.0)
頸部運動両側性 §	36(19-57)	92(73-99)	4.5(1.1-19)	0.7(0.5-0.9)
頸部運動片側への回転 §	16(5-37)	36(19-57)	0.25(0.1-0.6)	2.3(1.8-3.0)
骨盤の動きなし §	56(35-75)	12(3-32)	0.6(0.4-0.9)	3.7(1.8-7.7)
骨盤の前方への運動 §	44(25-65)	100(83-100)	∞	0.6(0.4-0.8)
後弓反張 ψ	10-30	＞95		
全身の筋硬直なし §	56(35-75)	100(83-100)	∞	0.4(0.3-0.7)
尿失禁(今までの発作中に)	77(46-94)	54(26-80)	1.7(0.9-3.2)	0.4(0.2-1.2)
舌咬創	15(3-46)	85(54-97)	1.0(0.2-6.1)	1.0(0.8-1.3)
発作後は速やかに改善	39(15-68)	85(54-97)	2.5(0.6-10.6)	0.7(0.5-1.1)

Q J Med. 1989 Jun; 71(266): 507-19/ § Arch Neurol. 1985 Dec; 42(12): 1183-7/ † Neurology. 2006 Jun 13; 66(11): 1730-1
Φ Neurology. 2004 Aug 10; 63(3): 516-9/ ψ Postgrad Med J. 2005 Aug; 81(958): 498-504

L

皮膚科

1 特徴のある皮疹 648
2 結節性紅斑 648
3 多形滲出性紅斑 650
4 薬疹 651
5 帯状疱疹 653
6 壊死性筋膜炎 655

1 特徴のある皮疹

特徴のある皮疹
- 結節性紅斑，多形滲出性紅斑は高頻度に遭遇する特徴的な皮疹である．
- 手掌・足底に皮疹がある場合や，黒色痂皮，環状紅斑は疾患が限られる．
- 紫斑が平坦でなく触れるようであれば palpable purpura と呼ばれ，Henoch-Schönlein 紫斑病などの血管炎と，感染性心内膜炎などによる感染性塞栓症を考える．

	手掌・足底に皮疹	黒色痂皮	環状紅斑
感染症	・髄膜炎菌菌血症 ・感染性心内膜炎 ・*Rickettia*（日本紅斑熱・ロッキー山紅斑熱） ・鼠咬熱 ・第2期梅毒 ・麻疹 ・水痘 ・手足口病 ・播種性淋菌感染症	・壊疽性膿瘡（緑膿菌菌血症） ・日本紅斑熱 ・皮膚 *Aspergillus*（免疫抑制患者） ・皮膚炭疽 ・ペスト ・野兎病 ・リケッチア痘症 ・褐色グモ咬刺症	・白癬 ・リウマチ熱 ・慢性遊走性紅斑（ライム病） ・Hansen 病 ・Gibert バラ色粃糠疹の herald patch
非感染症	・Reiter 症候群 ・多形滲出性紅斑 ・膿疱性乾癬 ・掌蹠膿疱症 ・薬疹		・Darier 遠心性環状紅斑（感染症・悪性腫瘍・免疫疾患に対する過剰反応？） ・Sjögren 症候群 ・亜急性皮膚エリテマトーデス ・環状肉芽腫 ・サルコイドーシス ・蕁麻疹 ・匍行性迂回状紅斑（80％で内臓癌あり） ・壊死性遊走性紅斑（グルカゴノーマなど）

2 結節性紅斑

結節性紅斑の診断
- 圧痛のある紅色の結節が，両側の脛骨前面に見られれば結節性紅斑を疑う．
- 皮下組織の炎症であり，触診にて浸潤を触れることが診断において重要である．
- 潰瘍形成はせずに完全に自然治癒する．
- 鑑別診断として結核は重要で，圧痛なし・下肢屈側病変・難治性・潰瘍形成・胸部 X 線異常のいずれかがあれば Bazin 硬結性紅斑を疑うが初期の病変は結節性紅斑と見分けがつかない．
- 高熱があり，盛り上がりのある有痛性浮腫性紅斑（炎症部位は比較的浅い）が顔面・四肢に見られ，末梢血好中球増多を認めれば結節性紅斑よりは Sweet 病を考え，血液悪性疾患の合併を除外する必要がある．

- 1-5/10 万人の頻度．
- 20-30 歳に多いがいかなる年齢でもありうる．
- 大きさは 1-10 cm で，皮下組織の炎症であるために浸潤を触れ，境界は不明瞭．下肢に見られるのが 80％で，下肢と上肢に見られるのが 16％との報告がある〔*Arthritis Rheum. 2000 Mar; 43(3): 584-92*〕．

個々の皮疹は2週間以内に消褪傾向となる．新たな皮疹は6週間までは出現しうる．
- 37.7℃以上の発熱は23％で見られる〔Arthritis Rheum. 2000 Mar; 43(3): 584-92〕．

結節性紅斑の原因

- 何かしらの抗原に対するIV型遅延型アレルギーであると推測され，感染症候が1-3週間前に見られることもある．
- 溶連菌をはじめとして種々の感染症が結節性紅斑の原因となりうる．
- 感染症以外には薬剤，サルコイドーシス，炎症性腸疾患，Behçet病が原因となりうる．

- 結節性紅斑の原因

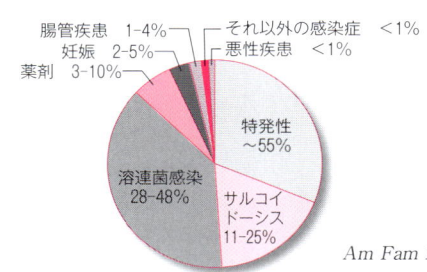

結節性紅斑の原因（米国）
- 腸管疾患 1-4％
- 妊娠 2-5％
- 薬剤 3-10％
- 溶連菌感染 28-48％
- サルコイドーシス 11-25％
- 特発性 〜55％
- それ以外の感染症 <1％
- 悪性疾患 <1％

Am Fam Physician. 2007 Mar 1; 75(5): 695-700

▶ 溶連菌，Salmonella，Campylobacter，Yersinia，赤痢，大腸菌，Brucella感染，M. pneumoniae，C. pneumoniae，C. psittaci，Bartonella henselae，HSV，EBV，CMV，HBV，HCV，HIV，Coccidioides，Histoplasma，Blastomyces，Giardia lamblia，Entamoeba histolytica，結核菌による感染で報告がある．
▶ エストロゲンが発症に関与しており，女性に多い．妊娠に関連して発症したり，経口避妊薬の服用が原因となることもある〔Arch Dermatol. 1980 May; 116(5): 557-8〕．
▶ 炎症性腸疾患の中でもCrohn病（OR＝2.9）に多く，眼症状（OR＝2.5）や関節症状（OR＝3.6），壊死性膿皮症（OR＝9.8）を伴っている症例で認められやすい〔Medicine (Baltimore). 2008 Sep; 87(5): 281-93〕．
▶ 薬剤ではペニシリンやスルホンアミドによる報告が多い．
▶ サルコイドーシスでは結節性紅斑，両側肺門リンパ節腫脹，関節痛で発症するLöfgren症候群が有名だが，この組み合わせは日本人では稀である〔Intern Med. 2006; 45(9): 659-62〕．
▶ 悪性疾患の中では悪性リンパ腫・白血病の報告が多い．

- 上気道炎の既往（OR＞100），下痢（OR＝51），滑膜炎（OR＝58），胸部X線写真の異常（OR＞100），ASO高値（OR＞100），ツベルクリン反応陽性（OR＝19）は二次性の結節性紅斑を示唆する〔Arthritis Rheum. 2000 Mar; 43(3): 584-92〕．

皮膚生検

- 結節性紅斑の組織像は血管炎を伴わない隔壁性脂肪織炎である．

- 皮膚生検は診断に必須ではないが，生検を行った場合は以下のように分類するとよい．

	血管炎なし	血管炎あり
小葉性脂肪織炎 (lobular panniculitis)	全身症状あれば，Weber-Christian病や皮下脂肪織炎様T細胞リンパ腫（細胞貪食組織球性脂肪織炎） SLE（lupus profundus），サルコイドーシス，環状肉芽腫，Sweet病，悪性リンパ腫・白血病，深部真菌症，膵疾患	Bazin硬結性紅斑
隔壁性脂肪織炎 (septal panniculitis)	結節性紅斑 強皮症，好酸球性筋膜炎，皮膚筋炎，糖尿病性リポイド類壊死症	皮膚多発動脈炎

▶ ただし，lobularやseptalと明確に区分できないこともある．

3 多形滲出性紅斑

多形滲出性紅斑
- 新旧が混在する(多形性)皮疹が四肢末梢伸側から対称性に始まる.
- 浮腫性の辺縁(滲出性)をもつターゲット様皮疹が1つでもあれば多形滲出性紅斑の可能性が高い.
- 発熱とともに粘膜皮膚移行部病変がある場合はStevens-Johnson症候群を,水疱・表皮剥離が体表面積の30%以上あれば中毒性表皮壊死剥離症(TEN)を考え,重篤化に備える.
- 原因としては単純ヘルペス感染,*Mycoplasma*感染,薬剤が重要である.

- 疫学
  - ▶20-40歳に多いがいかなる年齢もありうる.

- 皮疹の特徴
  - ▶突然発症し,1-2 cmに増大する多少の隆起を伴う円形紅斑.
  - ▶瘙痒感を伴ったり,発熱・頭痛・関節痛を伴ったりしうるため,蕁麻疹や感染症・膠原病との鑑別が重要である.
  - ▶個々の発疹の中心部は暗紅色調が強く,時に水疱が認められる.これを取り巻く浮腫性で色調の淡い中間層があり,最外層の紅斑の3層構造を呈するものを典型的標的病変(typical targets)と呼ぶ.
  - ▶発症後1週間程度はターゲット様皮疹がはっきりしないことがある.
  - ▶10日間以上にわたり,新たに皮疹が出現することがあり,新旧の皮疹が混在して多形を呈する.
  - ▶発症から治癒までは1-6週間かかる.

- 原因疾患
  - ▶1/3で上気道症状などの前駆症状を認める.
  - ▶単純ヘルペスウイルス(HSV)
    - □多形滲出性紅斑の50%以上はHSVが原因ともされ,1/3で再発する.
    - □反復性多形滲出性紅斑でHSVが原因と思われる症例の60%,特発性と思われる症例の50%で,皮膚からのHSV-PCRが陽性となる〔*Dermatology. 2003; 207(4): 349-53*〕.
    - □HSVのうち66.7%がHSV-1で,27.8%がHSV-2,5.6%は両者が原因である〔*J Med Virol. 2003 Nov; 71(3): 423-8*〕.
  - ▶*Mycoplasma*は特に小児では多形滲出性紅斑の原因として重要である〔*Clin Pediatr(Phila). 1991 Jan; 30(1): 42-9*〕.
  - ▶薬剤
    - □発症から1-3週間前に開始したサルファ剤,βラクタム剤,抗てんかん薬,NSAIDがあれば原因である可能性が高い.

多形滲出性紅斑・Stevens-Johnson症候群・TENの原因薬剤(n=348)

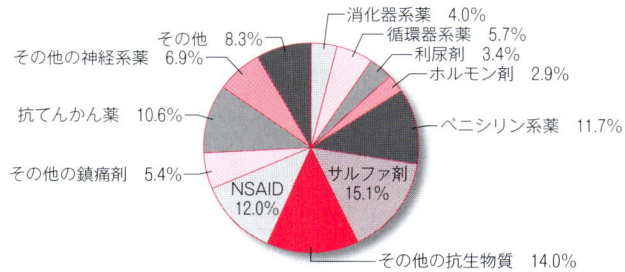

- 消化器系薬 4.0%
- 循環器系薬 5.7%
- 利尿剤 3.4%
- ホルモン剤 2.9%
- ペニシリン系薬 11.7%
- その他の抗生物質 14.0%
- サルファ剤 15.1%
- NSAID 12.0%
- その他の鎮痛剤 5.4%
- 抗てんかん薬 10.6%
- その他の神経系薬 6.9%
- その他 8.3%

Pharmacoepidemiol Drug Saf. 1996 Mar; 5(2): 79-86

□ Stevens-Johnson 症候群(SJS)や TEN は薬剤が原因であることが多いが，1-3日前から先行する発熱が見られることが多いので感染症との鑑別が難しいこともある．

多形滲出性紅斑と SJS, TEN において疑われる原因

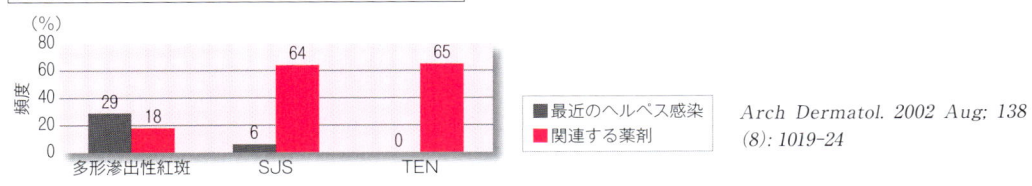

	多形滲出性紅斑	SJS	TEN
最近のヘルペス感染	29	6	0
関連する薬剤	18	64	65

Arch Dermatol. 2002 Aug; 138(8): 1019-24

4 薬疹

薬疹
- アレルギー性の薬疹は薬剤投与から3週間以内に発症する．
- 抗菌薬，抗痙攣薬，NSAID は特に薬疹を来しやすい薬剤である．
- 皮疹の性状はさまざまであるが，麻疹様の紅色小丘疹が最も多い．

- 入院患者の 2-10% で薬疹が出現する．
- アレルギー性の薬疹は薬剤投与から 2-3 週間以内に発症する．ただし固定薬疹や苔癬型，光線過敏型は遅発性に発症する．

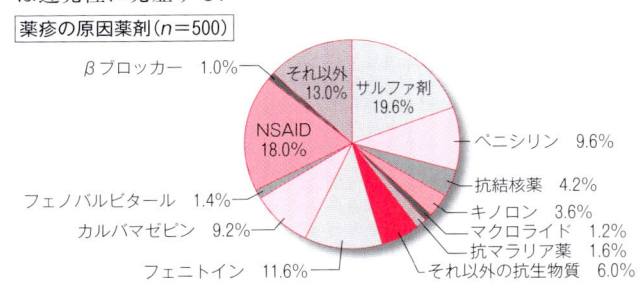

薬疹の原因薬剤(n=500)

- サルファ剤 19.6%
- ペニシリン 9.6%
- 抗結核薬 4.2%
- キノロン 3.6%
- マクロライド 1.2%
- 抗マラリア薬 1.6%
- それ以外の抗生物質 6.0%
- フェニトイン 11.6%
- カルバマゼピン 9.2%
- フェノバルビタール 1.4%
- NSAID 18.0%
- βブロッカー 1.0%
- それ以外 13.0%

J Postgrad Med. 2001 Apr-Jun; 47(2): 95-9

- 薬疹を起こしやすい薬剤

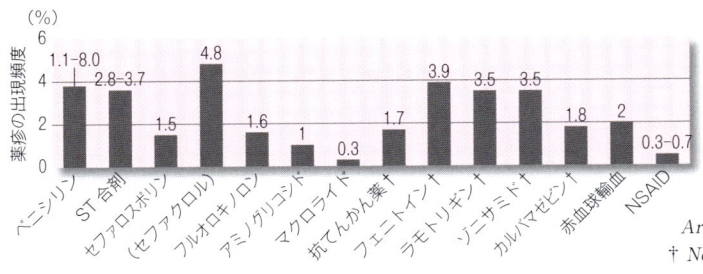

薬剤	出現頻度(%)
ペニシリン	1.1-8.0
ST合剤	2.8-3.7
セファロスポリン	1.5
(セファクロル)	4.8
フルオロキノロン	1.6
アミノグリコシド	1
マクロライド	0.3
抗てんかん薬†	1.7
フェニトイン†	3.9
ラモトリギン†	3.5
ゾニサミド†	3.5
カルバマゼピン†	1.8
赤血球輸血	2
NSAID	0.3-0.7

Arch Dermatol. 2001 Jun; 137(6): 765-70
† Neurology. 2007 May 15; 68(20): 1701-9

- 交差反応
  ▶ フェニトインかカルバマゼピンのどちらかで皮疹が出現した場合，他剤でも半数程度で皮疹が出現する．またラモトリギンも交差反応を起こしやすい[Epilepsy Res. 2008 Aug; 80(2-3): 194-200/Seizure. 2010 Nov; 19(9): 562-6]．この場合，バルプロ酸やガバペンチンは比較的安全と考えられている．
  ▶ ペニシリンで皮疹が出現した場合，セフェム系では10%で皮疹が出現しうるとされる．第1世代セフェムで交差反応が起こりやすいが，第3世代セフェムは比較的安全と考えられる[Otolaryngol Head

Neck Surg. 2007 Mar; 136(3): 340-7〕．カルバペネムやモノバクタムもペニシリンとの交差反応のリスクは高くないが，第3世代セフェムのセフタジジムとアズトレオナムは側鎖が同じであるため一方で副作用が出現すればもう一方は避けたほうが無難である〔Ann Pharmacother. 2009 Feb; 43(2): 304-15〕．

▶ST合剤にアレルギーがある場合でも，抗菌薬以外(non-sulfonylarylamines)のサルファ剤であるフロセミドやセレコキシブは通常安全に使用できると考えられる〔Ann Pharmacother. 2005 Feb; 39(2): 290-301〕．

- 皮疹の性状

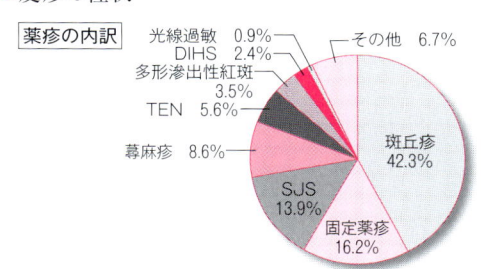

薬疹の内訳

- 光線過敏 0.9%
- その他 6.7%
- DIHS 2.4%
- 多形滲出性紅斑 3.5%
- TEN 5.6%
- 蕁麻疹 8.6%
- SJS 13.9%
- 固定薬疹 16.2%
- 斑丘疹 42.3%

Int J Dermatol. 2010 Jul; 49(7): 834-41(n=282)
Pharmacoepidemiol Drug Saf. 2005 Aug; 14(8): 567-70(n=384)
J Postgrad Med. 2001 Apr-Jun; 47(2): 95-9(n=500)
Int J Dermatol. 1998 Oct; 37(10): 747-51(n=191)

- 特徴的な皮疹を呈する薬疹

	皮疹の特徴	代表薬剤
多形滲出性紅斑 SJS/TEN	多形滲出性紅斑の項を参照のこと	
固定薬疹	皮膚粘膜移行部や手足に境界明瞭な色素斑を認め，内服数時間で同部位に紅斑が出現．	鎮痛解熱剤(アセトアミノフェン，ピロキシカム，メフェナム酸)，抗菌薬(サルファ剤，テトラサイクリン，ペニシリン)，カルバマゼピン‡
蕁麻疹型	限局性の紅斑，膨疹が一過性に見られる．稀に喉頭浮腫・呼吸困難も伴う．	βラクタム系抗菌薬，NSAID，(SSRI，ACE阻害薬，抗ヒスタミン薬，抗真菌剤)∫
光線過敏症型	日光露光部に限局した湿疹様病変 長時間持続すると白斑黒皮症	スパルフロキサシン，ドキシサイクリン，ボリコナゾール，サイアザイド，クロルプロマジン，アミオダロン，ピロキシカム，ナプロキセン†

‡ Am J Clin Dermatol. 2000 Sep-Oct; 1(5): 277-85/ ∫ Expert Opin Drug Saf. 2004 Sep; 3(5): 471-84
† Drug Saf. 2011 Oct 1; 34(10): 821-37

drug induced hypersensitivity syndrome(DIHS)

- 抗痙攣薬，サルファ剤，アロプリノール，メキシチール，ミノサイクリンの内服開始後2週間以上経過してから重症な皮疹が生じれば考える．
- 高熱，肝障害，好酸球増多，異型リンパ球増多も認める．
- HHV-6を中心としたヘルペス科ウイルス再活性化が関与しており，薬剤の中止のみでは改善しないことが多い．

- 原因薬剤
  ▶原因薬剤を開始後2～6週間経過してから発症する．

DRESS*の原因薬剤(n=172)

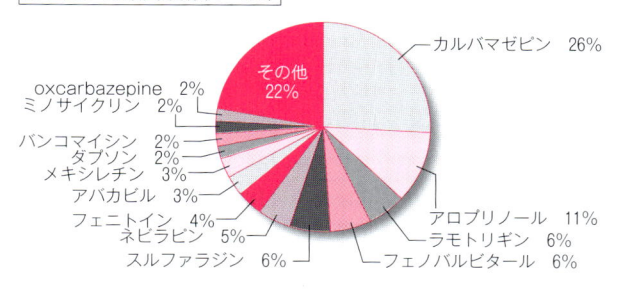

- カルバマゼピン 26%
- その他 22%
- oxcarbazepine 2%
- ミノサイクリン 2%
- バンコマイシン 2%
- ダプソン 2%
- メキシレチン 3%
- アバカビル 3%
- フェニトイン 4%
- ネビラピン 5%
- スルファジン 6%
- ラモトリギン 6%
- フェノバルビタール 6%
- アロプリノール 11%

*欧州ではDIHSに特徴的とされるヘルペス科ウイルス再活性化の項目が含まれていないdrug reaction with eosinophilia and systemic symptoms(DRESS)という概念のほうが一般的であるが，ほぼ同義と考えてよい．

Am J Med. 2011 Jul; 124(7): 588-97

- 急速に拡大する紅斑，38℃以上の発熱，肝障害（もしくはその他の重篤な臓器障害），血液学的異常（白血球増加＞11,000/μL や異型リンパ球出現＞5％，好酸球増多＞1,500/μL）のすべてを呈した場合に疑う．

DRESS の症候 (n=172)

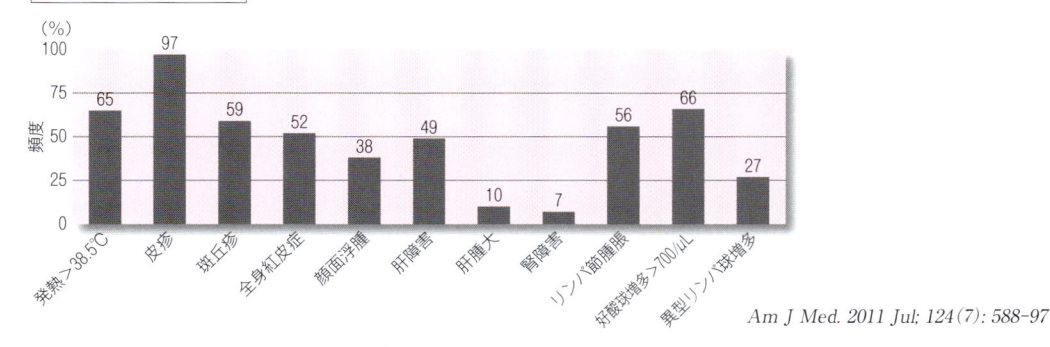

症候	頻度(%)
発熱＞38.5℃	65
皮疹	97
斑丘疹	59
全身紅皮症	52
顔面浮腫	38
肝障害	49
脾腫大	10
腎障害	7
リンパ節腫脹	56
好酸球増多＞700/μL	66
異型リンパ球増多	27

Am J Med. 2011 Jul; 124(7): 588-97

- 典型的には HHV-6 の再賦活化が確認されるが，EB ウイルスや HHV-7 の再活性化が認められるという報告もある．
- 薬剤中止後も2週間以上遷延する．
- 治療にはステロイドを要することが多い．

5　帯状疱疹

帯状疱疹の臨床診断

- 帯状疱疹は中高年で多い．免疫抑制状態と関連があるが，9割以上の患者で免疫機能は正常である．
- 疼痛が皮疹よりも 1-7 日間先行するが，この時期の診断には神経領域に沿った異痛症(allodynia)が診断のポイントとなる．
- 皮疹は浮腫性紅斑から小丘疹・小水疱へと変化し，5日ほどで痂皮化，3週間程度で治癒するが，稀に皮疹を全く伴わない帯状疱疹(zoster sine herpete)も存在する．
- 皮疹は単一の神経領域に分布することが原則であり，全身に汎発性皮疹を呈した場合は，免疫抑制状態を考える．

- 帯状疱疹と年齢

帯状疱疹の発生数・発生率

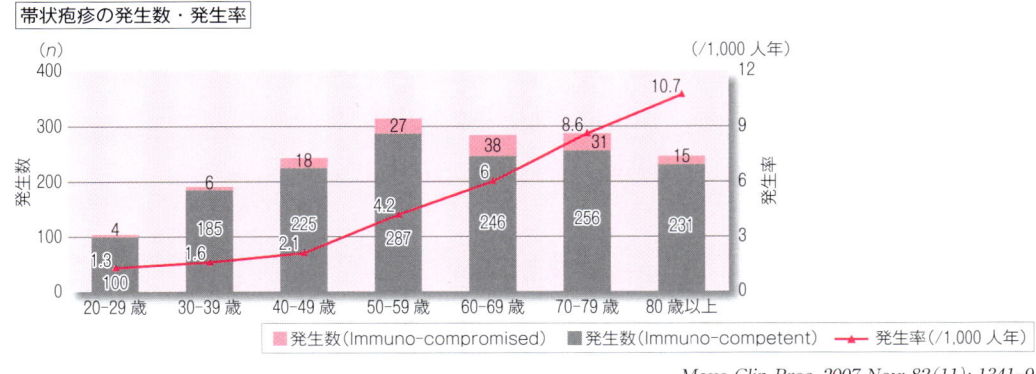

年齢	発生数(Immuno-competent)	発生数(Immuno-compromised)	発生率(/1,000人年)
20-29歳	100	4	1.3
30-39歳	185	6	1.6
40-49歳	225	18	2.1
50-59歳	287	27	4.2
60-69歳	246	38	6
70-79歳	256	31	8.6
80歳以上	231	15	10.7

Mayo Clin Proc. 2007 Nov; 82(11): 1341-9

- 帯状疱疹と悪性疾患
  - ▶帯状疱疹が先行して内臓癌を後で発症することは少ないので，帯状疱疹の際には悪性疾患を念頭に病歴聴取・身体診察を行えばそれ以上の検索は必須ではない〔South Med J. 1995 Nov; 88(11): 1089-92〕．
  - ▶ベルギーの報告では65歳以上の女性では大腸癌が有意に多かった〔HR=2.7(1.4-4.9)〕とされるが，積極的な悪性疾患の検索を要するほどではないとしている〔Br J Gen Pract. 2005 Feb; 55(511): 102-7〕．

- 部位としては胸壁，ついで顔面に多い．
- 全身汎発性の場合でも水痘と異なり，新旧皮疹は混在しない．

帯状疱疹の検査

- 新鮮な水疱内容の免疫染色は信頼性の高い検査である．
- zoster sine herpete を疑った場合は，特異的抗体価の測定が診断の参考になる．

- 水疱内容液を塗抹してギムザ染色をする(Tzanck試験)と核内封入体をもつウイルス性巨細胞を認めるが，帯状疱疹と単純疱疹との鑑別はできないため，確定診断には抗VZVモノクローナル抗体を用いた免疫染色を行う．
  - ▶帯状疱疹の診断

	感度	特異度
免疫染色	97	91
Tzanck試験	79	78

J Med Virol. 1989 May; 28(1): 1-6

- 水痘・帯状疱疹ウイルスの特異的IgG抗体，特異的IgM抗体

特異的抗体測定による帯状疱疹の診断

急性期の検体は発症から0-21日で採取，回復期の検体は発症から7-40日で採取．IgM抗体はELISAで測定し上昇していれば陽性と判断．IgG抗体は間接蛍光抗体法IFAで測定し回復期に陽転もしくは4倍以上に上昇していれば陽性と判断．

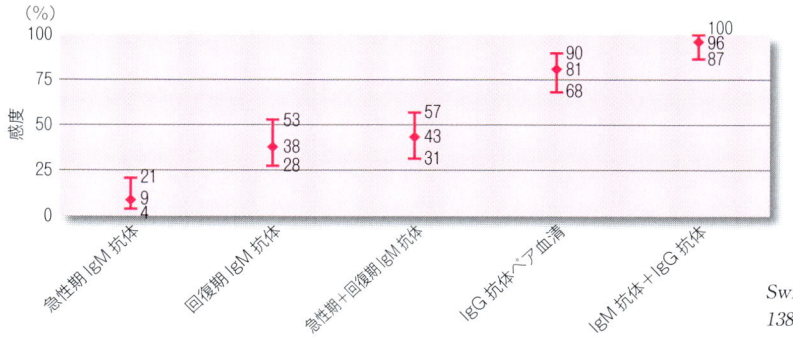

Swiss Med Wkly. 2008 Jan 26; 138(3-4): 47-51

帯状疱疹の合併症

- 三叉神経第1枝領域の帯状疱疹で鼻根〜鼻尖に皮疹(Hutchinson徴候)があれば眼合併症を来しうるため，眼科専門医にコンサルトを行う．
- 皮疹と同じ神経支配領域に沿って単麻痺が生じたり，膀胱直腸障害や偽性腸閉塞が見られうる．
- 耳介帯状疱疹では顔面神経麻痺(Ramsay Hunt症候群)を，三叉神経第1枝領域の帯状疱疹では外眼筋麻痺を合併しうるが，後者では皮疹の神経領域とは一致しない麻痺を呈する．
- 特に高齢女性では帯状疱疹後疼痛の頻度が高い．

  - 帯状疱疹では疼痛以外の合併症を9.5%(眼病変が4.1%，神経学的合併症が3.2%，皮膚合併症が1.6%)で来す〔Mayo Clin Proc. 2007 Nov; 82(11): 1341-9〕．

- Hutchinson 徴候
  - ▶三叉神経第 1 枝の分枝である鼻毛様体神経の外枝は目頭から鼻尖部まで分布することから，鼻尖部の皮疹が眼病変を疑ううえで最も重要であり Hutchinson 徴候として知られる．
  - ▶Hutchinson 徴候は眼球炎症の RR＝3.35（1.82-6.15），角膜麻痺の RR＝4.02（1.55-10.42）と眼部帯状疱疹（結膜炎，角膜炎，虹彩毛様体炎）の予測に有用である〔Graefes Arch Clin Exp Ophthalmol. 2003 Mar; 241(3): 187-91〕．

- 運動麻痺
  - ▶麻痺の多くは皮疹出現後 2 週間以内に認められ，皮疹と麻痺は同じ神経領域に生じるはずだが，眼球ヘルペスでの外眼筋麻痺は例外である．
  - ▶外眼筋麻痺が皮疹と同側なのは 59％で，41％は対側や両側で，時には移動性に見られることもある．外眼筋麻痺は皮疹から 1 週間以内に出現し，78％は 1 年以内に回復する．皮疹と同側に麻痺が出現しない機序はよく分かっていないが，閉塞性血管炎や潜伏しているウイルスの再活性化などの関与が示唆されている〔Br J Ophthalmol. 1977 Nov; 61(11): 677-82〕．
  - ▶稀ではあるが下部脳神経麻痺，上肢麻痺，下肢麻痺，横隔神経麻痺，腹壁麻痺，片麻痺，膀胱直腸障害が生じうる．これらは皮疹と同時に発症することもあるし，2-3 か月遅れて発症することもある．2/3 の症例で麻痺は 12 か月以内に改善するが，膀胱直腸障害はより早期に改善する〔J Bone Joint Surg Br. 1969 Nov; 51(4): 593-603〕．
  - ▶L2 以上のレベルでの帯状疱疹では偽性腸閉塞（Ogilvie 症候群）が生じうる〔Am Surg. 1990 Nov; 56(11): 691-4〕．
  - ▶皮疹を全く伴わない帯状疱疹（zoster sine herpete）の場合は，神経障害が重要な診断根拠となりうる〔Br Med J. 1958 Aug 16; 2(5093): 418-21〕．

- 帯状疱疹後疼痛

帯状疱疹後神経痛の頻度

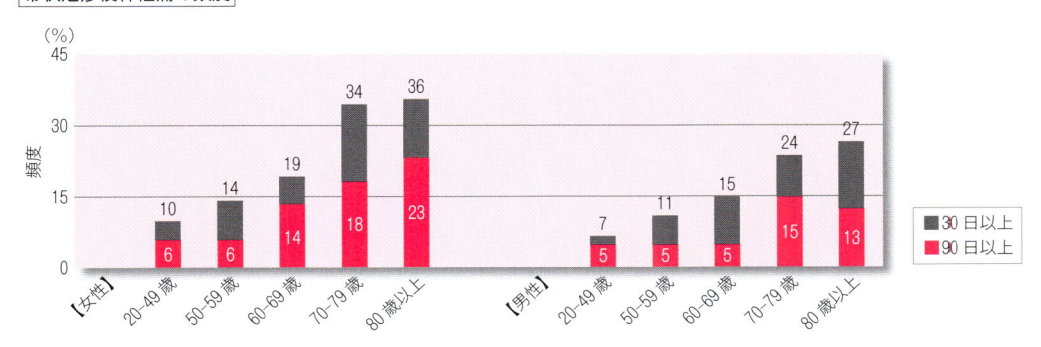

女性: 20-49 歳 10（6）, 50-59 歳 14（6）, 60-69 歳 19（14）, 70-79 歳 34（18）, 80 歳以上 36（23）
男性: 20-49 歳 7（5）, 50-59 歳 11（5）, 60-69 歳 15（5）, 70-79 歳 24（15）, 80 歳以上 27（13）
（％）30 日以上／90 日以上

Mayo Clin Proc. 2007 Nov; 82(11): 1341-9

6 壊死性筋膜炎

壊死性筋膜炎

- 外科的ドレナージを必要とし，死亡率も高いことから早期に認識することが非常に重要な疾患である．

- 死亡率は 6-76％と報告されている〔Ann Surg. 1995 May; 221(5): 558-63〕．

壊死性筋膜炎の起因菌推定

- 糖尿病・アルコール依存症などを素因として複数菌が関与することが多く（type Ⅰ），広域な抗菌薬カバーが必要だが，典型的なパターンであれば単独菌による感染（type Ⅱ）を疑うことはできる．
- 24時間以内の潜伏期で，時間単位で急速進行する場合は，A群連鎖球菌と *Clostridium* を考える．前者は軽微な外傷を契機に起こり，境界が明瞭な紅斑が見られることがある．後者は外傷を契機に起こる *C. perfringens* や *C. novyi* が多いが，*C. septicum* が検出されれば消化管癌の存在を疑う．
- 動物咬創による *Pasteurella multocida*，淡水との接触による *Aeromonas hydrophila*，海水との接触による *Vibrio vulnificus* によって起こる壊死性筋膜炎も比較的潜伏期が短い．
- 一方，大腸菌や腸内細菌群によるものは48-72時間以上の潜伏期があり，進行も数時間というよりも日単位での経過をとることが多い．

- 糖尿病（51％），肝硬変（29％），アルコール依存症（21％）などの合併が多く，合併症がないのは18％のみという報告がある〔*J Microbiol Immunol Infect. 2005 Dec; 38(6): 430-5*〕．

- 壊死性筋膜炎の起因菌

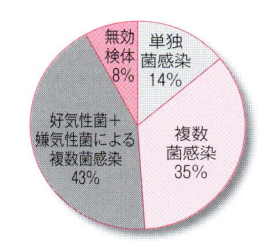

Am J Surg. 2000 May; 179(5): 361-6 (n=182)

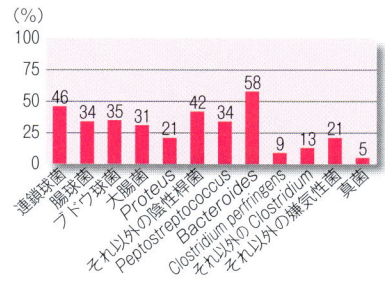

Ann Surg. 1996 Nov; 224(5): 672-83 (n=198)

▶ 複数菌感染が多いが，単独菌ではA群連鎖球菌，ブドウ球菌，*C. perfringens* が多い．

MEMO　*Vibrio vulnificus* による壊死性筋膜炎

- 比較的温暖な時期に汚染された魚介類を摂取したり海水中で外傷を受けると48時間以内に発症する．
- *V. vulnificus* の増殖には鉄の存在が重要であり，*V. vulnificus* の感染症は鉄過剰状態である慢性肝疾患がリスクとなる〔*Infect Immun. 1981 Nov; 34(2): 503-7*〕．
- 経口摂取による感染であっても消化管症状は多くはなく皮膚病変を呈しうる．

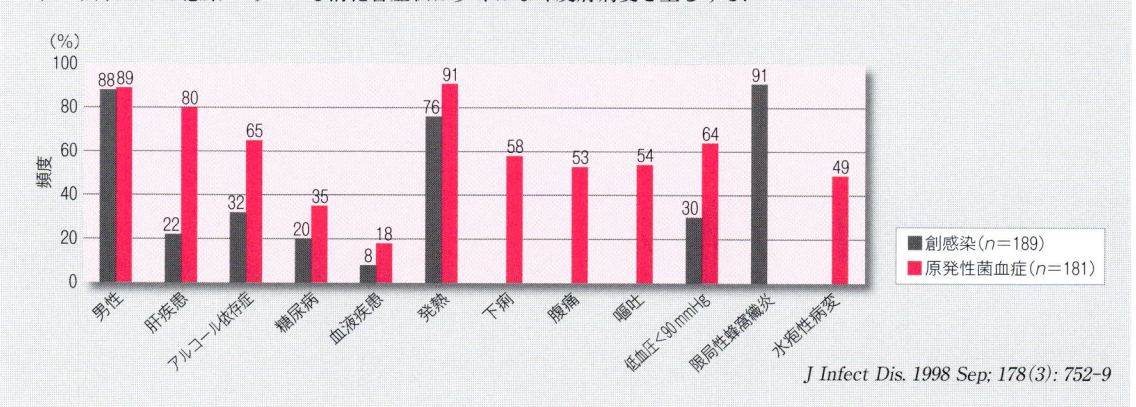

J Infect Dis. 1998 Sep; 178(3): 752-9

壊死性筋膜炎の症候

- 体幹に蜂窩織炎が見られた場合は壊死性筋膜炎の可能性が高い．
- 激しい疼痛を伴い急速に進行する軟部組織感染症では壊死性筋膜炎を強く疑う必要がある．
- 低血圧，水疱や壊死，皮下気腫のいずれかがあれば壊死性筋膜炎の可能性が高い．

- 壊死性筋膜炎の罹患部位
  - 体幹に軟部組織感染が見られれば壊死性筋膜炎を強く疑う〔Clin Infect Dis. 2000 Jan; 32(1): E9-E12〕．
  - 非壊死性の軟部組織感染症と比較して壊死性筋膜炎では上肢に罹患することも多い（17% vs 48%）〔J Am Coll Surg. 2000 Sep; 191(3): 227-31〕．

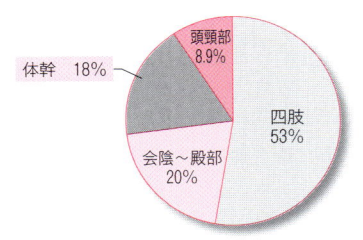

壊死性筋膜炎の罹患部位

- 頭頸部 8.9%
- 体幹 18%
- 四肢 53%
- 会陰〜殿部 20%

Arch Surg. 1996 Aug; 131(8): 846-52

MEMO　Fournier 壊疽

- 会陰・陰部に生じた壊死性筋膜炎は Fournier 壊疽と呼ばれる．
- 男女比は 10：1 で男性に多い．
- 侵入門戸は皮膚（24%）や肛門直腸（21%）・尿路（19%）が多い．
- 糖尿病（20%）やアルコール依存症（9%）といった免疫抑制状態が関与していることが多い〔Br J Surg. 2000 Jun; 87(6): 718-28〕．
- 嫌気性菌を含む多種の菌が関与する．

- 壊死性筋膜炎の症候

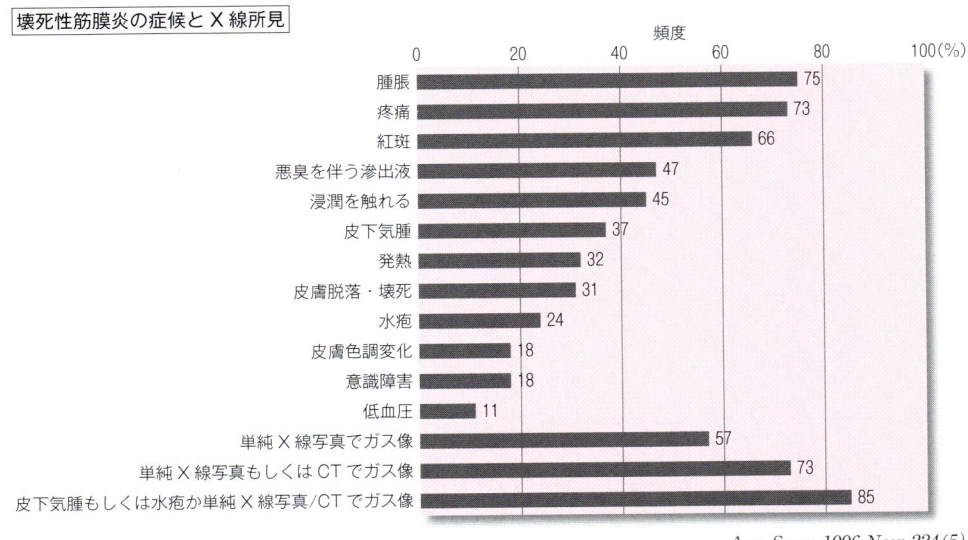

壊死性筋膜炎の症候と X 線所見

症候	頻度(%)
腫脹	75
疼痛	73
紅斑	66
悪臭を伴う滲出液	47
浸潤を触れる	45
皮下気腫	37
発熱	32
皮膚脱落・壊死	31
水疱	24
皮膚色調変化	18
意識障害	18
低血圧	11
単純 X 線写真でガス像	57
単純 X 線写真もしくは CT でガス像	73
皮下気腫もしくは水疱か単純 X 線写真/CT でガス像	85

Ann Surg. 1996 Nov; 224(5): 672-83

- 壊死性筋膜炎以外の軟部組織感染症では低血圧（3%†）や，緊満性浮腫（3%），水疱（3%），紫斑（1%），神経障害（3%），皮膚壊死（2%）を認めることは稀であり〔†Crit Care Med. 2004 Jul; 32(7): 1535-41／J Am Coll Surg. 2000 Sep; 191(3): 227-31〕，これらがあれば壊死性筋膜炎を疑う．

壊死性筋膜炎の検査

- 顕著な白血球数増多，貧血，CRP の著明な上昇，低 Na 血症，腎障害，高血糖は壊死性筋膜炎を示唆する．
- 画像評価にてガス産生を認めれば壊死性筋膜炎を強く疑うが，ガス産生の有無による起因菌の推定は困難である．
- MRI は軟部組織の炎症波及の評価に有用だが，壊死範囲を過剰に評価する傾向がある．

- laboratory risk indicator for necrotizing fasciitis (LRINEC) score

	点数
CRP≧15 mg/dL	4
白血球数が 15,000〜25,000/μL	1
白血球数＞25,000/μL	2
Hb が 11.0〜13.5 g/dL	1
Hb＜11.0 g/dL	2

	点数
Na＜135 mEq/L	2
Cr＞1.6 mg/dL	2
血糖＞180 mg/dL	1

▶ LRINEC score が 5 点未満の場合は壊死性筋膜炎の可能性は 4-5% のみである．6-7 点の場合は壊死性筋膜炎の可能性は 64%．8 点以上あれば 96-97% で壊死性筋膜炎である．

Crit Care Med. 2004 Jul; 32(7): 1535-41

- 壊死性筋膜炎の画像診断

	感度	特異度	LR＋	LR−
X 線写真にてガス像	32(15-55)	97(94-99)	12(4.4-32)	0.7(0.5-0.9)
超音波検査（筋膜に沿って 4 mm 以上の液体貯留）†	88(62-98)	93(81-98)	13(4.4-40)	0.1(0.03-0.5)

J Am Coll Surg. 2000 Sep; 191(3): 227-31 /† Acad Emerg Med. 2002 Dec; 9(12): 1448-51

▶ ガスがあっても Clostridium などの嫌気性菌以外に好気性（通性嫌気性）グラム陰性桿菌による感染症の可能性があり，起因菌の推測は困難であるが〔*Respir Care Clin North Am. 1999; 5: 203-19*〕，A 群連鎖球菌はガス産生をしない．

▶ 超音波検査はガスの描出にも有用であるとの報告がある〔*J Ultrasound Med. 2011 Jun; 30(6): 791-5*〕．

▶ MRI は軟部組織の炎症波及の評価に有用だが，壊死範囲を過剰に評価する傾向がある〔*AJR Am J Roentgenol. 1998 Mar; 170(3): 615-20*〕．また Gd 造影効果の欠損は壊死をよく反映する〔*J Am Coll Surg. 1998 Oct; 187(4): 416-21*〕．

M

整形外科

1 腰痛症と脊椎圧迫骨折　660
2 椎間板ヘルニアと脊柱管狭窄症　661
3 悪性疾患に伴う腰痛　666
4 感染性脊椎炎・椎間板炎　667
5 骨腫瘍　671
6 手根管症候群　673
7 糖尿病性足部骨髄炎　676

1 腰痛症と脊椎圧迫骨折

腰痛症の原因
- 腰痛症の多くは腰部傍脊柱筋や腰椎のひずみ・捻挫から来ると解釈される非特異的なもの(特発性)であるが，体動で誘発しない腰痛は尿管結石や大動脈疾患といった内臓疾患を考える必要がある．
- 急性腰痛症では悪性新生物，感染症，炎症性疾患の3つが否定的で，神経学的所見がなく，骨折が疑われなければ4-6週間は対症療法のみで精査は不要である．
- 物理的要因では変性性疾患，椎間板ヘルニア，脊柱管狭窄症，脊椎圧迫骨折，脊椎こり症を考える．

- 人口の60-90%は一生のうち1度は腰痛症を経験する．
- 急性腰痛症の85%は正確な解剖学的原因は分からない．
- 単純X線写真を撮影すると満足度は上がるが，かえって痛みは強くなる可能性があるとされ〔BMJ. 2001 Feb 17; 322(7283): 400-5〕，急性腰痛は1週間で50%，2週間で90%が自然軽快することから全例でX線写真の必要はないと考えられている．

- 腰痛症の原因

  - 悪性新生物 0.7%
  - 感染症 0.01%
  - 脊椎こり症 2.1%
  - 炎症性関節症 0.3%
  - 脊椎圧迫骨折 4.2%
  - 内臓疾患 2.1%
  - 脊柱管狭窄症 3.1%
  - 椎間板ヘルニア 4.2%
  - 変性疾患 10.4%
  - 腰椎のひずみ・捻挫(特発性) 72.9%

  Ann Intern Med. 2002 Oct 1; 137(7): 586-97

  ▶ 悪性新生物では多発性骨髄腫，転移性癌，リンパ腫・白血病，脊髄腫瘍，後腹膜腫瘍，原発性脊椎腫瘍を考える．
  ▶ 感染症では骨髄炎・椎間板炎，傍脊椎膿瘍・硬膜外膿瘍を考える．
  ▶ 炎症性関節症はしばしばHLA-B27と関連があり，強直性脊椎炎，乾癬性関節炎，反応性関節炎，炎症性腸疾患を考える．
  ▶ 慢性腰痛で原因不明なものの31%で精神疾患の合併があるとされる〔Eur J Pain. 2011 Nov; 15(10): 1075-80〕．

MEMO 急性腰痛症の対症療法
- ベッド上安静は指示しないほうが疼痛改善やADL維持にはよい〔Cochrane Database Syst Rev. 2010 Jun 16;(6): CD007612〕．
- 厚生科学研究班による科学的根拠(evidence based medicine；EBM)に基づいた腰痛診療のガイドライン(2001)によると，アセトアミノフェン，NSAID，筋弛緩薬は症状改善に効果があるとされている．一方，マッサージ，超音波，牽引の効果はなく，運動療法，経皮的神経電気刺激(TENS)，コルセット，トリガーポイント注射，鍼，バイオフィードバックの効果は確立していないとしている．
  ▶ アセトアミノフェンにNSAIDとマニピュレーションを加えても回復を早めることはない〔Lancet. 2007 Nov 10; 370 (9599): 1638-43〕．
  ▶ 筋弛緩薬[エペリゾン(ミオナール®)やチザニジン(テルネリン®)]は急性腰痛症の症状を緩和する〔J Postgrad Med. 2011 Oct-Dec; 57(4): 278-85/Eur Spine J. 2009 Dec; 18(12): 1836-42〕．
- 圧迫骨折がある場合はカルシトニンを1週間ごとに使用すると4週間までは疼痛改善が期待できる〔Osteoporos Int. 2005 Oct; 16(10): 1281-90〕．

脊椎圧迫骨折

- 50歳以上では特に外傷がなくても圧迫骨折を来す可能性がある．特にステロイド使用者はリスクが高い．
- 脊椎叩打痛の有無や仰臥位が可能かどうかは脊椎圧迫骨折の診断に有用である．

- 急性腰痛症における脊椎圧迫骨折の診断

	感度	特異度	LR＋	LR−
50歳以上	84	61	2.2	0.3
70歳以上	22	96	5.5	0.8
‡	50	96	11 (4.7-19)	0.5 (0.2-0.8)
外傷既往	30	85	2.0	0.8
‡	25	98	10 (2.8-26)	0.8 (0.4-1.0)
ステロイド使用	6	99.5	12	0.9
‡	25	100	48 (12-165)	0.8 (0.4-0.9)
握り拳による強い脊椎叩打痛†	88 (74-95)	90 (72-97)	8.8 (3-26)	0.1 (0.1-0.3)
疼痛で仰臥位が不可†	81 (67-91)	93 (76-99)	12 (3.2-47)	0.2 (0.1-0.4)

Ann Intern Med. 2002 Oct 1; 137(7): 586-97
‡ Arthritis Rheum. 2009 Oct; 60(10): 3072-80
† Ann R Coll Surg Engl. 2010 Mar; 92(2): 163-6

- 単純X線写真では脊椎圧迫骨折の45％が検出困難という報告もある〔Z Orthop Unfall. 2010 Dec; 148(6): 641-5〕．機能撮影を行えば88％で検出が可能となるが〔AJNR Am J Neuroradiol. 2011 Jan; 32(1): 121-4〕，脊椎を過伸展させるのに強い疼痛を伴うため単純X線写真による診断には限界があり，必要に応じてMRI検査を行う．

- 圧迫骨折の発症時期推定
  - 疼痛は1-2か月継続することが多い．
  - 単純X線写真では，陳旧性の圧迫骨折の場合は椎体前面がスムーズであることが急性の圧迫骨折との鑑別点とされるが判断は難しい．
  - MRIでは急性期の圧迫骨折はT1強調画像で低信号，T2強調画像で高信号となるが，STIRで高信号となることが骨髄浮腫を最も正確に反映する．造影効果がある場合は1か月以内の圧迫骨折であることが多い．
  - 骨シンチグラフィは発症後1年間以上陽性となる可能性がある〔J Nucl Med. 1979 Dec; 20(12): 1227-31〕．

2 椎間板ヘルニアと脊柱管狭窄症

腰椎椎間板ヘルニア

- 人口の1％程度が罹患する病気で，壮年期男性に多い．
- L4/L5やL5/S1に発生することがほとんどである．

- 人口の1％程度が腰椎椎間板ヘルニアに罹患する〔Spine (Phila Pa 1976). 1996 Dec 15; 21(24 Suppl): 45S-56S〕．

- 腰椎椎間板ヘルニア患者の特徴

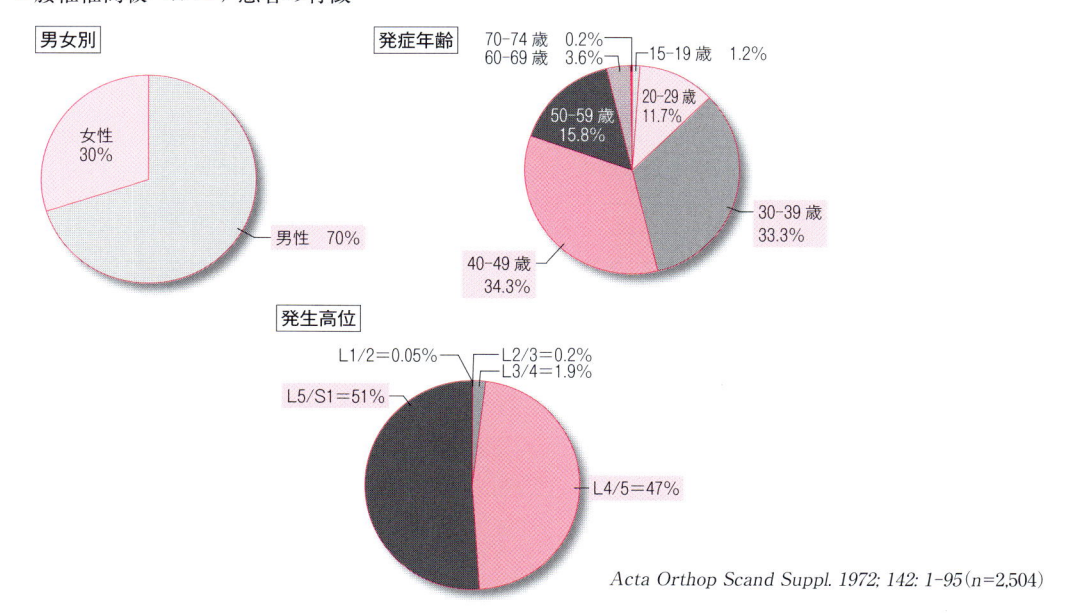

男女別
- 女性 30%
- 男性 70%

発症年齢
- 70-74歳 0.2%
- 60-69歳 3.6%
- 15-19歳 1.2%
- 20-29歳 11.7%
- 50-59歳 15.8%
- 30-39歳 33.3%
- 40-49歳 34.3%

発生高位
- L1/2 = 0.05%
- L2/3 = 0.2%
- L3/4 = 1.9%
- L5/S1 = 51%
- L4/5 = 47%

Acta Orthop Scand Suppl. 1972; 142: 1-95（n=2,504）

腰椎椎間板ヘルニアの病歴

- 下肢に放散する痛みが重要で，下肢痛は腰痛より強くデルマトームに沿った痛みであることが多い．
- 膀胱直腸障害・会陰部感覚障害があれば専門家に迅速なコンサルトを要する．

- 腰椎ヘルニアの診断
  ▶ 痛みが膝より下まで放散していれば，大腿後面に放散するだけのものに比べて，神経根障害である確率が高いとされる．

	感度	特異度	LR+	LR−
坐骨神経痛†	95	88	7.9	0.06
下肢痛が腰痛より強い	82(75-88)	54(45-63)	1.8(1.5-2.2)	0.3(0.2-0.5)
デルマトームに沿った痛み	90(83-94)	31(23-40)	1.3(1.1-1.5)	0.3(0.2-0.6)
咳・くしゃみ・いきみで疼痛が増悪	50(42-58)	67(58-75)	1.5(1.1-2.1)	0.7(0.6-0.9)
デルマトームに沿った下肢の冷感	31(24-39)	80(72-87)	1.6(1.0-2.4)	0.9(0.8-1.0)
座位で疼痛が増強	54(46-62)	43(35-53)	1.0(0.8-1.2)	1.1(0.9-1.3)
立位・歩行で疼痛が減弱	20(15-28)	79(70-85)	1.0(0.6-1.5)	1.0(0.9-1.1)
仰臥位で疼痛が減弱	60(52-68)	43(35-53)	1.1(0.9-1.3)	0.9(0.8-1.1)
筋力低下	27(20-35)	62(53-71)	0.7(0.5-1.0)	1.2(1.1-1.3)
感覚低下	40(32-48)	58(49-67)	0.9(0.7-1.3)	1.0(0.9-1.2)
デルマトームに沿った感覚障害	51(43-60)	41(32-50)	0.9(0.7-1.1)	1.2(1.0-1.4)

† *JAMA. 1992 Aug 12; 268(6): 760-5/J Neurol Neurosurg Psychiatry. 2002 May; 72(5): 630-4 より改変*

- 馬尾障害があれば48時間以内に手術が望ましい〔*Spine（Phila Pa 1976）. 2000 Jun 15; 25(12): 1515-22*〕．

腰椎椎間板ヘルニアの身体所見

- SLR試験が陰性ならば腰椎椎間板ヘルニアの可能性は下がる．
- SLR試験が30°で陽性となったり，対側SLR試験が陽性ならば腰椎椎間板ヘルニアに特徴的である．
- 神経根の障害部位の推定と重症度を評価するため，L4-S1の運動・感覚・深部腱反射を確認する．

- SLR 試験(straight-leg-raising test)
  ▶ 仰臥位の患者の一側下肢を伸展したまま持ち上げ股関節を受動的に 60°まで屈曲させるときに，殿部や大腿後面に疼痛を訴えれば陽性とする．30°で陽性となったり，健側の挙上で患側に疼痛を誘発(対側 SLR 試験)すれば腰椎椎間板ヘルニアに特徴的である．

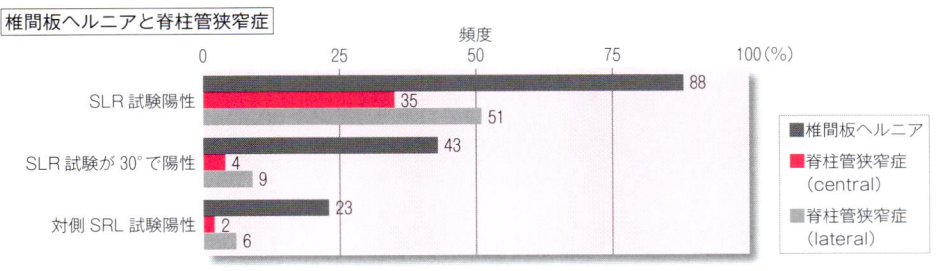

椎間板ヘルニアと脊柱管狭窄症

項目	椎間板ヘルニア	脊柱管狭窄症(central)	脊柱管狭窄症(lateral)
SLR 試験陽性	88	35	51
SLR 試験が 30°で陽性	43	4	9
対側 SRL 試験陽性	23	2	6

J Bone Joint Surg Br. 1993 May; 75(3): 381-5

  ▶ SLR 試験による 60-80°の下肢挙上で，L4 以下は 2-6 mm，L5 以下は最大 7 mm 下方へ神経が移動するが，L3 は影響がない〔*J Neurol Neurosurg Psychiatry. 1965 Feb; 28: 12-8*〕．そのため，SLR 試験では L4 より上位の腰椎椎間板ヘルニアの検出は難しい．
  ▶ 大腿神経伸展試験は腹臥位で股関節を過伸展・膝関節を屈曲すると大腿前面の大腿神経支配領域に疼痛を誘発する方法で，L2 から L4 神経根の障害で陽性となりうる．

- 腰椎椎間板ヘルニアの診断

	感度	特異度	LR+	LR−
SLR 試験	64(56-71)	57(47-65)	1.5(1.2-1.9)	0.6(0.5-0.8)
†	92(87-95)	28(18-40)	1.3(1.1-1.4)	0.30(0.24-0.39)
対側 SLR 試験†	28(22-35)	90(85-94)	2.1(1.6-2.8)	0.86(0.83-0.89)
筋力低下	27(20-35)	93(87-97)	4.1(2.0-8.4)	0.8(0.7-0.9)
感覚障害	28(21-36)	66(56-74)	0.8(0.6-1.2)	1.1(1.0-1.2)
痛覚鈍麻	17(12-24)	84(77-90)	1.1(0.6-1.9)	1.0(0.9-1.1)
アキレス腱・膝蓋腱反射の消失	15(10-21)	93(87-97)	2.2(1.0-4.8)	0.9(0.9-1.0)
前屈時の指—前屈距離>25 cm	45(37-53)	74(65-81)	1.7(1.2-2.4)	0.8(0.7-0.9)

J Neurol Neurosurg Psychiatry. 2002 May; 72(5): 630-4 より改変(MRI 所見との比較)
† *Cochrane Database Syst Rev. 2010 Feb 17;(2): CD007431*(手術所見との比較)

- 神経根と神経症状の関係
  ▶ L4 の領域は大腿外側〜膝蓋骨〜足内側(膝関節の伸展力，膝蓋腱反射，足関節内反，下腿内側の感覚が評価に有用)，S1 の領域は大腿後面〜足外側(足関節底屈筋力，アキレス腱反射，足底の感覚が評価に有用)である．

	L4	L5	S1
筋力	足関節内反(前脛骨筋)	足関節・足趾背屈(長母趾伸筋)	足関節外反・底屈，足趾底屈(長短腓骨筋)
深部腱反射	膝蓋腱反射		アキレス腱反射
感覚	下腿内側	足背(母趾と第 2 趾の間)	下腿外側・足底(外果の下方)

  ▶ 運動はスクワット(L4)，つま先あげ歩行(L5)，つま先立ち歩行(S1)ができれば問題ないと考えられる．

病変部位		感度	特異度	LR+	LR−
L2	大腿正面の感覚障害	50(10-91)	96(87-99)	13(1.8-87)	0.52(0.13-2.1)
L3	大腿神経伸展試験	70(40-89)	88(75-95)	5.7(2.3-44)	0.34(0.13-0.89)
	椅子からの片足立ちが不可能	50(24-76)	77(63-87)	2.2(1.0-5.0)	0.65(0.34-1.23)

(つづく)

病変部位		感度	特異度	LR+	LR-
L4	対側大腿神経伸展試験	9(2-38)	100(91-100)	NA(∞)	0.91(0.75-1.1)
	椅子からの片足立ちが不可能	54(29-77)	81(66-90)	2.8(1.2-6.1)	0.57(0.31-1.1)
	足関節内側の感覚障害	31(13-57)	100(91-100)	NA(∞)	0.69(0.48-1.0)
	膝蓋腱反射低下	39(18-65)	95(84-99)	7.7(1.7-35)	0.65(0.42-1.0)
L5	SLR試験	67(44-84)	67(50-80)	2.0(1.1-3.5)	0.50(0.25-1.0)
	母趾背屈力低下	61(39-80)	86(71-94)	4.4(1.8-11)	0.45(0.25-0.82)
	股関節外転筋力低下	29(13-53)	97(86-100)	11(1.3-84)	0.73(0.53-0.99)
	アキレス腱反射低下*	33(16-56)	91(78-97)	3.9(1.1-14)	0.73(0.52-1.0)
S1	SLR試験	73(43-90)	63(48-76)	2.0(1.2-3.3)	0.43(0.16-1.2)

*L5/S1病変ではL5の神経根が障害を受けるが，(ヘルニアがやや内側に存在することで)S1病変を示唆するアキレス腱反射の低下を認めることも多い．

Spine(Phila Pa 1976). 2011 Jan 1; 36(1): 63-73

脊柱管狭窄症の病歴

- 高齢者に多い．
- 放散痛はあってもなくてもよいが，両側の殿部〜下肢に放散痛があれば脊柱管狭窄症の可能性は高い．
- 立位などの椎体を伸展する体位で疼痛を誘発するため神経性間欠跛行を呈するが，座位や前屈位で症状が改善するのが特徴的である．
- 進行すると膀胱直腸障害が出現する．

		感度	特異度	LR+	LR-
年齢	年齢≧50歳†	90	77	3.9	0.13
	年齢>65歳	77(64-90)	69(53-85)	2.5(1.4-4.2)	0.34(0.19-0.61)
放散痛	両側の殿部/大腿部痛	51(40-62)	92(87-97)	6.3(3.1-13)	0.54(0.43-0.68)
	殿部や大腿への放散痛	84-95	5-34	0.88-1.4	0.34-3.3
増悪・寛解因子	座位で疼痛消失	47(35-61)	94(85-100)	7.4(1.9-30)	0.57(0.43-0.76)
	前屈で症状改善	52(45-58)	92(88-95)	6.4(4.1-9.9)	0.52(0.46-0.60)
	座位で症状改善	51(36-66)	84(72-97)	3.3(1.4-7.7)	0.58(0.41-0.81)
	神経性跛行	82(77-87)	78(73-83)	3.7(2.9-4.8)	0.23(0.17-0.31)
	立位時に増悪	68(62-74)	70(65-76)	2.3(1.8-2.8)	0.46(0.37-0.56)
	立位での間は増悪	92(88-96)	21(15-27)	1.2(1.1-1.3)	0.38(0.21-0.69)
その他の症状	排尿障害	14(9-19)	98(96-100)	6.9(2.7-17)	0.88(0.83-0.93)
	会陰部の感覚鈍麻	5(2-7)	99(97-100)	3.7(1.0-13)	0.97(0.94-1.0)
	両側足底の感覚鈍麻	27(21-33)	87(83-92)	2.2(1.4-3.2)	0.84(0.76-0.92)
	毎年治療を要する症状	40(33-47)	80(75-86)	2.0(1.5-2.8)	0.75(0.65-0.86)
	夜間排尿のため覚醒	86(81-91)	27(21-33)	1.2(1.1-1.3)	0.50(0.33-0.78)
	殿部の灼熱感や歩行時の勃起症	6(3-9)	99(98-100)	7.2(1.6-32)	0.95(0.92-0.98)

† *JAMA*. 1992; 268(6): 760-5/*JAMA*. 2010 Dec 15; 304(23): 2628-36 より改変

- 脊柱管狭窄症では，立位だけでも疼痛は起こり歩行距離は一定せず，腰を曲げると疼痛は改善するので自転車こぎでは疼痛が起こりにくく，足背動脈の拍動触知が可能であることが，血管性間欠跛行と異なる．

脊柱管狭窄症の身体所見

- 後索障害を反映して開脚歩行やRomberg試験陽性があれば脊柱管狭窄症を疑う．
- 前屈位で疼痛が改善しない場合は脊柱管狭窄症の可能性は低い．

		感度	特異度	LR+	LR−
神経障害	開脚(wide-based)歩行	42(27-57)	97(91-100)	13(1.9-95)	0.60(0.46-0.78)
	Romberg 試験陽性	40(25-54)	91(81-100)	4.2(1.4-13)	0.67(0.51-0.87)
	振動覚低下	53(39-68)	81(68-95)	2.8(1.3-6.2)	0.57(0.40-0.82)
	痛覚(pinprick)低下	47(32-61)	81(68-95)	2.5(1.1-5.5)	0.66(0.48-0.91)
	アキレス腱反射消失	47(32-61)	78(64-92)	2.1(1.0-4.4)	0.69(0.49-0.96)
	筋力低下	47(32-61)	78(64-92)	2.1(1.0-4.4)	0.69(0.49-0.96)
増悪・寛解因子	前屈位にて疼痛なし	79(67-91)	44(27-62)	1.4(1.0-2.0)	0.48(0.24-0.96)

Arthritis Rheum. 1995 Sep; 38(9): 1236-41

MEMO 馬尾症候群

- 腫瘍，膿瘍，外傷，脊柱管狭窄症，椎間板ヘルニアなどによって馬尾神経(円錐に続く糸状の終糸と L3 以下の神経根・末梢神経からなる)が圧迫され，両下肢の疼痛，殿部・陰部の感覚障害(サドル状感覚障害)，膀胱直腸障害，勃起機能不全などを呈することを馬尾症候群と呼ぶ．
- 馬尾症候群の診断(MRI における馬尾神経圧迫所見の予測)

	感度	特異度	LR+	LR−
両側の症状 †	63(26-90)	72(57-83)	2.2(1.1-4.5)	0.5(0.2-1.3)
両側下肢痛	27(9-55)	94(84-98)	4.3(1.2-15)	0.8(0.6-1.1)
尿意低下 †	25(5-64)	62(47-75)	0.7(0.2-2.3)	1.2(0.8-1.8)
尿貯留	21(6-51)	83(71-91)	1.3(0.4-4.0)	1.0(0.7-1.3)
†	88(47-100)	40(27-55)	1.5(1.0-2.1)	0.3(0.1-2.0)
残尿>500 mL †	75(36-96)	94(78-100)	12(3.1-50)	0.3(0.1-0.9)
尿失禁	46(20-74)	52(38-65)	1.0(0.5-1.8)	1.0(0.6-1.8)
†	38(10-74)	60(45-73)	0.9(0.4-2.4)	1.0(0.6-1.8)
便失禁	36(14-64)	89(79-95)	3.3(1.2-8.9)	0.7(0.5-1.1)
†	25(5-64)	86(73-94)	1.8(0.5-7.1)	0.9(0.6-1.3)
サドル状感覚障害	62(32-85)	81(69-90)	3.3(1.7-6.4)	0.5(0.2-0.9)
†	38(10-74)	64(49-77)	1.0(0.4-2.7)	1.0(0.6-1.7)
肛門トーヌス低下	23(6-54)	94(84-98)	3.6(0.9-14)	0.8(0.6-1.1)
†	25(5-64)	78(64-88)	1.1(0.3-4.2)	1.0(0.6-1.4)
肛門括約筋反射低下 †	38(10-74)	60(45-73)	0.9(0.4-2.4)	1.0(0.6-1.8)
アキレス腱反射低下 †	38(10-74)	72(57-83)	1.3(0.5-3.6)	0.9(0.5-1.5)

Br J Neurosurg. 2010 Aug; 24(4): 383-6 / † Eur J Neurol. 2009 Mar; 16(3): 416-9

- 急性に馬尾症候群が生じた場合は，緊急手術の適応について専門家に迅速なコンサルトを必要とする．

画像検査

- MRI は優れた検査であるが，特に椎間板ヘルニアや椎間板変性・膨隆は無症状の健常者でも見られることが多い所見であり，結果の解釈には注意を要する．

- CT と MRI の診断特性

		感度	特異度	LR+	LR−
CT	腰椎椎間板ヘルニア	77(66-86)	74(62-83)	2.9(2.1-4.1)	0.31(0.22-0.43)
MRI †	腰椎椎間板ヘルニア	79(74-84)	78(70-84)	3.6(2.6-4.9)	0.27(0.21-0.34)
	神経根圧迫を伴う腰椎椎間板ヘルニア	89(81-94)	57(35-76)	2.0(1.3-3.3)	0.20(0.11-0.36)
	脊柱管狭窄症	91(80-96)	68(65-71)	2.9(2.5-3.2)	0.14(0.06-0.29)

Eur Spine J. 2012 Feb; 21(2): 228-39
† Eur Spine J. 2012 Feb; 21(2): 220-7 より改変

● 無症候の成人における異常所見の頻度

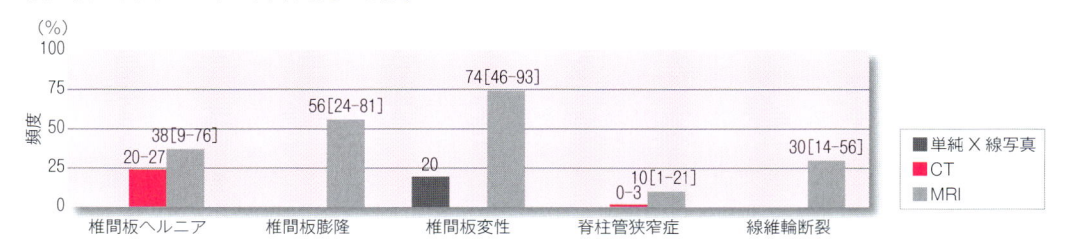

Ann Intern Med. 2002 Oct 1; 137(7): 586-97

3 悪性疾患に伴う腰痛

悪性疾患による腰痛

- 50歳未満で癌の既往がなく，体重減少を認めず，1か月で疼痛が改善すれば悪性疾患の可能性は低い．
- 担癌患者の腰痛はそうでないと分かるまでは，骨転移を疑う．

	感度	特異度	LR+	LR−
50歳以上	84	69	2.2(1.8-2.7)	0.34(0.17-0.68)
癌の既往	55	98	24(11-49)	0.25(0.01-9.19)
説明できない体重減少	15	94	3.0(1.0-9.3)	0.87(0.68-1.12)
1か月の安静で改善せず	29	90	3.0(1.4-6.3)	0.79(0.58-1.07)
ベッド安静で治まらない	100	46	1.7(1.2-2.2)	0.22(0.02-3.02)
緩徐発症	62	42	1.0(0.7-1.6)	0.94(0.49-1.80)
1か月以上の持続痛	50	81	2.6(1.5-4.6)	0.62(0.36-1.06)
最近の背部外傷	≒0	82	0.2(0.0-3.0)	1.18(1.06-1.30)
胸部痛	17	84	1.2(0.4-3.7)	0.96(0.74-1.26)
重度の痛み	23	85	1.7(0.7-4.2)	0.88(0.65-1.20)
筋痙攣	15	66	0.5(0.2-1.6)	1.25(0.97-1.59)
50歳以上もしくは，癌の既往，原因不明の体重減少，1か月の保存的治療で改善しない，のいずれか	≒100	60	2.4(2.1-2.7)	0.06(0.00-0.91)
脊椎圧痛	15	60	0.4(0.1-1.4)	1.37(1.07-1.75)
神経症状	≒0	91	0.4(0.0-6.5)	1.06(0.95-1.18)
神経徴候	≒0	97	7.5(0.7-84.2)	0.78(0.35-1.73)
体温≧37.8℃	≒0	98	1.8(0.1-27.2)	0.98(0.89-1.09)

systematic review: *Eur Spine J. 2007 Oct; 16(10): 1673-9*

● 原因による椎体骨折部位の差
　▶ T1-T3の圧迫骨折は骨粗鬆症では起こりがたい．

脊椎圧迫骨折の部位

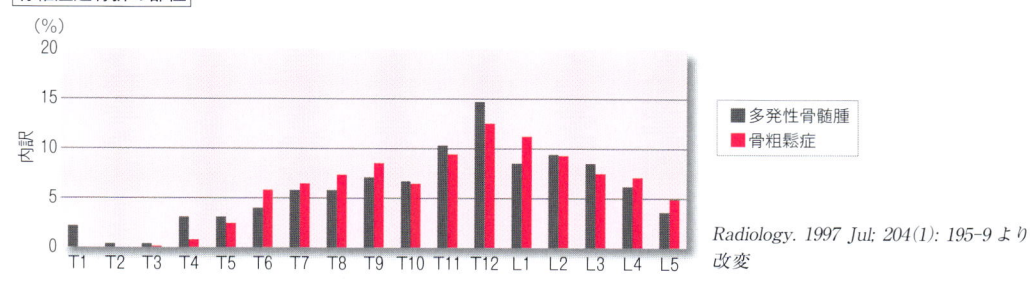

Radiology. 1997 Jul; 204(1): 195-9 より改変

悪性疾患による腰痛の検査

- 赤沈亢進（≧50 mm/時）や単純X線写真の感度は高くはないが，これらに異常があれば悪性腫瘍や炎症性疾患を強く疑う．
- 貧血，腎障害，アルブミン/グロブリン比の低下は多発性骨髄腫を疑う．
- 非侵襲的な検査ではMRIが最も優れる検査だが，全身の病変を評価するには多発性骨髄腫を除けば骨シンチグラフィが有用である．
- MRIにおいて椎体の中央が脊柱管に向かって膨隆している場合や，椎弓の異常信号や軟部組織陰影があれば，悪性腫瘍骨転移による病的圧迫骨折を考える．

● 悪性疾患による腰痛

		感度	特異度	LR+	LR−
採血検査	赤沈≧20 mm/時	78	67	2.3(1.6-3.3)	0.37(0.13-1.09)
	≧50 mm/時	56	97	18(9.3-35)	0.46(0.23-0.92)
	≧100 mm/時	22	100	56(13.5-229)	0.75(0.53-1.08)
	白血球数≧12,000/μL	22	94	4.1(1.3-13)	0.80(0.56-1.14)
	ヘマトクリット＜30%	9	99	18(3.5-95)	0.88(0.71-1.09)
画像検査†	単純X線写真	60	90-99.5	12-120	0.40-0.42
	核医学検査	74-98	64-81	3.9	0.32
	SPECT	87-93	91-93	9.7	0.14
	MRI	83-93	90-97	8.3-31	0.07-0.19

J Gen Intern Med. 1988 May-Jun; 3(3): 230-8/† Ann Intern Med. 2002 Oct 1; 137(7): 586-97

▶ 単純X線写真では椎弓根消失像（winking owl sign，pedicle sign）が特徴的所見として知られる．
▶ 骨生検は感度85%，特異度100%である〔J Gen Intern Med. 2001 Jan; 16(1): 14-23〕．

● MRIによる病的骨折（悪性腫瘍）の診断（骨粗鬆症による圧迫骨折との鑑別）

	感度	特異度	LR+	LR−
椎体全体に骨浮腫	66(45-83)	82(73-89)	3.7	0.4
帯状の骨浮腫	21(2-76)	58(20-89)	0.5	1.4
椎弓根に病変波及	81(75-86)	79(56-92)	3.9	0.2
後方成分へ波及	58(29-83)	89(53-99)	5.3	0.5
脊椎周囲の腫瘤	67(45-83)	88(78-93)	5.6	0.4
硬膜外腫瘤	62(39-81)	66(26-91)	1.8	0.6
椎体後方突出（びまん性）	61(36-81)	86(73-93)	4.4	0.5
椎体後方突出（部分的）	11(4-29)	65(20-93)	0.3	1.4

Spine(Phila Pa 1976). 2012 May 20; 37(12): E736-44

4 感染性脊椎炎・椎間板炎

感染性脊椎炎・椎間板炎

- 化膿性脊椎炎では皮膚からの直達感染，菌血症（感染性心内膜炎など），尿路感染の3つの感染経路を考える．
- 安静時にも継続する疼痛，脊椎叩打痛は炎症性疾患を示唆する．
- 神経根症状や脊髄症を認めることも多い．

（つづく）

- 化膿性脊椎炎と比較して結核性脊椎炎では発熱の頻度は低いが，進行すれば脊椎の変形を認めやすい．
- 結核性脊椎炎は胸椎に多く，化膿性脊椎炎は腰椎に多い．

脊椎炎の原因別リスク要因

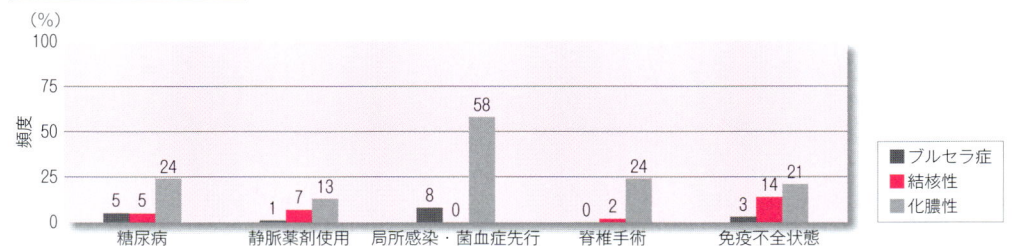

	ブルセラ症	結核性	化膿性
糖尿病	5	5	24
静脈薬剤使用	1	7	13
局所感染・菌血症先行	8	0	58
脊椎手術	0	2	24
免疫不全状態	3	14	21

Ann Rheum Dis. 1997 Dec; 56(12): 709-15

脊椎炎の部位と徴候

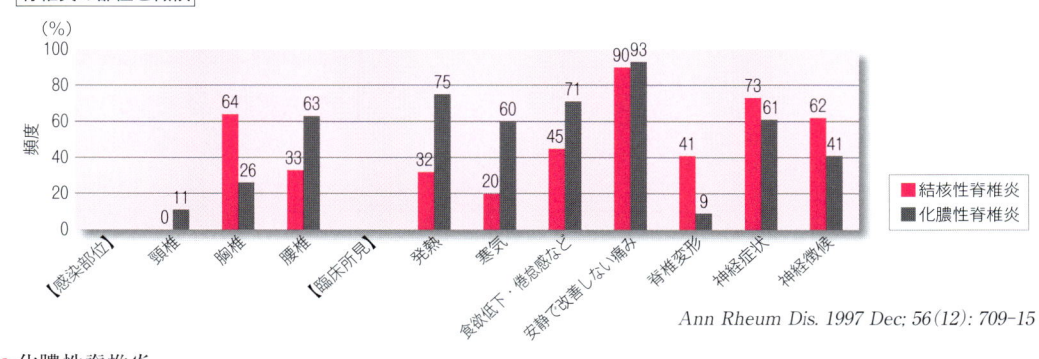

	結核性脊椎炎	化膿性脊椎炎
頸椎	0	11
胸椎	64	26
腰椎	33	63
発熱	32	75
寒気	20	60
食欲低下・倦怠感など	45	71
安静で改善しない痛み	90	93
脊椎変形	41	9
神経症状	73	61
神経徴候	62	41

Ann Rheum Dis. 1997 Dec; 56(12): 709-15

- 化膿性脊椎炎
  - ▶3つの感染経路
    - □ 皮膚から侵入する場合はブドウ球菌が多いが，糖尿病などの免疫抑制患者や仙骨部褥瘡からの感染の場合はブドウ球菌以外にグラム陰性桿菌や嫌気性菌も起因菌となる．
    - □ 感染性椎体炎の31％で感染性心内膜炎を認めるという報告がある〔*Am J Med. 2005 Nov; 118(11): 1287*〕．
    - □ 骨盤内と脊柱はBatson静脈叢を介してつながっているため，上部尿路感染では腰椎骨髄炎を来しやすい．
    - □ 起因菌の推定が困難な場合は，長期の治療を要する疾患であることから穿刺・生検により病変から培養検体を採取することが望ましい．

化膿性脊椎炎の起因菌

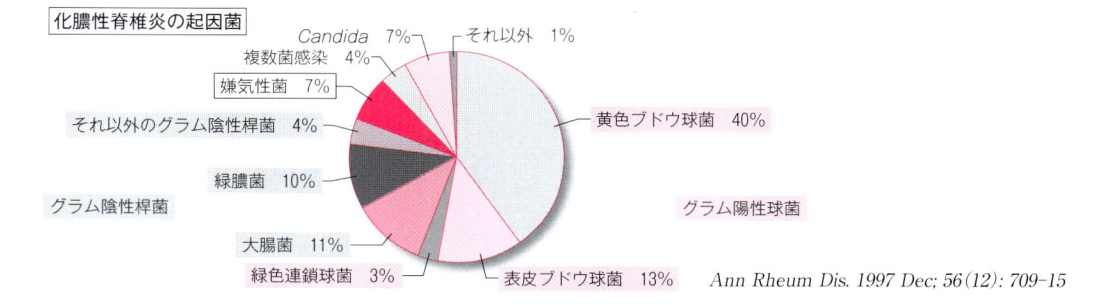

グラム陽性球菌
- 黄色ブドウ球菌 40%
- 表皮ブドウ球菌 13%
- 緑色連鎖球菌 3%

グラム陰性桿菌
- 大腸菌 11%
- 緑膿菌 10%
- それ以外のグラム陰性桿菌 4%

- 嫌気性菌 7%
- 複数菌感染 4%
- *Candida* 7%
- それ以外 1%

Ann Rheum Dis. 1997 Dec; 56(12): 709-15

化膿性脊椎炎・椎間板炎の検査

- 単純X線写真では椎間狭小化が最も早期に見られる所見だが，診断にはMRI検査を行う必要がある．それでも診断がつかない場合は2週間後にMRI再検査を要する．

(つづく)

- 椎体は endplate をまたいで T1 強調画像で低信号，T2 強調画像(STIR 法)で高信号があれば脊椎炎に特徴的である．T1 強調画像で造影効果を認めたり，2 椎体にまたがって信号変化がある場合も脊椎炎の可能性が高い．
- 椎間板は T2 強調画像では信号変化が起きやすいので髄液と同程度の高信号で有意と考える．
- 治療効果の判定としては赤沈が有用だが，MRI における骨病変の改善を認めるのは遅い．

- 化膿性脊椎炎に対する画像評価

	感度	特異度	LR+	LR−
脊椎叩打痛	86	60	2.1	0.23
単純 X 線写真	82	57	1.9	0.32
骨シンチグラフィ	90	78	4.1	0.13
ガリウムシンチグラフィ†	92	100	∞	0.08
MRI	96	92	12	0.04

Ann Intern Med. 2002 Oct 1; 137(7): 586-97/ † *Radiology. 1985 Oct; 157(1): 157-66*

  ▶ 単純 X 線写真の診断寄与率は低いが，椎間狭小化(発症 2 週間後)，椎体の骨密度減少(発症 6 週間後)，周囲の反応性骨硬化(発症 8 週間後)，骨新生(発症 12 週間後)，骨融合(発症 6 か月後)などが見られる．
    □ 化膿性脊椎炎では protease が椎間板を溶かすため椎間が狭くなるが，骨転移や変形性脊椎症の場合は椎間板の高さは保たれる．しかしながら，椎間板変性症でも椎間は狭くなるため，化膿性脊椎炎に特異的とはいえない．
  ▶ 化膿性脊椎炎の診断には MRI が最も優れるが，MRI が施行困難な場合はシンチグラフィが代替法となる．骨シンチグラフィは骨病変があることの証明となるが骨折などでも陽性となる．一方ガリウムシンチグラフィは炎症の評価に強いが骨以外の炎症でも陽性となる．
  ▶ CT では脊椎病変周囲の軟部組織腫脹が見られることがある．
  ▶ 硬膜外膿瘍の合併にも注意を払うべきである．

- 化膿性脊椎炎に対する MRI
  ▶ 発症早期には MRI 検査が正常であることがある．

MRI による化膿性脊椎炎の診断

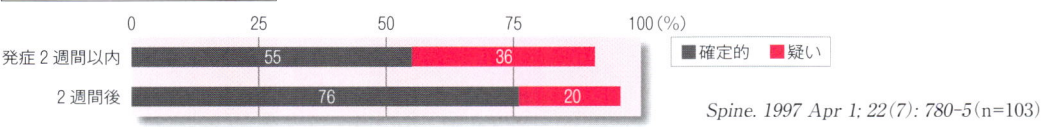

	確定的	疑い
発症 2 週間以内	55	36
2 週間後	76	20

Spine. 1997 Apr 1; 22(7): 780-5 (n=103)

椎間板炎の MRI 所見頻度

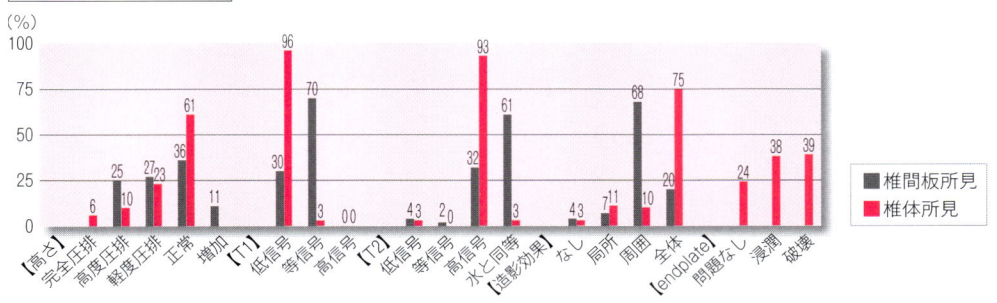

項目	椎間板所見	椎体所見
【高さ】完全圧排	25	10
高度圧排	27	23
軽度圧排	36	61
正常	11	−
増加	−	−
【T1】低信号	30	96
等信号	−	3
高信号	0	0
【T2】低信号	4	3
等信号	2	0
高信号	32	93
水と同等	61	3
【造影効果】なし	4	3
局所	7	11
周囲	68	10
全体	20	75
【endplate】問題なし	24	−
浸潤	38	−
破壊	39	−

椎間板の高度圧排とは 50％以上の減高，椎体の場合は 2/3 以上の体積減少を示す．
Radiology. 2003 Aug; 228(2): 506-14

  ▶ 化膿性関節炎において T2 強調画像で椎体が高信号となるのは 56％のみであり，T1 強調画像低信号(95％)よりも感度が劣るという報告がある〔*AJR Am J Roentgenol. 1996 Dec; 167(6): 1539-43*〕．T2 強調

画像より STIR(short inversion time inversion recovery)法は骨髄浮腫を正確に反映するため，STIR法の施行が望ましい．
▶ 血流支配の問題から2椎体にまたがって信号変化を認めることが多い．
  ◻ 変形性脊椎症(Modic type 1)は血管に富む線維性組織の増生を伴い，MRIでは椎間を挟む形で2椎体にまたがりT1強調画像で低信号，T2強調画像で高信号を認め，化膿性脊椎炎と類似した所見をとる．鑑別点はT2強調画像で椎間板の高信号を認めないこと，軟部組織病変を認めないこと，椎体内のガス(vacuum phenomenon)を伴うことがあることである〔Radiographics. 2009 Mar-Apr; 29(2): 599-612〕．

- 治療効果判定
  ▶ 治療が奏効していても2週間後の赤沈は59％で上昇している．治療開始後1か月で赤沈が低下しない場合は50％で治療は失敗，赤沈が低下していれば12％で治療が失敗する．赤沈が50％以上低下していれば，治療奏効と考えてよい〔Spine. 1997 Sep 15; 22(18): 2089-93〕．
  ▶ MRIでの軟部組織の信号変化は治療効果の判定に有用だが，治療が奏効していても治療開始後4-8週間は骨の信号変化は増悪しうる〔AJNR Am J Neuroradiol. 2007 Apr; 28(4): 693-9〕．

結核性脊椎炎

- 半数で活動性肺結核の合併を認める．
- 慢性の経過，薄くなめらかな壁をもつ膿瘍形成，3椎体以上の炎症波及，胸椎罹患は化膿性脊椎炎より結核性脊椎炎を疑う．
- 結核性脊椎炎では血液培養や骨培養の陽性率は低いため，喀痰採取や，膿瘍があれば膿瘍穿刺を積極的に行う必要がある．
- 他の部位の結核や化膿性脊椎炎と比べて消耗を見せない症例が多い．

- 結核性脊椎炎の診断(化膿性脊椎炎との比較)

	感度	特異度	LR+	LR−
診断まで4か月以上†	69	76	2.9	0.41
活動性肺結核†	59	100	∞	0.41
傍椎体異常信号の境界が明瞭	95(73-100)	79(54-93)	4.5(1.9-10.8)	0.06(0-0.4)
傍椎体・椎体内膿瘍	95(73-100)	50(28-72)	1.9(1.2-3.0)	0.1(0-0.7)
膿瘍壁が薄く滑らか	100(79-100)	70(35-92)	3.3(1.3-8.6)	0.0
靱帯下で3椎体以上の広がり	85(61-96)	60(36-80)	2.1(1.2-3.8)	0.3(0.1-0.7)
3椎体以上の罹患	60(36-80)	75(51-90)	2.4(1.0-5.6)	0.5(0.3-0.9)
胸椎が罹患	40(20-64)	90(67-98)	4.0(1.0-16.6)	0.7(0.5-1.0)

†日本脊椎脊髄病学会誌. 2004; 15: 150/AJR Am J Roentgenol. 2004 Jun; 182(6): 1405-10

▶ 結核性に比較して化膿性脊椎炎は白血球数増多・好中球増多，赤沈亢進，アルブミン低値，γグロブリン高値が目立つ〔Ann Rheum Dis. 1997 Dec; 56(12): 709-15〕．

- 化膿性と結核性脊椎炎の培養陽性率

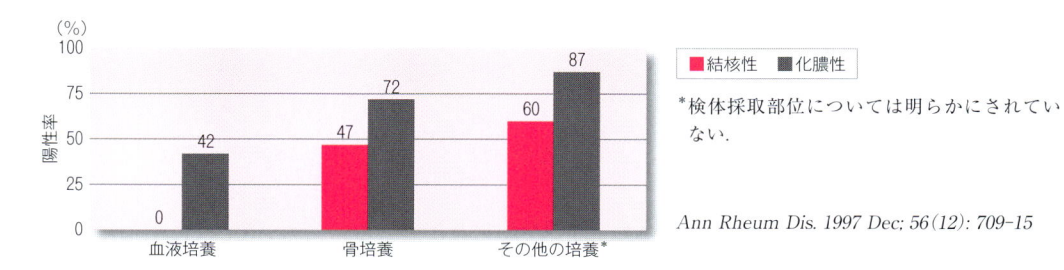

	結核性	化膿性
血液培養	0	42
骨培養	47	72
その他の培養*	60	87

*検体採取部位については明らかにされていない．

Ann Rheum Dis. 1997 Dec; 56(12): 709-15

5 骨腫瘍

骨腫瘍

- 骨腫瘍の90%以上は転移性骨腫瘍であるが，骨外への進展や軟部組織病変があれば転移性骨腫瘍よりも原発性腫瘍を考える．
- 多発性骨髄腫では感染症を合併しない限り発熱は見られず，アミロイドーシスを合併しない限り脾腫を来さない．また Fanconi 症候群を合併しない限り ALP は正常で，病的骨折を合併しない限り骨シンチグラフィは陰性であることが特徴である．

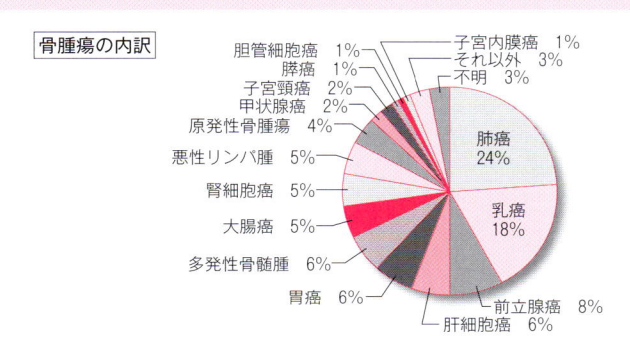

骨腫瘍の内訳

胆管細胞癌 1%／子宮内膜癌 1%／膵癌 1%／それ以外 3%／子宮頸癌 2%／不明 3%／甲状腺癌 2%／原発性骨腫瘍 4%／悪性リンパ腫 5%／腎細胞癌 5%／大腸癌 5%／多発性骨髄腫 6%／胃癌 6%／肝細胞癌 6%／前立腺癌 8%／乳癌 18%／肺癌 24%

Jpn J Clin Oncol. 2006; 36(7): 439-44

転移性骨腫瘍

- 肺癌，乳癌，前立腺癌で原発巣の半数を占める．
- 乳癌や前立腺癌では無症状でも骨転移の頻度が高いため骨シンチグラフィの有用性が高い．
- 硬化性病変でなければ PET-CT の感度は極めて高い．
- 肺癌で骨転移があれば予後はかなり不良である．一方，甲状腺癌は骨転移を有していても比較的予後がよい．
- 消化管癌は末期にしか骨転移を来さない．

各癌における骨転移率 (%)

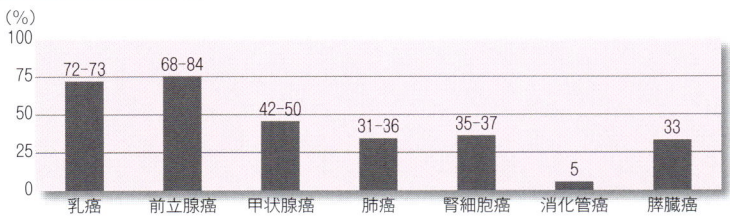

- 乳癌 72-73
- 前立腺癌 68-84
- 甲状腺癌 42-50
- 肺癌 31-36
- 腎細胞癌 35-37
- 消化管癌 5
- 膵臓癌 33

Cancer. 1997 Oct 15; 80: 1595-607
Clin Cancer Res. 2006 Oct 15; 12: 6243s-6249s

- 肺癌の骨転移症例の予後は非常に悪いが，甲状腺癌や前立腺癌は骨転移があっても予後が比較的良好であるため，積極的な加療の適応となることが多い．

転移性骨腫瘍患者における平均生存月と5年生存率

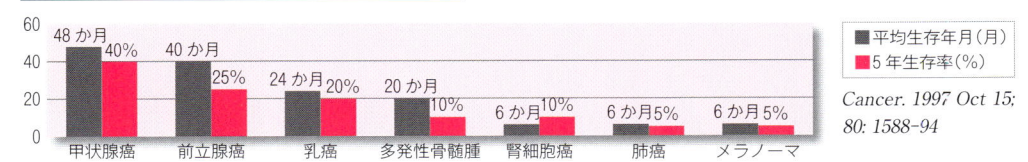

原発	平均生存年月(月)	5年生存率(%)
甲状腺癌	48か月	40%
前立腺癌	40か月	25%
乳癌	24か月	20%
多発性骨髄腫	20か月	10%
腎細胞癌	6か月	10%
肺癌	6か月	5%
メラノーマ	6か月	5%

Cancer. 1997 Oct 15; 80: 1588-94

- 転移性骨腫瘍の診断(per-lesion basis)

	感度	特異度	LR+	LR−
PET	80(78-83)	97(96-98)	26	0.21
PET-CT	94(93-96)	97(96-98)	34	0.06
CT	77(73-81)	83(80-86)	4.6	0.28
MRI	90(87-93)	96(95-97)	23	0.10
骨シンチグラフィ	75(72-77)	92(91-93)	9.4	0.28
骨シンチグラフィ(SPECT)	77(73-81)	96(95-97)	21	0.24

Eur Radiol. 2011 Dec; 21(12): 2604-17 より改変

  ▶ PETの感度は骨シンチグラフィと比較して高い．特にCTで描出不能な病変に対しては骨シンチグラフィ(25%)よりもPET(88%)の感度が高いが($p<0.05$)，骨硬化性病変に対しては骨シンチグラフィ(100%)のほうがPET(56%)よりも感度が高い傾向がある〔*Eur J Nucl Med Mol Imaging. 2005 Nov; 32(11): 1253-8*〕．

転移性骨腫瘍における原発巣推測

- 純粋な骨溶解性病変は腎細胞癌と多発性骨髄腫に多く，顕著な高Ca血症を高頻度に認める．
- 骨硬化性病変が見られれば，前立腺癌，乳癌，胃癌を考える．
- 初期検査としては胸腹部CT検査が妥当であるが，消化管内視鏡検査は侵襲の割に診断に結びつくことが少ない．
- 悪性腫瘍骨転移の確定診断や原発巣の推測に骨生検は有用である．

- X線性状による原発巣推測

骨溶解性	混合性	骨硬化性
肺癌	乳癌	前立腺癌
腎細胞癌	肺癌	膀胱癌
甲状腺癌	卵巣癌	気管支カルチノイド
副腎癌	精巣癌	乳癌
子宮体癌	子宮頸部癌	胃癌
多発性骨髄腫		悪性リンパ腫

- 転移性骨腫瘍においては高Ca血症(19%)，長管骨病的骨折(19%)，脊髄圧迫(10%)，骨髄抑制(9%)が合併症として重要である〔*Cancer. 1997 Oct 15; 80: 1588-94*〕．

原発巣同定に対する寄与率

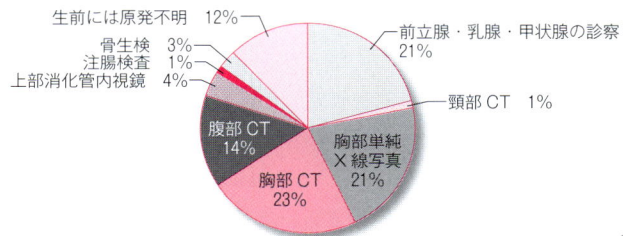

- 生前には原発不明 12%
- 骨生検 3%
- 注腸検査 1%
- 上部消化管内視鏡 4%
- 腹部CT 14%
- 胸部CT 23%
- 胸部単純X線写真 21%
- 前立腺・乳腺・甲状腺の診察 21%
- 頸部CT 1%

Cancer. 1999 Aug 1; 86(3): 533-7
J Bone Joint Surg Am. 1993 Sep; 75(9): 1276-81

- 針穿刺吸引細胞診は93%で転移性骨腫瘍，悪性リンパ腫，多発性骨髄腫かどうかの診断が可能であり，転移性骨腫瘍では2/3の症例で原発巣の推定が可能である〔*J Bone Joint Surg Br. 2000 Jul; 82(5): 673-8*〕．

6 手根管症候群

手根管症候群の疫学

- 手根管症候群は40-60歳代の女性に特に多い.
- 妊婦，糖尿病，甲状腺機能低下症，手関節の反復労作，関節リウマチや透析アミロイドーシスがリスクとして重要である.

- 手根管症候群は絞扼性神経障害の中で最も多く，次に多いのは肘部管症候群である.

手根管症候群のリスク要因

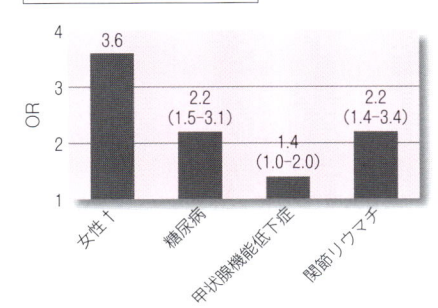

女性† 3.6
糖尿病 2.2 (1.5-3.1)
甲状腺機能低下症 1.4 (1.0-2.0)
関節リウマチ 2.2 (1.4-3.4)

Clin Chem. 2003 Sep; 49(9): 1437-44
† Neurology. 2002 Jan 22; 58(2): 289-94

- 手根管症候群は40-60歳代の女性に特に多い.
  - ▶妊娠・更年期や若年での卵巣摘出術後に多いことからホルモンの影響と，解剖学的な手根管の狭さなどが関連していると考えられる.
  - ▶手根管症候群の有病率は成人女性で9.2%，成人男性で0.6%である〔J Clin Epidemiol. 1992 Apr; 45(4): 373-6〕.
  - ▶年間発症率は人口10万人あたり女性506人/年，男性で139人/年〔Neurology. 2002 Jan 22; 58(2): 289-94〕.
- 腱鞘炎，関節リウマチの滑膜炎，透析患者のアミロイドーシス，腫瘍・ガングリオン・骨折は手根管内腔を狭めるためリスクとなる.
- 妊娠による浮腫，肥満，甲状腺機能低下症（細胞外基質沈着），末端肥大症（軟部組織肥大）も手根管内腔を狭める原因となる.
- 糖尿病などの多発ニューロパチーを来す疾患では神経の脆弱性から手根管症候群のリスクとなる.

- 手をよく使うことに関連し，利き腕に多く，製造産業従事者の手根管症候群では42-93%が職業によるもの〔Arthritis Rheum. 2008 Sep 15; 59(9): 1341-8〕とされる．手関節の外傷や変形性関節症といった物理的要因も影響する.

手根管症候群の病歴

- 第1-3指の複数指にしびれや疼痛がある場合は手根管症候群の可能性を考える.
- 手関節より近位に放散痛を伴ってもよいが，手背や尺側の手掌に症状を認めれば手根管症候群の可能性は下がる.
- 夜間～朝方に手根管がむくんで症状が強くなるが，手を挙上して振ると圧迫が改善し症状が軽快することは診断の参考となる（flick sign）.

  - Katz hand diagram
    - ▶手腕の痛み（pain），無感覚（numbness），刺すような痛み（tingling），その他の自覚症状の分布を患者に図示してもらう.

分類	パターン
典型的 (classic)	少なくとも第1-3指の2指以上が関与. 第4, 5指の症状, 手関節の痛み, 手関節より近位への放散痛はあってもよい. 手掌・手背に症状があってはならない.
可能性高い (probable)	classicと同様な症状だが, 橈側のみならば手掌に症状があってもよい.
可能性あり (possible)	症状は第1, 2, 3指にのみ症状がある.
可能性低い (unlikely)	第1, 2, 3指に症状がない.

▶ もし第1-3指の症状が手背にまで及んでいればC6やC7神経根障害の可能性が高い.

● 手根管症候群の診断

	感度	特異度	LR+	LR−
40歳以上	80	41	1.3 (1.0-1.7)	0.5 (0.3-1.0)
Katz hand diagramで典型的~可能性高い	64	73	2.4 (1.6-3.5)	0.5 (0.3-0.7)
Katz hand diagramで可能性低い	4		0.2 (0.0-0.7)	
夜間の感覚異常	51-84	27-68	1.2 (1.0-1.4)	0.7 (0.5-0.9)
両側性症状	61	58	1.4 (1.0-2.1)	0.7 (0.4-1.0)
flick sign †	37-93	74-96	1.4-21	0.1-0.9

JAMA. 2000 Jun 21; 283(23): 3110-7 / † Am J Phys Med Rehabil. 2004 May; 83(5): 363-7

▶ 夜間の上半身への水分の移動や筋肉活動性低下による静脈やリンパ流の還流低下が影響し, 夜間~朝方に症状が強い傾向がある.
▶ flick sign:「症状が最も悪いときにあなたはどうしますか」という問いに水銀体温計を下げるような動作 (flicking) を見せれば陽性とする.

手根管症候群の身体所見

- 母指外転筋力と第4指における感覚障害の分布が特に重要である.
- 母指球萎縮があれば高度な神経障害を有し自然軽快が期待できないため, 手術適応の目安となる.
- Tinel徴候とPhalen徴候の信頼性は低い.

● 神経所見
　▶ 母指を伸展や対立させる筋力は正中神経以外の神経の影響も受けるため, 正中神経の障害を確認するためには母指の (掌側) 外転筋力を確認する. 外転筋力を確認するには手の甲を机に乗せ, 机から垂直に親指を上げさせ力を見る.
　▶ 正中神経の感覚神経はC6-7, 運動神経はC8-T1由来である 〔Neurology. 1998 Jan; 50(1): 78-83〕. 第1-3指に感覚障害があっても, 母指外転筋力の低下がなければ正中神経障害だけではなくC6神経根症状の可能性も考える.
　▶ 正中神経領域の感覚障害では, 第4指の掌側で橈側のみの感覚障害であることが特徴とされる.

● 手根管症候群の診断

	感度	特異度	LR+	LR−
親指外転力低下	63-66	62-66	1.8 (1.4-2.3)	0.5 (0.4-0.7)
母指球萎縮	4-28	82-99	1.6 (0.9-2.8)	1.0 (0.9-1.0)
正中神経領域感覚鈍麻	15-51	85-93	3.1 (2.0-5.1)	0.7 (0.5-1.1)
2点識別能異常	6-32	65-99	1.3 (0.6-2.7)	1.0 (0.9-1.1)
振動覚異常	20-61	71-81	1.6 (0.8-3.0)	0.8 (0.4-1.3)
感覚障害	59	59	1.5 (1.1-2.0)	0.7 (0.5-0.9)
square sign	47-69	73-83	2.7 (2.2-3.4)	0.5 (0.4-0.8)
closed fist sign	61	92	7.3 (1.1-49.1)	0.4 (0.2-0.7)
Tinel徴候	23-60	64-80	1.4 (1.0-1.9)	0.8 (0.7-1.0)

(つづく)

	感度	特異度	LR+	LR−
Phalen 徴候	10-91	33-86	1.3(1.1-1.6)	0.7(0.6-0.9)
圧迫誘発試験	28-63	33-74	1.0(0.8-1.3)	1.0(0.9-1.1)
ターニケット試験	21-52	36-87	1.0(0.5-1.9)	1.0(0.7-1.5)

JAMA. 2000 Jun 21; 283(23): 3110-7

▶ Tinel 徴候：手根管部を圧迫・叩打したときに末梢にしびれ・痛みが放散すれば陽性とする.
▶ Phalen 徴候：手関節を屈曲位に保ち, 1分以内に症状が増悪すれば陽性とする.
  □ 神経周囲の組織圧が, 平均血圧 −45（mmHg）より高くなると神経の活動性は低下する〔*J Orthop Res. 1983; 1(2): 172-8*〕. 手根管圧は通常は 2.5 mmHg 程度だが, 手根管症候群では 30 mmHg 程度に上昇し, 手関節掌屈ではさらに 100 mmHg 程度まで上昇する.
▶ 以下の2つの徴候は追試験がないので現時点では参考所見と考えたほうがよい.
  □ square sign：手関節の遠位の皺の部位をノギスで測り, 前後径/横径 ＞ 0.70 で陽性.
  □ closed fist sign：こぶしの中に指をしっかりと握り込み60秒以内に正中神経領域の感覚異常を生じれば陽性.

手根管症候群の検査

- 末梢神経伝導検査や超音波検査の結果は臨床診断を覆すものではない.
- しかし, 手根管症候群の可能性が中程度である場合, これらの検査が異常であれば手根管症候群の可能性が高い.

- 手根管症候群の明確な診断基準なるものは存在しないため検査の診断特性を推測するのは容易ではない.
- 末梢神経伝導検査（臨床診断との比較）

	感度	特異度
正中神経手掌〜手関節の感覚（混合）神経と前腕部や指〜手掌間神経との比較	85(83-88)	98(94-100)
環指〜手関節での尺側神経との比較	85(80-90)	97(91-100)
正中神経手掌〜手関節感覚（混合）神経伝導	74(71-76)	97(95-99)
正中神経手掌〜手関節混合神経と尺骨神経との比較	71(65-77)	97(91-99)
正中神経手関節〜手掌間の運動神経伝導	69(64-74)	98(93-99)
母指〜手関節での橈骨神経との比較	65(60-71)	99(96-100)
正中神経指〜手関節間の感覚神経伝導	65(63-67)	98(97-99)
正中神経運動遠位潜時	63(61-65)	98(96-99)
正中神経運動神経終末潜時 index	62(64-70)	94(87-97)
正中神経—尺骨神経 運動潜時比較	56(46-66)	98(90-100)

Neurology. 2002 Jun 11; 58(11): 1589-92

▶ 一般人口の2%, ポリニューロパチーのない糖尿病患者の14%, ポリニューロパチーのある糖尿病患者の30%で末梢神経伝導検査は手根管症候群に矛盾しない結果を認める〔*Diabetes Care. 2002 Mar; 25(3): 565-9*〕.
▶ 自覚症状と末梢神経伝導検査の結果との関連性は乏しい〔*Arthritis Rheum. 1998 Apr; 41(4): 720-4*〕.
▶ 臨床診断がなされているときに末梢神経伝導速度を行っても診断的な価値は乏しく, 手術後の予後予測にも有用性は乏しい〔*Br J Gen Pract. 2002 Aug; 52(481): 670-3*〕.

- 超音波検査
  ▶ 手根管部において正中神経は腫大する.

手根管入口部（近位部）での正中神経断面積	感度	特異度	LR+	LR−
7.0-8.5 mm²	94(87-100)	61(30-91)	2.2(1.1-4.1)	0.15(0.08-0.30)
8.5-9.5 mm²	87(79-94)	70(55-84)	2.5(1.6-4.0)	0.23(0.17-0.32)
9.5-10.5 mm²	84(81-87)	78(69-88)	3.7(2.3-6.1)	0.21(0.17-0.27)

（つづく）

手根管入口部（近位部）での正中神経断面積	感度	特異度	LR+	LR−
10.5–11.5 mm^2	71(58–84)	74(57–90)	2.7(1.4–5.0)	0.38(0.24–0.59)
11.0–13.0 mm^2	42(26–57)	97(91–100)	8.5(2.8–26)	0.60(0.47–0.76)

Semin Arthritis Rheum. 2012 Jun; 41(6): 914-22（症状と神経伝導速度による診断との比較）

- 軽症の手根管症候群において，超音波検査も末梢神経伝導検査も感度は65-67％であり（両者の一致率は77.6％（κ =0.52）），1/4の患者では両検査とも陰性である〔Arthritis Rheum. 2008 Mar 15; 59(3): 357-66〕．

7 糖尿病性足部骨髄炎

糖尿病性足部骨髄炎の身体所見

- 糖尿病による足趾の潰瘍や骨髄炎のリスク要因として感覚障害が重要である．
- 潰瘍底が2 cm^{2}以上あるか，ゾンデで骨を触れれば骨髄炎である可能性が高い．

- 糖尿病性足趾潰瘍の予測

	感度	特異度	LR+	LR−
5.07 monofilamentによる感覚障害	66–91	34–86	1.4–4.7	0.3–0.5
振動覚低下	55–61	59–72	1.5–2.0	0.63–0.66

JAMA. 2005 Jan 12; 293(2): 217-28

- 骨髄炎の臨床診断

	感度	特異度	LR+	LR−
ゾンデで直接骨を触れる	64	90	6.4(3.6–11)	0.39(0.20–0.76)
骨露出	37	96	9.2(0.57–146)	0.70(0.53–0.92)
潰瘍底>2 cm^2	58	92	7.2(1.1–49)	0.48(0.31–0.76)
潰瘍の炎症所見	36	76	1.5(0.51–4.7)	0.84(0.56–1.3)
臨床診断	50	91	5.5(1.8–17)	0.54(0.30–0.97)

JAMA. 2008 Feb 20; 299(7): 806-13

糖尿病性足部骨髄炎の起因菌

- グラム陽性球菌，グラム陰性桿菌，嫌気性菌が起因菌となり，混合感染も多い．
- 創面のスワブ培養は起因菌の推定には信頼性が低く，培養検体は骨生検により採取するべきである．

糖尿病性足部骨髄炎の起因菌（骨生検培養76例　125菌種）

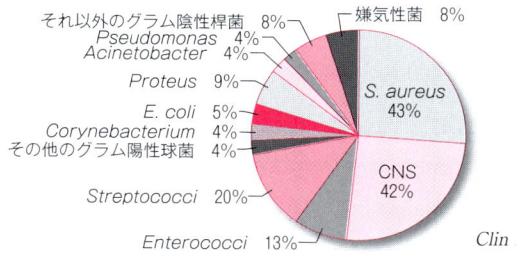

- 嫌気性菌 8%
- それ以外のグラム陰性桿菌 8%
- Pseudomonas 4%
- Acinetobacter 4%
- Proteus 9%
- E. coli 5%
- Corynebacterium 4%
- その他のグラム陽性球菌 4%
- Streptococci 20%
- Enterococci 13%
- CNS 42%
- S. aureus 43%

Clin Infect Dis. 2006 Jan 1; 42(1): 57-62

- スワブ培養による骨髄炎の診断

	LR+	LR−
スワブ培養	1.0(0.65-1.5)	1.0(0.08-13)

JAMA. 2008 Feb 20; 299(7): 806-13

▶ スワブ培養と骨生検培養との一致率は 22.5％である〔*Clin Infect Dis. 2006 Jan 1; 42(1): 57-62*〕．
▶ スワブ培養は病変が骨にまで達していなければ深部組織の培養と 90％の一致率を示すが，骨組織にまで達している場合の一致率は 65％のみである〔*Diabet Med. 2004 Jul; 21(7): 705-9*〕．
▶ 骨穿刺培養でも骨生検培養と比較して 32％しか結果が一致しない〔*Clin Infect Dis. 2009 Apr 1; 48(7): 888-93*〕．

糖尿病性足部骨髄炎の検査

- 赤沈≧70 mm/時であれば骨髄炎の可能性を強く疑うが，赤沈が正常でも骨髄炎の否定はできない．
- 単純 X 線写真で骨髄炎を疑うことができるのは半数のみである．
- MRI の T1 強調画像で低信号かつ T2 強調画像で高信号を認め，骨皮質の破壊を認めた場合に骨髄炎と考える．

- 糖尿病性足部骨髄炎の診断

	感度	特異度	LR+	LR−
赤沈≧70 mm/時 †	66	94	11(1.6-79)	0.34(0.06-1.9)
単純 X 線写真 †	51	78	2.3(1.56-3.3)	0.63(0.51-0.78)
MRI	94[77-100]	81[40-100]	8.1[1.3-20.8]	0.1[0.0-0.6]
99mTc 骨シンチグラフィ	87[50-100]	43[0-100]	5.3[1.0-∞]	0.3[0.0-1.0]
単純 X 線写真	58[22-75]	77[33-100]	5.0[1.0-∞]	0.6[0.3-0.9]
白血球シンチグラフィ	68[33-91]	61[29-85]	2.7[1.1-5.9]	0.6[0.0-1.0]

† *JAMA. 2008 Feb 20; 299(7): 806-13*
Arch Intern Med. 2007; 167: 125-32 より改変（平均値は概算）

- MRI による足趾骨髄炎の診断（骨生検培養との比較）
  ▶ MRI の感度は高いが，周囲の軟部組織の炎症により非特異的な信号変化が出現するため特異度は低い．

	感度	特異度	LR+	LR−
T1 強調画像低信号（他の骨以下）	100(92-100)	10(2-32)	1.1(1.0-1.3)	0
T1 強調画像低信号（筋肉と同等以下）	100(92-100)	10(2-32)	1.1(1.0-1.3)	0
T1 強調画像低信号（髄質に至る）	100(92-100)	19(6-43)	1.2(1.0-1.5)	0
T1 強調画像低信号（内部は密な信号変化）	100(92-100)	52(30-74)	2.1(1.3-3.3)	0
T2 強調画像高信号（関節液と同等度）	100(92-100)	38(19-61)	1.6(1.2-2.3)	0
T1 強調画像低信号かつ T2 強調画像高信号	100(92-100)	62(39-81)	2.6(1.5-4.5)	0
骨皮質異常	100(92-100)	24(9-48)	1.3(1.0-1.7)	0
骨皮質破壊	97(87-99)	67(43-85)	2.9(1.6-5.3)	0.1(0-0.2)

AJR Am J Roentgenol. 2005 Aug; 185(2): 386-93

N

眼科・耳鼻科

1 眼科的疾患　680
2 急性喉頭蓋炎　683
3 急性副鼻腔炎　685
4 アレルギー性鼻炎　687

1 眼科的疾患

視力障害の原因

- 高齢者では緑内障，糖尿病性網膜症，加齢黄斑変性，白内障による視覚障害が高頻度である．
- 急性の視力障害の原因は片側性かどうか，疼痛や充血はあるかにより鑑別を絞ることが可能である．

日本における視覚障害の頻度

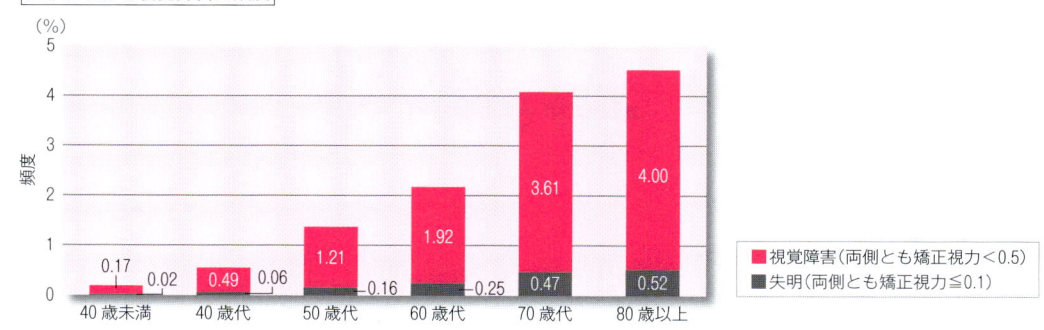

年代	視覚障害（両側とも矯正視力<0.5）(%)	失明（両側とも矯正視力≦0.1）(%)
40歳未満	0.17	0.02
40歳代	0.49	0.06
50歳代	1.21	0.16
60歳代	1.92	0.25
70歳代	3.61	0.47
80歳以上	4.00	0.52

Ophthalmic Epidemiol. 2010 Jan-Feb; 17(1): 50-7

視覚障害の原因

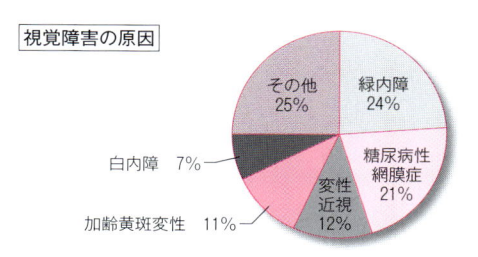

- 緑内障 24%
- 糖尿病性網膜症 21%
- 変性近視 12%
- 加齢黄斑変性 11%
- 白内障 7%
- その他 25%

Ophthalmic Epidemiol. 2010 Jan-Feb; 17(1): 50-7

		両側性	片側性
有痛性	充血あり	コンタクトレンズや紫外線，化学物質による角膜炎	角膜上皮剝離，急性緑内障，前房出血，前部ブドウ膜炎，眼内炎
	充血なし		視神経炎，乳頭浮腫（頭痛を伴う）
無痛性		代謝性疾患（高血糖やメタノール中毒），偽性脳腫瘍 （同名半盲の場合）視交叉～大脳内病変	硝子体出血，後部ブドウ膜炎，網膜剝離，網膜動脈閉塞，網膜静脈閉塞，虚血性視神経炎（動脈炎によるものは頭痛を伴う）

赤目の診断（結膜充血と毛様充血）

- 結膜充血（結膜炎）は結膜円蓋部に最も充血が強く，眼瞼結膜充血や眼脂が見られる．
- 結膜炎では疼痛，羞明，（瞬きで改善しない）視覚障害は出現しないので，これらがあれば重篤な疾患と考える．
- 角膜輪部周辺から放射状で直線状に起こる充血は毛様充血と呼ばれ，重篤な疾患（ぶどう膜炎，角膜炎，強膜炎，急性緑内障発作）を考える．
- 片側性の場合，充血側が縮瞳していれば角膜炎・ぶどう膜炎，散瞳していれば急性緑内障発作を考える．

- 重大疾患（角膜炎やぶどう膜炎）の検出

	感度	特異度	LR+	LR−	
病側が健側より縮瞳≧0.5 mm	39(32-48)	93(88-96)	6.0(3.3-11)	0.6(0.6-0.7)	*BMJ. 1991; 302(6776): 571-2*
ペンライト法による羞明	80(44-97)	81(60-93)	4.2(1.8-9.7)	0.3(0.1-0.9)	*Fam Pract. 2003; 20(4): 425-7*

- 羞明があれば虹彩炎や角膜炎を考える．間接対光反射や輻輳反射による疼痛誘発があれば虹彩炎を疑う．

	羞明	間接対光反射による疼痛誘発
虹彩炎($n=19$)	100%	100%
角膜炎($n=8$)	63%	0%
角膜異物($n=19$)	5%	5%
結膜炎($n=22$)	0%	0%

Lancet. 1981 Dec 5; 2(8258): 1254-5

▶輻輳反射による虹彩炎の診断

	感度	特異度	LR+	LR−
輻輳反射による疼痛誘発	74(49-90)	97(94-98)	21(12-38)	0.3(0.1-0.6)

Br Med J(Clin Res Ed). 1987 Oct 3; 295(6602): 812-3

- 上記以外には結膜下出血，瞼裂斑炎，麻疹，レプトスピラ症，デング熱，川崎病，毒素性ショック症候群，Basedow病眼症でも赤目を呈する．

結膜炎の鑑別

- 細菌性，ウイルス性，アレルギー性の3つに分類される．
- 細菌性結膜炎は朝に開眼もできないほどの両側性の膿性眼脂であれば典型的である．
- ウイルス性結膜炎は前耳介リンパ節腫脹や，下眼瞼に有意な結膜濾胞（周囲に血管が見られる）があれば疑うが，片側性の場合は Chlamydia と鑑別が難しい．
- 流行性角結膜炎，咽頭結膜熱，急性出血性結膜炎は感染性が強く，夏に流行性があれば強く疑う．
- 上気道炎症状あればアデノウイルス感染症，麻疹，川崎病を考える．
- 単純ヘルペスウイルス性は片側性や再発性であることが多い．眼瞼に皮疹を認めれば確定的だが，皮疹がないと鑑別は困難である．
- 両側性で痒みが強ければアレルギー性結膜炎を考える．上眼瞼結膜中心に乳頭を認めることが多い．

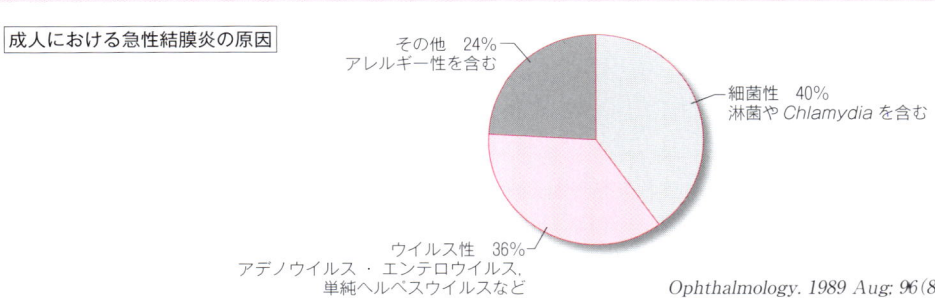

成人における急性結膜炎の原因
- その他 24% アレルギー性を含む
- 細菌性 40% 淋菌や Chlamydia を含む
- ウイルス性 36% アデノウイルス・エンテロウイルス，単純ヘルペスウイルスなど

Ophthalmology. 1989 Aug; 96(8): 1215-20

- 細菌性結膜炎
  ▶ 起因菌としてはブドウ球菌，肺炎球菌，インフルエンザ桿菌，Moraxella 以外に，淋菌や Chlamydia 感染が重要である．
  ▶ 手で細菌を媒介して数日後に両側性になることが多い．
  ▶ Chlamydia 以外では濾胞形成は通常見られない．

	感度	特異度	LR+	LR−
結膜炎の既往	9(3-20)	79(71-86)	0.4(0.2-1.0)	1.2(1.1-1.3)
痒み	58(44-71)	37(28-46)	0.9(0.7-1.2)	1.2(0.8-1.6)
両側性	37(25-51)	84(76-90)	2.3(1.4-4.0)	0.8(0.6-0.9)
早朝の開眼困難(片側)	53(39-66)	38(30-48)	0.9(0.6-1.1)	1.2(0.9-1.7)
早朝の開眼困難(両側)	39(26-52)	89(82-94)	3.6(1.9-6.6)	0.7(0.6-0.9)

BMJ. 2004 Jul 24; 329(7459): 206-10 より改変

- ウイルス性結膜炎
  ▶ ウイルス性結膜炎や Chlamydia では小さいが圧痛を伴う前耳介や顎下リンパ節腫脹が見られる．

薬剤による中毒性結膜炎でもリンパ節腫脹は見られるが，淋菌以外の細菌性結膜炎では稀である．
▶ 出血性結膜炎の潜伏期は 24 時間で急性に両側性に発症するが，流行性角結膜炎の潜伏期間は 1 週間と長く片側性で始まることが多い．

- *Chlamydia* 結膜炎
    ▶ 濾胞が大きく眼脂が多い．
    ▶ 病期は長い特徴がある．
    ▶ 新生児以外では，若年者に片側性結膜炎として見られることが多い．

ぶどう膜炎

- 日本人のぶどう膜炎は特発性が最も多く，次いでサルコイドーシス，Vogt-小柳-原田病，Behçet 病の 3 つが多い．

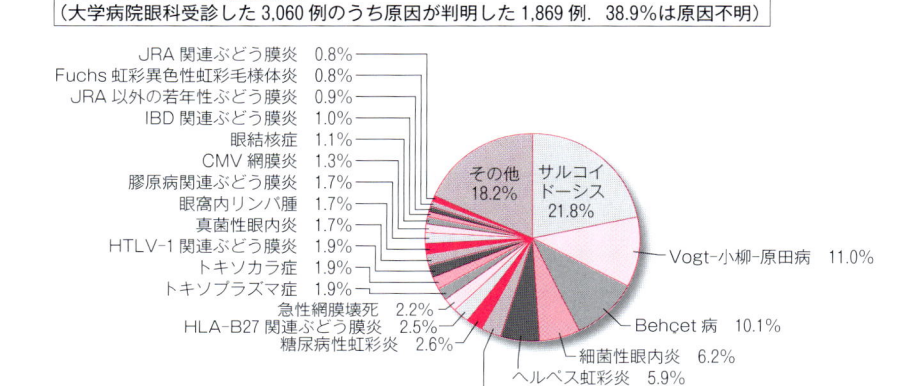

日本における眼内炎症性疾患
（大学病院眼科受診した 3,060 例のうち原因が判明した 1,869 例．38.9%は原因不明）

疾患	%
サルコイドーシス	21.8%
その他	18.2%
Vogt-小柳-原田病	11.0%
Behçet 病	10.1%
細菌性眼内炎	6.2%
ヘルペス虹彩炎	5.9%
Posner-Schlossman 症候群	3.0%
糖尿病性虹彩炎	2.6%
HLA-B27 関連ぶどう膜炎	2.5%
急性網膜壊死	2.2%
トキソプラズマ症	1.9%
トキソカラ症	1.9%
HTLV-1 関連ぶどう膜炎	1.9%
真菌性眼内炎	1.7%
眼窩内リンパ腫	1.7%
膠原病関連ぶどう膜炎	1.7%
CMV 網膜炎	1.3%
眼結核症	1.1%
IBD 関連ぶどう膜炎	1.0%
JRA 以外の若年性ぶどう膜炎	0.9%
Fuchs 虹彩異色性虹彩毛様体炎	0.8%
JRA 関連ぶどう膜炎	0.8%

Jpn J Ophthalmol. 2007 Jan-Feb; 51(1): 41-4

- Vogt-小柳-原田病
    ▶ 全身にある正常なメラニン色素をもった細胞が，リンパ球によって破壊される自己免疫疾患．
    ▶ 東洋人に多く，平均 35[9-70]歳で発症する〔Ophthalmology. 2007 Mar; 114(3): 606-14〕．
    ▶ 眼病変の 96.1%は 3 日以内に両側性となる〔Ophthalmology. 2007 Mar; 114(3): 606-14〕．発症 3 か月以内では漿液性網膜剥離と乳頭発赤が眼底所見として重要で，晩期には脈絡膜の脱色素による夕焼け状眼底が診断に最も重要である〔Ophthalmology. 2010 Mar; 117(3): 591-9〕．
    ▶ 髄膜刺激症候や耳鳴，髄液細胞数増多はぶどう膜炎に先行することも遅れることもあるが，脱毛・白毛（特に睫毛や眉毛のそれは特徴的）・白斑はぶどう膜炎に遅れて出現する〔Ophthalmology. 2007 Mar; 114(3): 606-14〕．

網膜剥離

- 網膜剥離は裂孔原性網膜剥離が最も多いが，稀にぶどう膜炎や悪性リンパ腫によっても滲出性（漿液性）網膜剥離が起こる．
- 光視症や飛蚊症があれば網膜裂孔や網膜剥離が疑われるため眼科的診察を必要とする．特に視力低下を認める場合は緊急である．

- 加齢により硝子体が収縮すると硝子体が網膜から剥離する．近視はリスク要因である．病理学的には4人に1人が60歳代で後部硝子体剥離を生じ，さらに70歳以上の3人に2人で新たな後部硝子体剥離が出現するとされる〔Ophthalmology. 1982 Dec; 89(12): 1502-12〕．後部硝子体剥離があると網膜裂孔が生じやすく，裂孔原性網膜剥離に至ることがある．そのため網膜剥離は中高年や近視患者に多い．
- 牽引性網膜剥離は以前の網膜剥離，外傷，手術，増殖性網膜症による線維化が原因である．
- 急性後部硝子体剥離患者における網膜裂孔の予測

	感度	特異度	LR+	LR−
光視症と飛蚊症	36-64	38-70	1.2(1.0-1.3)	0.90(0.79-1.0)
視力低下を伴う，光視症か飛蚊症	45	91	5.0(3.1-8.1)	0.60(0.49-0.73)

JAMA. 2009 Nov 25; 302(20): 2243-9

- 眼科救急外来患者における光視症や飛蚊症の原因（視力低下や視野狭窄を認める症例は除外）

光視症や飛蚊症の原因（片側性147例，両側性23例）

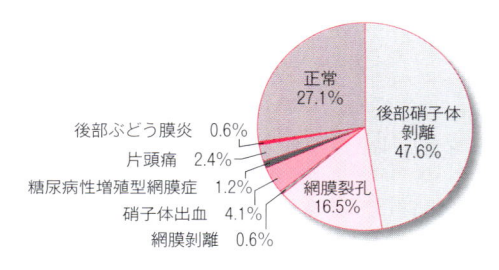

- 正常 27.1%
- 後部硝子体剥離 47.6%
- 網膜裂孔 16.5%
- 網膜剥離 0.6%
- 硝子体出血 4.1%
- 糖尿病性増殖型網膜症 1.2%
- 片頭痛 2.4%
- 後部ぶどう膜炎 0.6%

Eye(Lond). 1992; 6: 102-4

▶ 両側性に光視症や飛蚊症を認める場合は失明の危険性のある眼科的疾患の可能性は低く（13% vs 24.5%），眼科的な診断は「正常」であることが増える（47.8% vs 23.8%）が，片頭痛の可能性は高く（8.7% vs 1.4%）なる．

2 急性喉頭蓋炎

急性喉頭蓋炎

- 0-4歳で起こりやすいが，半数は15歳以上の症例である．
- 小児では吸気性喘鳴を伴う呼吸困難で発症することが多い．
- 成人では嚥下困難を伴うほどの咽頭痛であるにもかかわらず咽頭所見が乏しい場合，あるいは声の変化や舌骨上の圧痛を伴う場合には急性喉頭蓋炎を疑う．

- 0-4歳では24.6/10万人年，5-9歳で6.3/10万人年，10-14歳で1.8/10万人年，15歳以上で1.8/10万人年の頻度であり0-4歳に多いが，絶対数では0-4歳での発症数と15歳以上での発症数はほぼ同じである〔Arch Dis Child. 1990 May; 65(5): 491-4〕．
- 成人発症例は平均49歳．気道確保の必要性は15%で生じ，死亡率は0.6%という報告がある〔Laryngoscope. 2011 Oct; 121(10): 2107-13〕．

- 急性喉頭蓋炎の症候

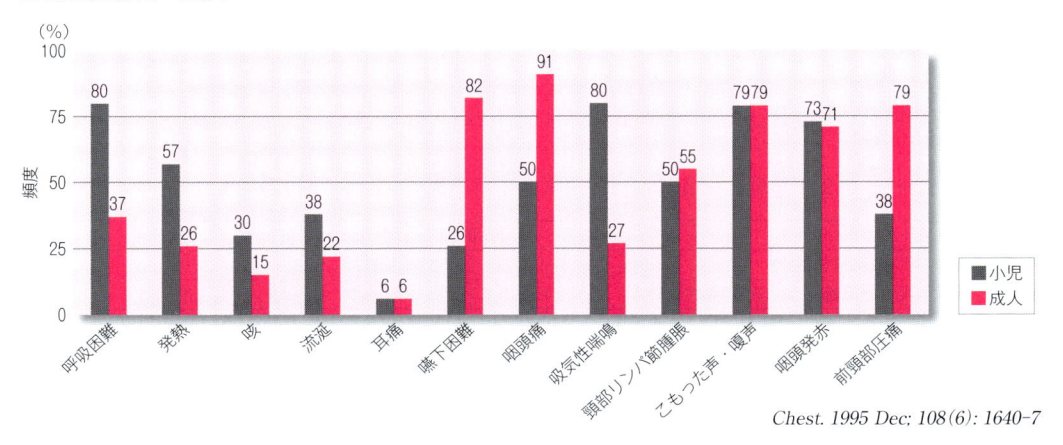

急性喉頭蓋炎の症候（小児・成人別の頻度％）：

症状	小児	成人
呼吸困難	80	37
発熱	57	26
咳	30	15
流涎	38	22
耳痛	6	6
嚥下困難	26	82
咽頭痛	50	91
吸気性喘鳴	80	27
頸部リンパ節腫脹	50	55
こもった声・嗄声	79	79
咽頭発赤	73	71
前頸部圧痛	38	79

Chest. 1995 Dec; 108(6): 1640-7

▶ 舌骨の上に圧痛があれば急性喉頭蓋炎を疑う〔*J Am Board Fam Med. 2006 Sep-Oct; 19(5): 517-20*〕．

急性喉頭蓋炎の画像検査

- 喉頭側面 X 線像が最も簡便な検査で，vallecula sign を確認する．

- 咽頭側面 X 線像による thumb sign は喉頭蓋が親指のように腫脹していることを示す徴候だが，明らかに thumb sign を呈するのは急性喉頭蓋炎の半数程度とされ，診断的価値は低い．

- vallecula sign

  1. 開口位での写真でないことを確認する
  2. 舌の基部を確認する
  3. 舌骨の下まで舌を追う
  4. 喉頭蓋を確認
  5. 舌骨の近くにまで達する air-pocket (vallecula) を確認
  6. この vallecula が深く，おおよそ喉頭気管の空気柱と平行であるなら喉頭蓋炎なし．

  右図：急性喉頭蓋炎症例．健常者では見えるであろう vallecula（塗りつぶしの部分）が消失している．

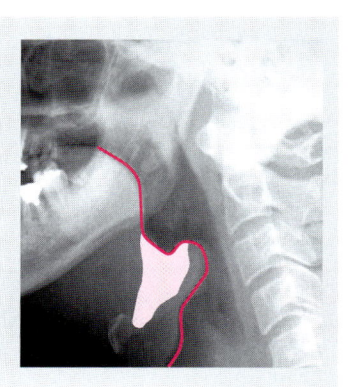

▶ 急性喉頭蓋炎の診断

	感度	特異度	LR+	LR−
vallecula sign	98.2 (90.8-100)	99.5 (92.0-100)	192 (48-763)	0.018 (0.009-0.04)

Ann Emerg Med. 1997 Jul; 30(1): 1-6

- 血液検査
  ▶ 成人の急性喉頭蓋炎 80 例において 84％の症例で白血球数≧1 万/μL で，82％の症例で CRP≧1 mg/dL であったという報告がある〔*J Laryngol Otol. 2001 Jan; 115(1): 31-4*〕．つまり，白血球数が正常で CRP が低値でも急性喉頭蓋炎の否定はできない．

3 急性副鼻腔炎

急性副鼻腔炎の起因菌

- 肺炎球菌，インフルエンザ桿菌，Moraxella が主な起因菌であるが慢性化すると嫌気性菌が関与する．

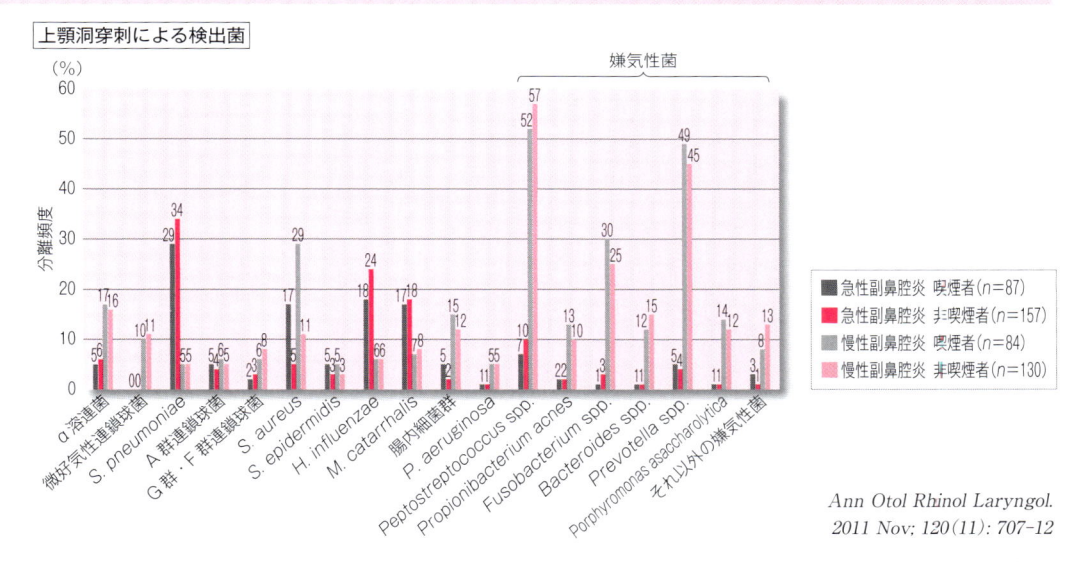

上顎洞穿刺による検出菌

凡例：
- 急性副鼻腔炎 喫煙者（n=87）
- 急性副鼻腔炎 非喫煙者（n=157）
- 慢性副鼻腔炎 喫煙者（n=84）
- 慢性副鼻腔炎 非喫煙者（n=130）

Ann Otol Rhinol Laryngol. 2011 Nov; 120(11): 707-12

- 経過が 4 週間以内の場合は急性副鼻腔炎と呼ばれ，経過が 12 週間以上のものを慢性副鼻腔炎と呼ぶ．
- 鼻汁培養は推奨されず［*Pediatr Infect Dis. 1984; 3: 226-32*］，多くの場合は経験的な抗菌薬治療が行われる．

副鼻腔炎の臨床症候

- 急性細菌性副鼻腔炎は，急性上気道炎に罹患後 5-7 日遅れて発熱・鼻症状が増悪するか，鼻症状が 10-14 日間以上継続する場合に疑う．
- 膿性鼻汁，鼻声，嗅覚障害を認めることが多い．
- 前屈位や頬骨の叩打にて増悪する顔面痛も副鼻腔炎を疑う所見である．

- 急性副鼻腔炎の臨床所見

	感度	特異度	LR＋	LR－
先行する上気道炎	85-99	8-28	1.1-1.2	0.1-0.6
血管収縮剤に反応不十分	41	80	2.1	0.7
二相性の経過	72	65	2.1	0.4
着色した鼻汁の既往	72-89	42-52	1.5	0.3-0.5
身体所見で膿性鼻汁	32-62	67-89	1.4-5.5	0.5-0.9
鼻声†	84(77-90)	41(30-53)	1.4(1.2-1.7)	0.4(0.3-0.6)
嗅覚障害†	80(71-86)	43(32-55)	1.4(1.1-1.7)	0.5(0.3-0.7)
上顎洞痛	51	61	1.4	0.8
上顎歯痛	18-36	83-93	2.1-2.5	0.7-0.9
上顎洞圧痛	49	68	1.5	0.8
前屈位で疼痛	67-90	22-58	1.2-1.6	0.5-0.6
透光性試験陽性	73	54	1.6	0.5

Am Fam Physician. 2004 Nov 1; 70(9): 1685-92/ † Fam Med. 1996 Mar; 28(3): 183-8

▶急性細菌性副鼻腔炎は急性上気道炎後に併発することが多いが，アレルギー性鼻炎に罹患している場合や歯原性感染がある場合（急性細菌性副鼻腔炎の5-10%は歯根の感染から二次的に起こる）は先行する上気道炎を伴わずに発症する．また集中治療領域では経鼻胃管留置に伴う副鼻腔炎が重要である．

- 上顎洞透光検査
  ▶上顎洞透光検査のκは0.22と再現性は低い〔JAMA. 1993 Sep 8; 270(10): 1242-6〕こと，日常の明るい診察室での検査は困難であることから，実際に施行されることは少ない．
  ▶眼窩下縁に光源を置き，硬口蓋への透過光を観察する方法と，光源を患者の口に挿入し，光源から漏れる光を完全に遮断して顔面頬部への透過光を観察する方法がある．

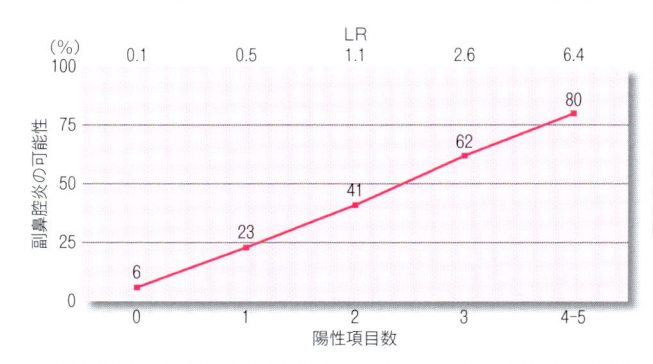

副鼻腔炎を疑う5項目
1) 上顎歯痛
2) 色のついた鼻汁の既往
3) 血管収縮剤に反応が乏しい
4) 膿性鼻汁
5) 透光性異常

Ann Intern Med. 1992 Nov 1; 117(9): 705-10 より改変

副鼻腔炎の検査

- 上顎洞の評価においては Waters 法で撮影し，air fluid，透過性低下か粘膜肥厚>5 mm があれば上顎洞炎と考えるが，臨床診断を覆すほどの診断特性はない．
- 超音波検査では上顎洞の後壁を描出するか，皮膚から11 mm 以上透見が可能な場合に，Waters 法とほぼ同等の診断特性で副鼻腔炎といえる．
- CT の感度は高いが，鋭敏過ぎて治療を要しない粘膜肥厚や液貯留を描出してしまう．
- CT は重症患者の化膿性合併症評価に有用である．

- 急性副鼻腔炎の診断

副鼻腔穿刺との比較	感度	特異度	LR+	LR−
単純X線				
透過性低下	41(33-49)	85(76-91)	2.7	0.7
air fluid か透過性低下	73(60-83)	80(71-87)	3.7	0.35
air fluid か透過性低下か粘膜肥厚	90(68-97)	61(20-91)	2.3	0.16
超音波検査†	84(54-98)	69(30-94)	2.7	0.23

J Clin Epidemiol. 2000 Aug; 53(8): 852-62/† Am Fam Physician. 2004 Nov 1; 70(9): 1685-92

▶Waters 法1枚のみでも3方向撮影するのに比較して感度89%，特異度83%と比較的良好な診断特性を有する〔Pediatr Radiol. 1995; 25(4): 306-7〕．
▶超音波検査では皮膚から11 mm 以上透見可能な場合に陽性と判断する〔Arch Otolaryngol Head Neck Surg. 2000 Dec; 126(12): 1482-6〕．

- CT 検査
  ▶感冒患者の87%でCT上の異常が見られ，抗菌薬の投与を行わなくても2週間で79%が著明に改善する〔N Engl J Med. 1994 Jan 6; 330(1): 25-30〕．

- 化膿性合併症
  - ▶眼窩蜂窩織炎〜眼窩膿瘍，海綿静脈洞血栓症，前頭骨骨髄炎，髄膜炎・硬膜外膿瘍・頭蓋内膿瘍といった化膿性合併症が起こりうる．
  - ▶特に青年〜若年男性の前頭洞炎の場合は副鼻腔発達過程の問題から硬膜外膿瘍の合併が多い．

4 アレルギー性鼻炎

アレルギー性鼻炎
- 鼻症状がある人に喘息・蕁麻疹・アレルギー性鼻炎の既往や家族歴があればアレルギー性鼻炎の可能性は高くなる．
- 花粉，植物や動物への曝露と症状との関連が重要である．
- ウイルス性の急性上気道炎と比較すると鼻症状の罹患期間が長いこと，目の痒みやくしゃみを伴いやすいこと，咽頭痛や咳は軽微であることが鑑別点である．
- 鼻汁好酸球の感度は低いが，特異度は高い．
- 特異的IgE測定は原因抗原の同定に有用であり，原因抗原の同定が生活環境の改善に寄与する場合には測定する．

- アレルギー性鼻炎の診断

		LR+	LR−
誘因	花粉や動物でアレルギー性鼻炎症状	6.7	0.15
	ネコで症状増悪	5.1	0.44
	花粉や動物でアレルギー性結膜炎症状	4.4	0.09
	動物で発症	4.2	0.34
	ネコやイヌが誘因や増悪因子	4.2	0.81
	雑草により増悪	6.5	0.65
	木により増悪	4.9	0.52
	草にて増悪	4.0	0.40
	花粉で誘発	2.5	0.49
	かびで増悪	2.1	0.73
	ハウスダストや花粉で鼻症状が誘発や増悪	3.3	0.39
	ほこりで誘発	1.2-1.8	0.49-0.65
	家を掃除すると誘発	2.3	0.73
既往	花粉症	4.8	0.58
	アレルギー性鼻炎と診断されている	1.9-2.6	0.13-0.80
	喘息・蕁麻疹・アレルギー性鼻炎のいずれか	2.1	0.76
家族歴	家族が喘息・蕁麻疹・アレルギー性鼻炎のいずれか	3.4	0.70
季節性	夏に増悪	3.3	0.52
	鼻炎症状が季節性	1.7	0.70
	季節性に増悪	1.6	0.59
	過去1年間通じて症状あり	1.4	0.78
眼症状	痒くて涙目を伴う鼻症状	1.3-2.5	0.50-0.51
	アレルギー性結膜炎の診断	1.4	0.07
	呼吸器症状とは別に眼が痒い	1.1	0.86
鼻症状	前年1年間でかぜではないくしゃみ・鼻汁・鼻閉あり	1.3-1.4	0.14-0.65
	症状が日によって変化する	1.1	0.89

Ann Intern Med. 2004 Feb 17; 140(4): 278-89 より改変

▶気温の変動に一致する鼻症状の場合は，血管運動性鼻炎を考える．

- 鼻汁好酸球によるアレルギー性鼻炎の診断

	感度	特異度	LR+	LR−
鼻汁好酸球≧10%	18(12-24)	96(92-98)	4.5(2.0-10)	0.9(0.8-0.9)

Scand J Prim Health Care. 1996 Jun; 14(2): 116-21

- 特異的 IgE 検査（radioallergosorbent test；RAST）
  ▶確定的な結果が得られる検査ではないので原因抗原の同定が重要であるときにのみ測定する意義がある．すなわちその結果によってペットへの接触を変える場合などには測定するが，臨床的に杉花粉による花粉症と分かっている場合には測定する価値は乏しい．
  ▶CAP-RAST 法は感度が高く信頼性が高い．いくつかの抗原では抗体価によりアレルギーの可能性を推測できる．
  ▶近年新たに利用可能となったアラスタット 3g Allergy® は感度が高く，また測定可能範囲が広いため重症度評価にも優れるとされる．
  ▶内科・耳鼻科患者における CAP RAST とアラスタット 3g Allergy® による診断と臨床診断との比較

	感度	特異度	LR+	LR−
CAP-RAST	95(91-97)	86(83-88)	6.6(5.5-7.9)	0.06(0.04-0.1)
アラスタット 3g Allergy®	97(94-99)	81(78-84)	5.2(4.5-6.1)	0.04(0.02-0.07)

アレルギー・免疫. 2012：19(12)：114-28

  ▶同時多項目アレルゲン特異的 IgE 抗体測定（MAST 33）は 33 種類の抗原に対してスクリーニングを行うことができる．CAP-RAST と同様に 7 段階のクラス分類されるが，両者のクラス完全一致率は 63％で，1 段階以内でのクラス一致率は 88％である．CAP-RAST と比較して感度 85％，特異度 93％と感度は若干劣る〔アレルギーの臨床. 2008：28(372)：70-77〕．

> **MEMO　抗ヒスタミン薬**
>
> - アレルギー性鼻炎の治療には抗原の回避が最も重要である．薬剤療法では効果が高く副作用が少ない点鼻ステロイド薬が推奨される．ついで点鼻抗ヒスタミン薬や内服抗ヒスタミン薬（第 2-3 世代抗ヒスタミン薬＝抗アレルギー薬を含む）が推奨される．
>
> | | NNT | NNH |
> |---|---|---|
> | 抗ヒスタミン薬内服 | 15.2 | 51 |
> | 抗ロイコトリエン薬（モンテルカスト） | 14.3 | 167 |
> | 点鼻ステロイド薬 | 4.4 | 48 |
> | 点鼻抗ヒスタミン薬 | 5.0 | 22 |
> | 抗 IgE 抗体（オマリズマブ） | 12.3 | 13 |
> | 免疫療法 | 4.6 | 14 |
>
> *Lancet. 2011 Dec 17; 378(9809): 2112-22*

- 抗ヒスタミン薬の使い分け
  ▶ロラタジン（クラリチン®）やフェキソフェナジン（アレグラ®）は眠気が少ないが効果も弱い〔Allergol Int. 2008 Sep; 57(3): 257-63〕．フェキソフェナジンと同様に第 3 世代抗ヒスタミン薬に分類されるレボセチリジン（ザイザル®）は眠気が少ないだけでなく〔Ann Allergy Asthma Immunol. 2004 Mar; 92(3): 294-303〕，効果も高いことが報告されている〔Curr Med Res Opin. 2004 Jun; 20(6): 891-902〕．
  ▶クロルフェニラミン（ポララミン®）やオロパタジン（アレロック®）の効果は高いが眠気が多い．セチリジン（ジルテック®）やエバスチン（エバステル®）も比較的眠気の副作用が強いため〔Allergol Int. 2008 Sep; 57(3): 257-63〕，不眠を伴う症例に使用することがある．
  ▶ロラタジン（クラリチン®）やエバスチン（エバステル®）の半減期は 12 時間以上であり，1 日 1 回で効果が期待できる．ベポタスチン（タリオン®），セチリジン（ジルテック®），メキタジン（ニポラジン®）は半減期が短く，持ち越し効果が少ない．

O

産婦人科

1　産婦人科的急性腹症　690
2　クラミジア感染・淋菌感染　693

1 産婦人科的急性腹症

産婦人科的な急性腹症

- 女性の下腹部痛では骨盤炎症性疾患(PID), 子宮外(異所性)妊娠, 卵巣出血, 卵巣囊腫茎捻転の4つを考えなければならない.

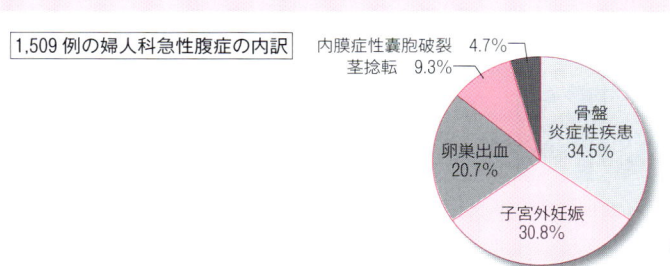

1,509例の婦人科急性腹症の内訳
- 内膜症性囊胞破裂 4.7%
- 茎捻転 9.3%
- 骨盤炎症性疾患 34.5%
- 卵巣出血 20.7%
- 子宮外妊娠 30.8%

日本産科婦人科学会雑誌. 2001; 53: 1850-3

妊娠の診断

- "女性をみたら妊娠を疑え"はやはり格言である.
- 「妊娠の可能性はありますか?」と質問するのではなく, 月経歴(最終正常月経開始日)と性交渉歴(や避妊方法)を聴取すべきである.
- 妊娠反応は妊娠4-5週で陽性化, 経腟エコーでは妊娠5週で胎囊を検出, 妊娠6週で胎児心拍の確認が可能となる.

- 妊娠の可能性
  - 475(370-625)人に1人が妊娠を否定していても妊娠している〔BMJ. 2002 Feb 23; 324(7335): 458〕.
  - 19歳以下での出産を若年出産, 35歳以上での出産を高齢出産とするが, これらは特別珍しいものではない.

- 病歴による妊娠の診断
  - 規則正しく月経が来ていることと, その出血パターンがいつも通りかを確認する. 着床に関連して少量の出血が月経と見紛うタイミングで見られることはしばしば経験される. 本人が普段とは異なる出血であると気づいていることが多い.
  - 性交渉がなければ妊娠はありえないが, 避妊器具(コンドーム)を用いていることは妊娠の否定にはならない.

	感度	特異度	LR+	LR−
月経の遅れ	66(64-68)	47(46-49)	1.3(1.2-1.3)	0.7(0.7-0.8)
患者の妊娠徴候の訴え	40(37-43)	84(82-87)	2.6(2.1-3.1)	0.7(0.7-0.8)
避妊していない	88(81-92)	42(38-46)	1.5(1.4-1.7)	0.3(0.2-0.5)
本人が妊娠を疑っている	78(76-80)	63(61-64)	2.1(2.0-2.2)	0.4(0.3-0.4)

JAMA. 1997 Aug 20; 278(7): 586-91 より改変

  - つわりは50-80%で見られる朝に強い嘔気で, 妊娠5週から始まり10週でピークに達し15週までで改善するのが目安であるが, 個人差が大きい.

- 妊娠を示唆する身体所見

	感度	特異度	LR＋	LR－
Chadwick 徴候	51(45-57)	98(89-100)	29(4.1-201)	0.5(0.4-0.6)
乳房の変化	56(53-59)	79(76-82)	2.7(2.3-3.2)	0.6(0.5-0.6)
子宮底触知	9(7-11)	97(95-98)	2.8(1.7-4.5)	0.9(0.9-1.0)

JAMA. 1997 Aug 20; 278(7): 586-91 より改変

▶ Chadwick 徴候：子宮腟部は腟壁を含め強い充血により妊娠初期から暗紫藍色を示しリビド着色を呈する．上記のデータは優れるが追試験されておらず現在ではあまり信頼性をもつ指標としては考えられていない．
▶ 妊娠第2三半期以降は恥骨結合上縁から子宮底までの距離(cm)は妊娠週数と一致する．

- 検査所見
  ▶ 妊娠反応検査（迅速尿中 HCG 検査）
    □ 医療機関で扱っているキット（検出能：25 mIU/mL）では性交後初回の月経予定日（排卵日から2週間）には 80％で妊娠を検出できるが〔*J Am Pharm Assoc(2003). 2005 Sep-Oct; 45(5): 608-15*〕，市販の検査薬の多くは 50 mIU/mL で反応するため，さらに1週間後には検査が陽性となる．
    □ 妊娠 8-12 週間で HCG はピークとなるが，この時期はプロゾーン現象のために偽陰性がありうる．
    □ 胞状奇胎などの HCG 産生腫瘍や，排卵期（LH ホルモン放出）に偽陽性の報告がある．
  ▶ 経腹エコー検査は経腟エコーと比較して1週間ほど遅れて胎嚢や胎児心拍を確認できる．

子宮外（異所性）妊娠

- 卵管手術の既往，不妊症，子宮内避妊具使用，子宮外妊娠の既往や PID の既往などはリスクとなる．
- 無月経に続く下腹部痛・性器出血という典型例は半数のみで，妊娠可能な女性の下腹部痛やショック・失神では子宮外妊娠を必ず考えるべきである．
- 腹痛は下腹部片側が激しく痛むことが多いが，肩痛を伴うこともある．
- 身体所見では腹膜刺激症状や子宮頸部の圧痛があれば強く疑うが，これらの感度は低い．
- 妊娠反応検査の感度は高く，検査が陰性ならば子宮外妊娠は否定的となる．
- 妊娠反応検査が陽性の場合は経腟エコーにて正常妊娠と鑑別する．

- 子宮外妊娠は妊娠の 0.5％の頻度で起こる．
  ▶ 生殖補助医療（ART）では 2.1％で異所性妊娠となる．特に不妊の原因が卵管病変の場合はリスクが高い〔*Obstet Gynecol. 2006 Mar; 107(3): 595-604*〕．
- 子宮外妊娠の症候
  ▶ 無月経に続く性器出血と下腹部痛を 56.3％で認めるが，30％では腹痛を認めず，37.5％は子宮頸部圧痛がなく，49％は反跳痛を認めない〔*Eur J Emerg Med. 2000 Sep; 7(3): 189-94*〕．
  ▶ 20％の症例で腹腔内出血が横隔神経を刺激し肩痛を訴える〔*Can Med Assoc J. 1966 Sep 3; 95(10): 535-9*〕．
  ▶ ショックで受診するのが 9.4％である〔*J Indian Med Assoc. 2007 Jun; 105(6): 308, 310, 312*〕．
    □ ショック指数（心拍数/収縮期血圧）の上昇は破裂した子宮外妊娠を示唆する．

第1三半期に腹痛もしくは性器出血を来した症例

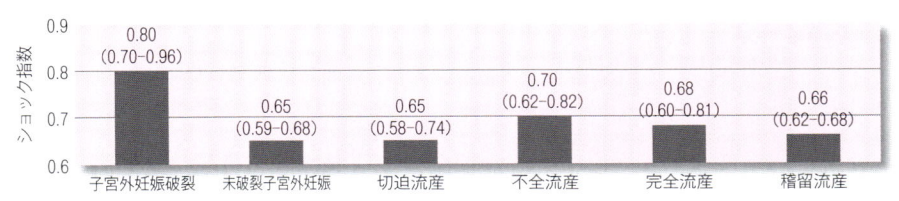

	ショック指数
子宮外妊娠破裂	0.80 (0.70-0.96)
未破裂子宮外妊娠	0.65 (0.59-0.68)
切迫流産	0.65 (0.58-0.74)
不全流産	0.70 (0.62-0.82)
完全流産	0.68 (0.60-0.81)
稽留流産	0.66 (0.62-0.68)

Acad Emerg Med. 2002 Feb; 9(2): 115-9

- 腹痛・性器出血患者における子宮外妊娠の診断（正常妊娠や流産症例との比較）

		感度	特異度	LR+	LR−
リスク要因	卵管結紮既往	9(3-20)	100(98-100)	17(3.3-84)	0.9(0.9-1.0)
	不妊の既往	5(1-16)	99(97-100)	4.9(1.1-21.5)	1.0(0.9-1.0)
	IUD を 1 年以内に使用	5(1-16)	99(97-100)	4.9(1.1-21.5)	1.0(0.9-1.0)
	子宮外妊娠の既往	5(1-16)	97(94-98)	1.7(0.5-5.7)	1.0(0.9-1.0)
	骨盤内手術の既往	20(11-33)	88(85-91)	1.7(1.0-3.1)	0.9(0.8-1.0)
	PID の既往	21(12-34)	85(81-89)	1.4(0.8-2.5)	0.9(0.8-1.1)
腹痛	中等度以上の痛み	72(56-84)	52(47-58)	1.5(1.2-1.9)	0.5(0.3-0.9)
	側方に疼痛限局	47(34-61)	71(66-75)	1.6(1.2-2.2)	0.8(0.6-1.0)
	中央部の腹痛	22(12-36)	53(47-59)	0.5(0.3-0.8)	1.5(1.3-1.7)
	鋭い痛み	34(21-49)	79(74-84)	1.6(1.0-2.6)	0.8(0.7-1.0)
身体所見	側腹部に圧痛	51(37-65)	66(61-71)	1.5(1.1-2.0)	0.7(0.6-1.0)
	腹膜刺激症状	22(13-36)	97(94-98)	6.4(3.1-13.2)	0.8(0.7-0.9)
	子宮頸部圧痛あり	35(23-50)	86(82-89)	2.5(1.6-3.9)	0.8(0.6-0.9)
	下腹部外側に圧痛	53(39-66)	68(63-73)	1.6(1.2-2.2)	0.7(0.5-0.9)
	付属器腫瘤	10(4-23)	95(92-97)	2.1(0.8-5.3)	0.9(0.9-1.0)
	子宮サイズ>8 週	72(53-87)	39(33-45)	1.2(0.9-1.5)	0.7(0.4-1.3)

Ann Emerg Med. 1999 Mar; 33(3): 283-90

- 検査所見
  ▶経腹エコーによる子宮外妊娠の診断（第 1 三半期に腹痛もしくは性器出血を来した症例）

	感度	特異度	LR+	LR−
Morrison 窩に腹水	32(17-52)	99.5(97-100)	69(9.0-520)	0.7(0.5-0.9)
骨盤腔内に腹水	39(22-59)	94(90-97)	7.0(3.4-14.3)	0.6(0.5-0.9)

Acad Emerg Med. 2007 Aug; 14(8): 755-8

  ▶尿中 HCG は感度 96.9%，経腟エコーは感度 98.4%である〔Eur J Emerg Med. 2000 Sep; 7(3): 189-94〕．

経腟エコーによる子宮外妊娠の診断

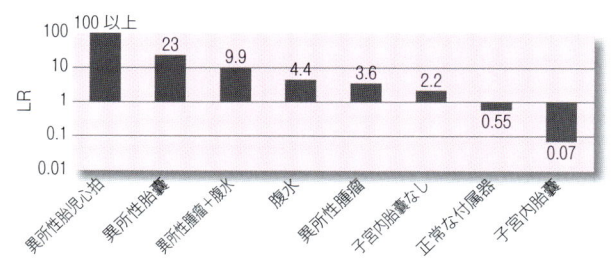

異所性胎児心拍	異所性胎嚢	異所性腫瘤＋液水	腹水	異所性腫瘤	子宮内胎嚢なし	正常な付属器	子宮内胎嚢
100 以上	23	9.9	4.4	3.6	2.2	0.55	0.07

Am Fam Physician. 2005 Nov 1; 72(9): 1707-14

- 子宮内外同時妊娠は 7,963-3 万妊娠に 1 例のみであり〔Am J Obstet Gynecol. 1983 Jun 1; 146(3): 323-30／Am J Obstet Gynecol. 1948 Dec; 56(6): 1119-26〕，通常は子宮内に胎嚢があれば正常妊娠と考えてよいが，生殖補助医療（ART）の環境下では子宮内外同時妊娠は 100 妊娠に 1 例と高頻度である〔Fertil Steril. 1990 Jun; 53(6): 1068-71〕．

卵巣出血・卵巣捻転

- 卵巣出血も卵巣捻転も若年女性の下腹部痛（右＞左）として発症することが多い．
- 卵巣出血は黄体期中期の性行為後に発症することが多い．診断には血性腹水や破裂後の卵巣嚢胞をエコーや CT にて確認する．
- 卵巣捻転では病歴上先行する間欠的な同部の痛みを経験していれば特徴的である．診察上腫大した卵巣を触知することもあるが，除外診断にはエコーによる卵巣腫瘍の有無の確認が必要である．

- 卵巣出血
  - ▶外傷性黄体嚢胞破裂が卵巣出血の最も多い原因である．
  - ▶卵巣出血は 20-40 歳での発症が多い（78.6％）．右側卵巣からの出血が 67％ と多い．月経から 14 日以内に発症するのは 3％ のみである［*Am J Obstet Gynecol. 1984 May 1; 149(1): 5-9*］．
    - □左側の卵巣は直腸や S 状結腸がクッションとなり，直接圧を受けにくいが，右側の卵巣は子宮の裏側に位置し，仙骨と子宮の間に挟まれているため直接圧を受け破裂しやすい．
  - ▶CT では腹腔内出血（CT 値≧20 HU）と緊満感に欠けるリング状に造影される嚢胞を認める．54％ の症例で破裂した嚢胞の直径は 3 cm より大きい［*Am J Obstet Gynecol. 1984 May 1; 149(1): 5-9*］．

- 卵巣捻転
  - ▶平均 32[14-82]歳で発症［*Ann Emerg Med. 2001 Aug; 38(2): 156-9*］．
  - ▶95％ は腫大した卵巣に関与し，多くは 8 cm 以上の大きさである．癒着を来さない良性腫瘍で起こりやすい．
  - ▶左卵巣は S 状結腸の存在により捻転しにくく，卵巣捻転は右側に多い［*Am J Surg. 1964 Dec; 108: 811-4*］．
  - ▶時に嘔吐を伴う急な激しい疼痛を呈するが，腹膜刺激症状は乏しい．先行する間欠的疼痛（不全捻転による）を経験している症例も多い．

卵巣捻転の症候

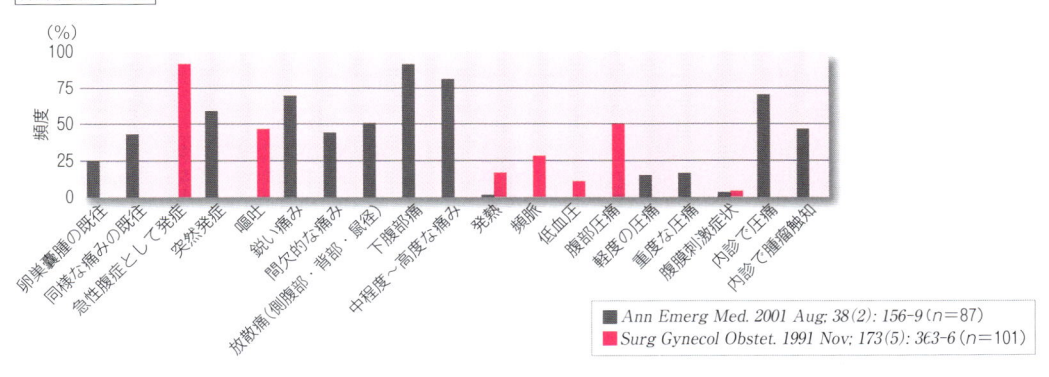

Ann Emerg Med. 2001 Aug; 38(2): 156-9 (n=87)
Surg Gynecol Obstet. 1991 Nov; 173(5): 363-6 (n=101)

2 クラミジア感染・淋菌感染

淋菌と *Chlamydia* 感染症

- 10-20 歳代は性的活動が盛んであり，性感染症のリスクが特に高い．
- 淋菌感染は性風俗店での性行為後 1 週間以内に膿性分泌物など強い症状で発症することが多いため，性行為感染症と自覚して受診することが多い．
- クラミジア感染は淋菌感染よりも多いが，特に女性では無症候性感染であることが多く，症状の有無にかかわらず性的活動のあるすべての男女はクラミジア感染のリスクがあると考えるべきである．
- 骨盤内炎症性疾患（PID）は不妊症，子宮外（異所性）妊娠，慢性骨盤痛を続発することがある．
- 治療はパートナーの治療と同時に行い，また淋菌感染では半数で伴うとされるクラミジア混合感染を合併しているものとして治療する．

- 性感染症は多種存在するが，本章では性器クラミジア（*C. trachomatis*）感染と淋菌感染症を扱う．それ以外には性器ヘルペス，尖圭コンジローマ，性器伝染性軟属腫，HIV 感染症，B 型肝炎，*Mycoplasma* 性器感染症，鼠径リンパ肉芽腫症，梅毒，軟性下疳，腟トリコモナス症，アメーバ赤痢，性

器カンジダ症，毛じらみ，疥癬などが知られている．

- *Chlamydia* 感染症

  産婦人科外来患者の *Chlamydia* 感染率

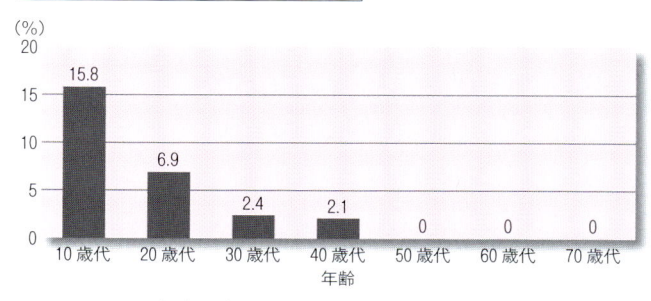

  (%): 10歳代 15.8, 20歳代 6.9, 30歳代 2.4, 40歳代 2.1, 50歳代 0, 60歳代 0, 70歳代 0

  Sex Transm Infect. 2002 Dec; 78(6): E6

  ▶ *Chlamydia* 感染の潜伏期は 1-3 週間である．
  ▶ *Chlamydia* 感染は女性で 75％，男性では 50％が無症状である．

- 日本における無症候性淋菌・*Chlamydia* 感染者の頻度

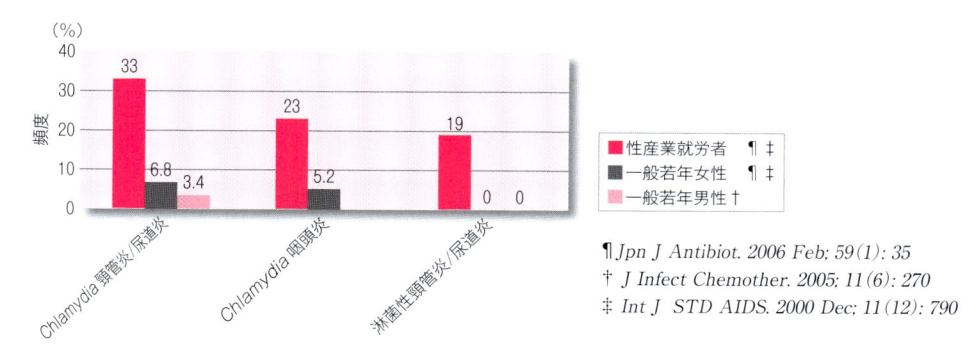

	性産業就労者 ¶‡	一般若年女性 ¶‡	一般若年男性†
Chlamydia 頸管炎/尿道炎	33	6.8	3.4
Chlamydia 咽頭炎	23	5.2	
淋菌性頸管炎/尿道炎	19	0	0

  ¶ Jpn J Antibiot. 2006 Feb; 59(1): 35
  † J Infect Chemother. 2005; 11(6): 270
  ‡ Int J STD AIDS. 2000 Dec; 11(12): 790

- 性感染症の合併症
  ▶ PID 後は卵管閉塞による不妊を 20(10-23)％で，子宮外(異所性)妊娠を 9(5-10)％で，慢性骨盤痛を 18(15-20)％で来す〔Ann Intern Med. 2004 Oct 5; 141(7): 501-13〕．
  ▶ 出産時に *Chlamydia* に感染していると新生児の *Chlamydia* 結膜炎や肺炎などを来す．

骨盤内炎症性疾患(PID)の病歴

- 1 か月以内に複数のパートナー，月経中の性交渉，PID の既往は非常に高いリスク要因である．
- 月経周期前半に，下腹部痛で始まり，帯下変化や性交時痛を伴っていれば PID の可能性は高い．
- 食欲低下・嘔気を伴っていたり，心窩部痛から発症した場合は PID の可能性は下がる．

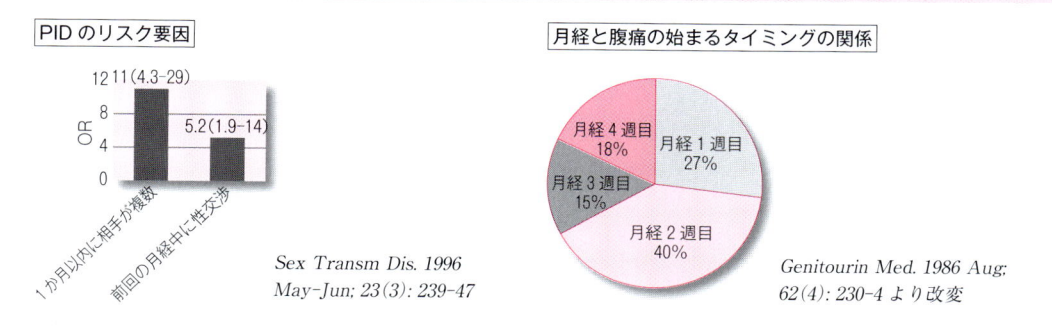

PID のリスク要因

	OR
1 か月以内に相手が複数	11 (4.3-29)
前回の月経中に性交渉	5.2 (1.9-14)

Sex Transm Dis. 1996 May-Jun; 23(3): 239-47

月経と腹痛の始まるタイミングの関係

- 月経1週目 27%
- 月経2週目 40%
- 月経3週目 15%
- 月経4週目 18%

Genitourin Med. 1986 Aug; 62(4): 230-4 より改変

- 右下腹部痛患者における虫垂炎との比較

		感度	特異度	LR＋	LR－
発熱	寒気 §	36(22-53)	80(71-87)	1.8(1.0-3.2)	0.8(0.6-1.0)
	発熱 §	46(30-63)	44(35-54)	0.8(0.6-1.2)	1.2(0.9-1.6)
リスク要因	性行為†	70(58-80)	60(47-73)	1.8(1.2-2.5)	0.5(0.3-0.7)
	経口避妊薬†	14(7-27)	84(73-91)	0.9(0.4-2.1)	1.0(0.9-1.1)
	PIDの既往†	31(19-45)	99(91-100)	21.5(3-157.3)	0.7(0.6-0.8)
	過去に同様な腹痛 §	18(8-34)	97(91-99)	6.3(1.7-23.3)	0.8(0.7-1.0)
発症時期	月経期(1-5日)†	29(19-41)	87(77-93)	2.2(1.1-4.4)	0.8(0.7-1.0)
	卵胞期(6-14日)†	57(44-68)	54(42-65)	1.2(0.9-1.7)	0.8(0.6-1.1)
	黄体期(15-30日)†	15(8-26)	59(47-70)	0.4(0.2-0.7)	1.4(1.3-1.6)
	月経開始から7日以内の発症 §	59(42-74)	83(74-89)	3.5(2.1-5.7)	0.5(0.3-0.7)
消化管症状	食欲低下 §†‡	33[15-85]	28[3-50]	0.5[0.3-0.9]	2.4[1.7-4.7]
	嘔気・嘔吐 §†‡	39[29-51]	26[15-32]	0.5[0.4-0.6]	2.3[2.1-3.2]
	下痢 §†‡	19[8-30]	84[70-89]	1.2[0.7-1.2]	1.0[1.0-1.0]
	便秘 §†	10[9-13]	89[84-97]	0.9[0.8-2.8]	1.0[0.9-1.0]
泌尿生殖器症状	帯下変化 §	43[21-57]	87[86-88]	3.3[1.5-4.8]	0.7[0.5-0.9]
	尿路症状 §†	25[13-35]	87[83-92]	1.9[0.8-4.6]	0.9[0.7-1.1]
疼痛発症部位	心窩部痛から発症 ‡	11[13-15]	41[31-80]	0.2[0.2-0.8]	2.2[1.1-2.8]
	下腹部痛から発症 §‡	64[33-81]	84[79-90]	4.0[3.2-3.8]	0.4[0.3-0.7]
	右下腹部痛で発症 §	33(20-50)	43(33-52)	0.6(0.4-0.9)	1.6(1.2-2.0)
	腹部全体痛から発症 ‡	1(0-9)	89(81-94)	0.1(0-1.0)	1.1(1.1-1.1)

§ *Am Surg. 1985 Apr; 51(4): 217-22 /* † *Am J Emerg Med. 1993 Nov; 11(6): 569-72*
‡ *Am J Emerg Med. 2007 Feb; 25(2): 152-7*

▶PIDの診断において下腹部痛＋性交時痛は感度100％，特異度44％という報告もある〔*J Pediatr Adolesc Gynecol. 2003 Feb; 16(1): 25-30*〕．

骨盤内炎症性疾患(PID)の身体所見

- 下腹部に圧痛があり，腹膜刺激症状(特に反跳痛)を伴えば疑いは高い．
- 婦人科以外を受診時には直腸診による子宮頸部圧痛(cervical motion tenderness)の有無が診断に重要である．

- 右下腹部痛を訴える患者における虫垂炎との比較

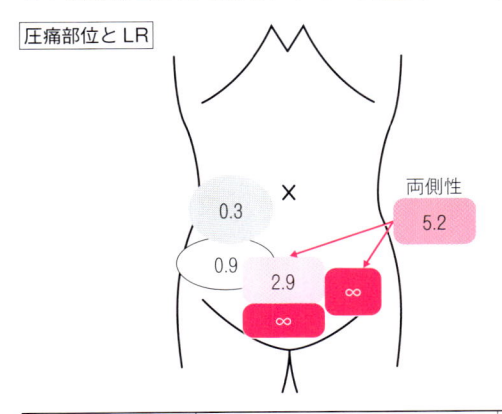

圧痛部位とLR

両側性 5.2
0.3 ×
0.9 2.9 ∞
∞

		感度	特異度	LR＋	LR－
圧痛部位	右下腹部に圧痛 §†	78[51-97]	13[6-18]	0.9[0.6-1.0]	1.7[0.5-2.7]
	右腹部圧痛 ‡	24(15-35)	16(10-24)	0.3(0.2-0.4)	4.9(4.1-5.9)

(つづく)

		感度	特異度	LR+	LR−
圧痛部位	下腹部に圧痛 §	33(20-50)	89(81-94)	2.9(1.5-5.9)	0.8(0.6-0.9)
	恥骨上に圧痛 §	5(1-19)	100(96-100)	∞	1.0(0.9-1.0)
	右下腹部以外の部位に圧痛 †	79(67-88)	76(65-85)	3.3(2.2-5)	0.3(0.2-0.5)
	左腹部圧痛 ‡	10(4-20)	100(96-100)	∞	0.9(0.8-1.0)
	両側腹部圧痛 ‡	53(41-65)	90(82-95)	5.2(2.9-9.5)	0.5(0.4-0.7)
腹膜刺激症状	反跳痛 § † ‡	64[47-75]	27[21-36]	0.9[0.7-1.0]	1.4[1.0-1.5]
	（非特異的腹痛との比較）¶	25	90	2.5	0.8
	筋性防御 §	90(75-97)	16(10-25)	1.1(0.9-1.2)	0.6(0.2-1.7)
	筋硬直 §	23(12-40)	77(68-85)	1.0(0.5-2.0)	1.0(0.8-1.2)
子宮頸部圧痛	直腸診圧痛 § †	34[12-59]	42[26-76]	0.6[0.5-0.8]	1.6[1.2-1.6]
	子宮頸部圧痛 † ‡	84[84-85]	81[60-92]	4.4[2.1-10]	0.2[0.2-0.3]

§ *Am Surg. 1985 Apr; 51(4): 217-22*／† *Am J Emerg Med. 1993 Nov; 11(6): 569-72*
‡ *Am J Emerg Med. 2007 Feb; 25(2): 152-7*／¶ *Infect Dis Obstet Gynecol. 2002; 10(4): 171-80*

PID 以外の淋菌・*Chlamydia* 感染症

- Fitz-Hugh-Curtis 症候群では右季肋部痛や肝叩打痛が見られる．
- オーラルセックスで伝播する淋菌・*Chlamydia* による咽頭炎やコロナイゼーションが重要な問題となっている．

- Fitz-Hugh-Curtis 症候群
  - PID の 4-14％で Fitz-Hugh-Curtis 症候群は起こるが，思春期では 27％と多い〔*Cleve Clin J Med. 2004 Mar; 71(3): 233-9*〕．
  - 下腹部痛や子宮頸部圧痛は認めないこともある．
  - 造影 CT により横隔膜と接する部位（頭側〜腹側）に肝被膜造影効果（肝実質内まで波及していてもよい）を認めることがあるが，軽症例では感度は不十分であること，SLE や二次性腹膜炎でも同様な所見は見られることから，臨床診断を覆すものではない．
    - 慢性期には腹腔鏡所見である violin-string appearance を反映して，肝前面と腹壁の間に線状の軟部陰影が見られうる．

- 咽頭炎
  - 米国では淋菌は男女ともに一般外来において咽頭痛の 1％を占める原因であるという報告がある〔*Sex Transm Dis. 1980 Jul-Sep; 7(3): 116-9*〕．
  - 日本でも女性淋菌感染者の 34％，男性淋菌感染者の 11％が咽頭からも淋菌を検出する〔*Kansenshogaku Zasshi. 2003 Feb; 77(2): 103-9*〕．
  - 感染症専門外来を受診したホモセクシャル患者の検査では尿道から 6.7％，直腸から 4.0％，咽頭からは 1.3％で *Chlamydia* が検出される〔*Br J Vener Dis. 1981 Feb; 57(1): 47-9*〕．

- 女性やホモセクシャルの男性では淋菌や *Chlamydia* は直腸炎も起こしうる．

淋菌・*Chlamydia* 感染症の検査

- 男性の淋菌性尿道炎は分泌物のグラム染色のみで診断が可能である．
- 淋菌の培養検査は確定診断と薬剤感受性の確認の 2 点から重要ではあるが，菌の保存性が悪く感度は低い．
- 淋菌も *Chlamydia* も初尿の遺伝子検査が簡便で診断に有用である．咽頭や直腸からの検体には TMA 法や SDA 法による遺伝子検査を行う．

- ● PIDの診断

	感度	特異度	LR+	LR−
末梢血白血球数＞1万/μL	57	88	4.8	0.49
赤沈＞15 mm/時	70	52	1.5	0.58
CRP＞5 mg/dL	71	66	2.1	0.44
腟分泌物白血球	78	39	1.3	0.56
上記のいずれか	100	18	1.2	0.0
上記4項目すべて	29	95	5.8	0.75
CRP＞2 mg/dL か赤沈＞15 mm/時	91	50	1.8	0.18
CRP＞6 mg/dL か赤沈＞40 mm/時	97	61	2.5	0.05
膿尿†‡	50[44-55]	79[75-84]	2.3[1.8-3.4]	0.6[0.5-0.7]

J Fam Pract. 2004 Apr; 53(4): 326, 330-1 より改変
虫垂炎患者との比較：† *Am J Emerg Med. 1993 Nov; 11(6): 569-72*／‡ *Am J Emerg Med. 2007 Feb; 25(2): 152-7*

▶ 血清 *Chlamydia* 抗体検査は *Chlamydophila pneumoniae* などの感染でも陽性となりうること，全身性感染症に至っていない場合や急性期には偽陰性があることから診断的価値は限られる．

- ● 尿道炎・子宮頸管感染症の診断

	診断対象	感度	特異度	LR+	LR−
男性尿道分泌物					
グラム染色†	淋菌	95	99	＞20	0.05
白血球≧5/HPF	淋菌	94			
	Chlamydia	82			
女性子宮頸管分泌液‡					
グラム染色†	淋菌	48-76	44-100	1.4-∞	0.5-0.6
	淋菌・*Chlamydia*	47	75	1.9	0.7
白血球定性	淋菌	68	44	1.2	0.7
	淋菌・*Chlamydia*	48	55	1.1	1.0

Sex Transm Dis. 2005 Oct; 32(10): 630-4／† *J Clin Microbiol. 1984 Mar; 19(3): 399-403*
‡ *Sex Transm Dis. 1991 Oct-Dec; 18(4): 211-6 より改変*

▶ グラム染色でグラム陰性双球菌を確認しても咽頭や女性の腟には *Neisseria* の常在菌が存在するので，貪食像があるかどうかを確認する必要がある．

▶ *Chlamydia* 感染症に関しては初尿の尿沈渣白血球も感度は30％と低い〔*Sex Transm Dis. 1991 Jan-Mar; 18(1): 28-35*〕．

- ● 淋菌・*Chlamydia* の遺伝子検査
    ▶ TMA（transcription mediated amplification）法やSDA（strand displacement amplification）法は非病原性 *Neisseria* 属による交差反応が少ないとされ，咽頭や直腸からの検体でも偽陽性率が低い．しかし女性の尿検体では保険適用がないため（2013年6月現在），女性では従来のPCR法を行うか子宮頸管からの検体を提出する必要がある．

			感度	特異度	LR+	LR−
Chlamydia（女性）	PCR法	尿	82(80-84)	99(99-100)	123(99-155)	0.18(0.16-0.20)
		子宮頸管	84(81-86)	100(99-100)	183(141-238)	0.17(0.15-0.19)
	TMA法	尿	94(91-96)	99(99-99)	92(67-127)	0.06(0.05-0.09)
		子宮頸管	95(93-97)	98(98-99)	58(45-75)	0.05(0.04-0.07)
	SDA法	尿	80(75-85)	99(98-99)	54(39-74)	0.20(0.16-0.26)
		子宮頸管	93(89-95)	98(98-99)	53(40-71)	0.08(0.05-0.11)
Chlamydia（男性）	PCR法	尿	87(85-89)	99(99-99)	75(60-93)	0.14(0.12-0.16)
		尿道	88(86-89)	99(99-99)	72(58-89)	0.13(0.11-0.15)
	TMA法	尿	88(77-94)	99(98-100)	158(40-630)	0.12(0.07-0.23)
		尿道	96(88-99)	99(98-100)	173(43-688)	0.04(0.01-0.13)

（つづく）

			感度	特異度	LR+	LR−
Chlamydia（男性）	SDA法	尿	93(89-96)	94(92-95)	14(11-18)	0.07(0.05-0.11)
		尿道	92(89-95)	96(95-98)	25(19-35)	0.08(0.05-0.12)
淋菌（女性）	PCR法	尿	53(45-62)	99(98-991)	36(22-60)	0.48(0.40-0.57)
		子宮頸管	94(88-97)	99(98-993)	78(46-131)	0.06(0.03-0.12)
	TMA法	尿	91(87-94)	99(99-100)	124(80-192)	0.09(0.06-0.13)
		子宮頸管	98(96-100)	99(98-99)	78(56-109)	0.02(0.01-0.04)
	SDA法	尿	85(78-90)	99(99-100)	151(89-256)	0.15(0.11-0.22)
		子宮頸管	97(92-99)	100(99-100)	191(111-328)	0.03(0.02-0.08)
淋菌（男性）	PCR法	尿	91(89-92)	100(100-100)	351(195-634)	0.09(0.08-0.11)
		尿道	96(95-97)	99(99-99)	87(66-116)	0.04(0.03-0.05)

Ann Intern Med. 2005 Jun 7; 142(11): 914-25 より改変

▶遺伝子検査は死菌でも陽性となってしまうので治療効果判定には注意を要する．尿のPCRは2週間で陰性化するが，子宮頸管からの検体では治療開始4週間後でも検出されることがある〔*Mol Pathol. 1998 Jun; 51(3): 149-54*〕．

和文索引

あ

アイスクリーム頭痛 569
アキレス腱反射 638
アザルフィジンEN® 401
アシドーシス 292
アスパラカリウム® 291
アスピリン 275, 595
アスピリン喘息 526
アスベストの曝露歴 551
アセチルコリン誘発試験 218
アセチルシステイン 355
アセトアミノフェン 660
アダリムマブ 401
アテローム血栓性脳梗塞 588, 594
── とラクナ梗塞の鑑別 594
アデノウイルス感染症 511, 681
アデノシンデアミラーゼ（ADA） 553
アトピー 526
アトピー咳嗽 504
アトピー体質 525
アドヒアランス不良 525
アニオンギャップ開大 51
アニオンギャップ開大性代謝性アシドーシス 53
アニオンギャップ正常代謝性アシドーシス 52
アニオンギャップ低下 51
アニオンギャップと補正 HCO_3^- 51
アニサキス症 99
── の採血検査 100
アバタセプト 401
アマンタジン 521
アミオダロン 318, 384
アミノグリコシド 354
アミラーゼ 183, 184
アミラーゼ/クレアチニンクリアランス比 184
アミロイドーシス 348, 351, 447, 452, 639
アムホテリシンB 354
アメーバ性肝膿瘍 163
アラスタット 3g Allergy® 688
アルカリ尿 364
アルカローシス 292
アルコール 182, 627
── と気管支喘息 528
── による低血糖 307
アルコール依存症 332, 447, 586, 608, 656
──，高齢者の 59
── での巨赤芽球性貧血の予測 446
── の診断 58
アルコール関連問題 57
アルコール血中濃度 60

アルコール性Wernicke脳症の臨床所見 623
アルコール性肝障害 148
── の血液検査 149
アルコール性ケトアシドーシス 61
アルコール性ポリニューロパチー 639
アルコール摂取 376
アルコール離脱症候群の治療 62
アルコール離脱症状 61
アルドステロン 288, 292, 341
── の過剰 293
アルドステロン濃度/血清レニン活性 282
アルファカルシドール 296
アルブミン製剤 44
アレルギー性気管支肺アスペルギルス症 426, 528
アレルギー性結膜炎 681
アレルギー性肉芽腫性血管炎 426
アレルギー性鼻炎 687
アロプリノール 652
アンチトロンビンⅢ欠損 266
アンピシリン 464
アンピシリン疹 463
アンモニア濃度，肝性昏睡と 37
亜急性感染性心内膜炎 493
亜急性甲状腺炎 322, 327
── の身体所見 328
── の病歴 328
亜急性硬化性全脳炎 475, 576
亜急性髄膜炎 610
亜硝酸塩 365
赤目の診断 680
暁現象 303
悪性関節リウマチ 397
悪性疾患に伴う腰痛 666
悪性腫瘍 295, 636
── と静脈血栓塞栓症 265
── による胸水 548
── による大腸穿孔 86
悪性新生物 660
悪性中皮腫 551
悪性貧血 338
── に対する検査 449
── の治療 449
悪性リンパ腫 223, 315, 550, 649, 682
── とsIL-2R 450
顎〜上肢への放散痛 208
足関節/上肢血圧比（ABI） 278
足の挙上低下 584
圧痕性浮腫 3
圧迫骨折 660, 666
安静時心電図 205
安静時振戦 579
安定狭心症 202
── の身体所見 204

い

イオン化Ca 294, 298
イソニアジド（INH） 473
イムノクロマト法 518
インクレチン作用増強 304
インスリノーマ 190, 307
── の診断 308
インスリン 292
インスリン使用者 306
インスリン自己免疫症候群 309
インスリン製剤 304
インスリン抵抗改善薬 303
インスリン分泌促進薬 304
インスリン分泌低下 302
インデラル® 327
インドメタシン 569
インピーダンス・プレチスモグラフィ 268
インフリキシマブ 401
インフルエンザ 500
── の合併症 502
── の病歴・身体所見 500
インフルエンザ桿菌 390, 514, 608, 681, 685
インフルエンザ後無力症 501
インフルエンザ迅速抗原検査 501
インフルエンザ脳症 503
医原性疾患の頻度 63
胃アニサキス症 99
胃炎 106
胃潰瘍 85, 109
胃癌 114, 123, 548, 672
── の症状・検査 114
── の統計 114
胃酸逆流感 125
胃静脈瘤 106, 185
胃食道逆流症 503
胃切除後 443
移動性関節炎 387
萎縮性胃炎 338, 443, 449
異型リンパ球 464
異所性ACTH産生腫瘍 334
異所性褐色細胞腫 337
異所性妊娠 691 → 子宮外（異所性）妊娠
異所性バソプレシン産生腫瘍 288
異常Q波 210, 243
異食症 440, 441
異痛症 653
意識消失発作 20
意識障害 34, 622
── の鑑別疾患 34
意識障害患者の診察 35
意識変容 622
意味性認知症 574

維持輸液と栄養学　55
遺伝性球状赤血球症　438
遺伝性脳小血管病　572
遺伝性ヘモクロマトーシス　155
遺伝性ポリニューロパチー　636
一過性意識消失発作　20
一過性菌血症　459
一過性血尿　346
一過性単純性便秘　120
一過性胆道閉塞　140
一過性脳虚血発作(TIA)　591
一過性脳梁膨大部病変　624, 625
溢流性尿蛋白　349
色白　339
咽頭炎　405, 495, 696
咽頭結膜熱　681
咽頭培養　409
院内肺炎　518
院内発症下痢症　92
陰圧性肺水腫　238
陰茎亀頭の皮疹　405
陰性T波　243
飲酒者の腹痛発作　77
飲酒により起こる症状　58
飲酒量　57

う

ウイルス性肝炎　140, 143
ウイルス性結膜炎　681
ウイルス性髄膜炎　604
ウイルス性脳炎　614
ウイルス性肺炎　511
ウェルシュ菌　89
ウラピジル　377
うつ症状　315
うつ病　14, 319, 332, 565, 570
右室梗塞　213
右心系の感染性心内膜炎　255
右心室コンプライアンス　195
右心不全　195
右半結腸癌　115
右半結腸のガス　84
打ち抜き像　393
運動後急性腎不全　356
運動失調不全片麻痺　590
運動神経障害が中心となる多発神経障害　636
運動選手　243
運動ニューロン病　636
運動による喘息誘発　527
運動麻痺　655

え

エーリキア症　487
エクスタシー(MDMA)乱用　539
エストリオール製剤　368
エストロゲン　344, 649
　── の高値　136
　── の分解低下　137
エタネルセプト　401
エタンブトール(EB)　473
エチレングリコール中毒　356
エバスチン　688
エピネフリン　33

エリスロポエチン　363, 440
エリスロマイシン　123
エンテロウイルス　609
エンプロスチル　110
壊死性管外増殖性糸球体腎炎　359
壊死性筋膜炎　655
　── の起因菌推定　656
　── の検査　658
　── の症候　657
壊死性リンパ節炎　9
易疲労感　435
腋窩リンパ節　10
炎症所見がない心タンポナーデ　223
炎症性関節炎　660
炎症性下痢　96
炎症性腸疾患　96, 100, 265, 401, 426, 493, 660
　── の消化管外症状　103
炎症性腹部大動脈瘤　264
塩化ナトリウム　56
塩分喪失　289
遠位尿細管アシドーシス　370
遠位尿細管障害　292
嚥下障害　440
嚥下痛　496
嚥下評価　521
嚥下ファイバー検査　521

お

オウム病　513, 517
オロパタジン　688
オンダンセトロン　123
悪寒戦慄　458
悪心・嘔吐　→嘔気・嘔吐
落ち着きのなさ　326
欧州リウマチ学会(EULAR)　396
黄色ブドウ球菌　253, 390
　── による肺炎　502
黄疸　190
嘔気・嘔吐　122
　── の対症療法　123
嘔気・消化不良　122
嘔吐　54, 293, 353, 597
横紋筋融解症　292, 298, 354, 517
温式自己免疫性溶血性貧血　439

か

カタル期　474
カテコラミン　292
　── の投与　33
カフェイン摂取　569
カフェイン離脱頭痛　569
カプセル内視鏡　112
カプノメーター　522
カリウム(K)　55, 56
カリニ肺炎　483　→ニューモシスチス肺炎
カリメート®　363
カルシトニン　660
カルシトリオール　296
カルバマゼピン　633, 651
カンジテック　485
ガス産生性肝膿瘍　161

ガストリノーマ　98, 190
ガストリン　449
ガスモチン®　121
ガバペンチン　633, 651
ガリウムシンチグラフィ　356, 669
下向性(向地性)眼振　19
下肢挙上法　32
下肢腫脹，片側性の　270
下肢静脈エコー　268
下肢に放散する痛み　662
下垂体MRI検査　334
下垂体性甲状腺機能低下症　320
下腿の皮疹　405
下腿浮腫　235
下大静脈(IVC)径　32, 240
下部消化管出血　111
　── の鑑別　112
下部消化管穿孔の原因　86
下部尿路閉塞　375
下腹部正中痛　71
下壁心筋梗塞　213
化膿性合併症　687
化膿性肝膿瘍
　── の原因・起因菌　160
　── の症候　162
化膿性関節炎　251, 386, 389, 395
　── の検査所見　390
　── の病歴・身体所見　389
化膿性心外膜炎　220
化膿性脊椎炎　667, 668
　── に対する画像評価　669
　── の起因菌　668
　── の検査　668
化膿性椎間板炎の検査　668
可逆性かも知れない認知症　576
家族性高コレステロール血症関節症　388
家族性低Ca尿性高Ca血症　297
過換気　298
過換気症候群　15, 28
過換気誘発試験　218
過多月経　442
過敏性血管炎　428, 429
過敏性腸症候群　95, 104
　── の治療　105
蝸牛症状を伴う末梢性めまい　17
顆粒円柱　354
鵞口瘡　475
回帰性リウマチ　386
回転性めまい　15
改訂Jones 診断基準　407
改訂MDRD簡易式　362
改訂長谷川式簡易知能評価スケール
　(HDS-R)　571
改訂水飲みテスト　522
開脚歩行　664
開発途上国からの帰国後発熱　486
潰瘍性大腸炎　101
外眼筋麻痺　622, 655
外頸静脈圧　195
外傷性血胸　542
外側半規管型BPPV　19
外尿道口狭窄　376
外ヘルニア　80
顔色蒼白　435
踵落とし試験　74

角膜炎　680, 681
拡散強調画像(DWI)　591
拡張型心筋症(DCM)　243, 246
拡張期雑音　200
核医学検査　41
喀痰検査による Aspergillus の検出　485
喀痰好酸球　528
　── の増加　529
喀痰細胞診　557
隔壁性脂肪織炎　649
顎跛行　423
肩関節　398
肩こり　603
活性型ビタミン D_3　296, 344
脚気の症候　622
喀血　492
　── と吐血との鑑別　492
　── の検査　493
　── の原因疾患　492
滑車上リンパ節腫脹　7
褐色細胞腫　280, 329, 335
　── による肺水腫　238
　── の画像検査　336
　── の臨床検査　335
　── の臨床所見　335
活動性肺結核　670
滑膜炎・滑液包炎　420, 421
鎌状赤血球症　373
川崎病　426, 681
甘草　294
　── による偽性アルドステロン症　293
完全奇脈　225
肝移植　144
肝うっ血　235
肝炎ウイルス　143
肝機能異常の解釈　139
肝叩打痛　167, 696
肝硬変　37, 131, 136, 178, 287, 308, 446, 493, 544, 656
　── における肝臓以外の身体所見　136
　── の身体所見　137
　── の病歴　137
　── の腹水治療　175
　── の予測　142
肝硬変患者における静脈瘤の予測　108
肝細胞癌　157
　── の画像診断　158
　── の腫瘍マーカー　158
肝疾患　445
　── の診察　136
肝腫大の画像診断　139
肝障害　418, 419
　── や腎障害での栄養投与　57
肝生検　41
肝性昏睡　37
　── とアンモニア濃度　37
肝臓
　── の触診　136
　── の身体所見　136
　── の拍動　200
肝膿瘍　160
肝肺症候群　138
肝不全　353
冠攣縮性狭心症　206, 216

　──, 女性の　216
　── の合併症　217
　── の検査　218
乾性咳嗽　422
乾癬　403
乾癬性関節炎　401, 405, 660
乾燥性角結膜炎　397
乾酪性肉芽腫　473
寒冷凝集素症　439, 445
寒冷刺激　376
寒冷昇圧試験　218
間質性腎炎　354, 355
間質性肺炎　397
間接対光反射　681
感覚運動性脳卒中　590
感覚過敏　638
感覚性失調を呈するニューロパチー　640
感覚性ポリニューロパチー　637
感覚性無緊張性膀胱　375
感染後免疫複合体病　426
感染症後糸球体腎炎　357, 358
感染性関節炎　399
感染性心内膜炎　249, 388, 389, 589, 593, 608, 648, 668
　──, 右心系の　255
　── の基礎疾患　250
　── の病歴　251
　── の予防適応　250
　── のリスク要因　249, 250
感染性脊椎炎　667
感染性塞栓症　648
感染性肺塞栓　255
漢方(甘草)　294
関節液の尿酸結晶　393
関節炎　386, 392, 411
　── の特徴　408
関節腫脹　396
関節穿刺液　395
関節痛の鑑別　386
関節リウマチ　386, 387, 395, 421, 426, 548
　──, 高齢発症の　397
　── の疫学　395
　── の画像診断　399
　── の関節所見の取り方　398
　── の血液検査　398
　── の診断　399
　── の内科的治療　400
　── の評価　397
　── の臨床所見・分類基準　396
環状紅斑　648
簡易血糖測定　306
灌水音, 大動弁閉鎖不全症による　201
眼科的疾患　680
眼球運動異常　622
眼瞼黄色腫　205
眼瞼下垂　622
眼瞼結膜蒼白　435
眼瞼浮腫　463
眼瞼閉鎖不全　633
眼振　15
　── の記載法　16
　── を認めるめまい症　16
癌性胸水　548
癌性心膜炎　223

癌性腹膜炎　176
顔面神経麻痺　633, 654
　── の原因　634
　── の症候　633
顔面痛　685

き

キサントクロミー　601
気管支拡張症　492
気管支鏡検査　482
気管支喘息　525
　── による死亡　529
　── の疫学　525
　── の検査　528
　── の身体所見　528
　── の増悪因子　527
　── の病歴　526
気管支壁肥厚　511
気管短縮　532
気胸　535
　── の画像検査　536
　── の症候　536
奇脈　224, 225
帰国後発熱, 開発途上国からの　486
記憶障害　615
　──, 軽度の　622
記憶力の低下　570
起座呼吸　233
起立訓練　28
起立性蛋白尿　349
起立性低血圧　25, 435
　── の治療　28
基底核の脳梗塞　521
寄生虫　97
器質性便秘　120
機械的腸閉塞　77
機能性雑音, 収縮期雑音における　196
機能性便秘　120
偽性 Cushing 症候群　333
偽性高 K 血症　290
偽性高血圧　30
偽性心筋梗塞　211
偽性てんかん発作　645
偽性低 Ca 血症　299
偽性低 K 血症　290
偽性低 Na 血症　286
偽痛風　394
　── の検査所見　394
　── の臨床所見　393
偽膜性腸炎　92
　── の治療　94
菊池病　9
喫煙　422
　── と COPD　532
喫煙者のばち指　493
脚ブロック　213
逆説的歩行　580
逆流性食道炎　125
　── と高齢者　125
　── と食道癌の鑑別　126
　── に対する検査　126
　── の症状　125
　── のリスク　125
吸気後期ラ音　512
吸気早期の crackles　533

吸気による雑音増強　200
吸収障害　447
吸収不良　188
吸収不良症候群　96
吸入ステロイド　504
急性 A 型肝炎　144
急性 B 型肝炎　146
急性 C 型肝炎　147
急性 E 型肝炎　145
急性 HIV 感染症　609
　──の検査所見　478
　──の臨床所見　477
急性アルコール中毒　60
急性胃腸炎　88, 405
　──の検査　90
　──の診断　88
急性咽頭炎　495
　──の原因微生物　496
急性ウイルス性肝炎における劇症化予測　143
急性炎症性脱髄性多発ニューロパチー（AIDP）　636
急性肝炎　462
急性肝不全　57
急性冠動脈症候群　205, 242
　──, 女性の　209
　──と大動脈解離　258
　──に対する血液検査　214
　──の身体所見　209
急性間欠性ポルフィリア　636
急性下痢症　88
急性呼吸性アルカローシス　298
急性呼吸促迫症候群（ARDS）　238
急性喉頭蓋炎　683
急性糸球体腎炎　357
　──の鑑別　358
　──の診断　357
急性失血後　445
急性失血の身体所見　42
急性出血性結膜炎　681
急性上腸間膜静脈血栓症　132
急性心筋炎　229
　──の検査　231
　──の症候　230
急性心膜炎　221
急性腎盂腎炎　364
　──と発熱期間　367
急性腎炎症候群　350
急性腎性腎不全　354
急性腎不全　352
急性膵炎　182
　──の画像診断　185
　──の検体検査　183
　──の重症度判定基準　187
　──の症候　183
　──の治療　187
急性精巣痛　381
　──の疫学　381
　──の検査　383
　──の治療　384
急性前立腺炎　368
　──の検査　368
　──の症候　368
急性大動脈症候群　256
急性胆嚢炎
　──, 高齢者の　168

　──の画像検査　167, 168
　──の血液検査　167
　──の病歴・身体所見　166
急性腸管虚血　127
　──の血液検査　129
急性尿細管壊死　354
急性副鼻腔炎　685
　──の起因菌　685
　──の診断　686
急性腹症
　──における腸閉塞の診断　78
　──の検査　72
　──の身体所見　71
　──の病歴　70
急性腹症　70
　──, 高齢者の　72
急性閉塞性化膿性胆管炎　170
　──の原因　171
急性扁桃炎　495
急性ポルフィリン症　636
急性門脈血栓症　132
急性腰痛症　660
　──の対症療法　660
急性緑内障発作　680
急速進行性糸球体腎炎（RPGN）　350, 357
　──の検査所見　359
　──の臨床所見　358
嗅覚障害　685
嗅覚や味覚の変化　615
巨細胞性動脈炎　425
巨赤芽球性貧血　292, 439, 445, 446
　──の原因　447
巨舌　318
巨大陰性 T 波　242
虚血性結腸炎　128
　──のリスク要因　129
虚血性腸炎と大腸癌　129
虚血性白質脳症　581
共同偏視　36
協調運動　644
狭心症　202
　──のリスク要因　203
狭心発作　107
胸郭子宮内膜症　535
胸腔ドレナージ　524
胸腔内圧上昇　287
胸水
　──の C3 値　547
　──の pH　551
　──の画像診断　541
　──の検査　524
　──の原因検索　543
　──の腫瘍マーカー　549
　──の身体所見　541
　──の存在診断　541
　──の追加検査による滲出性胸水の分類　546
胸水中 ADA　553
胸水中アミラーゼ高値　547
胸水中インターフェロンγ　555
胸水中抗核抗体（ANA）　547
胸水中中性脂肪　546
胸水中補体　547
胸水糖　547
胸水ヒアルロン酸　551

胸痛　204, 536
　──の性状　207
胸痛以外を主訴とする急性冠動脈症候群　208
胸部 CT による粟粒結核の診断　472
胸部大動脈瘤破裂　493
胸膜炎　397
莢膜をもつ細菌　478
強直性脊椎炎　401, 660
　──の検査　404
　──の症候　403
強皮症　399, 447
強膜炎　680
頬部紅斑　411
橋外髄鞘崩壊症　624
橋中心髄鞘崩壊症　624
菌血症　458
　──の原因　459
　──の予測　458
筋緊張型頭痛と片頭痛　565
筋弛緩薬　660
筋層内微小腫瘍　251
筋力低下　331
禁煙指導　525
緊張性気胸　537

く

クエン酸モサプリド　123
クォンティフェロン®　468, 469, 555
クラミジア感染　693 → Chlamydia 感染
クラミドフィラ肺炎　514
　　→ Chlamydophila 肺炎
クラリスロマイシン　307
クランベリー製剤　367
クリオグロブリン血症　358, 426, 428, 429
クリオグロブリン腎症　360
クリンダマイシン　93
クレアチニン・クリアランス（Ccr）の落とし穴　363
クロルフェニラミン　688
グアヤック法　107
グラム陰性桿菌　390
グルカゴノーマ　190
グルコース-6-リン酸脱水素酵素異常症　438
くも膜下出血　47, 588, 596
　──と心電図変化　599
　──における髄液検査　601
　──における脳動脈瘤検出　602
　──の画像診断　600
　──の身体所見　599
　──の診断　598
　──のパターン, 見逃されやすい　599
　──のリスク要因　596
久里浜式アルコール症スクリーニングテスト（KAST）　60
空洞形成　480
空腹感　310
空腹時血糖　302
靴下・手袋型ではないポリニューロパチー　640
首下がり　580

群発頭痛　565, 568

け

ケトン臭　312
下血　111
　──, 小児・高齢者の　113
　──の出血部位の推定　111
下痢　475
形質細胞血症　455
経管栄養患者の誤嚥　522
経口ヤヌスキナーゼ（JAK）阻害薬　401
経鼻胃管の気管挿入　522
経腹エコーによる子宮外妊娠の診断　692
蛍光染色　471
軽度 PTH 高値　297
軽度記憶障害　622
痙性対麻痺　338
痙攣　298, 615, 625
痙攣患者における画像検査　629
痙攣重積　619
痙攣性便秘　120
痙攣発作　625
頸静脈 v 波増大　200
頸静脈圧　194
頸静脈圧波形　194
頸静脈虚脱　194
頸静脈怒張（JVD）　235
頸静脈圧迫　194
頸動脈エコー検査　25
頸動脈狭窄　642
頸動脈雑音　642
頸動脈ステント留置術（CAS）　595
頸動脈洞過敏　27
頸動脈洞マッサージ　27
頸動脈内膜剝離術（CEA）　595
頸動脈拍動　197
頸部前屈　580
頸部前屈試験　604
頸部リンパ節腫脹　8, 463
警告出血　597, 598
劇症 1 型糖尿病　312
　──の初診時所見　313
劇症 B 型肝炎　144
劇症型心筋炎　229
劇症肝炎　143
血管炎　399, 425, 636
血管性間欠跛行　664
血管性認知症　571, 572
血管内悪性リンパ腫（IVL）　449
　──の特異的検査　451
血管病変　354
血球貪食症候群　450
血小板増多症　291
血小板輸血　44
血性胸水　545
血性心囊水　219
血性腹水　177
血清 *Aspergillus* 抗原検査　485
血清 *Chlamydia* 抗体検査　697
血清 free light chain（FLC）　454
血清 M 蛋白　454
血清アメーバ抗体　164
血清アルブミン　452

血清アンギオテンシン変換酵素（ACE）　430
血清鉄　442
血清銅　155
血清尿酸値　393
血清リウマトイド因子陰性脊椎関節症　387
血栓症　352
血栓性血小板減少性紫斑病（TTP）　359, 438
血栓性微小血管障害症　359
血中好酸球　528
血糖コントロール　303
血糖高値　215
結核　227, 399, 486, 606, 648
　──の治療　473
　──の発症様式　468
　──のリスク　467
結核性関節炎　386
結核性胸膜炎　552
　──の画像診断　555
　──の細菌学的検査　554
　──の臨床症状　552
結核性心膜炎　222
結核性髄膜炎　576, 610
　──の症候　611
　──の診断　611
結核性脊椎炎　668, 670
結核性副腎不全　337
結核性腹膜炎　175, 176
　──の CT 画像診断　177
結晶性関節炎　386, 391
結節性陰影　480
　──の画像精査　557
結節性紅斑　431, 648
　──の原因　649
結節性多発動脈炎　382, 425
血圧と頭蓋内病変　35
血液ガス　49
血液ガス測定のタイミング　49
血液製剤　43
血液培養　252, 460
血液培養陰性の感染性心内膜炎　253
血尿　346, 357, 383
　──の原因　346
血便の頻度　111
血流再分布　236
結膜炎　402, 405, 474, 680
　──の鑑別　681
結膜充血　680
　──と毛様充血　680
結膜点状出血　252
月経関連気胸　535, 536
倦怠感　318
健常者体温の範囲　38
健常者における直腸温　39
腱鞘滑膜炎　391, 421
　──による手足腫脹　420
腱付着部炎　402, 403, 405
顕性甲状腺機能亢進症　316
顕性甲状腺機能低下症　316
顕微鏡的血尿　346, 358
顕微鏡的多発血管炎　358, 359, 360, 426, 427
幻視　573
限局性浮腫　4

原発性アルドステロン症　280, 282, 293, 329
原発性甲状腺機能低下症　320
原発性硬化性胆管炎（PSC）　116, 157
原発性糸球体腎炎　351
原発性自然気胸　535
原発性脊椎腫瘍　660
原発性胆汁性肝硬変（PBC）　156
原発性肺癌　549
　──と転移性肺腫瘍との鑑別　560
原発性副甲状腺機能亢進症　295, 370
　──と悪性腫瘍との鑑別　295
原発性副腎不全　341
　──の原因　337

こ

ココア　291
コリン作動薬　377
コルチゾール　340
コレステロール塞栓症　356
コンタミネーションと菌血症との鑑別　460
ゴリムマブ　401
呼気の crackles　508
呼吸困難　536
　──の鑑別診断　530
呼吸性アルカローシス　52, 299
呼吸不全　49
孤発性 Creutzfeldt-Jakob 病　577
孤発性結節陰影　558
誤嚥性肺炎　519, 523
　──と誤嚥性肺臓炎　519
　──の起因菌　520
　──のリスク　520, 521
誤嚥性肺臓炎　519, 520
誤嚥のリスク　521
口蓋筋不全　499
口角炎　440
口渇　300, 311
口腔ケア　521
口腔内潰瘍　411
甲状腺圧痛　328
甲状腺エコー　315
甲状腺癌　314, 671
甲状腺機能異常症
　──の病歴・身体所見　316
　──の頻度　315
甲状腺機能亢進症　105, 298, 315, 322, 493
　──の亜型　323
　──の検査　324
　──の原因　322
　──の症候　322
　──の内科的治療　325
甲状腺機能スクリーニング検査　315, 317
甲状腺機能低下症　175, 224, 287, 315, 318, 394, 445, 544, 570
　──と精神・神経症状　319
　──による心囊水　224
　──の原因　318
　──の症候　318
　──の治療　321
　──の臨床検査　320
甲状腺クリーゼ　326

和文索引

甲状腺クリーゼの治療　327
甲状腺結節　314
甲状腺刺激抗体(TSAb)　324
甲状腺腫　317, 326
甲状腺腫大　328
甲状腺ホルモン　321
交差反応　651
光視症　682
向地性(下向性)眼振　19
好酸球性胸水　545
好酸球性多発血管炎性肉芽腫症　426
好酸球性腸炎　98
好酸球増多を伴う血管浮腫　5
好中球過分葉　446
好中球減少　478
行動異常　615
抗 CCP 抗体　398
抗 dsDNA 抗体　412, 413, 415
抗 GAD 抗体　300
抗 IL-6 受容体抗体　401
抗 LKM 抗体　152
抗 Parkinson 病薬　521
抗 Sm 抗体　412, 413, 415
抗 SS-A 抗体　412, 413
抗 TPO 抗体　329
抗 VZV モノクローナル抗体　654
抗インスリン抗体　300
抗カルジオリピン β_2-GPⅠ 複合体抗体　414
抗カルジオリピン抗体　410, 413, 414
抗ガラクトース欠損 IgG 抗体(CARF)　399
抗核抗体(ANA)　152, 412
抗核抗体値　416
抗癌剤　287
抗凝固療法　586
抗菌薬　651
抗痙攣薬　633, 651, 652
抗結核薬　467
抗コリン薬使用　376
抗甲状腺ペルオキシダーゼ(TPO)抗体　321
抗サイログロブリン抗体　321, 329
抗酸菌感染症　470
抗糸球体基底膜(GBM)抗体症候群　359
抗ストレプトキナーゼ抗体(ASK)　409
抗ストレプトリジン O 抗体(ASO)　409
抗精神病薬　287
抗てんかん薬　626, 645, 650
抗デオキシリボヌクレアーゼ-B 抗体(抗 DNAse-B 抗体)　409
抗ヒスタミン薬　688
抗ヒストン抗体　415
抗ミエリン糖蛋白(MAG)抗体　640
抗ミトコンドリア抗体(AMA)　156, 157
抗リン脂質抗体　413
抗リン脂質抗体症候群　265, 266, 359, 413
肛門閉口　122
虹彩炎　681
後下小脳動脈(PICA)閉塞　17
後脛動脈　279
後鼻漏　503
後部硝子体剥離　683
後腹膜血腫　372

後腹膜腫瘍　660
後壁梗塞　213
高γグロブリン血症　152
高 Ca 血症　294, 296, 355, 452, 672
―― の疫学　295
―― の症状　294
高 Ca 尿症　370
高 CO_2 血症　528
高 K 血症　290, 292, 363
―― と心電図　290
高 Na 血症　445
高アミラーゼ血症　312
高アンモニア血症　37, 630
高血糖　286, 445
―― の解釈　302
高血圧　335, 357
高血圧性心肥大　243
高ゴナドトロピン性性腺機能低下　338
高所肺水腫　238
高浸透圧性非ケトン性昏睡(HONK)　313
高尿酸尿症　370
高病原性トリインフルエンザ　502
高齢者
―― と逆流性食道炎　125
―― のアルコール依存症　59
―― の急性胆囊炎　168
―― の急性腹症　72
―― の下血　113
―― の失同　422
―― の喘息　525, 527
―― の虫垂炎　77
―― の糖尿病　635
―― の貧血　434
高齢出産　690
高齢発症
―― の SLE　414
―― の関節リウマチ　397
―― の片頭痛　567
硬膜外膿瘍　605, 660
―― の合併　687
絞扼性神経障害　635, 673
絞扼性腸閉塞　84
―― の CT 所見　85
項部硬直　603
鉱質ステロイド　289
構音障害・手不器用症候群　590
膠原病　224, 640
国際前立腺症状スコア(I-PSS)
国際頭痛分類第 2 版(ICHD-Ⅱ)　564
黒色痂皮
黒色便　107, 111
腰曲がり　580
骨硬化性病変　672
骨シンチグラフィ　667, 669
骨腫瘍　671
骨髄異形成症候群　434, 439, 445
骨髄炎　660
骨髄炎症性疾患(PID)　690
骨髄検査　455
骨髄疾患　445
骨髄生検　41
骨髄穿刺　41
骨髄抑制　672
骨粗鬆症　331, 342, 666
―― の治療　344

骨痛　452
骨転移　295, 666
骨転移率　671
骨盤内炎症性疾患(PID)　693
―― の身体所見　695
―― の病歴　694
骨盤内子宮内膜症　536
骨びらん検出率　400
骨密度　342, 343
骨溶解性病変　672
昏迷状態　628
昆布茶　291

さ

サーモンピンク疹　417
サイアザイド負荷試験　294
サイトメガロウイルス(CMV)　462
サイトメガロウイルス肺炎　480, 485
サイログロブリン値と原発不明癌　315
サプスタンス P と誤嚥性肺炎　521
サプリメント　296
サラセミア　440, 444
サルコイドーシス　355, 386, 388, 429, 605, 634, 649, 682
――, 肺以外の　431
―― による肺病変　430
サルファ剤　650, 652
さいころの 4 の目徴候　582
左脚ブロック　213
左室肥大　243
左心不全と BNP　239
鎖骨下動脈盗血症候群　28
鎖骨上リンパ節腫脹　7
痤瘡　403
再過膨脹性肺水腫　238, 538
再発性尿路感染　367
採血手技による高 K 血症　290
細菌学的検査　366
細菌感染性腸炎の迅速診断　90
細菌性結膜炎　681
細菌性髄膜炎　604
―― の起因菌　608
―― の細菌学的検査　608
―― の特徴　607
細菌性腸炎　88
細菌性肺炎
―― と非定型肺炎の鑑別　512
―― の特異的検査　513
細菌尿　365
―― と尿路感染症　363
細血管障害性溶血性貧血(MAHA)　437, 438
細胞診　550
細胞性免疫不全患者　515
細胞毒性浮腫　591
細胞内外での K 移動　292
臍部の硬結　11
匙状爪　440, 441
寒気　458
三尖弁閉鎖不全症　200
産科外来でのアルコール依存症の診断　59
産褥期甲状腺炎　322
産褥性心筋症　246
産婦人科的急性腹症　690

酸塩基平衡の判読手順　50
酸化マグネシウム　121
残存歯(＜20本)　342
残尿　374
残尿量推定　374

し

シクロスポリン　354
シスタチンC　363
シスプラチン　354
シュウ酸カルシウム結晶(正八面体)　356
ショック　29
　──と血圧　30
　──の鑑別　30
ショック肝　140
ショック指数　30
シロドシン　377
シンチグラフィ　205
ジアゼパム　632
ジスチグミン　377
子宮外(異所性)妊娠　372, 690, 691, 693
子宮頸管感染症の診断　697
子宮頸部圧痛　695
子宮脱　376
子宮内外同時妊娠　692
子宮内膜症　536
四肢麻痺患者　288
市中肺炎　507
　──の起因菌　510
　──の検査　509
　──の身体所見　507
　──の病歴　507
糸球体腎炎　346, 354
糸球体血尿　347
　──の鑑別疾患　348
弛緩性便秘　120
姿勢反射障害　579, 580
指趾炎　402
紙幣状皮膚　138
脂質異常　445
脂肪肝　148, 153
脂肪性肝炎(NASH)　153, 154
脂肪便　96, 188
紫斑病性腎炎　360
視床下部性甲状腺機能低下症　320
視力障害の原因　680
歯科処置後感染　539
歯科治療と亜急性感染性心内膜炎の関係　250
歯肉青灰色変色　636
耳下腺腫瘍　634
耳朶皺襞　204
自己心拍再開後の生命予後予測　618
自己免疫性肝炎　152
自己免疫性原発性副腎不全　338
自己免疫性甲状腺疾患　396
自己免疫性疾患　309
自己免疫性膵炎　186, 191
自己免疫性溶血性貧血(AIHA)　438
自律神経ニューロパチー　639
持続性心房細動　275
持続性片側頭痛　569
持続的菌血症　459
持続的蛋白尿　349

痔核　112
色素脱失　338
色素沈着　338
軸関節炎の分類基準　402
失神　20
　──における12誘導心電図の読み　23
失神発作とてんかん発作との鑑別　628
失調性呼吸　36
失調性歩行　622
失明, 高齢者の　422
灼熱痛　638
若年アスリートの突然死　48
若年者
　──の突然死　243
　──の脳梗塞　595
若年出産　690
手根管症候群　421, 673
　──の疫学　673
　──の検査　675
　──の身体所見　674
　──の診断　674
　──の病態　673
腫瘍随伴症候群　422, 426, 556, 557, 640
腫瘍随伴性感覚性ポリニューロパチー　641
腫瘍内出血　372
腫瘍崩壊症候群　356
腫瘍マーカー　119
腫瘍容積倍加時間　559
腫瘤形成性膵炎　191
授乳不能　339
収縮期クリック　199
収縮期雑音　196
収縮性心膜炎　224
　──の検査所見　227
　──の原因　226
　──の病歴・身体所見　227
周期性四肢麻痺　323
修飾麻疹　475
羞明　603, 681
就下性浮腫　6
十二指腸潰瘍　85, 109
重金属(鉛など)　355
重症三尖弁閉鎖不全　194
重症疾患多発ニューロパチー　636
重症弁膜症と手術適応　202
絨毛癌　322
縦隔陰影拡大　259
縦隔リンパ節　10
　──の腫脹　525
縮瞳　36
出血　41
出血源の推定　107
出血性結膜炎　682
出血性大腸炎　85
出血性膿疱・紅斑・結節　391
出血パターン　437
純粋運動性片麻痺　590
純粋感覚性脳卒中　590
女性
　──の冠攣縮性狭心症　216
　──の急性冠動脈症候群　209
　──の痛風　392
女性器感染　364
女性ホルモン　627

徐脈を伴うショックの鑑別　31
除脳肢位　619
除皮質肢位　619
小球性貧血　436, 440
　──の鑑別, 鉄欠乏性貧血以外の　444
　──の原因　440
小血管病変性認知症　572
小結節陰影　480
小腸"3×3"のルール　79
小腸アニサキス症　100
小腸内異物と小腸内糞便像の鑑別　81
小腸内糞便像　80
小児
　──の下血　113
　──の心雑音　196
　──の虫垂炎　76
小児喘息　525
小脳失調　622
小葉性脂肪織炎　649
小葉中心性陰影　480
小粒状陰影, 多数の　480
少関節炎　387
生姜　123
消化管癌　223
消化管疾患の鑑別　124
消化管出血　292
消化管穿孔　85
　──に伴う続発性腹膜炎　179
　──の画像検査　86
消化管壁ガス　132
消化性潰瘍　106
　──の非内視鏡的治療　109
消化不良　122
症候性てんかん, 脳血管障害後の　627
掌蹠膿疱症　403
硝子円柱　354
猩紅熱様皮疹　488, 496
漿液性網膜剝離　682
上顎洞透光検査　686
上向性(背地性)眼振　19
上肢血圧左右差　259
上肢の深部静脈血栓症　268
上小脳動脈(SCA)閉塞　17
上大静脈症候群　557
上腸間膜静脈血栓症　131
　──の原因　131
上腸間膜動脈血栓症　128
上腸間膜動脈塞栓症　128
上部消化管出血　106
　──に対する検査　108
　──のリスク　106
上部消化管穿孔　85
常習飲酒家　57
常染色体優性遺伝　244, 297
静脈うっ滞性浮腫　4
静脈血栓塞栓症(VTE)　264
　──の疫学　264
静脈血液ガス　54
静脈こま音　436
静脈乳酸値　215
静脈弁不全　4
静脈瘤　107
職業喘息　527
食後低血糖　309
食後低血圧　28

食餌摂取量　2
食餌不摂生　622
食中毒　88
食道癌　440
食道静脈瘤　106
　──の非内視鏡的治療　109
食道穿孔　525
食道裂孔ヘルニア　125
食欲　2
心Fabry病　245
心アミロイドーシス　246
心因性意識障害　643
心因性感覚障害　644
心因性の動悸　14
心因性歩行障害　644
心エコー　239, 253
心炎　408
心音・心雑音へのアプローチ　196
心窩部痛　71
心外膜炎　219
心胸郭比（CTR）　237
心筋MIBGシンチグラフィ　573
心筋梗塞　207
心筋梗塞後症候群　224
心筋症　243
心原性以外の心肺停止の原因　47
心原性ショックの診断　31
心原性失神
　──の診断　22
　──の精査　23
　──の病歴　21
心原性心肺停止　44
心原性肺水腫と非心原性肺水腫　237
心雑音変化　252
心疾患　593
心室細動の原因　45
心室中隔欠損症　198
心尖拍動　197
心臓サルコイドーシス　246, 431
心臓手術　227
心臓振盪　49
心臓性突然死　229
心の診察と心不全の診断　236
心タンポナーデ　219, 220, 224
　──, 炎症所見がない　223
　──と収縮性心膜炎　224
　──の原因　225
　──の心エコー検査　226
　──の病歴聴取と身体診察　225
心電図　210
心囊水　273, 397
　──の検査　224
心囊水貯留　219
　──の胸部X線・心電図　219
　──の原因　219
心囊穿刺　220
心肺蘇生術による合併症　621
心肺停止　44
　──の原因　44
心不全　231, 287, 323, 353, 504, 525
　──と血圧　234
　──の身体所見　235
　──の診断における心電図の役割　238
　──の徴候　209
　──のバイタルサイン　234

──の病歴　233
──のリスク　232, 233
心房細動　194, 315, 323, 588
──におけるワルファリンの投与　275
心房中隔欠損症　198
心膜炎　397
心膜ノック音　227
心膜摩擦音　222
身体緊張法　28
身長減高　342
侵襲型アスペルギルス症　481
──の診断　482
侵襲型肺アスペルギルス症　485
神経因性食思不振症　539
神経因性膀胱　375
神経原性肺水腫　238
神経根障害　635, 662
神経サルコイドーシス　431
神経性間欠跛行　664
神経節障害　641
神経叢障害　635
神経調節性失神　26
──の治療　28
神経伝導速度検査　641
神経特異エノラーゼ（NSE）　620
神経梅毒　576, 609, 610
浸透圧ギャップによるアルコール血中濃度推定　60
浸透圧性下痢　95
浸透圧性髄鞘崩壊症　624
浸透圧利尿に伴う脱水　313
針穿刺吸引細胞診　672
真菌　606
真珠腫　634
真性多血症　265
深在性カンジダ症　485
深部静脈血栓症（DVT）　264, 351, 534
──とDダイマー　267
──の画像検査　268
──の症候　267
進行性核上性麻痺（PSP）　575, 581, 582
進行性多巣性白質脳症　576
進行性非流暢性失語　574
新規発症持続性連日性頭痛　569
新鮮凍結血漿（FFP）　44
滲出性胸水　543
──の原因鑑別　545
──の診断　544
滲出性心膜炎の既往　226
滲出性網膜剥離　682
人工呼吸器関連肺炎　518
迅速ウレアーゼ検査　110
迅速抗原検査　498, 501
迅速尿中HCG検査　691
腎萎縮　361, 362
腎盂腎炎　366
──における検査　367
腎炎と補体　358
腎機能障害　452
腎血管性高血圧症　280
腎梗塞　372, 373
──に対する検査　373
腎硬化症　361
腎細胞癌　672
腎腫大　356

腎性塩分喪失　289
腎性低尿酸血症　356
腎性貧血　363, 440
腎前性腎不全　353
腎動脈狭窄症　232
腎の残存能力　363
腎不全　57, 295, 297, 307, 308
蕁麻疹　687

す

スギヒラタケ脳症　625
スクラルファート　110
スクワット　663
スタチン製剤　363
ステロイド　400, 416, 635
ステロイド糖尿病　305
ストレス潰瘍　106
ストレプトマイシン　473
スプルー病　447
スルフォニル尿素　304
スルホンアミド　649
スローケー®　291
スワブ　497
スワブ培養による骨髄炎の診断　677
ズダンⅢ　96
すりガラス陰影　480, 484
頭痛　564
──, 新しい　423
──, 早朝の　565
──の診療　564
水腎症　371
水分量　55
水平半規管型BPPV　19
水様性下痢　78
推定GFR　362
推定膀胱容量　374
膵炎　108, 312
──の原因の推測　185
膵外分泌能検査　189
膵癌　190
──と胆道癌の胆石との鑑別　190
──の画像検査　191
──の腫瘍マーカー　192
──の症候　190
膵酵素, 慢性膵炎の診断における　189
膵腫瘤形成性膵炎の診断　191
膵島細胞抗体（ICA）　300
膵内分泌腫瘍　190
錐体路徴候　581
髄液PCR　617
髄液tap試験　585
髄液検査　604
髄液細胞数増多　631
髄液蛋白　605
髄液中ADA　613
髄液中Dダイマー　602
髄液中抗原検査　609
髄液糖　605
髄液乳酸値　606
髄内溶血パターン　439
髄膜炎　287, 603
──における画像診断の役割　606
──の身体所見　603
──の病歴　603
髄膜刺激症状　603

せ

セクレチン試験　189
セチリジン　688
セフェム系　651
セリアック病　443
セレコキシブ　652
セロタイプ測定　147
せん妄　570
──の診断　570
正球性貧血　436
正常圧水頭症　583
生殖補助医療（ART）　691, 692
生理的Ⅲ音　196
生理的胸水　542
成人
──における脱水の所見　42
──の収縮期雑音　196
──の腸重積　82
──の百日咳　505
成人 Still 病　417
──の検査　418
──の診断　417
成人 Still 病研究班による分類基準　417
成人 T 細胞性白血病／リンパ腫　295
成人喘息　525
成人大脳型副腎白質ジストロフィー　338
成人腸重積の症候　83
成人発症Ⅱ型シトルリン血症　37
声音振盪低下　541
性格変化　615
性感染症　368, 693
──の合併症　694
性交渉　146
性ホルモンとの関連　396
青色強膜　440, 441
精索捻転　381, 382, 384
──の診断　383
精神科病院入院患者　286
精神疾患の合併　660
精巣エコー　384
精巣挙筋反射　382
精巣上体炎　381, 382, 384
精巣垂　383
──の捻転　381, 382, 384
精巣捻転　372
精巣の位置異常　382
赤芽球低形成パターン　439
赤沈　416, 421, 422, 423
咳喘息　503
脊髄圧迫　672
脊髄腫瘍　660
脊柱管狭窄症　661
──の身体所見　664
──の病歴　664
脊椎圧迫骨折　660, 661
脊椎関節炎　386, 387, 399, 401
──の分類　402
脊椎骨折　343
──のリスク　342
切迫性尿失禁　584
赤血球円柱　357
絶食試験　307
舌咬創　48, 628

──，片側性の　629
舌乳頭萎縮　440
仙腸関節炎　402, 405
仙腸関節単純 X 線写真　404
先天性凝固阻害因子欠損症　265, 266
先天性心疾患　249
先天性鉄芽球性貧血　444
先天性副腎過形成　341
潜函病　87
潜在性結核感染　468
潜在性甲状腺機能亢進症　316
潜在性甲状腺機能低下症　316, 320
選択的静脈洞血サンプリング　334
遷延性咳嗽　503
鮮血便　111
全身性アミロイドーシス　639
全身性エリテマトーデス　410 → SLE
全身性炎症反応症候群（SIRS）　458
全身性浮腫　5
全身性リンパ節腫脹　8
全大腸型潰瘍性大腸炎　101
前下小脳動脈（AICA）閉塞　17
前屈姿勢　580
前脛骨部浮腫　323
前庭機能低下の診断　16
前庭神経炎　17
前頭側頭型認知症　574, 575
前頭側頭葉変性症　574
前頭葉機能障害　584
前頭葉徴候　581
前壁心筋梗塞　212
前立腺
──の圧痛　368
──の萎縮　137
前立腺炎　364, 367
前立腺癌　376, 377, 671, 672
──と骨転移　380
──の疫学　377
──の症候　378
──の診断　378
──の評価　380
前立腺癌以外の PSA 高値　379
前立腺癌罹患率，日本と欧米における　377
前立腺酸性ホスファターゼ　450
前立腺生検　380
前立腺肥大（症）　375, 376
──の重症度評価　376
前立腺マッサージ　369
喘息　426, 687
──，子供の　525
──，高齢者の　525, 527

そ

ソーセージ状指　402, 405
ソマトスタチノーマ　190
組織循環障害の評価　33
鼠径リンパ節　6
蘇生後脳症　618
──の検査　620
早期関節炎　397
早期てんかん発作　628
早期閉経　422
早期満腹感　114
早朝コルチゾール　332, 341

早朝の頭痛　565
巣状細菌性腎炎　367
巣状分節性糸球体硬化症　351
僧帽弁逸脱（MVP）症候群　199
僧帽弁逆流症の診断　199
僧帽弁狭窄症　200
僧帽弁前尖の収縮期前方運動（SAM）　245
僧帽弁閉鎖不全症（MR）　198, 202
総胆管結石（症）　170, 171
造影 CT　274, 550
造影 MRA 検査　642
造影剤　354
造影剤腎障害　355
──の予防　355
造影心エコー　138
足趾骨髄炎の診断　677
足背動脈　279
側屈姿勢　580
側頭動脈異常　423
側頭動脈エコー　424
側頭動脈炎　419, 425
──の検査所見　423
──の身体所見　423
──の治療　424
──の病歴　422
──の分類基準　424
側頭動脈生検　424
粟粒結核　467, 472, 480
──の診断，胸部 CT による　472
続発性自然気胸　535
続発性脳梗塞　590
続発性腹膜炎　179
速効性インスリン分泌促進薬　304

た

ターニケット徴候　489
タクロリムス　401
タミフル®　503
タムスロシン　377
ダイナミック造影 CT　191
ダビガトラン　277
ダンピング症候群　309, 310
たこつぼ心筋症　241
──の心電図・採血所見　242
他人の手徴候　583
立ちくらみ　435
多飲　287, 300, 311
──による低 Na 血症　287
多形滲出性紅斑　648, 650
多形性心室頻拍・心室細動　248
多系統萎縮症（MSA）　581
多腺性自己免疫症候群（APS）　339
──Ⅰ型　338
──Ⅱ型　338
多尿　300, 311
多嚢胞卵巣症候群　331, 332
多発関節炎　387
──の関節罹患部位による鑑別　388
多発結節性血管炎　356
多発神経障害　635, 638
多発性結節性動脈炎　493
多発性硬化症　605
多発性骨髄腫　37, 265, 298, 445, 451, 478, 660, 667, 672

多発性骨髄腫（つづき）
　——の疫学　451
　——の症候・検査所見　452
多発性動脈炎　602
多発性内分泌腫瘍症（MEN）　315
多発性ラクナ梗塞　572, 581
多発単神経障害　635
多発囊胞腎　596, 597
多毛症　331
唾液分泌障害　633
大酒家　57, 188
　——の中年男性　391
大酒家突然死症候群　61
大量喀血　492
大量胸水の原因　543
大量輸液　187
代謝性アシドーシス　293, 294, 363
代謝性アルカローシス　54, 293, 294, 299, 353
体温測定　38
体重減少　2, 323, 338
　——，意図しない　300
体重増加　233, 234
体性感覚誘発電位（SSEP）の消失　620
対光反射消失　36
帯状疱疹　653
　——と悪性疾患　654
　——と年齢　653
　——の合併症　654
　——の検査　654
　——の臨床診断　653
帯状疱疹後疼痛　654, 655
大関節炎　396
大球性貧血　436, 445
　——の原因　445
　——の採血検査　446
大血管の血管炎　425
大腿骨頸部骨折　323
大腿神経伸展試験　663
大腿ヘルニア　80
大腸癌　115
　——の疫学　115
　——の家族歴　116
　——の症状　117
　——の予測　112
　——のリスク　115
大腸癌スクリーニング　116
大腸菌　366, 656
大腸憩室　75
大腸刺激性薬剤　121
大腸内視鏡　118
大腸ポリープ　117
大動脈解離　256, 589, 590
　——の疫学　256
　——の胸部単純X線写真　259
　——の身体所見　257
　——の病歴　256
　——のリスク要因　256
大動脈疾患　660
大動脈弁狭窄症（AS）　197, 202
　——と血圧　197
大動脈弁閉鎖不全症（AR）　200, 201, 202
　——による灌水音　201
大脳基底核の多発性ラクナ梗塞　581
大脳皮質基底核変性症（CBD）　575, 581, 583

第1中足趾関節炎　391
高安動脈炎　425
高安病　642
脱水　41, 293
　——，浸透圧利尿に伴う　313
　——の所見，成人における　42
　——の症候　41
脱毛（症）　338, 682
樽状胸　532
単関節炎　386
単純X線写真の読み方　399
単純性腸閉塞の薬剤治療　80
単純ヘルペスウイルス（HSV）　605, 650
　——による髄膜炎　609
単純ヘルペスウイルス1型の再燃　614
単神経障害　635
胆管気腫　133
胆石　81, 102, 165
　——による腸閉塞　81
　——の頻度・リスク　165
胆石性膵炎　185
　——の診断　186
胆石性発作　123, 165
　——と消化性潰瘍の鑑別　124
胆道感染　165
　——の起因菌　166
胆道癌　172
胆道閉塞　139
胆囊炎合併症　169
胆囊捻転症　170
蛋白制限　363
蛋白尿　346, 347, 349, 357
短腸症候群　95

ち

チアゾリジン系薬物　343
チアノーゼ性先天性心疾患　493
チオペンタールの持続静注　632
致死的胸痛　205
中耳炎　475, 635
中小血管の血管炎　425
中心静脈圧低下　37
中心性肥満　331
中枢神経型 IVL　450
中枢性めまい　16
中等度の悪寒　458
中毒性結膜炎　682
中毒性表皮壊死剝離症（TEN）　650
中脳周囲非動脈瘤性出血　602
虫垂炎　73, 695
　——と他の鑑別疾患　75
　——の検査　74
　——の身体所見　73
　——の病歴　73
虫垂炎穿孔　75
肘部管症候群　673
注腸検査　118
長管骨病的骨折　672
腸アメーバ症　91
腸炎ビブリオ　89
腸管アニサキス症　100
腸管運動促進薬　121
腸管からの菌血症　460
腸管拡張"3の倍数"のルール　79
腸管虚血に対する画像検査　130

腸管出血性大腸菌　89
腸管壁内気腫　132, 133
腸球菌　366
腸重積　82
腸チフス　486, 489
腸閉塞　77, 81, 183
　——の検査　79
　——の原因　77
　——の身体所見　78
　——の病歴　77
聴覚過敏　633
聴性打診　541, 587
直接コリン作動薬　377
直腸診　376, 378
直腸性便秘　120

つ

ツツガ虫病　487
ツベルクリン反応　468, 552
　——の解釈　468
つま先上げ歩行　663
つま先立ち歩行　663
つわり　123, 690
椎間板炎　660, 667
　——の検査　668
椎間板ヘルニア　661
痛風結節　392
痛風発作　391
　——の検査所見　393

て

テオフィリン中毒　298
テタニー　298
デキサメタゾン　123, 332, 416
デキサメタゾン負荷試験　334
デュタステリド　377, 379
デング熱　486, 488, 489
てんかん関連突然死　48
てんかん重積発作　605, 631, 632
　——の原因　626
てんかん発症年齢　626
てんかん発作　625
　——の原因の検出　630
　——の再発率　632
　——の診断に対する血液検査　630
　——の頻度　625
　——を来す薬剤　627
手足口病　609
手関節　398
低 Alb 血症　138, 294
低 Ca 血症　294
　——の鑑別　299
　——の原因　299
　——の臨床所見　298
低 K 血症　215, 282, 288, 290, 355
　——と酸塩基平衡　294
　——と心電図　290
　——の臨床徴候　290
低 K 性周期性四肢麻痺　323
低 Mg 血症　293, 394
低 Na 血症　286
　——の鑑別手順　286
　——の原因　286
低栄養状態　288

和文索引

低緊張性神経因性膀胱の治療薬　376
低血糖(症)　589, 626
　── による末梢神経障害　636
　── の診断　305
　── の発作　305
　── を来す薬剤　307
低血圧　29, 262, 270
低酸素血症　49
低体温　622
低体温療法　620
低蛋白血症　238
低ホスファターゼ血症　394
低補体血症　357, 411
鉄過剰状態　656
鉄芽球性貧血　439, 444
鉄吸収不全　443
鉄欠乏性貧血　434, 436, 439, 440
　── の原因　442
　── の治療　443
　── の臨床検査　441
鉄欠乏性貧血以外の小球性貧血の鑑別　444
鉄抵抗性小球性貧血　352
典型的標的病変　650
点状出血斑・紫斑　603
転移性肝癌　159
転移性肝腫瘍　157
転移性癌　660
転移性骨腫瘍　671
　── における原発巣推測　672
　── の診断　672
転移性骨腫瘍患者における平均生存月と5年生存率　671
転移性肺腫瘍　558
転移性副腎腫瘍　330
伝染性単核球症(IM)　462
　── の一般採血　464
　── の原因　462
　── の身体所見　463
　── の病歴　462
電気生理学的検査　24

と

トキシンA・B　93
トシリズマブ　401
トラネキサム酸　110
トランスフェリン飽和度　442
トリプシン　188
トレッドミル　205
トロポニン　46, 214
トロポニンT　214
ドキサゾシンメシル　377
ドパミン-サブスタンスP系ニューロン　521
ドブタミン　33
ドロペリドール　123
ドンペリドン　123
時計描画　571
透過性低下病変，X線写真における　542
透析　362, 443, 448
透析患者　200, 295, 625
糖吸収抑制　303
糖毒性　302

糖尿病　161, 188, 292, 299, 335, 343, 350, 351, 447, 656
　──，高齢者の　635
　── による人工透析導入　301
　── の原因　299
　── の診断　302
　── のスクリーニング　301
　── の病歴　300
糖尿病患者の低血糖発作　306
糖尿病性筋萎縮症　636
糖尿病性ケトアシドーシス(DKA)　311, 539
　── と高浸透圧性非ケトン性昏睡(HONK)の比較　313
　── の検査　312
　── の症候　311
　── の治療　313
糖尿病性昏睡　311
糖尿病性腎症　361, 363
糖尿病性足趾潰瘍の予測　676
糖尿病性足部骨髄炎　676
　── の起因菌　676
　── の検査　677
　── の診断　677
糖尿病性動眼神経麻痺　599
糖尿病性ポリニューロパチー　637
糖尿病性末梢神経障害　637
糖尿病治療薬　303
頭蓋内感染症　576
頭蓋内占拠性病変　589
頭頂部の脳溝狭小化　584
頭部振盪試験　604
頭部揺さぶり試験　16
同時多項目アレルゲン特異的IgE抗体測定　688
動眼神経麻痺　599
動悸　12
動物咬創　656
動脈原性塞栓症　593
動脈硬化　280
動脈塞栓症状　252
動脈内Ca負荷試験　308
銅欠乏症　640
導尿と細菌尿　364
瞳孔散大　599
特異的IgE検査　688
特異的直接Coombs試験　439
特発性S状結腸穿孔　86
特発性細菌性腹膜炎(SBP)　178
　── の起因菌　178
特発性縦隔気腫　538
　── の検査　540
　── の身体所見　540
　── の病歴　539
　── の誘因　539
特発性食道破裂　87, 539, 540
特発性正常圧水頭症　583
　── の検査　584
特発性大腸穿孔　86
特発性浮腫　6
毒素原性大腸菌(ETEC)　89
突進現象　580
突発性難聴　18
突然死
　──，若年アスリートの　48
　──，若年者の　243

── とBrugada症候群　248
── のリスク　204
呑気症　87

な

ナトリウム　55
ナフトピジル　377
ナルコレプシー　29
内因子欠乏　447
内耳性めまい　15
内分泌性高血圧症　280
内ヘルニア　81
鉛中毒　444, 636

に

ニューモシスチス肺炎(PcP)　480, 483, 535
　── の検査　483
二次結核　467
二次性・三次性副腎不全　339
二次性高アルドステロン血症　293
二次性高血圧症　280
二次性細菌性肺炎　502, 503
二次性頭痛　564
　── の診断　564
　── を示唆する所見　564
二次性正常圧水頭症　585
肉芽腫性疾患　296, 355
肉眼的血尿　358
肉眼的血便　90
入院患者発熱の6D　40
入院の弊害　63
乳癌　223, 548, 671, 672
乳酸アシドーシス　53, 630
乳酸値　312
乳糖不耐症　95
乳頭体萎縮　623
乳頭発赤　682
乳び胸　545, 546
乳び腹水　177
尿α_1-ミクログロブリン(MG)　367
尿Cl　54
尿カテコラミン分画　335
尿管結石(症)　660
　── の急性期管理　372
　── の検査　371
　── の症候　370
　── の治療　372
尿逆流　384
尿ケトン陽性率　61
尿細管間K勾配　293
尿細管再吸収障害　349
尿細管障害　293
尿酸結晶　356
尿酸結石　369, 372
尿酸性化障害の評価　52
尿酸値　393
尿酸排泄率　288
尿失禁　583, 628
尿浸透圧ギャップ　52
尿潜血　371
尿素呼気試験　110
尿蛋白定性　350
尿蛋白の程度　350

和文索引

尿蛋白排泄量　350
尿蛋白量のベンチマーク　350
尿中 5-HIAA　336
尿中 HCG　692
尿中 LDH　373
尿中 M 蛋白　455
尿中 N-アセチル-β-D-グルコサミニダーゼ (NAG)　367
尿中黄色ブドウ球菌　254
尿中ホモバニリン酸　336
尿定性用紙　522
尿糖　302
尿道炎　405
―― の診断　697
尿道カテーテル留置と細菌尿　364
尿道狭窄　376
尿毒症　238, 636
尿腹水　175
尿閉の原因　375
尿メタネフリン分画　335
尿路感染症　355, 363
―― の症候　364
―― の診断　365
尿路系悪性腫瘍による血尿　348
尿路結石 (症)　347, 369
―― の疫学　369
妊娠高血圧症候群　6
妊娠糖尿病　302
妊娠の可能性　690
妊娠反応検査　691
認知症　319, 570, 583
――，可逆性かもしれない　576
―― と間違えられやすい疾患　570
―― の疫学　570
―― の原因　571
―― の診断　571
―― を来す変性疾患　574
認知障害　584

ね

ネフローゼ症候群　178, 318, 349, 351, 353
寝起きの水　28
猫背進行　342
熱帯熱マラリア　487
熱性痙攣　625
粘液水腫性昏睡　319

の

ノイラミニダーゼ阻害薬　503
ノルアドレナリンの投与　33
ノロウイルス　88, 89
乗り物酔い　123
脳幹反射　619
脳血管疾患　25
脳血管障害後の症候性てんかん　627
脳血管性パーキンソニズム　581
脳血管造影　602
脳血管の攣縮　598
脳梗塞　17, 494, 521, 567, 588
――，若年者の　595
―― と誤嚥性肺炎　521
―― の急性期の治療　594
―― の再発予防　595

脳死　618
―― から心静止までの時間　619
脳室拡大　584
脳出血　588
―― と脳梗塞の鑑別　592
脳性塩分喪失　289
脳塞栓症　588
―― の診断　593
脳卒中　521, 587
―― の疫学　587
―― の存在診断　589
―― の分類　588
―― のリスク要因　588
脳波　631
―― の異常　631
膿痂疹　357
膿胸　523
―― の画像所見　525
―― の起因菌　523
―― の原因　523
膿性鼻汁　685
膿尿　366, 383

は

ハプトグロビン低下　437
バソプレシン　109
バナナ　291
バラシクロビル　635
バラ疹　490
バリウム検査　114
バルプロ酸　37, 633, 651
バンコマイシン　94
パーキンソニズム　573
パーキンソン症候群　579
パニック症候群　14
パラインフルエンザウイルス感染　511
ばち指　103, 252, 323, 493
―― の発生機序　494
羽ばたき振戦　37
把握反射　581
破壊性甲状腺炎　324
歯車様固縮　579
馬尿酸　52
馬尾症候群　665
馬尾障害　662
背地性 (上向性) 眼振　19
肺以外のサルコイドーシス病変　431
肺エコー検査　241
肺炎　475
―― の prediction rule　509
肺炎疑いの透過性低下　519
肺炎球菌　607, 681, 685
肺炎球菌性肺炎　513
肺炎随伴胸水　523, 524
肺化膿症との鑑別　525
肺外結核　468
肺癌　223, 492, 548, 556, 671
―― の疫学　556
―― の腫瘍マーカー　559
―― の存在診断　557
―― の病理診断　560
―― の病歴・身体所見　556
肺気腫　493, 494, 525, 526, 531, 535
―― の慢性期治療　533
肺結核　480, 492

―― と粟粒結核　467
―― の画像検査　470
―― の細菌学的検査　471
―― の診断　471
―― の病歴・身体診察　469
肺血流・換気シンチグラフィ　274
肺コンプライアンス　32
肺硬化像　509
肺小細胞癌　287, 288
肺腎症候群　359
肺水腫　232
肺塞栓 (症)　47, 264, 269, 493, 534, 544
―― と D ダイマー　272
―― の prediction rule　272
―― の胸部単純 X 線写真　271
―― の心エコー検査　273
―― の心電図　271
―― の動脈血液ガス　272
―― の病歴　269
―― のリスク　269
肺動静脈瘻　493
肺動脈造影　274
肺動脈塞栓　450
肺胞出血　358
肺胞洗浄液 (BALF)　430, 482, 519
排尿障害　374
敗血症　589
―― の治療　33
―― の定義　458
敗血症性ショック　33
―― におけるステロイド投与　34
―― の診断　31
白斑 (症)　338, 682
拍動する腹部腫瘤　262
橋本脳症　319, 320
橋本病　316, 318
―― の診断　321
白血球エステラーゼ　365, 366
白血球エステラーゼ定性試験　606
白血球増多　291, 329, 631
白血病　265, 439, 649, 660
発熱　38
―― を来す固形癌　39
抜歯　87, 250
反跳痛　74
反応性関節炎　401, 405, 660
反復性多形滲出性紅斑　650
反復唾液嚥下テスト　521
半合成ペニシリン　485
汎吸気ラ音　512
汎血球減少　446
汎発性特発性骨増殖症　404
晩期てんかん発作　627, 628

ひ

ヒアルロン酸　154
ヒト GLP-1 アナログ製剤　304
ヒト心臓由来脂肪酸結合蛋白　214
ヒドロコルチゾン　416
ビスホスホネート　344
ビタミン B 群欠乏症　636
ビタミン B_1　57
ビタミン B_1 欠乏症　623
ビタミン B_6　473
ビタミン B_{12} 欠乏　447, 448

ビタミン B_{12} 欠乏症　640, 642
ビタミン B_{12} 欠乏性神経障害　577
ビタミン B_{12} 欠乏性貧血　102
　——の病歴・身体所見　448
ビタミン B_{12} 欠乏性ポリニューロパチー　640
ビタミン D 過剰による高 Ca 血症　296
ビタミン D 欠乏症　299
ビリルビン(Bil)　142
ピークフローの日内変動　529
ピサの斜塔症候群　580
ピロリ菌感染　443
ピロリン酸カルシウム(CPPD)結晶　395
ピロリン酸カルシウム結晶性関節炎　387
びまん性甲状腺腫　317
びまん性すりガラス陰影　484
びまん性肺胞出血　359
皮下気腫　540
皮下結節　408
皮下脂肪吸引細胞診　639
皮質下血管性認知症　572
皮質下性認知症　575
皮疹　402, 406, 418
　——, 手掌・足底の　648
　——, 特徴のある　648
皮膚潰瘍　397
皮膚筋炎　539
皮膚血管炎　252
皮膚所見と肝生検　137
皮膚症状を中心とする血管炎　428
皮膚生検　649
皮膚線条　332
肥大型心筋症(HCM)　243
肥大性骨関節症　494
肥大性肺性骨関節症　557
肥満　300, 331
　——と BNP　239
非 Hodgkin リンパ腫(NHL)　551
非圧痕性浮腫　3
非乾酪性類上皮肉芽腫　473
非機能性腫瘍　190
非痙攣性てんかん重積状態　36
非結核性抗酸菌症　474
非交通性水頭症　585
非心原性肺水腫　238
非喘息性好酸球性気管支炎　504
非対称性関節腫脹　393
非対称性末梢関節炎　402
非定型肺炎　513
　——の特異的検査　514
非典型的な脳梗塞　257
非糖尿病患者の低血糖発作の原因　307
非びらん性逆流性食道炎(NERD)　126
非病的浮腫　6
非閉塞性腸間膜動脈虚血(NOMI)　128
非乏尿性腎不全　352, 355
飛蚊症　682
菲薄基底膜病　347, 348
脾梗塞　185
脾腫　180, 252
　——の身体所見　181
脾静脈狭窄　185
脾静脈血栓症　107, 108, 185
脾破裂　464

尾状葉/肝右葉比, 肝疾患と　139
鼻出血　358, 492
鼻茸　526
鼻声　685
膝関節　398
肘関節　398
左下腹部痛　71
必要カロリーと三大栄養素　56
百日咳　505
　——の検査　506
表在リンパ節腫脹　431
病理解剖の意義　48
貧血　416, 452
　——, 高齢者の　434
　——の鑑別　436
　——の機序による鑑別　436
　——の身体所見　435
　——の診断　434
　——の定義　434
　——の病歴　435
頻呼吸　270

ふ

フェキソフェナジン　688
フェニトイン　632, 633, 651
フェノバルビタール静注　632
フェリチン　156, 418, 441
フローサイトメトリー　455, 456
フロセミド　652
ブドウ球菌　89, 656, 668, 681
ブドウ糖投与　306
ブドウ糖負荷試験　301
プリンペラン®　123
プレドニゾロン　327, 337, 416, 421
プロカルシトニン　509
プロテイン C 欠損　266
プロテイン S 欠損　266
プロポフォールの持続静注　632
プロラクチン　630
ぶどう膜炎　402, 431, 680, 682
不安定ヘモグロビン症　438
不育症　413
不完全 Horner 症候群　590
不顕性誤嚥　520, 521
不整脈　12
　——による失神の予測　22
不整脈原性右室心筋症(ARVC)　246
不妊(症)　384, 693
不明熱　422
　——の検査　40
　——の原因　39
　——の病歴・身体所見　40
浮腫　3, 353, 357
浮動感　15
浮遊耳石置換法　19
腐性ブドウ球菌　366
舞踏病　408
風疹　474, 476
服薬遵守率　65
副甲状腺機能亢進症　186, 297, 394
副腎外腫瘍　336
副腎偶発腫
　——の鑑別　329
　——のマネジメント　330
副腎腫の経過　331

副腎腫瘍　329
副腎脊髄神経障害　338
副腎腺腫　283
副腎白質ジストロフィー　338
副腎不全　292, 298, 337
　——の血液検査　340
　——の症候　338
副鼻腔炎
　——の検査　686
　——の臨床症候　685
腹上死と心筋梗塞　46
腹水　173
　——の原因　173
腹水アミラーゼ値　177
腹水中 ADA 値　176
腹水糖　175
腹痛　262
腹痛・性器出血患者における子宮外妊娠の診断　692
腹部 X 線 3 のルール　79
腹部エコー　158, 185, 191
腹部血管雑音　280
腹部手術歴　77
腹部全体痛　71
腹部大動脈瘤(AAA)　260, 371, 372
　→ AAA
腹膜炎　176, 178
複雑性肺炎随伴性胸水　524
輻輳反射による疼痛誘発　681
腹腔内リンパ節　11
船酔い　123
糞石　74
糞線虫症　97
分枝状皮斑　413
分泌性下痢　98
分娩時大量出血　339
蚊刺症　487

へ

ヘパリン誘発性血小板減少症(HIT)　67
ヘモクロマトーシス　155, 394
ヘモグロビン尿　346
ヘモジデリン尿　443
ヘルニア　80
ヘルパンギナ　609
ヘルペス脳炎　614
　——の病歴・身体所見　615
ベタメタゾン　416
ベッド上安静　660
ベポタスチン　688
ベンゾジアゼピン　62
ペニシリン　464, 649, 651
ペニシリン G　291
ペプシノゲン　114
閉経後ホルモン補充療法　169
閉経前女性　442
閉鎖孔ヘルニア　81
閉塞型睡眠時無呼吸症候群　565
閉塞性血栓血管炎(TAO)　278
閉塞性動脈硬化症(ASO)　278
　——の身体所見　278
閉塞性尿路感染症　37
閉塞性肥大型心筋症(HOCM)　197, 245
米国リウマチ学会(ACR)の分類基準　396

臍周囲痛　71
片頭痛　565
　――，高齢発症の　567
　――と筋緊張型頭痛の比較　566
　――の前兆　567
片側性下肢膨脹　270
片側性下腿浮腫　4
片側性舌咬創　629
変形性関節症　386, 388, 394, 399
変形性脊椎症　670
変性疾患によるParkinson症候群　581
扁桃炎　495
扁桃周囲炎　499
扁桃周囲膿瘍　499
　――と扁桃周囲炎との鑑別　499
扁桃腺摘出　87
扁桃白苔　463
偏光顕微鏡　393, 394
弁周囲腫瘍　253
弁膜症　249, 275
便移植　94
便塊による腸管穿孔　86
便潜血　107
便潜血陽性　442
便秘（症）　120
　――における直腸診の役割　122
　――の疫学　120
　――の生理学　120
便秘薬　121

【ほ】

ホモシステイン　449
　――の高値　449
ホルモン産生腫瘍　329
ホルモンによる体温の変化　39
ポリニューロパチー，靴下・手袋型ではない　640
ポルフィリア症　636
ポンティアック熱　515
歩隔の拡大　584
歩行障害　583
歩幅の減少　584
補正 HCO_3^-　51
放射線療法後の収縮性心膜炎　227
放屁の有無　78
胞状奇胎　322, 691
蜂窩織炎　657
乏尿　357
房室結節リエントリー頻拍　13
傍神経節腫　337
傍脊椎膿瘍　660
膀胱炎　364, 367
膀胱癌　348
膀胱結石　369
膀胱刺激症状　365
　――と尿路感染症の可能性　365
膀胱直腸障害　664
膀胱瘤　376
発作性寒冷ヘモグロビン尿症　439
発作性心房細動　275, 594
発作性夜間血色素尿症（PNH）　265, 438, 439
発作性夜間呼吸困難　233
本態性血小板増多症　265
本態性高血圧症　280

本態性振戦　579

【ま】

マクロCK血症　215
マグコロール　121
マラリア　486, 487
　――の迅速診断キット　488
マルチスライスCT（MSCT）　205
麻疹　474, 681
麻疹様の紅色小丘疹　651
麻痺性イレウス　77, 83
膜性腎症によるネフローゼ症候群　351
膜性増殖性糸球体腎炎　348, 358
末期腎不全
　――におけるNSAID腎症の診断　361
　――の徴候　362
末梢関節炎の分類基準　402
末梢血スメア　487
末梢神経炎　397
末梢神経障害　375, 635
　――の分類　635
末梢神経伝導検査　675
末梢神経伝導速度　675
末梢性顔面神経麻痺の治療　635
末梢性神経麻痺　634
末梢性めまい（症）　17
　――, 蝸牛症状を伴う　17
満月様顔貌　331
慢性C型肝炎　147
　――の臨床徴候　148
慢性萎縮性胃炎　447
慢性炎症性脱髄性多発根神経炎（CIDP）　636
慢性下肢動脈閉塞症　278
慢性潰瘍性大腸炎　116
慢性咳嗽　503
　――の検査　504
　――の原因　503
慢性活動型EBV感染症　466
慢性肝障害　152
慢性肝不全　57
慢性気管支炎　531
慢性下痢症　95
慢性甲状腺炎　315
慢性硬膜下血腫　585
　――の検査　587
　――の原因　586
　――の症候　585, 586
慢性骨盤痛　693
慢性糸球体腎炎　361
慢性疾患に伴う貧血　439, 440
慢性心不全の急性増悪　234
慢性腎盂腎炎　254
慢性腎炎症候群　350
慢性腎臓病　360
慢性腎不全　291, 360
　――の原因　361
　――の治療　363
慢性膵炎　188
　――の形態評価　189
　――の検査　188
　――の徴候　188
慢性前立腺炎　369
慢性単関節痛　386

慢性の腹痛・背部痛　188
慢性閉塞性肺疾患（COPD）　527, 530
慢性門脈血栓症　132
慢性連日性頭痛　569

【み】

ミオクローヌス　627
ミオクローヌス痙攣重積　619
ミオグロビン　214, 354
ミオグロビン尿　346
ミソプロストール　110
ミダゾラム　632
ミノサイクリン　652
ミルク・アルカリ症候群　296
味覚消失　633
右下腹部痛　71
右肩～上肢への放散痛　208
右季肋部痛　71, 696
水飲みテスト　522
三日熱マラリア　487, 488
三日麻疹　476

【む】

ムコール症　478, 482
ムスカリン受容体拮抗薬　110
ムチン沈着　318
ムンプスウイルス　605
無害性雑音　196
無気肺　541
無気力　319, 323
無菌性髄膜炎　604, 609
無月経　331, 339
無症候性細菌尿　363
無症候性胆石　165
無症候性椎体骨折の身体所見　343
無症候性低血糖　306
無症候性脳動脈瘤　602
無症候性淋菌・Chlamydia感染者の頻度　694
無侵襲脳局所酸素飽和度　618
無石胆嚢炎　169
無痛性甲状腺炎　322, 324, 325
無動　579
無熱性てんかん発作　626
無腐性骨壊死　386, 411
無疱疹性帯状疱疹　634
胸やけ　125

【め】

メキシチール　652
メキタジン　688
メサコリン負荷試験　528
メチルプレドニゾロン　416
メチルマロン酸高値　449
メトクロプラミド　123
メトトレキサート　400
メトロニダゾール　94
メラノサイト刺激ホルモン（MSH）　338
メルカゾール®
めまい　14
眼の奥の痛み　488
眼の診察　36
免疫抑制患者での感染症　478, 479

も

モサプリド，クエン酸　123
モザイクパターン　480
毛様充血　680
盲腸の糞便像　74
網状赤血球増多　436，445
網状皮疹　413
網膜剥離　682
網膜裂孔　682
物忘れ外来　584
門脈圧亢進　136，137，174
門脈ガス　132，133
門脈血栓症　131
　──の原因　131

や

ヤギ音　541
ヤヌスキナーゼ（JAK）阻害薬　401
やせ　422
夜間咳嗽　504
夜間痙攣発作　565
薬剤性SLE　415
薬剤性顆粒球減少　66
薬剤性肝炎　140
薬剤性肝障害　149
薬剤性血球減少　66
薬剤性血小板減少症　66
薬剤性顕微鏡的大腸炎　97
薬剤性失神　26
薬剤性食道潰瘍　127
薬剤性大腸炎　92
薬剤性パーキンソニズム　581
薬剤性浮腫　5
薬剤性ループス　415
薬剤熱　65
薬疹　651
　──の原因薬剤　651
　──を起こしやすい薬剤　651
薬物中毒　589
薬物副作用　63
　──のリスク　64
薬物乱用頭痛　565，569
山口株　506

ゆ

輸液　31
輸血後鉄過剰症　156
輸血製剤　43
癒着性腸閉塞　77，84
夕焼け状眼底　682
有棘赤血球　348，357
有痛性運動神経障害　636
有痛性浮腫性紅斑　648
有痛性ポリニューロパチー　638
遊離コルチゾール排泄量測定，夜間蓄尿による　333
誘発喀痰　472

よ

ヨード過剰摂取　318
葉酸欠乏　447

腰椎骨髄炎　668
腰椎穿刺　606
腰椎穿刺後頭痛　606
腰椎側面像　404
腰椎椎間板ヘルニア　661
　──の身体所見　662
　──の診断　662
　──の病歴　662
腰痛（症）　452，660
　──，悪性疾患に伴う　666
　──の原因　660
溶血　141，437
溶血性尿毒症症候群（HUS）　91
溶血性貧血　438，445
溶骨性変化　452
溶連菌感染　496
　──の検査　497
　──の病歴・身体所見　496
溶連菌感染後反応性関節炎　405，408，409
溶連菌性咽頭炎に対する抗菌薬投与の意義　498
四日熱マラリア　488

ら

ライム病　388，634，635
ラ音　235
ラキソベロン®　121
ラクナ梗塞　588，589
　──とアテローム血栓性脳梗塞の鑑別　594
ラモトリギン　633，651
ランダム皮膚生検　451
ランブル鞭毛虫　97
卵円孔開存　273，567
卵形マラリア　488
卵巣癌　548
卵巣茎捻転　372
卵巣出血　690，692，693
卵巣性甲状腺腫　322
卵巣捻転　692，693
卵巣嚢腫茎捻転　690

り

リウマチ性胸膜炎　547
リウマチ性多発筋痛症　5，419
　──の検査　421
　──の症候　420
　──の治療　422
リウマチ性の胸水　546
リウマチ熱　387，388，405，406，498
　──と抗菌薬　407
　──の診断基準　407
リウマトイド因子　398
リウマトイド結節　396
リチウム治療　297
リパーゼ　183，184
リファンピシン（RFP）　473
リマチル®　401
リレンザ®　503
リン酸マグネシウムアンモニウム結石（結晶）　366，369，372
リンデロン®　327
リンパ管損傷　546
リンパ球数減少　416

リンパ球数増多　215
リンパ球性下垂体炎　339，340
リンパ腫　296，447，548，660
リンパ節腫脹　6，48
　──を来しうる薬剤　8
リンパ節生検　11
リンパ浮腫　4
利尿剤　353
　──による低Na血症　288
　──の投与　288
利尿剤内服中の高齢女性　39
離脱関連痙攣　62
離脱せん妄　292
流行性角結膜炎　681，682
旅行者下痢症　91
旅行者のマラリア　487
両側腎動脈狭窄　281
良性健忘　570
良性発作性頭位めまい症（BPPV）　14，18
緑膿菌　366
緑膿菌肺炎　518
淋菌　681
　──とChlamydia感染症　693
　──の遺伝子検査　697
　──の検査　696
淋菌感染　391，693
淋菌性関節炎　387，388，391
淋菌性尿道炎　696
輪状紅斑　408

る

ループスアンチコアグラント（LAC）　410，413，414
ループス腎炎　360
ループ利尿剤　363
涙腺分泌障害　633

れ

レジオネラ肺炎　515
レペタン®　187
レボセチリジン　688
レボフロキサシン　473
冷汗　209
裂孔原性網膜剥離　682，683
裂肛　112
連鎖球菌　390
連鎖球菌感染症後反応性関節炎　406
連鎖球菌感染の証明　409

ろ

ロサンゼルス分類，逆流性食道炎の　127
ロラタジン　688
老人環　205
労作時呼吸困難　435
労作性狭心症の病歴　203
漏出性胸水　543，544
蠟様円柱　354
肋骨脊椎角（CVA）の圧痛　370

わ

ワルファリン　275，595

欧文索引

数字・ギリシャ文字

1型糖尿病　299, 306
2型糖尿病　299
Ⅱ音　271
Ⅱ音減弱　198
3項目の記憶　571
3種混合ワクチン接種　506
3大栄養素の投与　56
3大機能性便秘　120
3×3の嘔吐疾患記憶法　122
Ⅲ音　236
4F，胆石のリスク　165
4Ts scoring system　67
Ⅳ音　198
Ⅳ型コラーゲン7S　154
Ⅳ型遅延型アレルギー　649
5-HT$_3$拮抗薬　123
5P，ショックを疑う臨床所見　29
5.07 monofilament　637
──による感覚障害　638
8 mgデキサメタゾン負荷試験　334
12誘導心電図　210
60/60徴候　273
75 gブドウ糖負荷試験　301
^{99m}TcO$_4^-$（pertechnetate）シンチ　113
αフェトプロテイン（AFP）　158
αブロッカー　372, 376, 377
α GI　303
α$_1$アンチトリプシン欠損症　532
βラクタム剤　650
β-Dグルカン　483, 485
β$_2$-ミクログロブリン　349, 452
γ GTP　141
──が高値　149
ΔHCO$_3^-$　53
Δアニオンギャップ　53
ε波　246

A

A型肝炎　486
──の疫学　144
A群β溶血連鎖球菌による咽頭炎　406
A群連鎖球菌　656
A群連鎖球菌性咽頭炎　357
A-aDO$_2$　50
A line　241
A-to-A embolism　593
AAA（腹部大動脈瘤）
──の自然歴　261
──の身体所見　262
──のリスク要因　261
AAA破裂　263
AAA破裂徴候　262
ABCD2 score　591

ABCs，単純X線写真の読み方　399
abdominal wall tenderness test　72
abdominojugular reflux（AJR）　195, 235
ACCR（アミラーゼ/クレアチニンクリアランス比）　184
acropathy　323
ACTH依存性Cushing症候群　334
acute aortic syndrome　256
acute colonic pseudoobstruction　83
ADC map
──の上昇　624
──の低下　591
adrenomyeloneuropathy　338
Aeromonas hydrophila　656
AIDP（急性炎症性脱髄性多発ニューロパチー）　636
AIDS発症　476
air bronchogram　519
Alb gradient　174
alien hand　583
allodynia　638, 653
ALP　141
Alport症候群　348
ALT　140
Alvarado score　75
Alzheimer型認知症　571
Alzheimer病　571
anal wink　122, 376
anemia of chronic disease（ACD）　439
angina scale　204
Anisakis simplex　99
ankle-brachial index（ABI）　204
annulus paradoxus　228
antecollis　580
aortic pain　259
apical capping　542
applause sign　575, 576
APTT延長　414
ARDS（急性呼吸促迫症候群）　519
arm-dropping test　643
ASAS（Assessment of Spondyloarthritis International Society）による分類基準　402
ASBC，単純X線写真の読み方　399
ASO（閉塞性動脈硬化症）　278
Aspergillus　485
Aspergillus抗原　482
Aspergillus flavus　485
Aspergillus fumigatus　485
Aspergillus niger　485
aspiration pneumonia　519
aspiration pneumonitis　519
AST　140
ataxic hemiparesis　590
AUDIT（The Alcohol Use Disorders Identification Test）　60
auscultatory percussion　541

Austin-Flint雑音　201
Austrian syndrome　608
autoimmune polyglandular syndrome（APS）　339
autonomic neuropathy　639

B

B型慢性肝炎　146
B細胞性リンパ腫　449
B line　241
Babinski徴候　599
Babinski trunk-thigh test　644
bacterial translocation　460
Bacteroides　132
Bacteroides fragilis菌血症　132
bamboo spine　404
Bartter症候群　293
Basedow病　309, 316, 322, 324
Basedow病眼症　323
basilar hyperlucency　537
Bazin硬結性紅斑　648
BCAA製剤　57
BCGワクチン　467
Behçet病　384, 426, 605, 682
Bell現象　633, 643
Bell麻痺　634
Bence Jones蛋白　349, 455
binary sign　245
Binax NOW®　518
Binswanger型認知症　581
Binswanger病　572
Biot breathing　36
Biotest®　518
Blatchford score　109
blood testis barrier　384
blue dot sign　383
BNP（脳性Na利尿ペプチド）　229, 239
Boerhaave症候群　87, 539
Bowlus and Currier test　645
branch atheromatous disease（BAD）　594
broad-based gait　583, 584
Brudzinski徴候　604
Brugada型心電図　247
Brugada症候群　247, 248
Buergerテスト　279
Buerger病　278
bumpy kidney　361
BUN/Cr比　354
bystander CPR　618

C

C型肝炎　399
Cペプチド　308
c-ANCA　428

C3 低値　358
C4 null alleles　415
C4 低値　358
Ca 拮抗薬　217, 372
　──の中毒　292
Ca 結石　369
Ca 製剤　344
Ca 摂取量と排泄量の異常による高 Ca 血症　296
CA15-3　549
CA19-9　119, 192
CADASIL　572
CAGE 質問　59
camptocormia　580
Campylobacter　89
CAP-RAST 法　688
CAPD 腹膜炎　180
Capnocytophaga 感染　478
Carnett 徴候　72
CASPAR criteria　406
Castell 法　181
catastrophic antiphospholipid antibody syndrome（CAPS）　414
CD38　456
CEA　119, 549
Centor score　496
central pontine myelinolysis　624
cerebral salt wasting syndrome（CSWS）　289
cervical motion tenderness　695
$CHADS_2$ score　275
Chadwick 徴候　691
Charcot 3 徴　170
Charcot-Marie-Tooth 病　636
Cheyne-Stokes 呼吸　36
chilly sensation　458
Chlamydia　681
　──の遺伝子検査　697
Chlamydia 感染（症）　681, 693
　──と淋菌　681
　──の検査　696
Chlamydia 結膜炎　682
Chlamydia pneumoniae　697
Chlamydophila 肺炎　512, 513, 514
chronic daily headache（CDH）　569
Churg-Strauss 症候群　360, 426, 528
Chvostek 徴候　298
CIDP（慢性炎症性脱髄性多発根神経炎）　636
Cincinnati prehospital stroke scale（CPSS）　589
CK　215, 630
CK-MB　214, 215
clinical disease activity index（CDAI）　397
closed eyes sign　71
closed fist sign　675
Clostridium
Clostridium difficile 関連下痢　92
　──の検査　93
Clostridium novyi　656
Clostridium perfringens　656
Clostridium septicum　656
CMV antigen 陽性細胞　486
coffee bean sign　82
collapsing glomerulopathy　351

Collins' sign　166
comet tail artifact　537
commotio cordis　49
consolidation　480, 481
continuous diaphragm sign　540
convulsion　625
COPD　136, 529
　──の急性増悪　533
　──の急性増悪と肺塞栓症　534
　──の身体所見　532
　──の病歴　531
corneal arcus　205
Coxiella　513
crackles　508
Creutzfeldt-Jakob 病　577
CRH 負荷試験　334
critical illness polyneuropathy　636
Crohn 病　101, 102, 447, 649
Crow-Fukase 症候群　493
crowned dens syndrome　393, 394
CRP　421, 509
Cryptococcus 抗原　482, 614
Cryptococcus 髄膜炎　576, 613
　──の検査所見　614
CTLA4-Ig 製剤　401
CURB-65　510
Cushing 症候群　280, 293, 329, 331
　──の原因診断　334
　──の存在診断　332
　──の徴候　331
cv wave　194, 200
CVA（肋骨脊椎角）の圧痛・叩打痛　370
CYFRA21-1　549, 559, 560

D

D ダイマー　260, 267, 272, 602
DA 受容体作用薬　580
dawn phenomenon　303
DDP-4 阻害薬　304
deep sulcus sign　536, 537
Dementia Check Sheet　578
dementia with Lewy bodies（DLB）　572, 581, 582
depression of diaphragm　537
diffuse idiopathic skeletal hyperostosis（DISH）　404
DIP 関節優位の関節炎　405
dip and plateau　228
disease activity score（DAS）　397
Dix-Hallpike 試験　18, 19
dizziness　204
DLco の低下　529
DMARD　400
DNA 合成障害　445
double diaphragm sign　537
DPD/IPD　495
Dressler 症候群　224
drug induced hypersensitivity syndrome（DIHS）　652
drug reaction with eosinophilia and systemic symptoms（DRESS）　652
　──の症候　653
Duke の基準　254
dysarthria-clumsy hand syndrome　590

dyssynergy defecation　122

E

earlobe crease　204
early antigen anti-D 抗体高値　465
early antigen anti-R 抗体高値　465
early CT sign　591
early inspiratory crackles　533
early-to-mid inspiratory crackles　508
EB ウイルス（EBV）　462
　──による伝染性単核球症　463-465
EBV 核抗原（EBNA）抗体　465
EBV 関連抗体　465
Ehlers-Danlos 症候群　256, 597
EIA 法　518
Elsberg 症候群　375, 609
Epley 法　18, 19
euthyroid sick syndrome　320
Evans index　584
event recorder　24
external loop recorder　24

F

Fabry 病　245
Fanconi 症候群　671
FDG-PET　41
FECl　353
Felty 症候群　397
FENa（fractional excretion of sodium）　353
Ferguson 撮影　404
FEUA　288
FEUN　353, 354
FEV_1　528
FHA（線維状赤血球凝集素）　506
Fitz-Hugh-Curtis 症候群　696
flash pulmonary edema　233, 281
flick sign　673, 674
focal neuropathy　635
Fontaine Ⅰ度　278
Fontaine Ⅱ度　278
Fordyce 斑　475
Fournier 壊疽　657
free air の検出能力　86
friction rub　222
frontal assessment battery（FAB）　575, 584
frontotemporal dementia（FTD）　574
frontotemporal lobar degeneration（FTLD）　574
FT_4　317
full stomach test　248

G

ganglionopathy　641
Gegenhalten　581
Giardia　97
Gilbert 症候群　142
Gitelman 症候群　293, 294
Glasgow Coma Scale（GCS）　35, 36
Gleason スコア　379
Gleich 症候群　6
Goodpasture 症候群　358, 359, 426, 493

Grocott 染色　484
Gufoni 法　19
Guillain-Barré 症候群　634, 635, 636, 640

H

H-FABP　214
H_2 ブロッカー　110
HA-IgM 抗体　144, 145
HACEK (*Haemophilus, Actinobacillus, Cardiobacterium, Eikenella, Kingella*)　253
Hachinski の虚血スコア　571
half and half nail　362
halo sign　424, 480, 482
Hamman 徴候　540
Harris-Benedict の公式　56
HbA1c　301
HBc 抗体　146
HBc-IgM 抗体　146
HBe 抗原　147
HBs 抗原　146
HCV-RNA 定量　147
head thrust 試験　16
head-up tilt 試験　27
heel-drop jarring test　74
Heerfordt 症候群　431, 634
Heinz 小体　438
Helicobacter pylori 菌　110
　―― の除菌　110
hemicrania continua　569
Henoch-Schönlein 紫斑病　382, 425, 426, 428, 648
Henry and Woodruff sign　643
hepatic flexure syndrome　105
hepatic portal venous gas　133
HEV-IgA 抗体　145
Hill 徴候　201
HIV 患者　468, 484, 486, 535, 551
HIV 感染(症)　351, 467, 476, 635
　―― と肺結核　470
　―― の疫学　476
HIV 脳症　576
HIV-RNA　478
HLA-B27　403, 405, 660
HLA-B27 関連脊椎関節症　402
HLA-DR4　396
holo inspiratory crackles　507
Holter 心電図　13, 23, 24
HOMA-β　302
HOMA-R　302
Homans 徴候　267
hooking maneuver　181
Hoover 試験　644
Hoover 徴候　532, 643
Horner 徴候　557
hot cross buns　582
Howship-Romberg 徴候　81
HTLV-1 抗体陽性者　98
hummingbird sign　582
Hunt & Hess grade　596
Huntington 舞踏病　576
Hutchinson 徴候　654, 655
hypoechoic halo sign　159

I

I-PSS (国際前立腺症状スコア)　376
ICHD-II (国際頭痛分類第 2 版)　564
IFN-γ 遊離試験　468, 469
IgA 腎症　347, 357
IgM 型 M 蛋白血症　439, 640
incidentaloma　329
intact PTH　297
internal loop recorder　24
intramural hematoma (IMH)　256
intravascular lymphoma (IVL)　449
ischemic colitis　128

J

J 波　212
Jaccoud 関節炎　411
Janeway lesion　252
Japan Coma Scale (JCS)　35

K

K 移動　292
K 塩　291
K 含有製剤　291
K 摂取量異常　291
K 排泄機序による低 K 血症の鑑別　293
K 排泄低下による高 K 血症　292
Katz hand diagram　673
Kayser-Fleischer ring　155
keratoderma blennorrhagicum　403
Kernig 徴候　604
kissing disease　462
Klebsiella　366
Klebsiella pneumoniae による肝膿瘍　161
Klüver-Bucy 症候群　615
Koplik 斑　474, 475
KUB　371
Kussmaul 徴候　224
kwashiorkor　2

L

L-DOPA 合剤　580
la belle indifférence　644
laboratory risk indicator for necrotizing fasciitis (LRINEC) score　658
LAMP 法　517
Lance-Adams 症候群　619, 627
LAP　141
late inspiratory crackles　507, 508, 512
lateral band　542
layering/gradient opacity　542
LDH　140
　―― のアイソザイム　140
　―― の高値　446
lead line　636
left-sided portal hypertension　108
Legionella 核酸同定検査　517
Legionella の特異的検査　517
Legionella 肺炎　515
　―― の臨床所見　516
Lemierre 症候群　256

Levine III/VI 以上の収縮期雑音　196
Lewy 小体型認知症 (DLB)　572, 581, 582
Libman-Sacks 型心内膜炎　411
Light 基準　544
Listeria　604, 606
　―― による髄膜炎　610
Listeria 感染　607
livedo racemosa　413
livedo reticularis　413
lobular panniculitis　649
Löfgren 症候群　649
Los Angeles prehospital stroke screen (LAPSS)　589
low T_3 syndrome　320
lupus hair　411

M

M 蛋白　451, 453
　―― の検出　453
magnet gait　583, 584
Mallory-Weiss 症候群　107
Manning の基準　104
MANTRELS score　75
marasmus　2
Marfan 症候群　256, 596, 597
MAST 33　688
May-Thurner 症候群　4
MCHC　445
MCP 関節　398
MCV 高値　149
MCV による鉄欠乏性貧血の可能性　441
Meckel 憩室　113
medial stripe sign　537
MEN-I　309
Ménière 病　18, 207
meningitis retention syndrome　375
meniscus　542
Mentzer index　444
MGIT (液体培地)　472
Middleton 法　181
midline splitting　645
mineralocorticoid-responsive hyponatremia of the elderly (MRHE)　289
Mini-Cog　571
mini mental state examination (MMSE)　571
MMI (メルカゾール)　325, 327
moderate chill　458
modified Centor score　497
modified HAQ (health assessment questionnaire)　397
modified measles　475
Mollaret 髄膜炎　609
monoclonal gammopathy of undetermined significance (MGUS)　455
Moraxella　514, 681, 685
morning glory sign　582
MRCP　191
MRI
　―― による足趾骨髄炎の診断　677
　―― の造影剤　299

MRSA 肺炎　518
Muehrcke nail　138
multiple mononeuropathy　635
Murphy 徴候　167, 168
Mycobacterium avium　474
Mycobacterium avium complex(MAC)　474
Mycobacterium intracellulare　474
Mycobacterium kansasii　474
Mycoplasma　513, 650
Mycoplasma 抗体　514
Mycoplasma 肺炎　470, 512
Myerson 徴候　579, 580

N

N-アセチルシステイン　355
Naclerio's V sign　88
NERDS 症候群　6
nesidioblastosis　308
nested PCR　617
neurofibromatosis type 1　597
new daily persistent headache　569
Nixson 法　181
NO SPECS, Basedow 眼症の grade　323
non-alcoholic steatohepatitis(NASH)　154
non-episodic angioedema with eosinophilia　5
non-length-dependent small fiber sensory neuropathy(NLD-SFSN)　641
non-pitting edema　318
nonconvulsive status epilepticus　36
northern exposure sign　82
notch　228
NSAID　372, 400, 408, 526, 650, 651, 660
NSAID 潰瘍　106
NSAID 腎症　361

O

obturator 徴候　74
Ogilvie 症候群　83, 655
OGTT　301
oligoarthritis　387
omental line　177
onion-skin appearance　157
Osler 結節　252
Osler 徴候　30
overhanging margin　393
overshoot 消失　235

P

P-アミラーゼ　184
p-ANCA　359, 428
PAC/PRA 比　282
Paget-Schroetter 症候群　269
palpable purpura　648
pan-inspiratory crackles　508, 512
Pancoast 症候群　557
PaO_2　50
paraganglioma　337

paraneoplastic sensory neuropathy　641
paraneoplastic syndrome　422
paratonia　581
Parkinson 症候群　580
Parkinson 病　579
── の薬物治療　580
passive leg raising　32
Pasteurella multocida　656
pauci-immune 半月体形成性腎炎　360
PCR　484
PCWP　240
pen-holding　580
pencil in cup　405
penetrating aortic ulcer(PAU)　256
pericardial compressive syndrome　224
PET　191
petit-pas gait　584
Phalen 徴候　675
pill-rolling tremor　579
PIP 関節　398
PIVKA-II　158
platypnea-orthodeoxia　138
PLEDs(periodic lateralised epileptiform discharges)　617
Plummer-Vinson 症候群　440, 441
pneumatosis intestinalis　132
pneumobilia　133
Pneumocystis jiroveci　482, 483
POEMS 症候群　452, 493, 642
polyneuropathy　635
PORT study　510
posterior reversible encephalopathy syndrome(PRES)　624
potentially reversible dementia　576
PR 低下　222
preclinical Cushing 症候群　331
prediction rule　259
Prehn 徴候　383
primary effusion lymphoma(PEL)　550, 551
progressive non-fluent aphasia(PA)　574
ProGRP　549, 559, 560
proportional pulse pressure　234
Proteus　366
PSA　378, 380
── の上昇　368
── の測定　348
PSA density(PSAD)　379
PSA velocity　379
PSATD　379
pseudo-RA　394
pseudo-widening　404
pseudoseizure　645
Pseudoterranova decipiens　99
psoas 徴候　74
PT(百日咳毒素)　506
PT-INR　276
PTH 高値
──, 軽度の　297
── による高 Ca 血症　297
PTH-HS　297
PTHrP 高値による高 Ca 血症　297
PTU(プロピルチオウラシル)　325, 327
pull test　580

pulsatile liver　200
pure motor hemiparesis　590
pure sensory stroke　590
purple urine bag syndrome　354
push & release test　580
pyothorax associated lymphoma(PAL)　550

Q R

QT 延長　242, 298
radioallergosorbent test(RAST)　688
Ramsay Hunt 症候群　634, 654
rapid ACTH 試験　340, 341
RDW(red cell distribution width)　436
real-time PCR　617
reciprocal change　211, 213, 242
reexpansion pulmonary edema　538
Reiter 症候群　405
REM 睡眠　573
renal salt wasting　289
reproducibility score　204
reset osmostat　287, 288
resistive index　353
restless leg 症候群　440, 441
reticulocyte production index(RPI)　437
reversed halo sign　481
reversible cerebral casoconstriction syndrome(RCVS)　598
reversible posterior leukoencephalopathy syndrome(RPLS)　624
Reynolds 5 徴　170
Rickettsia 感染　486
RIFLE 分類, 急性腎不全の　352
ring around the artery sign　540
Rivero-Carvallo 徴候　200
Roma III criteria　105
Romberg 試験　664
Rosenstein 徴候　74
Roth 斑　252
Rovsing 徴候　74
RS3PE　5, 387, 421
RS ウイルス感染症　511
rSO_2(regional cerebral oxygen saturation)　618
rum fit　62

S

S 状結腸鏡検査　118
S 状結腸捻転症　82
Salmonella　89
Salmonella 感染　478
salt wasting　289
San Francisco prediction rule　29
SaO_2　50
SAPHO(synovitis, acne, pustulosis, hyperostosis, ostetitis)症候群　403
SBP の起因菌　178
Schamroth 徴候　494
Schöber 試験　403, 404
SDA(strand displacement amplification)　697
seizure　625

semantic dementia(SD)　574
Sengstaken-Blakemore チューブ　109
sensorimotor stroke　590
septal panniculitis　649
serial 7s　571
SH 基をもつ薬剤の先行投与　309
shaking chill(rigor)　458
Shapiro のルール　458
Sheehan 症候群　339
shining corner　404
Short Portable Mental Status Questionnaire　570
short trachea　532
shrinking lung　411
SIADH(抗利尿ホルモン不適合分泌症候群)　287, 611
sIL-2R　450
――の高値となる疾患　450
silent aspiration　522
simple disease activity index(SDAI)　397
SIRS(全身性炎症反応症候群)　458
Sister Mary Joseph's node　11
Sjögren 症候群　355, 396, 399, 426, 640
――による末梢神経障害　641
SLE　9, 355, 387, 399, 426
――, 高齢発症の　414
――による胸膜炎　546
――の活動性　415
――の特徴　411
slowly progressive 1 型糖尿病　300
SLR 試験(straight-leg-raising test)　662, 663
SMA 血栓症　128
SMA 塞栓症　128
small fiber neuropathy　638, 639, 641
smoker's cough　503
Somogyi 効果　302
Souques phenomenon　644
Span-1　192
SPECT　573
spectrophotometry 法　601
spicula　558
splenic flexure syndrome　105
splinter hemorrhage　252
split pleura sign　525
SpO₂　50
square sign　675
square wave　235
squaring　404
ST 合剤　652

ST 上昇　210, 211, 222, 242, 247
ST-T 変化　213, 243
Stanford A　256
Stanford B　256
Stevens-Johnson 症候群　650, 651
Still 雑音　196
STIR(short inversion time inversion recovery)法　670
stroke mimic　590
subacute sclerosing panencephalitis (SSPE)　475
subcapsular cortical rim sign　374
subpulmonic opacity　542
subsegmental PE　274
Sweet 病　648

T

t-PA　594
T score　343
T-SPOT. TB　468, 469
T₄ 製剤　321
tap 試験　584
TEN(中毒性表皮壊死剝離症)　651
terminal T inversion　212
Terry's nail　138
thrombotic microangiopathy　359
thumb sign　684
thunderclap headache　597
TIBC　442
TIMI risk score　216
Tinel 徴候　675
TMA(transcription mediated amplification)　697
TNF 阻害薬　401
Todd 麻痺　589
Toxoplasma　462
transient callosal splenium lesion　625
transtubular K gradient　293
Traube の三角打診　181
traumatic tap　601
treatable dementia　576
tree-in-bud　470, 471, 511
Trousseau 症候群　268
Trousseau 徴候　298
TSH　317, 324
TSH 刺激性レセプター抗体(TSAb)　325
TTKG　293
Turner 比　308
type 1 心電図　248

――の誘発　248
typical targets　650
Tzanck 試験　654

U V

Up & Go 試験　584
vacuum phenomenon　670
vallecula sign　684
Valsalva 法　234
vascular pedicle width(VPW)　237
――の有用性　238
VCA-IgM 抗体　465
venous hum　436
ventilator-associated pneumonia(VAP)　518
Vibrio vulnificus　656
――による壊死性筋膜炎　656
VIPoma　98, 190
Virchow リンパ節　7
Vogt-小柳-原田病　682
volume doubling time(VDT)　559

W

warning leak　597, 598
WDHA 症候群　98
Wegener 症候群　358, 360
Wegener 肉芽腫　359, 382, 426, 493
Wellens' syndrome　212
Wells criteria　267
Wells score　272, 273
Wernicke 脳症　622
――の MRI 所見　623
――の臨床所見　622
wheeze 聴取　504
wheeze の分類　528
Whipple の 3 徴　307
white nail　138
Widal 反応　490
Wilson 病　154, 394
window period　478
wrist/ankle drop　636

Z

Z score　343
Ziehl-Neelsen 染色　471
Zollinger-Ellison 症候群　98
zoster sine herpete　654, 655